2급 생활·전문

스포츠
지도사

한 권으로 준비하기

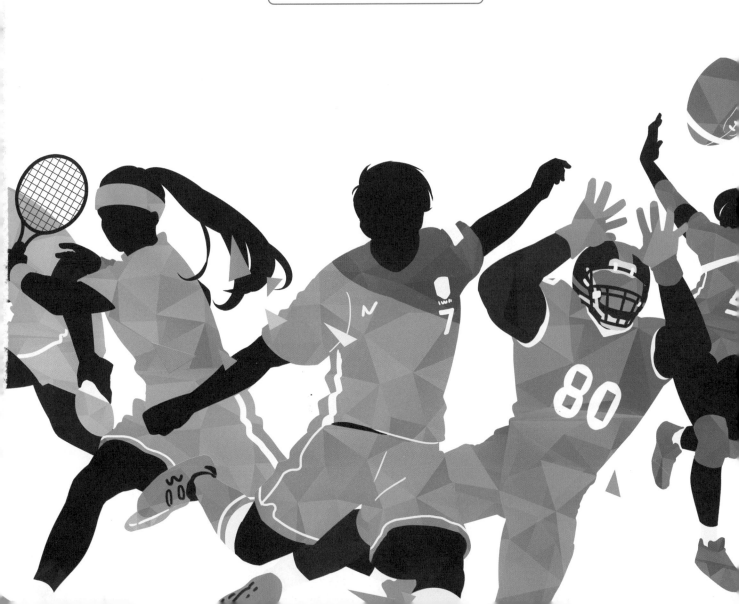

2급 생활·전문

스포츠지도사

개정2판 발행   2024년 01월 10일
개정3판 발행   2025년 01월 17일

편 저 자   황태식, 정재영
발 행 처   ㈜서원각
등록번호   1999-1A-107호
주   소   경기도 고양시 일산서구 덕산로 88-45(가좌동)
교재주문   031-923-2051
팩   스   031-923-3815
교재문의   카카오톡 플러스 친구[서원각]
홈페이지   goseowon.com

PREFACE

새로운 마음으로 새로운 시작을 위한 선택으로 스포츠지도사 자격증을 위해 인연을 맺게 되어 반갑습니다.

2급 전문/생활 스포츠지도사 자격증은 여러분들의 전문성 향상을 위해서 필수적으로 요구되고 있습니다.

본 교재를 통해 스포츠 심리학, 운동생리학, 스포츠 사회학, 운동역학, 스포츠 교육학, 스포츠 윤리, 한국 체육사의 7과목에 대한 모든 지식을 충분히 담을 수 없는 점이 아쉬웠습니다. 담아내면 낼수록 내용은 더욱 많아지고 여러분들의 선택에 부담감만 키워줄 것으로 판단했습니다.

그렇지만 여러분들이 합격하기 위한 정보와 내용들은 충분히 충족되어 있다고 생각합니다.

매년 다양하고 새로운 문항들로 인해 혼란스러워하는 수험생들이 많아지고 있습니다.

어려움을 겪고 있는 수험생들을 위해 정리하는데 집중했으며, 실제 기출된 문항에 대한 해설을 통해 유형에 대한 이해와 새로운 영역들에 대해 안내받으실 수 있습니다.

본 교재를 통해 새로운 도전과 인생의 발돋움에 도움을 드릴 수 있어 영광입니다.

스포츠 지도자로서 현장에서 지도하시는 여러분들의 모습을 항상 응원하겠습니다.

감사합니다.

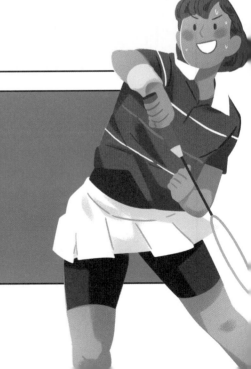

Structure

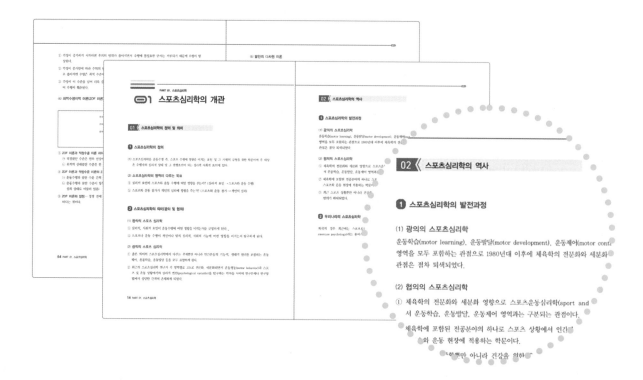

❶ 핵심이론

- 체계적인 학습이 가능하도록 각 과목을 단원별 · 유형별로 정리하였습니다.

- 수험생의 개념 확립과 이론 학습에 도움을 주고자 주요 핵심이론을 중심으로 상세한 내용 설명을 첨부하였습니다.

- 수험생의 내용 이해도를 높일 수 있도록 그림과, 그래프 등 다양한 시각적 자료를 활용하여 구성하였습니다.

❷ TIP

- 기본적인 이론 외에 놓치기 쉬운 부분, 알아두면 좋을 부분까지 꼼꼼하게 학습할 수 있도록 플러스 Tip을 함께 수록하였습니다.

Structure

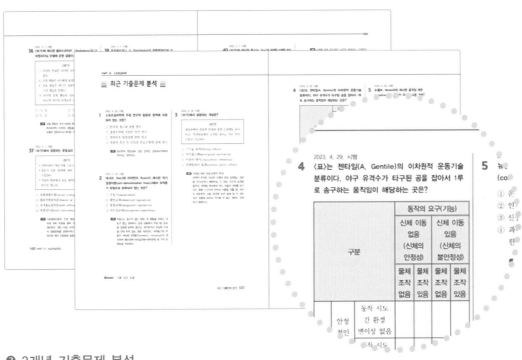

❸ 3개년 기출문제 분석

- 문제가 출제되는 방식, 빈출 이론 등 최신 출제경향을 파악할 수 있도록 최근 3년간의 기출문제를 수록하였습니다.
- 이론을 문제에 적용하는 방법을 익힐 수 있도록 각 문제마다 저자의 꼼꼼한 설명을 첨부하였습니다.

❹ 출제 예상 문제

- 문제풀이에 대한 감을 익히고, 학습한 내용을 복습할 수 있도록 최근 출제경향과 기출문제를 바탕으로 엄선한 출제가 예상되는 문제를 수록하였습니다.
- 학습의 효율성을 높이고자 문제마다 상세한 해설을 첨부하여 각 문제에 필요한 이론을 다시 찾아볼 필요가 없도록 구성하였습니다.

Contents

스포츠심리학

01 스포츠심리학의 개관 ···································· 14
02 인간운동행동의 이해 ································· 19
03 스포츠수행의 심리적 요인 ······················ 44
04 스포츠수행의 사회 심리적 요인 ·············· 76
05 운동심리학 ·· 90
06 스포츠심리상담 ······································ 120
최근 기출문제 분석 ·· 127
출제 예상 문제 ··· 147

운동생리학

01 운동생리학의 개관 ·································· 166
02 에너지 대사와 운동 ································· 169
03 신경조절과 운동 ····································· 186
04 골격근과 운동 ·· 200
05 내분비계와 운동 ····································· 214
06 호흡·순환계와 운동 ······························ 226
07 환경과 운동 ··· 248
최근 기출문제 분석 ·· 257
출제 예상 문제 ··· 274

스포츠사회학

01 스포츠사회학의 이해 ······························ 292
02 스포츠와 정치 ·· 303
03 스포츠와 경제 ·· 310
04 스포츠와 교육 ·· 312
05 스포츠와 미디어 ····································· 317
06 스포츠와 사회계급·계층 ························ 320
07 스포츠와 사회화 ····································· 326
08 스포츠와 사회일탈 ································· 333
09 미래사회의 스포츠 ································· 336
최근 기출문제 분석 ·· 337
출제 예상 문제 ··· 356

운동역학

01 운동역학의 개요 ····································· 372
02 운동역학의 이해 ····································· 374
03 인체역학 ··· 381
04 운동학의 스포츠 적용 ···························· 385
05 운동역학의 스포츠 적용 ························· 389
06 일과 에너지 ··· 395
07 다양한 운동기술의 분석 ························ 397
최근 기출문제 분석 ·· 399
출제 예상 문제 ··· 416

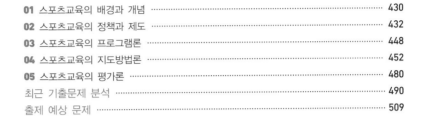
Contents

05
스포츠교육학

01 스포츠교육의 배경과 개념	430
02 스포츠교육의 정책과 제도	432
03 스포츠교육의 프로그램론	448
04 스포츠교육의 지도방법론	452
05 스포츠교육의 평가론	480
최근 기출문제 분석	490
출제 예상 문제	509

06
스포츠윤리

01 스포츠와 윤리	526
02 경쟁과 페어플레이	531
03 스포츠와 불평등	537
04 스포츠에서 환경과 동물윤리	540
05 스포츠와 폭력	542
06 경기력 향상과 공정성	544
07 스포츠와 인권	546
08 스포츠 조직과 윤리	548
09 윤리 이론	550
최근 기출문제 분석	571
출제 예상 문제	590

07
한국체육사

01 체육사의 의미	602
02 선사 · 삼국시대	604
03 고려 · 조선 시대	610
04 한국 근 · 현대체육사	619
최근 기출문제 분석	640
출제 예상 문제	656

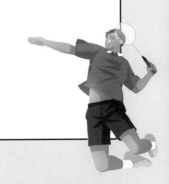

자격정의 및

관련 근거

① **자격정의** … '스포츠지도사'란 학교·직장·지역사회 또는 체육단체 등에서 체육을 지도할 수 있도록 국민체육진흥법에 따라 해당 자격을 취득한 사람을 말한다.

② 관련 근거

   ㉠ 국민체육진흥법 제11조(체육지도자의 양성)부터 제12조(체육지도자의 자격취소)까지

   ㉡ 국민체육진흥법 시행령 제8조(체육지도자의 양성과 자질향상)부터 제11조의3(연수계획)까지

   ㉢ 국민체육진흥법 시행규칙 제4조(자격검정의 공고 등)부터 제23조(체육지도자의 자격취소)까지

응시자격

① 만 18세 이상 응시 가능

② 해당 자격 구비 및 관련 서류 제출

공통사항

필기시험

과목

① 총 7과목 중에서 5과목을 선택한다. 7과목으로는 스포츠교육학, 스포츠사회학, 스포츠심리학, 스포츠윤리, 운동생리학, 운동역학, 한국체육사가 있다.

② 동계종목(스키)의 경우 실기시험 및 구술시험 합격자만 필기시험 응시 가능

자격종목

2급 생활스포츠 지도사 (65개 종목)	동계 (설상)	스키
	하계·동계 (빙상)	검도, 게이트볼, 골프, 국학기공, 궁도, 농구, 당구, 댄스스포츠, 등산, 라켓볼, 럭비, 레슬링, 레크리에이션, 배구, 배드민턴, 보디빌딩, 복싱, 볼링, 빙상, 사격, 세팍타크로, 소프트볼, 소프트테니스, 수상스키, 수영, 스쿼시, 스킨스쿠버, 승마, 씨름, 아이스하키, 야구, 양궁, 에어로빅, 오리엔티어링, 요트, 우슈, 윈드서핑, 유도, 육상, 인라인스케이트, 자전거, 조정, 족구, 주짓수, 줄넘기, 철인3종 경기, 체조, 축구, 치어리딩, 카누, 탁구, 태권도, 택견, 테니스, 파크골프, 패러글라이딩, 펜싱, 풋살, 플로어볼, 하키, 합기도, 핸드볼, 행글라이딩, 힙합
2급 전문스포츠 지도사 (57개 종목)	동계 (설상)	루지, 바이애슬론, 봅슬레이스켈레톤, 스키
	하계·동계 (빙상)	가라테, 검도, 골프, 궁도, 근대5종, 농구, 당구, 댄스스포츠, 럭비, 레슬링, 배구, 배드민턴, 보디빌딩, 복싱, 볼링, 빙상, 사격, 사이클, 산악, 세팍타크로, 소프트볼, 소프트테니스, 수상스키, 수영, 수중, 스쿼시, 승마, 씨름, 아이스하키, 야구, 양궁, 에어로빅, 역도, 요트, 우슈, 유도, 육상, 인라인스케이트, 조정, 주짓수, 체조, 축구, 카누, 컬링, 탁구, 태권도, 택견, 테니스, 트라이애슬론, 펜싱, 하키, 핸드볼, 힙합

※ 계절영향이 없는 동계종목(빙상, 아이스하키, 컬링 등)은 하계종목에 포함

유의사항

① 일반사항

　㉠ 동일 자격등급에 한하여 연간 1인 1종목만 취득 가능(동·하계 중복 응시 불가)

　㉡ 필기 및 실기구술시험 장소는 추후 체육지도자 홈페이지에 공지 예정

　㉢ 하계 필기시험 또는 동계 실기구술시험에 합격한 사람에 대해 다음 해에 실시되는 해당 자격 검정 1회 면제

　㉣ 필기시험에 합격한 해의 12월 31일부터 3년 이내에 연수과정을 이수하여야 하며, 필기시험을 면제받거나 실기구술시험을 먼저 실시하는 경우, 실기구술시험에 합격한 해의 12월 31일부터 3년 이내에 연수과정(연수면제자는 성폭력 등 폭력예방교육)을 이수하여야 함

　　※ 「병역법」에 따른 병역 복무를 위해 군에 입대한 경우 의무복무 기간은 불포함

　　※ 코로나19로 인해 연수과정이 시행되지 않은 2020년 1월 1일부터 12월 31일까지의 기간은 불포함

② 자격검정 합격기준 및 연수 이수기준

　㉠ **필기시험** : 과목마다 만점의 40% 이상 득점하고 전 과목 총점의 60% 이상 득점

　㉡ **실기·구술시험** : 실기시험과 구술시험 각각 만점의 70% 이상 득점

　㉢ **연수** : 연수과정의 100분의 90 이상을 참여하고, 연수태도·체육 지도·현장실습에 대한 평가점수 각각 만점의 100분의 60 이상

③ 기타사항

　㉠ 체육지도자 자격응시와 관련하여 모든 지원 및 등록 절차는 체육지도자 홈페이지(sqms.kspo.or.kr)를 통하여 확인 가능하므로 수시로 홈페이지 확인 요망

　㉡ 체육지도자 자격 원서접수는 온라인 홈페이지를 통해서만 접수 가능

　㉢ 경력 및 자격, 학위, 연령 등 각종 응시자격은 각 자격별 접수마감일 기준

　　※ 법령에 별도 기준일이 있을 경우 해당 법령에 의함

④ 본 안내는 2급 생활스포츠지도사 / 전문스포츠지도사 시험에 대한 개략적인 안내이므로, 시험 응시 전 반드시 홈페이지를 확인하시기 바랍니다.

실기 및 구술

① 접수는 인터넷으로만 가능하며, 원서접수 기간에만 접수를 받는다(단, 접수기간 마지막 날은 18:00까지).

② 실기구술시험의 접수는 선착순이며, 각 시험장의 상황에 따라 조기 마감될 수 있다.

③ 고사장 증원 시 체육지도자 홈페이지를 통해 별도 공지 후 증원됩니다(별도 공지 없을 시 증원 없음).

2급

생활스포츠지도사

합격률

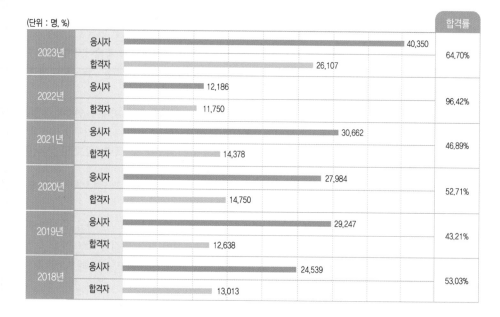

(단위 : 명, %)

연도	구분	인원	합격률
2023년	응시자	40,350	64.70%
	합격자	26,107	
2022년	응시자	12,186	96.42%
	합격자	11,750	
2021년	응시자	30,662	46.89%
	합격자	14,378	
2020년	응시자	27,984	52.71%
	합격자	14,750	
2019년	응시자	29,247	43.21%
	합격자	12,638	
2018년	응시자	24,539	53.03%
	합격자	13,013	

2급

전문스포츠지도사

합격률

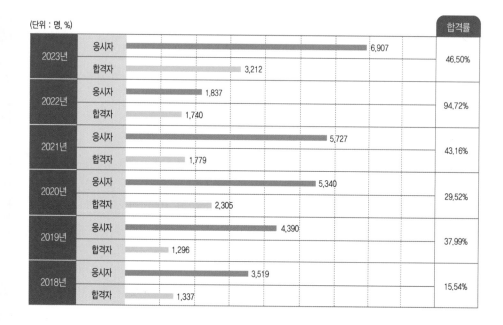

(단위 : 명, %)

연도	구분	인원	합격률
2023년	응시자	6,907	46.50%
	합격자	3,212	
2022년	응시자	1,837	94.72%
	합격자	1,740	
2021년	응시자	5,727	43.16%
	합격자	1,779	
2020년	응시자	5,340	29.52%
	합격자	2,305	
2019년	응시자	4,390	37.99%
	합격자	1,296	
2018년	응시자	3,519	15.54%
	합격자	1,337	

Q & A

 만 18세의 기준일은 언제입니까?

해당 자격요건별 취득절차 상 첫 절차의 접수마감일 기준입니다.

 체육전공자만 응시할 수 있나요?

아닙니다. 2급생활스포츠지도사, 유소년스포츠지도사, 노인스포츠지도사, 2급장애인스포츠지도사의 경우 만 18세이상이면 누구나 응시가능합니다.

 필기시험 과목별 출제범위는 어떻게 되나요?

필기시험 출제는 과목별 <필기시험 출제기준>을 준수하여 문제가 출제되므로 이를 참고하시면 도움이 될 것입니다.

 필기 과목 선택은 언제 하나요?

필기시험 검정일에 OMR 카드에 과목을 선택하여 시험을 보시면 됩니다.

 실기시험을 대체할 수 있나요?

특별과정 법정 면제자(국가대표, 프로스포츠 선수) 이외에는 모두 실기시험에 응시하여야 합니다.

 필기시험 합격 유예기간은 어떻게 되나요?

자격검정의 필기시험에 합격한 사람에 대해서는 다음해 실시되는 자격검정의 필기시험을 1회 면제합니다.

스포츠 심리학

01 스포츠심리학의 개관

01 〈 스포츠심리학의 정의 및 의미

❶ 스포츠심리학의 정의

(1) 스포츠심리학은 운동수행 즉, 스포츠 수행에 영향을 미치는 요인 및 그 기제의 규명을 위한 학문이며 주 대상은 수행자의 심리적 상태 및 그 선행조건이 되는 심리적 사회적 요인에 있다.

(2) **스포츠심리학의 영역이 다루는 목표**

① 심리적 요인이 스포츠와 운동 수행에 어떤 영향을 주는가? (심리적 요인→스포츠와 운동 수행)

② 스포츠와 운동 참가가 개인의 심리에 영향을 주는가? (스포츠와 운동 참가→개인의 심리)

❷ 스포츠심리학의 의미(광의 및 협의)

(1) 협의의 스포츠 심리학

① 심리적, 사회적 요인이 운동수행에 어떤 영향을 미치는가를 규명하게 된다.

② 스포츠나 운동 수행이 개인이나 팀의 심리적, 사회적 기능에 어떤 영향을 미치는지 탐구하게 된다.

(2) 광의의 스포츠 심리학

① 좁은 의미의 스포츠심리학에서 다루는 주제뿐만 아니라 인간운동의 기능적, 생태적 원리를 포괄하는 운동제어, 운동학습, 운동발달 등을 모두 포함하게 된다.

② 최근의 스포츠심리학 연구가 각 영역별로 고도로 전문화, 세분화되면서 운동행동(motor behavior)과 스포츠 및 운동 상황에서의 심리적 변인(psychological variable)을 탐구하는 학자들 사이에 연구주제나 연구방법에서 상당한 간격이 존재하게 되었다.

02 스포츠심리학의 역사

❶ 스포츠심리학의 발전과정

(1) 광의의 스포츠심리학

운동학습(motor learning), 운동발달(motor development), 운동제어(motor control), 스포츠심리(sport psychology) 영역을 모두 포함하는 관점으로 1980년대 이후에 체육학의 전문화와 세분화 추세에 따라 광의의 스포츠심리학 관점은 점차 퇴색되었다.

(2) 협의의 스포츠심리학

① 체육학의 전문화와 세분화 영향으로 스포츠운동심리학(sport and exercise psychology) 영역이 부각되면서 운동학습, 운동발달, 운동제어 영역과는 구분되는 관점이다.

② 체육학에 포함된 전공분야의 하나로 스포츠 상황에서 인간과 인간 행동을 과학적으로 연구하고, 그 지식을 스포츠와 운동 현장에 적용하는 학문이다.

③ 최근 스포츠 상황뿐만 아니라 건강을 위한 운동(exercise) 상황에서 심리적인 측면에 관심을 가지면서 그 범위가 확대되었다.

❷ 우리나라의 스포츠심리학

외국의 경우 최근에는 스포츠심리학(sport psychology)이라는 용어보다는 스포츠운동심리학(sport and exercise psychology)라는 용어가 더 자주 쓰이고 있고 국내에서도 이런 경향을 따르고 있다.

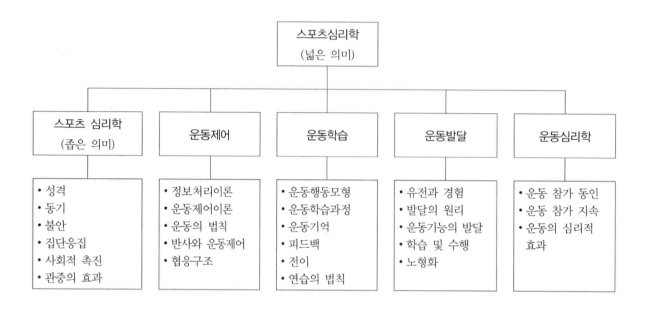

1 스포츠심리학

(1) 스포츠 상황에서의 인간행동을 분석하고 이해하며, 통제하고 예측하기 위해 심리학의 다양한 방법 및 원리를 제공하는 분야이다. 운동기술을 사용하는데 영향을 미치는 개인적 사회요인인 성격, 불안, 적성 등 개인적 변인과 경쟁, 강화, 응집력 등과 같은 사회적 변인을 분석하여 선수가 경기에 임하여 최대의 운동기능을 발휘할 수 있도록 최적의 심리상태유지를 위한 방법을 제공한다.

(2) 연구대상을 운동수행과 스포츠 수행에 국한시키고 운동기능의 수행에 영향을 미치는 심리적, 사회적 요인 및 그 과정을 규명하는 것을 목적으로 한다.

(3) 스포츠심리학은 운동수행 즉, 스포츠 수행에 영향을 미치는 요인 및 그 기제의 규명을 위한 학문이며 주 대상은 수행자의 심리적 상태 및 그 선행조건이 되는 심리적·사회적 요인에 있다.

❷ 운동제어

(1) 인간이 운동을 생성하고, 조절할 때 사용되는 기전을 밝히고 이때에 적용되는 원리를 규명하는 데에 관심을 두는 연구 분야이다. 즉 운동기능이 어떻게 생성되어 조절되느냐에 관심을 갖는 분야가 운동제어이다.

(2) 인간이 운동을 하기 위하여 외부에서 들어오는 정보를 어떻게 받아들이고, 받아들인 정보를 어떻게 처리하여 수행에 필요한 반응을 하게 되며, 각각의 반응은 신체 각 부분이 어떠한 방법으로 조정되어 동작으로 나타내는가를 연구한다.

❸ 운동학습

(1) 운동기능의 습득에 관한 원리를 규명하는 연구 분야로 운동기능을 이루는 변인을 분석, 규명하여 가상적인 운동행동모형을 구상하고 운동행동과정을 이해하며 나아가 효율적인 기능 습득을 위한 최적의 방법을 밝히고 개발하는데 관심을 둔다.

(2) 행동 자체에 대한 관찰과 분석을 통하여 운동학습의 과정을 설명하기 위한 실험연구를 주로 다룬다. 즉 스포츠 활동에서의 운동기능을 어떻게 효율적으로 학습하느냐에 관심을 갖는 분야가 바로 운동학습이다.

❹ 운동발달

(1) 운동발달은 인간의 운동기능이 성숙에 따라 어떻게 분화되고 다시 종합화하여 발달, 변화하는가를 분석함으로써 서로 다른 특징을 갖고 있는 각종 운동 기능의 최적 학습기, 최적 수행기, 쇠퇴기 등을 결정하는 자료를 제공한다.

(2) 인간의 움직임과 관련된 발달 현상을 연구하는 분야로, 전 생애에 걸친 운동행동의 발달적 변화와 그것을 일으키는 기전규명을 목적으로 하고 있다.

(3) 운동발달은 운동행동의 시간적 흐름, 즉 연령에 따라서 계열적, 연속적으로 변화해 가는 과정이며 기능적 분화와 복잡화, 통합화를 이루어 환경에 보다 잘 적응하는 과정으로서 하나의 상태에서 다른 상태로 변화하는 과정이라고 볼 수 있다.

⑤ 운동심리학 ✓자주출제

(1) 운동실천에 대한 인식, 운동의 심리적 효과, 운동실천과 관련된 이론적 설명, 운동실천 촉진을 위한 전략 등을 연구하여 일반인의 건강운동과 관련된 동기, 정서를 탐색하고, 이들의 운동참가, 지속, 탈퇴의 요인을 분석 및 이해하여 건강운동의 심리를 폭넓게 연구하는 학문이라 할 수 있다.

(2) 규칙적 운동 참여 동기와 운동을 통한 사회 심리적 효과 등을 연구하는 분야로, 스포츠 활동에 지속적으로 참여하기 위한 방법과 스포츠 활동참여를 통하여 얻을 수 있는 개인의 정신건강에 관심을 갖는 분야이다. 그리고 스포츠심리학의 변인들을 선수가 아닌 일반인들에게 적용할 수 있는 일반적인 연구방법을 포함하고 있다.

(3) 건강운동심리학의 두 가지 목적

① 운동실천과 심리적, 정서적 변인 사이의 연관성을 탐구하는 것으로 불안, 우울, 인지능력, 수면, 기분상태, 통증인식, 자아존중감 등의 변인을 운동 실천과 연관하여 연구하는 것이다.

② 운동 실천을 유도하고 촉진하기 위한 목적으로 심리학적 원리를 적용하는 것으로, 운동이 주는 많은 이점이 있기 때문에 지속실천을 위한 심리적 원리의 적용을 연구하는 것이다.

ⓑ 유형에 대한 **인식기능** : 인간은 어떤 자극을 받았을 때, 자극의 특징이나 특정한 유형(얼굴의 형태, 스포츠 상황에서 나타나는 상대팀의 수비 형태 등)을 추출할 수 있다.

반응 선택 단계

ⓐ 자극에 대한 확인이 완료된 후, 자극에 대하여 어떻게 반응해야 할지를 결정하는 단계이다.

ⓑ 감각 · 지각 단계로부터 제공되는 많은 정보를 활용하여 반응을 결정하는 단계로, 실제로 의사결정과 직접적인 관련이 있다.

ⓒ 반응 선택 단계에서 중요한 것은 자극과 반응간의 관계에 따라서 그 처리 속도가 결정된다는 것이다.

    ⓐ 다양한 자극에 대하여 수행해야 할 반응이 수가 많아서 선택해야 하는 대안수가 많을수록 처리과정 속도는 늦어지게 된다.

    ⓑ 자극과 반응간의 부합성이 약할수록 그 처리 과정 속도는 늦어지게 된다.

ⓓ 위와 같은 상황은 연습을 통하여 극복할 수 있다.

반응 실행 단계 ✔자주출제

㉠ 실제로 움직임을 생성하기 위하여 운동 체계를 조직하는 단계이다.

㉡ 이 단계에서 형성된 동작에 대한 계획은 수행에 필요한 근육으로 전달되어 적정한 힘과 타이밍으로 효율적인 움직임을 수행할 수 있도록 한다.

2 정보처리 단계별 정보처리 능력

① 감각 · 지각 단계 ✔자주출제

㉠ 환경으로부터 많은 정보가 인간의 감각 시스템을 통해 유입되어 병렬적으로 동시에 처리될 수 있는 것으로 알려져 있다.

㉡ 스트룹 효과(Keele, 1972)

    ⓐ 적색, 황색, 녹색, 청색 등의 4가지 색의 자극을 제시하고, 각 자극에 해당하는 버튼을 눌렀을 때 걸리는 선택반응시간을 측정하였다.

    ⓑ 첫 번째 조건에서는 아무런 의미가 없는 4가지 기호에 4가지 색을 각각 칠해서 제시하였고, 두 번째 조건에서는 색의 이름 위에 칠해진 색과 색의 이름이 일치하지 않도록 하였고, 반응은 제시되는 색깔에 해당되는 버튼을 누르도록 하였다.

    ⓒ 그 결과 반응속도가 늦어졌는데, 감각 · 지각 단계에서 제시되는 색과 색의 이름을 나타내는 단어의 의미가 병렬적으로 동시에 처리되어, 그 다음 단계인 반응선택 단계에서 두 자극 간에 간섭이 발생하기 때문이라고 볼 수 있다.

㉢ 칵테일 파티 현상(선택적 주의)

    ⓐ 선택적 주의란 자신의 수행과 전혀 상관없는 정보를 무시하거나 배제시킬 수 있는 인간의 능력을 말한다.

    ⓑ 선택적 주의에 관한 연구(Cherrt, 1953)는 칵테일 파티와 같이 시끄러운 음악이 흐르고, 많은 사람들의 대화로 인하여 매우 소란스러운 가운데서도 어떻게 자신이 듣고자 하는 대화에 아무런 문제없이 참여할 수 있는지에 대하여 의문으로부터 시작되었다.

---

０２ 인간운동행동의 이해

01 운동제어

❶ 운동제어의 개념 ✔자주출제

(1) 인간이 수행하게 되는 수많은 움직임의 특성과 원리에 관한 물음에 해답을 제시하기 위한 연구분야가 바로 운동제어이다.

(2) 인간이 어떻게 환경으로부터 들어오는 수많은 정보를 받아들이고, 그것을 처리할 수 있는지에 대한 의문으로부터 시작되었다. 인간의 움직임을 규명하기 위해서 단지 움직임 그 자체만을 다루는 것이 아니라, 인간 행동에 절대적인 영향을 미치는 환경으로부터의 수많은 정보에 관한 연구도 병행한다.

(3) 운동제어 요소라고 할 수 있는 개인(유기체), 환경, 과제의 상호적인 관계 속에서 나타나는 복잡한 인간의 움직임 현상을 규명하는 연구 분야이다.

�֍ 운동제어의 세 가지 요소 �֍

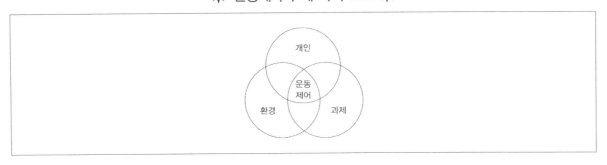

❷ 기억체계 및 운동제어 체계

(1) 감각기억 · 단기기억 · 장기기억 ✓자주출제

① 감각기억
- ㉠ 환경으로부터 들어온 자극이 처리될 때까지 정보를 잠시 유지하는 정보저장고
- ㉡ 정보는 분석 이전의 원자료 형태
- ㉢ 용량 : 무제한
- ㉣ 수명 : 매우 짧음
- ㉤ 이후 정보처리를 위한 중요한 시작 지점

② 단기기억
- ㉠ 정보처리체계에서 의식적인 사고활동이 일어나는 곳
- ㉡ 용량 : 5 ~ 9개 단위로 한정
- ㉢ 수명 : 짧음
- ㉣ 입력 용이, 접근 용이
- ㉤ 단기기억 용량의 한계는 지도와 학습에 중요한 시사점을 제공

③ 장기기억
- ㉠ 용량 : 무제한
- ㉡ 수명 : 영구적
- ㉢ 입력하기 어렵고 인출시 많은 시간과 노력이 필요
- ㉣ 장기기억상의 지식은 선언적 지식과 절차적 지식으로 구분
  - ⓐ 선언적 지식 : 사실, 개념, 정의, 규칙에 대한 지식, '~ 이하를 안다.' 언어로 확인
  - ⓑ 절차적 지식 : 과제를 수행하는 방법과 절차에 대한 지식, '~ 하는 법을 안다.', 수행으로 확인

> **TIP** 정보처리접근
> ㉠ 인간을 정보처리자로 간주하면서 행동주의접근에서 설명하지 못한 많은 사실들을 규명할 수 있게 되었고, 이는 인간의 운동행동에 대한 연구 분야의 발전에 많은 기여를 하였다.
> ㉡ 정보처리접근은 외부에서 제시되는 자극에 대한 반응시간을 측정하여 인간이 정보를 처리하는데 소요되는 시간을 직접 측정하였다.
> ㉢ 자극의 수와 자극 제시의 시점, 자극과 반응의 부합성 여부 등을 다양하게 변화시켜 인간의 정보처리 능력과 과정을 규명하는데 매우 중요한 이론적인 틀을 제시하였다.

(2) 정보처리 단계 ✓자주출제

※ 인간의 정보처리 모형(Wickens, 1984) ※

정보처리 과정은 환경에서 제공되는 정보가 감각기관을 통해 들어와 지각되고(감각 · 지각),
반응을 선택하여(반응선택), 그 반응을 실행하는(반응실행) 단계를 거치게 된다. 이와 같은 3단
는 시간은 반응시간을 측정함으로써 알 수 있기 때문에, 반응시간은 정보처리 과정을 연구하는
한 변인으로 사용된다.

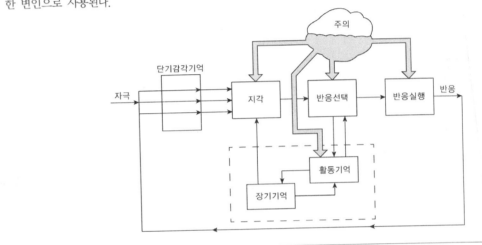

① 감각 · 지각 단계
- ㉠ 환경으로부터의 정보 자극을 받아들이고 확인하는 것이다.
- ㉡ 감각 : 인간은 운동수행에 필요한 정보를 시각, 청각, 촉각 등과 같은 다양한 감각기관을 이는데, 특히 시각을 통한 정보 유입 과정이 운동수행에 있어서 매우 중요하며, 이는 적인 관련이 있다.
- ㉢ 지각 : 다양한 정보원으로부터 들어오는 환경정보의 내용을 분석하여 의미를 부여하는 과 가지고 있던 운동기억에 의해 영향을 받는다.
  - ⓐ 최근 들어서 수행자의 지각능력과 관련된 내용을 다루고 있는데, 이러한 지각능력은 술의 수행 수준과 같은 요인에 의하여 절대적인 영향을 받는다.
  - ⓑ 경험이 많고, 기술 수준이 우수한 축구 선수들이 그렇지 못한 선수들보다 운동수행과 한 정보를 효율적으로 지각할 수 있다는 것을 알 수 있다.
- ㉣ 감각 · 지각 단계의 기능
  - ⓐ 환경의 정보 자극에 대한 탐지 기능 : 자극의 명확성 정도나 강도에 의해서 영향을 받는다.
    - 자극의 명확성 정도 : 매우 시끄러운 상황에서 누군가가 나를 부를 때보다 아무런 소음이 서 부를 때, 소리에 대한 반응시간이 훨씬 짧아지게 된다.
    - 자극의 명확성 강도 : 부르는 목소리가 클수록 반응시간은 빨라지게 된다.

ⓒ 이러한 현상을 설명하기 위하여 2가지의 다른 내용이 담긴 연설문을 각각 양쪽 귀에 들려주는 실험을 한 결과, 부차적인 연설문에 대해서는 그 연설문의 내용에 대하여 정확하게 대답하지 못하였다.

ⓓ 양쪽 귀로 전달되는 2가지의 청각 정보가 감각·지각 단계에서는 주의 역량과 상관없이 병렬적으로 동시에 처리되지만, 주의를 기울임에 따라서 선택적으로 하나의 정보를 무시할 수 있다는 것이다.

ⓔ 칵테일 파티에서 어느 사람과 대화를 하고 있는 중에 누군가가 자신의 이름을 부를 때, 자신이 반응하는 것을 생각해 보면 쉽게 알 수 있는 것은 상황에 따라서 무시할 수 없는 정보도 존재한다는 것이다.

② 반응선택 단계

㉠ 감각·지각 단계에서 병렬적으로 받아들여진 여러 정보는 반응선택 단계에서 많은 간섭 현상이 발생하게 된다.

㉡ 이러한 간섭 현상은 선택반응시간 연구 결과에 잘 나타나 있는 것처럼 정보처리에 부정적인 영향을 준다.

㉢ 통제적 처리

ⓐ 정보에 대한 통제적 처리는 그 처리 속도가 다소 느리고, 주의가 많이 요구되기 때문에 상대적으로 많은 노력이 필요하게 된다.

ⓑ 각각의 정보를 처리하여 반응하는 것이 순차적으로 이루어지는 특징을 갖는다.

ⓒ 새로운 과제를 학습하고자 하는 학습의 초기 단계에서 주로 발생한다.

ⓓ 학습 초기에 있는 학습자에게 2가지의 과제를 동시에 수행하도록 요구한다면, 그들은 의식적으로 정보를 처리해야 하는 것이 많아지게 되므로 2가지의 과제 모두 제대로 수행할 수가 없게 된다.

㉣ 자동적 처리

ⓐ 숙련된 수행자들은 의식적인 노력 없이 많은 정보를 동시에 처리할 수 있다.

ⓑ 비교적 정보 처리 속도가 빠르고, 의식적인 노력이 필요하지 않아 주의가 요구되지 않는다.

ⓒ 1~2가지 이상의 정보를 동시에 병렬적으로 처리할 수 있는 능력을 갖고 있기 때문에, 과제 간에 간섭이 발생하지 않는다.

ⓓ 하나의 과제에 대하여 자동적인 운동수행이 가능하기 때문에 다른 과제에 보다 많은 주의를 기울일 수 있게 된다.

ⓔ 자동적 처리 과정은 많은 연습과 훈련에 의해서 이루어질 수 있는데, 운동기술뿐만 아니라 일상생활 속에서 할 수 있는 일의 경우에도 마찬가지이다.

③ 반응실행 단계 ✔자주출제

㉠ 근육으로 전달되는 운동명령은 계열적으로 진행되는 특성을 갖는다.

㉡ 정보 처리 과정에서 상황에 따라 "병목 현상"이 발생하여 하나의 자극에 대한 반응실행이 완료되기 전까지는 다음 자극에 대한 반응실행이 이루어질 수 없게 된다.

㉢ 자극 간 시간차가 길어지게 되면, 두 번째 자극이 제시되었을 때 첫 번째 자극에 대한 반응실행이 이미 완료되었기 때문에 두 번째 자극에 대한 반응실행이 지연되지 않는다.

ⓔ 자극 간 시간차가 짧으면, 두 번째 자극이 제시되었을 때 첫 번째 자극에 대한 반응실행이 진행 중에 있으므로, 두 번째 자극에 대한 반응 실행이 지연되는 것이다.

ⓜ 이러한 현상을 "심리적 불응기"라고 한다.

❸ 운동 프로그램과 특성

(1) 정보처리 과정과 반응시간의 관계 ✔자주출제

① 정보처리 접근은 기본적으로 각각의 정보처리 단계(감각 · 지각, 반응선택, 반응실행 단계)에서 정보가 처리되기 위해서는 시간이 소요된다는 것을 가정하며, 각 정보 처리 단계에서 소요되는 시간이 누적되어 "반응시간"으로 나타나게 된다.

② 하나 혹은 둘 이상의 단계에서 소요되는 시간이 길어지게 되면, 반응시간은 자동적으로 길어지게 된다.

❈ 정보처리 과정과 반응시간의 관계 ❈

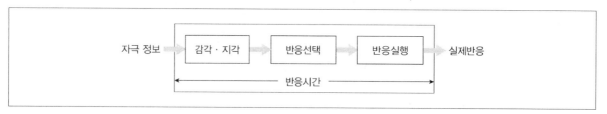

(2) 반응시간에 대한 연구는 선택반응시간 연구와 이중자극에 대한 연구이다. ✔자주출제

① 선택반응시간의 연구

ⓐ **자극-반응의 대안(선택) 수** : 제시될 수 있는 자극의 수가 많을수록 그 자극에 대한 수행자의 반응 역시 다양해지면서 그만큼 반응을 선택하는데 어려움이 따르게 된다. 따라서 선택해야 할 반응의 수가 증가할수록 그 동작들 중에서 한 가지에 반응하는데 소요되는 시간 즉, 선택반응시간이 점차 길어지는 현상이 나타난다.

ⓑ **자극-반응의 부합성** : 자극과 그 자극에 대한 반응이 자연스러운 방식으로 연결되어 있는 정도를 말한다. 자극-반응의 부합성의 여부에 따라서 선택반응시간은 달라지게 되는데, 자극과 그에 따른 반응이 서로 적절한 배열 관계에 있을수록 선택반응시간은 감소하게 되며, 이는 정보처리 단계 중 반응선택 단계에서 자극에 대한 반응의 불확실성을 더욱 빠르게 해결할 수 있는 조건이 구축되기 때문에 나타나는 현상이다.

② 이중자극에 대한 연구

    ㉠ **심리적 불응기** : 연속적으로 두 개의 자극을 제시하고, 각각의 자극에 대하여 모두 반응하도록 하였을 때 나타나는 반응시간의 지연 현상을 말한다.

    ㉡ **심리적 불응기의 효과** : 연속해서 제시되는 두 개의 자극에 대하여 각각 빠르게 반응하도록 요구하는 것이다. 이 때 두 개의 자극은 짧게는 "0"에서 길게는 수백 ms까지의 범위의 차이로 연속적으로 제시하게 하며, 두 개의 자극 간의 시간적 차이를 "자극 간 시간차"라고 한다.

    ㉢ **심리적 불응기의 적용** : 농구 슛 동작에서 사용되는 페인팅 동작을 심리적 불응기 현상으로 설명할 수 있다. 공격자의 1차적인 슛 동작(1차 자극, 페인팅 동작)에 대하여 수비자가 반응하기 때문에, 바로 연속적으로 수행되는 공격자의 2차 동작(2차 자극, 실제 슛)에 대한 반응이 느려지게 된다.

    ㉣ 페인팅 동작을 보다 효과적으로 사용하기 위해서는 3가지 사항을 명심해야 한다.

        ⓐ 1차 자극인 페인팅 동작이 수비자가 판단하기에 실제로 슛을 하는 것으로 착각할 수 있을 정도로 실제 슛 동작과 유사해야 한다. 그래야만 수비자가 속을 것이다.

        ⓑ 페인팅 동작과 실제 슛 사이의 적절한 시간차를 유지해야 한다. 대부분의 연구에 의하면, 60ms에서 100ms 정도의 시간 차이를 갖는 것이 가장 오랜 반응 지연을 유발할 수 있다. 만약 이 시간보다 길어진다면, 수비자가 실제 슛 동작에 대하여 정상적인 반응을 보여 페인팅 동작의 의미가 없어지게 될 것이다.

        ⓒ 너무 자주 사용하지 말아야 한다. 매번 페인팅 동작을 사용한다면 수비자가 페인팅에 속지 않을 수도 있다.

02 〈 운동학습

❶ 운동학습의 개념

(1) 다양한 정의와 특성

① **정보처리 관점** ⋯ 운동학습을 주어진 운동과제를 수행하는데 필요한 적절한 운동 프로그램을 형성하여 기억체계에 도식화되고, 운동기술의 수행을 향상시키기 위하여 보다 효율적인 도식으로 재구성해 가는 과정이라고 보고 있다. Schmidt(2000)는 이러한 운동학습을 운동과제를 수행하는데 필요한 개인의 능력을 결정하는 내적인 변화라고 정의하였다.

② **다이나믹 시스템 이론** ⋯ 운동학습을 주어진 운동과제를 수행하기 위한 가장 효율적인 협응구조를 형성하고, 적응성을 향상시키는 과정이라고 보고 있다.

③ **생태학적 관점** ⋯ 연습이나 경험을 통하여 지각−운동 활동영역 내에서 과제와 환경적 구조에 일치하도록 지각과 동작 간의 협응을 향상시키는 과정이라고 보고 있다.

④ **운동학습의 공통적인 3가지 특성**
　　㉠ 운동학습은 숙련된 운동수행을 위한 개인 능력의 비교적 영구적인 변화를 유도하는 일련의 내적 과정이다.
　　㉡ 운동학습 과정 그 자체를 쉽게 관찰할 수 없다.
　　㉢ 운동학습은 반드시 연습이나 경험에 의해서 나타나는 현상을 말하며, 성숙이나 동기 또는 훈련에 의한 변화는 포함하지 않는다.

⑤ **운동학습의 일반적인 정의** ⋯ 개인적 특성을 바탕으로 연습이나 경험을 통하여 과제와 환경적 변화에 부합하는 가장 효율적인 협응 동작을 형성시켜 나가는 과정이라고 정의할 수 있다.

(2) 운동학습과 운동수행

① **운동수행** ⋯ 어떤 특정한 목적을 가지고 수의적으로 생성된 운동 동작을 운동수행이라고 하며, 피로나 각성 또는 동기 등과 같은 신체적, 심리적, 정서적인 변화에 의해서 많은 영향을 받는다. 외적으로 표현되는 것을 의미하기 때문에 직접적인 관찰이 가능하다.

② 관찰된 수행자의 운동수행이 다양한 환경 조건 아래에서도 비교적 안정적으로 나타난다면, 이는 "학습"이 이루어졌다고 말할 수 있다.

③ 이러한 수행자의 운동수행의 변화 양상은 "수행 곡선"의 형태를 통해서 쉽게 알 수 있다.

❊ 다양한 수행곡선의 형태 ❊

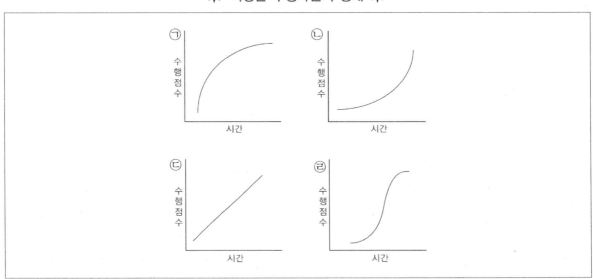

 〦 **부적으로 가속화된 형태** : 가장 일반적으로 나타나는 수행 곡선이며, 학습 초기에는 급격한 수행력의 향상을 보이지만, 계속적으로 연습을 하면서 점차 수행력의 향상 정도가 줄어들게 되는 형태이다. 이러한 전형적인 수행 곡선은 "파워 법칙"이라고 알려진 연습의 기본 원칙에 그 근거를 두고 있다.

 〧 **정적으로 가속화된 형태** : 학습 초기에는 수행력의 향상이 느리게 전개되지만, 연습에 따라서 급속한 수행 향상을 보이는 것이다.

 〨 **선형적인 형태** : 연습에 따라서 비례적으로 수행 향상이 나타난다.

 〩 **S자 모양** : 3가지 수행 곡선이 혼합된 형태이다.

④ 대부분의 운동학습 상황에서 수행 곡선을 통하여 연습 시행 동안에 나타나는 수행력의 변화를 관찰하고, 이에 대한 학습 여부는 모든 연습 시행이 끝난 후에 실시하는 전이 검사나 파지 검사를 사용하여 판단하는 것이 일반적이다.

⑤ 최근의 다이나믹 시스템 이론이나 생태학적 이론에서는 운동과제를 수행하는데 필요한 학습자의 폼의 변화를 분석함으로써 학습의 여부를 판단한다.

(3) 운동학습과 파워 법칙

시간이나 연습의 시행 수에 따른 수행 결과의 변화는 일반적으로 전형적인 수행 곡선의 형태를 보이게 되며, 이러한 변화는 "파워 법칙"을 따르게 된다.

(4) 고원 현상

① 운동기술을 학습할 때, 일시적으로 수행력이 정체되는 현상을 수행의 고원(perfomance plateau)이라고 한다.(5일 ～ 7일)

☀ 고원 현상(Franks와 Wilberg, 1982) ☀

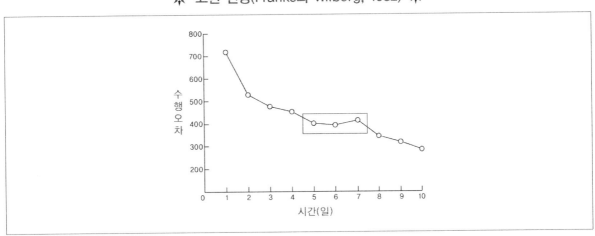

② 고원 현상이 발생하는 이유

    ㉠ 운동기술을 습득하는데 있어서 하나의 동작 유형에서 다른 동작의 유형으로 전환이 발생하고 있는 시기를 바로 고원 현상이 발생하는 기간으로 간주하는 것이다.

    ㉡ 연습 동안 쌓인 피로나 감소된 수행 동기, 또는 주의의 부족 등과 같은 심리적 원인 때문에 고원 현상이 발생한다고 보는 점이다.

    ㉢ 고원 현상은 수행 특성에 기인하는 것이 아니고, 측정 방법이 지니는 한계 때문에 발생한다는 것이다.

③ 고원 기간에 수행은 정체되지만, 학습은 진행된다고 표현할 수 있다.

❷ 운동학습의 본질(이론과 모델)

(1) 반사 이론

① 19C 초

    ㉠ 19C 초에 Sherrington(1906)은 복잡한 인간 행동을 설명하기 위하여 신경학적인 측면을 기반으로 한 "반사 이론"을 제안하였다. "반사 이론"은 환경으로부터 발생하는 물리적인 사건이 운동행동에 대한 자극으로 작용하여, "반사 회로"를 형성하게 되고, 이러한 반사가 복잡한 행동을 유발하게 된다는 것을 기본 가정으로 하고 있다.

    ㉡ 단순한 반사적인 행동은 자극과 반응이 서로 연결되어 보다 복잡한 운동행동이 나타나게 되는 것이며, "반사 이론"에서는 움직임의 기본 단위를 단순한 반사로 간주한다.

② 1920 ~ 1930년대

    ㉠ 반사 행동에 근거를 두고, 운동 행동을 설명하려는 시도가 행동주의자들에 의해서 이루어졌다.(skinner : 1938, thorndike : 1927)

    ㉡ 운동기술의 습득과 같은 복합적인 행동을 각 움직임들 간의 연결의 결과로 간주하고, 이러한 과정은 외부로부터의 자극에 의해서 유발된다고 하였다.

    ㉢ 반사 이론가들은 움직임을 생성하는 과정보다 관찰할 수 있는 움직임 결과를 살펴보는데 더욱 관심을 두었기 때문에, 인간의 시스템이 조직화되고 움직임이 생성되는 원리에 대한 정보를 제공하지 못하였다.

③ "반사 이론"의 공헌 ··· 운동이 이루어지는 기본 원리를 단순하게 설명하여 운동제어의 발달에 기초를 제공하였다.

④ "반사 이론"의 한계

    ㉠ 이론적 설명이 너무 단순하여 다양한 목표 지향적인 동작뿐만 아니라, 환경의 변화에 따른 인간의 능동적인 행동의 변화에 대한 설명력이 떨어진다.

    ㉡ 모든 움직임에 감각적 피드백이 반드시 필요하다고 주장하고 있으나, 여러 연구에서 감각적 피드백이 없어도 운동이 발생할 수 있다는 결과를 얻게 되었다.

(2) 정보처리 이론 ✔자주출제

① 개념

    ㉠ 행동주의 심리학에 바탕을 둔 연구들을 인간의 운동 행동으로 적용하는데 많은 한계점이 발견되면서, 운동수행의 결과보다는 운동 행동의 과정을 중시하는 인지심리학이 출현하게 되었다.

    ㉡ 과정 지향(Process-Oriented) 접근은 행동주의와 마찬가지로 환경적인 정보가 인간의 행동에 직접적인 영향을 미친다는 것에는 동의하지만, 인간을 환경 정보를 능동적으로 활용할 수 있는 존재로 본다는 측면에서는 차이를 보인다.

    ㉢ 환경으로부터 들어오는 수많은 자극은 외적으로 관찰할 수 없는 인간의 내적인 처리과정을 거친 후에 행동으로 나타나게 된다는 것이다.

    ㉣ 환경으로부터 제공되는 자극 정보를 능동적으로 받아들이고, 그 정보를 처리하는 과정을 밝히고자 하는 연구의 흐름을 "정보처리 관점"이라고 한다.

② 폐쇄회로 이론(Adams, 1970)

    ㉠ 1970년대 들어서 인간의 운동을 정보처리 관점에서 설명하려는 이론이 나타나기 시작하였는데, 그 중 가장 먼저 제시된 이론이다.

    ㉡ 인간의 모든 운동은 기억 체계에 저장되어 있는 정확한 동작과 관련된 정보와 실제로 이루어진 동작 간의 오류를 수정하는 노력에 의하여 이루어진 것이다.

    ㉢ 동작의 오류를 수정하기 위하여 사용되는 동작에 대한 정보는 "피드백"으로서 폐쇄회로 이론의 기초가 된다.

    ㉣ 한계점

        ⓐ 피드백 정보의 통로인 구심성 신경을 차단한 후에 나타나는 운동의 현상을 실험한 연구에서 피드백 정보가 없어도 인간의 운동은 정상적으로 발생할 수 있다는 결과가 나오면서 폐쇄회로 이론의 한계가 드러나기 시작했다.

        ⓑ 피드백을 통해 동작을 수정하여 새로운 움직임이 나타날 때까지 걸리는 많은 정보처리 시간으로 인하여 빠른 운동(200ms 이하)을 설명하지 못하는 제한점이 제기되었다.

③ 개방회로 이론(운동 프로그램에 근거한 운동학습)

    ㉠ 폐쇄회로 이론의 문제점을 해결하기 위한 대안으로 제시된 이론으로서, 피드백이 없어도 인간의 운동은 정상적으로 발생할 수 있다는 것을 검증하였다.

    ㉡ 움직임이 발생하기 이전에 뇌에서 동작에 대한 "운동 프로그램(Motor Program)"이 기억되어 있다고 주장한다.

    ㉢ 따라서 폐쇄회로 이론으로는 설명하지 못하였던 매우 빠른 움직임을 설명할 수 있게 되었다.

    ㉣ 한계점

        ⓐ 저장 문제 : 인간의 수없이 많은 움직임을 수행할 수 있는 능력을 고려할 때, 각각의 움직임에 대한 프로그램을 모두 기억할 수 있는 용량에 대하여 의문을 갖게 되었다.

        ⓑ 신형 문제 : 인간이 이전에 전혀 경험해보지 못한 움직임을 기억 속에 프로그램이 존재하지 않음에도 불구하고 훌륭하게 수행할 수 있는 것에 대하여 설명하지 못하는 한계점을 안고 있다.

④ **도식 이론**(일반화된 운동 프로그램에 근거한 운동학습, Schmidt, 1975)

　㉠ 폐쇄회로 이론과 개방회로 이론의 장점만을 통합하여 "일반화된 운동 프로그램"을 근거로 한 도식 이론을 제안하였다.

　㉡ 빠른 움직임은 개방회로 이론으로, 느린 움직임은 폐쇄회로 이론으로 설명하고자 하는 것이다.

　㉢ **회상 도식** : 현재 수행하고자 하는 운동과 유사한 과거의 운동 결과를 근거로 하여 새로운 운동을 계획할 경우로, 빠른 움직임을 조절하기 위하여 동원된다.

　㉣ **재인 도식** : 피드백 정보를 통하여 잘못된 동작을 평가하고 수정하는 경우로, 느린 움직임을 조절하기 위하여 동원된다.

　㉤ 한계점

　　ⓐ '수많은 동작에 대한 각각의 도식을 모두 저장할 만큼 인간의 기억 용량이 무한한가?'라는 물음에 해답을 제시하지 못하고 있다.

　　ⓑ '처음으로 수행하게 되는 동작에 대해서는 도식이 어떻게 형성되는가?'라는 문제에 대한 해답을 제시하지 못하고 있다.

(3) 다이나믹 시스템 이론 ✅자주출제

① 인간의 복잡한 운동제어의 원리로 자리를 잡은 운동 프로그램에 근거한 이론은 수많은 자유도를 갖는 인간의 복잡한 운동을 인간의 기억 표상만으로는 모두 설명할 수 없다는 문제가 제기되면서 그 영향력이 줄어들었다.

② 자유도와 관련된 문제는 Bernstein(1967)에 의해서 제기되었으며, 이를 기점으로 하여 새로운 관점인 다이나믹 시스템 이론이 나타나기 시작하였다.

③ 인간의 운동에서 발생하는 신경 체계의 조절에만 초점을 두었던 반사 이론이나 욕구 이론과는 달리 Bernstein은 신체적인 역학적 특성과 신체에 작용하는 내·외적인 힘을 고려하여 인간의 운동체계를 설명하려고 하였다.

④ 이러한 2가지 요인 간의 상호작용으로 인하여 중추적으로 전달되는 동일한 명령이 다른 움직임을 생성(맥락조건 가변성)하거나 다른 명령이 같은 움직임을 생성하게 되는 현상(운동 등가)이 발생한다고 하였다.

⑤ 다이나믹 시스템 이론에서는 인간이 자체적으로 가지고 있는 신체적 특성을 매우 중요시 여기며, 신체 자체에 작용하는 많은 요인과 함께 운동이 일어나는 환경의 중요성을 강조하고 있다.

　㉠ 환경으로부터 제공되는 수많은 정보가 운동을 일으키고, 변화시키는데 결정적인 역할을 한다는 것이다.

　㉡ Newell(1986)은 이러한 환경, 유기체, 과제를 인간의 운동행동을 제한하는 요소로 간주하고, 이러한 제한요소 간의 상호작용 속에서 인간은 적절한 운동을 생성하게 된다고 하였다.

⑥ 제한요소의 영향을 받는 인간의 운동은 2가지의 원리에 의해서 생성되고 변화한다.

　㉠ **자기조직의 원리** : 인간 행동이 생성되는 원리를 설명하기 위한 것으로, 3가지 제한요소의 상호작용의 결과가 특정한 조건에 부합될 때, 인간의 운동은 저절로 발생한다는 것이다.

ⓛ 비선형성의 원리 : 운동의 변화가 선형적인 경향을 보이지 않는다는 것을 의미한다.
  ⓐ 인간의 운동은 제한요소의 상호작용에 의해서 영향을 받기 때문에, 이러한 제한 요소의 변화에 따라서 새로운 조건에 적합한 운동의 형태로 갑작스럽게 전환되는 상변이 현상이 발생하게 된다.
  ⓑ 상변이 현상은 안정성의 개념과 매우 밀접한 관련이 있으며, 제한요소의 변화는 운동유형의 안정성에 영향을 주게 된다.

⑦ 다이나믹 시스템 이론은 기존의 운동제어 이론과는 전혀 다른 관점에서 인간의 운동을 관찰하고자 하며, 이론적인 관점의 차이는 3가지로 요약된다.
  ㉠ 인간 운동의 생성과 변화는 운동 프로그램과 같은 기억 표상의 구조를 필요로 하지 않고, 자기 조직의 원리와 비선형성의 원리를 따른다는 것이다.
  ㉡ 안정성과 상변이 개념의 사용이다. 기존의 이론에서는 인간 운동의 갑작스런 변화를 설명하지 못하고 있으나 다이나믹 시스템 이론에서는 상변이의 개념을 사용하여 갑작스런 운동 유형의 변화를 논리적으로 설명하고 있다.
  ㉢ 환경의 중요성을 강조했다는 점이다. 환경은 단지 인간의 운동이 일어나는 장소로 존재하는 것이 아니라, 인간 운동에 매우 중요한 정보원으로 작용한다는 것이다.

(4) 생태학적 이론

① 생태심리학에서는 유기체와 생태계를 하나의 단위로 분석하기 위하여 환경과 그 환경 속에서 움직이고자 하는 수행자, 그리고 과제 사이의 관계를 강조한다.
  ㉠ 수행자는 과제를 지각하고, 그가 속한 환경적 특성에 따라 움직임을 일으킨다는 것이다.
  ㉡ 동일한 과제도 상황적 차이에 의해 다르게 수행된다고 보기 때문에 생태학적 관점에서의 연구는 환경의 맥락을 중시하고 실험실의 상황에서 탈피하여 실제 상황에 적용하는 것에 중점을 둔다.
  ㉢ 생태학적 이론은 자세유지와 이동운동 그리고 캐칭과 배팅처럼 시각의 기능이 중요한 운동수행의 원리를 설명하는 데 있어서 매우 유용하며, 운동제어에 있어서 시각의 역할을 규명하는 데 크게 기여하고 있다.

② 생태학적 이론의 선구자라고 할 수 있는 Gibson(1950)은 유용한 정보를 탐색하는 과정을 지각이라고 간주하고, 정보를 탐색하는 과정 속에서 정보의 의미가 일차적으로 어떤 행동의 유용성을 제시한다고 주장한다.
  ㉠ 수행자는 그 자신과 물체, 그리고 수행자가 처한 특정한 환경 사이의 독특한 관계 속에서 동작에 대한 직접적인 지각이 이루어지고 이에 따라 수행하게 된다는 것이다.
  ㉡ 생태학적 관점에서는 움직임에 필요한 정보가 환경과 물체에서 반사된 빛을 통해서 인지적인 과정을 거치지 않고도 직접 전달된다고 가정한다.

③ 생태학적 관점에서는 유기체가 움직임을 수행하는 과정에서 지각과 동작을 서로 분리시켜 설명할 수 없는 유기적인 관계로 보고 있다.
  ㉠ 수행자는 지각의 과정을 통해 움직이기 위해 필요한 정보를 수집하여 동작을 수행한다.
  ㉡ 수행자는 움직임이 일어나는 동안 시시각각 변화하는 환경 정보를 지각함으로써 동작을 계속적으로 수행할 수 있다는 것이다.

❸ 운동학습의 과정

(1) 학습의 과정

① **움직임의 역동성에 대한 지각** … 운동기술의 학습 과정은 자신이 수행하게 될 운동기술 동작을 보는 것으로부터 시작되며, 학습자는 제시되는 동작의 전체적인 움직임 형태를 보고 그 운동기술의 특성에 대한 정보를 얻게 된다.

② **움직임 구성 수준의 결정과 운동구조의 형성**
- ㉠ 인간 동작의 구성 수준은 다음 4가지 수준으로 구분할 수 있다.
  - ⓐ **장력의 수준** : 동작에 대한 자세조절이나 균형유지와 관련이 있다.
  - ⓑ **근육과 관절의 연결 수준** : 사지의 근육 활동을 조절하여 사지 분절 간의 기본적인 공동 작용을 조직하게 된다.
  - ⓒ **공간 수준** : 환경적 요구에 대처하기 위하여 협응 형태를 변화시키는 적응성을 제공하는 것이다.
  - ⓓ **동작 수준** : 자유도와 관련하여 협응 형태에 대한 한계 조건을 제공하고, 움직임의 구성요인간 순서를 결정하는 것과 관련되어 있다.
- ㉡ **운동구조의 형성** : 수행해야 할 동작의 구성 수준이 확인되면, 운동기술 수행과 관련된 움직임을 구성하게 되는데, 이 때 복잡하고 연쇄적인 기술 동작을 구성하기 위해서는 분리된 각 움직임을 서로 연결시키는 구조가 필요하다. 실제로 이러한 운동구조는 시범이나 언어적인 설명 등을 포함한 교수법을 통하여 형성될 수 있기 때문에 실제 학습 현장에서는 큰 어려움이 없지만, 혼자 기술을 습득하고자 할 때에는 이 과정에서 많은 어려움을 겪게 된다.

③ **오류수정** … 움직임 자체에 대한 느낌과 감각 오류를 내부적으로 어떻게 느낄 것인가에 대한 해답을 찾는 과정이다.

④ **자동화와 안정성 획득**
- ㉠ **자동화** : 다른 학습 과정보다 많은 노력이 필요하며, 수행의 질적인 변화를 경험함으로써 나타난다.
- ㉡ **안정성 획득** : 운동 과제와 직접적으로 관련이 없는 내·외적 요인에 대하여 대처할 수 있는 전환 능력을 갖춰야 한다.

(2) 운동학습의 단계

① **Fitts와 Posner의 단계** ✔자주출제
- ㉠ **인지 단계**
  - ⓐ 초보자들은 대부분 인지적인 단계에 해당하며, 학습하여야 할 운동 기술의 특성을 이해하고, 그 과제를 수행하기 위하여 사용되는 전략을 개발하는 단계이다.
  - ⓑ 오류를 수정할 수 있는 능력을 아직 갖추지 못했기 때문에 운동수행에 일관성이 부족한 경우가 대부분이다.

ⓛ 연합 단계

ⓐ 과제를 수행하기 위한 수행 전략을 선택하고, 잘못된 수행에 대한 적절한 해결책을 찾아나갈 수 있게 된다.

ⓑ 움직임 형태가 완벽하지는 않지만, 다양한 기술요소들을 상호 연관시키고, 상황에 따라서 동작의 형태를 바꾸는 방법을 깨닫기 시작한다.

ⓒ 인지 단계에서보다 수행의 일관성과 수행력이 점차 향상되게 된다.

ⓒ 자동화 단계

ⓐ 동작이 거의 자동적으로 이루어지기 때문에 움직임 자체에 대한 의식적인 주의가 크게 요구되지 않는다.

ⓑ 상대 선수의 움직임이나 환경 물체 등과 같은 운동기술의 다른 측면으로 주의를 전환할 수 있게 되며, 또한 운동수행에서 발생하는 오류가 매우 적고, 그 오류를 탐지·수정할 수 있는 능력을 가지고 있기 때문에 변화하는 환경 속에서도 자신이 수행해야 할 동작의 움직임 형태를 지속시켜 나갈 수 있다.

ⓒ 자동화 단계에 있는 학습자는 지도자에 의해서 제공되는 수행에 대한 질적인 정보를 활용하여 많은 연습을 하는 것이 중요하다.

② Gentile의 단계 ✔자주출제

ⓛ 움직임의 개념 습득 단계

ⓐ 개념이라는 말은 운동기술의 목표를 달성하기 위해서 요구되는 적절한 움직임의 형태에 대한 이해를 의미한다.

ⓑ 움직임의 형태뿐만 아니라 환경적인 특징을 구분하는 것을 말한다. 즉 운동기술과 관련이 있는 환경 정보와 그렇지 않은 정보를 구분해 나가는 것이다.

• 조절 조건 : 날아오는 공의 궤적이나 회전과 같이 운동수행에 영향을 주는 환경적 조건을 말한다.

• 비조절 조건 : 공의 색깔이나 주변 배경의 상태 등과 같이 운동수행에 영향을 주지 않는 환경 조건을 말한다.

ⓒ 학습자는 이러한 환경 조건을 구분하여 필요한 정보는 받아들이고, 그렇지 않은 정보는 무시할 수 있는 능력을 학습하게 된다.

ⓛ 고정화 및 다양화 단계 ✔자주출제

ⓐ 고정화 : 환경의 변화를 예측할 수 있는 폐쇄 운동기술인 경우에는 운동기술 수행의 고정화를 필요로 하며, 이전 단계에서 획득한 운동기술의 움직임 자체에 대한 기술 향상에 중점을 두고 연습하게 된다.

ⓑ 다양화 : 환경의 변화를 예측할 수 없는 개방 운동기술에서는 운동기술 수행의 다양화가 필요하며, 다양하게 변하는 환경과 동작의 요구에 맞도록 움직임을 적응시키는 것에 중점을 두고 연습해야 한다.

③ Bernstein의 단계

ⓛ 자유도 고정 단계(초보 단계)

ⓐ 학습자는 새로운 운동기술을 학습하고자 할 때, 처음에는 그 동작을 수행하는데 동원되는 신체의 자유도를 고정하게 된다.

ⓑ 자유도를 고정한다는 것은 자유도의 수를 줄이는 것을 의미한다.

ⓒ 다양한 환경적 변화에 적절하게 대처할 수가 없다는 한계가 있다.

ⓛ 자유도 풀림 단계(향상 단계)

ⓐ 자유도 고정 단계가 지나면 학습자는 고정했던 자유도를 다시 풀어서, 사용 가능한 자유도의 수를 늘리게 된다.

ⓑ 이는 모든 자유도를 결합하여 동작을 위해서 필요한 하나의 기능적인 단위를 형성하기 위함이다.

ⓒ 이와 같은 기능적 단위를 다이나믹 시스템 이론에서는 협응 구조라고 한다.

ⓓ 환경의 다양한 요구에 보다 쉽게 적응할 수 있는 것이며, 학습자가 이 단계에 이르게 되면 환경과 과제의 특성에 따른 운동수행의 다양성을 이룰 수 있게 된다.

ⓒ 반작용의 활용 단계(숙련 단계)

ⓐ 운동기술을 수행하는데 있어서 수행자와 환경자 간의 상호 작용으로 인하여 관성이나 마찰력과 같은 반작용 현상이 나타난다.

ⓑ 이와 같은 신체의 내·외적으로 발생하는 힘을 활용하여 보다 효율적인 동작을 형성하기 위해서는 자유도의 풀림보다 더 많은 여분의 자유도를 활용할 수 있어야 한다.

ⓒ 학습자는 지각과 동작의 역동적인 순환 관계를 끊임없이 수정해 가면서 변화하는 환경 상황에 대처하여 보다 숙련된 동작을 발현할 수 있게 된다.

④ Newell의 단계

㉠ 협응 단계 : 학습자가 과제의 목표를 달성하기 위하여 필요한 기본적인 협응 동작을 형성하는 과정이 나타난다.

㉡ 제어 단계 : 협응 단계에서 적절한 협응 형태가 형성되면, 다양하게 변하는 환경과 과제의 특성에 따라서 협응 형태가 달라지게 된다. 이러한 과정을 매개변수화라고 하는데, 이는 수행 상황의 요구에 맞게 운동학적 또는 운동역학적 수치들을 기본적인 협응 형태에 부여하는 것이다.

㉢ 기술 단계 : 움직임의 협응과 제어에 필요한 최적의 매개변수가 부여된 단계를 가리킨다.

❹ 운동학습 시 주요 요인

(1) 운동학습의 정의 ✓자주출제

① 운동학습은 숙련된 운동수행을 위한 개인 능력의 비교적 영구적인 변화를 유도하는 일련의 내적 과정이다.

② 운동학습은 운동할 수 있는 능력을 습득하는 것이다.

③ 운동학습은 과정 그 자체를 직접적으로 관찰하기는 어렵다. 실제적인 학습에 대한 평가는 학습자의 수행을 반복적으로 관찰함으로써 유추해야 한다. 따라서 보다 타당성 있는 학습의 평가방법을 계획하고 실천하는 것이 중요하다.

④ 운동학습은 연습과 경험에 의해서 나타나는 현상을 말하며, 성숙이나 동기 또는 훈련 등에 의해 일시적으로 수행이 변화하는 것을 포함하지 않는다.

(2) 운동학습과 기억

① 감각 · 단기 · 장기기억(Atkinson과 Shiffrin, 1968, 1971)
  ㉠ Atkinson과 Shiffrin은 인간의 기억 구조를 컴퓨터의 하드웨어에 비유하고, 처리 과정을 소프트웨어에 비유하여 다중저장 모델을 제시하였다.
  ㉡ 이 모델에 의하면 이전에 수행했던 운동기술의 특성과 운동 수행에 필요한 일련의 정보는 감각기억, 단기기억, 장기기억에 저장되어 운동기술의 수행에 사용된다고 하였다.
  ㉢ 기억 형태의 구분은 보유할 수 있는 정보의 양과 시간에 따라 구분된다.
    ⓐ 감각기억 : 감각 시스템을 통해서 들어온 정보는 병렬적으로 처리되며, 아주 짧은 시간 동안에 많은 양의 정보가 감각 기억에 저장된다.
    ⓑ 단기기억 : 감각기억보다 다소 긴 시간동안 정보를 보유할 수 있는 단기기억은 감각 시스템으로부터 유입된 모든 정보를 처리할 수 없기 때문에 선택적으로 필요한 정보만을 선택하여 처리하게 된다. 따라서 저장할 수 있는 정보의 양은 제한되며(5 ~ 9개), 단기기억은 수 초에서 수 분 동안 정보를 저장할 수 있기 때문에, 반복적으로 사용하거나 암송하지 않으면 잊어버리게 된다.
    ⓒ 장기기억 : 단기기억에 저장된 정보는 다양한 인지적인 처리 과정을 거쳐서 장기기억에 저장된다. 장기기억의 기억 용량은 제한이 없으며, 수많은 훈련과 연습을 통하여 언제든지 필요할 때마다 장기기억에 저장된 정보를 사용할 수 있게 된다.

② **명제적 · 절차적 기억** ✔자주출제
  ㉠ **저장되는 정보의 유형에 따라 구분**
    ⓐ **일화적 기억** : 개인이 경험한 사건에 대하여 그 일이 언제 어떻게 발생하였는지를 구체적으로 영상과 같은 형태로 보유하는 것을 말한다.
    ⓑ **절차적 기억** : 수행하는 운동 과제가 어떤 순서나 절차에 의해서 진행될 때, 사용할 수 있는 정보를 저장하는 것을 말한다.
    ⓒ **어의적 기억** : 일반적이고 체계적인 지식을 보유하는 것을 의미한다.
  ㉡ **최근 기억의 형태**(Anderson, 1987)
    ⓐ **명제적 지식** : 운동 상황에서 무엇을 해야하는 지에 대한 정보를 포함하고 있다.
    ⓑ **절차적 지식** : 어떠한 순서로 움직임을 수행해야 하는지에 대한 정보를 담고 있다.

③ **기억의 과정**
  ㉠ **부호화** : 자극 정보를 선택하여 기억에 저장할 수 있는 형태로 표현하는 과정을 말한다.
  ㉡ **응고** : 단기기억에 저장된 정보 중 일부는 장기기억으로 응고화되며, 기타 정보는 잊어버리게 된다.
  ㉢ **인출** : 저장된 정보를 활용하기 위해 탐색하는 과정을 말한다.

④ 학습과 기억의 신경, 생리적 기전

　　㉠ 시냅스의 신경, 생리적 변화 : 학습이 이루어지면서 시냅스 연결의 강도가 높아지며, 신호 전달의 효율성이 향상된다.

　　㉡ 해마 : 새로운 정보를 장기기억에 저장하는 데 중요한 역할을 한다.

(3) 운동학습의 파지 ✔자주출제

① 파지의 개념

　　㉠ 정보처리 관점 : 기억의 부호화와 인출이라는 측면에서 설명하는 것이다. 움직임과 동작에 대한 기억 체계에서의 표상이 운동기술의 파지와 밀접한 관련이 있다고 보고 있으며, 동작을 재생할 수 있는 능력의 상실은 표상의 재생과 인출 과정에서의 문제로 간주한다.

　　㉡ 다이나믹 관점 : 운동기술을 수행하는데 필요한 필수요소의 획득이라는 측면에서 운동기술의 파지를 설명하고 있다. 운동기술의 학습 과정에서 과제를 구성하고 있는 핵심적인 기술의 요소에 대한 학습이 이루어진 경우 시간이 경과한 뒤에도 운동 과제를 손쉽게 다시 수행할 수 있지만, 그렇지 않은 경우에는 시간이 경과함에 따라 수행력이 저하되거나 잘못된 움직임으로 나타날 수 있다. 운동기술의 기억을 복잡한 자유도의 문제와 관련하여 과제와 환경, 그리고 유기체간의 밀접한 상호 관련 속에서 운동기술의 학습에 필수적인 요소의 특성을 파악하고 학습하는 과정이라고 본다.

② 파지에 영향을 미치는 요인

　　㉠ 운동 과제의 특성

　　㉡ 환경의 특성

　　㉢ 학습자의 특성

　　㉣ 연습과 파지

(4) 운동학습과 전이 ✔자주출제

① 정적전이

　　㉠ 운동기술 요소의 유사성

　　　　ⓐ 운동기술의 요소나 수행 상황이 유사할수록 학습이 전이가 정적으로 발생한다.

　　　　ⓑ 운동기술이나 운동수행 상황의 일반적인 특성을 "요소"라는 측면에서 파악하고, 특정한 운동기술이나 운동수행에 관여하는 동일한 요소들 간의 유사성이 높을수록 정적전이가 발생한다고 주장하였다.

　　㉡ 처리과정의 유사성

　　　　ⓐ 연습 조건에서 나타나는 운동학습이나 운동수행 과정의 처리 활동이 전이 조건과 유사할수록 정적 전이 효과가 발생하며, 학습자들이 운동기술의 학습이나 수행 과정에서 문제 해결 활동에 적극적으로 참여하였을 때 효과적인 전이 효과가 발생한다고 주장하였다.

　　　　ⓑ 연습 조건과 전이 조건 간의 인지 처리 활동이 유사할수록 정적전이가 발생한다는 것을 가장 효율적으로 설명하는 것이 맥락간섭 효과이다.

ⓒ 맥락간섭이 높은 연습 조건일수록 파지검사에서 나타나 수행력이 높은 것처럼, 연습 조건에서 맥락 간섭을 많이 받은 집단의 전이량이 높은 것으로 나타나고 있다.

ⓓ 과제 간의 유사성이 떨어질 경우에도 연습 과제와 전이 과제를 처리하는 과정이 유사한 경우 정적 전이 효과가 발생한다는 연구 결과를 발표하였다.

ⓒ 협응구조 형성과 전이

    ⓐ **전통적인 관점** : 일정한 자극에 대한 반응 간의 유사성이 높을수록 정적전이 현상이 나타나며, 반응 간의 유사성이 낮을수록 부적전이 현상이 발생한다고 보았다.

    ⓑ **다이나믹 관점** : 운동기술의 학습을 과제, 환경, 유기체가 갖고 있는 제한요소에 대한 적응력을 향상시키는 과정이며, 제한요소들 간의 상호 관련 속에 운동 시스템의 협응 구조를 형성하는 과정이라고 보았다.

② **부적전이**

  ㉠ 부적전이의 효과는 두 과제의 운동수행 상황에서 획득하는 지각 정보의 특성이 유사하지만, 움직임 특성이 다른 경우에 발생한다.

  ㉡ 같은 자극에 대한 반응에서 움직임의 공간적 위치가 변하거나 같은 자극에 대한 반응에서 움직임의 타이밍 특성이 변할 때, 부적전이 효과가 나타나기 쉽다. 부적전이 현상은 인지 혼란으로 설명할 수 있다.

  ㉢ 학습자들이 운동기술의 획득 단계에서 과제의 지각 특성과 운동 시스템 간의 특정한 지각과 동작의 연합을 형성하게 된다.

③ **과제 간 전이, 과제 내 전이**

  ㉠ **과제 간 전이** : 이전에 배운 기술의 경험이 새로운 기술의 수행에 미치는 영향을 규명하기 위해 사용된다.

  ㉡ **과제 내 전이** : 서로 다른 연습 조건에서 수행한 후, 같은 과제에 대한 수행차를 비교하는 것이다.

❺ 효율적인 운동학습

(1) 운동학습과 피드백 ✔자주출제

① **피드백의 개념**

  ㉠ 목표 상태와 수행 간의 차이에 대한 정보를 되돌려서 수행자에게 동작 그 자체, 또는 운동수행의 결과나 평가에 대한 정보를 제공하는 것을 말한다.

  ㉡ 피드백은 운동기술을 수행하는 과정에서 나타나는 오류를 탐지하고 수행하고자 하는 운동행동의 체계를 형성하는데 필요한 정보뿐만 아니라, 운동 동작이 끝난 후에 동작의 정확성 여부를 판단하기 위한 정보를 제공한다.

ⓒ 피드백의 분류

　ⓐ **감각 피드백** ; 학습자 내부의 감각 시스템으로부터 제공되는 감각 피드백으로, 근육과 건, 그리고 관절 등에 위치한 관절 수용기에서 발생한 운동감각 정보 또는 촉각이나 압력을 감지하는 피부수용기로부터의 정보, 그리고 공을 던졌을 때 얼마나 멀리, 정확하게 날아가는가 등에 시각적 정보를 스스로 감지하는 것이다.

　ⓑ **보강 피드백** : 학습자의 외부로부터 제공되는 보강 피드백으로, 학습자가 수행하면서 스스로 감지하여 받아들일 수 있는 자연스런 정보가 아닌, 코치나 감독 또는 동료들에 의해 제공되거나 영상매체 등을 통해 외부로부터 제공되는 정보를 의미한다.

ⓔ 보강 피드백의 특징

　ⓐ 언어 · 비언어의 형태로 제공된다.

　ⓑ 움직임의 진행되는 동안이나 완료된 후에 제공된다.

　ⓒ 움직임의 결과나 움직임 유형 자체에 대한 정보를 제공한다.

② 피드백의 기능

ⓖ **정보 기능** : 연습 중에는 많은 시행착오를 겪게 되는데, 이 때 피드백은 학습자의 불필요한 행동을 줄여주고, 무엇을 수정해야 하는지에 대한 방향을 제시해준다.

ⓛ **강화 기능** : 정적 강화와 부적 강화 기능이 있다. 정적 강화는 학습자가 성공적인 자신의 운동수행에 자신감을 갖고, 다음 수행에서 그것을 유지하거나 보다 나은 수행을 하는 것을 말하며, 부적 강화는 바람직하지 못한 수행을 했을 때, 그것을 반복하지 않도록 수정하여 다음에 성공적인 수행을 하도록 하는 것이다.

ⓒ **동기 유발 기능** : 학습자가 수행과 목표 간의 비교를 통해 수행의 목표를 변화시키거나 그것을 달성하기 위해 지속적으로 노력하려는 여러 가지 활동들에 대한 판단 정보를 제공한다.

③ 보강 피드백의 분류 ✔자주출제

ⓖ 수행지식과 결과지식

　ⓐ **수행지식(Knowledge of Performance : KP)** : 동작의 유형에 대한 정보를 학습자에게 제공하는 것으로, 운동학적 피드백이라고도 한다. 수행자에게 운동 동작의 폼에 대한 질적인 정보를 제공해 준다. 수행지식을 통해 학습을 효과적으로 성취하기 위해서는 학습자의 운동수행의 결과에 집중하기보다는 운동수행의 과정에서 얻을 수 있는 정보에 주의를 기울여야 한다. 수행지식은 언어적 설명, 비디오, 사진 등의 매체나 바이오 피드백 등과 같이 다양한 형태로 정보를 제공할 수 있다.

　　📢 TIP **바이오 피드백** … 학습자가 눈으로 확인할 수 없는 관절의 위치, 근육의 활동 수준, 힘의 생성, 그리고 신체 중심 위치의 변화에 대한 정보를 제공하는 것을 말한다. 운동 수행자들에게 정확하고 객관적인 정보를 제공해줄 뿐만 아니라, 운동수행이 진행되고 있는 도중이나 수행이 끝난 후, 바로 수행 관련 정보를 제공할 수 있어 적절한 시기에 오류를 수정할 수 있다는 장점이 있다.

　ⓑ **결과지식(Knowledge of Result : KR)** : 움직임의 결과에 대한 정보를 포함하고 있다. 학습자가 운동기술을 학습하기 위해서는 자신의 운동수행의 결과에 대한 정확한 정보가 필요하므로 목표와 실제 수행 간의 차이를 확인하는 것이 중요하다. 움직임 목표와 수행의 차이를 학습자에게 제공함으로써 운동기술의 수행과 학습에 도움을 줄 수 있다.

ⓛ Newell의 범주화

　　ⓐ **처방 정보** : 이미 완료된 움직임의 운동학적 정보를 학습자에게 제공하는 것을 말한다.

　　ⓑ **정보 피드백** : 학습자가 수행한 역동적인 움직임의 이전 상태 또는 현재 상태에 대한 정보를 제공하는 것이다.

　　ⓒ **전환 정보** : 학습 과정에서 일어나는 협응의 변화와 직접적으로 관련이 있기 때문에 운동 동작의 새로운 형태를 습득하고자 할 때 매우 유용하다.

(2) 모델링(modeling)

① 운동기술의 연습 방법 중 하나로 시범 수행을 의미한다.

② 현장에서 지도자에 의해 가장 빈번히 사용되고 있는 방법이다.

③ 모델링을 통한 관찰학습(observation learning)은 다른 사람들의 행동을 관찰하고 이를 모방하기 위해 시도하는 학습의 과정이다.

　　㉠ **직접 모델**(direct model) : 직접적인 시범을 보여주는 것이다.

　　㉡ **상징적 모델**(symbolic model) : 직접 모델에 상응하는 시청각 자료를 통한 시범을 보여주는 것이다.

④ 상징적 모델은 모델의 통제와 조작에 편의성이 있긴 하지만 직접 모델보다 학습자의 동기유발 측면에서 많은 문제점을 갖고 있으므로 현장에서 지도자들은 직접 모델과 상징적 모델을 효율적으로 병행하는 것이 바람직하다.

(3) 운동기술의 연습계획

① 운동기술(motor skill)은 효율적으로 신체 움직임을 통하여 의도하는 목표 동작을 다양한 상황적 요구에 맞게 수행해낼 수 있는 능력으로, 반드시 목적을 가져야 하며 신체 또는 사지의 수의적인 움직임을 포함해야 한다.

② 운동기술에는 글쓰기, 말하기 등과 같은 일상생활에서 우리가 수행하는 많은 동작과 골프, 축구 등과 같이 스포츠 활동에서 수행하는 복잡한 운동 동작이 포함된다.

③ 운동기술의 연습계획(scheduling)을 구성할 때 연습구간(practicesession)의 시간과 빈도, 연습 활동 유형, 연습 순서, 실제 연습에 할당된 시간 등을 고려해야 한다.

　　㉠ **연습의 가변성**(variability)

　　　ⓐ 운동기술의 연습을 계획할 때 가장 먼저 고려해야 할 사항이다.

　　　ⓑ 학습자가 기술을 연습할 때 다양한 움직임과 환경 상황을 경험할 수 있도록 해 주는 것이다.

ⓛ 맥락간섭 효과는 연습계획의 방법인 구획연습(blocked practice)과 무선연습(random practice)으로 조절될 수 있다. ✔자주출제
  ⓐ **구획연습** : 과제를 순차적으로 제시하는 방법
  ⓑ **무선연습** : 과제를 무선적으로 제시하는 방법

> 📢TIP **맥락간섭 효과**(contextual interference effect) … 운동기술을 연습할 때에 다양한 요소들 간의 간섭 현상이 일어나는 것이다. 학습해야 하는 자료와 학습 시간 중간에 개입된 사건이나 경험 사이에 발생하는 갈등으로 인하여 학습이나 기억에 방해를 받는 것을 말한다.

ⓒ 연습시간과 휴식시간의 상대적인 양에 의해 구분되는 연습방법은 집중연습과 분산연습이 있다. ✔자주출제
  ⓐ **집중연습**(massed practice) : 연습시간 사이의 휴식시간이 매우 짧은 연습 스케줄(연습시간 > 휴식시간)
  ⓑ **분산연습**(distributed practice) : 연습시간 사이의 휴식시간이 비교적 긴 연습 스케줄(연습시간 ≤ 휴식시간)

ⓔ 과제연습의 분할 여부에 따라 구분되는 연습방법은 전습법과 분습법이 있다. ✔자주출제
  ⓐ **전습법**(whole-task practice) : 학습자가 과제를 한 번에 전체적으로 학습하는 방법으로, 운동기술의 과제가 복잡성이 낮고 조직화 정도가 높은 것이다. (예 농구의 드리블)
  ⓑ **분습법**(part-task practice) : 운동기술을 하위 단위로 나누어 학습하는 방법으로, 운동과제의 복잡성이 높고 조직화 정도가 낮은 것이다. (예 체조의 마루운동)

03 ▷ 운동발달

❶ 운동발달의 개념

(1) 발달(development)

인간의 생명이 시작되는 수정의 순간에서부터 죽음에 이르기까지 전 생애를 통해서 이루어지는 모든 변화의 양상과 과정이다. 발달은 신체, 운동기능, 지능, 사고, 언어, 성격, 사회성, 정서, 도덕성 등 인간의 모든 특성에 있어서의 긍정적 혹은 부정적인 변화를 포함하는 개념이다.

(2) 발달의 특징 ✔자주출제
① 인간은 일정한 순서로 발달한다. (예 걷기에 앞서 뛸 수 없는 것)

② 인간의 발달에는 방향성이 있다.
　㉠ 머리 → 발쪽, 중심 → 말초방향
　㉡ 큰 움직임 → 세분화되고 특수화된 움직임

③ 발달은 연속적 과정이지만 그 속도는 일정하지 않다.

④ 발달은 성숙과 학습에 의존한다.

⑤ 발달에는 개인차가 있다.

⑥ 발달의 각 측면은 서로 밀접한 관계가 있다.

(3) 운동발달의 시기적 특성

시기적 구분	특징	기간	
태아기	• 발달이 시작되는 시기, 임신부터 출생까지의 시기를 의미 • 전 생애적 발달 측면에서 매우 중요함 • 필수적인 신체 기관이 형성되는 임신 초기 8주가 가장 중요함	임신 ~ 출생	임신 ~ 8주(배아기)
			8주 ~ 출생(태아기)
영아기	• 기기 혹은 걷기 등의 이동 기술이 시작 • 양 손을 사용하는 조작 기술이 발달할 수 있는 시기	출생 ~ 2세	
유아기	기본적인 운동 기술 뿐만 아니라 지각 활동 등 다양한 기술 발달이 이루어지는 시기	2 ~ 6세	
	민감기는 오래 지속되지 않으며 어떤 특정한 학습에 대한 민감기가 일어난 다음에는 그 학습을 용이하게 하는 민감기는 다시 일어나지 않는다. 따라서 민감기에 일정한 능력을 얻지 못하면 그 능력의 발달기회는 영원히 지나가 버린다. 무엇에 민감한가에 따라 질서에 민감한 시기, 언어발달에 민감한 시기, 쓰기에 민감한 시기 등으로 표시한다. 몬테소리는 언어의 민감기는 2세에서 7세 사이라 하였다.		
아동기	기본적인 운동 기술이 더욱 세련되어 지는 시기	6 ~ 12세	
청소년기	신체 성장과 함께 운동 기술이 더욱 완벽하게 가까워지는 시기	12 ~ 18세	
성인기	신체적 기능이 점차적으로 저하되며, 운동행동의 쇠퇴가 나타나는 시기	18세 이상	18 ~ 40세(초기)
			40 ~ 65세(중기)
			65세 이상 (후기, 노인기)

❷ 운동발달 영향 요인

(1) 개인적 요인

① 개인적 요인에는 유전과 심리적 요인이 있다.

② 유전은 싱장과 성숙에 영향을 미치며, 환경적 요인과 힘께 전체 발달을 결정하게 된다.
  - ㉠ 성장 : 신체나 신체 부분의 크기의 증가를 뜻하는 용어로 신체 변화의 총체를 의미한다.
  - ㉡ 성숙 : 기능을 보다 높은 수준으로 발전할 수 있게끔 하는 질적 변화로 정해진 순서에 따라 진행되는 특성이 있다.

③ 대표적인 심리적 요인 … 자기개념, 동기
  - ㉠ 자기개념이란 자신의 능력과 중요성, 성공, 가치성에 대한 개인적인 평가와 판단하는 것이며 모든 인간의 자기개념은 아동기 중반까지 상대적으로 형성되며, 아동기 중반까지의 자기개념 형성과 운동발달 간에는 상호작용의 관계가 있다. 아동기와 유소년기의 운동 참여를 통한 자기개념을 발달시키는데 중요한 역할을 하며, 자기개념과 운동발달 간의 원활한 상호작용에는 교사와 부모의 역할이 중요하다.
  - ㉡ 동기란 어떤 목표를 향하여 행동을 시작하게 하고, 지속하게 하는 내적 과정이다. 스포츠 참여 동기에는 재미, 도전, 우정 등과 같이 내적인 요인과 지위 획득 등과 같은 외적인 요인이 포함된다. 운동참가자는 자신의 성격이나 환경에 따라 서로 다른 동기를 갖게 되며, 이는 운동발달에도 영향을 미치게 된다.

(2) 환경적 요인

① 환경적 요인에는 부모와의 관계, 또래 문화, 사회문화적 요인이 있다.

② 부모는 아동의 스포츠 참여의 역할 모델이 되며, 부모와의 유대관계는 스포츠 참가 시기를 결정하는데 중요한 역할을 미친다.

③ 또래 문화는 3 ~ 4세 아동이 처음으로 경험하게 되는 놀이 문화라 할 수 있으며, 팀 스포츠 참가에 절대적인 영향을 준다.

④ 또래 문화의 경험이 긍정적인지 부정적인지의 여부에 따라 청소년기를 비롯한 스포츠 참가의 기반이 된다.

⑤ 사회문화적 요인으로는 고정관념(예 성역할), 인종과 경제적 요인 등이 포함된다.

⑥ 운동발달의 개념과 시기적 · 단계적 구분 및 운동발달에 영향을 미치는 요인에 기반을 둔 운동발달 프로그램이 개발되고 적용되어야 하는 것이 무엇보다 중요하다.

⑦ 우수한 지도자로서의 역량을 갖추기 위해서는 이러한 내용들을 숙지하고 현장에서 적용해야 한다.

❸ 발달의 원리와 단계별 특징 ✓자주출제

	운동발달의 단계
반사움직임 단계	• 출생부터 생후 1년까지 나타나는 단계 • 신경체계가 아직 성숙되지 않은 상태에서 불수의적인 움직임이나 전형적인 리듬을 갖는 형태의 움직임이 나타나는 단계 • 점차 신경체계가 성숙하여 수의적인 제어가 가능해짐에 따라서 반사적 단계의 움직임은 점차 사라지지만, 반사활동을 통하여 즉각적으로 환경에 대한 정보를 획득한다.
초기움직임 단계	• 생후 1년부터 2년까지로 성숙에 의해서 절대적인 영향을 받으며, 그 과정이 비교적 예측 가능하다. • 생존을 위한 수의적 움직임의 기본 형태가 나타난다. • 머리, 목, 몸통 조절, 뻗기, 잡기 등의 물체 조작 운동, 기기(crawling과 creeping), 걷기와 같은 이동운동이 나타난다.
기본움직임 단계	• 2～6세로 성숙뿐만 아니라 환경적 조건(연습의 기회, 동기, 교육 등)이 기본움직임 패턴의 형성에 매우 중요한 역할을 한다. • 신체 인식과 균형 유지 등과 같은 지각－운동 능력이 발달되고 초기 움직임 단계에서 획득한 기술보다 훨씬 발전적인 형태의 이동 기술과 물체조작 기술이 나타나며, 기술의 혼합 형태도 나타난다.
전문움직임 단계	• 전환 단계(7～8세), 적용 단계(11～13세), 생애 활용 단계(14세 이후)로 구분된다. • 일상생활, 레크리에이션, 스포츠 활동을 위한 다양하며 복잡한 활동을 위한 움직임 패턴을 실시할 수 있으며, 다양한 움직임 패턴이 더욱 세련되고 효율적인 형태로 발전된다. • 연령이 증가할수록 각각의 움직임 동작을 서로 연관시켜 하나의 일관된 동작을 형성하게 된다.

03 스포츠수행의 심리적 요인

01 〈 성격

❶ 성격의 개념과 이론

(1) 성격의 구조

① **심리적 핵**(psychological core) ⋯ 심리적 핵은 성격의 가장 기본적인 수준을 의미한다. 심리적 핵은 가장 심층부를 차지하는 것으로 자신의 태도, 가치, 흥미, 동기, 믿음 등이 포함된다. 이는 성격의 핵심 부분을 이루고 있으며, 진정한 개인의 모습을 가리킨다. 심리적 핵은 외부 상황의 변화에 별로 영향을 받지 않는다.

② **전형적 반응**(typical responses) ⋯ 전형적 반응이란 환경에 적응하거나, 우리를 둘러싼 외부 세계에 반응하는 양식을 가리킨다. 전형적인 반응은 환경과의 상호작용에서 학습된 것으로 볼 수 있다.

③ **역할 행동**(role−related behavior) ⋯ 역할 행동이란 개인이 사회적 역할에 따라 취하는 일정한 행동을 의미한다. 즉, 개인이 사회적 상황을 지각하고 여기에 기초를 둔 행동을 역할 행동이라 한다.

❋ 성격의 구조 ❋

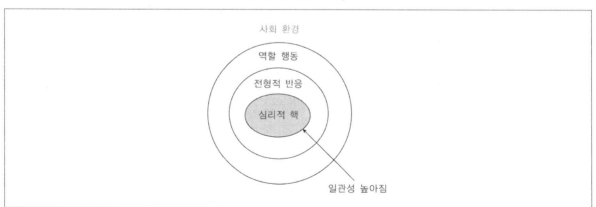

(2) 성격의 특성

① 독특성 … 타인과 구별되는 특별한 성질

② 안정성과 일관성 … 외부의 조건에 변화되지 않는 행동양식(예 개인의 생각, 감정, 행동)

③ 경향성 … 어떠한 상황에 따라 개인마다 다양한 반응을 보인다.

❷ 성격이론

(1) 정신역동 이론

프로이드의 정신 구조			
구조	의식성	내용	기능
원초아	무의식	본능적 욕구, 만족 추구	즉각적, 비합리적, 충동적
자아	의식	원초아와 초자아 중재	현실적, 합리적, 논리적
초자아	의식 및 무의식	이상과 도덕 추구	지시, 비평, 금지

(2) 체형 이론

Shelden의 체형 이론	
체형	기질
내배엽형 (부드럽고, 둥글고, 소화기관이 아주 잘 발달됨)	내장 긴장형 (이완되어 있고, 먹기를 좋아하며, 사교성이 풍부함)
중배엽형 (근육이 잘 발달됨, 체격은 단단하고 각져 있으며, 신체는 강함)	신체 긴장형 (에너지가 왕성하고, 주장적이며, 용기 있음)
외배엽형 (키가 크고 허약함, 큰 대뇌 및 예민한 신경계)	대뇌 긴장형 (조심스럽고, 두려워하며, 내향적이며, 예술적임)

(3) 욕구 위계 이론(Maslow, 1968)

생리적 욕구(음식, 물, 성, 수면, 배설의 욕구)→안전 욕구(구조, 질서, 직업, 저축, 고통회피)→소속과 사랑의 욕구(이성교제, 클럽활동)→존중의 욕구(승진, 지위, 성취)→인지적 욕구(지적 탐구)→심미적 욕구(심미성)→자아실현의 욕구

❸ 성격의 측정

(1) 특성과 상태의 측정

① 성격 특성

    ㉠ 잘 변하지 않는 개인의 전형적인 행동양식을 의미한다.

    ㉡ 특성 불안 : 객관적으로 비위협적인 상황을 위협적으로 지각하며, 객관적 위협의 강도와 관계없이 상태 불안 반응을 나타내는 개인의 행동경향이다.

② 성격 상태

    ㉠ 환경의 영향을 받는 행동을 의미한다.

    ㉡ 상황에 따라 변하는 정서상태로 자율신경계의 활성화나 각성과 관련되어 주관적, 의식적으로 느끼는 우려나 긴장감을 말한다.

③ 일반적인 심리검사

    ㉠ 상태-특성 불안 검사지(STAI)

    ㉡ 주의 대인관계 유형 검사(TAIS)

    ㉢ 무드 상태 프로파일(POMS)

    ㉣ 아이젠트 성격 검사지(EPI)

④ 특성 스포츠 자신감 질문지(문항의 일부)

    ㉠ 경기하는데 필요한 기술 수준에 대해 당신의 자신감은 어느 정도입니까?

    ㉡ 중요한 결정을 할 때, 당신의 자신감은 어느 정도입니까?

    ㉢ 부담을 갖고 경기를 할 때의 자신감은 어느 정도입니까?

    ㉣ 전략을 성공적으로 수행할 자신감은 어느 정도입니까?

    ㉤ 경기를 성공적으로 할 수 있는 집중력에는 어느 정도 자신감이 있습니까?

⑤ 상태 스포츠 자신감 질문지(문항의 일부)

    ㉠ 경기를 잘하는 데 필요한 기술 수준을 발휘하는데 이 순간 당신의 자신감은 어느 정도입니까?

    ㉡ 부담을 갖고 경기를 하는 경우 당신의 자신감은 지금 이 순간 어느 정도라고 느끼십니까?

    ㉢ 전략을 성공적으로 수행할 자신감은 지금 어느 정도라고 느끼십니까?

    ㉣ 경기를 성공적으로 할 수 있는 집중력에 대한 당신의 자신감은 지금 이 순간 어느 정도라고 느끼십니까?

    ㉤ 매 경기마다 잘 적응하고 잘할 수 있는 당신의 자신감은 지금 이 순간 어느 정도라고 느끼십니까?

(2) 스포츠전문 검사

① 경쟁 특성불안을 측정하는 스포츠 경쟁불안 검사지

② 경기 전 상태불안을 측정하는 경쟁 상태불안 검사지

③ 스포츠 자신감을 측정하는 특성-상태 자신감 검사지

④ 성격과 경기력과의 관계

(1) Morgan의 정신 건강 모형(mental health model)

우수 선수의 성격 특성을 나타낸 프로파일로서 빙산형 프로파일이라고도 칭한다. 우수 선수들의 성격 특성은 빙산형 형태로 나타나는 반면, 비우수 선수들은 모든 심리적 요인에서 평균 정도의 값을 유지하고 있어 마치 바다 표면에 떠있는 빙산을 연상시킨다. 빙산형 프로파일은 성공적인 우수 선수가 전체 기준보다 활력을 제외한 긴장, 우울, 분노, 피로, 혼란에 낮은 점수를 가지며 이 모양이 빙산 형태를 보인다는 프로파일이다.

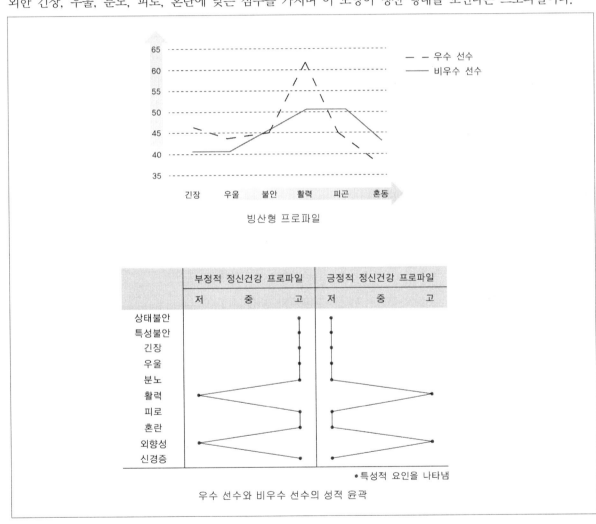

빙산형 프로파일

우수 선수와 비우수 선수의 성적 윤곽

(2) Weinberg & Gould의 우수 선수의 심리 전략

① 경기 전에 정신 연습을 한다.

② 자세한 경기 계획을 갖고 있다.

③ 경기 중 역경에 대처하는 구체적인 계획을 수립하고 연습한다.

④ 경기 중과 경기 전에 예기치 못한 상황에 대처하는 일련의 전략을 연습한다.

⑤ 당면한 수행에 완전히 집중하고 경기와 관련 없는 사건이나 생각은 배제한다.

⑥ 경기 전에 상대 선수에 대하여 걱정하지 않고 자신이 할 수 있는 일에 초점을 맞춘다.

⑦ 각성과 불안을 조절하는 방법을 익힌다.

02 《 정서와 시합불안

❶ 각성과 불안

(1) 각성

① 각성이란 "깊은 수면에서 높은 흥분에 이르는 연속 선상에서 변화하는 유기체의 일반적인 생리적, 심리적 활성화"라고 정의된다.

② 각성이란 전혀 흥분이 안된 상태부터 극도로 흥분된 상태의 어딘가에 위치해 있는 특정 순간의 동기의 강도 측면을 의미한다.

③ 각성 수준이 높아지면, 심리적으로 활력이 높아지고 심박수, 호흡수, 피부의 땀 분비 등이 증가한다.

(2) 불안 ✓자주출제

① 불안이란 신체의 활성화와 각성에 수반되는 초조함, 걱정, 우려 등의 부정적인 정서 상태를 의미한다.
  ㉠ 인지 불안 : 불안은 걱정이나 근심을 하는 것과 같이 생각과 관련된 요소이다.
  ㉡ 신체 불안 : 호흡이 빨라지는 것과 같이 신체적 활성화로 나타나는 요소이다.

② 불안은 일시적인 상황에서 느껴지는 상태불안과 일반적인 성격경향이라 할 수 있는 특성불안으로 구분된다.
  ㉠ 상태불안 : 상황에 따라 변하는 정서 상태로 "자율신경계의 활성화나 각성과 관련되어 주관적, 의식적으로 느끼는 우려나 긴장감"이라고 정의된다(spielberger, 1996). 상태불안은 순간순간마다 변화하며, 임박한 상황에서 지각된 위협에 비례하여 변동한다.

ⓛ **특성불안** : 상황에 따라 달라지지만, 특성불안은 어떤 사람의 성격의 한 측면이라고 볼 수 있다. 특성불안은 "객관적으로 비위협적인 상황을 위협적으로 지각하여, 객관적 위협의 강도와 관계없이 상태불안 반응을 나타내는 개인의 동기나 후천적으로 습득된 행동 경향"이라고 정의된다(spielberger, 1996).

❷ 정서모형과 측정

(1) 운동 전·후의 정서 변화

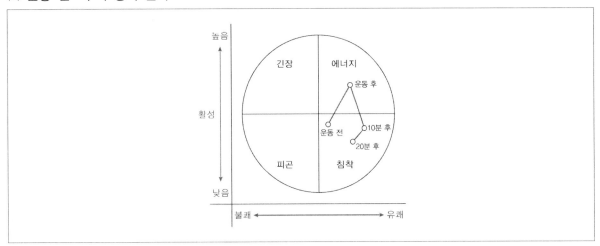

① 운동을 한 후에 에너지가 생겨나는 느낌(원기회복, 활력감)을 체험하게 된다.

② 운동 그 자체는 에너지를 소모하는 것임에도 불구하고 운동이 끝나면 오히려 에너지가 생겨나는 느낌이 든다.

③ 피곤이 느껴지는 오후에 소파에서 쉬기보다는 운동을 하고 나면 운동 전과 비교해서 활력의 느낌이 크게 달라지게 된다.

④ 운동 강도가 긍정적인 정서 체험에 어떤 영향을 주는가를 알아본 연구에 따르면 중간 강도의 운동은 긍정적인 정서를 높이는 효과가 있다.

⑤ 운동 전에 비하여 운동 후에 에너지 각성이 높아지고 긴장 각성은 낮아진다.

⑥ 운동 전에는 활성 수준이 낮지만 운동 후에 활성 수준이 높아진다.

⑦ 시간이 지나면서 활성은 낮아지나 유쾌의 느낌은 좋아진다.

⑧ 운동이 에너지 수준을 높이고, 기분을 좋게 하는 효과가 있는 사실을 보여주는 결과이다.

⑵ 운동 중의 정서 변화

① 일반적으로 운동 중의 감정은 강도가 높아질수록 부정적인 것으로 나타났다.

② 환기역치 이하의 강도로 운동을 하면 운동 시작 20분 후부터 기분이 좋아지기 시작해서 운동이 끝난 후 회복 시점까지 좋아진 기분이 유지된다.

③ 환기역치 강도로 운동을 하면 10분 후에 기분이 나빠지기 시작해서 회복 시점까지 그대로 유지된다.

④ 운동 강도가 높아져 환기역치가 발생한 시점부터 정서가 부정적인 방향으로 바뀌기 시작한 후, 회복 시점을 거치면서 다시 개선되어 운동 후에는 운동 이전의 상태로 완전히 되돌아온다.

⑤ 운동 강도가 높으면 운동 중에 일시적으로 부정적인 정서체험을 한다는 사실을 알려주는 결과이다.

⑥ 운동 강도가 높아짐에 따라 운동 중의 정서는 부정적으로 변하는 것을 알 수 있으며, 중간 강도의 운동이 가장 효과가 좋다.

❸ 불안의 측정

⑴ 생리적 척도

① 각성과 불안은 심박수, 호흡, 피부전도, 카테콜아민과 같은 생화학 물질 등 생리적 징후가 어떻게 변화하는지를 통해 추정할 수 있다.

② 우리 몸은 스트레스를 받으면 호흡, 순환기능이 빨라지고, 혈액은 내장이나 소화기 계통으로부터 사지나 몸통 부분으로 재분배가 되어 환경의 변화에 반응한다.

③ 뇌전도(EEG), 심전도(EKG), 근전도(EMG), 피부저항(GSR), 발한율, 심박수, 혈압, 안면근육 패턴, 신체 내의 생화학적 변화, 뇌반구의 비대칭성 측정 방법이 있다.

⑵ 행동적 척도

① 행동적으로 나타나는 불안 증상을 측정하여 불안상태를 파악하는 방법이다.

② 교사나 지도자가 현장에서 가장 쉽게 사용할 수 있으며, 선수나 운동 참가자도 자신의 행동을 관찰해서 불안 수준을 알 수 있다.

⑶ 심리적 척도

① 각성과 불안을 측정하기 위해 자기 보고식(self-report) 방법이 자주 사용된다.

② 심리적 방법에 의한 측정 도구

    ㉠ 상태 특성 불안 척도(STAI) : 상태불안과 특성불안을 동시에 측정할 수 있는 간편한 자기 보고식 단일 척도로 현재까지 사용되고 있다.

    ㉡ 스포츠 경쟁 불안 검사(SCAT) : 스포츠 전문 불안 검사의 필요성이 제기되면서 경쟁특성 불안을 측정하기 위해 개발된 것이다. ✔자주출제

④ 스트레스 과정과 요인

(1) 스트레스 과정

① 스트레스의 정의 … "목표를 달성하지 못했을 때 중대한 결과가 나타나는 조건 하에서 환경적 목표와 반응 능력 사이의 상당한 불균형"이라고 정의한다(Mcgrath, 1970).

② 스트레스의 과정

    ㉠ 제1단계 : 환경적 요구

        ⓐ 스트레스 과정의 첫 단계에서는 특정 환경의 요구가 개인에게 작용한다.

        ⓑ 이러한 환경적 요구는 신체적일 수도 있고, 심리적일 수도 있다.

    ㉡ 제2단계 : 환경요구의 지각

        ⓐ 이 과정은 신체적 또는 심리적인 환경적 요구를 개인이 어떻게 받아들이는지를 의미한다.

        ⓑ 동일한 환경이라도 사람에 따라 지각하는 양상이 달라진다.

    ㉢ 제3단계 : 스트레스 반응

        ⓐ 이 단계는 상황의 지각에 대한 개인의 신체적, 심리적 반응을 나타낸다.

        ⓑ 만약 상황의 요구와 개인의 능력 사이의 불균형이 심각한 수준이라고 지각하면, 인지적 상태불안(근심, 걱정)과 신체적 상태불안(생리적 활성화)이 모두 높아진다.

        ⓒ 상태불안이 높아지면 집중력에 변화가 생기거나 근긴장의 수준이 높아지기도 한다.

    ㉣ 제4단계 : 행동결과

        ⓐ 네 번째 단계는 스트레스를 받았을 때 나타나는 실제 행동을 의미한다.

        ⓑ 전체 학생 앞에서 높이뛰기 실력을 시험 보일 때, 특성불안 수준이 다른 두 학생은 높이뛰기의 결과가 다르게 나타날 수도 있다.

    ㉤ 제4단계는 다시 제1단계로 피드백이 된다.

        ⓐ 높이뛰기를 시험 보이는 학생의 수행결과에 따라 제1단계인 환경적 요구에 변화가 나타나게 된다.

        ⓑ 특성불안이 높은 학생이 보여준 높이뛰기 실력이 학생들의 웃음거리가 될 정도로 엉망이었다고 할 경우, 이러한 전체 학생의 평가는 또 다른 환경적 부담이 되기 때문에 스트레스 과정은 순환적이라고 볼 수 있다.

(2) 스트레스 요인

① 상황석 요인

　㉠ **시합의 중요성** : 일반적으로 중요한 시합일수록 선수들의 스트레스 수준은 높아진다.

　㉡ **시합의 불확실성** : 불확실성이 높아질수록 스트레스 수준도 높아진다.

② 개인적 요인

　㉠ **특성불안** : 특성불안은 시합을 포함한 여러 상황을 위협적으로 보는 성격 특성이므로, 특성불안이 높은 사람은 특성불안이 낮은 사람에 비해 시합을 좀 더 위협적으로 받아들인다.

　㉡ **자아존중감** : 자아존중감 수준이 낮은 사람은 높은 사람에 비해 자신감과 경험 수준이 낮으며, 상태불안 수준도 높은 것으로 밝혀졌다. 따라서 자신감을 높여 주면 특정 상황에서 겪는 상태불안 수준을 낮추는 데 도움이 된다.

❺ 경쟁불안과 경기력 관계 이론

(1) 추동(욕구) 이론

❖ 각성과 수행의 직선관계(추동 이론) ❖

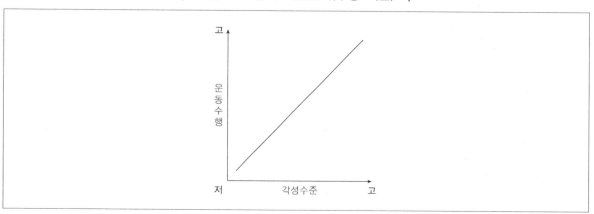

① 각성과 수행의 관계를 직선으로 보고, 각성 수준이 높아짐에 따라 수행도 이에 비례하여 증가한다는 이론이다.

② **정적 습관 강도**(숙련자, 단순한 과제) ··· 각성 수준이 높아질수록 운동수행은 증가한다.

③ **부적 습관 강도**(초보자, 복잡한 과제) ··· 각성 수준이 높아질수록 운동수행은 감소한다.

(2) 적정 수준 이론(역 U자 이론)

☀ 각성과 수행 사이의 역−U자 관계 ☀

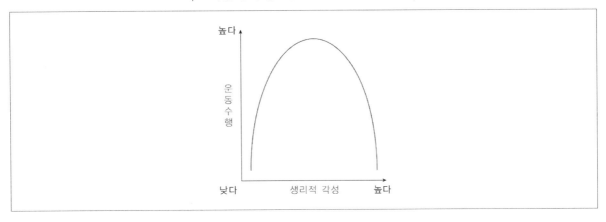

① 개인의 특성불안 수준 – 운동수행에 가장 효율적인 각성 수준⋯중간 정도의 각성 수준

② 수행할 과제의 난이도(운동종목별)
　ㄱ 낮은 각성이 유리한 종목 : 양궁, 골프, 퍼팅
　ㄴ 중간 각성이 유리한 종목 : 농구, 체조
　ㄷ 높은 각성이 유리한 종목 : 역도, 투포환

③ 과제의 학습단계(초, 중, 숙련자)
　ㄱ 초급자 : 각성 수준이 낮을 때 운동수행이 높다.
　ㄴ 중급자 : 각성 수준이 중간일 때 운동수행이 높다.
　ㄷ 숙련자 : 각성 수준이 높을 때 운동수행이 높다.

(3) 단서 활용 이론

☀ 각성 수준에 따른 주의영역의 변화(Weinberg와 Gould, 1995) ☀

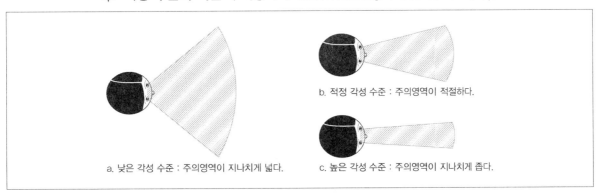

a. 낮은 각성 수준 : 주의영역이 지나치게 넓다.

b. 적정 각성 수준 : 주의영역이 적절하다.

c. 높은 각성 수준 : 주의영역이 지나치게 좁다.

① 각성이 증가하기 시작하면 주의의 범위가 좁아지면서 수행에 불필요한 단서는 거부되기 때문에 수행이 향상된다.

② 각성이 증가함에 따라 주의의 범위가 불필요한 정보는 완전히 무시하고 꼭 필요한 정보만을 받아들일 정도로 좁아지면 수행은 최적 수준에 이른다.

③ 각성이 이 수준을 넘어 더욱 증가하면 주의의 범위가 계속 좁아져 수행에 필요한 단서마저도 거부하게 되어 수행이 훼손된다.

(4) 최적수행지역 이론(ZOF 이론) 자주출제

최적수행지역(ZOF)

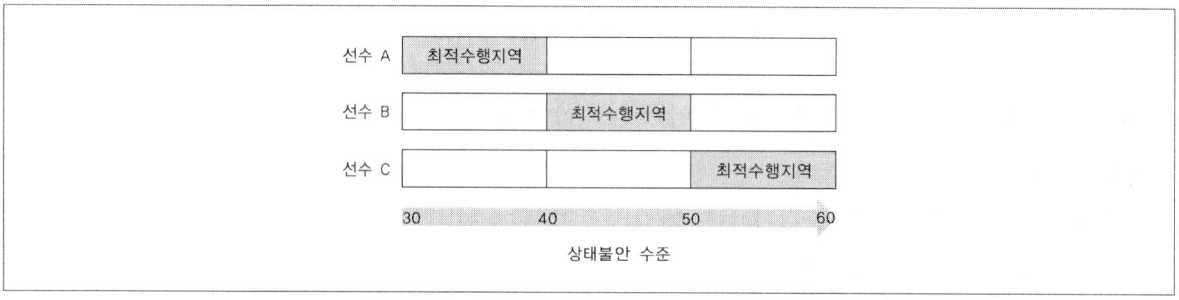

① ZOF 이론과 적정수준 이론 차이

㉠ 적정불안 수준은 연속 선상에서 항상 한 중앙이 아닐 수 있고, 개인에 따라 다르다.

㉡ 최적의 상태불안 수준은 한 점이라기보다는 지역으로 표시된다.

② ZOF 이론과 적정수준 이론의 2가지 문제점

㉠ 운동수행과 불안 수준 간의 관계를 단지 일차원적으로 설명하고 있다.

㉡ 운동수행과 불안 수준이 항상 선형적인 관계에 있는 것이 아니라는 점을 고려하지 못했다.(아직까지 가설의 상태로 머물러 있음)

③ ZOF 이론의 장점 … 경쟁 전에 자신의 각성 수준이 최적수행 범위 안에 있는지 여부를 예상하여 수행가능하다는 점이다.

(5) 불안의 다차원 이론

✻ 인지불안과 신체불안이 수행에 미치는 영향 ✻

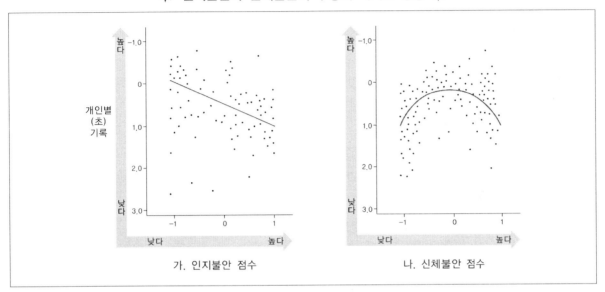

가. 인지불안 점수　　　　　　나. 신체불안 점수

① **인지불안** ··· 인지불안(걱정, 근심) 수준이 높아질수록 운동수행은 감소한다.

② **신체불안** ··· 신체불안(생리적 각성) 수준이 높아질수록 운동수행은 역 U자 형태를 보인다.

③ **장점** ··· 불안의 다차원 이론은 역 U자 가설이나 최적수행지역 이론과는 달리 불안을 인지적 차원과 신체적 차원으로 구분하며, 이들이 수행에 각각 다른 영향을 미친다고 예측하는 데 있다.

(6) 카타스트로피(대격변) 이론

✻ 불안과 운동수행 관계의 카타스트로피 모형 ✻

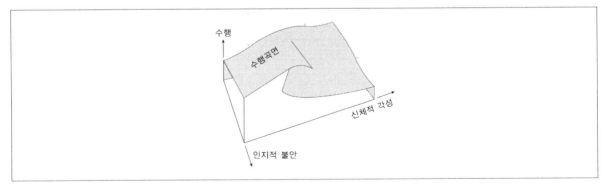

① 특징
　　㉠ 인지불안이 낮을 때 신체불안이 높아지면 운동수행이 역 U자 형태를 보인다.
　　㉡ 인지불안이 높을 때 신체불안이 높아지면 운동수행이 점차 증가하다 한 점을 지나 급격히 추락하는 현상이 발생한다.

② 장점
　　㉠ 생리적 각성과 인지불안의 상호작용에 따라 운동수행 수준이 결정된다.
　　㉡ 불안의 두 요소와 운동수행 사이에 질서 정연한 관계가 있다고 보고 있지 않기 때문에 실제 운동 상황을 설명하는데 더 적합할 수 있다.

③ 문제점 … 이론적인 설명이 복잡하여 운동선수에게 적용시키기가 다소 어렵다.

(7) 전환 이론 ✓자주출제

❉ 전환 이론의 각성과 정서관계 ❉

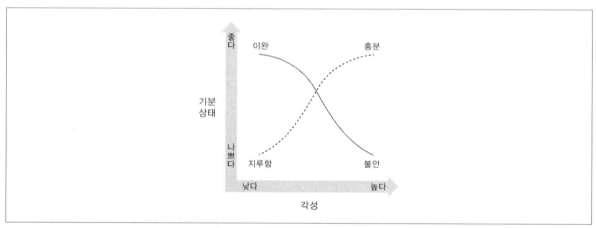

① 각성 수준이 낮을 때 … 불쾌는 지루함, 유쾌는 이완으로 해석된다.

② 각성 수준이 높을 때 … 불쾌는 불안, 유쾌는 흥분으로 해석된다.

③ 전환 이론은 불쾌를 유쾌로 전환할 수 있다는 이론이다.

④ 장점 … 개인의 각성 상태에 대한 해석을 중요시하기 때문에 개인차를 이해하는 데에도 많은 기여를 하였다.

(8) Martens의 심리 에너지 이론

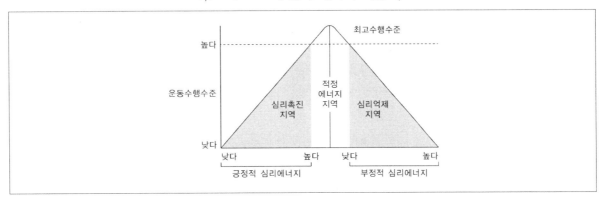

※ Martnes의 심리 에너지 이론 ※

① 각성을 긍정적으로 해석하면 긍정적 심리에너지가 발생해 운동수행이 높다.

② 각성을 부정적으로 해석하면 부정적 심리에너지가 발생해 운동수행이 낮다.

③ 선수가 최고의 수행을 발휘하는 경우는 긍정적 심리에너지가 최고 상태이고, 부정적 심리에너지가 거의 없는 경우이다.

④ 역 U자와 차이
    ㉠ 역 U자 가설 : 각성을 구분없이 모두 동일한 생리적 각성으로 생각한다.(단일차원)
    ㉡ 심리 에너지 이론 : 각성을 어떻게 받아들이느냐에 따라 긍정적 또는 부정적이라고 본다.

⑥ 불안, 스트레스 관리 기법

(1) 생리적인 방법

① 바이오 피드백(근전도, 심전도) ✔자주출제
    ㉠ 감지장치를 이용하여, 인체의 자율신경계의 반응을 조절하는 기법이다.
    ㉡ 근육의 긴장이나 심장의 활동에 관한 정보는 쉽게 알 수 없기 때문에, 특수한 감지장치를 이용하여 신호를 증폭시키게 된다.
    ㉢ 감지장치를 통해서 알 수 있는 생리적 반응에는 근육의 활동, 피부온도, 심박수, 호흡수, 뇌파 등이 있으며, 스포츠에서는 근육의 활동(근전도), 심장의 활동(심전도)이 바이오 피드백의 대상으로 널리 활용되고 있다.

② 점진이완

  ㉠ 산소 섭취량, 심박수, 호흡수, 근육의 활동 등은 감소하고 피부의 저항과 뇌의 활동은 증가하는 현상을 말한다.

  ㉡ 차례로 한 근육씩 순서대로 몸 전체의 근육들을 이완시키는 절차를 따른다.

  ㉢ 점진이완은 근육의 긴장을 풀면 불안감이 사라질 수 있다는 전제로 개발된 대표적인 이완 기법이다.

  ㉣ 점진이완의 궁극적인 목표는 짧은 시간 내에 자신의 몸을 완전히 이완시키는 것이다.

  ㉤ 점진이완에 필요한 4요소 : 조용한 장소, 편안한 자세, 정신적 도구, 수동적인 태도

③ 자생훈련

  ㉠ 신체 부위의 따뜻함과 무거움을 느끼게 해주는 일련의 동작으로 구성되어 있다.

  ㉡ 점진이완과 유사점 : 근육에서 대조되는 두 가지 느낌을 느낀다.

  ㉢ 점진이완과 차이점 : 스스로 최면을 유도한다.

④ 체계적 둔감화

  ㉠ 불안이나 스트레스를 유발시키는 자극에 대해 불안반응 대신에 이완반응을 보임으로써 불안이나 스트레스에 대해 점차적으로 둔감해지도록 훈련하는 방법이다.

  ㉡ 체계적 둔감화 기법을 사용하기 위해서는 점진이완과 같은 이완기법을 사전에 익혀 두어야 한다.

⑤ 호흡조절

  ㉠ 시합상황에서 불안과 긴장을 낮출 뿐만 아니라 혈액 중에 산소의 양을 증가시켜 수행을 향상시킬 수 있는 방법이다.

  ㉡ 긴장이 되거나 불안해지면, 호흡이 얕고 빨라지며 불규칙해지고 산소 공급이 부족해지며 조정력이 떨어지면서 쉽게 피로해지는데 결국 수행의 감소로 이어진다.

  ㉢ 호흡조절의 핵심은 숨을 들이마시고 내쉬는 과정을 가슴이 아닌 복부로 깊고 천천히 의도적으로 반복하는 것으로, 호흡에 모든 주의를 집중시켜 관중에 대한 걱정이나 다른 잡념을 배제시킨다.

(2) 인지적인 방법

① 인지 재구성 ✔자주출제

  ㉠ 부정적인 생각을 긍정적인 생각으로 대체하는 방법이 인지 재구성이다.

  ㉡ 부정적인 생각이 머리에 떠오를 때, 할 수 있는 최선의 방법은 긍정적인 생각으로 이를 대체하는 것이다.

② 사고 정지 … 부정적인 생각이 떠올랐을 때 의식적으로 "정지"라고, 자신에게 말함으로써 부정적인 생각의 진행을 막는 것이다.

03 〈 동기

① 동기의 개념

(1) 동기의 정의 ✅자주출제
동기란 의사결정이나 특정행동을 일으키는 직접적인 원인이나 계기를 말하는 것으로서, 어떤 목표를 향해서 어떤 행동을 시작하도록 만들고 그것을 지속적으로 유지하도록 하는 정신 현상을 의미하는 것이다. 동기는 "노력의 방향과 강도"라고 할 수 있다.(Sage)

(2) 노력의 방향(direction of effort)
노력의 방향이란 어떤 사람이 특정 상황이나 행동을 추구하고 거기로 다가가는지의 여부를 말한다.

(3) 노력의 강도(intensity of effort)
노력의 강도는 어떤 사람이 어떤 상황에서 얼마만큼의 노력을 투입하는지를 의미한다.

② 동기유발의 기능과 종류

(1) 자결성에 따른 구분
자결성이란 외부의 영향이 아닌 자신이 스스로 선택하고 결정하는 정도를 말하는 것으로, 자결성이 가장 낮은 수준에는 무동기가 위치하며, 자결성이 높은 단계에는 내적 동기가 있다.

(2) 무동기
① 스포츠 참가에 대한 개인적 통제감이 전혀 없는 경우를 말한다.

② 무동기에 처한 사람은 스포츠 활동에 대한 통제감이 없을 뿐만 아니라 외적인 동기도 전혀 없다.

③ 왜 스포츠를 해야 하는지 알지 못하기 때문에 학습된 무기력과 유사한 상태에 처해 있다.

(3) 외적 동기 ✅자주출제
① 외적 규제
　㉠ 외적 동기 중 자결성이 가장 떨어진다.
　㉡ 스포츠 활동을 하는 사람의 이유는 외적인 보상을 얻기 위해 운동을 한다.
　㉢ 선수가 장학금을 받았기 때문에 훈련을 해야 한다고 믿는 선수라면 외적 규제에 해당한다.

② 의무감 규제 ✔자주출제

　㉠ 외적인 보상이 내면화된 보상으로 바뀌었다는 특징이 있다.

　㉡ 의무감 규제가 스포츠 참가의 동기인 선수는 스스로 정한 의무감이나 죄책감 때문에 스포츠를 의무적으로 해야 한다고 생각한다.

③ 확인 규제 ✔자주출제

　㉠ 이 동기 때문에 운동을 하는 사람은 자신이 운동을 선택한 것이지만, 다른 목적을 달성하기 위한 수단으로 삼는다.

　㉡ 확인 규제가 동기로 작용하면 스스로 선택했지만 즐거움을 느끼지는 못한다.

　㉢ 체력을 향상시키겠다는 목표를 달성하는 선수는 훈련이 힘들고 재미가 없더라도 강도 높은 훈련에 빠지지 않고 참가하게 된다.

(4) 내적 동기

① 내적 동기를 가진 선수는 스포츠가 주는 내적인 즐거움을 참가의 원동력으로 인식한다.

② 내적 동기가 스포츠 활동의 이유인 사람에게는 감각적인 즐거움과 성취감이 스포츠를 지속하는 원동력으로 작용한다.

③ 내적 동기를 높이는 방법 ✔자주출제

　㉠ 성공경험을 갖게 한다.

　㉡ 언어적, 비언어적 칭찬을 자주 한다.

　㉢ 연습내용과 순서를 바꾼다.

　㉣ 목표설정과 의사결정에 참여한다.

　㉤ 실현가능한 목표를 설정한다.

❸ 동기 이론 ✔자주출제

(1) 인지평가 이론

① 인지평가 이론에서는 인간은 유능성과 자결성을 느끼려는 본능적인 욕구를 갖고 있다고 전제한다.

② 개인의 유능성과 자결성을 높여주는 활동이나 사건이 바로 개인의 내적 동기를 증가시킨다고 본다.

　㉠ 스스로 결정을 내려서 헬스클럽에 다니기로 했다면 내적 동기가 높아질 것이다.

　㉡ 자신이 유능하지 못하다고 느끼거나 남에 의해 통제를 받는다고 느끼면 내적 동기가 감소된다.

③ 내적 동기 이론에서 자결성은 인과소개로 풀이되기도 한다.
  ㉠ 자신에 의해 행동이 개시되면 "내적 인과소재"를 가진다.
  ㉡ 타인이나 외부요인에 의해 행동이 시작되면 "외적인 인과소재"를 갖는다.
④ 내적 동기 이론에서 자주 언급되는 통제적 측면과 정보적 측면을 이해할 필요가 있는데, 어떤 사건이나 행동은 통제적 측면과 정보적 측면을 모두 갖고 있다.
  ㉠ 통제적 측면 : 자결성을 느끼는 것과 밀접한 관련이 있다.
    ⓐ 외부의 압력 때문에 어떤 활동을 시작했다면 개인의 자결성은 낮아지고, 결국 내적 동기도 감소한다.
    ⓑ 어떤 행동을 스스로 결정해서 시작했다면(즉, 통제성이 낮다면), 자결성 수준은 높아지고 궁극적으로 내적 동기가 증가한다.
    ⓒ 헬스클럽 회원들에게 스스로 운동종목을 선정하고 자신의 목표도 스스로 결정하도록 하면 내적 동기가 높아질 것이라 예측할 수 있다.
  ㉡ 정보적 측면 : 개인의 유능성을 느끼는 것과 관련이 있다.
    ⓐ 한 선수가 탁월한 기량을 발휘한 공로를 인정받아 MVP로 선정되었다면, 이 사실은 그 선수의 능력에 대한 긍정적인 정보를 제시해 주게 되므로, 이 선수의 내적 동기는 증가할 것이다.
    ⓑ 부정적인 정보(예 후보선수로 교체)는 유능성에 대한 느낌을 주지 못하므로, 결국 내적 동기를 감소시키는 역할을 한다.

❖ 인지평가 이론 ❖

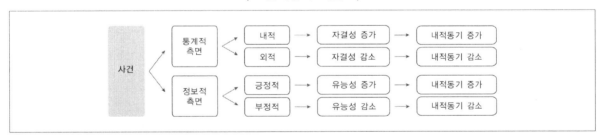

(2) 외적 보상과 내적 동기

① 인지평가 이론에 따르면 외적 보상(트로피, 상금, 메달 등)은 통제적 측면과 정보적 측면을 모두 갖고 있다.
② 외적 보상이 내적 동기에 미치는 영향은 외적 보상을 받는 사람이 보상을 어떻게 해석하느냐에 따라 달라진다. 즉 보상을 받는 사람은 외적 보상을 통제적으로 해석할 수도 있고, 정보적으로 볼 수도 있다.
  ㉠ 대학교 수영부에 등록한 학생이 운동부 장학금을 받았다고 가정하면, 장학금을 받았다는 사실은 분명히 긍정적인 정보를 제시해 줄 수 있다.
  ㉡ 그러나 장학금을 받고 내년에도 수영부 활동을 계속하라는 압력을 느꼈다면, 장학금은 통제적인 측면을 갖고 있다.

③ 동일한 보상이라도 받는 사람에 따라 다양하게 해석될 수 있다.
  ㉠ 통제적 측면을 암시하는 외적 보상은 궁극적으로 내적 동기를 낮추는 결과를 초래한다.
  ㉡ 내적 동기를 높이기 위해서는 보상이 유능성에 관한 긍정적인 정보를 제시해 주고 행동을 통제하는 메시지를 주지 말아야 한다.
④ 우리나라 엘리트 선수가 갖는 위적 보상에 대한 해석
  ㉠ 국민의 기대가 큰 부담으로 작용하는 우리나라 엘리트 선수의 경우 무슨 수단을 써서라도 금메달을 획득해야 한다는 생각을 가질 수 있다.
  ㉡ 이 경우 부모와 국민의 기대를 만족시키기 위해서 금메달을 획득해야 하는 것은 정보적인 측면보다는 통제적인 측면이 강한 것이다.

(3) 성취목표 성향 이론 ✔자주출제

① **과제목표 성향** … 비교의 준거가 자신이 되는 것이다. 즉 기술이 향상되었다거나 노력을 많이 했으면 유능성 느낌이 들고 성공했다고 생각하는 것이다. 남과의 비교보다는 자신의 기술향상에 더 많은 관심이 있다.

② **자기목표 성향** … 비교의 준거가 타인이 되는 경우이다. 즉 능력감이나 성공감을 느끼기 위해서는 남보다 더 잘 해야 하며, 동일하게 잘 했을 경우 남보다 노력을 덜해야 한다는 의미이다. 남과 비교하고 남을 이기는데 더 많은 관심이 있다.

구분	과제 성향	자기 성향
비교준거	자기자신→절대평가적⇒목표달성 여부	타인→상대평가적⇒타인과의 우열 여부
과제선택	실현 가능한 과제, 약간 어려운 과제	매우 쉬운 과제, 달성 불가능한 과제
노력투입	자유시간 연습 증가, 운동시 노력 증가	자유시간 연습 감소, 운동시 노력 부족
내적동기	내적 동기 증가, 몰입체험 증가	내적 동기 감소, 몰입체험 감소
지각된 유능성	지각된 유능성 증가, 실패의 영향 작다	지각된 유능성 감소, 실패의 영향 크다
성공이유	노력, 협동	기술, 재능, 상대압도
정서반응	긴장 및 불안감소	긴장 및 불안증대

❹ 귀인과 귀인훈련

(1) 귀인 이론

① 귀인 이론은 사람들이 성공과 실패의 원인이 무엇이라고 생각하는가를 다룬다.

② 다시 말해 성공과 실패의 원인이 무엇이라고 생각하는가를 다루는 것인데, 즉 성공과 실패를 무엇의 탓으로 돌리는지를 규명하는 분야이다.

③ 귀인 이론에 따르면, 어떤 사건의 원인을 무엇이라고 생각하는가에 따라 개인의 감정, 미래 수행기대, 동기 등이 크게 달라진다.

(2) 귀인의 차원

① 안정성(Stability)
- ㉠ 안정적 요인 : 사건의 원인이 비교적 안정적이며 영구적인 것을 의미한다.
- ㉡ 불안정적 요인 : 사건의 원인이 불안정한 것을 의미한다.

② 인과성(Causality)
- ㉠ 내적 요인 : 사건의 원인이 개인 내부에 있는 것을 의미한다.
- ㉡ 외적 요인 : 사건의 원인이 개인 외부에 있는 것을 의미한다.

③ 통제성(Control)
- ㉠ 통제 가능한 요인 : 사건의 원인이 개인의 통제할 수 있는 것을 의미한다.
- ㉡ 통제 불가능한 요인 : 사건의 원인이 개인의 통제 밖에 있는지를 의미한다.

④ 귀인의 3차원 분류의 주요 귀인 개념과 특성 ✓자주출제
- ㉠ 개인능력 : 내적이며, 안정적이고 통제가 불가능하다.
- ㉡ 개인노력 : 내적이며, 불안정적이고 통제가 가능하다.
- ㉢ 과제 난이도 : 외적이며, 안정적이고 통제가 불가능하다.
- ㉣ 운 : 외적이며, 불안정적이고 통제가 불가능하다.

(3) 귀인의 훈련 ✓자주출제

① 학습된 무기력
- ㉠ 나쁜 결과가 나온 것에 대해 통제감을 상실한 것으로, 실패할 수밖에 없다고 믿는 것이다.
- ㉡ 학습된 무기력을 갖고 있는 학생을 성취 지향적으로 바꾸기는 쉽지 않다.

② 학습된 무기력에 빠진 학생을 도와주는 가장 좋은 방법
- ㉠ 실패의 이유를 불안정적이며, 통제 가능한 것에서 찾도록 해야 한다.
- ㉡ 불안정적이며 통제 가능한 이유에는 노력, 전략, 연습, 기술 등 노력하면 바꿀 수 있는 모든 것이 포함된다.

③ 귀인훈련이란 성공의 원인은 자신의 일관된 노력에서 찾고, 실패의 원인은 노력의 부족이나 전략의 미흡 때문이라고 믿도록 귀인을 바꾸는 것을 말한다.

❺ 동기유발의 방법

(1) 동기유발 전략

① 운동참가 이유를 이해시킨다.

② 다양한 기회를 제공한다.

③ 지도자가 동기유발에 영향을 미침을 알아야 한다.

④ 귀인유형을 파악하고 필요시 바꿔야 한다.

⑤ 귀인에 관한 바람직한 조언이 필요하다.

⑥ 과제목표 성향을 강조해야 한다.

(2) 동기유발 방법

① 목표 설정의 명확화

② 연습 목적 제시

③ 결과에 대한 지식 제공

④ 물질적 보상 제공

⑤ 성공과 실패에 대한 경험 부여

⑥ 동료와의 경쟁 및 협동

⑦ 칭찬, 꾸지람, 벌 제공

⑧ 운동 자체에 대한 내재적 흥미 부여

⑨ 자긍심 및 도전 의식 고취

04 목표설정

❶ 목표설정의 개념

(1) 목표의 개념

① 개인이 달성하고자 하는 것 또는 어떤 행동을 통해 도달하려는 대상이라고 할 수 있다.

② 시간적인 제한 내에서 어떤 과제에 대한 구체적인 수행능력의 수준을 나타내는 것으로 널리 쓰이고 있다.

(2) 목표의 속성

① **목표의 내용** … 달성하고자 하는 목적이나 결과를 의미한다.

② **목표의 강도** … 목표를 달성하기 위해 얼마나 많은 노력과 시간을 투자하는지를 의미한다.

(3) 목표의 유형 ✔자주출제

① **주관적 목표** … 개인에 따라 다르게 해석될 수 있는 목표이다.

② **객관적 목표** … 구체적인 제한 시간 내에서 구체적인 수행 기준에 도달하는 것과 같은 것이다.

③ **결과 목표** … 시합에서 승리를 한다거나 획득하는 것 또는 상대보다 몇 점을 더 획득하겠다는 것과 같이 시합의 결과에 중점을 둔 목표이다. 자신의 능력뿐만 아니라 통제 불가능한 요인(상대의 기량, 대진표)에 의해 좌우된다.

④ **수행 목표** … 자기 자신의 과거 수행과 비교하여 달성하고자 하는 기준이나 목표를 의미한다. 자신의 수행이 기준이 되며, 상당 수준까지 자신이 통제할 수 있고, 융통성이 있다.

❷ 목표설정의 원리

(1) 구체적인 목표를 설정한다.

(2) 어려우면서도 실현 가능한 목표를 설정한다.

(3) 장기목표와 단기목표를 설정한다.

(4) 수행목표를 설정한다.

(5) 긍정적인 목표를 설정한다.

(6) 목표를 기록한다.

(7) 목표달성을 위한 "전략"을 개발한다.

(8) 참가자의 성격을 고려한다.

(9) 목표날성을 위한 지원책을 마련한나.

(10) 목표달성 여부를 평가한다.

❸ 목표설정의 실제

(1) 이해 단계(준비 단계)

① 개인별 또는 팀별 목표를 설정하기 전에는 많은 준비 시간이 필요하다.

② 목표를 설정하기 위해서는 학습자의 신체적·인지적 특성, 현재의 기술 수준, 잠재성, 그리고 연습 시간 등과 같은 많은 요인들을 고려해야 한다.

③ 학습자의 특성과 기술 수준은 연습 초기에서 뿐만 아니라, 연습이 진행됨에 따라 변화하기 때문에 계속적으로 정확하게 파악해야 한다.

④ 목표가 단지 목표 자체로 끝나지 않도록 목표 달성을 위한 구체적인 방법을 체계적으로 수립하는 것이 중요하다.

(2) 교육 단계(목표설정 단계)

① 목표설정을 위한 준비가 끝나면, 실제로 목표를 세우게 된다.

② 처음 목표를 세우는 사람이라면 하나의 목표를 설정하여 이를 달성하려고 노력하는 것이 바람직하며, 그 이후에는 여러 개의 목표를 동시에 설정하도록 한다.

(3) 평가 단계

① 평가를 정기적으로 실시하여 목표의 성취 여부를 확인해야 한다.

② 목표설정에서 가장 범하기 쉬운 잘못은 이러한 평가 과정을 거치지 않는다는 것이다.

③ 매주 한 번씩 지도자와 선수들이 모두 모여 그 동안의 목표 달성 정도를 평가하고, 만약 설정된 목표가 현실적으로 너무 어렵거나 쉽다고 판단되면 목표를 반드시 수정하도록 한다.

05 자신감

❶ 자신감의 개념

(1) 자신감은 어떤 일을 성공적으로 해낼 수 있다는 마음 상태로, 성공에 대한 확신이라고 할 수 있다.

(2) 이러한 확신 속에는 과제를 성공적으로 수행하는데 필요한 행동을 해낼 수 있다는 의미가 포함되어 있다.

(3) 자신감은 수행자가 행하는 모든 행동에 영향을 주어, 어떤 행동을 어떻게 수행해야 하는지 또는 얼마나 노력을 기울어야 하는지 등의 모든 문제와 관련이 있다.

❷ 자신감 형성의 원리

(1) 과거의 성취 경험

① 선수 스스로가 이전에 경험해 본 승리나 성공은 자신감을 형성하는데 큰 도움이 된다.

② 물론 이와 반대로 실패와 패배 등의 경험은 자신감을 떨어뜨리는데 결정적인 역할을 한다.

③ 그러나 승리라는 결과에 너무 집착하게 되면, 자신감이 아닌 자만에 빠지게 될 우려가 있다.

④ 단지 경기 결과만으로 자신의 성공 여부를 판단하기보다는 어떠한 과정으로 경기를 이끌었는가를 기준으로 하여 성공 여부를 판단하는 것이 매우 중요하다.

(2) 대리 경험

① 자신과 비슷한 유형의 선수가 성공하는 모습을 보게 되면, 자신도 할 수 있다는 자신감이 생긴다.

② 동료의 성공을 통한 대리 경험은 자신이 성공을 직접적으로 경험하는 것 못지 않게 자신감을 형성할 수 있는 좋은 방법이 된다.

③ 최근에는 자신의 연습이나 경기에서 성공하는 모습을 비디오로 촬영한 후 계속적으로 관찰함으로써 자신을 통한 대리 경험을 유도하는 방법도 많이 사용되고 있다.

(3) 언어적 설득

① 언어적 설득은 언어적으로 자신이 성취할 수 있는 능력을 가지고 있다는 마음을 갖도록 하는 것으로, 자신감을 형성하기 위하여 가장 많이 사용되고 있는 방법이다.

② 주변 사람의 기대나 평가, 스스로에게 하는 혼잣말 등이 언어적 설득 방법으로 가장 많이 이용된다.

③ 주변 사람 중에서 권위가 있고, 평소에 존경하던 지도자의 격려는 선수들에게 많은 도움을 줄 수 있지만, 항상 주변 사람의 말은 부정적인 영향을 줄 수 있다는 사실을 명심해야 한다.

(4) 생리 · 정서적 각성

① 자신감은 자신이 경험하고 있는 생리적 · 정서적 각성 상태를 어떻게 해석하고 평가하느냐에 따라 영향을 받게 된다.

② 각성 상태를 긍정적 또는 부정적으로 지각하는 정도와 운동 수행은 매우 밀접한 관련이 있다고 할 수 있다.

❸ 자신감을 향상시키는 방법

(1) 성취경험

① **유산소 운동** … 트레드밀의 속도, 경사도, 지속시간의 점진적 증가

② **저항성 운동** … 운동부하, 반복횟수, 세트 수의 점진적 증가

③ **일상생활** … 자동차 대신 걸어가기, 계단 이용하기

(2) 간접경험

① 지도자나 전문가가 시범을 자주 보여주기

② 다른 사람을 자주 관찰하도록 권유하기

③ 나이, 신체특성, 능력이 비슷한 모델의 성공장면을 담은 비디오테이프 보여주기

④ 팀별로 또는 짝과 함께 과제 수행 협동하기

(3) 언어적 설득

① 새로운 운동참가자에게 운동정보를 제공하기

② 건강 관련 영상이나 멀티미디어 자료 제공하기

③ 신문이나 잡지 기사, 책자, 팜플렛 제공하기

④ 멘토 시스템, 단체 사교활동으로 사회적 지원망 형성하기

⑤ 자주 결석한 운동 참가자에게 출석 권유하기

⑥ 운동 및 건강 관련 자료로 게시판이나 소식지 만들기

(4) 신체 및 정서 상태

① 운동 중 심박수, 땀, 근육통, 피로 등을 정확하고 긍정적으로 해석하도록 지도하기

② 운동에 따른 체중변화를 과학적으로 해석 및 제시하기

③ 운동 중 기분, 정서 상태의 변화를 긍정적으로 해석하기

06 〈 심상

❶ 심상의 개념과 유형

(1) 심상의 정의

① 모든 감각을 동원하여 마음속으로 어떤 경험을 떠올리거나 새로 만드는 것이다.

② 어떤 것을 실제로 체험하지 않고도 그 이미지를 상상할 수 있고, 움직임을 느끼며, 냄새, 맛, 소리 등을 마음속으로 떠올릴 수 있다.

(2) 심상의 유형

① 내적 심상

ㄱ 자신의 관점에서 동작의 수행장면을 상상하는 것이다.

ㄴ 내적 심상을 사용하는 동안에 떠오르는 이미지는 마치 자신의 이마에 달린 "몰래 카메라"에 찍힌 모습이다.

ㄷ 심상을 하는 동안에는 실제로 그 동작을 할 때 자신의 눈에 비친 모습만을 보게 되는데, 시선이 이동하면 심상도 계속적으로 변하게 된다.

ㄹ 내적 심상은 수행자 자신의 관점에서 이루어지므로, 동작을 수행할 때의 느낌인 운동감각이 생생하게 전달된다.

ㅁ 엘리트 선수들은 심상훈련을 할 때, 내적 심상을 자주 사용한다.

② 외적 심상

ㄱ 영상에 찍힌 모습처럼 자신의 동작을 외부의 관찰자 시점에서 상상하는 것이다.

ㄴ 동작이 끝난 후에 녹화 영상을 틀어서 자신의 모습을 보는 것과 같다.

ㄷ 외적 심상을 이용하면, 수행하는 동작을 외부 관찰자 시점에서 보게 되므로 운동감각을 느끼는 데는 큰 도움이 안된다.

(3) 심상의 선명도와 조절력 ✔자주출제

① 선명노 … 심상을 할 때, 마음속의 이미시는 실세 이미시와 서의 똑같을수독 좋나. 심상의 선명노가 높으려면 모든 감각이 동원되어야 한다.

② 조절력 … 심상을 할 때, 선명한 이미지를 떠올려야 하며 그 이미지를 원하는 대로 조절할 수 있어야 한다. 선명한 이미지를 떠올릴 수 있지만, 그것이 실수하는 장면이라면 도움이 안된다. 이미지를 원하는 대로 바꿀 수 있는 능력이 조절력이다.

② 심상의 이론

(1) 심리 · 신경근 이론

① 심상을 하는 동안에 뇌와 근육에서는 실제 동작을 할 때와 유사한 전기자극이 발생한다.

② 어떤 동작을 마음속에서 아주 생생하게 떠올리면, 실제로 몸을 움직일 때와 비슷한 양상으로 신경자극이 근육에 전달된다.

③ 심상을 하면, 실제 동작을 하는 것과 똑같은 순서로 근육에 자극이 전달되어 "근육의 운동 기억"을 강화시켜 준다는 것이다.

(2) 상징학습 이론

① 심상은 운동의 패턴을 이해하는데 필요한 코딩체계의 역할을 한다는 것이다.

② 어떤 동작을 배우기 위해서는 그 동작을 수행하는데 필요한 것들에 대해 잘 알아야 한다.

③ 어떤 동작에 대한 "청사진"이 있어야 동작의 수행이 가능해 진다.

④ 심상은 어떤 동작을 뇌에 부호로 만들어, 그 동작을 잘 이해하게 만들거나 자동화시키는 역할을 한다.

(3) 심리 · 생리적 정보처리 이론

① 심상은 기능적으로 조직되어, 뇌의 장기기억에 저장되어 있는 구체적인 "전제"라고 한다.

② "자극 전제"는 무엇을 심상할 것인지에 관한 내용을 설명해주는 것이다.

③ "반응 전제"는 심상의 결과로 일어나는 반응을 나타내는 것이다.

(4) 심리기술 향상 가설 ✔자주출제

① 심상은 심리기술을 발달시키는 역할을 한다.

② 선수들은 심상을 이용하여 불안과 각성을 조절하고, 자신감을 향상시키는 등 여러 심리기술을 발달시킬 수 있다.

❸ 심상의 실천

(1) 적합한 장소 마련
심상 훈련을 막 시작한 사람들은 주위의 방해를 받지 않는 장소에서 심상을 연습해야 한다.

(2) 편안한 상태에서 집중
심상을 하기 전에 이완을 하면 바로 심상을 시작하는 것보다 효과적이다.

(3) 훈련에 대한 충분한 동기와 확신
심상이 수행에 효과가 있다는 증거는 여러 측면에서 찾을 수 있다. 일상적인 훈련 일정에 심상 훈련을 포함시키면, 반드시 그 효과가 나타난다는 확신을 가져야 한다.

(4) 선명하고 마음대로 조절이 가능한 상
심상 훈련을 할 때에는 모든 감각을 동원해서 실제와 같이 느껴야 한다.

(5) 영상 제작
다름 사람의 모습은 쉽게 상상하면서 실제로 자신의 모습을 상상하기 힘들다고 말하는 선수가 많다. 이런 경우 자신의 운동 장면을 영상으로 녹화하면 심상 훈련에 도움이 된다.

(6) 실제 시간과 동일한 속도로 상상
"슬로우 모션"이나 "빠른 동작" 보다는 실제 속도로 상상해야 한다. 어떤 동작을 심상 훈련하는 데 소요되는 시간은 실제로 그 동작을 하는 데 소요되는 시간과 같아야 한다.

(7) 심상일지를 작성
심상 훈련의 내용, 시간, 느낀점을 일지에 기록하는 습관을 가져야 한다. 심상 훈련 프로그램의 진도를 스스로 점검할 수 있을 뿐만 아니라, 훈련을 체계적으로 하는데 도움이 된다.

07 주의집중

① 주의집중의 개념

(1) 주의는 여러 가지 가능성을 가진 사물이나 사건 중에 하나를 선택하여 마음속으로 분명하고 선명하게 집중하는 것을 말한다.

(2) 스포츠 상황에서의 주의집중은 경기에서 발생하는 다양한 상황을 능숙하게 대처하기 위하여 의식적으로 하나의 단서나 사건에 자신의 의식 초점을 일정 기간 동안 유지하는 것이라고 할 수 있다.

② 주의집중의 유형과 측정

(1) 선택적 주의

① 대부분의 스포츠 종목은 제한된 시간 내에 운동 수행에 필요한 수많은 정보를 받아들이고 처리해야 한다.

② 인간의 주의 능력에는 한계가 있기 때문에 많은 정보에 주의를 동시에 기울일 수는 없다.

③ 수많은 정보 중에서 필요한 정보만을 선택하고 필요하지 않은 정보를 배제할 수 있는 능력이 절대적으로 필요한데, 이를 선택적 주의라 한다.

(2) 주의집중의 전환

① 모든 상황에 있어서 똑같은 방식으로 주의를 집중하는 것이 아니라, 각 상황적 특성에 맞도록 주의 집중의 형태를 달리 하면 효과적일 수 있다.

② 상황에 따라 주의집중 형태로 전환시킬 수 있는 능력이 필요하다.

③ 축구, 농구, 배구 등과 같은 개방 운동 기술인 경우에는 순간순간마다 집중해야 할 대상이 달라지므로, 주의집중 전환 능력이 더욱 중요하게 작용한다.

④ 주의집중의 형태
　　㉠ 주의의 폭 : 주의를 기울이게 되는 범위
　　　　ⓐ 포괄적 형태
　　　　ⓑ 제한적 형태

ⓛ 주의의 방향
　ⓐ 신체 내적 형태
　ⓑ 환경 외적 형태

포괄적-내적 주의	포괄적-외적 주의
• 과거의 경험과 현재의 상황을 총체적으로 파악하여 마음속으로 미래에 대한 계획을 세우고자 할 때 요구되는 주의 형태 • 경기 상황을 빠르게 파악하기 위하여 집중하는 것	• 다양하게 변화하는 환경적 상황에 신속하게 대처하고자 할 때 주로 요구되는 주의 형태 • 농구의 가드가 경기 전체 상황을 살피려고 할 때, 효과적인 것
제한적-내적 주의	제한적-외적 주의
• 많은 선수들이 운동을 하기 전에 자신의 동작을 미리 마음속으로 그려보고자 할 때 주로 요구되는 주의 형태 • 평균대에서 균형을 유지하기 위하여 신체의 내적 감각에 집중	• 외적인 환경적 상황에 반응하려고 할 때 요구되는 주의 형태 • 농구 자유투를 할 때, 공과 림에 주의를 집중하거나 상대 선수의 동작에 집중하는 것

☀ 주의의 폭과 방향 ☀

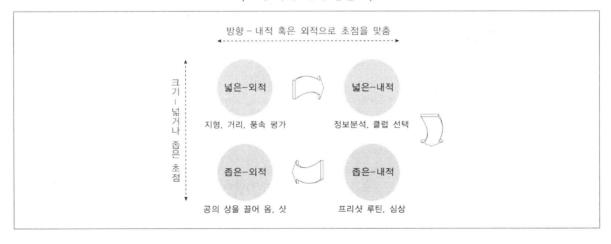

❸ 주의와 경기력의 관계

(1) 각성 수준에 따른 주의의 폭 ✔️자주출제

① 각성 수준이 너무 낮은 경우 … 주의의 폭이 너무 넓고 산만하여, 필요한 정보뿐만 아니라 불필요한 정보까지 받아들이게 됨으로 효율적인 운동수행이 이루어지지 않게 된다.

② 각성 수준이 적정한 경우 … 운동수행에 적절하게 주의를 기울일 수 있도록 하는 것이 경기력을 높이는데 가장 효과적이다.

③ 각성 수준이 너무 높은 경우 … 주의의 폭이 줄어들어 운동수행에 필요한 많은 정보를 놓치게 하며, 환경적인 변화에 주의를 기울이지 못하고 신체 내적인 방향으로만 주의가 이루어지게 된다.

❖ 각성 수준에 따른 주의의 폭 ❖

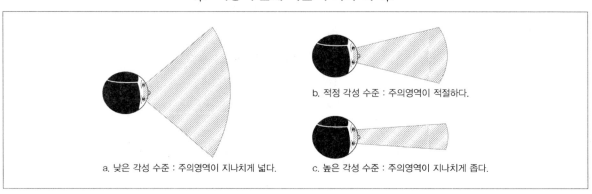

b. 적정 각성 수준 : 주의영역이 적절하다.

a. 낮은 각성 수준 : 주의영역이 지나치게 넓다.

c. 높은 각성 수준 : 주의영역이 지나치게 좁다.

(2) 주의와 운동수행의 관계

① 심리적으로 과도하게 불안해하거나 긴장을 하게 되면 근육의 긴장이나 심박수, 호흡수 등과 같은 생리적인 변화가 발생한다.

② 생리적 변화와 함께 주의의 변화가 일어나 결국에는 경기를 운영하는데 많은 문제점을 초래하게 된다.

❹ 주의집중을 위한 실제

(1) 환경적 요인
경기 이외의 많은 요인에 의해 주의가 분산되면, 경기 결과에 부정적인 영향을 줄 수 있다.

(2) 기술적인 요인
자신이 수행하고 있는 동작 하나하나를 너무 의식적으로 생각하게 되면, 연습으로 형성된 동작이 자연스럽게 이루어지지 않아 좋지 않은 결과를 낳게 된다.

(3) 심리적 요인
자신이 범한 심수를 잊어버리지 못하여 현재 상황에 집중하지 못하거나 앞으로의 일에 대하여 경기에 패하거나 실수를 할지도 모른다는 부정적인 생각을 하게 되면, 경기에 대한 주의집중이 매우 떨어지게 된다.

04 스포츠수행의 사회 심리적 요인

01 〈 집단 응집력

❶ 집단 응집력의 정의

(1) 응집력의 개념

① 집단의 성원을 집단에 머무르도록 작용하는 힘들의 총합이다.

② 집단의 목표를 달성하기 위해 집단이 결속되고, 단결된 상태로 남으려는 경향이 반영된 역동적인 과정이다.

(2) 응집력의 특징

① 응집력은 다차원적인 개념이다.
  ㉠ 다차원적이라 함은 팀의 성원을 한 데 묶어주는 요인이 다양하다는 뜻이다.
  ㉡ 팀마다 구성원이 일치단결하는 이유는 서로 차이가 나게 된다.

② 응집력은 역동적인 것이다.
  ㉠ 응집력은 시간에 따라 어느 정도 변화한다.
  ㉡ 팀의 발전 단계에 따라 응집력에 영향을 미치는 요인이 달라진다.

③ 응집력은 수단적인 것이다.
  ㉠ 어떤 집단이든지 목표를 갖고 있다.
  ㉡ 스포츠 팀도 나름대로의 목표가 있으며, 사교적인 모임이라 할지라도 집단 형성의 배경에는 유대강화와 같은 수단적인 목표가 있기 때문에, 응집력의 특징인 수단성은 집단이 형성되는 동기가 된다.

④ 응집력에는 정서적 측면이 포함된다.
  ㉠ 집단의 성원 사이에는 어느 정도의 사회적인 관계가 존재한다.
  ㉡ 군대, 직장, 프로 스포츠 팀과 같이 지극히 과제 지향적인 집단에서도 성원들 사이의 상호작용과 의사소통의 결과로 대인관계 응집력이 나타나게 된다.

❷ 집단에서 사회적 태만

(1) 사회적 태만 현상(링겔만 효과) ✔자주출제

① 줄다리기를 할 때 또는 보트 젓기를 할 때 발휘되는 총 힘의 합은 각자의 힘을 합친 것보다 작은 경우가 많은데, 집단 상황에서는 각자의 능력을 단지 합한다고 집단 전체의 능력이 되지 않는다.

② 혼자일 때 보다 집단에 속해 있을 때 게을러지는 현상을 사회적 태만 현상이라고 부르고, 집단에서 나타나는 사회적 태만 현상을 처음으로 연구한 학자의 이름을 따서 "링겔만 효과"라고도 한다.

(2) 사회적 태만 현상 전략

① **할당 전략** ··· 사람들은 혼자일 때 최대의 노력을 발휘하기 위해 집단 속에서는 에너지를 절약한다는 것으로, 그 이유는 단독 상황에서 잘하는 것이 개인에게 더 중요하기 때문이다.

② **최소화 전략** ··· 사람들은 가능한 최소의 노력을 들여 일을 성취하려는 동기가 있는데, 집단 상황에서는 개인의 책임이 줄어들기 때문에 개인은 태만해지기 쉽다.

③ **무임승차 전략** ··· 집단 상황에서 개인은 남들의 노력에 편승해서 그 혜택을 받기 위해 자신의 노력을 줄인다는 것이다.

④ **반 무임승차 전략** ··· 열심히 노력을 하지 않은 사람들이 무임승차를 하는 것을 원하지 않기 때문에, 자신도 노력을 하지 않는다는 것이다.

(3) 사회적 태만을 방지하는 방법 ✔자주출제

① 누가 얼마나 노력했는지를 확인할 수 있도록 한다.

② 팀 내의 상호작용을 촉진시켜 개인의 책임감을 높인다.

③ 목표설정을 할 때, 팀 목표와 개인 목표를 모두 설정한다.

④ 사회적 태만이 일어나지 않도록 대화의 창을 열어둔다.

⑤ 개인의 독특성이나 창의성을 발휘하여 팀에 공헌하도록 한다.

⑥ 일시적으로 동기가 떨어지는 것은 누구에게나 일어날 수 있다고 생각한다.

⑦ 포지션을 바꾸어 연습시켜 태만이 팀 전체에 미치는 영향을 깨닫게 한다.

⑧ 재충전을 할 수 있도록 강도 높은 훈련 뒤에는 휴식시간을 준다.

❸ 집단 응집력 이론 – 스타이너 이론

(1) 스타이너(Steiner) 이론의 정의

① 팀에 소속한 개인이 갖고 있는 능력과 팀이 어떤 성과를 나타내는지에 관한 이론이다.

② 집단의 생산성은 집단의 잠재적 생산성에서 집단 내 잘못된 과정손실을 뺀 것이다.

> 집단의 실제 생산성 = 잠재적 생산성 − 과정손실

- ㉠ **잠재적 생산성** : 팀의 성원들이 갖고 있는 실력을 최대로 발휘했을 때, 이룰 수 있는 최상의 결과를 말하는 것으로, 잠재적 생산성은 주어진 과제를 달성하는데 필요한 자원(지식, 기술, 능력 등)의 양에 의해 결정된다.
- ㉡ **과정 손실** : 조정 손실과 동기 손실로 구분되며, 조정 손실은 구성원 사이에 타이밍이 맞지 않거나 잘못된 전략 때문에 팀의 잠재적 생산성에 나쁜 영향을 미치는 것을 말한다. 동기 손실은 코치와 선수 등 팀 구성원이 자신의 최대 노력을 기울이지 않을 때 생기는 손실을 의미한다. ✔자주출제

(2) 스포츠 종목에 따라 과정 손실의 유형이 달라진다.

① **상호작용 종목**(축구, 배구, 농구 등) … 선수들 사이에 협동이 중요한 역할을 한다. 조정손실이 팀의 수행에 큰 영향을 미치기 때문에, "발을 맞춘다. 호흡을 맞춘다. 눈빛만 봐도 알 수 있다." 등 팀 플레이를 위한 전략 연습에 많은 시간을 할애한다.

② **공행 종목**(수영, 육상, 체조 등) … 선수들 사이의 상호작용이나 협동이 그다지 요구되지 않기 때문에, 공행 종목에서는 동기손실을 막는데 중점을 두어야 한다.

(3) 스타이너 이론에서 팀의 성적이 가장 좋은 경우는 다음과 같다.

① 과정 손실이 동일한 상태라면, 필요한 자원을 더 많이 갖추고 있어야 팀의 수행이 높아진다.

② 자원의 양이 같다면, 과정손실이 적을수록 팀의 수행이 좋아진다.

③ 자원의 양이 많고, 과정손실이 적을수록 팀의 수행이 좋아진다.

④ 지도자는 팀의 수행을 높이기 위해서 훈련이나 선발을 통해 팀의 자원을 증가시키고, 선수들 사이에 협조가 잘 이루어지도록 전략을 세우고, 선수의 동기를 불러일으켜 과정손실을 최소화 시켜야 한다.

❹ 집단 응집력과 운동수행 관계

(1) 응집력의 결정요인 ✓자주출제

① 상황 요인 … 팀에 소속된 선수의 수, 팀과의 계약조건, 장학금을 받는 선수의 수, 출전 회수 제한규정, 스포츠 센터의 회비 등이 해당된다. 이러한 요인들은 응집력에 직·간접적인 영향을 미친다.

② 개인 요인 … 성, 참가 동기, 사회적 배경 등이 있다. 여자 선수들은 남자 선수들에 비해 사회 응집력이 더 높은 경향이 있다.

③ 리더십 요인 … 팀 리더가 어떤 스타일의 리더십을 발휘하는가에 따라 응집력이 달라진다. 일반적으로 민주적 리더십 스타일이 팀의 응집력을 복돋우는 것으로 밝혀졌다.

④ 팀 요인 … 개인 및 단체 종목의 여부, 팀의 연습 분위기, 팀의 성취동기, 팀 안정성, 팀의 기록 등이 해당된다. 대학 동아리 팀의 경우 우승한 직후에 팀의 응집력이 높아지는 경향이 있지만, 강한 전통을 갖고 있는 팀은 승패에 관계없이 안정적인 응집력을 보인다.

(2) 스포츠 집단 응집성의 영향

① 집단 응집성과 운동수행의 관계
   ㉠ 집단 응집성이 높으면 운동수행이 향상된다는 일반적인 신념을 일관적으로 지지하지 못하고 있다.
   ㉡ 정적인 상관, 부적인 상관이 동시에 보고되고 있다.

② 집단의 응집성과 팀 안정성의 관계
   ㉠ 집단의 안정성을 측정하는 방법은 구성원의 탈퇴행동을 측정하는 것으로, 응집성이 높은 집단은 탈퇴율이 낮다.
   ㉡ 집단 안정성을 측정하는 방법은 외부의 부정적 자극에 저항하는 집단의 능력으로, 응집성이 높은 집단의 구성원은 응집성이 낮은 집단의 구성원에 비하여 과제와 사회적 응집정도가 모두 높았으며, 자신의 집단이 외적 압력을 극복하는 능력이 강하다.
   ㉢ 집단 응집성이 집단 구성원에 미치는 영향
      ⓐ 응집성이 집단 구성원의 불안감을 감소시키는데 이바지한다.
      ⓑ 집단의 구조가 공식화될수록 집단 구성원의 결속은 강화된다.
      ⓒ 응집성이 강한 팀의 구성원은 응집성이 약한 팀의 구성원에 비하여 한층 만족감이 큰 것으로 알려져 있다.

❺ 팀 구축과 집단 응집력 향상 기법

(1) 팀 구축(Team-building)의 개념

① 팀 구축은 실천을 통해 발달하는 협력적인 상호의존으로부터 작업집단의 성공이 초래된다는 가정에서 출발한다.

② 대부분의 팀 구축 정의는 팀의 수행과 상호작용적인 역동성에 초점을 두고 있으며, 가장 적절하게 평가되고 있는 팀 구축의 정의로는 팀 과정 혹은 팀 상승효과에 긍정적인 영향을 미침으로써 팀 경기력을 향상시키는 팀 개입이다.

③ Prapavessis, Carron과 Spink(1997)의 팀 구축 개입의 적용을 위한 모형
  ㉠ 선행변인 : 팀의 환경(근접성, 독특성 등), 팀의 구조적 변인(팀의 규범, 리더십, 역할의 명확성)
  ㉡ 과정변인 : 협동, 희생, 목표, 상호작용 및 의사소통 등과 같은 팀의 과정
  ㉢ 결과변인 : 팀의 응집력(과제, 사회응집력)
  ㉣ 팀의 환경과 팀의 구조는 팀의 과정에 영향을 미치며, 팀의 과정은 팀의 응집력에 영향을 미친다.

(2) 팀 구축(중재) 전략

① 목표설정
  ㉠ 팀은 그 핵심이 목표를 추구하는 집단인 바, 성원들에게 집단의 목표를 분명히 알려줄 때에 팀은 더욱 효과적으로 기능한다.
  ㉡ 일단 팀의 전체적인 목적이 명료하게 되면, 이상적으로는 합의 도출과정을 통해서 목적이 명료화되어야 하고 집단의 전체적인 목표를 달성하기 위해서 완수해야 할 과제들을 명백히 밝혀야 한다.
  ㉢ 일반적으로 목표가 명시되고 그 목표에 도달하는 진척사항이 정규적으로 피드백되면, 집단은 더욱 효과적으로 기능하게 된다.

② 역할규정
  ㉠ 성원들이 자신들의 역할에 요구되는 사항들을 이해하면, 팀은 더욱 효율적으로 일하게 되는 경향이 있다.
  ㉡ 집단 구성원들의 역할과 책임에 대해 명백히 규정하는 것은 중요하다.

③ 대인과정 분석
  ㉠ 집단 구성원들은 다른 동료 성원들의 노력과 자신의 노력을 협응하는 법을 배워야 한다.
  ㉡ 성원들은 집단의 의사소통과 의사결정 절차, 권력의 원천, 비공식적 규범, 다양한 성원들 간의 갈등 등을 이해해야 한다.

④ 응집력 구축
   ㉠ 대부분의 팀 스포츠에서는 그들이 단일한 단위로서 기능할 때까지 계속해서 연습을 해야만 하고, 개인적 성공을 이루려는 소원은 집단의 성공을 이루려는 소원으로 변화되어야 한다.
   ㉡ 팀의 코치는 팀 정신을 촉진시킬 수 있는 상황을 만들어내야 할지도 모르고, 선수들로 하여금 집단의 목표를 세우도록 격려하고, 팀의 약점을 찾아내도록 하고, 협력과 통합을 이루도록 노력하게 만들어야 한다.
   ㉢ 팀 구축은 대인신뢰, 협동, 집단정체감의 발달을 고취시킴으로써 집단의 사기를 강화해야 한다.

02 리더십 ✔자주출제

❶ 리더십의 정의

(1) 설정된 목표를 달성하도록 개인과 집단에 영향력을 행사하는 행동 과정이다.

(2) 한 개인이 다른 사람들을 이끌고, 목표를 향해 나아가도록 영향력을 발휘하는 것을 말한다.

❷ 리더십 이론

(1) 특성적 접근(위인 이론)

(2) 행동적 접근

(3) 상호작용 접근(상황부합 이론)

❸ 리더십 효과와 상황요인

(1) 다차원 스포츠 리더십 모형

① 다차원 스포츠 리더십 모형을 개발하여, 스포츠 상황에서 리더십 연구를 위한 주춧돌을 놓았다.

② 다차원 스포츠 리더십 모형에는 상황 요인, 리더 특성, 성원 특성이 리더 행동에 미치는 영향과 리더 행동이 수행 결과와 선수의 만족도에 미치는 영향이 포함되어 있다.

③ 다차원 스포츠 리더십 모형의 핵심적인 내용은 세 가지의 리더십 행동(규정 행동, 실제 행동, 선호 행동)이 일치할수록 수행 결과와 선수 만족에 긍정적인 영향을 미친다는 것이다.

　⊙ **규정 행동** : 조직 내에서 리더가 해야만 할 행동, 즉 리더로부터 기대되는 행동을 말한다.

　ⓒ **선호 행동** : 선수들이 선호하거나 바라는 리더 행동으로, 연령·성·경력·기술수준에 따라 선호 행동이 달라질 수 있다.

　ⓒ **실제 행동** : 리더가 실제로 행하는 행동으로, 리더의 실제 행동은 성격·능력·경력에 따라 크게 달라지며, 주어진 상황이 무엇을 부과하느냐에 따라 크게 달라진다.

④ 세 가지 리더 행동이 일치하는 정도에 의해 수행결과와 선수 만족이 영향을 받게 되는데, 일치도가 높을수록 수행과 만족 수준이 높아진다.

※ 다차원 스포츠 리더십 모형(Chelladurai, 1990) ※

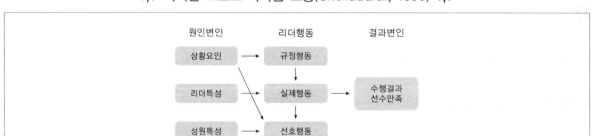

(2) 스포츠 리더십의 4가지 요인

① 리더의 특성

　⊙ **훌륭한 리더가 갖고 있는 공통적인 특성** : 지능, 적극성, 자신감, 설득력, 융통성, 내적 동기, 성공성취 동기, 내적 통제, 높은 자의식, 낙관주의 등은 훌륭한 리더가 되기 위한 필요조건이 된다.

　ⓒ VICTORY 모형(성공한 스포츠 지도자들로부터 공통적인 특성을 찾아 경영자가 기업운영에 필요한 리더십 요건을 유추하려는 시도에서 제시된 것, 삼성경제연구원, 1997)

　　ⓐ **비전** : 지도자가 명확한 비전을 제시하여, 지도자와 선수가 목표를 공유하는 것

　　ⓑ **분석** : 지도자가 항상 분석하고 학습하며, 팀 구성원의 역할을 명확히 정의하는 것

　　ⓒ **배려** : 팀의 성취수준이 높아지도록 선수 개개인을 사려 깊게 배려해 주는 것

　　ⓓ **신뢰** : 리더십의 가장 근본이 되는 것으로 선수의 신뢰와 존경

　　ⓔ **직관력** : 축적된 경험을 바탕으로 상황을 정확하게 판단하는 지도자의 능력

　　ⓕ **결단력** : 주변을 의식하지 않고, 기로의 순간에 과감한 판단력으로 팀을 이끄는 추진력

　　ⓖ **승부욕** : 팀 구성원 사이의 이길 수 있다 또는 해낼 수 있다는 신념과 분위기

ⓒ 연습 때에는 비전, 분석, 배려 등의 요인으로 팀을 운영하다가, 실제 경기 상황에서는 직관력, 결단력, 승부욕 등의 요인으로 경기를 성공적으로 이끌어야 하며, 지도자와 선수 사이의 중앙에는 신뢰가 바탕을 이루고 있다.

ⓓ 이성적 측면과 감성적 측면에서 필요한 지도자의 자질을 구분하고 있어, 감성과 이성의 조화를 이룬 스포츠 지도자들의 상을 제시하고 있다.

☀ VICTORY 모형의 7가지 리더십 요인 ☀

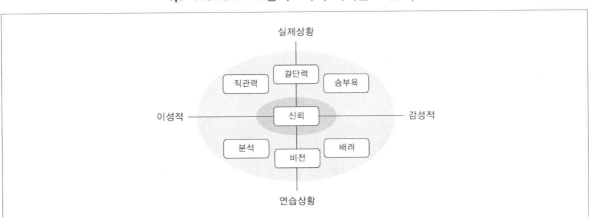

② 리더십 스타일

ⓐ **권위적 스타일**: 승리에 관심을 두고, 명령을 내리는 스타일이며, 과제 지향적이다.

ⓑ **민주적 스타일**: 선수 중심적이고, 참여적·협동적인 스타일이다. 실제로 대부분의 리더는 두 가지 리더십 특성을 모두 갖고 있으며, 가장 바람직한 리더십 스타일은 융통성이 있고, 과제와 선수를 모두 배려하는 스타일이다.

③ 상황 요인

ⓐ **당면 과제**: 시합 상황에서 코치는 상황의 변화에 따라 즉각적으로 판단을 내려야 하는 경우가 있는데, 이러한 상황에서는 민주적인 리더십보다는 권위적인 리더십이 더 효과적이다.

ⓑ **스포츠 유형**: 팀 스포츠는 개인 스포츠와 비교할 때 조정과 조직의 역할이 필요하므로, 리더의 지시적 행동이 더 많이 요구된다.

ⓒ **팀 크기**: 팀 구성원이 많을 경우에는 시간과 조정의 문제 때문에, 참여적·민주적인 리더십 스타일을 사용하기 힘들다.

ⓓ **시간 제약**: 시간이 부족한 경우에도 민주적 스타일보다는 권위적이며, 과제 지향적인 리더십 스타일이 효과적이다.

④ 성원의 특성

ⓐ **성**: 남자선수에 비해 여자 선수들이 민주적 스타일을 선호한다.

ⓑ **기술수준, 대처능력, 팀 목표의식**: 기술 수준이 높은 선수, 불확실한 상황에 잘 대처하는 선수, 팀 목표의식이 강한 선수들은 그렇지 못한 선수에 비해 관계 지향적인 리더를 선호한다.

④ 강화와 처벌 ✔자주출제

(1) 강화와 처벌의 구분

① **강화** … 강화의 목적은 미래에 그 행동이 나타날 확률을 높이는 것이다. 어떤 행동을 반복하도록 동기를 부여하는 것이다.

② **처벌** … 행동의 빈도를 감소시키는 것이 목적으로, 어떤 행동을 못하도록 하는 것이다.

③ 강화와 처벌 모두 정적인 방법과 부적인 방법이 있을 수 있다.
  ㉠ **정적인 방법**: 어떤 자극을 부여하거나 전달하는 과정이 포함되어, 강화의 목적을 달성하는 것이다.
  ㉡ **부적인 방법**: 자극을 제거함으로써 처벌의 목적을 달성하는 것이다.

(2) 강화와 처벌의 조화

① 스포츠 지도자, 체육교사, 코치에게 강화와 처벌은 빼놓을 수 없는 지도 방법이다.
  ㉠ **강화**: 바람직한 행동에 대한 보상을 해 줌으로써, 차후에 그 행동이 또 나올 수 있도록 격려를 해 주는 것이다.
  ㉡ **처벌**: 나쁜 행동이 추후에 나타나지 않도록 벌을 주는 것이다.
  ㉢ 따라서 강화는 긍정적인 측면을 갖고 있는 반면 처벌은 부정적인 속성을 갖고 있다.
    ⓐ 흔히 말하는 강화는 정적 강화를 의미하는 것으로, 바람직한 행동이 나타나면 칭찬을 해 줌으로써 동기를 유발시켜주는 역할을 한다.
    ⓑ 처벌은 선수나 학생에게 비판이나 벌을 줌으로써, 잘못된 행동을 못하도록 두려움을 유발시키게 된다.

② 대부분의 훌륭한 스포츠 지도자들은 이러한 긍정적인 방법과 부정적인 방법을 적절히 조화시켜 사용한다.
  ㉠ 우리 스포츠 현장을 보면, 칭찬과 격려보다는 비난과 신체적 처벌이 더 자주 목격된다.
  ㉡ 이러한 처벌의 일상화는 어린 선수들에게도 심각한 심리적 부담이 되고 있는 것으로 나타난다.

❺ 코칭 스타일과 코칭행동 평가

(1) 긍정적 강화의 방법

① 효과적인 강화물 찾기

   ㉠ 긍정적인 강화는 바람직한 동작을 또 하도록 격려하므로, 보상의 의미를 갖고 있다.

   ㉡ 사회형 강화물(표정, 신체 접촉, 개인 칭찬, 기술 칭찬)이 실제 스포츠 현장에서 가장 널리 사용되고 있지만, 각 선수에게 어떤 형태의 강화가 효과적인지 고려할 필요가 있다.

유형	사례
사회형	표정, 신체 접촉, 개인 칭찬, 기술 칭찬
활동형	자유 연습시간, 연습 게임, 코치역할 대신하기, 시범 보이기
물질형	유니폼 제작, 트로피, 완장
특별 행사형	스포츠 영화감상, 시설 견학, 단체 회식, 시합 관람, 프로팀 연습훈련 참관

② 바람직한 행동 찾아 강화하기

   ㉠ 스포츠 지도자는 연습이나 시합 중에 바람직한 행동을 찾아서 칭찬과 격려를 해 주어야 한다. 일반적으로 스포츠 지도자들은 선수의 수행 과정보다는 결과에 너무 집착하는 경향이 있다. 하지만 시합의 결과는 선수가 통제하는 범위에 있지 않은 경우가 많으므로, 스포츠 지도자는 결과보다는 과정에 관심을 둘 필요가 있다.

   ㉡ 행동조성 또는 점진적 접근법

      ⓐ 복잡한 동작을 배울 때에 동작을 여러 부분으로 나누어서 배우기도 하는데, 이 때 스포츠 지도자는 각 부분 동작을 바람직하게 수행했을 때 그 선수를 강화해 줄 수 있다.

      ⓑ 선수는 전체 동작을 완벽하게 수행하기 훨씬 이전부터 부분 동작의 수행과 향상도에 따라 많은 격려와 강화를 받게 된다.

      ⓒ 행동조성에서는 목표행동(스포츠 기술, 출석, 동료 간의 격려 등)에 점진적으로 가깝도록 수행을 하면, 이것에 대해 보상을 받게 된다.

③ 강화의 빈도와 시점

   ㉠ 강화의 빈도

      ⓐ **초보자** : 강화를 자주 해 주어야 하는 것으로서, 기술을 처음 배우는 단계에서는 바람직한 행동이 일어날 때마다 매번 강화를 해주는 것이 좋다.

      ⓑ **숙련자** : 강화의 빈도를 낮추어야 하는 것으로서, 점차 기술을 학습함에 따라 간헐적으로 강화를 해 준다.

  ○ 강화의 시점

    ⓐ 강화는 가능한 바람직한 반응이 나타난 직후에 해줄 때 그 효과가 커진다.

    ⓑ 특히 초보자의 경우 동작 직후에 해준 지도자의 한 마디 칭찬으로 자신감을 얻기도 한다.

    ⓒ 만약 기회를 놓쳤더라도 추후에 반드시 그 행동에 대해 칭찬해 주는 것을 잊지 말아야 한다.

④ 결과지식 제공하기

  ㉠ 결과지식(Knowledge of Results) : 선수가 동작을 수행한 후에 지도자가 말해주는 정확성과 성공여부에 관한 정보를 결과지식이라고 한다.

  ㉡ 결과지식은 넓은 의미의 피드백에 해당되며, 그 기능은 다음과 같다.

    ⓐ 정보기능 : 지도자가 제공해 주는 결과지식을 이용해서 자신이 현재 어떻게 수행하고 있고 다음에 시도를 해야 하는지에 관한 아이디어를 주는 것을 말한다.

    ⓑ 강화기능 : 어떤 동작을 정확하게 수행했을 경우, 선수는 그 동작을 다음에 또 정확하게 수행하려고 노력하게 된다.

    ⓒ 동기유발 기능 : 결과지식을 얻는 것 자체가 더 열심히 노력하도록 동기를 불러일으킨다는 뜻이다.

(2) 코칭행동의 평가 체계(Coaching Behavior Assessment System, CBAS)

① 선수행동에 대한 반응 행동(선수나 팀의 어떤 행동에 대한 코치의 반응)

  ㉠ 긍정적 강화 : 선수가 바람직한 수행을 하거나 행동을 보였을 때, 코치가 보여주는 긍정적인 반응은 선수의 행동을 강화하는 기능을 한다.

  ㉡ 무강화 : 선수가 바람직한 행동을 한 것을 보고도 코치가 이에 대해 강화나 격려를 해주지 않는 경우를 말한다.

  ㉢ 실수 관련 격려 : 선수가 실수를 했을 때 격려해 주는 것

  ㉣ 실수 관련 기술지도 : 실수한 선수에게 어떻게 그 동작을 정확하게 할 수 있는지 설명해 주거나 시범을 보여주는 것

  ㉤ 처벌 : 선수가 바람직하지 못한 행동(실수)을 했을 경우에 코치가 보여주는 부정적인 반응을 의미한다.

  ㉥ 처벌적 실수 관련 기술지도 : 코치가 실수 관련 기술지도를 처벌적이거나 적대적인 방식으로 한 경우

  ㉦ 실수무시 : 선수나 팀이 실수를 한 경우에 긍정적이건 부정적이건 코치가 아무런 반응을 보이지 않을 경우

② 자발 행동(코치에 의해서 개시된 행동으로 선수나 팀의 행동에 대한 반응이 아니라, 자발적으로 취해진 행동)

  ㉠ 일반적 기술지도 : 해당 종목과 관련된 기술과 전략에 관한 지도나 설명을 해주는 것

  ㉡ 일반적 격려 : 실수와 관계없이 미래 지향적으로 주어지는 격려를 의미한다.

  ㉢ 조직 : 타격 순서, 후보 선수, 포지션 등을 선수에게 재확인시켜 주는 것처럼 게임과 직접 관련이 없는 "행정적"인 행동을 말한다.

  ㉣ 일반적 의사소통 : 게임 상황이나 팀의 활동과는 관계없는 선수와의 상호작용을 하는 것을 의미한다.

03 사회성 발달

1 공격성의 개념과 이론

(1) 공격행위의 종류

유형	해를 입힐 의도	해를 입힐 목적	분노
적대적 공격행위	있음	있음(해를 입힐 목적)	있음
수단적 공격행위	있음	있음(승리할 목적)	없음(고의적 반칙)
주장적 공격행위	없음	없음(합법적 행위)	없음(비상한 노력과 에너지)

(2) 공격성 이론 ✔자주출제

① 생물학적 본능 이론(Lorenz) ··· 본능적으로 분출되어 나오는 공격 에너지가 공격행동을 일으킨다는 것이다. 이 이론에 의하면 스포츠는 공격 에너지를 사회가 인정하는 방법으로 분출하는 밸브 역할을 한다고 본다.

② 좌절-공격 가설(Dollard)

   ㉠ 공격행위는 언제나 좌절의 결과로 일어나고 좌절은 언제나 공격행위를 초래한다고 가정, 목표를 추구하는 행위가 방해를 받을 때 경험하는 좌절이 공격 행동을 한다.

   ㉡ 이 때 공격행위가 성공하면 청정효과가 있고, 실패하면 보다 큰 좌절을 경험함으로써 공격 욕구를 증가시킨다는 것이다.

   ㉢ 그러나 좌절만이 반드시 공격의 원인이 될 수 있고, 좌절이 반드시 공격행위를 일으키는 것도 아니다. 예컨대 권태로움이나 고통도 공격행위를 일으킬 수 있고, 좌절한 사람이 공격행위를 하지 않고 냉담해지거나 포기하거나 우울증에 빠지는 경우도 있다.

   ㉣ 좌절이란 공격행위를 유발하는 여러 자극 중 하나이며, 공격행위 또한 좌절을 일으키는 여러 가지 반응 중 하나라는 것을 인정하고 좌절-공격 가설을 수정하였다.

   ㉤ 수정된 좌절-공격 가설에 의하면 좌절은 공격행위를 준비시킴으로써 공격행위가 일어날 가능성을 높인다. 그리고 공격행위는 좌절을 경험할 때 일어날 가능성이 가장 큰 지배적인 반응이다.

③ **사회학습 이론** … 공격행위를 환경 속에서 관찰과 강화에 의하여 학습한 것으로 설명, 즉 개인이 다른 사람의 공격행위를 관찰하면 이를 모방하는 경향이 있고, 더구나 그 행위가 벌을 받지 않고 보상을 받으면 공격행위는 강화되어 유사한 상황에서 공격행위를 할 가능성이 커진다는 것이다.

④ **단서촉발 이론**

　㉠ 공격행위는 내적인 욕구와 학습의 결과로 일어난다. 즉 목표를 성취하려는 행동이 방해받을 때 내적 욕구는 억압을 받으며 이로 인해 좌절을 느끼고 분노를 경험한다.

　㉡ 그러나 분노는 곧바로 공격행위를 일으키는 것이 아니라 단지 공격행위를 준비시킨다. 분노가 공격행위를 일으키느냐 아니면 다른 행동으로 표출되느냐는 상황적 단서에 의해 좌우된다.

　㉢ 상황적 단서가 공격적 행위를 연상시키면 좌절은 공격행위로 이어지고, 다른 행위를 연상시키면 그 행위가 일어난다는 것이다.

❷ 스포츠에서 공격성의 원인과 결과

(1) 종목의 특성
접촉 스포츠가 비접촉 스포츠 보다 공격성이 높다.

(2) 스코어 차이
① 팽팽한 접전이 아닐 때 선수들은 공격행위로 인한 벌칙을 최대한 피하려 하는 경향이 있다.

② 점수 차이가 많이 날 때는 승리한 팀보다는 진 팀이 승리에 대한 좌절감으로 공격행위를 많이 하는 경향이 있다.

(3) 초청경기와 방문경기
방문을 할 때 선수들은 상대방뿐 아니라 관중과도 싸워야 하기 때문에 더 민감하게 반응하는 것이다.

(4) 팀의 순위
하위 리그로 떨어질 위기에 있는 팀들이 공격행위를 더 많이 하는 경향이 있다.

⑸ 경기의 시점

시합의 초반보다는 후반에 공격성이 높아진다.

⑹ 경력과 경기수준

경력이 많고 경기수준이 많을수록 난폭한 공격행동을 더 많이 한다.

① 공격적 행동이 스포츠에 참여하는 동안 사회화 과정을 통하여 학습된 것이라는 해석

② 적자생존처럼 공격적인 성향이 많은 사람만이 스포츠 경쟁에 살아남을 수 있다는 해석(Silva의 선수성격 피라미드)

05 운동심리학

01 운동의 심리적 효과

1 운동심리학

(1) 운동심리학의 개요

스포츠심리학은 경쟁적 스포츠를 대상으로 수행향상과 개인 성장에 초점을 맞추지만 운동심리학은 규칙적으로 실천하는 운동에 관심을 둔다는 차이가 있다. 운동심리학 분야에서 자주 사용하는 용어는 신체활동, 운동, 체력, 건강 등이다.

(2) 운동의 효과

① 규칙적으로 운동을 하면 인체의 거의 모든 계통에 좋은 혜택이 주어진다. 골밀도의 발달, 근력과 근지구력의 향상, 심박출량의 증가, 폐확산 효율성 증대, 고밀도 콜레스테롤(HDL) 증가, 지방량 감소 등은 널리 알려진 효과의 일부에 지나지 않는다.

② 운동이 건강과 체력 증진에 어떤 도움을 주는가는 운동생리학과 스포츠의학 분야에서 이루어진 수많은 연구에 의해 입증되었다.

③ 운동이 건강에 주는 혜택은 '상관관계' 수준이 아니라 '인과관계' 수준에 근접해 있다는 연구 보고서가 미국의 보건총감에 의해 발표되었다.

④ 한편 유산소 운동과 근력운동의 효과를 비교할 필요도 있다. 대체로 유산소 운동은 근력운동에 비해 체성분, 심혈관계에 상대적으로 좋은 효과가 있다. 근력운동은 신체의 전반적 기능과 기초대사 측면에서 유산소 운동보다 우월하다. 하지만 당뇨병과 관계가 있는 글루코스 대사의 여러지표에서는 두 운동방법의 효과가 비슷한 것으로 알려져 있다.

(3) 토마토 효과

① 토마토 효과란 어떤 요법이 효과가 있음에도 불구하고 사람들이 외면하는 현상을 말한다.

② 토마토는 유럽에서 이미 1500년대 식품으로 이용되었지만 북미에서는 많이 먹으면 죽는다는 믿음 때문에 1800년대까지 금기 식품이었다.

③ 토마토의 뛰어난 영양 가치에도 불구하고 특별한 이유 없이 외면당한 현상에서 나온 용어이다. 운동도 그 효과가 뛰어남에도 불구하고 실천하는 사람이 많지 않은 것이 사실이다. 운동 실천율이 낮은 것도 토마토 효과로 설명할 수 있을 것이다.

(4) 주요 개념

① **일회성 운동** ··· 5km 달리기처럼 비교적 짧은 시간 동안 한 번하는 운동을 의미한다.

② **장기간 운동** ··· 몇 주간 또는 몇 개월에 걸쳐 지속하는 규칙적인 운동으로 운동형태, 강도, 지속시간, 주당 빈도로 정의한다.

③ **체력** ··· 생활 속에서 현존하거나 잠재하는 신체적인 일을 성공적으로 수행할 수 있는 능력으로 신체활동을 수행하는데 필요한 여러 요인으로 구성된다.

④ **건강 관련 체력** ··· 심폐지구력, 근력, 근지구력, 유연성, 체성분으로 구성된다. 일상생활과 업무, 그리고 여가활동을 활력 있게 수행하고 예상하지 않은 위험으로부터 안전을 확보하는데 필요한 체력이다.

⑤ **운동 관련 체력** ··· 운동기능을 잘 수행하는데 요구되는 체력으로 민첩성, 평형성, 협응력, 스피드, 순발력, 반응시간 요인이 포함된다.

⑥ **유산소 체력** ··· 심폐 체력을 의미하는 것으로 심폐계에서 산소를 운반해서 사용하는 최대 능력을 말한다.

⑦ **지속실천** ··· 정해진 계획대로 행동을 충실히 이행하는 것을 말한다. 운동심리학에서 운동지속실천은 출석 또는 일정 기준의 출석율로 정의한다.

⑧ **최대심박수** ··· 이론적으로 가장 높게 오를 수 있는 심박수를 220으로 가정하고 자신의 나이를 빼면 자신의 최대심박수가 된다.(최대심박수 = 220 − 나이). 예컨대 20세 남자라면 최대 심박수는 200이다.

⑨ **최대산소섭취량** ··· 심폐지구력 수준을 추정하는 지표로서 운동의 부하가 증가함에도 불구하고 산소소비량이 더 이상 증가하지 않는 시점을 말한다. 따라서 최대산소섭취량의 50% 강도는 자신의 최대 심폐지구력의 50% 사용하는 강도(중간 강도)를 의미한다.

❷ 운동의 심리 생리적 효과

(1) 운동의 효과

① 지금까지 우울증에 대한 치료는 약물요법이 주를 이루었다. '해피 메이커'라 불리는 약물은 세로토닌의 농도를 높여주는 역할을 한다. 하지만 약물요법은 의사의 처방을 잘 따르지 않고 중도에 포기한다는 문제가 있다. 또 졸림, 체중 증가와 같은 부작용도 있다.

② 운동이 우울증에 효과가 있을 것이라는 믿음이 구체적인 연구로 이어진 것은 William P. Morgan의 노력에서 출발한다. Morgan(1969, 1970)은 우울증 환자의 체력 수준이 비교군에 비해 낮다는 사실을 밝혀냄으로서 운동이 정신건강에 중요하다는 사실을 제시하였다. 구체적으로 Morgan은 달리기를 효과가 뛰어난 약에 비유를 했다.

③ 운동이 우울증을 비롯한 정신건강에 도움이 된다는 사실은 1990년데 권위 있는 기관에서 이루어진 심포지엄과 보고서에 잘 드러나 있다. 1992년에는 운동과 건강에 관한 국제적 합의문을 작성하기 위한 심포지엄이 개최되어 운동이 우울증을 낮추는 데 효과가 있다는 결론을 제시하였다.

(2) 운동훈련 연구의 결과

① 우울증 환자를 대상으로 운동훈련을 시킨 연구에서 밝혀진 결과는 조사연구, 메타분석의 결과와 유사하다. 운동은 우울증 환자의 우울증을 개선하는 데 매우 효과적이라는 것이다. 유산소 운동과 무산소 운동을 적용한 연구가 많으며 심리요법이나 약물요법과 비교실험을 한 연구도 있다.

② **유산소 운동과 웨이트트레이닝 비교** ⋯ 우울증 진단을 받은 여성을 대상으로 유산소 운동과 웨이트트레이닝의 효과를 비교한 결과 두 운동 모두 우울증 감소에 효과가 있었다. 40명의 환자는 달리기와 웨이트트레이닝 집단에 할당되어 8주간 운동을 하였다. 두 운동 집단 모두 대기환자에 비해 우울증 감소 효과가 있었다. 운동 방법에 따른 차이는 발견되지 않았다.

③ **운동과 심리요법 비교** ⋯ 달리기, 심리요법, 달리기와 심리요법 병행 조건에서 10주간 실험을 한 결과 세 집단 모두 우울증이 크게 낮아졌다. 집단 간 차이는 없는 것으로 나타나 운동의 우울증 개선 효과는 심리요법의 효과와 유사한 수준임이 밝혀졌다.

④ **운동과 약물 비교** ⋯ Babyak 등(2000)은 운동, 우울증 약, 운동과 약의 병행 효과를 비교한 실험을 하였다. 약물이 초기 효과가 가장 좋았다. 하지만 실험 후반에는 운동의 효과와 약물의 효과가 비슷해졌다. 특히 실험 6개월이 지난 후에는 운동을 했던 환자가 약물 투여를 받은 환자에 비해 우울증 완치 비율이 더 높고, 우울증 재발 비율은 낮은 것으로 밝혀졌다.

⑤ **결론** ⋯ 종합해 보면 우울증 환자에게 운동훈련을 시키면 우울증이 개선된다. 웨이트트레이닝과 유산소 운동 모두 유사한 효과가 있다. 운동훈련은 심리요법의 효과와 유사한 수준이다. 약물은 투약 초기에 우울증 개선의 효과가 뛰어나다. 하지만 장기적으로 우울증 회복을 기대한다면 운동이 약물보다 더 좋은 대안이 될 수 있다.

(3) 운동의 불안 감소효과

① 유산소 운동

  ㉠ Petruzzello 등의 메타분석에서 가장 핵심적인 결과는 운동은 불안을 감소시키는 효과가 있으며, 그 효과는 유산소 운동에만 해당한다는 사실이다. 유산소 운동으로 걷기, 달리기, 수영, 자전거타기, 에어로빅 등이 가능한데 이들 종목의 불안 감소 효과는 서로 유사한 것으로 밝혀졌다.

ⓒ 일회성 운동을 하면 상태불안의 감소 효과가 나타났고, 장기간의 운동 후에는 특성불안의 감소 효과가 있었다. 장기간 운동의 특성불안 감소의 효과크기는 0.34, 유산소 운동은 0.36으로 나타났다. 운동의 특성불안 감소 효과는 작거나 중간 정도라고 볼 수 있다.

ⓒ 불안의 측정 방법이 무엇인가에 관계없이 불안 감소 효과가 발견되었다. 즉 질문지를 사용한 연구뿐만 아니라 EMG, 심박수, 혈압, EEG 등 생리적 지표를 사용한 연구에서도 불안 감소 효과가 나타났다는 결론이 내려졌다.

② 무산소 운동

㉠ 유산소 운동이 불안 해소에 도움이 되는 것과는 달리 무산소 운동이나 저항 운동(웨이트트레이닝)은 불안을 약간 높인다는 결론이 내려졌다. 운동이 우울증을 개선하고 불안을 낮추는데 도움이 된다는 결론에 비교하면 특이한 결과라 할 수 있다.

㉡ 구체적으로 무산소 운동의 특성불안 감소의 효과크기는 −0.16이었다. 무산소 운동이 불안 감소에 도움이 되지 않는다는 사실은 다른 연구자들에 의해서도 발견되었다. 특히 고강도 무산소 운동은 불안을 낮추는데 도움이 안된다는 결과가 지배적이며, 저강도일 때에는 불안 감소 효과가 지연되는 현상이 발견되기도 하였다.

㉢ 즉 웨이트트레이닝과 같은 무산소 운동은 불안 문제에 대한 좋은 대안이 아닐 가능성이 높다. 특히 고강도 운동은 피하는 것이 좋겠다. 저강도일 때에도 불안감소 효과가 즉시 나타나지 않고 상당 시간 지연된다는 사실도 지금까지의 연구 결과에서 얻을 수 있는 중요한 정보이다.

(4) 일회성 운동의 효과

① 상태불안 감소 효과가 얼마나 오래 지속되는가도 어느 정도 밝혀졌다. 대체로 일회성 운동에 따른 불안 감소는 2시간~4시간 정도 지속된다. 즉 일회성 운동은 일시적으로 불안을 낮추며 일정 시간이 지나면 불안이 운동 이전의 수준으로 높아진다는 것이다.

② 이러한 일회성 운동의 일시적 불안 감소 효과는 생리적 측면에서도 관찰할 수 있다. 여러 연구에서 일회성 운동 후에는 운동 전에 비해 혈압이 낮아지는 현상이 발견되었다. 혈압 감소가 불안 감소와 밀접한 관련이 있을 것이라는 추정이 가능하다.

③ 다른 요법과의 비교 … 운동의 불안 감소 효과를 명상, 약물요법, 편안한 휴식 등과 비교할 때 효과가 비슷한 수준이거나 장점이 많은 것으로 나타났다. Bahrke와 Morgan(1978)은 트레드밀 운동, 명상, 잡지 읽기의 조건이 상태불안에 미치는 효과를 분석하였다. 세 조건 모두 상태불안을 낮추는데 효과가 있었다. 운동이 명상이나 독서만큼 불안 감소에 도움이 된다는 것이다. 또 운동(15분간 최대심박수의 67% 강도)은 EMG로 측정한 근 긴장을 낮추는 효과가 약물이나 위약 조건보다 뛰어나다는 연구도 있다.

(5) 운동과 스트레스

① 스트레스를 받으면 신체적 증상(근 긴장, 두통, 속의 거북함), 생리적 증상(심박수 증가, 혈압 증가, 발한, 입 마름), 행동적 증상(공격성, 과잉행동, 회피)을 보인다. 이런 증상들은 스트레스를 받을 때 느끼는 정서(두려움, 불안, 화, 절망감)와 함께 또는 독립적으로 나타난다.

② 운동심리학 분야에서는 스트레스를 과제의 달성이 중요한 의미를 갖고 있는 상황에서 달성해야 할 목표와 반응 능력 사이의 불균형으로 정의한다. 목표와 능력 사이의 격차를 어떻게 해석하는가가 스트레스의 핵심이라는 뜻이다.

③ 생활에서 중대한 문제가 스트레스를 야기하지만 사소한 일들도 스트레스를 일으킬 수 있다. 스트레스는 대체로 부정적인 것으로 받아들여지지만, 일부 스트레스는 지루함을 극복하고 성공의 기회를 제공하는 긍정적 역할을 하기도 한다.

④ 운동과 스트레스를 다룬 다수의 연구에서 대체로 운동을 꾸준히 하는 사람일수록 스트레스 증상을 덜 느끼는 것으로 밝혀졌다. 유산소 운동을 약 30분 하는 것이 스트레스 감소에 가장 효과가 좋다. 또 2~3개월 꾸준히 하면 스트레스를 낮추는 효과가 있다.

⑤ 운동과 스트레스에 관한 가장 포괄적인 연구는 Crew와 Landers의 메타분석이다. 이들은 체력 수준과 스트레스 반응성을 연구한 25편의 논문을 대상으로 하였다. 연구에서 사용된 스트레스 요인은 시간 제약 상황에서 인지과제 풀기, 전기 충격, 소음 등이었다. 메타분석의 핵심 결과는 유산소 체력이 강한 사람은 약한 사람에 비해 스트레스 반응성이 낮다는 사실이다. (효과 크기 0.48). 이 정도의 효과는 표준편차의 절반에 해당하며 중간 정도의 효과라고 할 수 있다. 심박수, 혈압, 피부 반응, 호르몬 변화, EMG, 자기보고 등의 지표로 스트레스를 측정했을 때 효과 크기는 0.15(호르몬 변화)에서 0.87(근긴장)까지로 나타났다. 종합하면 운동으로 유산소 체력이 강한 사람은 약한 사람에 비해 스트레스에 대한 반응이 낮으며, 스트레스 원이 사라지면 정상 상태로 회복이 빠르다는 것이다.

⑥ 운동이 스트레스에 대한 반응성을 낮추고 회복력을 높이는 이유는 교감신경계의 적응, 자기 효능감 향상, 체력의 향상 측면에서 설명이 가능하다.(Carron). 첫째, 운동을 규칙적으로 하는 것은 스트레스에 반복적으로 노출되는 것과 마찬가지이며, 반복 운동은 교감신경계의 적응을 유발한다는 것이다. 둘째, 운동 목표를 성공적으로 달성하면 삶의 일부를 통제할 수 있다는 자신감(자기 효능감)이 좋아진다. 이러한 자신감은 삶의 다른 측면에도 파급효과가 있으며 스트레스 극복에 도움을 준다. 마지막으로 운동의 스트레스 감소 효과는 향상된 체력 때문이라는 설명이다.

⑦ 체력이 좋아지면 스트레스 요인을 극복할 수 있다는 믿음이 높아져 스트레스를 보다 효율적으로 관리한다는 것이다.

⑧ 유스트레스와 디스트레스
　㉠ Selye(1975)는 스트레스를 유스트레스(eustress)와 디스트레스(distress)로 구분한다. 유스트레스는 긍정적 스트레스로 익사이팅한 체험과 도전감을 주는 활동을 할 때 경험한다.

ⓛ 디스트레스는 부정적인 스트레스로 스트레스가 아주 없거나 지나치게 많을 때에 발생한다.

ⓒ 일상생활에서 스트레스라고 말하는 것은 디스트레스를 의미하는 것이다.

ⓔ 유스트레스는 생활의 활력소가 되며 성취 활동의 에너지가 될 수 있다.

ⓜ 스트레스 지각에는 개인차가 크기 때문에 암벽등반과 같은 모험 활동은 사람에 따라 유스트레스가 되기도 하고 디스트레스가 될 수도 있다.

(6) 운동과 정서의 관계

① 운동 전후의 정서 변화

ⓐ 운동과 정서의 관계에 관한 초창기의 연구는 POMS를 사용하였다. 대체로 운동을 하면 긍정적 기분상태가 높아지고, 부정적 기분상태는 감소하는 경향이 발견된다. POMS를 사용한 연구를 종합한 리뷰에서도 운동과 활력 사이에는 긍정적인 관계, 운동과 긴장, 분노, 혼동, 피로 요인 사이에는 부정적인 관계가 있다는 결론이 내려졌다. 이러한 결론은 Morgan이 제안한 빙산형 프로파일과도 유사성이 높다.

ⓑ 운동을 한 후에 에너지가 생겨나는 느낌(원기회복, 활력감)을 체험했다는 것을 입증한 연구가 많다. 운동 그 자체는 에너지를 소모하는 것임에도 불구하고 운동이 끝나면 오히려 에너지가 생겨나는 느낌이 든다는 것이다. Lox 등은 이러한 현상에 대해 운동의 "역설적 효과"라는 표현을 사용하였다.

ⓒ 피곤이 느껴지는 오후에 소파에서 쉬기보다는 운동을 하고 나면 운동 전과 비교해서 활력의 느낌이 크게 달라지는 것을 체험할 수 있다. 짧게는 10분~120분 간의 걷기가 에너지 수준을 높이고 긴장을 감소시키는 효과가 있다.

ⓓ 운동 강도가 긍정적인 정서 체험에 어떤 영향을 주는가를 알아본 연구에 따르면 대체로 중간 강도의 운동은 긍정적 정서를 높이는 효과가 있다. 중간 강도의 운동은 부정적 정서에는 영향을 주지 않거나 감소시키는 경향을 보인다.

ⓔ 운동 전, 중, 후의 정서 변화를 2차원 원형모형으로 알아본 연구에서도 운동 전에 비하여 운동 후에 에너지 각성이 높아지고 긴장 각성은 낮아졌다.

② 운동 중의 정서 변화

ⓐ 운동이 끝나면 활력수준이 높아지고 긍정적 정서를 체험한다는 것은 여러 연구에서 나온 공통적인 결과이다. 운동 중에 체험하는 정서가 어떤 것인가에 대해서도 최근에 관심을 기울이기 시작했다. 운동 중에 긍정적인 정서를 체험한다면 운동을 규칙적으로 실천하는데 도움이 되겠지만 부정적 정서를 체험한다면 중도 포기의 가능성도 예상해 볼 수 있다.

ⓑ 단일 문항 또는 간편한 형식으로 제작된 도구가 개발되면서 운동 중의 감정을 반복 측정하는 것도 가능해졌다. 특히 운동 강도를 달리했을 때 운동 중에 어떤 느낌을 체험하는가도 밝혀지고 있다. 대체로 운동 강도가 높아지면 긍정적 정서의 체험이 줄어든다는 결과가 많다.

ⓒ 운동 강도가 높으면 운동 중의 정서가 나빠지며, 회복 시점이 지난 후에는 다시 좋아지는 현상을 시각적으로 제시한 연구가 있다. 2차원 원형모형을 사용했으며, 단일 문항인 감정척도로 정서를 측정하였다. 운동 강도가 높아져 환기 역치가 발생한 시점부터 정서가 부정적인 방향으로 바뀌기 시작함을 알 수 있다. 하지만 회복 시점을 거치면서 다시 개선되어 운동 후에는 운동 이전의 상태로 완전히 되돌아 왔다.

ㄹ 종합하면 운동 강도가 높아짐에 따라 운동 중의 정서는 부정적으로 변하는 것을 알 수 있다. 중간 강도의 운동이 가장 효과가 좋다. 중간 강도의 운동과 고강도 운동은 운동 '후'의 감정 상태는 유사할지 모르지만 운동 '중'에는 큰 차이가 생길 수 있다. 운동 후에 좋은 기분이 들더라도 운동 중에 느꼈던 나쁜 기분은 운동 동기 측면에서 나쁜 영향을 줄 수 있다. 트레이너가 고객의 운동 지속 실천을 목적으로 한다면 운동 강도에 따라 운동 중의 감정이 달라질 수 있다는 사실에 신경을 써야 할 것이다.

③ 특별한 현상

ㄱ 빙산형 프로파일 : Morgan은 엘리트 선수의 심리 프로파일을 설명하면서 POMS의 긍정적 요인은 일반인 평균보다 높으며, 부정적인 요인은 평균 이하라는 정신건강 모형을 제시하였다. 활력이 평균(T점수로 50)보다 높고 나머지 긴장, 우울, 분노, 피로, 혼동 등 부정적 기분은 평균 이하에 위치한다. 점 5개를 선으로 연결하면 빙산과 닮은 모습을 띠기 때문에 방산형 프로파일이라고 부른다. 운동선수의 심리 상태가 건강함을 나타내는 지표이다. 선수의 훈련 기간이 길어지고 훈련 강도가 높아지면 빙산형 프로파일은 모습이 바뀐다. 과도한 훈련으로 인하여 활력 점수가 줄고 나머지 5개의 부정적 기분이 상승하게 된다. 꼭대기가 편평해지거나 심하면 역 빙산형 프로파일이 될 수도 있다.

ㄴ 러너스 하이 : 운동 중에 예상치 않게 체험하는 행복감, 편안함, 완벽한 리듬감, 저절로 되는 듯한 느낌, 시간과 공간 감각의 초월, 희열감과 같은 아주 독특한 느낌을 러너스 하이(runner's high)라 부른다. Sachs(1984)는 러너스 하이란 달리기를 하는 동안에 겪는 행복감으로 웰빙의 느낌이 높아지고, 자연에 대한 감상이 높아지며, 시간과 공간감각의 초월 현상을 체험하는 것으로 정의했다. 러너스 하이는 매우 긍정적인 심리상태로 이 순간에는 행복감, 이완감, 저절로 운동이 되는듯한 느낌이 든다. 개념적으로 최고수행(peak performance), 몰입(flow)과도 관련성이 높다. 달리기를 즐기는 사람들이 자주 체험하기 때문에 러너스 하이라고 부르지만 다른 운동에서도 느낄 수 있는 현상이다. 러너스 하이 현상이 언제 일어날 것인가를 예상하기는 어렵지만 도움이 되는 조건이 있다. 주변에 방해요인이 적어야 하고, 습도가 낮고 날씨가 쾌적해야 하며, 최소 30분 정도 편안하게 달리기를 하는 것이 그것이다. 러너스 하이는 기분 좋은 체험이기 때문에 운동의 내적 동기를 높이는 역할을 한다고 볼 수 있다.

(7) 운동 중독

① 정의 … 운동 중독이란 통제하기 어려울 정도의 과도한 운동을 하는 것으로 운동의 욕구가 충족되지 않았을 때 신체적, 심리적 금단증상이 나타나는 것을 말한다.

ㄱ 운동 실천자의 약 9%가 운동 중독에 빠져 있다는 보고가 있다. 또 운동 실천자의 40% 정도는 운동 중독은 아니지만 증상을 경험했으며, 41%는 아무런 증상이 나타나지 않았다.

ㄴ 유사 용어로 운동 의존, 과도한 운동, 강박적 운동, 부정적 우동, 의무적 운동 등이 있다. 운동 중독이 약물이나 마약 중독처럼 부정적인 것인가에 관해서는 아직도 논란이 해결되지 않았다. 일부 학자는 운동 중독은 피해보다는 건강증진, 기분과 불안 개선 등 건강상 혜택이 많기 때문에 긍정적 중독의 대표적 사례로 봐야 한다고 주장한다.

ⓒ 반면 운동 중독은 부상과 사회적, 직업적 문제를 야기시키므로 부정적 중독이라고 보기도 한다. 운동 중독의 정의는 정신장애 진단 및 통계 매뉴얼(DSM-Ⅳ)의 약물 중독의 기준을 받아들이고 있다. 구체적으로 7가지 중독 항목 중에서 3개 이상에 해당되면 중독으로 판정한다.

ⓔ 운동 중독을 일차와 이차로 구분하기도 한다. 일차 운동 중독은 운동 그 자체에 중독되는 것을 말한다. 이차 운동 중독은 체성분 조절을 목적으로 운동을 강제적으로 하는 것이다. 일차 운동 중독에서는 운동에 지나치게 몰두한 결과 체성분이 변화되고 다이어트 습관이 달라진다. 반면 이차 운동 중독은 체성분 변화와 다이어트가 주 목적이고 운동은 수단으로 이용된다는 차이가 있다.

② 운동 중독의 기준

항목	내용
내성	원하는 효과를 달성하기 위해 운동량을 높이려 한다. 동일한 운동량으로 계속 운동을 하면 운동 효과가 줄어든다.
금단 증상	운동을 못하면 불안, 피로 등 금단증상이 생긴다. 운동을 하면 금단증상이 해소된다.
의도 효과	의도한 것 이상으로 운동을 오래한다.
통제 상실	운동을 줄이려고 계속 노력하지만 안 된다.
시간 효과	운동에 지나치게 많은 시간을 소비한다.
다른 활동 감소	운동 때문에 다른 일(사회생활, 가족, 직장 일)을 포기한다.
지속	신체적, 심리적 문제(부상 등)를 알고도 운동을 계속한다.

③ 증상 … 운동 중독의 중요한 특징 중의 하나는 금단증상이다. 운동 금단증상은 운동박탈감이라고도 하는데 운동을 하지 못하는 기간에 체험하는 심리적, 생리적 증상을 의미한다.

ⓐ 계획했던 운동을 못하게 되면 죄책감, 우울, 짜증, 초조, 긴장, 스트레스, 불안, 활력감 저하 등의 정서 체험을 하는데 운동 중독자가 비중독자에 비해 그 증상이 심하다. 운동 중독자가 경험하는 증상은 정서적, 인지적, 신체적 측면으로 구분한다.

ⓑ 매일 달리기를 하는 사람들을 대상으로 화, 수, 목요일에 운동을 중단시킨 실험 결과는 운동박탈이 정서에 어떤 영향을 주는지 잘 보여준다. 이 연구에서 운동을 못한 날에는 기분이 나빠지고 상태불안이 높아졌다. 운동을 다시 한 금요일에는 기분과 상태불안이 개선되는 효과가 나타났다. 운동의 박탈이 기분을 부정적으로 바꾼다는 결론이 가능하다.

❸ 신체활동의 심리 측정

(1) 신체활동의 측정

신체활동을 정확하게 측정하는 일은 여러 측면에서 중요한 의미가 있다. 우선 운동가이드라인 이상으로 운동을 실천하는 인구가 얼마나 되는가를 알기 위해서는 측정이 선행되어야 한다. 또 건강과 체력 증진에 가장 효과적인 운동량을 알아내기 위해서는 운동의 측정은 필수 요건이다. 나아가 운동 중재기법을 적용한 후에 운동실천에 어떤 변화가 나타나는가를 알아내기 위해서는 측정이 중요한 이슈가 된다.

운동은 운동 형태(type), 운동 빈도(frequency), 운동 강도(intensity), 운동 지속시간(duration)이라는 네 요소로 설명한다. 운동 형태를 제외한 나머지 세 요소를 줄여서 FIT라고 부르기도 하는데 F는 빈도(frequency), I는 강도(intensity), T는 지속시간(duration = time)을 의미한다.

① **운동 형태** ··· 운동할 때 주로 사용되는 생리적 시스템에 따라 형태를 구분한다. 달리기, 수영과 같은 유산소 운동과 웨이트트레이닝과 같은 무산소 운동으로 구분한다.

② **운동 빈도** ··· 일정 기간 운동을 몇 번이나 하는가를 나타낸다. 특별한 정의가 없으면 1주일에 몇 회 운동하는가를 말한다.

③ **운동 강도** ··· 휴식 상태와 비교해서 운동을 할 때 인체의 생리적 시스템에 얼마나 과부하가 초래되는가를 의미한다. 최대심박수의 몇 %인가와 같은 상대 강도로 표시하거나 대사동등가(MET)와 같은 절대 강도로 나타낼 수 있다.

④ **운동 시간** ··· 운동이 시간적으로 얼마나 지속하는가를 나타내는데 특별한 정의가 없으면 분 단위로 표시한다.

(2) 신체활동 강도 분류

① **절대 강도(MET)** ··· 1MET는 휴식 상태에서 소비되는 산소소비량이다. 구체적으로 1MET는 산소 3.5ml /kg/min으로 나타낸다. 휴식 상태에 비해 두 배의 에너지를 소비하는 활동이라면 2MET로 표시한다. 3MET는 휴식시의 에너지 소비량에 비해 3배를 소비하는 강도를 말한다. MET는 운동 강도를 나타내는 개념일 뿐 지속시간이나 빈도와는 관계가 없다.

② **상대 강도(최대산소섭취량, 최대심박수)** ··· 개인이 실제로 느끼는 강도를 말하면 최대산소섭취량과 최대심박수는 연령이나 체력 수준에 따라 차이가 있기 때문에 이를 기준으로 몇 % 강도인가를 표시하는 방법이다.

③ **질문지** ··· 측정에 따른 비용이 저렴하고 응답자에 주는 부담이 낮아 가장 널리 사용되는 방법이다.

④ **주관적 운동강도 척도(RPE)** ··· 운동강도를 주관적으로 어떻게 인식하는가를 측정하는 도구로 주관적 운동강도 척도(RPE : Rating of Perceived Exertion Scale)가 있다(Borg, 1998). 주관적 운동강도(Perceived exertion)는 "운동 중에 몸으로부터 전해오는 감각을 찾아서 해석하는 것"으로 정의된다. 주관적 운동강도 척도는 운동강도의 기록과 처방 목적으로 사용할 수 있다. 이 척도는 건강한 남자의 심박수 범위인 분당

60회에서 200회와 대응하도록 만들어졌다. 측척도에 제시된 6부터 20까지의 숫자에서 자신의 운동강도에 맞는 척도를 하나 선택한 다음 10을 곱하면 심박수를 추정할 수 있다는 이론에 근거하고 있다. 예컨대 달리기를 하면서 운동강도를 척도의 16으로 결정을 했다면 분당 심박수를 160으로 예상할 수 있다. 통제가 잘된 실험실에서 이루어지는 점증부하 운동 상황이 아닐 경우, 척도의 수치에 10을 곱한 다음 20에서 30을 더해야 심박수와 일치한다(Buckworth와 Dishman, 2002). 척도의 강도 형용사를 참고해서 수치를 선택한다. RPE는 장시간 지속하는 유산소 운동의 강도를 측정하는데 적합하다. Borg(1970)가 개발한 것이 가장 일반적인 형태로 알려져 있다. 대체로 RPE가 10 미만이면 아주 가벼운 운동, 10~11은 가벼운 운동, 12~13은 중간 강도운동, 14~16은 힘든 운동, 17~19는 고강도 운동, 20은 최대 운동으로 분류한다.

⑤ **일지기록** … 하루에 어떤 운동을 얼마나 했는지를 일지형식으로 기록하는 방법이다.

⑥ **가속도계** … 인체의 움직임을 감지하는 가속도계라는 전자장비를 착용하고 일상에서 일어나는 신체활동을 측정하는 방법이다.

⑦ **심박수계** … 심박수는 운동의 강도를 알 수 있는 직접적인 지표라 할 수 있다. 심박수계는 신체활동을 측정하는 장비로 비교적 오래 전부터 사용되어 왔다.

⑧ **보수계** … 만보계라고 불리는 보수계는 운동량을 객관적으로 측정하는 도구이다.

⑨ **행동관찰** … 신체활동을 직접 관찰하고 기록하는 방법은 시간과 노력이 많이 든다는 단점이 있지만 다른 방법이 제공하지 못하는 것을 제공할 수 있다는 많은 장점이 있다.

⑩ **간접 열량측정** … 섭취한 산소와 배출한 이산화탄소를 측정하여 에너지 소비량을 추정하는 방법이다.

⑪ **동위원소법** … 생화학적인 방법으로 에너지 소비량을 추정하는 방법이다. 수소와 산소 동위 원소를 섭취한 다음 1~2주 후에 수소와 산소 동위원소의 차이를 분석한다.

02 운동심리 이론

❶ 합리적 행동 이론과 계획 행동 이론

(1) 합리적 행동 이론

합리적 행동 이론은 원래 투표참가를 설명하기 위한 목적으로 개발된 것으로 개인의 의사결정 측면에서 행동을 예측하는 이론이다.

① 우선 투표참가는 개인의 의도와 직접적으로 관련이 있다. 이 의도는 태도와 주관적 규범에 의해 형성된다. 태도란 어떤 행동의 실천에 대해 개인이 갖고 있는 긍정적 또는 부정적 생각을 말한다. 행동을 실천했을

때 어떤 결과가 나올 것인가에 대한 생각, 그리고 결과의 좋고 나쁨에 대한 평가가 태도에 영향을 준다. 투표 참가가 의미 있는 일이라고 생각하면 투표 참가에 긍정적 태도를 갖고 있는 것이다.

② 다음으로 주관적 규범이 의도에 영향을 준다. 주관적 규범이란 어떤 행동을 하는데 사회적 압력을 얼마나 받는가를 의미한다. 주요 타자의 기대에 대해 어떻게 생각하는지, 그리고 타인의 기대에 부응하려는 동기가 얼마나 되는기에 의해 주관적 규범이 영향을 받는다. 가족이나 직장동료의 투표참가를 의식할수록 주관적 규범이 높아지는 것이다. 주관적 규범이 높아지면 의도도 높아진다고 본다.

③ 합리적 행동 이론은 행동을 예측하는 단 하나의 변인이 개인의 의도라고 본다. 의도대로 행동이 이루어진다면 이 이론의 설명력이 매우 높을 것이다. 하지만 운동을 하겠다는 의도는 있지만 실제로 운동을 실천하지 않는 사람이 많다. 의도는 투표 참가처럼 단기간에 끝나는 일회성 행동을 예측하기에는 좋은 변수이다. 그러나 20분에서 몇 시간 정도 지속해야 하고 또 몇 개월 이상 꾸준하게 실천해야 하는 운동을 설명하기에는 어려움이 있다. 그럼에도 불구하고 이 이론이 운동 실천에 주는 시사점을 고려할 필요가 있다.

㉠ 운동 실천의 측면에서 의도는 희망 사항에 불과할 가능성이 높다. 의도는 행동을 취하기까지 남은 시간이 짧을 때 예측력이 크다. 오랜 시간이 지난 후에 일어나는 행동이나 반복적인 행동에는 중요한 역할을 하지 못한다.

㉡ 의도의 강도를 높이면 운동 실천의 예측력도 높아진다. 의도의 강도를 높이기 위해서는 운동 실천에 대한 긍정적 태도를 갖는 것이 중요하다. 운동이 주는 다양한 혜택을 인식하면 도움이 된다. 운동을 하도록 주위에서 해주는 것도 효과가 있다.

✸ 합리적 행동 이론 ✸

(2) 계획 행동 이론 ✔자주출제

① 합리적 행동 이론은 운동처럼 꾸준히 반복해서 하는 행동을 예측하는데 한계가 있었다. 의도 이외에 행동의 실천에 영향을 주는 요인을 추가할 필요성 때문에 합리적 행동 이론을 보완한 계획 행동 이론이 나왔다. 계획 행동 이론은 합리적 행동 이론의 주요 개념에 행동통제 인식이라는 개념이 추가되었다. 행동통제 인식은 개념적으로 자기효능감과 유사한 것으로 어떤 행동에 대해 개인이 얼마나 통제감을 느끼는가를 말한다.

② 운동은 의도만으로 실천하기 힘들다는 사실을 고려할 때 행동통제 인식의 역할은 중요할 수 있다. 운동을 방해하는 여러 요소(직장일, 가사, 날씨, 시설, 시간 등)에도 불구하고 운동을 실천할 수 있다고 생각하면 이런 외적 이유에 의해 통제를 받는 사람에 비해 운동을 실천할 가능성이 훨씬 높아질 것이다. 운동을 하겠다는 의도는 태도, 주관적 규범, 행동통제 인식에 의해 형성된다. 태도와 주관적 규범은 행동에 간접적인 영향을 주지만, 행동통제 인식은 의도뿐만 아니라 행동에 직접 영향을 준다고 본다. 따라서 합리적 행동 이론은 행동을 예측하는 요인으로 의도만을 고려했지만 계획 행동 이론에서는 행동통제 인식이 추가된 것이다.

③ 계획 행동 이론에서 행동통제 인식은 운동을 하겠다는 의도에 영향을 주기도 하지만 행동의 실천 여부에 직접 영향을 준다. 따라서 운동실천을 촉진하기 위해 행동통제 인식을 높이는 전략을 적용할 수 있다. 운동 방해요인을 극복하고 자신이 계획한 운동을 통제할 수 있다는 생각은 운동 지속실천에 꼭 필요한 것이다.

계획 행동 이론

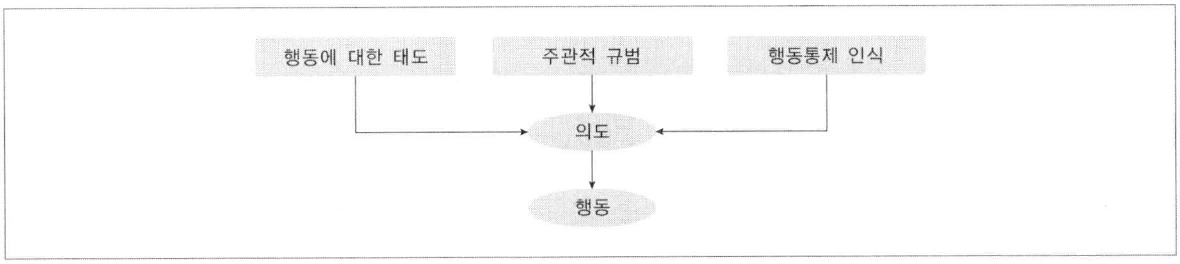

(3) 자기효능감 이론 자주출제

① 1977년 Bandura가 제안한 자기효능감 이론(self－efficcy theory)은 자기효능감으로 행동을 예측할 수 있다고 주장한다.

㉠ 자기효능감이란 특정상황에서 개인이 가진 능력을 고려할 때 주어진 과제를 성공적으로 달성할 수 있다는 생각을 말한다.

㉡ 자신감이 좀 더 일반적인 상황에서 성공에 대한 믿음이라면 자기효능감은 특정 상황에서 느끼는 자신감이라 할 수 있다.

② 자기효능감 이론에 따르면, 자기효능감은 과거의 수행, 간접 경험, 언어적 설득, 신체와 정서 상태에 의해 결정된다.

㉠ 자기효능감의 4가지 원천은 왼쪽으로 갈수록 영향력이 강하다.

㉡ 과거의 수행 경험은 간접 경험이나 언어적 설득에 비해 자기효능감에 주는 영향이 더 크다.

③ 자기효능감은 행동, 인지, 정서와 양방향 화살표로 연결되어 있다.

㉠ 자기효능감이 높아지면, 행동 실천으로 이어지며, 행동은 다시 자기효능감을 강화시키는 관계를 의미하는데, 인지도 정서도 마찬가지이다.

㉡ 자기효능감이 높아지면, 대체로 긍정적인 생각을 갖게 되고, 자부심과 같은 긍정적인 느낌을 갖게 되며, 이러한 인지와 정서 체험도 다시 자기효능감에 영향을 준다.

㉢ 자기효능감 이론은 행동, 인지, 정서를 모두 포함하는 이론인 것이다.

④ 자기효능감의 4가지 차원

　　㉠ 과거이 수행 · 과거에 유사한 상황에서 성공한 정두를 어떻게 인식하는가를 말한다

　　　　ⓐ 성취경험이라고도 하는데, 자기효능감을 결정하는 가장 중요한 요인이다.

　　　　ⓑ 과거의 상황과 현재의 상황이 유사할수록 영향력이 강해진다.

　　㉡ 간접 경험 : 다른 사람이 하는 행동을 관찰하는 것을 말한다.

　　　　ⓐ 관찰 대상을 모델이라고도 하며, 관찰에 의한 간접 경험을 모델링(modeling)이라 부르기도 한다.

　　　　ⓑ 간접 경험이 자기효능감에 주는 영향력을 극대화시키려면, 모델과 관찰자 사이의 유사성이 높아야 한다.

　　　　ⓒ 모델은 관찰자와 유사할수록 좋기 때문에 전문가(교사, 지도자)보다는 동료의 시범이 더 효과적일 수도 있다.(Weiss, 1998)

　　　　ⓓ 최근에 자신이 모델이 되도록 비디오를 편집해서 관찰하는 자기모델링이 자기효능감과 수행향상에 도움이 된다는 연구가 보고 되었다.

　　　　ⓔ 아동에게 수영을 지도하기에 앞서 동료 모델의 성공 장면을 보여주거나, 자신이 직접 모델이 되는 장면을 담은 비디오를 보여주는 것은 지도법에서 고려해야 할 사항이다.

　　　　ⓕ 심상이나 이미지트레이닝도 간접 경험의 한 형태로 볼 수 있다.

　　㉢ 언어적 설득 : 자기효능감을 높이기 위해 사용하는 언어적, 비언어적 전략을 통칭하는 개념이다.

　　　　ⓐ 주변에서 잘할 수 있다고 격려해 주면 자신감이 생기는 경험을 많이 했을 것이다.

　　　　ⓑ 언어적 설득은 해당 분야의 전문가나 주요 타자(배우자, 의사, 트레이너 등)가 해줄 때 효과가 크다.

　　㉣ 신체와 정서 상태

　　　　ⓐ 신체 상태로 심박수 증가, 손의 땀, 몸의 긴장 등을 들 수 있으며, 운동 중에 느끼는 통증과 피로감도 신체 상태에 해당한다.

　　　　ⓑ 이러한 정보는 어떻게 해석하느냐에 따라 자기효능감을 낮출 수도 높일 수도 있다.

　　　　ⓒ 마찬가지로 개인이 느끼는 감정도 자기효능감에 영향을 준다.

　　　　ⓓ 운동을 하면서 긍정적 정서(재미, 성취감)를 체험했다면, 자기효능감이 좋아지겠지만 부정적 정서(실망감, 당혹감)는 자기효능감에 나쁜 영향을 주게 된다.

(4) 자결성 이론 ✔자주출제

① 자결성 이론(self-determination theory)은 외적 보상이 내적 동기에 어떤 영향을 미치는가를 규명하는 연구에 기원을 두고 있다.

　　㉠ 외적 보상을 받았을 때 보상이 유능감(competence)에 관한 정보를 주지만, 통제(control)의 정보를 줄 수도 있다.

　　㉡ 유능감 정보는 내적 동기를 높이지만, 통제의 느낌은 자결성을 떨어뜨려 내적 동기를 낮추는 역할을 한다.

② 자결성이란 자신이 얼마나 통제를 하는가의 정도 또는 자기 스스로 독립적인 행동을 하는 것을 말하는 것으로, 자결성 이론은 다음의 3가지 전제에 기초를 두고 있다.

    ㉠ 사람들은 누구나 자결성(자율성, 독립적 행동)의 욕구가 있다.

    ㉡ 사람들은 누구나 유능감을 보여주려는 욕구가 있다.

    ㉢ 사람들은 누구나 관계성(대인관계)의 욕구가 있다.

③ 자결성 이론에 따르면, 인간의 성취 행동 배경에는 세 가지 형태의 동기(내적 동기, 외적 동기, 무동기)가 존재한다고 가정한다.

    ㉠ 내적 동기 : 행동 그 자체가 좋거나 내적 만족 때문에 행동을 하는 상태를 말한다.

        ⓐ 내적 동기는 다시 지식습득, 과제성취, 감각체험으로 구분한다.

        ⓑ 내적 동기가 이유가 되어 행동을 한다면 자결성은 높은 수준에 있다.

    ㉡ 무동기(amotivation) : 동기가 없는 상태, 즉 행동을 하려는 의도가 없는 상태이다. 운동 상황에서 무동기란 운동을 실천할 능력이 없다고, 생각하거나 운동에 가치를 전혀 두지 않는 것을 의미한다.

    ㉢ 내적 동기와 무동기 사이에 외적 동기(exteinsic motivation)가 위치하는데, 외적 동기도 세 가지 유형으로 구분하며, 자결성의 수준이 높은 쪽이 확인규제이다.

        ⓐ 확인규제 : 개인적으로 설정한 목표 때문에 행동을 실천하는 것을 말하며, 확인규제가 운동의 동기라면 순수한 즐거움이 아니라 건강증진, 외모 개선 등과 같은 운동 외적 결과를 목표로 한다.

        ⓑ 의무감 규제 : 자기 스스로 압력을 느껴서 행동하는 것을 의미하며, 운동을 안 하면 죄책감이 느껴지기 때문에 운동을 한다면 여기에 해당된다.

        ⓒ 외적 규제 : 외적 보상을 받거나 처벌을 피하기 위해 행동하는 것을 말하며, 외부의 압력 때문에 운동을 하거나 보상을 바라고 운동을 하면 외적 규제가 작용하는 것이다.

④ 자결성은 내적 동기에서 가장 높고 무동기 쪽으로 갈수록 낮아진다.

    ㉠ 내적 동기에서 무동기로 갈수록 자결성이 단계적으로 낮아지는 것으로 가정된다.

    ㉡ 근접해 있는 동기 유형 사이의 상관관계를 멀리 떨어져 있는 동기 유형 사이의 관련성보다 더 높아야 한다.

    ㉢ 자결성이 높은 동기는 자결성이 낮은 동기에 비해 여러 측면에서 바람직한 결과를 가져오는 것으로 알려져 있다.

❷ 통합이론

(1) 변화단계 이론(Stage of Change Theory) ✔자주출제

① 단계의 개념

    ㉠ 단계이론에서는 행동이 변화되는 과정을 비선형적으로 본다.

    ㉡ 원인과 결과가 직선적으로 나타나기 보다는 역동적이며, 불안정한 상태를 보인다는 것이다.

ⓒ 단계이론의 특징은 사람들의 행동을 몇 개의 단계로 구분한다는 데 있다.
- ⓐ 같은 단계에 속한 사람들끼리 유사한 특성을 지니고, 다른 단계에 속한 사람과는 특성에서 차이가 있다고 본다.
- ⓑ 한 단계에서 다른 단계로 옮겨가기 위해서는 반드시 정해진 과제를 달성해야 한다는 특징도 있다.
- ⓒ 단계는 상위로 높아질 수도 있지만 정체 또는 퇴보도 가능하다.
- ⓓ 따라서 단계는 진전, 후퇴, 정체, 순환 등의 다양한 양상을 보일 수 있다.

ⓔ 단계의 개념은 운동실천을 위한 중재전략을 적용할 때 상당한 도움이 된다.
- ⓐ 같은 단계에서 속해 있는 사람들은 다른 단계에 속한 사람과는 구분이 되는 특성을 공유하고 있기 때문이다.
- ⓑ 유사한 특성을 소유한 사람을 찾아서 이들에게 필요한 정보를 제시하면 상위단계로의 진전이 훨씬 수월해질 수 있다.
- ⓒ 단계 개념을 중시하는 여러 이론 중에서 "범이론 모형"이 운동 심리학에 자주 적용되었는데, "변화 단계 이론"으로 보다 잘 알려져 있다.

② 행동변화의 단계
- ㉠ "범이론 모형"이라고도 불리는 이유는 행동 변화에 관한 여러 이론과 모형을 통합적으로 적용시켰기 때문이다.
- ㉡ 금연이나 운동과 같은 행동의 변화는 마음먹는 순간에 실천되는 것이 아니라 여러 단계를 거치면서 점진적으로 변화한다는 개념이 이 이론의 핵심이다.
- ㉢ 변화 단계 이론에 따르면, 행동의 변화는 상당한 기간 동안 여러 단계를 거치면서 일어나는데, 행동 변화의 단계는 무관심, 관심, 준비, 실천, 유지 등 5개로 나누는 것이 일반적이며, 이전 단계로의 퇴보 가능성이 없는 최종 단계로 종결이 있지만 운동에는 잘 적용하지 않는다.
  - ⓐ 가장 낮은 단계인 무관심 단계에 속한 사람은 운동 실천의 가치를 인식하지 못한다.
  - ⓑ 관심 단계는 운동에 따른 혜택과 손실을 반반 정도로 예상하는 단계이다.
  - ⓒ 준비 단계는 자전거 사기, 신발 구입 등의 행동을 취하는 단계로 1개월 이내에 가이드라인을 충족하는 수준으로 운동을 실천할 의지가 있는 것으로 정의한다.
  - ⓓ 실천 단계는 가이드라인을 충족하는 수준의 운동을 하고 있지만 아직 6개월이 안 된 것으로 정의한다.
  - ⓔ 유지 단계는 중간 강도의 운동을 거의 매일 30분 이상씩 6개월 이상 해 오는 것으로 정의한다.
- ㉣ 운동 실천의 심리적 준비도에 따라 5단계로 구분하면, 운동 실천을 위한 다양한 중재전략을 적용하는데 매우 효과적이다. 즉, 운동실천과 미실천이라는 이분법보다 심리적 단계를 세분화하고 있어 개인의 단계에 맞는 개별화된 운동 실천 중재전략을 개발하고, 적용할 수 있는 장점을 갖고 있다.

단계	세부 정의	의사결정 균형
무관심	현재 운동을 하지 않고 있으며 6개월 이내에도 운동을 시작할 의도가 없다. 운동과 관련된 행동 변화의 필요성을 거부한다.	혜택 < 손실
관심	현재 운동을 하지 않고 있지만 6개월 이내에 운동을 시작할 의도를 갖고 있다.	혜택 = 손실
준비	현재 운동을 하고 있지만 가이드라인(대개 주당 3회 이상, 1회 20분 이상 기준)을 채우지 못하는 수준이다. 30일 이내에 가이드라인을 충족하는 수준으로 운동을 시작할 생각이 있다.	혜택 > 손실
실천	가이드라인을 충족하는 수준의 운동을 해 왔는데 아직 6개월 미만이다. 운동 동기가 충분하고 운동에 투자도 많이 했다. 운동으로 인한 손실보다는 혜택을 더 많이 인식한다. 가장 불안정한 단계로 하위단계로 내려갈 위험성이 가장 높다.	혜택 > 손실
유지	가이드라인을 충족하는 수준의 운동을 6개월 이상 해 왔다. 운동이 안정 상태에 접어들었으며 하위 단계로 내려갈 가능성은 낮다.	혜택 > 손실

③ 자기효능감, 의사결정 균형, 변화 과정(행동을 변화시키는 3가지 요인)

　㉠ 자기효능감은 무관심 단계일 때 가장 낮으며, 유지 단계에서 가장 높다. 즉 가장 낮은 무관심 단계에서 한 단계씩 단계가 높아짐에 따라 자기효능감도 비례해서 직선적으로 높아지는 경향을 보인다.

　㉡ 의사결정 균형이란 원하는 행동을 했을 때 기대되는 혜택과 손실을 평가하는 것을 말한다.

　　ⓐ 운동을 했을 때 얻는 혜택과 손실에 대한 생각은 운동 시작과 지속에 영향을 준다.

　　ⓑ 단계가 높아짐에 따라 혜택 인식은 증가하는 반면, 손실 인식은 감소하는 경향을 보인다.

　　ⓒ 무관심 단계와 관심 단계에서는 혜택보다 손실을 더 많이 인식하고, 준비 단계에서는 혜택과 손실을 비슷한 수준으로 평가한다.

　㉢ 변화과정이란 한 단계에서 다른 단계로 이동하기 위해서 사용하는 전략으로 체험적 과정과 행동적 과정으로 구분한다.

　　ⓐ 체험적 과정 : 운동에 대한 개인의 태도, 생각, 느낌을 바꾸는 것을 말한다. 운동을 예로 들면 운동을 시작하기 위해 필요한 정보를 얻는 과정이다. 운동에 관한 자료를 제공하거나 운동을 시작한 사람의 예를 설명해 주는 등의 활동은 체험적 과정에 해당한다.

　　ⓑ 행동적 과정 : 행동 수준에서 환경 변화를 유도하는 것을 말한다. 운동복을 눈에 잘 띄는 곳에 걸어 두거나 TV시청 충동을 막을 목적으로 리모컨의 배터리를 빼는 등이 행동을 생각해 볼 수 있다.

④ 변화단계별 중재전략

　㉠ 무관심 단계

　　ⓐ 무관심 단계에 속한 사람은 운동으로 얻는 혜택보다는 손실을 더 크게 생각한다.

　　ⓑ 운동에 따른 혜택에 관한 정보를 제공해주는 것이 가장 좋은 전략이다.

　　ⓒ 소책자, 비디오, 상담 등을 통해 운동 혜택에 관한 정보를 제공해 준다.

　　ⓓ 혜택과 손실을 기록한 목록을 신중하게 평가하는 과정을 통해 운동에 대한 태도 변화를 유도하는 것도 권장된다.

ⓛ 관심 단계

    ⓐ 아직도 운동 혜택을 100% 확신하지 못하는 단계이다.

    ⓑ 운동을 했을 때 자신에게 어떤 이득이 오는지에 대해 좀 더 구체적으로 생각하게 된다.

    ⓒ 운동이 좋다는 것은 알고 있지만 실천을 못한다면 해결책을 찾아야 한다.

    ⓓ 하루 일과에 운동 시간을 포함시킨다.

    ⓔ 자신이 과거에 잘 했거나 즐거움을 느꼈던 운동을 생각해 보고 시도를 한다.

    ⓕ 운동에 대해 도움을 줄 수 있는 사람 한두 명으로부터 조언을 구한다.

ⓒ 준비 단계

    ⓐ 운동을 할 준비가 되어 있지만 제대로 못할 것이라는 생각에 자기효능감이 낮다.

    ⓑ 따라서 자기효능감을 높여주는 전략과 운동을 시작하도록 실질적인 도움을 준다.

    ⓒ 운동 동반자 구하기, 운동 목표 설정하고 달성 방법 계획하기 등도 도움이 된다.

ⓔ 실천 단계

    ⓐ 이 단계에 속한 사람은 이미 운동을 실천해 오고 있다.

    ⓑ 이전의 단계로 후퇴하지 않도록 조심해야 하는 단계이다.

    ⓒ 운동 실천을 방해하는 요인을 극복하는 방법을 제시한다.

    ⓓ 목표 설정, 운동 계약 등의 기법도 도움이 된다.

    ⓔ 스스로 격려하기, 연간 계획 수립하기, 주변의 지지얻기 등의 전략을 고려한다.

ⓜ 유지 단계

    ⓐ 이 단계에 속하면 6개월 이상 꾸준히 운동을 해 왔다.

    ⓑ 이전의 하위 단계로 내려가지 않도록 하는데 중점을 두어야 한다.

    ⓒ 운동을 못하게 되는 상황이 무엇인가를 미리 파악하여 대비하는 전략이 도움이 된다.

    ⓓ 일정을 조정하여 운동 시간을 확보하기, 자신감과 웰빙 느낌 높이기, 다른 사람에게 운동 멘토 역할하기 등이 유지 단계에 필요한 전략이다.

⑤ 이론의 한계

    ㉠ 주로 개인이 속한 단계에 따른 차이를 "설명"하기에 적합하고, 운동실천을 "예측"하는데는 한계가 있다.

    ㉡ 단계가 퇴보되는 사람도 있는데 퇴보가 언제 왜 일어나는가를 설명하지 못한다는 단점이 있다.

    ㉢ 개인의 단계에 맞는 전략이 과연 무엇인가에 대해서도 충분한 검토가 이루어지지 못했다.

    ㉣ 변화 단계, 변화과정의 개념을 측정하는 도구에 대한 타당도가 아직 충분히 입증되지 않았다는 점도 약점으로 자주 지적되고 있다.

❸ 사회생태학 이론

(1) 통합이론으로서의 사회생태학 이론

① 운동실천을 설명하는 지금까지의 이론(변화단계 이론 포함)은 운동실천이 '개인'의 생각과 감정에 의해 결정되는 것으로 보고 있다. 개인 차원에 해당하는 요소가 운동실천을 결정하는데 핵심적인 역할을 한다는 것이다. 반면 사회생태학 이론에서는 개인 차원의 요소는 행동에 영향을 주는 여러 수준의 영향 중 하나라고 본다. 사회생태학 이론은 개인 차원의 역할도 물론 중요하지만 물리적 환경, 지역사회, 정부 등 다른 차원의 요인도 고려해야 한다고 본다.

② 사회생태학 이론은 건강 행동을 설명하고 예측하기 위해 여러 이론을 끌어 오기 때문에 통합이론에 해당한다. 개인 차원, 지역사회 차원, 정부 차원에서 행동변화를 설명하거나 예측하기 위해 기존에 제시된 여러 이론을 동원할 수 있다.

③ 일례로 개인 차원에서 운동을 하지 않는 이유를 설명하기 위해 자기효능감 이론을 이용할 수 있다. 동시에 상위 수순의 이론으로 개인이 운동을 실천하지 못한 이유를 설명한다. 주변에 쉽게 접할 수 있는 운동 시설이 부족하다면 이는 개인 차원의 문제라기 보다는 지역사회, 정부 차원의 이론으로 해결책을 찾는다.

④ 주민이 좀 더 안전하고 손쉽게 접근할 수 있는 환경을 만들어 운동 실천율을 높이고자 한다면 사회생태학 이론이 적용된 사례로 볼 수 있다.

(2) 이론의 적용

① 사회생태학 이론은 개인의 노력과 지역사회의 노력을 모두 고려해서 운동 실천을 설명한다. 따라서 이 이론을 적용하면 개인의 책임과 지역사회의 책임을 동시에 반영하는 중재를 설계할 수 있다. 이 이론을 적용한 연구는 많지 않다. 운동 실천을 촉진시키기 위해 환경과 정책 측면에서 조치를 취한 연구가 있다.

② 샌디에이고 미해군 기지에서 진행되었던 프로젝트는 사회생태학 이론의 틀을 따랐다. 기지내 거주자의 운동량을 높이기 위해 환경과 정책의 변화를 도모했다. 환경 측면에서는 여성 전용 스포츠센터 건립, 자전거 전용 도로 확충, 새로운 운동 장비 구입, 달리기와 사이클 클럽 운영 등이 도입되었다. 정책 측면에서는 시설 개선에 대한 자금 지원, 그리고 운동을 위한 개인 시간 배려 등의 조치가 취해졌다. 이러한 중재 결과로 샌디에이고 기지에 거주하는 해군 장병의 체력은 다른 지역의 장병에 비해 1년 사이에 크게 향상된 것으로 나타났다.

① 운동실천 영향 요인(개인 요인)

(1) 개인 배경

① 연령

- ㉠ 보건복지부(2002)의 자료
  - ⓐ 운동실천율이 20대 이후에 대체로 증가하는 현상이 발견된다. 20대 남녀가 가장 낮은 15%대이지만, 60대는 20 ~ 30%대로 가장 높게 나타난다.
  - ⓑ 대체로 20대 이후에는 나이가 들수록 운동실천율도 비례해서 높아지다가 70대 이상에서 다시 감소하는 추세를 보인다.
  - ⓒ 이러한 현상은 서구 사회에서 연령이 높아질수록 참가율이 점진적으로 낮아지는 추세와 비교하면 상당히 다른 현상이다.
- ㉡ 한국의 노령 운동실천율 : 연령이 증가하면 심혈관계 기능 저하, 건강상태 악화(예 관절염), 은퇴, 건강 악화에 따른 타인으로 부터의 고립 등의 이유로 운동실천율이 낮아지는 것이 일반적인 현상이지만, 한국인은 오히려 나이가 들수록 운동을 규칙적으로 실천하는 경향이 높아지는 독특한 현상이 나타나고 있다.

② 성

- ㉠ 20대에는 남성이 여성에 비해 운동실천율이 높다.
- ㉡ 하지만 30대와 40대에 이르면 여성이 남성보다 운동을 실천하는 비율이 높아진다.
- ㉢ 50대에는 다시 남성의 실천율이 높아지며, 60대와 70대에는 남성이 여성에 비해 10% 이상 더 많이 운동을 실천하고 있다.
- ㉣ 한국 여성의 운동실천율이 남성의 운동실천율을 앞지르는 현상은 운동심리학 분야의 다른 나라 연구 사례에서 좀처럼 찾아보기 힘든 특이한 현상이라 할 수 있다.

③ 직업

- ㉠ 전문행정관리직, 사무직 등 정신노동자들이 농어업이나 기능 단순노무직 등 육체노동에 종사하는 사람들보다 더 많이 규칙적으로 운동을 실천하고 있다.
- ㉡ 학생의 경우 남학생의 운동 참여가 여학생보다 훨씬 높으며, 주부의 운동 참여는 다른 연령층의 여성에 비해 비교적 높다.

④ 교육수준

- ㉠ 교육수준이 높을수록 여가 시간에 신체활동에 참여하는 경향이 높아진다. 보건복지부(2002) 자료에 의하면, 남자의 경우 학력이 높을수록 운동에 참여하는 비율이 증가한다.
- ㉡ 부모의 교육수준이 자녀의 운동 참여에 영향을 미친다는 것이다.

ⓐ 대학 이상의 학력을 가진 부모를 둔 고등학생의 경우 68%가 고강도의 운동에 규칙적으로 참여하고 있다는 연구가 있다.

ⓑ 부모가 고등학교 교육을 받지 못한 고등학생의 경우에 50% 미만으로 떨어진다.

⑤ 건강상태

㉠ 건강한 사람이 그렇지 못한 사람에 비해 운동을 더욱 적극적으로 실천할 것이라는 사실은 여러 연구를 통해 밝혀졌다.

㉡ 중도 포기율도 운동실천율과 비슷한 현상을 보인다.

ⓐ 건강한 성인 집단을 대상으로 한 6개월간의 프로그램에서 중도 포기율이 50%이다.

ⓑ 에이즈 환자 집단의 경우 75%나 되는 것으로 나타났다.

㉢ 몸무게도 운동 실천에 중요한 역할을 하는데, 과체중과 비만인이 운동에 참여할 가능성은 정상 체중인 보다 낮다.

(2) 심리적 요인

① 운동 방해요인

㉠ 운동 방해요인은 실제 방해요인과 인식된 방해요인으로 구분한다.

ⓐ 2만명에 가까운 캐나다인을 조사한 연구에서 시간 부족을 운동 방해요인으로 인식하는 사람은 그렇지 않은 사람보다 일주일에 운동하는 시간이 더 많은 것으로 밝혀졌다.

ⓑ 시간이 없고 바쁘다는 인식을 하더라도 운동실천은 방해를 받지 않는다는 결과이다.

㉡ 시간 부족을 방해요인으로 응답하는 것은 단지 변명에 불과하다는 주장도 있다.

② 자기 효능감

㉠ 자기효능감은 일련의 활동 과정에 성공적으로 참여할 수 있다는 자기 자신의 능력에 대한 스스로의 믿음으로, 이것은 스스로 수용 가능한 능력의 판단에 기초하며 자신감과 유사한 용어이다.

㉡ 자기효능감은 성에 따라 차이가 있다.

ⓐ 여자 아이들의 경우 피곤함이나 과제물과 같은 외적인 변인보다는 운동에 대한 자기효능감이 운동 실천을 예측하는 가장 중요한 요인이었다.

ⓑ 남자 어린이들의 경우 운동에 대한 자기효능감이 운동실천과 가장 강한 상관관계를 보여주었다.

③ 태도와 의도

㉠ 태도란 어떤 행동을 하는 것에 대해 좋거나 나쁘게 생각하는 것을 말한다.

㉡ 의도란 어떤 행동을 하겠다는 의지와 그 행동을 위해서 투자하는 노력이 얼마나 될 것인가를 말한다.

㉢ 운동에 대한 의도가 개인의 통제 하에 있으면 운동실천을 결정하는 가장 중요한 요인이 된다는 사실을 발견했다.

㉣ 운동 참여에 대한 강한 의도는 운동에 대한 태도에 의해 긍정적인 영향을 받는다.

㉤ 운동에 대해 긍정적인 태도를 가지고 있는 사람이 운동에 대한 강한 의지를 가지고 있을 가능성이 높으며 실제 행동으로 실천할 가능성도 높다.

④ 재미

　　㉠ 운동뿐만이 아니라 사람들은 자신이 재미있다고 생각하는 일을 하려는 경향을 가지고 있다.

　　㉡ 운동을 재미있다고 생각하는 사람이 실제로 운동을 실천하는 경향도 높다.

⑤ 신체 이미지

　　㉠ 신체 외모에 대한 자기 자신의 태도를 뜻하는 말이며, 신체 이미지는 자신의 고유한 것이라기보다는 사회적으로 형성된 것이다.

　　㉡ 낮은 수준의 신체 이미지를 가지고 있는 사람은 운동 지속의 가능성이 낮았다.

　　㉢ 사회적 신체불안이 높은 사람은 낮은 사람에 비해 운동 프로그램을 중도에 포기할 가능성이 높다는 연구가 있다.

⑥ 변화의 단계

　　㉠ 무관심 단계 : 변화를 추구할 의도가 없는 단계

　　㉡ 관심 단계 : 6개월 이내에 행동 변화를 실천할 의도가 있는 단계

　　㉢ 준비 단계 : 1개월 이내에 행동 변화를 실천할 의도가 있는 단계

　　㉣ 실천 단계 : 새로운 행동을 적극적으로 실천하는 단계

　　㉤ 유지 단계 : 과거 행동으로 되돌아갈 가능성이 없어진 단계

⑦ 운동에 대한 지식

　　㉠ 운동에 대한 지식이 많다고 운동을 잘 실천하는 것은 아니다.

　　㉡ 사람들이 운동이 건강에 좋다는 것을 알고 있지만 운동을 규칙적으로 실천하는 사람은 그다지 많지 않다는 사실이 이를 입증한다.

　　㉢ 운동 지식과 운동 참여 간에 상관관계가 거의 없다는 사실은 운동 습관을 형성하는데 영향을 줄 수 있는 더 중요한 요인인 있음을 시사한다.

(3) 운동특성 요인

① 운동 강도

　　㉠ 운동을 처음 시작할 때 고강도 운동보다 저강도나 중강도의 운동을 선택하는 것이 근육통, 부상 등의 위험을 줄이는 등 훨씬 접근이 쉬울 것이다.

　　㉡ 운동 강도가 높을수록 운동 지속 정도가 낮아지는 것 또한 사실이다.

　　㉢ 운동 강도와 운동 지속 정도는 부적 상관관계가 있다고 할 수 있다.

② 운동 지속시간

　　㉠ 짧게 나누어 여러 번 운동을 한 집단이 한 번에 길게 운동한 집단보다 더 오랜 기간 동안 운동을 했으며, 운동 지속시간도 길었다.

　　㉡ 10분씩 나누어서 하루 30분 운동을 하는 것이 하루 한번 30분 운동하는 것보다 운동 지속실천 측면에서 유리하다는 결론을 내릴 수 있다.

③ 운동 경력

　　㉠ 개인의 과거 운동 경력도 운동실천에 영향을 준다.

　　㉡ 아동기에 운동을 적극적으로 실천한 어린이는 성인이 된 이후에도 운동을 꾸준히 실천하는가의 여부는 아동의 체육활동 참여를 권장하는 당위성이 측면에서 중요하다.

❷ 지도자, 집단, 문화의 영향(환경 요인)

(1) 운동지도자

① 운동지도자의 영향

　　㉠ 운동실천에서 지도자의 역할은 막중하다.

　　　ⓐ 운동지도자(퍼스널 트레이너, 생활체육 지도자, 코치 등)는 회원의 운동 지속실천을 결정하는 가장 중요한 요인으로 꼽히기도 한다.

　　　ⓑ 지도자 역할이 중요한 이유는 지도자가 여러 역할을 하는 위치에 있기 때문이다.

　　　ⓒ 운동지도자는 공식적으로 운동 지도를 할 뿐만 아니라 다양한 형태로 동기유발 기회를 제공한다.

　　㉡ 퍼스널 트레이너를 배치한 운동반은 그렇지 않은 운동반에 비해 18개월 동안 출석률이 2배 이상 좋은 것으로 나타났다.(Jeffery, 1998)

② 리더십 스타일

　　㉠ 좋은 운동지도자는 회원의 프로그램 만족도, 운동 자기효능감, 운동 동기 등에 긍정적인 영향을 줄 것이라는 점은 직관적으로 알 수 있다.

　　㉡ 운동지도자의 지도력이 별로 좋지 않으면, 프로그램에 대한 만족도뿐만 아니라 재등록율도 낮을 것으로 예상된다.

(2) 운동집단

① 집단 응집력

　　㉠ 운동집단의 특성에 따라 운동실천 관련 인지, 정서, 행동이 달라진다는 결과가 제시되고 있다.

　　㉡ Caron(1998) 등이 스포츠 상황에 맞도록 개발했던 집단환경 질문지(GEQ)를 운동상황에 적용시킨 신체활동환경 질문지(PAEQ)가 대표적인 측정 도구이다.

　　㉢ PAEQ는 GEQ와 마찬가지로 집단의 응집력을 과제측면과 사회측면으로 구분해서 측정한다.

　　　ⓐ **과제측면** : 집단의 목표 달성과 운동 프로그램의 내용에 대해 얼마나 좋아하는지를 의미하는 것으로, 운동 그 자체가 좋은 정도를 말한다.

　　　ⓑ **사회측면** : 회원들 사이의 인간관계가 얼마나 좋은가를 나타내는 지표이며, 운동 그 자체가 아니라, 회원이 좋은 정도를 의미한다.

ⓔ 집단 응집력은 과제측면과 사회측면, 그리고 집단에 대한 개인매력과 집단통합으로 구분한 4가지 요인으로 구성되며, 요인별 문항의 예는 다음과 같다.
- ⓐ **집단에 대한 매력-과제** : 나는 운동 프로그램의 강도에 대해 만족한다.
- ⓑ **집단에 대한 매력-사회** : 나는 회원과 어울리는 것을 좋아한다.
- ⓒ **집단통합-과제** : 우리 회원들은 운동에 필요한 준비를 할 때 서로 잘 돕는다.
- ⓓ **집단통합-사회** : 우리 회원들은 운동 중에 잘 어울린다.

② **집단 응집력의 영향**
- ㉠ 응집력과 운동 지속실천을 다룬 선행 연구를 메타분석한 결과는 과제측면과 사회측면 모두 운동 지속실천에 긍정적인 영향을 주지만 과제측면의 영향력이 훨씬 컸다.
  - ⓐ 응집력의 과제측면이 운동 지속실천에 주는 영향 : 0.62
  - ⓑ 응집력의 사회측면이 운동 지속실천에 주는 영향 : 0.25
- ㉡ 효과크기에서 알 수 있듯이 회원의 응집력은 운동 지속 여부를 결정하는 중요한 요인인데, 이 결과를 확장시키면 응집력에 대한 생각을 좋게 만들어 지속실천도 좋아질 것이라는 예상이 가능하다.

③ **집단 응집력 향상 전략**
- ㉠ 팀 빌딩 전략에는 응집력을 향상시켜 운동 지속실천을 유도하도록 독특성, 개인위치, 집단규범, 개인공헌 상호작용 개념이 적용되었다.
- ㉡ 응집력 향상을 적용받은 집단은 그렇지 않은 집단에 비해 응집력(집단에 대한 개인매력의 과제측면)이 월등히 높아졌고, 중도 포기자와 지각도 줄었다.

(3) 사회적 지지

① **사회적 지지의 개념**
- ㉠ **사회적 지지** : 다른 사람으로부터 받는 편안한 느낌, 사랑받고 있다는 인식, 도움이나 정보를 받는 것을 말한다.
- ㉡ 사회적 지지는 과정으로 보는 관점, 연결망을 중시하는 관점이 있다.
  - ⓐ **과정으로 보는 관점** : 사회적 통합 - 지지연결망 - 지지분위기 - 지지의 제공 및 수혜 - 지지의 인식 순으로 지지를 인식하기까지 몇 단계를 위계적으로 거쳐야 한다고 본다.
  - ⓑ **사회 연결망** : 지지를 얻는 대상(회원, 가족, 친구, 지도자, 직장 동료)이 얼마나 되는가를 의미한다. 양적인 측정이기 때문에 얻는 지지의 내용이나 유형을 파악하기 어렵다는 단점이 있다.

② **사회적 지지의 유형**
- ㉠ **도구적 지지** : 유형의 실질적인 지지를 제공하는 것을 말한다. 웨이트트레이닝을 할 때 보조 역할, 운동 장소까지 태워다 주기, 베이비시터 역할 하기 등이 도구적 지지의 예이다.
- ㉡ **정서적 지지** : 다른 사람을 격려하고 걱정하는 과정에서 생긴다. 노력에 대해 칭찬과 격려를 해주고, 어려움을 호소할 때 같이 걱정해 주는 것이 대표적 예이다.

ⓒ **정보적 지지** : 운동 방법에 대해 안내와 조언을 하고 진행 상황에 관한 피드백을 제시해주는 것을 말한다. 대개 운동지도자나 트레이너로부터 정보적 지지를 받지만 가족, 친구, 동료 등으로부터 받을 수도 있다.

ⓔ **동반 지지** : 운동할 때, 동반자 역할을 하는 사람이 있는가의 여부를 말한다. 피로와 지루함을 줄일 수 있고, 운동 재미가 더 커지기 때문에 지속실천에 도움이 된다.

ⓜ **비교확인 지지** : 다른 사람과의 비교를 통해 자신의 생각, 감정, 문제, 체험 등이 정상적이라는 확인을 하는 것이다. 자신과 유사한 특성을 가진 사람과 같이 운동을 하거나 관찰을 통해 얻을 수 있는 지지의 유형이다. 비만인이나 재활 운동을 할 때 비슷한 사람과 함께 하면 비교확인 지지를 얻기가 쉽다.

③ **사회촉진 현상**

ⓐ 운동을 할 때 다른 사람이 운동을 하고 있거나 단순히 구경하는 사람이 있으면 행동이 달라지기도 한다.
  ⓐ 웨이트트레이닝을 하는데 바로 옆에서 누군가 운동을 하면 자극이 되고, 자전거를 탈 때 주변에 라이딩하는 사람이 있는가의 여부도 자전거 주행의 영향을 준다.
  ⓑ 이처럼 다른 사람이 자신을 관찰하고 있다고 생각하면 노력을 더 많이 하고 수행도 향상되는 현상을 "사회 촉진(social facilitation)"이라 한다.
  ⓒ 관찰자에게 좋은 인상을 심어주려는 동기가 작용한다고 볼 수 있다.

ⓑ 운동할 때 주변에서 누군가 같은 운동을 하면 주관적 운동강도(RPE)를 낮게 보고 하는 경향이 있다.
  ⓐ 자신의 체력 수준이 옆 사람과 비슷하거나 오히려 우월하다는 인상을 심어주려는 의도가 작용하기 때문이다.
  ⓑ 특히 평가자가 여자일 때 운동하는 남자가 RPE를 낮추어 보고하는 경향이 강하다.

④ **사회적 지지의 영향**

ⓐ **조사연구** : 사회적 지지를 많이 받을수록 운동량도 높은 것으로 나타났다.

ⓑ **사회적 지지의 유형** : 사회적 지지의 유형과 운동 지속실천의 관련성에 관한 연구 결과는 정서적 지지가 보다 중요하다는 결론을 내리게 해준다.

ⓒ **성차** : 운동 상황에서 남자에 비해 여자가 자기존중감 지지를 더 중요하게 여긴다는 사실이 발견되었다.

(4) 사회와 문화

① 사회와 문화적으로 기대되는 행동이나 신념을 어떻게 인식하는가가 운동 실천에 영향을 준다.

ⓐ 최근 요가 등 예전에 활성화되지 않았던 운동 종목이 웰빙을 강조하면서 유행하는 현상도 규범의 변화로 볼 수 있다.

ⓑ 요가는 운동 특성상 남성보다는 여성에게 적합한 종목으로 여겨지면서 실천하는 인구도 늘고 있다.

ⓒ 마찬가지로 중간 강도의 운동으로 권장되는 빠르게 걷기도 힘과 파워를 그다지 요구하지 않아 여성들 사이에서 널리 인기를 끌고 있다.

② 운동에 대한 규범의 변화는 운동 실천의 변화로 이어진다.

　　㉠ 30 ~ 40대 여성의 실천율이 남성을 앞서는 것도 최근 운동에 관한 이러한 규범의 변화와 무관하지 않을 것이다.

　　㉡ 대학생들 사이에는 아직도 운동보다는 IT제품 사용, 사교와 음주 모임에 대한 관심이 높다.

　　㉢ 20대 여성의 운동 실천율이 낮은 현상도 이러한 문화 분위기를 반영한 것으로 볼 수 있다. 하지만 일부 여성들 사이에서는 미디어매체를 통한 운동법을 보고 따라하는 문화도 많이 생기고 있다.

❸ 이론에 근거한 전략

(1) 혜택 인식

① 합리적 행동, 계획행동 이론은 운동실천으로 기대되는 혜택을 어떻게 인식하는가의 문제가 공통적으로 포함되어 있다. 행동의 결과로 주어지는 이득을 어떻게 인식하는가가 행동실천에 중요한 영향을 미친다. 운동이 주는 혜택은 매우 광범위하기 때문에 자신 또는 회원(고객)에게 의미 있는 혜택이 무엇인가를 구체적으로 인식할 필요가 있다.

② 운동지도자, 트레이너, 체육교사 등 운동 프로그램을 설계하는 위치에 있는 전문 인력은 고객이 추구하는 혜택이 무엇인가를 파악하고 여기에 부응하도록 운동 프로그램을 설계할 필요가 있다. 예컨대 체중과 몸매를 중시하는 사람에게는 이 목적을 달성할 수 있도록 운동을 설계해 주고, 체력과 근력을 향상시키는 혜택을 기대하는 사람에게는 근력훈련 운동을 설계하는 것이 바람직하다.

　　㉠ 건강과 체력 증진 : 심폐지구력, 근력 및 근지구력, 유연성 등을 향상시키고, 체력을 향상시키고 질병 치료, 활력증가, 수면패턴 개선, 통증이나 피로감을 감소시킨다.

　　㉡ 외모와 체형개선 : 체지방을 감소시키는 장기간의 유산소 운동과 근육량을 증가시키는 웨이트트레이닝을 통해 이상적인 체형을 만들 수 있다. 외모와 체형의 개선은 신체 이미지, 신체적 자기존중감 등을 높이는 효과가 있다.

　　㉢ 정신적 · 정서적 건강 향상 : 운동은 부정적인 정신 · 정서적 상태(외모자신감 부족, 의기소침)를 감소시키고, 긍정적인 반응(자부심, 긍정적인 기분)을 증가시킨다.

　　㉣ 대인관계 개선 : 운동실천 과정에서 새로운 사람을 만날 수 있기 때문에 대인관계가 좋아진다. 중년 이후에 대인관계의 기회가 많지 않다는 점을 고려하면 운동이 중요한 역할을 한다.

　　㉤ 운동실천을 통해 이러한 혜택이 주어진다는 사실을 어떻게 홍보 하는가도 중요한 문제이다. 운동 혜택에 관한 정보는 대중매체, 신문, 잡지, 팜플렛, 대화 등을 통해서 얻을 수 있다. 개인이 처한 상황과 특성에 맞도록 운동이 주는 혜택을 선택해서 제공하는 것도 의미가 있다. 노인에게는 아이와 함께 놀이를 하는 신체활동이 어떤 혜택을 주는지가 의미가 있으며, 비만인이라면 운동을 통해 체중감량을 할 때 어떤 혜택이 따라오는지를 설명해 주어야 설득력이 높아진다.

(2) 방해요인 극복

① 계획행동 이론에 행동통제 인식 개념이 들어 있다. 행동통제 인식이란 방해요인에도 불구하고 운동을 실천할 수 있다는 생각을 말한다. 또 변화단계 이론에서도 단계가 낮을수록 방해요인을 많이 인식한다는 사실을 알 수 있다.

② 운동실천의 방해요인을 어떻게 인식하는가가 운동실천에 영향을 준다. 방해요인에 대한 인식은 객관적인 방해가 존재하기도 하지만 주관적 평가의 속성이 강하기 때문에 방해요인을 극복하기 위한 전략이 필요하다.

　㉠ 방해요인이란 개인이 운동하는 것을 막는 것들을 말하는 것으로, 실제 방해요인(예를 들면 휠체어를 사용하는 사람이 접근할 수 없는 운동시설) 과 인식된 방해요인(시간부족)으로 구분한다. 실제 방해요인에는 편리성(접근성), 환경적, 생태적 요인, 신체적 제약 등이 포함된다.

　　ⓐ 편리성은 운동 장소로의 접근 용이성과 운동 시설 및 장비 부족 등을 의미한다. 이용하기 곤란한 교통수단, 운동시설의 부족, 위치적 불편, 장비부족 등은 사람들의 규칙적인 운동을 방해하는 보편적인 요인들이다. 하지만 운동시설의 편리성에 대한 인식은 이러한 시설의 실제 근접도와 상관이 없다는 연구 결과가 있다. 즉 운동 시설까지의 거리가 가깝기 때문에 시설이 편리하다는 인식이 보장되는 것은 아니다. 시설 탓으로 운동실천을 미루기보다는 시간과 장소를 미리 결정하고 실제로 운동을 실천하는 것이 중요하다.

　　ⓑ 지리적 위치, 기후, 이웃환경 등의 환경적 요인은 운동실천의 실제 방해요인으로 작용한다. 비와 눈 뿐만 아니라 좋지 않은 기후는 사람들의 실외활동을 제한시킨다. 집 근처에 조명이 설치된 산책로가 있다면 밤 시간대에도 많은 사람이 운동하러 오게 될 것이다. 반면 주변이 좋은 시설이 있더라도 접근로가 확보되지 않으면 이용에 제약이 따르기 마련이다.

　　ⓒ 부상, 질병, 피로 등의 신체적 제약도 방해요인으로 작용한다. 질병이 있거나 부상을 당했다면 운동하기가 곤란하다. 반면 운동은 여러 질병(암, AIDS, 관절염, 당뇨병, 과체중)을 예방하고 개선하는 방법 중의 하나로 인정받고 있다.

　㉡ 실제 방해요인 이외에도 사람들이 극복할 수 없다고 생각하는 인식된 방해요인 때문에 운동 참여를 기피하게 된다. 실제 방해요인에 비해 인식된 방해요인은 효율적인 전략을 사용하여 해결할 수 있다. 인식된 방해요인 중의 하나는 시간 부족이다. 대부분의 사람들은 운동할 시간이 부족해서 운동을 못한다고 말한다. 하지만 방해요인에 대한 연구를 보면 운동에 대한 방해요인으로 시간부족을 언급한 사람들은 그렇지 않은 사람에 비해 오히려 일주일에 더 많은 시간을 운동에 투자하는 것으로 나타났다.

　㉢ 규칙적으로 운동하는 사람은 시간관리 전략을 사용하고 있으며 생활 속에서 운동에 우선순위를 두고 있음을 의미한다. 방해요인이 시간주복일 때 이에 대한 해결 전략이 일부 밝혀졌다.

　　ⓐ **하루 계획에 운동시간을 정하고 매일 같은 시간에 운동하기** : 이러한 행동은 운동을 일상생활의 한 부분으로 인식하는 데 도움이 된다. 매일 운동시간을 계획하는 번거로움을 줄여 운동을 지속하도록 해준다.

　　ⓑ **운동시간을 방해하는 일들**(기말시험, 휴가, 주기적인 업무분담)의 **처리방법 배우기** : 스트레스 상황에 처하면 운동을 건너뛰고 일만 하는 삶으로 돌아가게 된다. 스트레스가 예상되면 자신에게 도움이 되는 방식으로 밀 대책을 강구해야 한다.

ⓒ 운동을 사치가 아닌 우선적으로 해야 할일로 만들기 : 개인이 실행하여야 할 운동량과 운동을 계속하도록 도와주는 긍정적인 보상 약속을 명확하게 기술한 계약서를 작성하는 것도 좋다.

(3) 자기효능감 향상

① Bandura의 자기효능감 이론에 제시되어 있듯이 자기효능감은 운동지속과 관련된 여러 측면에 상당한 공헌을 하다. 예를 들어 새로운 동작 배우기, 새로운 목표 설정, 운동시간, 운동에 투자한 노력, 운동 후의 정서체험, 운동 중의 생각 등이 자기효능감에 따라서 달라질 수 있다.

② 운동 지속실천을 유도하는 전략으로 자기효능감을 향상시키는 방법이 적용되어 왔다.
　㉠ 과거 수행경험 : 자기효능감을 높이는 데 가장 중요한 요소이다. 성공체험을 높이기 위해서 쉬운 과제에서 어려운 과제로 점점 강도를 높여나갈 필요가 있다. 특히 초보자에게는 자신의 능력에 맞는 운동 집단에 소속되어서 성취감을 느끼게 해야 한다.
　㉡ 간접 경험 : 다양한 방법으로 시범을 보여주는 것이 자기효능감을 높이는 좋은 방법이다. 특히 운동 수행자와 유사한 사람이 시범을 보이는 것이 효과적이다. 기술 시범뿐만 아니라 문제해결 관련 시범(잘못된 것을 바로잡는 과정을 보여준 시범)도 자기효능감을 높이는데 좋다.
　㉢ 언어적 설득 : 주위 사람들의 긍정적인 격려와 지지는 자기효능감을 높여준다. 칭찬은 그 자리에서 즉시 매우 구체적으로 해주는 것이 효과적이다.
　㉣ 신체와 감정 상태 : 초보자는 운동 중에 일어나는 신체 반응(예 호흡수와 심박수 증가, 땀, 근육의 느낌)에 대해 불쾌감이나 불안감을 느낀다. 신체 반응에 대한 부정적인 감정은 운동 흥미를 낮추고 지속실천을 방해한다. 이런 느낌은 정상적인 운동 반응이므로 긍정적으로 해석하도록 지도자가 도와주어야 한다.

❹ 행동수정 및 인지전략 ✔자주출제

(1) 행동수정

① 의사결정 단서
　㉠ 집에 돌아왔을 때 운동화를 확실하게 볼 수 있도록 현관에 운동화를 두고 출근하면 퇴근해서 운동을 하게 될 가능성이 높아진다. 운동화가 행동을 하도록 결정을 하는 중요한 단서의 역할을 한 것이다.
　㉡ 이처럼 행동의 실천 여부를 결정하는 과정을 시작하게 하는 자극을 의사결정 단서라 하고 실제 행동을 결정하는 단서를 행동 단서라 부른다.
　㉢ 유사 개념으로 프롬프트라고도 하는데 계획한 행동을 잊지 않고 실천하도록 기억을 떠올려주는 단서를 말한다.

② 출석상황 게시

    ㉠ 출석 상황과 운동 수행 정도를 공공장소에 게시하면 운동프로그램 참여자의 동기를 유발시키는 효과가 있다.

    ㉡ 운동수행 관련 정보는 운동 참여자가 보기 좋도록 그래프나 차트로 만들면 더 효과적이다.

③ 보상 제공

    ㉠ 출석에 대한 보상을 제공하면 출석 행동이 강화되는 효과가 있다. 5주간의 조깅 프로그램에 등록한 회원을 대상으로 출석을 기준으로 두 가지 보상을 제공한 연구가 있다.

        ⓐ 하나는 참석에 대한 사례로 주당 1달러를 상금으로 제공했고, 다른 하나는 상품을 탈 수 있는 복권을 주었다.

        ⓑ 이 두 가지 중재전략을 사용한 결과 출석률이 64%까지 향상되었다. 보상방법을 사용하지 않은 통제집단의 출석률은 40%에 머물렀다.

    ㉡ 물질적 보상이 회원의 출석을 높이는데 즉각적인 효과가 있음을 알 수 있다.

④ 피드백 제공

    ㉠ 운동 참여자에게 피드백을 제공하는 것은 운동 기능 향상과 동기부여 측면에서 매우 중요하다.

        ⓐ Scherf와 Franklin(1987)은 심장재활을 위해 환자들의 몸무게, 휴식시 심박수, 운동시 심박수, 걷는 거리, 뛴 거리 그리고 운동한 총 거리를 개별적인 양식으로 기록하는 정보자료 시스템을 개발하였다.

        ⓑ 연구자는 참석자들에게 매달 기록과 운동에 대한 적절한 평가가 제시되어 있는 기록 카드를 제공하였다. 운동수행 목표를 달성한 사람에게는 매달 보상을 주었다.

        ⓒ 그 결과 참가자의 출석률과 지속률 뿐만 아니라 동기와 열의 수준도 더 높았다.

    ㉡ 맨 마지막 시간에 전체 참여자에게 칭찬을 하는 것 보다는 개인적으로 피드백을 제공하는 것이 훨씬 효과적이다.

    ㉢ 운동에 참여하는 사람에게 개별적으로 피드백을 제공하는 것이 집단으로 피드백을 제공하는 것보다 운동프로그램의 참여율이 더 높았다. 또한 개별 피드백을 제공받은 사람이 운동지속 기간도 프로그램이 끝난 후 3개월이나 더 지속되었다.

(2) 인지전략

① 목표설정 ✔자주출제

    ㉠ 운동실천을 성공적으로 이끌어 갈 수 있는 방법으로 목표 설정을 들 수 있다.

    ㉡ 운동 목표를 설정할 때에는 자신의 현재 건강수준을 측정하고, 구체적이고 측정 가능하며 현실적이고 약간 어려운 목표를 설정한다는 원칙을 지켜야 한다.

    ㉢ 목표설정과 함께 목표를 달성하기 위해 취해야 할 행동(목표 달설 전략)을 구체적으로 정해두는 것도 중요하다.

ⓔ 운동참여자는 장기 목표를 단기 목표와 중간 점검이 가능한 초단기 목표로 세분화시켜야 한다.

ⓐ 장기 목표를 세분화하면 참여 동기를 유지시키는 효과가 있다.

ⓑ 예를 들어 5개월 내에 10kg을 감량하는 장기목표는 2주 내에 1kg 감량한다는 단기 목표와 함께 설정되어야 동기유발의 효과가 극대화된다.

② 의사결정 균형표

㉠ 운동 참여 여부를 결정하는데 도움이 되는 의사결정 균형표를 사용할 수 있다.

㉡ 의사결정 균형표란 운동을 통해 얻게 되는 혜택과 발생하는 손실의 리스트를 적어 비교하는 방법이다.

㉢ 구체적으로 운동으로 얻는 혜택과 손실을 자기 자신, 주변 사람으로 구분해서 기록하는 것이다.

㉣ 운동의 혜택과 손실을 비교하여 혜택이 더 많다고 생각되면 운동을 하겠다는 결정을 내리게 된다.

③ 운동일지

㉠ 규칙적으로 운동일지를 작성하면 운동수행의 향상도를 한 눈에 알아볼 수 있어 자기효능감을 평가하는데 중요한 정보로 활용될 수 있다.

㉡ 18주 동안 운동일지를 작성한 운동 참여자 집단이 운동일지를 작성하지 않은 통제집단에 비해 심폐지구력이 향상되었으며, 운동 참여 횟수도 많았다는 연구 결과가 운동일지 작성의 실용적 가치를 입증하고 있다.

④ 운동계약

㉠ 운동실천에 관한 의사결정 과정에 참여할 기회가 주어지면 운동실천에 대한 책임감이 증대된다.

㉡ 의사가 환자에게 운동처방에 대한 의사결정권을 주면 환자는 의사의 권고를 충실히 이행해야겠다는 의지가 높아진다는 연구 결과가 있다.

㉢ 트레이너, 운동처방사가 운동 프로그램을 작성하거나 처방을 할 때 회원의 의견을 반영한다면 그렇지 않을 때에 비해 운동 지속실천의 가능성이 높아진다.

㉣ 지도자와 회원 사이에 운동 계약서를 작성하는 것도 회원이 의사결정에 참여하는 과정이 포함된 것으로 볼 수 있다.

⑤ 운동강도 모니터링

㉠ 운동 초보자들은 고강도의 운동은 피하는 것이 좋다. 처음부터 고강도 운동을 하면 근육통, 피로감, 부상 등을 경험할 수 있다.

㉡ 쉬운 운동부터 시작하는 것은 이와 같은 정적인 경험을 줄여줄 뿐만 아니라 성취감을 느끼는데도 도움이 된다. 운동 강도를 스스로 인식하고 조절할 수 있는 방법을 익힐 필요가 있다.

㉢ 가장 널리 이용되는 방법은 심박수, 호흡을 기준으로 하는 것이다. 심박수와 호흡이 어느 정도일 때 운동 강도가 적당한가에 관한 교육을 받으면 강도를 스스로 조절할 수 있게 된다.

㉣ RPE를 사용한 방법도 권장된다. RPE는 6부터 20까지 숫자로 구성되어 있기 때문에 숫자의 범위로 운동 강도를 표현할 수 있는 장점이 있다.

⑥ 내적 집중과 외적 집중 ✔자주출제

 ㉠ 운동 중에 주의를 어디에 기울이느냐가 운동 실천에 중요한 변인이다.

 ㉡ 근육, 심장, 호흡 등 신체 내부로부터의 피드백 정보에 주의를 기울이면 내적 집중이라고 하고, 외부 환경의 정보, 주변 경관을 구경하거나 음악을 듣는 것처럼 외부환경에 주의를 기울이는 것을 외적 집중이라 한다.

 ㉢ 외적 집중이 내적 집중보다 운동 중의 피로감과 통증을 덜 느끼게 하는 효과가 있다. 운동을 할 때 음악을 듣거나 즐거운 장면을 감상하는 것은 피로감을 덜 느끼게 하는 주의집중 방법으로 활용 가능하다.

 ㉣ 나아가 외적 집중은 운동 지속실천에도 긍정적인 영향을 준다. 외적 집중과 내적 집중을 비교한 연구에서 외적 집중에 참가한 사람들이 내적 집중에 참가한 사람들보다 출석률이 더 높았다. 3개월 후에도 운동을 지속하는 비율은 87%대 37%로 외적 집중에 참가한 사람이 더 높았다. 6개월 후에도 역시 동일한 경향을 보였다. 외적 집중을 하면 회원의 재등록률이 높아진다는 결과이므로 스포츠센터 관리자가 관심을 가질 대목이다.

 ㉤ 운동 중에 몸에서 나타나는 반응보다는 외부의 환경에 신경 쓰는 것이 피로감을 줄이는데 더욱 효과적이다. 실내에서 운동을 하는 경우, 특히 헬스클럽에서 운동하는 사람들이 외적 집중에 신경쓸 수 있도록 창 쪽에 운동기구를 설치하거나 적절한 음악 감상이나 좋은 화면을 감상할 수 있는 기구를 설치할 필요가 있다.

06 스포츠심리상담

01 〈 운동상담

❶ 운동상담의 개념과 목표

(1) 상담의 정의

도움을 필요로 하는 사람이 전문적 훈련을 받은 사람과 대화를 통해 전반적인 생활과제를 해결하며, 행동 및 감정 측면의 인간적 성장을 위해 노력하는 학습과정이다.

(2) 운동상담

① 운동에 참여하는 사람들을 대상으로 도움을 줄 수 있는 사람(운동상담자)과의 대화를 통한 운동참가자들의 인간적 성장을 위한 노력이다.

② 운동삼담은 운동참가자와 관련된 사고, 감정, 행동의 변화를 이끌어내는 과정이다.

③ 운동상담의 목적을 달성하기 위하여 상담자가 가져야 할 기법이다.

(3) 운동상담의 목표

① 운동참가자의 운동지속기간 증가

② 운동 수행의 향상

③ 운동참가 만족도 향상

④ 타인과의 의사소통이나 대인관계 개선

⑤ 운동에 관련된 심리적인 요인의 개선

⑥ 스트레스, 우울증, 낮은 수준의 자기개념(자기존중감), 자살 등 문제점의 해결

② 운동상담의 역할과 단계

(1) 운동상담의 주요 역할

① 치료적 역할

② 예방적 역할

③ 교육·발달적 역할로서 스포츠심리학과 유사한 역할(스포츠심리학의 역할과는 차이가 있다.)

(2) 운동상담의 4가지 접근

① 일반 운동참가자에게 주목한다.

② 심리기술훈련 및 경기력 향상보다는 운동지속시간 및 운동만족도 향상에 주목한다.

③ 운동을 통한 개인적 성장(신체, 정신, 사회적 측면)에 초점을 둔다.

④ 인간과 환경과의 상호작용에 주목한다.

(3) 상담과정의 3단계 모형

① 1단계 : 탐색단계 ··· 상담자는 내담자가 자신의 생각, 감정, 행동을 탐색하도록 도움을 준다.

② 2단계 : 통찰단계 ··· 상담자는 내담자가 탐색한 생각, 감정, 행동을 이해하는 단계

③ 3단계 : 실행단계 ··· 탐색과 통찰에 근거하여 내담자가 어떤 행동을 취해야 할 것인지 돕는다.

③ 운동상담자의 자질

(1) 호기심
인간의 사고, 감정, 동기, 행동에 대한 관심인데, 상담의 과학적인 측면보다는 창조적이고 예술적인 측면에 매료되는 것은 상담자로서의 순기능적 특성이라고 할 수 있다.

(2) 청취 능력
타고난 경청/청취 능력과 타인의 이야기를 듣는 것을 좋아하는 것이 바람직한 상담자로서의 태도이며 능력이다.

(3) 대화하는 것을 편안해 함
타인과 이야기 하는 것을 좋아하고, 대화하는 그 자체가 보상(reward)인 것을 의미한다.

⑷ 공감 및 이해 능력

자신과 다인의 생각과 느낌을 이해하고 행동의 동기 및 의미를 반성(reflection)하고 성찰할 수 있는 능력을 의미한다.

⑸ 정서적 통찰력

상담자는 상담 장면에서 내담자가 표현하는 다양한 감정(슬픔, 기쁨, 실망, 충격, 분노 등)을 통찰해야 할 뿐만 아니라, 내담자가 이러한 감정들을 경험하고 표현하도록 격려해야 한다.

⑹ 극기

상담의 초점은 내담자의 욕구와 관심에 있기 때문에 상담자는 자신의 개인적인 욕구를 상담 장면에서 드러내지 않는 능력이 필요하다.

⑺ 모호함을 견디는 능력

상담자는 다양한 내담자들의 복잡하고 심층적인 문제에 대한 해답을 섣불리 제시하려 하지 말고, 상담자의 의도대로 내담자를 통제하지 않으며, 권위적인 태도로 내담자를 대하는 것을 지양해야함. 내담자가 스스로 자신의 해결책을 찾도록 격려할 수 있어야 한다.

⑻ 따뜻함과 배려

내담자를 판단하지 않고 내담자를 이해하고 배려하는 태도를 가져야 한다.

⑼ 친밀한 관계 형성 능력

친밀한 관계를 형성하는데 두려움이 없고, 내담자와 깊고 친밀한 관계를 형성하고 유지할 수 있어야 한다.

⑽ 권력에 대해 편안해 함

상담의 이론적 경향이나 제시되는 문제와 상관없이 대부분의 상담자는 내담자와의 관계에서 힘과 영향력 면에서 우위에 있다. 상담자는 본인의 의도와 상관없이 이런 위치에 놓이게 되는 것을 편하게 여겨야 한다. 상담자의 힘과 영향력은 내담자와의 관계에서 적절한 거리를 유지하면서 상담자 자신이 전지전능하다고 느끼는 함정에 빠지지 않는 한 상담과정과 결과에 좋은 영향을 미친다.

⑾ 유머감각

상담자는 유머감각이 있어야 한다. 적절한 시기에 적절한 방법으로 표현된 유머는 치료효과가 있다.

02 운동상담의 기법 ✓자주출제

❶ 관심집중

(1) 관심집중의 정의

상담자가 내담자에게 관심을 갖고 집중하는 것은 상담의 기본 조건이다. 내담자가 원하는 것이 무엇인지 정성껏 주의를 기울여서 들어야 하며, 상담자가 내담자와 온전하게 함께 하는 주의집중을 해야 한다.

(2) 내담자에게 관심을 집중하는 기술

① 내담자를 향해서 앉기, 개방적인 몸 자세를 취하기, 때때로 내담자를 향해 몸을 기울여 앉기, 적절하게 시선을 맞추기, 긴장 풀기

② 상담자 자신에게 적합하면서 내담자에게 주의를 기울인다고 느낄 수 있는 기술을 익히도록 해야 한다.

❷ 경청 ✓자주출제

(1) 경청의 정의

경청은 내담자의 언어적 메시지(말) 뿐만 아니라 비언어적 메시지(표정, 손발의 움직임, 몸의 자세, 목소리 등)를 듣는 것을 의미한다.

(2) 비언어적 메시지 경청하기

① 상담자는 내담자의 말 이외의 비언어적 메시지에 주목해야 한다.

② 내담자의 비언어적인 메시지는 내담자의 심정과 생각을 말보다 더욱 정확하게 나타내기도 한다.

③ 비언어적인 메시지는 말보다 상대적으로 매우 즉시적이며 무의식적으로 나타나기 때문에 상담자는 내담자의 비언어적 메시지를 민감하게 관찰하고 알아차리는 민감성을 가져야 한다.

(3) 말 이외의 비언어 매체 분류

① 눈 … 시선, 눈 깜빡임, 눈물을 글썽임, 눈에 힘이 들어감 등

② 몸의 자세 … 웅크림, 뒤로 젖힘 등

③ **손발의 제스처** … 손발의 움직임, 주먹을 쥠, 뒤통수를 긁적임 등

④ **얼굴표정** … 미소, 미간을 찌푸림, 입술이 떨림 등

⑤ **목소리** … 톤의 고저, 강약, 유창성, 떨림 등

⑥ **자율신경계에 의한 생리적 반응** … 얼굴 빨개짐, 창백해짐, 급한 호흡, 동공확대, 땀이 남 등

⑦ **기타** … 복장, 화장, 두발 상태 등

(4) 언어 메시지 경청하기

① 내담자의 말에 의해 표현된 언어메시지는 내담자의 사실이나 사건, 생각, 감정을 표현한다.

② 3가지 요소는 서로 관계를 갖고 얽혀있을 수도 있고 구분될 수도 있기 때문에 상담자는 경청을 통해 내담자의 언어메시지의 의미를 이해할 수 있어야 한다.

(5) 경청의 확인

내담자는 상담자가 자신의 메시지에 경청하고 있는 것을 상담자의 태도 혹은 행동에 의해 확인한다.

① 적절한 고개의 끄덕임

② 단순한 음성반응

③ 관심 어린 질문

④ 내담자의 말을 반복 · 요약

(6) 내담자의 말을 반복하는 경우

① 요약하는 적절한 시기

② 내담자가 전달하려는 바가 분명치 않을 때

③ 내담자가 다양한 주제, 내용, 상황, 사건 등을 한꺼번에 말하고자 할 때

④ 내담자가 너무 오래 말할 때

⑤ 내담자가 무슨 말을 하고 있는지 혼돈에 빠졌을 때

⑥ 상담자 역시 내담자를 충분히, 확실히 이해하고 있는지 의심스러울 때

❸ 공감적 이해

(1) 공감

① 누군가와 같은 입장이 되거나 그 사람이 느끼고 생각하는 바를 나도 유사하게 혹은 같게 느끼는 상태를 의미한다.

② 내담자는 상담자의 공감하는 행위를 통해 자신의 몰랐던 감정, 행동 방식, 내포하고 있는 주제 등을 스스로 파악하게 되고 효율적인 해결책을 찾게 된다.

(2) 운동상담 시 공감적 반응의 질을 높이기 위한 방법

① 생각할 시간을 갖는다.

② 반응시간을 짧게 한다.

③ 내담자에게 맞게 반응하도록 자신을 지켜야 한다.

❹ 운동상담 시 고려해야 할 상담윤리 ✔자주출제

(1) 상담자의 책임이다.

(2) 내담자와의 관계에서 상담자는 상담자의 목표, 상담에서 이용되는 기법, 상담에서 지켜야 할 규칙, 상담관계에 영향을 미칠 수 있는 여러 제한점에 대해 내담자에게 미리 알려주어야 한다. 운동상담사와 운동참가자 간의 치료적 관계와 사회적 혹은 개인적 관계에 대해 주의를 기울여야 한다.

(3) 상담과정에서 알게 된 개인의 비밀을 보장하는 것은 매우 중요한 상담자의 의무이다.

(4) 상담자는 상담에 적합한 전문 능력과 기술을 갖추고 그 능력과 기술의 사용한계에 대해 잘 알고 있어야 한다.

(5) 상담자는 내담자에게 줄 수 있는 직업상의 서비스와 그 한계를 명확하게 알고 있어야 한다.

(6) 내담자를 측정해야 할 경우 적합한 측정 도구를 사용해야 하고 그 결과를 적절하게 해석해야 한다.

(7) 상담자는 내담자의 인권이 침해되지 않도록 극히 민감해야 한다.

❺ 상담자가 보고해야 하는 내담자의 상황으로 비밀유지의 윤리가 절대적이지 않은 경우

(1) 내담자가 자신이나 타인에게 위험한 행동을 할 때

(2) 미성년 내담자가 근친상간, 강간, 아동 학대 혹은 여타 범죄의 희생자라고 생각될 때

(3) 내담자가 입원할 필요가 있다고 판단될 때

(4) 정보가 법적인 문제가 될 때

최근 기출문제 분석

2024. 4. 27. 시행

1 〈보기〉가 설명하는 성격 이론은?

> **〈보기〉**
>
> 자기가 좋아하는 국가대표선수가 무더위에서 진행된 올림픽 마라톤 경기에서 불굴의 정신력으로 완주하는 모습을 보고, 자기도 포기하지 않는 정신력으로 10km 마라톤을 완주하였다.

① 특성이론   ② 사회학습이론
③ 욕구위계이론   ④ 정신역동이론

> **TIP** 격행위를 관찰하면 이를 모방하는 경향이 있고, 더구나 그 행위가 벌을 받지 않고 보상을 받으면 공격행위는 강화되어 유사한 상황에서 공격행위를 할 가능성이 커진다는 것이다. 보기와 같이 다른 사람의 행동을 관찰한 결과와 유사하게 행동하는 (관찰학습)이론이 사회학습 이론이다.

2024. 4. 27. 시행

2 개방운동기술(open motor skills)에 해당하지 않는 것은?

① 농구 경기에서 자유투하기
② 야구 경기에서 투수가 던진 공을 타격하기
③ 자동차 경주에서 드라이버가 경쟁하면서 운전하기
④ 미식축구 경기에서 쿼터백이 같은 팀 선수에게 패스하기

> **TIP** 개방 운동기술에서는 운동기술 수행의 다양화가 필요하며, 다양하게 변하는 환경과 동작의 요구에 맞도록 움직임을 적응시키는 것에 중점을 두고 연습해야 한다. 보기 1번은 폐쇄운동 기술에 해당된다.

2024. 4. 27. 시행

3 〈보기〉의 ㉠~㉢에 들어갈 개념을 바르게 나열한 것은?

> **〈보기〉**
> • (㉠) : 노력의 방향과 강도로 설명된다.
> • (㉡) : 스포츠 자체가 좋아서 참여한다.
> • (㉢) : 보상을 받거나 처벌을 피하고자 스포츠에 참여한다.

	㉠	㉡	㉢
①	동기	외적 동기	내적 동기
②	동기	내적 동기	외적 동기
③	귀인	내적 동기	외적 동기
④	귀인	외적 동기	내적 동기

> **TIP** 동기란 의사결정이나 특정행동을 일으키는 직접적인 원인이나 계기를 말하는 것으로서, 어떤 목표를 향해서 어떤 행동을 시작하도록 만들고 그것을 지속적으로 유지하도록 하는 정신 현상을 의미하는 것이다. 동기는 "노력의 방향과 강도"라고 할 수 있다.(Sage) 보기 ㉡은 스포츠가 주는 내적인 즐거움을 참가의 원동력으로 인식하는 내적 동기, ㉢은 외적 동기 중 외적규제에 해당된다.

Answer   1.②   2.①   3.②

4 〈보기〉의 ㉠, ㉡에 들어갈 정보처리 단계를 바르게 나열한 것은?

〈보기〉

• (㉠) : 테니스 선수가 상대 코트에서 넘어오는 공의 궤적, 방향, 속도에 관한 환경정보를 탐지한다.
• (㉡) : 환경정보를 토대로 어떤 종류의 기술로 어떻게 받아쳐야 할지 결정한다.

	㉠	㉡
①	반응 선택	자극 확인
②	자극 확인	반응 선택
③	반응/운동 프로그래밍	반응 선택
④	반응/운동 프로그래밍	자극 확인

> **TIP** ㉠의 감각 지각 단계인 자극 확인은 환경으로부터 많은 정보가 인간의 감각 시스템을 통해 유입되어 병렬적으로 동시에 처리될 수 있다. ㉡의 반응선택 단계는 자극에 대한 확인이 완료된 후, 자극에 대하여 어떻게 반응해야 할지를 결정하는 단계이다.

5 〈보기〉에서 설명하는 심리기술훈련 기법은?

〈보기〉

• 멀리뛰기의 도움닫기에서 파울을 할 것 같은 부정적인 생각이 든다.
• 부정적인 생각은 그만하고 연습한 대로 구름판을 강하게 밟자고 생각한다.
• 스스로 통제할 수 있는 것에 집중하자고 다짐한다.

① 명상
② 자생 훈련
③ 인지 재구성
④ 인지적 왜곡

> **TIP** 인지 재구성은 부정적인 생각을 긍정직인 생긱으로 대체하는 방법이 인지 채구성이다. 무성석인 생각이 머리에 떠오를 때, 할 수 있는 최선의 방법은 긍정적인 생각으로 이를 대체하는 것이다.

6 운동발달의 단계가 순서대로 바르게 제시된 것은?

① 반사단계 → 기초단계 → 기본움직임단계 → 성장과 세련단계 → 스포츠기술단계 → 최고수행단계 → 퇴보단계
② 기초단계 → 기본움직임단계 → 반사단계 → 스포츠기술단계 → 성장과 세련단계 → 최고수행단계 → 퇴보단계
③ 반사단계 → 기초단계 → 기본움직임단계 → 스포츠기술단계 → 성장과 세련단계 → 최고수행단계 → 퇴보단계
④ 기초단계 → 기본움직임단계 → 반사단계 → 성장과 세련단계 → 스포츠기술단계 → 최고수행단계 → 퇴보단계

> **TIP** 태아기부터 노년기까지 운동발달 단계는 반사-기초(초보)-기본-스포츠기술-성장과 세련-최고수행-퇴보 순서로 이어진다.

7 반두라(A, Bandura)가 제시한 4가지 정보원에서 자기효능감에 가장 큰 영향력을 미치는 것은?

① 대리경험
② 성취경험
③ 언어적 설득
④ 정서적/신체적 상태

> **TIP** 자기효능감에 가장 큰 영향력을 미치는 순서는 성취경험 > 간접(대리)경험 > 언어적 설득 > 정서적/신체적 상태이다.

8 〈보기〉에서 연습방법에 관한 설명으로 옳은 것만을 모두 고른 것은?

> 〈보기〉
> ㉠ 집중연습은 연습구간 사이의 휴식시간이 연습시간보다 짧게 이루어진 연습방법이다.
> ㉡ 무선연습은 선택된 연습과제들을 순서에 상관없이 무작위로 연습하는 방법이다.
> ㉢ 분산연습은 특정 운동기술과제를 여러 개의 하위 단위로 나누어 연습하는 방법이다.
> ㉣ 전습법은 한 가지 운동기술과제를 구분 동작 없이 전체적으로 연습하는 방법이다.

① ㉠, ㉡
② ㉢, ㉣
③ ㉠, ㉡, ㉣
④ ㉠, ㉢, ㉣

TIP 분산연습(distributed practice) : 연습시간 사이의 휴식시간이 비교적 긴 연습 스케줄(연습시간≤휴식시간)을 말한다. ㉢의 설명은 분습법이다.

9 미국 응용스포츠심리학회(AAASP)의 스포츠심리 상담 윤리 규정이 아닌 것은?

① 스포츠에 참여하는 모든 사람과 전문적인 상담을 진행한다.
② 직무수행상 자신의 한계를 인식하고 한계를 넘는 주장과 행동은 하지 않는다.
③ 회원 스스로 윤리적인 행동을 실천하고 남에게 윤리적 행동을 하도록 적극적으로 권장한다.
④ 다른 전문가에 의한 서비스 수행 촉진, 책무성 확보, 기관이나 법적의무 완수 등의 목적을 위해 상담이나 연구 결과를 기록으로 남긴다.

TIP 스포츠에 참여하는 모든 사람과 전문적인 상담을 진행하는 것은 아니다. 상황은 여러 가지겠지만 팀 단위 혹은 개인이 원할 때 상담이 이루어진다.

10 〈보기〉가 설명하는 기억의 유형은?

> 〈보기〉
> • 학창 시절 자전거를 타고 학교에 등하교 했던 A는 오랜 기간 자전거를 타지 않았음에도 불구하고 여전히 자전거를 탈 수 있다.
> • 어린 시절 축구선수로 활동했던 B는 축구의 슛 기술을 어떻게 수행하는지 시범 보일 수 있다.

① 감각 기억(sensory memory)
② 일화적 기억(episodic memory)
③ 의미적 기억(semantic memory)
④ 절차적 기억(procedural memory)

TIP 절차적 기억은 행하는 운동 과제가 어떤 순서나 절차에 의해서 진행될 때, 사용할 수 있는 정보를 저장하는 것을 말한다.

11 〈보기〉는 피들러(F. Fiedler)의 상황부합 리더십 모형이다. 〈보기〉의 ㉠, ㉡에 들어갈 내용을 바르게 나열한 것은?

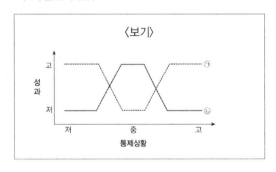

	㉠	㉡
①	관계지향리더	과제지향리더
②	과제지향리더	관계지향리더
③	관계지향리더	민주주의리더
④	과제지향리더	권위주의리더

Answer 4.② 5.③ 6.③ 7.② 8.③ 9.① 10.④ 11.②

	㉠	㉡	㉢	㉣
①	태도	의도	주관적 규범	행동동제인식
②	의도	주관적 규범	행동통제인식	태도
③	태도	주관적 규범	의도	행동통제인식
④	의도	태도	행동통제인식	주관적 규범

> **TIP** 계획 행동 이론은 합리적 행동 이론의 주요 개념에 행동통제 인식이라는 개념이 추가되었다. 행동통제 인식은 개념적으로 자기효능감과 유사한 것으로 어떤 행동에 대해 개인이 얼마나 통제감을 느끼는가를 말한다. 태도, 주관적규범, 의도에 대한 개념도 중요하지만 행동통제인식에 대한 부분을 이해하는 것이 중요하다.

> **TIP** 상황부합이론은 소식상황에 맞게 본인이 변화를 해야하는데 과제지향리더는 통제상황이 높고 낮을 때 최저선호동료척도점수(LPC)가 감소하고 관제지향리더는 통제상황이 중간일 때 최저선호동료척도점수(LPC)가 증가한다. 따라서 ㉠은 과제지향리더, ㉡은 관계지향리더를 뜻한다.

2024. 4. 27. 시행

12 운동학습에 의한 인지역량의 변화에 관한 설명으로 옳지 않은 것은?

① 정보를 처리하는 속도가 빨라진다.
② 주의집중 역량을 활용하는 주의 체계의 역량이 좋아진다.
③ 운동과제 수행의 수준과 환경의 요구에 대한 근골격계의 기능이 효율적으로 좋아진다.
④ 새로운 정보와 기존의 정보를 연결하여 정보를 쉽게 보유할 수 있는 기억체계 역량이 좋아진다.

> **TIP** 근골격계의 기능이 효율적으로 좋아지는 것은 신체역량이 상승하는 것이지 운동학습에 의한 인지역량 향상과는 거리가 멀다.

2024. 4. 27. 시행

13 〈보기〉는 아이젠(I. Ajzen)의 계획행동이론이다. 〈보기〉의 ㉠∼㉣에 들어갈 개념을 바르게 나열한 것은?

〈보기〉
(㉠)는 행동을 수행하는 것에 대한 개인의 정서적이고 평가적인 요소를 반영한다. (㉡)은/는 어떤 행동을 할 것인지 또는 안 할 것인지에 대해 개인이 느끼는 사회적 압력을 말한다. 어떠한 행동은 개인 의 (㉢)에 따라 그 행동 여부가 결정된다. (㉣)은/는 어떤 행동을 하기가 쉽거나 어려운 정도에 대한 인식 정도를 의미한다.

2024. 4. 27. 시행

14 〈보기〉에서 정보처리이론에 관한 설명으로 옳은 것만을 모두 고른 것은?

〈보기〉
㉠ 정보처리이론은 인간을 능동적인 정보처리자로 설명한다.
㉡ 도식이론은 기억흔적과 지각흔적의 작용으로 움직임을 생성하고 제어한다고 설명한다.
㉢ 개방회로이론은 대뇌피질에 저장된 운동프로그램을 통해 움직임을 생성하고 제어한다고 설명한다.
㉣ 폐쇄회로이론은 정확한 동작에 관한 기억을 수행 중인 움직임과 비교한 피드백 정보를 활용하여 움직임을 생성하고 제어한다고 설명한다.

① ㉠, ㉡
② ㉢, ㉣
③ ㉠, ㉡, ㉣
④ ㉠, ㉢, ㉣

TIP 도식이론은 폐쇄회로 이론과 개방회로 이론의 장점만을 통합하여 "일반화된 운동 프로그램"을 근거로 한 도식 이론을 제안하였다. 빠른 움직임은 개방회로 이론으로, 느린 움직임은 폐쇄회로 이론으로 설명하고자 하는 것이다.

2024. 4. 27. 시행

15 〈보기〉의 ㉠～㉢에 들어갈 개념을 바르게 나열한 것은?

〈보기〉

- (㉠) : 타인의 존재가 과제수행에 미치는 영향을 말한다.
- (㉡) : 타인의 존재만으로도 각성과 욕구가 생긴다.
- (㉢) : 타인의 존재가 운동과제에 대한 집중을 방해하기도 하지만, 수행자의 욕구 수준을 증가시키기도 한다.

	㉠	㉡	㉢
①	사회적 촉진	단순존재가설	주의 분산/갈등 가설
②	사회적 촉진	단순존재가설	평가우려가설
③	단순존재가설	관중효과	주의 분산/갈등 가설
④	단순존재가설	관중효과	평가우려가설

TIP 보기의 개념들은 사회적촉진, 단순존재가설, 주의분산/갈등가설에 대한 설명이고 평가우려가설은 단순존재가설과 함께 사회적 촉진이론이다. 평가우려가설은 단순한 타인의 존재는 수행자의 각성을 일으키지 못하며 자신을 바라보는 타인의 전문성과 수행자 개인의 타인 지각 경험이 중요하다. 또한 타인의 전문성을 높게 평가할 경우 욕구가 상승하여 단순과제일 경우 수행이 향상되지만 복잡과제일 경우 수행은 저하된다.

2024. 4. 27. 시행

16 힉스(W. Hick)의 법칙에 관한 설명으로 옳은 것은?

① 자극-반응 대안의 수가 증가할수록 반응시간은 길어진다.
② 근수축을 통해 생성한 힘의 양에 따라 움직임의 정확성이 달라진다.
③ 두 개의 목표물 간의 거리와 목표물의 크기에 따라 움직임 시간이 달라진다.
④ 움직임의 속력이 증가하면 정확도가 떨어지는 속력-정확성 상쇄(speed-accuracy trade-off) 현상이 나타난다.

TIP 힉스의 법칙은 사용자에게 주어진 선택 가능한 선택지의 숫자에 따라 사용자가 결정하는데 소용되는 시간이 결정된다는 법칙이다.

2024. 4. 27. 시행

17 〈보기〉의 ㉠에 들어갈 용어는?

〈보기〉

- 복싱선수가 상대의 펀치를 맞고 실점하는 장면이 계속해서 떠오른다.
- 이 선수는 (㉠)을/를 높이는 훈련이 필요하다.
---

① 내적 심상
② 외적 심상
③ 심상 조절력
④ 심상 선명도

TIP 심상을 할 때, 선명한 이미지를 떠올려야 하며 그 이미지를 원하는 대로 조절할 수 있어야 한다. 선명한 이미지를 떠올릴 수 있지만, 그것이 실수하는 장면이라면 도움이 안된다. 이미지를 원하는 대로 바꿀 수 있는 능력이 조절력이다.

Answer 12.③ 13.③ 14.④ 15.① 16.① 17.③

18 〈보기〉의 ㉠, ㉡에 들어갈 운동 수행에 관한 개념이 바르게 제시된 것은?

〈보기〉

• 운동 기술 과제가 너무 쉬울 때 (㉠)가 나타난다.
• 운동 기술 과제가 너무 어려울 때 (㉡)가 나타난다.

	㉠	㉡
①	학습 고원 (learning plateau)	슬럼프(slump)
②	천장 효과 (ceiling effect)	바닥 효과 (floor effect)
③	웜업 감소(warm-up decrement)	수행 감소 (performance decrement)
④	맥락 간섭 효과(contextual – interference effect)	부적 전이 (negative transfer)

> **TIP** 천장효과는 검사 난이도가 낮아서 검사에 대한 대상자들이 높은 점수를 얻는 것이고 바닥효과는 난이도가 높아서 측정이 어렵거나 수준을 구별하기 어려운 것이다.

19 〈보기〉에서 운동 실천을 위한 환경적 영향요인을 모두 고른 것은?

〈보기〉

㉠ 지도자
㉡ 교육수준
㉢ 운동집단
㉣ 사회적 지지

① ㉠, ㉡   ② ㉢, ㉣
③ ㉠, ㉡, ㉣   ④ ㉠, ㉢, ㉣

> **TIP** 운동실천 영향 요인 중에서 개인 요인은 연령, 성, 직업, 교육수준, 건강상태 등이 있다.

20 〈보기〉가 설명하는 개념은?

〈보기〉

농구 경기에서 수비수가 공격수의 첫 번째 페이크 슛 동작에 반응하면서, 바로 이어지는 두 번째 실제 슛 동작에 제대로 반응하지 못하는 현상이 발생한다.

① 스트룹 효과(Stroop effect)
② 무주의 맹시 (inattention blindness)
③ 지각 협소화(perceptual narrowing)
④ 심리적 불응기(psychological-refractory period)

> **TIP** 자극 간 시간차가 짧으면, 두 번째 자극이 제시되었을 때 첫 번째 자극에 대한 반응실행이 진행 중에 있으므로, 두 번째 자극에 대한 반응 실행이 지연되는 것이다. 이러한 현상을 "심리적 불응기"라고 한다.

21 스포츠심리학의 주된 연구의 동향과 영역에 포함되지 않는 것은?

① 인지적 접근과 현장 연구
② 경험주의에 기초한 성격 연구
③ 생리학적 항상성에 관한 연구
④ 사회적 촉진 및 각성과 운동수행의 관계 연구

> **TIP** 생리학적 항상성에 관한 연구는 운동생리학에서 연구되는 영역이다.

22 데시(E. Deci)와 라이언(R. Ryan)이 제시한 자기결정이론(self-determination theory)에서 외적동기 유형으로 분류되지 않는 것은?

① 무동기(amotivation)
② 확인규제(identified regulation)
③ 통합규제(integrated regulation)
④ 의무감규제(introjected regulation)

> **TIP** 무동기는 동기가 없는 상태, 즉 행동을 하려는 의도가 없는 상태이다. 운동 상황에서 무동기란 운동을 실천할 능력이 없다고, 생각하거나 운동에 가치를 전혀 두지 않는 것을 의미한다. 내적동기와 무동기 사이에 외적동기(exteinsic motivation)가 위치하며 확인규제-의무감규제-외적규제 세 가지 유형으로 구분된다.

23 〈보기〉에서 설명하는 개념은?

> **〈보기〉**
> 체육관에서 관중의 함성과 응원 소리에도 불구하고, 작전타임에서 코치와 선수는 서로 의사소통이 가능하다.

① 스트룹 효과(Stroop effect)
② 지각협소화(perceptual narrowing)
③ 무주의 맹시(inattention blindness)
④ 칵테일파티 효과(cocktail party effect)

> **TIP** 칵테일 파티 현상(선택적 주의)
> 선택적 주의란 자신의 수행과 전혀 상관없는 정보를 무시하거나 배제시킬 수 있는 인간의 능력을 말한다. 칵테일 파티에서 어느 사람과 대화를 하고 있는 중에 누군가가 자신의 이름을 부를 때, 자신이 반응하는 것을 생각해 보면 쉽게 알 수 있는 것은 상황에 따라서 무시할 수 없는 정보도 존재하기 때문이다.

Answer 18.② 19.④ 20.④ 21.③ 22.① 23.④

24 〈표〉는 젠타일(A. Gentile)의 이차원적 운동기술 분류이다. 야구 유격수가 타구된 공을 잡아서 1루로 송구하는 움직임이 해당하는 곳은?

구분			동작의 요구(기능)			
			신체 이동 없음 (신체의 안정성)		신체 이동 있음 (신체의 불안정성)	
			물체 조작 없음	물체 조작 있음	물체 조작 없음	물체 조작 있음
환경적 맥락	안정적인 조절 조건	동작 시도 간 환경 변이성 없음				
		동작 시도 간 환경 변이성				
	비안정적 조절 조건	동작 시도 간 환경 변이성 없음	①		③	
		동작 시도 간 환경 변이성		②		④

> **TIP** 1루로 송구하는 동작에 신체 이동 있고 물체 조작이 있으며, 상대팀도 빠르게 1루로 뛰고 있으므로 환경 변이성이 있다고 볼 수 있다. 젠타일은 움직임의 개념 습득 단계 – 고정화 및 다양화 단계로 운동 학습이 이루어진다.

25 뉴웰(K. Newell)이 제시한 움직임 제한 (constraints) 요소의 유형이 다른 것은?

① 운동능력이 움직임을 제한한다.
② 인지, 동기, 정서상태가 움직임을 제한한다.
③ 신장, 몸무게, 근육형태가 움직임을 제한한다.
④ 과제목표와 특성, 규칙, 장비가 움직임을 제한한다.

> **TIP** Newell(1986)은 환경(온도, 습도 같은 물리환경적 요소와 성별, 인종 같은 사회문화적 요소), 유기체(체격, 체력, 형태, 심리적 요인 등), 과제(과제의 구조와 유형, 목표, 규칙, 장비) 자체의 특성에 의해서 발생하는 제한 요소를 인간의 운동행동을 제한하는 요소로 간주하고, 이러한 제한요소간의 상호작용 속에서 인간은 적절한 운동을 생성하게 된다고 하였다. ④는 과제 유형에 해당된다.

26 〈보기〉에서 설명하는 게셀(A. Gesell)과 에임스(L. Ames)의 운동발달의 원리가 아닌 것은?

〈보기〉
- 머리에서 발 방향으로 발달한다.
- 운동발달은 일련의 방향성을 갖는다.
- 운동협응의 발달순서가 있다.
  양측 : 상지 혹은 하지의 양측을 동시에 움직이는 형태를 보인다.
  동측 : 상하지를 동시에 움직이는 형태를 보인다.
  교차 : 상하지를 동시에 움직이는 형태를 보인다.
- 운동기술의 습득 과정에서 몸통이나 어깨 근육을 조절하는 능력을 먼저 갖추고, 이후에 팔, 손목, 손, 그리고 손가락 근육을 조절하는 능력을 갖춘다.

---

① 머리-꼬리 원리(cephalocaudal principle)

② 중앙-말초 원리(proximodistal principle)

③ 개체발생적 발달 원리
(ontogenetic development principle)

④ 양측-동측-교차 운동협응의 원리
(bilateral-unilateral(ipsilateral)-crosslateral principle)

> **TIP** Gesell은 태아가 모체에서 하나의 개체로 자리잡은 후 10개월 동안 외부로부터의 영향(환경)보다는 내적인 힘에 의해 성장한다는 발달의 예정론을 주장하였다. 보기는 발달방향의 원리에 대해 설명하고 있다.

2023. 4. 29. 시행

27 스포츠를 통한 인성 발달 전략에 대한 설명으로 옳지 않은 것은?

① 상황에 맞는 바람직한 행동을 설명한다.

② 도덕적으로 적절한 행동에 대하여 설명한다.

③ 바람직한 행동을 강화하고, 적대적 공격행동은 처벌한다.

④ 격한 상황에서 자신의 감정을 공격적으로 표출하도록 격려한다.

> **TIP** 상식적인 수준의 문제이다. 스포츠를 통해 스포츠맨십을 배우고 상황에 맞는 바람직한 행동과 도덕적인 행동을 설명할 수 있으며 적대적인 공격은 지양하고 바람직한 행동을 강화시킬 수 있다. ④번처럼 격한 상황에서 자신의 감정을 공격적으로 표출한다면 그건 폭력이다.

2023. 4. 29. 시행

28 〈보기〉에서 설명하는 목표의 유형은?

> 〈보기〉
> • 운동기술을 잘 수행하기 위해서 필요한 핵심 행동에 중점을 둔다.
> • 자기효능감과 자신감을 높이고 인지 불안을 낮추는 데 도움이 된다.
> • 자신의 운동수행에 대한 목표를 달성하는데 중점을 두는 목표로 달성의 기준점이 자신의 과거 기록이 된다.

① 과정목표와 결과목표

② 수행목표와 과정목표

③ 수행목표와 객관적목표

④ 객관적목표와 주관적목표

> **TIP** 수행목표는 자기 자신의 과거 수행과 비교하여 달성하고자 하는 기준이나 목표를 의미한다. 자신의 수행이 기준이 되며, 상당 수준까지 자신이 통제할 수 있고, 융통성이 있다. 결과목표는 시합에서 승리를 한다거나 획득하는 것 같이 시합의 결과에 중점을 둔 목표이다. 보기는 수행목표와 과정목표에 대한 유형이다.

2023. 4. 29. 시행

29 균형유지와 사지협응 및 자세제어에 주된 역할을 하는 뇌 구조(영역)는?

① 소뇌(cerebellum)

② 중심고랑(central sulcus)

③ 대뇌피질의 후두엽(occipital lobe of cerebrum)

④ 대뇌피질의 측두엽(temporal lobe of cerebrum)

> **TIP** ① 소뇌의 주요한 기능은 자세와 균형의 유지, 근육긴장의 유지, 자발적 운동의 조절이라고 할 수 있다.

Answer 24.④ 25.④ 26.③ 27.④ 28.② 29.①

30 스미스(R. Smith)와 스몰(F. Smol)이 개발한 유소년 지도자 훈련 프로그램인 CET(Coach Effectiveness Training)의 핵심 원칙이 아닌 것은?

① 자기관찰　　　　② 운동도식
③ 상호지원　　　　④ 발달모델

TIP 스미스 교수와 연구진은 스포츠 지도자가 긍정적인 코칭을 많이 할수록 선수와 참가자의 자존감과 동기가 좋아진다는 연구를 바탕으로 지도자 연수 프로그램인 CET(Coach effectiveness training)를 개발한다. CET 연수에서는 지도자에게 권장하는 행동과 금지할 행동을 구분해서 교육했다. 자기관찰, 상호지원, 발달모델을 핵심 가치로 두고 연수에서 지도자가 배워가야 할 원칙은 다음의 5가지로 요약된다.
• 유소년이라면 승리보다는 노력을 중시할 것
• 격려와 칭찬의 긍정적인 접근을 할 것
• 선수들 스스로 협력하게 하고 팀의 단결을 촉진시킬 것
• 의사 결정에 선수를 참여시켜 의견을 반영할 것
• 지도자 스스로 자신의 코칭행동을 관찰, 반성할 것
CET 연수를 받은 지도자는 팀으로 돌아가서 격려와 칭찬을 더 많이 하는 코칭 스타일로 변한 것으로 밝혀졌다. CET 연수를 수료한 지도자에게 배운 선수들은 지도자를 더 좋아하게 되었고, 종목에 대한 지식과 지도 실력이 더 뛰어나다는 평가를 해줬다. 또 시즌이 지나면서 이들 지도자에게서 배운 선수들은 운동이 더 재미있어졌고, 자존감이 향상되었다.

31 골프 퍼팅 과제를 100회 연습한 뒤, 24시간 후에 동일 과제에 대해 수행하는 검사는?

① 속도검사(speed test)
② 파지검사(retention test)
③ 전이검사(transfer test)
④ 지능검사(intelligence test)

TIP 파지의 개념은 정보처리 관점과 다이나믹 관점으로 설명된다.
• 정보처리 관점: 기억의 부호화와 인출이라는 측면에서 설명하고 있다. 움직임과 동작에 대한 기억 체계에서의 표상이 운동기술의 파지와 밀접한 관련이 있다고 보고 있으며, 동작을 재생할 수 있는 능력의 상실은 표상의 재생과 인출 과정에서의 문제로 간주하게 된다.
• 다이나믹 관점: 운동기술을 수행하는데 필요한 필수요소의 획득이라는 측면에서 운동기술의 파지를 설명하고 있다. 운동기술의 학습 과정에서 과제를 구성하고 있는 핵심적인 기술의 요소에 대한 학습이 이루어진 경우, 시간이 경과한 뒤에도 운동 과제를 손쉽게 다시 수행할 수 있지만, 그렇지 않은 경우에는 시간이 경과함에 따라 수행력이 저하되거나 잘못된 움직임으로 나타날 수 있다. 운동기술의 기억을 복잡한 자유도의 문제와 관련하여 과제와 환경, 그리고 유기체간의 밀접한 상호관련 속에서 운동기술의 학습에 필수적인 요소의 특성을 파악하고 학습하는 과정이라고 보았다.

32 〈보기〉에서 구스리(E. Guthrie)가 제시한 '운동기술 학습으로 인한 변화'에 관한 설명으로 옳은 것을 모두 고른 것은?

〈보기〉
㉠ 최대의 확실성(maximum certainty)으로 운동과제를 수행할 수 있다.
㉡ 최소의 인지적 노력(minimum cognitive effect)으로 운동과제를 수행할 수 있다.
㉢ 최소의 움직임 시간(minimum movement time)으로 운동과제를 수행할 수 있다.
㉣ 최소의 에너지 소비(minimum energy expenditure)로 운동과제를 수행할 수 있다.

① ㉠, ㉡, ㉢
② ㉠, ㉢, ㉣
③ ㉡, ㉢, ㉣
④ ㉠, ㉡, ㉢, ㉣

TIP 구스리(Guthrie, 1952)는 운동기술의 개념을 최소한의 시간과 에너지를 소비하여 최대의 확실성을 갖고 목표를 달성할 수 있는 능력으로 정의 하였다.

2023. 4. 29. 시행

33 〈보기〉에서 설명하는 일반화된 운동프로그램 (generalized motor program)의 불변 특성 (invariant feature) 개념은?

〈보기〉

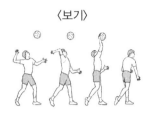

A 움직임 시간(movement time)=500ms			
하위 움직임 1 = 25%	하위 움직임 2 = 25%	하위 움직임 3 = 25%	하위 움직임 4 = 25%

B 움직임 시간(movement time)=900ms			
하위 움직임 1 = 25%	하위 움직임 2 = 25%	하위 움직임 3 = 25%	하위 움직임 4 = 25%

- A 움직임 시간은 500ms, B 움직임 시간은 900ms로 서로 다르다
- 4개의 하위 움직임 구간의 시간적 구조 비율은 변하지 않는다.
- 단, A와 B 움직임은 모두 동일인이 수행한 동작이며, 하위움직임 구성도 4개로 동일함

① 어트랙터(attractor)
② 동작유도성(affordance)
③ 상대적 타이밍(relative timing)
④ 절대적 타이밍(absolute timing)

TIP 도식이론인 일반화된 운동프로그램은 폐쇄이론과 개방이론이 합쳐진 것이다. 불변 매개변수는 동작이나 반응순서, 근수축시간, 힘의 양을 각 근육에 나눈 것이고 가변 매개변수는 매 동작이 일정하지 않은 움직임을 나타낸다. 즉 각 운동프로그램이 저장하지 않고 동작마다 다르게 나타난다. 보기는 상대적 타이밍에 대한 불변매개 변수이다.

2023. 4. 29. 시행

34 〈보기〉에서 하터(S. Harter)의 유능성 동기이론 모형에 관한 설명으로 옳은 것을 고른 것은?

〈보기〉

㉠ 심리적 요인과 관련된 단일차원의 구성개념이다.
㉡ 실패 경험은 부정적 정서를 갖게 하여 유능성 동기를 낮추고, 결국에는 운동을 중도 포기하게 한다.
㉢ 성공 경험은 자기효능감과 긍정적 정서를 갖게 하여 유능성 동기를 높이고, 숙달(mastery)을 경험하게 한다.
㉣ 스포츠 상황에서 성공하기 위한 능력이 있다는 확신의 정도나 신념으로 특성 스포츠 자신감과 상태 스포츠 자신감으로 구분한다.

① ㉠, ㉡
② ㉠, ㉣
③ ㉡, ㉢
④ ㉡, ㉣

TIP 하터(Harter)의 유능성동기이론은 인간은 유능성동기를 지니고 있으며, 이러한 동기는 숙달행동을 시도함으로써 충족된다. 숙달행동의 시도에서 성공할 땐 기쁨과 같은 긍정적 정서를 경험하고, 능력동기가 유지되고 향상되어 유능성동기는 강화되고 과제에 더 많은 노력을 기울인다.
반면 실패시 부정적인 정서를 경험하고 자신에 대해 실망하고 유능성동기가 약화되어 과제를 포기한다. 이처럼 유능성은 후속되는 행동을 결정하는 가장 중요한 요인이다.

Answer 30.② 31.② 32.② 33.③ 34.③

35 〈보기〉에 제시된 공격성에 관한 설명과 이론(가설)이 바르게 연결된 것은?

〈보기〉

• (㉠) 환경에서 관찰과 강화로 공격행위를 학습한다.
• (㉡) 인간의 내부에는 공격성을 유발하는 에너지가 존재한다.
• (㉢) 좌절(예, 목표를 추구하는 행위가 방해받는 경험)이 공격 행동을 유발한다.
• (㉣) 좌절이 무조건 공격행동을 유발하지 않고, 공격행동이 적절하다는 외부적 단서가 있을 때 나타난다.

	㉠	㉡	㉢	㉣
①	사회학습이론	본능이론	좌절－공격 가설	수정된 좌절－공격 가설
②	사회학습이론	본능이론	수정된 좌절－공격 가설	좌절－공격 가설
③	본능이론	사회학습이론	좌절－공격 가설	수정된 좌절－공격 가설
④	본능이론	사회학습이론	수정된 좌절－공격 가설	좌절－공격 가설

TIP 공격성 이론

① 생물학적본능 이론(Lorenz) : 본능적으로 분출되어 나오는 공격 에너지가 공격행동을 일으킨다는 것이다. 이 이론에 의하면 스포츠는 공격 에너지를 사회가 인정하는 방법으로 분출하는 밸브 역할을 한다고 했다.

② 좌절-공격 가설(Dollard)
　㉠ 공격행위는 언제나 좌절의 결과로 일어나고 좌절은 언제나 공격행위를 초래한다고 가정, 목표를 추구하는 행위가 방해를 받을 때 경험하는 좌절이 공격 행동을 한다.
　㉡ 이 때 공격행위가 성공하면 청정효과가 있고, 실패하면 보다 큰 좌절을 경험함으로써 공격 욕구를 증가시킨다는 것이다.

　㉢ 그러나 좌절만이 반드시 공격의 원인이 될 수 있고, 좌절이 반드시 공격 행위를 일으키는 것도 아니다. 예컨대 권태로움이나 고통도 공격행위를 일으킬 수 있고, 좌절한 사람이 공격 행위를 하지 않고 냉담해지거나 포기하거나 우울증에 빠지는 경우도 있다.
　㉣ 좌절-공격 가설은, 좌절이란 공격 행위를 유발하는 여러 자극 중 하나이며, 공격 행위 또한 좌절을 일으키는 여러 가지 반응 중 하나라는 것을 인정하고 좌절-공격 가설을 수정하였다.
　㉤ 수정된 좌절－공격 가설에 의하면 좌절은 공격 행위를 준비시킴으로써 공격 행위가 일어날 가능성을 높인다. 그리고 공격 행위는 좌절을 경험할 때 일어날 가능성이 가장 큰 지배적인 반응이다.

③ 사회학습 이론 : 공격행위를 환경 속에서 관찰과 강화에 의하여 학습한 것으로 설명, 즉 개인이 다른 사람의 공격 행위를 관찰하면 이를 모방하는 경향이 있고, 더구나 그 행위가 벌을 받지 않고 보상을 받으면 공격 행위는 강화되어 유사한 상황에서 공격 행위를 할 가능성이 커진다는 것이다.

④ 단서촉발이론
　㉠ 공격행위는 내적인 욕구와 학습의 결과로 일어난다. 즉 목표를 성취하려는 행동이 방해받을 때 내적 욕구는 억압을 받으며 이로 인해 좌절을 느끼고 분노를 경험한다.
　㉡ 그러나 분노는 곧바로 공격행위를 일으키는 것이 아니라 단지 공격 행위를 준비시킨다. 분노가 공격 행위를 일으키느냐 아니면 다른 행동으로 표출되느냐는 상황적 단서에 의해 좌우된다.
　㉢ 상황적 단서가 공격적 행위를 연상시키면 좌절은 공격행위로 이어지고, 다른 행위를 연상시키면 그 행위가 일어난다는 것이다.

2023. 4. 29. 시행

36 〈보기〉에서 설명하는 용어는?

> 〈보기〉
>
> 번스타인(N. Bernstein)은 움직임의 효율적 제어를 위해 중추신경계가 자유도를 개별적으로 제어하지 않고, 의미 있는 단위로 묶어서 조절한다고 설명하였다.

① 공동작용(synergy)

② 상변이(phase transition)

③ 임계요동(critical fluctuation)

④ 속도-정확성 상쇄 현상
  (speed-accuracy trade-off)

TIP 보기의 기능적 단위를 번스타인의 다이나믹 시스템 이론에서는 협응구조라고 하는데 동작과 관련된 운동역학적 요인과 근육의 공동작용, 그리고 관절의 상호 움직임 등에 변화가 나타난다.

※ Bernstein의 단계

ⓐ 자유도 고정 단계(초보 단계)
  ⓐ 학습자는 새로운 운동기술을 학습하고자 할 때, 처음에는 그 동작을 수행하는데 동원되는 신체의 자유도를 고정하게 된다.
  ⓑ 자유도를 고정한다는 것은 자유도의 수를 줄이는 것을 의미한다.
  ⓒ 다양한 환경적 변화에 적절하게 대처할 수 없다는 한계가 있다.

ⓛ 자유도 풀림 단계(향상 단계)
  ⓐ 자유도 고정 단계가 지나면, 학습자는 고정했던 자유도를 다시 풀어서 사용 가능한 자유도의 수를 늘리게 된다.
  ⓑ 이는 모든 자유도를 결합하여 동작을 위해서 필요한 하나의 기능적인 단위를 형성하기 위함이다.
  ⓒ 이와 같은 기능적 단위를 다이나믹 시스템 이론에서는 협응구조라고 한다. 동작과 관련된 운동역학적 요인과 근육의 공동작용, 그리고 관절의 상호 움직임 등에 변화가 나타난다.
  ⓓ 환경의 다양한 요구에 보다 쉽게 적응할 수 있는 것이며, 학습자가 이 단계에 이르게 되면, 환경과 과제의 특성에 따른 운동수행의 다양성을 이룰 수 있게 된다.

ⓒ 반작용의 활용 단계(숙련 단계)
  ⓐ 운동기술을 수행하는데 있어서 수행자와 환경자간의 상호 작용으로 인하여 관성이나 마찰력과 같은 반작용 현상이 나타난다.
  ⓑ 이와 같은 신체의 내·외적으로 발생하는 힘을 활용하여 보다 효율적인 동작을 형성하기 위해서는 자유도의 풀림보다 더 많은 여분의 자유도를 활용할 수 있어야 한다.
  ⓒ 학습자는 지각과 동작의 역동적인 순환 관계를 끊임없이 수정해 가면서 변화하는 환경 상황에 대처하여 보다 숙련된 동작을 발현할 수 있게 된다.

2023. 4. 29. 시행

37 〈보기〉에서 설명하는 피드백 유형은?

> 〈보기〉
>
> 높이뛰기 도약 스텝 기술을 연습하게 한 후에 지도자는 학습자의 정확한 도약 기술 습득을 위해 각 발의 스텝번호(지점)을 바닥에 표시해 주었다.

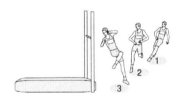

① 내적 피드백(intrinsic feedback)

② 부적 피드백(negative feedback)

③ 보강 피드백(augmented feedback)

④ 부적합 피드백(incongruent feedback)

TIP ③ 보강 피드백은 학습자의 외부로부터 제공되는 보강 피드백으로, 학습자가 수행하면서 스스로 감지하여 받아들일 수 있는 자연스런 정보가 아닌, 코치나 감독 또는 동료들에 의해 제공되거나 영상 매체 등을 통해 외부로부터 제공되는 정보를 의미한다.

38 〈보기〉에서 연구 결과를 통해 확인할 수 있는 목표설정에 관한 설명으로 옳은 것을 고른 것은?

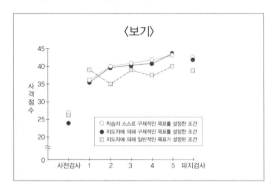

〈보기〉

45

사
격
점 40
수
35

30

25

20

○ 학습자 스스로 구체적인 목표를 설정한 조건
● 지도자에 의해 구체적인 목표를 설정한 조건
□ 지도자에 의해 일반적인 목표가 설정된 조건

0

사전검사 1 2 3 4 5 파지검사

〈보기〉

㉠ 목표설정이 운동의 수행과 학습에 효과적이다.

㉡ 학습자에게 어려운 목표를 설정하도록 조언해야 한다.

㉢ 구체적인 목표를 설정했던 집단에서 더 높은 학습 효과가 나타났다.

㉣ 구체적이고 도전적인 목표를 향해 전념하도록 격려하는 것은 운동의 수행과 학습의 효과를 감소시킨다.

① ㉠, ㉡   ② ㉠, ㉢

③ ㉡, ㉢   ④ ㉡, ㉣

> **TIP** ㉡ 어렵지만 실현 가능한 목표를 설정 하도록 해야 한다.
> ㉣ 구체적이며 도전적인 목표를 전념하도록 격려하는게 맞다.
> ※ 목표설정의 원리
> ① 구체적인 목표를 설정하라.
> ② 어려우면서도 실현 가능한 목표를 설정한다.
> ③ 장기목표와 단기목표를 설정한다.
> ④ 수행목표를 설정한다.
> ⑤ 긍정적인 목표를 설정한다.
> ⑥ 목표를 기록한다.
> ⑦ 목표달성을 위한 "전략"을 개발한다.
> ⑧ 참가자의 성격을 고려한다.
> ⑨ 목표달성을 위한 지원책을 마련한다.
> ⑩ 목표달성여부를 평가한다.

39 〈보기〉는 칙센트미하이(M. Csikszentmihalyi)가 주장한 몰입의 개념이다. ㉠~㉣에 들어갈 개념이 바르게 연결된 것은?

〈보기〉

• (㉠)과 (㉡)이 균형을 이루는 상황에서 운동 수행에 완벽히 집중하는 것을 몰입(flow)이라 한다.

• (㉡)이 높고, (㉠)이 낮으면 (㉢)을 느낀다.

• (㉡)이 낮고, (㉠)이 높으면 (㉣)을 느낀다.

	㉠	㉡	㉢	㉣
①	기술	도전	불안	이완
②	도전	기술	각성	무관심
③	기술	도전	각성	불안
④	도전	기술	이완	지루함

> **TIP** 칙센트미하이는 개인이 하고 있는 일에 빠지게 되는 심리상태를 플로우(Flow)라고 불렀다. 이러한 몰입의 경지는 어떤 외적인 보상을 바라는 것이 아닌 몰입 그 자체를 목적으로 하는 자기 목적성을 가지고 있다는 것이 특징이다. 능력(기술)과 과제(도전)의 균형을 이루는 상황에서 운동수행에 완벽히 집중하는 몰입이 발생한다. 하지만 능력에 비해 과제 수준이 높으면 불안감(불안)을 느끼고 이런 상태가 지속되면 결국 포기한다. 반대로 능력에 비해 과제 수준이 낮으면 권태감(이완)에 빠지게 된다. 이 경우 역시 이 상태가 지속되면 과제를 중단하게 된다.

2023. 4. 29. 시행

40 학습된 무기력(learned helplessness) 상태에 있는 학습자에게 귀인 재훈련(attribution retraining)을 위한 적절한 전략은?

① 실패의 원인을 외적 요인에서 찾게 한다.
② 능력의 부족을 긍정적으로 받아들이게 한다.
③ 운이 따라 준다면 다음에 성공할 수 있다고 지도한다.
④ 실패의 원인을 노력 부족이나 전략의 미흡으로 받아들이게 한다.

TIP 학습된 무기력이 있는 대상자는 나쁜 결과가 나온 것에 대해 통제감을 상실한 것으로, 실패할 수밖에 없다고 믿는 것이다. 학습된 무기력을 갖고 있는 대상자를 성취 지향적으로 바꾸기는 쉽지 않다. 하지만 학습된 무기력에 빠진 대상자를 도와주는 가장 좋은 방법은 귀인이론에 근거하여 실패의 이유를 불안정적이며, 통제 가능한 것에서 찾도록 해야 한다. 즉 불안정적이며 통제 가능한 이유에는 노력, 전략, 연습, 기술 등 노력하면 바꿀 수 있는 모든 것이 포함된다. 귀인훈련이란 성공의 원인은 자신의 일관된 노력에서 찾고, 실패의 원인은 노력의 부족이나 전략의 미흡 때문이라고 믿도록 귀인을 바꾸는 것을 말한다.

2022. 5. 7. 시행

41 아동의 운동 발달을 평가할 때 심리적 안정을 도모하기 위한 평가 방법으로 옳은 것은?

① 평가장소에 도착하면 환경에 대한 탐색 시간을 주지 말고 평가를 바로 진행한다.
② 아동의 평가 민감성을 높이기 위해 평가라는 단어를 강조한다.
③ 운동 도구를 사용하여 평가할 때 탐색할 기회를 제공한다.
④ 아동과 공감대를 형성하지 않는다.

TIP 평가장소에 도착하면 환경에 대한 탐색 시간을 주는 것이 좋고, 평가라는 단어를 강조하지 않는 것이 좋으며, 공감대는 당연히 형성해야 한다.

2022. 5. 7. 시행

42 〈보기〉는 레빈(K. Lewin, 1935)이 주장한 내용이다. ㉠, ㉡에 들어갈 개념으로 바르게 묶인 것은?

〈보기〉
• 인간의 행동은 (㉠)과 (㉡)에 의해 결정된다.
• (㉠)과 (㉡)의 상호작용으로 행동은 변화한다.

	㉠	㉡
①	개인(person)	환경(environment)
②	인지(cognition)	감정(affect)
③	감정(affect)	환경(environment)
④	개인(person)	인지(cognition)

TIP 레빈은 어떤 순간에 개인의 행동을 결정하는 사실들의 전체로 생활공간을 정의하였는데, 생활공간은 개인과 심리적 환경을 포함하며 이 둘의 상호작용으로 행동은 변화한다고 주장하였다.

2022. 5. 7. 시행

43 웨이스와 아모로스(M. Weiss & A. Amorose, 2008)가 제시한 스포츠 재미(sport enjoyment)의 영향 요인으로 옳지 않은 것은?

① 인지능력
② 사회적 소속
③ 동작 자체의 감각 체험
④ 숙달과 성취

TIP 스포츠 재미의 영향 요인 … 숙달과 성취, 동작 자체의 감각 체험, 사회적 소속
① 인지능력은 스포츠재미의 영향 요인에 속하지 않는다.

Answer 38.② 39.① 40.④ 41.③ 42.① 43.①

44 〈보기〉에 제시된 일반화된 운동프로그램 (Generalized Motor Program : GMP)에 관한 설명으로 바르게 묶인 것은?

〈보기〉

㉠ 인간의 운동은 자기조직(self-organization)과 비선형성(nonlinear)의 원리에 의해 생성되고 변화한다.

㉡ 불변매개변수(invariant parameter)에는 요소의 순서(order of element), 시상(phasing), 상대적인 힘(relative force)이 포함된다.

㉢ 가변매개변수(variant parameter)에는 전체 동작지속시간(overall duration), 힘의 총량(overall force), 선택된 근육군(selected muscles)이 포함된다.

㉣ 환경정보에 대한 지각 그리고 동작의 관계(perception-action coupling)를 강조한다.

① ㉠, ㉡
② ㉠, ㉢
③ ㉡, ㉢
④ ㉢, ㉣

TIP ㉠은 다이나믹시스템 이론에 대한 설명이며, ㉣은 생태학적 이론에 대한 설명이다.

45 〈보기〉에서 설명하는 개념은?

〈보기〉

• 자극반응 대안 수가 증가할수록 선택반응시간도 증가한다.

• 투수가 직구와 슬라이더 구종에 커브 구종을 추가하여 무작위로 섞어 던졌을 때 타자의 반응시간이 길어졌다.

① 피츠의 법칙(Fitts' law)
② 파워 법칙(power law)
③ 임펄스 가변성 이론(impulse variability theory)
④ 힉스의 법칙(Hick's law)

TIP 힉스의 법칙 … 선택 가능한 선택지의 숫자에 따라 사용자가 결정하는 데 소요되는 시간이 결정된다는 법칙

자극과 반응의 부합성의 여부에 따라 선택반응시간은 달라지게 된다. 자극과 그에 따른 반응이 서로 적절한 배열 관계에 있을수록 선택반응시간은 감소하게 된다.

46 〈보기〉에 제시된 번스타인(N. Bernstein)의 운동학습 단계에 대한 설명으로 바르게 묶인 것은?

〈보기〉

㉠ 스케이트를 탈 때 고관절, 슬관절, 발목관절을 활용하여 추진력을 갖게 한다.

㉡ 체중 이동을 통해 추진력을 확보하며 숙련된 동작을 실행하게 한다.

㉢ 스케이트를 신고 고관절, 슬관절, 발목관절을 하나의 단위체로 걷게 한다.

	㉠	㉡	㉢
①	자유도 풀림	반작용 활용	자유도 고정
②	반작용 활용	자유도 풀림	자유도 고정
③	자유도 풀림	자유도 고정	반작용 활용
④	반작용 활용	자유도 고정	자유도 풀림

TIP 번스타인의 운동학습 단계 … 자유도 고정 - 자유도 풀림 - 반작용 활용

47 레이데크와 스미스(T. Raedeke & A. Smith, 2001)의 운동선수 탈진 질문지(Athlete Burnout Questionnaire : ABQ)의 세 가지 측정 요인이 아닌 것은?

① 성취감 저하(reduced sense of accomplishment)
② 스포츠 평가절하(sport devaluation)
③ 경쟁상태불안(competitive state anxiety)
④ 신체적/정서적 고갈(physical, emotional exhaustion)

2022. 5. 7. 시행

48 〈보기〉에 제시된 도식이론(schema theory)에 관하여 옳은 설명으로 묶인 것은?

〈보기〉

㉠ 빠른 움직임과 느린 움직임을 구분하여 설명한다.

㉡ 재인도식은 피드백 정보가 없는 빠른 운동을 조절하는 역할을 한다.

㉢ 회상도식은 과거의 실제결과, 감각귀결, 초기조건의 관계를 바탕으로 형성된다.

㉣ 200ms 이상의 시간이 필요한 느린 운동 과제의 제어에는 회상도식과 재인도식이 모두 동원된다.

① ㉠, ㉡   ② ㉡, ㉢

③ ㉠, ㉣   ④ ㉢, ㉣

TIP ㉡ 재인도식은 느린 움직임을 조절하기 위해 동원된다.
㉢ 회상도식은 현재 수행하고자 하는 운동과 유사한 과거의 운동 결과를 근거로 새로운 운동을 계획할 경우로, 빠른 움직임을 조절하기 위해 동원된다.

2022. 5. 7. 시행

49 인간 발달의 특징에 관한 설명으로 옳지 않은 것은?

① 개인적 측면은 발달에 영향을 미치는 요인이 개인마다 달라서 나타나는 현상이다.

② 다차원적 측면은 개인의 신체적 · 정서적 특성과 같은 내적 요인 그리고 사회 환경과 같은 외적 요인으로 나눌 수 있다.

③ 계열적 측면은 기기와 서기의 단계를 거친 후에야 자신의 힘으로 스스로 걸을 수 있게 되는 것이다.

④ 질적 측면은 현재 나타나고 있는 움직임 양식이 과거 움직임의 경험이 축적되어 나타나는 것이다.

TIP 인간 발달의 질적 측면은 움직임의 효율성 향상을 뜻한다.

2022. 5. 7. 시행

50 〈보기〉에 제시된 심리적 불응기(Psychological Refractory Period : PRP)에 관하여 옳은 설명으로 묶인 것은?

〈보기〉

㉠ 1차 자극에 대한 반응을 수행하고 있을 때 2차 자극을 제시할 경우, 2차 자극에 대해 반응시간이 느려지는 현상이다.

㉡ 1차 자극과 2차 자극간의 시간차가 10ms 이하로 매우 짧을 때 나타난다.

㉢ 페이크(fake) 동작의 사용 빈도를 높일 때 효과적이다.

㉣ 1차와 2차 자극을 하나의 자극으로 간주하는 현상을 집단화라고 한다.

① ㉠, ㉡   ② ㉡, ㉢

③ ㉢, ㉣   ④ ㉠, ㉣

TIP ㉡ 60~100ms 정도의 시간 차이가 가장 오랜 반응 지연시간을 가진다.
㉢ 페이크 사용 빈도를 낮춰야 효과적이다.

Answer 44.③ 45.④ 46.① 47.③ 48.③ 49.④ 50.④

51 시각탐색에 사용되는 안구 움직임의 형태로 옳지 않은 것은?

① 지각의 협소화(perceptual narrowing)
② 부드러운 추적 움직임(smooth pursuit movement)
③ 전정안구반사(vestibulo-ocular reflex)
④ 빠른 움직임(saccadic movement)

TIP 시각탐색에 사용되는 안구의 움직임
ⓐ 빠른 움직임은 관심 위치 상을 순간적으로 속 오목(fovea)로 이동시키는 것으로 수의적으로 이루어지는 움직임
ⓑ 부드러운 추적 움직임은 움직이거나 정지해 있는 목표 지점에 안구를 계속적으로 고정시키는 것으로, 목표물의 움직이는 속도와 안구의 움직임 속도를 일치시키는 움직임
ⓒ 전정안구반사는 머리의 회전에 대한 안구의 움직임
ⓓ 빠른 움직임과 추적 움직임이 적절하게 조화를 이루는 움직임은 움직이는 기차 창문 밖에 지나가는 어느 특정한 물체를 계속 보다가 다름 물체로 시선을 움직이고자 할 때 발생
※ 시각탐색을 위한 안구의 움직임은 정보를 받아들이는 과정으로 볼 수 있으며, 안구의 움직임과 각 움직임 사이에 존재하는 안구의 고정(fixation)이 어우러져 하나의 시각탐색 유형을 형성한다고 볼 수 있다.

52 와이너(B. Weiner)의 경기 승패에 대한 귀인이론에 관한 설명으로 옳지 않은 것은?

① 노력은 내적이고 불안정하며 통제 가능한 요인이다.
② 능력은 내적이고 안정적이며 통제 불가능한 요인이다.
③ 운은 외적이고 불안정하며 통제 불가능한 요인이다.
④ 과제난이도는 외적이고 불안정하며 통제할 수 있는 요인이다.

TIP 과제난이도는 외적, 안정적, 통제 불가능 요인이다.

53 〈보기〉의 ㉠과 ㉡에 들어갈 일맞은 용어는?

> 〈보기〉
> • (㉠)은 불안을 감소시키기 위해 자기 최면을 사용하여 무거움과 따뜻함을 실제처럼 느끼도록 유도하는 방법이다.
> • (㉡)은/는 불안을 유발하는 자극의 목록을 작성한 후, 하나씩 차례로 적용하여 유발 감각 자극에 대한 민감도를 줄여 불안 수준을 감소시키는 방법이다.

	㉠	㉡
①	바이오피드백 (biofeedback)	체계적 둔감화 (systematic desensitization)
②	자생훈련 (autogenic training)	바이오피드백 (biofeedback)
③	점진적 이완 (progressive relexation)	바이오피드백 (biofeedback)
④	자생훈련 (autogenic training)	체계적 둔감화 (systematic desensitization)

TIP 자생훈련과 체계적 둔감화에 대한 설명이다. 바이오피드백은 자율적인 생리적 반응을 스스로 통제하는 능력을 얻기 위한 훈련으로, 스트레스 조절은 물론 신체에 대한 자각수준향상에 도움이 된다.

2022. 5. 7. 시행

54 〈보기〉에 제시된 불안과 운동수행의 관계를 설명하는 이론은?

〈보기〉
- 선수가 불안을 어떻게 '해석'하느냐에 따라 운동수행이 달라질 수 있다.
- 선수는 각성이 높은 상태를 기분 좋은 흥분 상태로 해석할 수도 있지만 불쾌한 불안으로 해석할 수도 있다.

① 역U가설(inverted-U hypothesis)
② 전환이론(reversal theory)
③ 격변이론(catastrophe theory)
④ 적정기능지역이론(zone of optimal functioning theory)

TIP 전환이론에 대한 설명이다. 전환이론은 불쾌를 유쾌로 전환할 수 있다는 이론이다.

2022. 5. 7. 시행

55 〈보기〉에 제시된 첼라드라이(P. Chelladerai)의 다차원리더십 모델에 관한 설명으로 옳게 묶인 것은?

〈보기〉
㉠ 리더의 특성은 리더의 실제 행동에 영향을 준다.
㉡ 규정 행동은 선수에게 규정된 행동을 말한다.
㉢ 선호 행동은 리더가 선호하거나 바라는 선수의 행동을 말한다.
㉣ 리더의 실제 행동과 선수의 선호 행동이 다르면 선수의 만족도가 낮아진다.

① ㉠, ㉡
② ㉠, ㉣
③ ㉡, ㉢
④ ㉢, ㉣

TIP 규정 행동은 조직 내에서 리더가 해야만 할 행동, 즉 리더로부터 기대되는 행동을 말하며, 선호 행동은 선수들이 선호하거나 바라는 리더 행동을 말한다.

Answer 51.① 52.④ 53.④ 54.② 55.② 56.②

2022. 5. 7. 시행

56 〈보기〉에 제시된 심상에 대한 이론과 설명이 바르게 묶인 것은?

〈보기〉
㉠ 심리신경근 이론에 따르면 심상을 하는 동안에 실제 동작에서 발생하는 근육의 전기 반응과 유사한 전기 반응이 근육에서 발생한다.
㉡ 상징학습 이론에 따르면 심상은 인지 과제(바둑)보다 운동 과제(역도)에서 더 효과적이다.
㉢ 생물정보 이론에 따르면 심상은 상상해야 할 상황 조건인 자극 전제와 심상의 결과로 일어나는 반응 전제로 구성된다.
㉣ 상징학습 이론에 따르면 생리적 반응과 심리 반응을 함께하면 심상의 효과는 낮아진다.

① ㉠, ㉡
② ㉠, ㉢
③ ㉡, ㉢
④ ㉢, ㉣

TIP 상징학습이론에서 심상은 운동의 패턴을 이해하는 데 필요한 코딩체계의 역할을 하며, 어떤 동작을 배우기 위해서는 그 동작을 수행하는데 필요한 것들에 대해 잘 알아야 한다. 또한 어떤 동작에 대한 '청사진'이 있어야 동작의 수행이 가능해지며, 어떤 동작을 뇌에 부호로 만들어 그 동작을 잘 이해하게 만들거나 자동화시키는 역할을 한다.

57 〈보기〉에서 설명하는 운동심리 이론(모형)은?

> 〈보기〉
> • 지역사회가 여성 전용 스포츠 센터를 확충한다.
> • 정부가 운동 참여에 대한 인센티브 정책을 수립한다.
> • 가정과 학교에서 운동 참여를 지지해주는 분위기를 만든다.

① 사회생태모형(social ecological model)
② 합리적행동이론(theory of reasoned action)
③ 자기효능감이론(self-efficacy theory)
④ 자결성이론(self-determination theory)

TIP 사회생태이론은 건강 행동을 설명하고 예측하기 위해 여러 이론을 끌어 오기 때문에 통합이론에 해당한다. 개인 차원, 지역사회 차원, 정부 차원에서 행동변화를 설명하거나 예측하기 위해 기존에 제시된 여러 이론들을 동원한다.

58 프로차스카(J. O. Prochaska)의 운동변화단계 모형(Transtheoretical Model)에 관한 설명으로 옳은 것은?

① 변화 단계와 자기효능감과의 관계는 U자 형태다.
② 인지적 · 행동적 변화과정을 통해 운동 단계가 변화한다.
③ 변화 단계가 높아짐에 따라 운동에 대해 기대할 수 있는 혜택은 점진적으로 감소한다.
④ 무관심 단계는 현재 운동에 참여하지 않지만, 6개월 이내에 운동을 시작할 의도가 있다.

TIP 단계이론에서는 행동이 변화하는 과정을 비선형적으로 보고, 변화 단계가 높아짐에 따라 손실보다는 혜택이 크다고 의사결정을 한다.
④ 관심단계에 대한 설명이다.

59 한국스포츠심리학회가 제시한 스포츠 심리상담사 상담윤리에 대한 설명으로 옳지 않은 것은?

① 스포츠심리상담사는 자신의 전문영역과 한계 영역을 명확하게 인식해야 한다.
② 스포츠심리상담사는 상담 과정에서 얻은 정보를 이용할 때 고객과 미리 상의해야 한다.
③ 스포츠심리상담사는 상담 효과를 알리기 위해 상담에 참여한 사람으로부터 좋은 평가나 소감을 요구해야 한다.
④ 스포츠심리상담사는 타인에게 역할을 위임할 때는 전문성이 있는 사람에게만 위임하여야 하며 그 타인의 전문성을 확인해야 한다.

TIP 상담에 참여한 사람에게 좋은 평가나 소감을 요구해서는 안 된다.

60 〈보기〉에 제시된 폭스(K. Fox)의 위계적 신체적 자기 개념 가설(hypothesized hierarchical organization of physical self-perception)에 관한 설명으로 바르게 묶인 것은?

> 〈보기〉
> ㉠ 신체적 컨디션은 매력적 신체를 유지하는 능력이다.
> ㉡ 신체적 자기 가치는 전반적 자기존중감의 상위영역에 속한다.
> ㉢ 신체 매력과 신체적 컨디션은 신체적 자기 가치의 하위영역에 속한다.
> ㉣ 스포츠 유능감은 스포츠 능력과 스포츠 기술 학습 능력에 대한 자신감이다.

① ㉠, ㉡   ② ㉠, ㉢
③ ㉡, ㉣   ④ ㉢, ㉣

TIP 폭스가 제시한 위계적 신체적 자기개념에는 자기 존중감이 상위 영역에 있고 그 밑에 신체적 자기 개념이 있으며, 하위영역들로는 건강, 협응력, 신체활동, 체지방, 스포츠 유능감, 외모, 근력, 유연성, 지구력이 있다.

출제 예상 문제

1 스포츠심리학의 정의 및 의미에 대한 설명으로 적절하지 않은 것은?

① 스포츠 수행에 영향을 미치는 요인 및 그 기제의 규명을 위한 학문이다.
② 심리적 요인이 스포츠 운동 수행에 어떤 영향을 주는가에 목표가 있다.
③ 스포츠의 운동 참가로 인하여 소속팀에 어떤 영향을 주는가에 목표가 있다.
④ 운동수행으로 인하여 개인이나 팀의 심리, 사회적 기능에 어떤 영향을 미치는지 탐구한다.

TIP 스포츠심리학은 스포츠와 운동 참가가 개인의 심리에 영향을 주는가(스포츠와 운동 참가 → 개인의 심리)에 관심을 두고 있다.

2 운동학습의 과정 요소가 아닌 것은?

① 움직임의 역동성에 대한 지각
② 움직임 구성 수준의 결정과 운동 구조의 형성
③ 학습 결과
④ 자동화와 안정성 획득

TIP 운동학습의 과정 요소는 움직임의 역동성에 대한 지각, 움직임 구성 수준의 결정과 운동 구조의 형성, 오류수정, 자동화와 안정성 획득이다.

3 Gentile의 운동학습 단계에 대한 설명으로 틀린 것은?

① 움직임의 개념 습득 단계 – 고정화 단계 – 자동화 단계로 3단계로 진행된다.
② 개념이라는 말은 운동기술의 목표를 달성하기 위해서 요구되는 적절한 움직임의 형태에 대한 이해를 의미한다.
③ 고정화 단계의 예로 사격과 양궁을 들 수 있다.
④ 다양화 단계의 예로 축구, 농구를 들 수 있다.

TIP Gentile의 단계는 2단계로 구분되며 움직임의 개념 습득 단계 – 고정화 단계 및 자동화 단계로 구분한다.

4 Bernstein의 운동학습 단계에 대한 설명으로 틀린 것은?

① 자유도 고정 단계는 초보 단계로 자유도의 수를 줄이는 것을 의미한다.
② 자유도 풀림 단계는 숙련 단계로 관성이나 마찰력을 이용한다.
③ 반작용의 활용 단계는 마지막 단계로 효율적인 동작을 형성하는데 목표가 있다.
④ 번스타인은 3단계를 거쳐서 운동학습이 이루어진다고 주장한다.

TIP 자유도 풀림 단계는 향상 단계로 학습자는 고정했던 자유도를 다시 풀어서 사용 가능한 자유도의 수를 늘리게 된다.

Answer 57.① 58.② 59.③ 60.④ / 1.③ 2.③ 3.① 4.②

5 정적 전이에 대한 설명으로 틀린 것은?

① 운동기술의 요소나 수행 상황이 유사할수록 학습의 전이가 발생한다.
② 특정한 운동기술이나 운동수행에 관여하는 동일한 요소들 간의 유사성이 높을수록 전이가 발생한다.
③ 연습 조건과 전이 조건 간의 인지 처리 활동이 유사할수록 정적 전이가 발생한다.
④ 두 과제의 운동수행 상황에서 획득하는 지각 정보의 특성은 유사하지만, 움직임 특성이 다른 경우에 발생한다.

....

TIP ④ 부적 전이에 대한 설명이다.

6 보강 피드백에 대한 설명으로 틀린 것은?

① 언어·비언어의 형태로 제공된다.
② 움직임의 정보를 스스로 감지하는 것이다.
③ 움직임이 진행되는 동안이나 완료된 후에 제공된다.
④ 움직임의 결과나 움직임 유형 자체에 대한 정보를 제공한다.

....

TIP 감각 피드백은 학습자 내부의 감각 시스템으로부터 제공되는 감각 피드백으로, 근육과 건, 그리고 관절 등에 위치한 관절 수용기에서 발생한 운동감각 정보 또는 촉각이나 압력을 감지하는 피부수용기로부터의 정보, 그리고 공을 던졌을 때, 얼마나 멀리, 정확하게 날아가는가 등에 시각적 정보를 스스로 감지하는 것이다.

7 다음은 어떤 효과를 설명하는 것인가?

> 운동기술을 연습할 때에 다양한 요소들 간의 간섭 현상이 일어나는 것이다. 학습해야 하는 자료와 학습 시간 중간에 개입된 사건이나 경험 사이에 발생하는 갈등으로 인하여 학습이나 기억에 방해를 받는 것을 말한다.

① 운동 등가
② 자유도 문제
③ 맥락간섭
④ 자기조직의 원리

....

TIP 서문은 맥락간섭 효과에 대한 설명이다.

8 2~6세로 성숙뿐만 아니라 환경적 조건(연습의 기회, 동기, 교육 등)이 기본움직임 패턴의 형성에 매우 중요한 역할을 하는 운동발달의 단계는?

① 반사움직임 단계
② 초기움직임 단계
③ 기본움직임 단계
④ 전문움직임 단계

....

TIP 기본움직임 단계에 대한 설명이다.

9 성격의 구조에서 환경과의 상호작용에서 학습된 것은 무엇인가?

① 심리적 핵
② 전형적 반응
③ 역할 행동
④ 사회 환경

TIP 전형적 반응이란 환경에 적응하거나, 우리를 둘러싼 외부 세계에 반응하는 양식을 가리킨다. 전형적인 반응은 환경과의 상호작용에서 학습된 것으로 볼 수 있다.

10 내적 동기를 높이는 방법으로 올바르지 않은 것은?

① 성공경험을 갖게 한다.
② 언어적, 비언어적 칭찬을 자주 한다.
③ 연습내용과 순서를 고정한다.
④ 목표설정과 의사결정에 참여한다.

TIP 연습내용과 순서를 고정하면 지루함을 느낀다. 연습내용과 순서를 바꿔주는 것이 좋다.

11 다음 중 인지평가 이론에 근거한 설명으로 올바르지 않은 것은?

① 스스로 결정을 내려서 수영장을 다니기로 했다면 내적 동기가 높아질 것이다.
② 탁월한 기량으로 MVP로 선정되면 내적 동기가 증가할 것이다.
③ 부모님의 권유로 헬스클럽에 등록이 되면 내적 동기가 감소된다.
④ 운동종목과 자신의 목표를 스스로 결정하게 하면 내적 동기가 감소된다.

TIP 운동에 대한 종목과 목표를 스스로 결정하면 내적 동기가 증가된다.

12 자결성에 따른 구분에서 가장 강력한 동기는?

① 외적 규제
② 의무감 규제
③ 확인 규제
④ 내적 동기

TIP 내적 동기가 가장 강력하며 즐거움을 토대로 참가의 원동력이 된다.

13 다음 중 잘못된 곳은?

구분		과제 성향	자기 성향
①	비교 준거	자기 자신→절대 평가적⇒목표달성 여부	타인→상대 평가적 ⇒타인과의 우열 여부
②	과제 선택	실현 가능한 과제, 약간 어려운 과제	매우 쉬운 과제, 달성 불가능한 과제
③	노력 투입	자유시간 연습 증가, 운동시 노력 증가	자유시간 연습 감소, 운동시 노력 부족
④	내적 동기	내적 동기 감소, 몰입 체험 감소	내적 동기 증가, 몰입 체험 증가

TIP 과제 성향은 내적 동기가 증가되고 몰입 체험도 증가된다.

14 귀인이론에 사용되는 차원의 요소가 아닌 것은?

① 안정성
② 환경성
③ 인과성
④ 통제성

> **TIP** 귀인의 차원은 안정성(Stability), 인과성(Causality), 통제성(Control)으로 분류된다.

15 자기 자신의 과거 수행과 비교하여 달성하고자 하는 기준이나 목표를 의미하는 목표의 유형은 무엇인가?

① 주관적 목표
② 객관적 목표
③ 수행 목표
④ 결과 목표

> **TIP** 수행 목표는 자기 자신의 과거 수행과 비교하여 달성하고자 하는 기준이나 목표를 의미한다. 자신의 수행이 기준이 되며, 상당 수준까지 자신이 통제할 수 있고, 융통성이 있다.

16 심상의 유형에서 내적 심상에 대한 설명으로 틀린 것은?

① 3인칭 시점에서 자신의 동작을 상상하는 것이다.
② 엘리트 선수들은 내적 심상을 자주 사용한다.
③ 운동감각이 생생하게 전달되는 장점이 있다.
④ 선명도와 조절력이 뛰어날수록 내적 심상이 잘된다.

> **TIP** 내적 심상은 1인칭 시점이고 외적 심상이 3인칭 시점에서 영상에 찍힌 모습처럼 자신의 동작을 외부의 관찰자 시점에서 상상하는 것이다.

17 주의집중 유형에 대한 설명으로 틀린 것은?

① 넓은 내적 주의 - 경기 상황을 빠르게 파악하기 위하여 집중하는 것
② 넓은 외적 주의 - 농구 자유투시 공과 림에 주의를 집중하는 것
③ 좁은 내적 주의 - 평균대에서 균형을 유지하기 위하여 신체의 내적 감각에 집중하는 것
④ 좁은 외적 주의 - 축구에서 바로 앞 상대 선수의 동작에 집중하는 것

> **TIP** 넓은 외적 주의(포괄적 - 외적 주의)는 전체 상황을 살피려고 할 때 사용된다. 농구 자유투시 공과 림에 주의를 집중하는 것은 좁은 - 외적(제한적 - 외적)주의 형태이다.

18 사회적 태만 현상(링겔만 효과)의 전략에 대한 설명으로 틀린 것은?

① 할당 전략 - 사람들은 혼자일 때, 최대의 노력을 발휘하기 위해 집단 속에서는 에너지를 절약한다는 것이다.
② 최소화 전략 - 단독 상황에서 잘하는 것이 개인에게 더 중요하기 때문에 에너지를 절약한다는 것이다.
③ 무임승차 전략 - 집단 상황에서 개인은 남들의 노력에 편승해서 그 혜택을 받기 위해 자신의 노력을 줄인다는 것이다.
④ 반 무임승차 전략 - 열심히 노력을 하지 않은 사람들이 무임승차를 하는 것을 원하지 않기 때문에, 자신도 노력을 하지 않는다는 것이다.

> **TIP** 최소화 전략은 가능한 최소의 노력을 들여 일을 성취하려는 동기가 있는데, 집단 상황에서는 개인의 책임이 줄어들기 때문에 개인은 태만해지기 쉽다.
> ② 할당 전략에 대한 설명이다.

19 다차원 스포츠 리더십 모형에 대한 설명으로 바르지 않은 것은?

① 조직 내에서 리더가 해야만 할 행동은 선호 행동이다.
② 리더가 실제로 행하는 행동은 실제 행동이다.
③ 규정 행동, 실제 행동, 선호 행동이 일치할수록 수행결과가 높다.
④ 상황 요인, 성원 특성, 리더 특성이 리더 행동에 미치는 영향이 포함된다.

> **TIP** 규정 행동은 조직 내에서 리더가 해야만 할 행동, 즉 리더로부터 기대되는 행동을 말한다. 선호 행동은 선수들이 선호하거나 바라는 리더 행동으로, 연령·성·경력·기술수준에 따라 선호 행동이 달라질 수 있다.

20 강화의 빈도와 시점에 대한 설명으로 바르지 않은 것은?

① 강화는 바람직한 반응이 나타난 직후에 해줄 때 효과가 크다.
② 숙련자의 경우 동작 직후에 해준 한 마디에 자신감을 얻는다.
③ 칭찬의 기회를 놓치면 추후에라도 반드시 해주는 것이 좋다.
④ 초보자에게는 자주, 숙련자에게는 간헐적으로 하는 것이 바람직하다.

> **TIP** 숙련자보다는 초보자의 경우 지도자가 동작 직후에 해준 한 마디의 칭찬 때문에 자신감을 얻기도 한다.

21 상황적 단서가 공격적 행위를 연상시키면 좌절은 공격행위로 이어지고, 다른 행위를 연상시키면 그 행위가 일어난다는 이론은?

① 본능이론　　　　② 좌절−공격이론
③ 사회학습이론　　④ 단서촉발이론

> **TIP** 공격행위는 내적인 욕구와 학습의 결과로 일어난다. 즉 목표를 성취하려는 행동이 방해받을 때 내적 욕구는 억압을 받으며 이로 인해 좌절을 느끼고 분노를 경험한다. 그러나 분노는 곧바로 공격행위를 일으키는 것이 아니라 단지 공격행위를 준비시킨다. 분노가 공격행위를 일으키느냐 아니면 다른 행동으로 표출되느냐는 상황적 단서에 의해 좌우된다.

22 어떤 요법이 효과가 있음에도 불구하고 사람들이 외면하는 현상을 말하는 효과는?

① 옥수수 효과
② 토마토 효과
③ 검은콩 효과
④ 브로콜리 효과

> **TIP** 토마토 효과란 어떤 요법이 효과가 있음에도 불구하고 사람들이 외면하는 현상을 말한다. 그 효과가 뛰어남에도 불구하고 실천하는 사람이 많지 않은 것이 사실이다. 운동실천율이 낮은 것도 토마토 효과로 설명할 수 있다.

23 운동 중독에 대한 설명으로 틀린 것은?

① 통제하기 어려울 정도의 과도한 운동을 하는 것이다.

② 운동의 욕구가 충족되지 않았을 때 신체적, 심리적 금단증상이 나타난다.

③ 일차 운동 중독은 체성분 조절을 목적으로 운동을 강제적으로 하는 것이다.

④ 이차 운동 중독은 운동이 단순히 다이어트를 위한 수단으로 이용된다.

··

TIP 운동 중독을 일차와 이차로 구분하기도 한다. 일차 운동 중독은 운동 그 자체에 중독되는 것을 말한다. 이차 운동 중독은 체성분 조절을 목적으로 운동을 강제적으로 하는 것이다. 일차 운동 중독에서는 운동에 지나치게 몰두한 결과 체성분이 변화되고 다이어트 습관이 달라진다. 반면 이차 운동 중독은 체성분 변화와 다이어트가 주목적이고 운동은 수단으로 이용된다는 차이가 있다.

24 운동 중에 예상치 않게 체험하는 행복감, 편안함, 완벽한 리듬감, 저절로 되는 듯한 느낌, 시간과 공간 감각의 초월, 희열감과 같은 아주 독특한 느낌은 무엇인가?

① 빙상형 프로파일　　② 러너스 하이

③ 운동 중독　　　　　④ 유스트레스

··

TIP Sachs(1984)는 러너스 하이란 달리기를 하는 동안에 겪는 행복감으로 웰빙의 느낌이 높아지고, 자연에 대한 감상이 높아지며, 시간과 공간감각의 초월 현상을 체험하는 것으로 정의했다. 러너스 하이는 매우 긍정적인 심리상태로 이 순간에는 행복감, 이완감, 저절로 운동이 되는 듯한 느낌이 든다.

25 계획 행동 이론은 합리적 행동 이론의 주요 개념에 어떤 것이 추가된 것인가?

① 개인의 의도　　　　② 주관적 규범

③ 태도　　　　　　　④ 행동통제 인식

··

TIP 계획 행동 이론은 합리적 행동 이론의 주요 개념에 행동통제 인식이라는 개념이 추가되었다. 행동통제 인식은 개념적으로 자기효능감과 유사한 것으로 어떤 행동에 대해 개인이 얼마나 통제감을 느끼는가를 말한다.

26 자결성 이론에 대한 설명으로 틀린 것은?

① 무동기, 외적 동기, 내적 동기가 존재한다고 가정한다.

② 자결성은 무동기가 가장 높고 내적 동기가 가장 낮다.

③ 사람들은 누구나 자결성, 유능감, 관계성의 욕구가 있다.

④ 자결성 이론은 외적 보상이 내적동기에 어떤 영향을 미치는가를 규명하는 연구이다.

TIP 자결성은 내적 동기에서 가장 높고 무동기 쪽으로 갈수록 낮아진다.

27 운동상담의 역할에 대한 설명으로 틀린 것은?

① 치료적 역할

② 예방적 역할

③ 발달적 역할

④ 사회적 역할

··

TIP 운동상담의 주요 역할은 치료적, 예방적, 교육 및 발달적 역할이 있다.

28 운동상담 시 고려해야 할 상담윤리가 아닌 것은?

① 상담과정에서 알게 된 개인의 비밀을 보장하는 것은 매우 중요한 상담자의 의무이다.
② 상담자는 상담에 적합한 전문 능력과 기술을 갖추고 그 능력과 기술의 사용한계에 대해 잘 알고 있어야 한다.
③ 내담자를 측정해야 할 경우 적합한 측정 도구를 사용해야 하고 그 결과를 적절하게 해석해야 한다.
④ 상담자의 목표와 이용되는 기법, 상담 규칙은 내담자의 보호자에게 미리 알려야 한다.

TIP 내담자와의 관계에서 상담자는 상담의 목표, 상담에서 이용되는 기법, 상담에서 지켜야 할 규칙, 상담관계에 영향을 미칠 수 있는 여러 제한점에 대해 내담자에게 미리 알려주어야 한다. 운동상담사와 운동참가자 간의 치료적 관계와 사회적 혹은 개인적 관계에 대해 주의를 기울여야 한다.

29 협의의 스포츠심리학에 관한 설명으로 적절하지 않은 것은?

① 심리적 요인이 운동수행에 어떤 영향을 미치는가를 규명하는 분야이다.
② 운동수행과 사회적 요인과의 관계를 연구하는 분야이다.
③ 스포츠나 운동수행이 개인과 팀의 심리적 기능에 어떠한 영향을 주는지 규명하는 분야이다.
④ 인간 운동의 기능적, 생태적 원리를 포괄하는 운동제어, 운동학습, 운동발달 등을 포함하는 연구 분야이다.

TIP ④ 광의의 스포츠심리학에 대한 설명이다.

30 스포츠심리학의 주요 연구과제에 해당되지 않는 것은?

① 동기유발전략　　② 상담기술 및 방법
③ 체육행정 정책수립　　④ 불안감소전략

TIP 심리적, 사회적 요인이 운동수행에 어떤 영향을 미치는가를 규명하고 스포츠나 운동 수행이 개인이나 팀의 심리적, 사회적 기능에 어떤 영향을 미치는지 탐구하는 스포츠심리학의 분야이다.

31 스포츠심리학자의 역할 중 바르지 않은 것은?

① 자신의 연구성과를 발표하고 검증받기도 한다.
② 운동선수를 대상으로 한 상담만을 실시한다.
③ 스포츠심리학, 운동학습, 운동제어, 운동발달 등을 가르친다.
④ 상담을 통해 선수가 필요로 하는 심리기술 훈련을 하기도 한다.

TIP 스포츠심리학(광의) 안에는 운동심리학이 있고 운동심리학은 일반인들을 대상으로 한다.

32 운동제어의 주요 제한요소(constraint)와 거리가 먼 것은?

① 개인　　② 환경
③ 과제　　④ 기술

TIP 운동제어요소라고 할 수 있는 개인(유기체), 환경, 과제의 상호적인 관계 속에서 나타나는 복잡한 인간의 움직임 현상을 규명하는 연구 분야이다.

Answer　23.③　24.②　25.④　26.②　27.④　28.④　29.④　30.③　31.②　32.④

33 피드백의 기능에 대한 설명으로 바른 것은?

> ㉠ 학습자의 불필요한 행동을 줄여주고 무엇을 수정해야 하는지에 대한 정보를 제시해 준다.
> ㉡ 현재의 수행을 유지하며 성공적인 자신의 운동수행에 대헤 지신감을 갖도록 해 준다.

① ㉠ : 동기유발기능, ㉡ : 정보기능
② ㉠ : 정보기능, ㉡ : 처방기능
③ ㉠ : 처방기능, ㉡ : 강화기능
④ ㉠ : 정보기능, ㉡ : 강화기능

TIP 피드백의 정보기능은 연습 중에는 많은 시행착오를 겪게 되는데, 이 때 피드백은 학습자의 불필요한 행동을 줄여주고, 무엇을 수정해야 하는지에 대한 방향을 제시해준다. 강화기능은 정적 강화와 부적 강화 기능이 있다. 정적 강화는 학습자가 성공적인 자신의 운동수행에 자신감을 갖고, 다음 수행에서 그것을 유지하거나 보다 나은 수행을 하는 것을 말하며, 부적 강화는 바람직하지 못한 수행을 했을 때, 그것을 반복하지 않도록 수정하여 다음에 성공적인 수행을 하도록 하는 것이다. 동기유발기능은 학습자가 수행과 목표 간의 비교를 통해 수행의 목표를 변화시키거나 그것을 달성하기 위해 지속적으로 노력하려는 여러 가지 활동들에 대한 판단 정보를 제공한다.

34 운동발달 개념에 대한 설명으로 바르지 않은 것은?

① 태아기에서 사망까지의 지속적인 과정이다.
② 발달은 연령에 의해서만 결정되지 않는다.
③ 발달은 운동연습에 의해서만 결정된다.
④ 발달의 속도와 범위는 개인별로 과제의 특성에 의해 영향을 받는다.

TIP 발달은 신체, 운동기능, 지능, 사고, 언어, 성격, 사회성, 정서, 도덕성 등 인간의 모든 특성에 있어서의 긍정적 혹은 부정적인 변화를 포함하는 개념이다.

35 괄호 안에 들어갈 말을 올바르게 짝지은 것은?

> ( )은 신체나 신체 부분의 크기의 증가를 뜻하는 용어로 신체 변화의 총체를 의미한다.
> ( )은 기능을 보다 높은 수준으로 발전할 수 있게끔 하는 질적 변화로 정해신 순서에 따라 진행되는 특성이 있다.

① 성장 – 성숙
② 성숙 – 성장
③ 발달 – 성장
④ 성숙 – 발달

TIP 성장과 성숙에 대한 설명이다.

36 보강피드백의 분류에서 ㉠, ㉡에 해당하는 지식의 명칭으로 알맞은 것은?

> 당신의 골프 스윙 정확성을 분석한 결과, ㉠목표지점에서 오른쪽으로 10미터 벗어났고, 거리도 20미터 짧게 나왔습니다. 정확한 골프 스윙을 하기 위해서는 ㉡백스윙에서 머리가 움직이지 않도록 하면서, 어깨의 회전과 함께 체중이 오른쪽으로 이동하도록 해야 합니다. 이러한 골프 스윙이 비거리와 정확성을 높일 수 있습니다.

① ㉠ 수행지식, ㉡ 처방지식
② ㉠ 결과지식, ㉡ 처방지식
③ ㉠ 결과지식, ㉡ 수행지식
④ ㉠ 처방지식, ㉡ 결과지식

TIP 결과지식(Knowledge of Result : KR)은 움직임의 결과에 대한 정보를 포함하고 있다. 수행지식(Knowledge of Performance : KP)은 동작의 유형에 대한 정보를 학습자에게 제공하는 것으로, 운동학적 피드백이라고도 한다.

37 운동발달에 영향을 미치는 사회문화적 요인에 대한 설명으로 틀린 것은?

① 인종과 문화적 배경은 성장과 운동발달에 영향을 미친다.

② 교사나 학교 사회에서의 성별 구분이 놀이 및 스포츠 사회화에 영향을 준다.

③ 놀이 공간은 스포츠 참여에 필요한 사회적 환경을 제공하며 놀이 공간과 놀이 활동이 아동의 운동발달에 영향을 미친다.

④ 민감기의 학습은 자극에 민감한 시간적 구조가 있음을 의미하지만, 민감기의 자극 정도가 발달에 영향을 미치지는 않는다.

> **TIP** 민감기에 일정한 능력을 얻지 못하면 그 능력의 발달기회는 영원히 지나가 버린다.

38 성격의 구조에 포함되지 않는 것은?

① 심리적 핵　　② 독특성
③ 전형적 반응　　④ 역할 행동

> **TIP** 성격의 구조는 심리적 핵 – 전형적 반응 – 역할 행동 – 사회환경 순서이고 심리적 핵으로 갈수록 일관성이 높아진다. 독특성은 타인과 구별되는 성격의 특성이다.

39 운동시 스트레스 측정에 활용되지 않는 것은?

① 심박수　　② 피부반응
③ 호르몬 변화　　④ 반응시간

> **TIP** 반응시간은 운동 관련 체력요소(민첩성, 평형성, 협응력, 스피드, 순발력, 반응시간)이다.

40 경기 중 흔히 사용하는 주의집중 향상기법이 아닌 것은?

① 심상 훈련　　② 참선 훈련
③ 격자판 훈련　　④ 감각회상 훈련

> **TIP** 감각회상 훈련은 주의집중 향상기법이 아니다. 주의집중 훈련 프로그램은 제1단계 적정각성수준의 범위 찾기, 제2단계 각성감지능력의 배양, 제3단계 순간이완기법의 개발 및 숙달, 제4단계 심상카드의 개발 및 숙달, 제5단계 행동루틴, 인지루틴 및 수행루틴의 개발 및 숙달, 제6단계 주의산만 하에서의 훈련 및 적용으로 이루어진다.

41 스포츠 목표설정의 원리에 포함되지 않는 것은?

① 구체적인 목표　　② 측정 가능한 목표
③ 과도하게 높은 목표　　④ 시간을 정해둔 목표

> **TIP** 과도하게 높은 목표보다는 어려우면서도 실현 가능한 목표를 설정해야 한다.

42 불안과 운동수행의 관계를 설명하는 이론은 다양하다. 각성이 아주 낮거나 지나치게 높으면 수행에 방해가 되고, 적정한 수준의 각성이 최고의 운동수행을 가져온다고 주장하는 이론은?

① 격변이론
② 최적수행지역이론
③ 역U 가설
④ 다차원적 불안이론

> **TIP** 개인의 특성불안 수준은 운동수행에 가장 효율적인 각성수준이 중간정도의 각성수준이라고 적정 수준이론(역U 자 가설)은 주장한다.

Answer 33.④ 34.③ 35.① 36.③ 37.④ 38.② 39.④ 40.④ 41.③ 42.③

43 주의집중은 범위와 방향에 따라 '넓은-좁은'과 '내적-외적' 유형으로 분류할 수 있다. 이러한 4가지 유형을 골프 경기 상황별로 단계화하여 연결한 설명으로 틀린 것은?

① 유형 : 넓은 외적 주의집중
   사례 : 골프장의 바람, 코스 상황, 관중
② 유형 : 넓은 내적 주의집중
   사례 : 정보분석(이전경험 추출), 클럽 선택
③ 유형 : 좁은 내적 주의집중
   사례 : 계획 수립 및 클럽 선택
④ 유형 : 좁은 외적 주의집중
   사례 : 공 자체를 보고 샷

TIP 좁은 내적 주의집중은 많은 선수들이 운동을 하기 전에 자신의 동작을 미리 마음 속으로 그려보고자 할 때, 주로 요구되는 주의 형태이며 심상을 예로 들 수 있다.

44 스포츠 상황에서 집단 응집력 모형(Gill)의 4가지 요소에 해당하지 않는 것은?

① 환경적 요인
② 개인적 요인
③ 심리사회적 요인
④ 리더십 요인

TIP 응집력의 결정요인은 상황 요인, 개인 요인, 리더십 요인, 팀 요인이 있다.

45 코치는 선수의 동기유발 차원에서 아래와 같은 행동을 했다. 이에 자기효능감 관점에서 자신감에 영향을 준 요인에 대한 설명 중 적절한 것은 무엇인가?

> A 선수를 맡은 코치는 선수가 자신감이 없는 것을 알고 그 원인을 분석했다. 그 결과 경기에서 지나치게 심리적 불안을 느끼고 있으며, 실패할 것이라는 두려움이 컸다. 이에 코치는 비교적 쉬운 과제를 주고 경기에 대한 심리적 스트레스를 주는 행동을 자제했다.

① 코치는 성공경험을 위해 스트레스를 주는 행동을 자제했다.
② 코치는 성공경험을 위해 쉬운 과제를 제시해 주었다.
③ 코치는 사회적 설득을 하기 위해 노력하고 있다.
④ 코치는 대리경험을 주기 위해 노력하고 있다.

TIP 벤두라의 자기효능감 이론이다. 스포츠심리학(협의)과 운동심리학에서 나오는 개념으로 성공경험을 부여하는 상황을 찾으면 된다.

46 스포츠 상황에서 지도자의 코칭행동에 영향을 미치는 주요 선행요인이 아닌 것은?

① 부모의 강요   ② 리더의 특성
③ 구성원의 특성   ④ 상황요인

TIP 스포츠 리더십의 4가지 요인은 리더의 특성, 리더십 스타일, 상황요인, 성원의 특성이다.

47 다음 중 주의와 경기력과의 상호작용에 대한 설명으로 적절한 것은?

① 사격과 양궁 경기 중 관중의 소란은 경기에 전혀 영향을 주지 않는다.
② 선수의 자동화가 높을수록 부적절한 주의를 줄이고 경기력 향상에 도움을 준다.
③ 골프는 상황과 관중 등으로부터 경기력에 가장 영향을 적게 받는 경기이다.
④ 구기종목의 홈그라운드는 경기 과정이나 결과에 전혀 영향을 미치지 않는다.

TIP 통제적 처리에서 자동적 처리로 넘어갈수록 주의의 요구 수는 줄어들고 경기력 향상에 도움을 줄 수 있다.

48 인간이 본능적으로 신체적, 언어적 공격을 한다는 이론은?

① 본능 이론　　② 좌절-공격 이론
③ 사회학습 이론　④ 인지행동 이론

TIP 본능 이론은 본능적으로 분출되어 나오는 공격 에너지가 공격행동을 일으킨다는 것이다. 이 이론에 의하며 스포츠는 공격 에너지를 사회가 인정하는 방법으로 분출하는 밸브 역할을 한다고 본다.

49 다음 중 집단에서 응집력을 강화하기 위한 사회적 태만의 방지 전략으로 적절하지 않은 것은?

① 적절한 목표 설정하기
② 선수의 노력을 확인하고 칭찬하기
③ 선수와 대화하기
④ 개인의 공헌 강조하기

TIP 목표설정을 할 때, 팀 목표와 개인 목표를 모두 설정해야 사회적 태만을 방지할 수 있다.

50 운동심리학의 단계적 변화모형에서 신체활동 단계에 대한 설명으로 바르지 않은 것은?

① 준비 전 단계 : 현재 운동을 규칙적으로 하고 있으며 시작한 지 6개월이 지난 단계
② 계획 전 단계 : 현재 운동을 하고 있지 않으며 앞으로 6개월 내에도 운동을 할 의도가 없는 단계
③ 계획단계 : 현재 운동을 하고 있지 않으나 6개월 내에 운동을 할 의도를 가지고 있는 단계
④ 준비단계 : 규칙적으로 운동을 하고 있지 않으나 1개월 내에 운동을 할 의도를 가지고 있는 단계

TIP 규칙적으로 운동을 하고 있으며 시작한 지 6개월이 지난 단계는 유지단계이다. 변화단계이론은 계획 전 단계(무관심단계) - 계획단계(관심단계) - 준비단계 - 실천단계 - 유지단계로 진행된다.

51 운동의 심리적 효과를 설명한 것 중 옳지 않은 것은?

① 연령과 성별에 관계없이 긍정적 효과가 나타난다.
② 불안감소를 위해서는 무산소 운동만이 효과적이다.
③ 운동참여 후 스트레스 해소 효과를 느낀다.
④ 운동참여자가 비참여자에 비해 자긍심이 높다.

TIP Petruzzello에 의하면 유산소 운동이 불안효과를 감소시키고 무산소 운동이나 저항 운동은 불안을 약간 높인다는 결론을 내렸다.

Answer 43.③ 44.③ 45.② 46.① 47.② 48.① 49.① 50.① 51.②

52 Bandura가 제안한 자기효능감 강화방법이 아닌 것은?

① 성공경험　　　　② 실패경험
③ 사회적 설득　　　④ 대리경험

TIP 자기효능감의 4가지 차원은 성공경험, 간접경험, 사회적 언어적 설득, 신체와 정서 상태이다.

53 스포츠 및 운동참가가 인성발달에 어떤 영향을 주는지 설명한 내용이다. 다음 중 인성발달에 긍정적인 영향을 준 내용끼리 묶인 것은?

> ㉠ 올바른 스포츠 행동을 모방하게 하도록 격려한다.
> ㉡ 지도자가 항상 승부 결과에 대한 강한 의지를 피드백(환류)한다.
> ㉢ 과제 자체에 대한 동기 및 협동심을 자극한다.
> ㉣ 경쟁심을 조장하고 보상과 처벌을 엄격하게 적용한다.
> ㉤ 선수(학생) 스스로가 선택하고 책임질 수 있도록 재량권을 준다.

① ㉠, ㉡

② ㉢, ㉣

③ ㉡, ㉣, ㉤

④ ㉠, ㉢, ㉤

TIP ㉡ 결과에 대한 피드백보다는 과정에 대한 피드백이 인성발달에 도움을 준다.
　　 ㉣ 경쟁심을 조장하기 보다는 최선을 다할 수 있도록 격려하는 것이 인성발달에 긍정적인 영향을 준다.

54 운동 참여자들의 운동실천을 촉진하기 위한 설명으로 적절하지 않은 것은?

① 운동의 과정보다는 결과를 중요시 한다.
② 자기효능감을 향상시킨다.
③ 운동실천으로 인한 혜택을 개인의 상황과 특성에 맞게 제공한다.
④ 운동실천의 방해요인을 극복하기 위한 전략들을 마련한다.

TIP 운동실천을 촉진하기 위해 과정보다는 결과를 중요시 여기면 안된다.

55 선수들이 지각하는 최고의 스포츠심리상담사와 거리가 먼 것은?

① 친밀감(유대감) 형성
② 지속적인 심리훈련
③ 경기 시즌 전, 중, 후 지원
④ 선수와의 개인별 접근 제한

TIP 내담자의 특성에 따라 개인별 접근을 제한할 필요는 없다.

56 스포츠심리상담사의 상담윤리 중 바람직한 행동이 아닌 것은?

① 상담, 감독을 받는 학생이나 고객과 이성관계로 만나지 않는다.
② 알고 지내는 사람에 한해 전문적인 상담을 진행하도록 한다.
③ 미성년자 고객의 가족과는 개인적, 금전적 또는 다른 관계로 만나지 않는다.
④ 특별한 경우를 제외하고는 고객과 상담실 밖에서의 사적인 관계를 유지하지 않는다.

TIP 운동상담사는 운동참가자 간의 치료적 관계와 사회적 혹은 개인적 관계에 대해 주의를 기울여야 한다. 따라서 알고 지내는 사람에 한해 전문적인 상담을 진행하는 것은 바람직하지 못하다.

57 스포츠심리상담의 절차에 대한 설명으로 틀린 것은?

① 상담 초기에는 지도자와 선수 간의 친밀한 관계와 상호 신뢰의 형성이 중요하다.
② 상담 중기에는 상담실뿐만 아니라 훈련장이나 경기장에서도 상담이 이루어질 수 있다.
③ 상담의 후기에는 면담이나 질문지 검사를 통해 상담 초기 선수가 지닌 목표를 평가한다.
④ 상담은 자발적으로 원하는 선수에게만 실시해야 한다.

TIP 팀 스포츠의 경우나 단체생활에 있어 원하는 선수에게만 상담을 실시하면 안 된다.

58 스포츠심리상담사가 가져야 할 역량이나 태도로서 합당하지 않은 것은?

① 스포츠심리상담사는 어떠한 경우에도 비밀을 지켜야 한다.
② 스포츠심리상담사는 스포츠에 관한 전문적 지식과 함께 사회 전반에 관한 풍부한 지식을 가져야 한다.
③ 스포츠심리상담사는 풍부한 대인관계 기술을 필요로 한다.
④ 스포츠심리상담사는 선수들의 표정, 외모 등의 비언어적 메시지에도 주의를 기울여야 한다.

TIP 상담자가 보고해야 하는 내담자의 상황으로 비밀유지의 윤리가 절대적이지 않은 경우는 첫째, 내담자가 자신이나 타인에게 위험한 행동을 할 때 둘째, 미성년 내담자가 근친상간, 강간, 아동 학대 혹은 여타 범죄의 희생자라고 생각될 때 셋째, 내담자가 입원할 필요가 있다고 판단될 때 넷째, 정보가 법적인 문제가 될 때 등이다.

59 광의의 스포츠심리학 하위 학문영역으로 옳지 않은 것은?

① 운동발달　　　　② 운동학습
③ 운동제어　　　　④ 운동처방

TIP 운동처방은 운동생리학과 운동역학을 기반으로 진행되어 지게 된다.

Answer　52.② 53.④ 54.① 55.④ 56.② 57.④ 58.① 59.④

60 〈보기〉의 불안과 운동수행간의 관계를 설명하는 이론은?

> 〈보기〉
> 인지불안이 높아지면, 생리적 각성이 증가함에 따라 운동수행도 점차 증가하지만 적정수준을 넘어서면 수행의 급격한 추락현상이 발생한다.

① 추동이론
② 역U이론
③ 카타스트로피(격변)이론
④ 심리에너지이론

> **TIP** 불안과 운동수행 간의 관계
> ㉠ 인지불안 수준이 낮을 때 생리적 각성이 증가하면 운동수행이 역 U자 형태를 보인다.
> ㉡ 인지불안 수준이 높을 때 생리적 각성이 증가하면 운동수행은 점차 증가하다 한 점을 지나 급격히 추락하는 현상이 발생한다.
> ㉢ 히스테리현상 : 인지불안 수준이 높아질 때 생리적 각성에 따라 운동수행이 급격이 감소하는 현상을 나타낸다.
> ㉣ 카타스트로피이론의 변수 : 정상요인은 생리적 각성, 분열요인은 인지적 불안이고 종속변수로 운동수행을 설명하고 있다.

61 팀 응집력 요구수준이 가장 높은 스포츠 종목은?

① 축구
② 양궁
③ 스키
④ 사격

> **TIP** ① 개인운동이 불가능한 팀 스포츠 경기가 진행된다.

62 〈보기〉에서 설명하는 자결성 이론의 규제 유형은?

> 〈보기〉
> 외적보상을 받으려는 욕구가 활동의 원동력이며, 외적보상을 얻기 위해 스포츠 활동에 참여한다.

① 무규제
② 외적규제
③ 부적규제
④ 내적규제

> **TIP** 외적규제 … 상식적으로 알고 있는 동기개념과 비슷한 것으로, 행동이 타인의 강요에 의해 규제되는 것으로, 예를 들면 진학을 위해서 자신이 운동에 참여하는 것이다.

63 연습시간이 휴식시간보다 상대적으로 긴 연습방법은?

① 집중연습
② 분산연습
③ 구획연습
④ 무선연습

> **TIP** 집중연습이 효과적일 경우
> ㉠ 새로운 기술을 습득하거나 중점적으로 행하는 연습
> ㉡ 반응의 고정화를 피하고 반응의 변화를 필요로 하는 경우

64 번스타인(N. Bernstein)의 운동학습 단계를 바르게 연결한 것은?

① 협응 단계 – 제어 단계
② 인지 단계 – 연합 단계 – 자동화 단계
③ 움직임 개념 습득 단계 – 고정화 및 다양화 단계
④ 자유도의 고정 단계 – 자유도의 풀림 단계 – 반작용의 활용 단계

TIP 번스타인의 운동학습 단계

㉠ 자유도 고정 단계 : 학습자는 새로운 운동 기술을 학습하고자 할 때, 처음에는 그 동작을 수행하는 데에 동원되는 신체의 자유도를 고정하게 된다. 자유도를 고정한다는 것은 자유도의 수를 줄이는 것을 의미하며, 이는 크게 두 가지의 개념을 포함하고 있다.
 • 운동동작을 수행하는 데에 동원되는 모든 관절의 각도를 일정하게 유지시키는 것이다.
 • 두 개 이상이 관절의 움직임을 시간적으로 제한하여, 완전히 일치된 움직임으로 나타나게 하는 것이다.
㉡ 자유도 풀림 단계 : 자유도 고정 단계가 지나면, 학습자는 고정했던 유도를 다시 풀어 사용가능한 자유도의 수를 늘리게 된다. 이는 모든 자유도를 결합하여 동작을 위해서 필요한 나의 기능적인 단위를 형성하기 위함이다. 이와 같은 기능적 단위를 다이나믹시스템 이론에서는 협응구조라고 한다.
㉢ 반작용의 활용 단계 : 운동기술을 수행하는 데에 있어서 수행자와 환경 간의 상호작용으로 인하여 관성이나 마찰력과 같은 반작용현상이 나타난다. 신체의 내·외적으로 발생하는 힘을 활용하여 보다 효율적인 동작을 형성하기 위해서는 자유도의 풀림 단계보다 더 많은 여분의 자유도를 활용할 수 있어야 한다.

65 〈보기〉의 괄호 안에 들어갈 용어는?

> 〈보기〉
> (   )은/는 모든 감각을 활용하여 과거의 성공 경험을 회상하거나 미래의 성공적 운동 수행을 마음속으로 상상함으로써 자신감을 향상시키고 집중력을 높인다.

① 심상
② 목표설정
③ 인지적 재구성
④ 체계적 둔감화

TIP 심상

㉠ 성공적인 수행의 심상은 자신감을 발달시키는 중요한 심리적 기술이다.
㉡ 한 번도 해보지 못한 기술이나 어려운 수행광경을 마음속에 그려보는 것은 자신감의 발달에 도움이 된다.

66 〈보기〉의 괄호 안에 들어갈 용어는?

> 〈보기〉
> 운동기술의 요소와 처리과정이 유사하여 과거의 학습이 새로운 학습에 도움이 되는 것을 (   )(이)라고 한다.

① 부호화   ② 정적전이
③ 파지   ④ 표상

TIP 정적전이는 이전 상황의 학습이 다른 상황에서의 학습을 촉진시킬 때 일어나는 현상이다. 이전에 연습한 과제가 다른 과제의 수행에 도움을 주는 정적전이의 배경에는 운동기술 요소의 유사성, 처리과정의 유사성, 협응 구조 형성과 전이가 있다.

Answer 60.③ 61.① 62.② 63.① 64.④ 65.① 66.②

67 〈보기〉의 사례가 의미하는 용어는?

> 〈보기〉
> 철인3종 선수 선우는 경기 중 힘이 들어 포기하려는 순간 예상치 않게 편안함, 통제감, 희열감을 느끼는 체험을 하였다. 선우는 그 순간에 시간과 공간의 장애를 초월한 느낌을 경험하였다.

① 자기 효능감
② 러너스 하이(runner's high)
③ 각성반응
④ 자기 존중감

TIP 러너스 하이에 영향을 준다고 알려진 물질 가운데 가장 유력하게 언급되는 물질은 엔도르핀(endorphin)이다. 엔도르핀은 뇌하수체 전엽에서 분비되는 호르몬으로 통증을 억제하는 효과가 있고 산소를 이용하는 유산소 상황에서는 별 증가를 보이지 않다가 운동 강도가 높아져 산소가 줄어드는 무산소 상태가 되면 급증하게 된다. 또한 인체가 고통을 겪거나, 심리적으로 충격을 받아 기분이 나쁠 때 분비된다고도 알려져 있다.

68 루틴(routine)에 대한 설명으로 옳지 않은 것은?

① 경기력 향상에 도움을 준다.
② 경기력의 일관성을 위해 개발된 습관화된 동작이다.
③ 자신이 조절할 수 없는 요인에 주의를 기울이게 한다.
④ 최상수행을 위한 선수들 자신만의 고유한 동작이나 절차이다.

TIP 루틴(routine)
ⓐ 개념
  • 최상의 운동수행을 발휘하는데 필요한 이상적인 상태를 갖추기 위한 자신만의 고유동작이나 절차이다.
  • 선수들이 습관적으로 수행하는 습관적 동작이다.

ⓛ 필요성
  • 선수들이 부적절한 내·외적방해로 인해서 정신이 산만해질 때 운동과 무관한 것을 차단시켜 준다.
  • 다음 수행에서 상기해야 할 과정을 촉진시키고 다음 상황에 대한 친근감을 제공한다.
  • 수행에 앞서 사전에 설정된 수행과정을 제공함으로써 일관된 수행을 도와준다.
ⓒ 전략
  • 계획된 심상의 순서, 각성조절의 단서, 혹은 다른 인지전략을 거친 후 습관화되어야 한다.
  • 일관성 있게 주의집중을 하고, 성공적인 수행을 위하여 사고방식을 강화시켜 줄 수 있는 일련의 과정을 개발하여 이를 습관화해야 한다.
  • 수행루틴을 지키면 심리적 불안감을 극복하고 경기에만 집중하는데 도움을 준다.

69 〈보기〉의 괄호 안에 들어갈 용어는?

> 〈보기〉
> 링겔만(M. Ringelmann)의 줄다리기 실험에 의하면, 줄을 당기는 힘은 혼자일 때 가장 크고, 줄을 당기는 인원이 증가할수록 개인이 쓰는 힘의 양은 줄어드는 것으로 나타났다. 이와 같이 집단 속에서 개인의 노력이 줄어드는 현상을 (   )(이)라고 한다.

① 사회적 태만
② 정적강화
③ 사회적 지지
④ 부적강화

TIP 사회적 태만 … 혼자일 때보다 집단에 속해 있을 때 더 게을러지는 현상을 사회적 태만 현상이라 한다.

70 〈보기〉의 사례에 적합한 피드백은?

〈보기〉

농구수업에서 김 코치는 학습자가 자유투 동작과 관련된 피드백을 원할 때 정보를 제공하기로 하고, 각자 연습을 시작하였다. 김 코치는 연습 중 학습자가 피드백을 요구할 때마다 정확한 자유투 동작에 대해 알려주었다.

① 뉴로 피드백
② 내재적 피드백
③ 자기통제 피드백
④ 바이오 피드백

···

TIP 자기통제 피드백

ⓐ 학습자와 교사 간의 상호적인 의사전달과정을 통해 인지전략을 능동적으로 수립할 수 있다.

ⓑ 자기통제 피드백은 정보를 처리하는 학습자의 인지적 노력에 초점을 두고 있으며, 능동적인 인지적 처리과정이 운동기술학습에 절대적인 영향을 미친다는 것을 전제로 하고 있다.

ⓒ 전통적으로 제시되는 다양한 피드백의 형태와 같이 교사에 의해서 미리 결정된 피드백정보를 제공하는 것이 아니라, 학습자가 스스로 인지전략을 세움으로써 능동적으로 학습에 참여하게 되고, 교사는 학습자의 요구에 부합하는 정보를 제공하게 된다. 이러한 피드백정보의 제공방법은 교사와 학습자 간의 상호작용이라는 측면에서 볼 때 효율적인 피드백 제시방법이라고 할 수 있다.

운동
생리학

운동생리학의 개관

01 〈 주요 용어

❶ 운동

기관	정의
NHFA	체력, 운동수행력, 건강 또는 사회적 관계를 개선하기 위한 구체적인 목표를 가지고 레크리에이션, 여가에 참여하는 계획된 신체활동
USSG	체력의 하나 또는 그 이상의 요소를 향상 또는 유지하기 위하여 수행된 계획으로, 구조화된 반복적인 신체 움직임
MHLW	신체활동 중에서 체력의 유지, 향상을 목적으로 한 계획적이고 의도적으로 실시하는 것

❷ 신체활동

기관	정의
NHFA	대골격근을 사용한 움직임(예 걷기, 계단오르기, 정원가꾸기, 스포츠활동, 일과 관련된 활동)
USSG, ACSM	골격근의 수축에 의해 생성되는 신체의 움직임으로, 이와 함께 에너지의 소비가 증가하는 신체의 움직임
USHHS	ACSM과 USSG의 정의에 추가하여 "신체활동"은 건강을 강화시키는 신체의 움직임으로 정의됨
MHLW	안정된 상태보다 많은 에너지를 소비하는 모든 움직임으로 정의

❸ 체력

(1) 체력이란 단순하게 일상생활이나 신체활동을 할 때 우리의 몸이 적극적으로 활동할 수 있는 능력을 말한다.

(2) 넓은 의미에서는 인간이 사회의 한 구성원으로서 능률적으로 활동해 나갈 수 있는 신체 활동의 종합적 능력이라고 말할 수 있다.

(3) 체력은 주변 환경의 변화에서 오는 각종 스트레스를 견뎌내는 방위체력과 운동을 일으키고 지속시키며 조절할 수 있는 행동체력으로 구성된다.

① 방위체력은 기온, 기습, 기압, 가속도의 변화와 대기 및 수질오염 등의 물리화학적 스트레스에 견디는 능력, 세균, 바이러스, 기생충 등에 의한 생물학적 스트레스에 견디는 능력, 공복, 불면, 갈증, 피로, 시차와 같은 생리학적 스트레스에 견디는 능력, 불쾌감, 긴장, 고민, 슬픔, 불만 등과 같은 심리적 스트레스에 견디는 능력을 말한다.

② 행동체력은 8개의 요소로 구분된다. 그 중에서 근력, 순발력, 근지구력, 심폐지구력은 운동의 조정능력에 포함된 체력 요소들 보다 매우 가역적인 특성이 있는 에너지 체력 요소들이다. 따라서 규칙적인 운동에 의해 쉽게 향상되기도 하지만 운동을 중지하면 그 동안의 운동효과가 단기간에 소멸되고 만다. 그러나 협응성과 같은 조정능력들은 비에너지적 체력요소들로서 비교적 영구적인 속성을 지니고 있다. 즉 한번 기술을 익히게 되면 장기간 동안 그 능력을 상실하지 않는다.

㉠ 건강 관련 체력(health-related fitness) : 근력 및 근지구력, 심폐지구력, 유연성, 신체 조성(체지방률) 등의 체력 요소를 말한다. 일반적으로 성인기 이후에 연령의 증가와 함께 인체기관의 생리적 기능이 감퇴되어 발생되는 질병을 성인병이라고 하는데, 이러한 성인병은 운동 부족, 영양 과잉, 스트레스 등의 잘못된 생활습관에 의하여 발병 연령이 계속 낮아지는 추세를 보이고 있다. 이러한 성인병은 대부분 규칙적인 운동을 통한 신체기관의 기능과 체력을 발달시킴으로써 예방할 수 있다는 사실이 밝혀지면서 체력 향상을 위한 운동이 중요한 건강관리 수단으로 등장하게 되었다. ✔자주출제

㉡ 운동 관련 체력(Skill-related fitness) : 빠르고 폭발적인 동작, 복잡한 기술 동작 등 스포츠에서 요구되는 기술을 효과적으로 발휘하는 데 필요한 스피드, 순발력, 평형성, 협응성, 반응시간, 민첩성 등의 체력요소가 포함된다. 스피드는 신속하게 움직일 수 있는 능력을 말하고, 순발력은 얼마나 빠르게 큰 힘을 낼 수 있는지를 말한다. 평형성은 정적 또는 동적 상태에서 몸의 균형을 얼마나 잘 유지하는지를 말하고, 협응력은 신체의 각 부위가 조화를 이루면서 원활하게 움직일 수 있는 능력을 의미한다. 그리고 민첩성은 신체의 방향을 신속하게 바꿀 수 있는 능력을 뜻하며, 반응시간은 빛, 소리, 접촉 등과 같은 자극에 반응하는데 요구되는 시간을 말한다.

❶ 운동생리학의 정의

(1) 운동생리학이란 일회적이거나 반복적인 운동으로 초래되는 생리기능적 변화와 그 변화의 원인을 설명하기 위한 학문이다. 즉 여러 가지 형태의 운동으로 인해 야기되는 인체의 반응과 적응에 대해 그 원인을 규명하고, 그러한 반응과 적응이 인체의 기능적 측면, 주로 수행력과 건강 등에 어떠한 생리적 의미를 갖는지 연구하는 것이 운동생리학이다.

(2) 운동생리학은 운동 중 생명체가 어떻게 생리학적으로 반응하는가를 관찰하는 학문이다. 그러므로 운동이라는 자극을 이용하여 인체가 적응하는 과정을 생리학적으로 관찰함과 동시에 인체가 궁극적으로 어떻게 변화하는지를 연구하는 학문이다. 그러나 21세기에 접어들면서 운동생리학의 연구영역은 인체의 조직과 기관이라는 생리학적 수준에서 점차 진화하여 세포와 신호전달체계 및 단백질 합성 및 발현이라는 세포생물학 또는 분자생물학 분야로 진화하고 있다.

❷ 운동생리학의 인접 학문

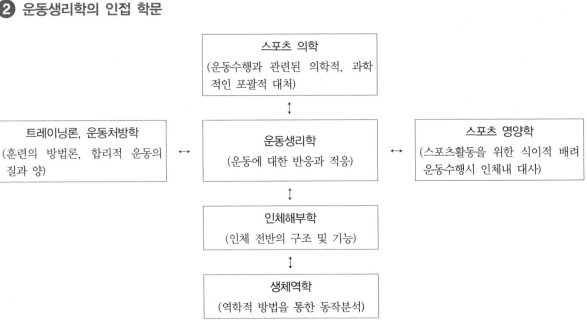

02 에너지 대사와 운동

01 《 신체의 이해

❶ 인체의 조직과 기능

(1) 인체의 조직화

① 인체의 가장 두드러진 특징은 조직화되어 있다는 점이다.

② 우리 몸의 어느 일부에서 생존의 조건을 흩뜨리는 현상이 일어나면 이것을 원래의 상태로 회복시키기 위해 우리 몸의 다른 부분이 보상작용 반응(네가티브 피드백)을 일으킨다. 이러한 반응을 항상성이라고 하며 이를 통해 우리 몸은 안정 상태를 늘 유지하게 된다.

(2) 인체의 기능

① 세포의 기능…세포 자체의 생존과 증식, 우리몸 전체를 위한 활동(각 개인의 생존을 가능하게 하는 것)

② 환경과 인체의 기능
　㉠ 환경의 변화는 인체를 자극하게 되고 인체는 이러한 자극에 반응을 나타낸다. 인체가 나타내는 반응의 대부분은 적응 반응으로, 이것은 인체의 생존과 건강을 유지하는 데 목적이 있다.
　㉡ 적응이란, 인체의 복지를 위하여 환경과 인체 간의 일련의 복잡한 상호관계를 의미한다. (적응 : 건전한 생존, 부적응 : 병의 유발)

③ 항상성 ✔자주출제
　㉠ 항상성이란 인체 내의 안정상태의 유지를 의미한다.
　㉡ 인체의 세포가 건전하려면 세포 주위의 항상성이 유지되어야 한다. 세포의 주위란 세포의 화학성분, 삼투압, 수소이온농도, 온도 등을 의미한다. 세포는 이중 어떤 요인이라도 정상에서 벗어날 경우 기능을 제대로 발휘할 수 없게 된다.
　㉢ 항상성의 원리란 생리학의 기본이라고 할 수 있다. 생체의 생존과 건강은 바로 이 항상성을 유지하고 부활하는 데 달려 있다.

(3) 인체 기계

① 인체의 화학적 구성(물 70%, 유기물 30%)

② 인체의 골격(뼈 206개, 관절 250개) 및 근육

② 세포 생리

(1) 물질 이동

① 물리적 이동(수동적 이동)

    ㉠ **확산** : 물질의 분자나 이온이 계속적으로 빠르게, 또는 아무렇게나 움직여 퍼지는 것을 말한다.

    ㉡ **삼투현상** : 반투과성 막을 통한 물의 확산이다. 반투과성 막은 물만을 통과, 다른 물질의 분자는 통과시키지 않는다(농도가 낮은 곳에서 농도가 높은 곳으로 이동한다).

② 생리적 이동(능동적 이동)

    ㉠ 운반체 운반

    ㉡ 화학적인 반응에 의해 세포 내에서 생겨난 에너지 공급을 받아 나트륨(Na)이나 칼륨(K)과 같은 물질의 이동이 가능하다.

③ 식작용과 흡수작용

    ㉠ **식작용** : 고형의 물질을 세포 안으로 끌어들인다.

    ㉡ **흡수작용** : 액체로 된 물질을 세포 안으로 끌어들인다.

(2) 세포의 대사작용

① **이화작용** … 에너지를 세포에 공급하는 과정으로 에너지 시스템(ATP-PC, 젖산 시스템, 유산소 시스템)을 통한 ATP를 생성한다.

② **동화작용** … 세포가 호르몬, 효소, 단백질 등의 여러 가지 복잡한 물질을 합성하는 과정(성장)을 말한다.

③ 이화작용과 동화작용의 평형

    ㉠ 이화작용과 동화작용은 서로 평형을 유지해야 한다.

    ㉡ 두 가지 서로 상반되는 작용을 하는 이화작용과 동화작용을 대사작용(물질변화, 에너지의 변화를 포괄)이라고 한다.

    ㉢ **동화작용 > 이화작용** : 성장

    ㉣ **이화작용 > 동화작용** : 노쇠 혹은 퇴화

❸ 인체의 에너지원

(1) 에너지의 개념

대사과정을 통해 새로운 형태로 생성된 에너지는 웨이트트레이닝의 결과로 나타나는 근육의 증가, 운동 후에 일어나는 근육의 손상이나 부상을 회복시키는데도 이용되며, ATP로 저장된다.

(2) 에너지원

① 탄수화물(유산소적 한 분자의 분해로 36 ~ 38ATP)
  ㉠ 간과 근육에 저장할 수 있는 글리코겐의 양은 한정되어 있으며 섭취하는 음식에 상당량의 탄수화물이 포함되어 있지 않을 경우에는 고갈될 수 있다.
  ㉡ 운동 강도가 높을수록 더 많은 양의 에너지가 탄수화물에서 공급된다.
  ㉢ 탄수화물은 강도가 높은 운동을 할 때 주 에너지원이 되지만 운동 중에 탄수화물이 에너지원으로 사용되는 것은 근육 속에 이미 저장되어 있던 글리코겐이다.

② 지방(유산소적 한 분자의 분해로 130 ~ 147ATP) ✔자주출제
  ㉠ 탄수화물을 저장하는 것보다 많은 양의 지방을 저장할 수 있다.
  ㉡ 지방은 트리글리세라이드에서 기본적인 구성 요소인 글리세롤과 유리지방산으로 바뀌는 복잡한 형태로 변화하여야 하기 때문에 세포의 신진 대사에 사용되기가 탄수화물보다 쉽지 않다.
  ㉢ 지방으로부터의 에너지 방출 속도는 강도 높은 근육 활동의 에너지 요구량을 충족시키기에는 너무 느리다. 그러나 지방은 중정도 강도의 운동을 하는 동안에 중요한 에너지원이다. 혈장의 유리지방산과 근육에 저장된 중성지방은 중간 강도로 오랜 시간 운동을 하는 동안 주된 지방 공급원이 된다(유리지방산은 지방세포에서 동원).
  ㉣ 지방세포에 들어있는 중성지방은 유리지방산과 글리세롤로 가수 분해되어 혈액 속으로 방출된다. 그 다음에 유리지방산은 근세포로 운반되어 산화되고 에너지를 방출한다. 근육 내 중성지방은 근육 세포 안에서 유사한 대사과정을 거친다.
  ㉤ 강도가 높은 운동을 한 시간 정도 하면 글리코겐의 저장량은 매우 낮아진다. 이렇게 되면 신체는 에너지 공급원으로 지방에 점점 더 의존하게 되고 따라서 운동 강도가 감소된다.

③ 단백질
  ㉠ 소장의 효소들은 복합단백질을 여러 아미노산으로 분해한다. 분해된 아미노산은 소장의 벽에서 흡수되어 혈액을 통하여 간으로 운반된다. 간은 아미노산이 대사되는 중요한 장기이다.
  ㉡ 과다하게 섭취한 단백질은 체내에서 아미노산으로 저장되지는 않지만, 탄수화물이나 지방으로 전환되어 저장된다. 어떤 아미노산(알라닌)들은 본질적으로 포도당을 형성한다. 간에서의 다양한 에너지 변하 단계에서 포도당 생성 아미노산이 포도당으로 변화하는데 이를 포도당신생이라고 한다. 그 밖에도 단백질은 일련의 반응을 거치면서 지방산으로 전환될 수 있다. 이러한 과정을 지방생성이라고 한다.
  ㉢ 탄수화물 저장은 장거리 달리기 선수에게 단백질 절약 효과를 가져 올 수 있다.

1 ATP−PC 시스템

(1) ATP

① 인체 세포가 직접적으로 사용하는 에너지원이다.

② **1차 연료** … 크레아틴 인산

③ **2차 연료** … 탄수화물(무산소성 해당과정, 유산소과정), 지방(유산소과정), 단백질(유산소과정)로부터 공급된다.
✔자주출제

④ ATP는 인원질 시스템, 무산소성 해당과정, 산화적 인산화(산소시스템) 과정을 통해 공급받을 수 있다.

⑤ ATP는 아데노신 1개와 인산기 3개로 구성되어 있고, 인산에는 높은 에너지 결합 형태인 2개의 연결 고리가 있다. 이 연결 고리가 안정 상태를 벗어나 그 중 하나의 결합이 분해되면 ATP가 ADP와 유리인산염(Pi)으로 변하며, 이때 7 ~ 12kcal의 에너지가 방출된다. [ATP → ADP + Pi + energy(7 ~ 12kcal)]

⑥ ATPase 효소에 의해 결합체가 분해되면 에너지가 방출되어 근수축에 필요한 에너지원으로 사용된다.

(2) ATP−PC 시스템 ✔자주출제

① **공액 반응에 의한 ATP 생성**
   ㉠ ATP와 PC는 모두 근세포에 저장되어 있으며, 인산기를 가지고 있기 때문에 이 에너지 시스템을 인원질 시스템이라 하며, ATP와 PC는 공액 반응에 의해 ATP를 재합성한다.
   ㉡ ATP는 운동 중 에너지로 사용되고, 운동 후에는 PC를 재합성하는 데 이용된다. PC는 운동중 분해된 에너지가 ADP와 유리인산염을 결합해 ATP를 재합성한다. 따라서 ATP는 PC에, PC는 ATP와 에너지가 기능적으로 연결되어 있기 때문에 인원질 시스템은 ATP와 PC의 공액 반응에 의해 ATP가 재합성되는 것이다.
   ㉢ PC를 분해하는 효소
      ⓐ 크레아틴키나아제(CK : PC + ADP − creatine kinase → ATP + Cr)
      ⓑ 마이오키나아제(MK : ADP + ADP − myokinase reaction → ATP + AMP)

② **체내 인산염이 소량이기 때문에 단시간ㆍ고강도의 운동에 이용**
   ㉠ 체내 저장된 인산염은 소량이기 때문에 인원질 시스템은 단거리 달리기, 높이뛰기, 투포환 등 수 초 만에 끝나는 폭발적인 운동에 주로 사용된다.
   ㉡ 이 시스템에 의한 신속한 에너지 공급이 없다면 강도 높은 운동은 불가능해진다.

ⓒ 수 초간 반복적으로 수행되는 운동에서 에너지 생성에 중요한 역할을 하는 것은 ATP-PC계와 저장산소의 역할을 통해 가능하다.

ⓔ 유리인산염(Pi)과 크레아틴(C), 즉 크레아틴 인산을 재합성하는 과정은 운동 후 ATP의 분해 과정에서 생성된 에너지에 의해 가능하다. 운동 후 회복기에 섭취한 산소는 헤모글로빈에 의해 마이오글로빈에 전달되고, 미토콘드리아로 전달해 줌으로써 ATP를 생성하고, 이후 PC의 보충이 이루어진다.

ⓜ 크레아틴 인산은 운동이 끝난 후 빠른 회복기 산소 소비단계에서 재합성되므로 체내에 저장되어 있는 양 밖에 사용할 수 없다.

ⓗ 고갈된 PC는 30초 이내에 70%, 3~5분 만에 100% 충당된다.

③ 인원질 시스템이 가장 빨리 에너지원으로 이용할 수 있는 이유

ⓞ 장시간의 복잡한 화학적 반응에 의존하지 않는다.

ⓛ 환기 작용에 의한 활동 근육까지의 산소 공급에 의존하지 않는다.

ⓒ ATP와 PC가 모두 근육 내 수축기전에 직접 저장되어 있기 때문이다.

② 해당과정 시스템

(1) 무산소성 해당과정 ✔자주출제

① 글루코스는 무산소성 해당과정을 통해 부분적으로만 대사가 이루어지면 산소가 필요 없이 근육 세포의 세포질 내에서 일어난다. 무산소성 해당과정을 통해 얻을 수 있는 ATP의 양은 소량이지만 산소의 공급 없이도 에너지를 공급한다는 측면에서 의의가 있다.

② 근세포에서 일어나는 무산소성 해당과정에 사용되는 글루코스는 두 가지 경로에 따라 근세포에 이용된다.

ⓞ 글루코스 분자가 혈액으로부터 근세포막을 통해 세포내로 유입된다(간글리코겐). 간글리코겐의 분해에 의해 전달된 글루코스는 해당과정을 거쳐 2ATP를 생성한다.

ⓛ 근세포 내에 이미 저장된 글리코겐으로부터 당원 분해 과정에 의해 유리된다. 근글리코겐의 경우는 해당과정을 거쳐 3ATP를 생성한다. ✔자주출제

③ 글리코겐은 해당과정을 거쳐 에너지를 공급한다. 해당과정 후 산소의 공급이 이루어지지 않았을 때 초성포도산이 젖산으로 축적된다(LDH : 젖산 탈수소효소).

④ 해당과정에서 가장 중요한 효소 중의 하나는 포스포프락토키나아제(PFK)이지만, 포스포리파아제, 헥소키나아제, 피루브산키나아제, 그리고 젖산탈수소효소라는 무산소성 해당과정의 다른 주요 조절효소가 있다.

⑤ 무산소성 해당과정 중 젖산이 생성되며 결과적으로 수소 이온이 해리되어, 세포내액을 더욱 산성화 시킨다.

⑥ NADH는 수소의 중요한 운반체로 산소가 부족할 때는 초성포도산에 H이온을 주어 젖산을 형성하고, 산소가 충분하면 미토콘드리아로 이동한다.

⑦ 무산소성 해당과정과 유산소성 해당과정의 차이는 유산소성 해당과정에서는 젖산이 축적되지 않는 것이다. 유산소성 해당과정에서 산소의 공급이 이루어질 경우 미토콘드리아에서 대부분 산화되어 이산화탄소와 물로 전환된다.

(2) 젖산 축적과 인체의 변화

① **젖산 역치**(무산소성 역치, 환기 역치, OBLA) … 젖산 축적이 가속화되는 시점의 강도 또는 산소 소비량이다.

② 젖산의 축적은 수소 이온 농도의 증가를 가져오고 음의 대수 관계인 pH는 감소한다.

③ 무산소성 역치를 넘어 지속되는 강도의 운동은 수소 이온 농도의 증가와 pH의 감소를 가져와 조직 수준의 산성화가 된다.

④ 조직 수준의 산염기 평형은 다음의 3가지에 의해 이루어진다.
　㉠ 화학적 완충 물질(중탄산염 이온, 인산염, 단백질)
　㉡ 호흡성 환기
　㉢ 신장작용

⑤ 운동 후 젖산은 4가지 양식에 의해 제거
　㉠ 대부분 산화되어 이산화탄소와 물로 전환된다.
　㉡ 글리코겐으로 전환된다.
　㉢ 단백질로 전환된다.
　㉣ 땀이나 오줌으로 배출된다.

(3) 트레이닝 효과

① 트레이닝 전
　㉠ **최대운동** : 최대운동 중 주 에너지 공급원
　㉡ **최대하운동** : 최대하운동 초기 산소소요량과 섭취량이 균형이 맞지 않는 산소결핍 부분에서 ATP-PC와 함께 에너지 공급이 이루어진다.

② 트레이닝 후
　㉠ 변화
　　ⓐ 글리코겐의 저장량이 증가한다.
　　ⓑ 해당 효소가 활성화된다.
　　ⓒ 젖산에 대한 완충능력이 증가한다.
　　ⓓ 지속적 파워가 증가한다.
　㉡ **최대운동** : 글리코겐 고갈과 젖산축적량의 증가는 인원질 고갈과 함께 운동 후 회복기 산소소비량(EPOC)이 증가하는 원인이 된다.

ⓒ **최대하운동** : 최대하운동 초기 산소결핍부분에서 젖산 대사비율이 감소한다. 이것은 트레이닝 후 미토콘 드리아에 의한 에너지 공급 비율의 증가 때문이다(젖산 축적 감소).

❸ 유산소 시스템 ✅자주출제

(1) 유산소 시스템 개념

① ATP의 유산소적 생산은 미토콘드리아에서 만들어지며 크렙스 사이클과 전자전달계의 대사경로들이 상호 협력하여 이루어진다.

② 크렙스 사이클의 주요 기능은 수소를 운반하는 NAD와 FAD를 사용하여 탄수화물, 지방, 단백질의 수소 이 온을 제거하여 산화시키는 것이다.

③ 산소는 크렙스 사이클의 반응에 참여하지 않지만 전자전달체계의 마지막 단계에서 수소 이온과 결합하여 물을 형성한다.

(2) 탄수화물, 지방, 단백질의 산화

① 탄수화물은 해당과정을 거쳐 acetyl-CoA의 형태로 크렙스 사이클로 이동한다.

② 지방은 베타 산화과정을 거쳐 acetyl-CoA의 형태로 크렙스 사이클로 이동한다.

③ 단백질은 글로코스 신생 합성을 통해 글루코스의 형태로 에너지로 이용된다.

(3) 크렙스 사이클

① 이산화탄소가 이탈되고 수소 이온과 전자가 분리
   ㉠ 유산소성 해당과정에서 형성된 초성 포도산은 미토콘드리아를 지나 TCA 회로에서 일련의 반응으로 분 해된다. TCA 사이클에서 가장 큰 특징은 이산화탄소가 이탈하고 수소 이온과 전자가 분리되는 것이다.
   ㉡ 이탈된 이산화탄소는 혈액을 통해 폐로 이동되어 체외로 배출되고, 수소 이온과 전자는 전자 전달계에 들어가 새로운 화학적 변형을 일으킨다. 이러한 과정에서 2ATP를 생성한다.

② 크렙스 사이클을 시작하기 위해서는 아세틸 CoA와 같이 2탄소분자가 필요하며 이는 탄수화물, 지방, 단백 질의 분해로 형성된다.

③ 피루빅염은 탄수화물과 단백질로부터 형성되고 아세틸 CoA를 형성하는 원천이다.

④ 크렙스 사이틀의 주요 기능은 대사과정에 관여하는 여러 종류의 기질로부터 수소 이온을 제거하고 이 과정 에서 발생한 에너지를 활용하는 것이다. 한 번의 크렙스 사이클이 3개의 NADH와 1개의 FADH 분자로 생 성된다.

㉠ 한 쌍의 전자들이 전자전달체계를 통해서 NADH로부터 산소로 이동될 때 3ATP(2.5ATP)를 생성하는데 필요한 충분한 에너지가 만들어진다.

㉡ 1FADH는 2ATP(1.5ATP) 분자를 형성할 수 있는 충분한 에너지가 만들어진다.

⑤ 크렙스 사이클은 NADH와 FADH 생산과 더블어 에너지가 풍부한 화합물인 구아노신 3인산(GTP)을 직접 생산하며, 구아노신 3인산염은 고에너지 화합물로서 말단 인산그룹을 ADP에 기증함으로써 ATP를 형성한다. 크렙스 사이클에서 직접적으로 GTP를 생산하는 것을 기질수준 인산화라고 말하며 작은 양의 에너지를 생산한다. 이는 크렙스 사이클에서 생산되는 대부분의 에너지가 전자전달체계를 통해서 ATP를 생산하기 때문이다.

⑥ 지방은 지방산과 글리세롤로 분해되면 이중 지방산은 아세틸 CoA를 형성하기 위해 베타산화라고 칭하는 일련의 반응과정을 거쳐 크렙스 사이클로 들어가게 된다.

⑦ 글리세롤은 간에서 해당과정의 중간물질로 전환될 수 있지만 운동 중에 연료로는 사용되지 않는다. 단백질은 생체 에너지 경로를 통해서 인체의 다양한 곳으로 들어갈 수 있다. 따라서 첫 번째 단계는 단백질을 아미노산으로 분해시키며 아미노산의 종류에 따라 다음 과정이 진행된다.

⑧ 크렙스 사이클은 탄수화물, 지방, 단백질을 산화하며 전자전달체계를 통과하면서 이산화탄소와 전자를 생산하여 유산소성 ATP를 생산하는 데 필요한 에너지를 공급한다. 크렙스 사이클 반응을 촉진하는 효소들은 미토콘드리아 내에 위치하고 있다.

✵ 유산소성 탄수화물 분해를 통한 총 ATP 생성량 ✵

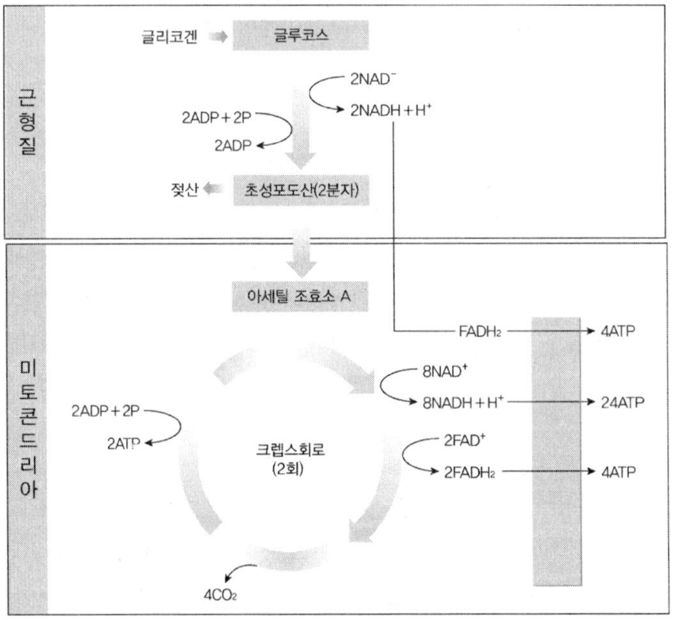

(4) 전자전달계

① 수소 이온과 전자가 전자전달계에 들어와 산소와 결합해 물을 형성한다.

② 유산소성 ATP 생산을 산화적 인산화라고 하는데 이는 미토콘드리아에서 일어나며 이런 과정에 중요한 역할을 하는 경로를 전자전달체계, 호흡체계 또는 시토크롬체계라 한다.

③ 유산소적 ATP 생산은 NADH와 FADH와 같은 수소이온 전달체가 잠재적 에너지를 제공하기 때문에 ADP를 인산화하여 ATP를 생성한다.

④ 수소 이온 전달체는 산소와 직접적으로 반응하지 않으나 수소원자들에서 떨어져 나온 전자들이 시토크롬으로 알려진 일련의 전자운반체에서 사용된다. 이러한 전자전달체계를 통하여 충분한 에너지가 생산되어 세 가지 다른 장소에서 ADP를 인산화하여 ATP를 형성한다. 이때 전자들이 전자전달체계를 통과하면서 고반응분자인 자유유리기를 형성하는데 이것은 근육에 해로우며 근피로의 원인이 되기도 한다.

⑤ 전자들을 전자전달체계로 옮기는 역할을 하는 수소 이온 전달체는 다양한 곳에서 발생한다. 1개의 포도당이 해당과정을 통하여 분해되어 2NADH를 형성한다. 이러한 NADH는 미토콘드리아 세포밖에 존재하므로 이들이 갖고 있는 수소 이온은 특별한 전달체계에 의하여 미토콘드리아 막을 왕복해야 한다. 하지만 전자전달체계로 들어가는 많은 양의 전자들은 크렙스 사이클에 의해 형성된 NADH와 FADH에 의해서 공급된다.

⑥ 한 쌍의 전자들이 NADH와 FADH에서 생성되어 산화와 환원작용과 일련의 합성과정을 거치면서 ATP합성에 필요한 에너지를 공급한다. 이때 NADH가 먼저 들어간 다음에 FADH가 전자전달체계에 들어간다. 따라서 FADH는 한 단계 후에 들어가기 때문에 2ATP를 생산한다. 반대로 NADH는 3ATP를 생산한다.

⑦ 전자전달계 마지막에서 산소는 전자들을 받아들여 수소 이온과 결합하여 물을 형성한다. 만약에 산소가 없어 이러한 전자들을 받아들이지 못하면 세포내의 ATP 생산은 무산소성 대사 작용에 의해서 만들어야 한다.

(5) 생체 에너지 대사과정의 율속효소 ✔자주출제

에너지 전환과정	율속 효소
ATP-PC 시스템	크레아틴키나아제(CK)
해당과정	포스포프룩토인산화효소(PFK)
크렙스 회로	이소구연산탈수소효소
전자전달계	시토크롬 옥시다아제

❹ 운동과 에너지 공급

(1) 영양소의 기능
신체가 활동할 수 있는 힘을 제공, 체온 유지를 위한 열 생산, 인체의 성장을 도모, 소모된 조직을 보충, 생리적인 작용을 조설한다.

(2) 영양소의 작용
① 탄수화물
   - ㉠ 간이나 근육에 저장, 근수축에 필요한 에너지를 공급(간글리코겐, 근글리코겐, 혈중글루코스)한다.
   - ㉡ 고강도 운동의 주 에너지원, 지방과 단백질의 신진대사를 조절, 신경계는 에너지를 전적으로 탄수화물에 의존한다.

② 지방
   - ㉠ 장시간 이루어지는 신체활동에 필요한 에너지 공급, 비만의 원인, 피하지방(트레이닝 후 감소), 근육지방(TG : 중성지방)을 말한다.
   - ㉡ 세포막과 신경섬유의 필수 구성성분, 안정시 주에너지 공급원, 중요 기관을 지지(완충작용), 체내의 모든 스테로이드 호르몬은 콜레스테롤로부터 생산된다. 지용성 비타민의 흡수와 운반, 체열의 보존을 담당한다.

③ 단백질
   - ㉠ 에너지가 부족할 때 에너지로 사용, 체내의 조직이나 기관을 구성, 세포의 주요 구성 성분(헤모글로빈, 효소 및 호르몬 생성)으로 작용한다.
   - ㉡ 정상적인 혈액 삼투압이 혈장의 단백질에 의해 유지, 항체 생성에 관여한다.

④ 비타민
   - ㉠ 인체의 정상적인 성장, 발달에 필수적인 물질, 화학 반응에 촉매 역할을 한다.
   - ㉡ **지용성 비타민**(A, D, E, K) : 지방과 결합하여 소화관으로부터 흡수, 체내에 저장되기 때문에 지나친 섭취는 독성을 일으킬 수 있다.
   - ㉢ **수용성 비타민**(B, C) : 생체 내에서 활성형으로 변환이 되며, 비타인 C를 제외한 수용성 비타민은 모두 생체 내에서 조효소의 성분이 된다.

⑤ **무기질** … 몸의 구성성분이 됨과 동시에 체내의 물질 대사를 조절한다.

⑥ **물** … 생물체 내 다량으로 존재하며, 각종 생체물질의 이상적 용매와 생화학반응의 반응물질로서 중요한 역할을 한다.

❺ 휴식과 운동 중 인체 에너지 사용의 측정방법

(1) 산소 소비 비율
산소 소비 효율은 탄수화물이 가장 높고, 이후 지방, 단백질 순이다

(2) 휴식 중 에너지 소비
① 인체가 필요로 하는 에너지는 탄수화물과 지방의 분해로부터 거의 균등하게 충당된다.

② 장기간 트레이닝을 한 선수는 조직의 효율성이 높아 지방을 2/3, 탄수화물을 1/3 소비한다.

③ 단백질은 신체의 구성 재료이며 세포 활동에는 적은 양의 에너지를 제공한다.

④ 안정시에는 대부분 유산소 과정을 통해 ATP를 공급받는다.

(3) 최대 운동 중 에너지 소비
① 최대 강도로 2분 ~ 3분에 끝나는 운동으로 100m, 200m, 400m, 800m 달리기 종목이 있다.

② 운동 강도가 높아질수록 더 많은 양의 탄수화물이 사용되며 지방의 비중은 줄어든다.

③ 무산소성 역치점을 넘는 단시간 최대 운동에서는 거의 대부분의 ATP가 탄수화물로부터 생성된다.

④ 단시간 최대 운동을 할 때는 대부분 젖산 체계에 의해 ATP를 공급받는다.

⑤ 최대 강도의 운동 지속 시간이 길어지면 혈액 내 젖산의 양이 점점 증가하며 이것은 근육 내 글리코겐이 점차 없어져 가는 것을 의미한다.

⑥ 근육 내에 있는 글리코겐이 다 없어지고, 또 혈액 내에 젖산의 양이 점점 많아지게 되면 우리 몸에는 피로가 오게 되어 운동 수행능력이 점점 감소되어 결국엔 운동을 할 수 없게 된다.

⑦ 2 ~ 3분 정도에 끝나는 운동에서 유산소 과정이 비교적 적은 역할을 하는 이유
  ㉠ 산소가 운동에 적응하기 위해 2 ~ 3분 정도의 시간이 필요
  ㉡ 최대 유산소 능력의 한계

(4) 최대하 운동 중 에너지 소비
① 장시간의 최대하 운동은 운동 지속시간이 보통 5분 이상이 되고, 강도는 최대가 아닌 것을 말한다. 5,000m 이상 달리기나 각종 구기운동 등이 이에 해당된다.

② 탄수화물이 운동 중 먼저 이용되고, 탄수화물의 고갈 후 지방이 이용되며, 극도의 탈진 후에 단백질도 약간의 에너지를 공급한다.

③ 최대하 운동의 대부분은 산화적 인산화과정을 통해 ATP를 공급받는다.

④ 마라톤 선수는 42.195km를 약 2시간 이상 달리지만 마라톤이 거의 끝날 무렵의 혈중 젖산 농도는 안정시의 그것에 비해 2 ~ 3배 정도 밖에 되지 않는다.

⑤ 피로 물질인 젖산이 과도하게 축적되지 않음에도 불구하고 마라톤 선수가 골인 지점에서 극심하게 탈진하는 이유

    ㉠ 저장된 간글리고센의 고갈에 따라 혈중 글루코스 수준이 낮아지기 때문이다.

    ㉡ 저장된 근글리코겐의 고갈에 따라 국부적인 근피로를 초래하기 때문이다.

    ㉢ 수분과 전해질이 손실되어 체온이 상승되기 때문이다.

    ㉣ 심리적 지루함도 한 원인이다.

(5) 유산소 반응과정과 무산소 반응과정의 비교

① 유산소 반응과정에서 나오는 에너지는 주로 장거리 종목에 쓰이고 단거리 종목에서는 무산소 반응과정에 의존한다.

② 2, 3분 사이에 최대로 하는 운동인 경우 필요한 에너지의 50%는 무산소 반응과정에서 나오고 나머지 50%는 유산소 반응과정에서 나온다.

③ 3 ~ 9분 사이에서 유산소 반응과정과 무산소 반응과정에서의 에너지 생성비율이 거의 50 : 50인 것으로 보아 2분과 3분 사이에 전력으로 행해야 하는 운동에는 3가지 방법을 모두 동원할 수 있게끔 기능이 발달되어야 하므로 가장 어려운 운동이라고 할 수 있다.

03 < 트레이닝에 의한 대사적 적응

❶ 트레이닝 전

	음식/화학적 연료	에너지 시스템	젖산의 축전
안정시	지방 2/3, 탄수화물 1/3	유산소 시스템	젖산이 일정량 축적
최대 운동	대부분 탄수화물이고 약간의 지방 이용	인원질 시스템, 젖산 시스템	안정시보다 20배 정도 젖산 축적이 증가하고 운동이 끝난 후 서서히 감소
최대하 운동	탄수화물과 지방 (극도로 탈진된 상태에서는 단백질)	초기에 인원질과 젖산 시스템을, 이후 산소 시스템을 이용한다.	안정시의 2 ~ 3배

❷ 트레이닝 후 ✔자주출제

	음식 연료	에너지 생성 체계	효과
안정시	탄수화물, 지방	유산소 대사	모세혈관 밀도, 미토콘드리아 수의 증가에 따라 유리지방산의 활용도 증가, 산소소비량 감소
최대 운동	• 탄수화물 • 대사 관련 호르몬 양(카테콜아민, 글루카곤)의 증가로 최대 운동시 더 많은 에너지 공급	젖산 체계	• 젖산에 대한 완충능력 증가 • EPOC 증가 : PC의 저장량이나 글리코겐 저장량 그리고 분해하는 효소의 활성화 등으로 운동 후 초과산소소비량이 증가하고, 이것은 순발성 운동능력 향상의 증거가 된다.
최대하 운동	• 탄수화물, 지방, 단백질 • 대사 관련 호르몬(카테콜아민, 글루카곤, 코르티솔, 성장호르몬)이 동일 일률에서 약간 감소한다(효율성 증가). • 인슐린의 경우 감소되는 양이 줄어든다.	유산소 시스템	• 산소 : 미토콘드리아의 수나 모세혈관 발달에 따라 초기산소 부족 부분에서 ATP–PC계나 젖산체계에 의한 의존도를 줄임으로써 PC의 고갈이 줄어들고, 젖산대사의 활용도가 줄어든다. • 산화능력 향상에 따라 지방의 산화비율이 증가한다. • 포도당 절약 효과가 있다. • 무산소성 역치가 증가한다. • EPOC 감소 : 효율성의 증가(미토콘드리아 수의 증가, 젖산축적량 감소, 낮은 심박수, 낮은 호흡수 등)한다. • 최대산소섭취량이 거의 변화없거나 약간 감소 : 심박출량이 변화없거나 약간 감소하기 때문, 이것은 1회 박출량이 증가되어 있어도 심박수가 감소되었기 때문이다. • 젖산축적 감소 : 심박출량이 일정할 때 간으로 흐르는 혈류의 증가는 코리 사이클을 통한 젖산 제거를 증가시키고, 근육의 낮은 혈류 하에서 산소 추출 증가와 유리지방산 섭취 증가 그리고 미토콘드리아의 산화능력 증가에 따라 젖산 생성이 감소한다.

❸ 에너지 연속체와 무산소성 역치

(1) 운동 강도가 높아질수록 활동근은 점점 더 많은 산소를 소비한다. 그러나 일정한 운동 강도 이상에서는 유산소성 대사과정 외에 무산소성 대사과정을 통해서도 에너지가 공급되어야 한다. 그리하여 무산소성 대사의 결과로 부산물인 젖산이 축적되기 시작한다.

(2) 이산화탄소의 생산이 증가됨으로써, 이의 배출을 위해 환기량이 과도하게 증가된다. 이 같은 현상이 나타나기 시작하는 시점의 강도 또는 산소소비량을 무산소성 역치라고 한다.

(3) 무산소성 역치는 산소섭취량이 최대 운동에 가까운 어떤 수준 이상으로 증가하게 되면 운동 수행에 필요한 ATP가 무산소성 에너지 대사과정에 의해서 공급되는데 이와 같이 유산소성 에너지 생산과 무산소성 에너지 생산 사이의 분기점이 되는 운동 강도를 말한다.

(4) 무산소성 역치를 초과하여 운동하게 되면 무산소성 해당과정의 결과로 근육 및 혈액 내에 젖산이 과잉 축적되고 그 결과 운동근 기능의 저하로 더 이상 운동 수행을 지속할 수 없게 된다.

(5) 무산소성 역치는 지구성 운동경기의 경기 수행 능력을 평가하는 데 있어 최대산소섭취량보다 무산소성 역치가 더 유용한 지표로 사용되고 있다.

(6) 무산소성 역치가 높은 선수는 낮은 선수에 비해 보다 높은 운동 강도에서도 유산소성 대사과정을 이용하여 에너지를 만들어낼 수 있으므로 피로를 느끼지 않고 지속적으로 운동을 수행할 수 있다.

(7) 무산소성 역치는 지구성 운동선수의 운동수행능력을 평가하는 중요한 지표로 이용될 뿐 아니라 훈련 기준의 설정, 훈련 효과의 평가를 위하여 많이 활용되고 있다.

(8) 에너지 연속체에서의 무산소성 역치 수준은 일반적으로 최대 운동 강도의 50~66% 정도이다. 그런데 장거리 선수의 무산소성 역치는 최대 능력의 80% 수준까지 증가한다. 무산소성 역치는 운동선수의 유산소 능력의 평가나 훈련의 지표로 사용될 뿐 아니라 일반인이나 순환기, 호흡기 질환자의 운동 능력의 평가나 운동처방의 기본으로 활용됨은 물론 감별 진단을 위한 생리적인 감시 지표로도 활용된다.

❹ 운동 후 회복

(1) 운동 후 초과 산소 소비량(EPOC)이론 ✅자주출제

EPOC는 운동 후 회복기 중에 산소소비량이 증가하는 원인으로서, 운동 중 사용한 에너지 보충과 젖산의 제거, 체온의 증가, 환기 작용을 위한 산소 소비, 글리코겐의 재합성, 카테콜아민 효과, 심장 작용을 위한 산소 소비 등 몇 가지 요인을 구체적으로 제시하는 이론이다.

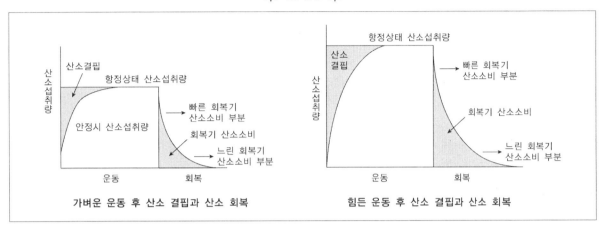

※ EPOC ※

가벼운 운동 후 산소 결핍과 산소 회복

힘든 운동 후 산소 결핍과 산소 회복

(2) 빠른 회복기 산소 소비 단계에서의 산소 소비 증가의 원인

ATP-PC의 보충, 마이오글로빈의 보충, 혈액의 산소 보충, 증가된 환기량에 대한 에너지 소비, 체온 상승, 에피네프린과 노르에피네프린의 상승 등에 산소가 이용된다.

(3) 느린 회복기 산소 소비 단계에서의 산소 소비 증가의 원인

젖산의 제거, 체온의 증가, 환기 작용을 위한 산소 소비, 글리코겐의 재합성, 카테콜아민 효과, 심장 작용을 위한 산소 소비 등에 산소가 이용된다.

(4) EPOC를 유발하는 대사적 요인

① 근육에서 PC 재합성

② 젖산 제거

③ 근육과 혈액의 산소를 저장

④ 체온 상승

⑤ 운동 후 심박수 및 호흡수 상승

⑥ 호르몬의 상승

(5) 트레이닝 후 EPOC의 변화

① **최대 운동 후** … 최대 운동 후 EPOC 증가의 원인은 ATP-PC의 고갈 비율 증가, 젖산축적량의 증가(글리코겐 저장량, 해당효소 활성화)에 기인한다.

② 최대하 운동 후

　　㉠ 지구성 트레이닝 된 사람은 최대하 운동부하에서의 에너지 요구에 보다 빠르게 적응할 수 있다. 따라서 그들은 산소부족이 보다 적으며, 운동중단 후 회복률이 보다 빠르다. 그래서 회복기 산소소비량(EPOC)도 더 적다.

　　㉡ 인체 효율성 증가 : 미토콘드리아의 산화능력, 젖산축적량 감소, 호흡효율, 순환효율 증가

❺ 근육과 혈액의 젖산 제거

(1) 젖산의 제거 속도

① 일반적으로 축적된 젖산의 1/2이 제거되는 데에 약 25분의 안정성 회복이 필요하다.

② 순발성 운동의 경우 축적된 젖산의 대부분이 제거되기까지는 1시간 이상이 필요하다.

③ 지구성 운동의 경우는 젖산 축적량이 많지 않기 때문에 더 짧은 시간에 이루어진다.

(2) 안정성 회복과 운동성 회복

① 안정성 회복(아무것도 하지 않는 상태에서의 회복)보다 운동성 회복(조깅 등 최대산소섭취량의 60%이하 운동을 통한 회복)의 경우가 젖산의 제거 속도가 빠르다.

② 운동수행능력이 높을수록(높은 미토콘드리아 밀도, 혈액관류, 그리고 효소능력을 가짐), 회복기 운동강도가 높아야 젖산염 제거 속도가 최적이 된다.

(3) 젖산 역치를 발생시키는 잠재적 요인 ✔자주출제

① 근육의 낮은 산소량

② 해당작용의 활성화

③ 속근섬유의 동원

④ 젖산제거비율의 감소

(4) 젖산의 제거

① 산화되어 이산화탄소와 물로 전환 … 젖산이 유산소성 에너지 체계를 위한 대사적 에너지로 이용되는 것은 운동 후 젖산제거의 대부분을 차지한다. 산소가 충분한 상태에서 먼저 초성포도산으로 전환된다. TCA 사이클과 전자전달계를 거쳐 이산화탄소와 물을 생성한다.

② 글리코겐으로 전환 … 젖산은 탄수화물의 분해산물이므로 간에서 글리코겐과 글루코스로, 근육에서 글리코겐으로 전환되며, 이 과정에서 ATP에너지를 필요로 한다. 이 경우는 극히 일부분에 불과하다.

③ **단백질로 전환** … 소량의 젖산만이 운동 직후 회복 초기에 단백질로 전환된다.

④ **땀이나 소변으로 배출** … 젖산이 땀이나 소변으로 체외로 배출이 되지만 그 양은 매우 적다.

❻ 운동과 피로

(1) 국부 근피로의 원인

① **중추신경계의 피로**

ㄱ 수축성 피로에 의한 국부적 혼란에 대한 정보는 뇌에 전달되며, 뇌는 운동계에 수축 억제 신호를 전달한다.

ㄴ 결과적으로 근육에서의 작업률은 감소하게 된다.

② **근신경 연접부에서의 피로**

ㄱ 근신경 연접에서 근섬유들로의 신경 자극 공급의 실패는 대부분 신경 말단에서의 화학적 전달자인 아세틸콜린의 방출 감소가 주된 원인이 된다.

ㄴ 근신경 연접의 피로는 지근 섬유보다 속근 섬유에서 더 공통적으로 나타난다.

③ **수축기전에서의 피로**

ㄱ 에너지원의 부족

ⓐ ATP와 PC 저장의 부족 : ATP는 근수축에 직접 사용될 수 있는 에너지이고, PC는 직접적으로 ATP 재합성에 쓰여지기 때문에 근육 내에서 이러한 고에너지 인산 화합물의 부족은 피로의 원인이 된다.

ⓑ 근글리코겐 저장의 부족 : 장기간의 운동으로 근섬유에 저장된 근글리코겐이 완전히 고갈되면 피로의 원인이 된다. 이것은 지방산과 글리코겐이 간에 저장되어 있음에도 그러하다. (예 마라톤 선수들이 30 ~ 35km 지점에서 격심한 피로를 경험하는 이유 → 글리코겐의 고갈

ㄴ 부산물의 축적 및 산소 결핍

ⓐ 젖산의 축적 : 젖산의 축적에 의한 수소 이온 농도의 증가는 수축기전과 에너지 대사에 영향을 미친다. 수축기전에서는 근질세망으로부터 칼슘 이온양의 감소에 의해 이루어지는 자극 · 결합 과정을 방해하며, 칼슘 이온과 트로포닌의 결합 능력을 방해한다. 또한 에너지 대사에는 무산소성 해당 작용에 사용되는 효소 작용을 억제해 피로의 원인이 된다.

ⓑ 산소의 결핍과 부적절한 혈류

(2) 효율적인 피로회복 방법

① **에너지원의 보충** … 인원질의 보충(회복기 10분 이내에 대부분 보충), 글리코겐의 보충(순발성 운동의 경우 필요 이상의 고탄수화물을 섭취할 필요가 없고, 지구성 운동 후에는 고탄수화물을 섭취해야 한다)

② **부산물의 제거** … 운동성 회복(동적 휴식)을 통해 적절한 산소를 공급받음으로써 젖산을 효율적으로 제거

③ **수분과 염분의 공급** … 체온 조절을 위해 사용되었던 수분과 전해질을 운동 후 보충해 주어야 피로를 회복

④ **기타 요법** … 수면, 마사지, 사우나, 비타민의 섭취, 심리적 이완 기법 등

03 신경조절과 운동

01 신경계의 구조와 기능, 특성

1 신경계와 운동

(1) 신경계의 구조 ✔자주출제

① 신경계는 우리 몸에 우리가 움직이고, 말하며, 수많은 세포들의 활동이 협력하도록 하는 빠른 내부 통신 체재를 제공한다. 따라서 신경 활동은 항상성을 유지하기 위한 신체의 능력에 매우 중요하다.

② 신경계는 신체 내외부의 환경을 인식하고 반응하는 신체의 수단이다. 수용기는 접촉, 통증, 온도, 화학적 자극을 감지하여 환경 변화에 관한 정보를 중추신경에 전달한다. 중추신경계는 상황에 따라 수의적인 움직임을 조절하거나 내분비계로부터 일정한 호르몬의 분비율을 변화시킨다.

(2) 중추신경계

① 뇌 … 대뇌, 간뇌, 소뇌, 뇌간(중뇌, 교, 연수)

② 척수 … 뇌간의 가장 아래 부분인 연수는 척수와 연결되어 있다.

(3) 말초신경계

① 감각계 … 혈관과 림프관, 내부기관, 특수 감각기(미각, 촉각, 후각, 청각, 시각), 피부, 근육과 건(고유 수용기)

② 운동계
　　㉠ 자율신경계 : 교감신경계, 부교감신경계
　　㉡ 체성신경계 : 추체로, 추체외로

❷ 신경계의 조직

(1) 신경 세포

① 세포체, 수상돌기, 축삭이라 불리는 긴 신경 섬유로 구성되어 있다.

② 수상돌기는 세포체로 자극을 전달하는 역할을 한다.

③ 축삭은 세포체로부터 신경 자극을 다른 부위로 전달하는 역할을 한다.

④ 축삭은 미엘린 수초로 감겨져 있고 그 사이를 랑비에르 결절이라 한다.

⑤ 수초는 절연체이므로 랑비에르 결정에서 도약 전도를 통해 자극이 전달된다.

⑥ 신경 세포의 종류
　　㉠ 감각신경 : 자극을 전달하는 것으로, 외부로부터 오는 자극을 감수하고 전달하는 신경이다.
　　㉡ 운동신경 : 중추신경으로부터 자극을 작용기(근육 등)에 전달하는 신경이다.
　　㉢ 연합신경 : 신경원간의 자극을 전달하는 신경이다.

⑦ 신경 세포의 기능
　　㉠ 뉴런은 신경 세포로서 신경 조직을 구성하는 기본 단위이다.
　　㉡ 뉴런의 중요 기능
　　　　ⓐ 뉴런은 신경 정보를 발생시키는 장소이다.
　　　　ⓑ 뉴런은 신경 정보의 전도가 이루어지는 장소이다.

(2) 신경 연접부의 특징

① 신경 연접부에서의 자극전달은 일방 통행이다.

② 신경 연접부는 화학물질 전달을 지연시키기도 한다.

③ 신경 연접부는 비교적 높은 역치를 가진다.

④ 신경 연접부는 피로에 있어서 매우 중요하다.

⑤ 신경 연접부는 약물에 대단히 약하다.

⑶ 반사궁

① **단순 반사궁**…중추신경으로 보내는 감각기와 지각신경 그리고 중추신경으로부터의 자극을 보내는 운동신경과 작용기의 4가지 길을 합해서 단순 반사궁이라고 한다.

② **단순 반사궁과 복합 반사궁**…가장 간단한 반사궁은 한 개의 구심성 뉴런과 한 개의 원심성 뉴런으로 구성되어 있지만 대개의 경우 중추 안에서 이들 사이에 한 개 또는 몇 개의 중간 뉴런이 들어가 있어 복잡한 중추 구조를 가진다.

③ **체성 반사**…피부나 근 자체의 수용기가 자극받은 결과 골격근의 불수의 운동이 일어나는 것을 말한다.

④ **자율성 반사**…내장에 있는 수용기에서 일어나는 내장 반사를 말하며, 예를 들면 혈액 속의 이산화탄소 변화가 자극이 되는 호흡 운동, 혈관벽 근의 장력 변화가 자극이 되는 혈관 운동, 기타 배뇨와 땀의 분비 등은 자율 신경 조절의 기반이 되는 것이다.

⑤ 신경계의 전체 조직은 세 가지 기본적인 기능을 수행
   ㉠ **흥분성** : 자극에 대하여 흥분을 일으키는 것을 말한다.
   ㉡ **전달기능** : 흥분을 중추로 전달하거나, 중추에서 일어난 흥분을 말초로 다시 전달하는 일, 즉 전도성을 말한다.
   ㉢ **통합기능** : 중추신경계가 수많은 자극을 받아들여 통합함으로써 가장 적절한 반응이 일어날 수 있게 하는 것을 말한다.

⑥ 신경계의 주요 기능
   ㉠ **신경계의 지각기능** : 감각기관을 통해 외부의 상태를 안다.
   ㉡ **신경계의 운동기능** : 자극에 대한 반응으로 근수축에 필요한 자극을 주고, 또 해야 할 운동량에 따라 적당한 운동 단위를 동원해서 필요한 동작을 할 수 있게 한다.
   ㉢ **신경계의 자율적 기능** : 체내 상황을 감지하고 외부환경에 따라 적절히 자극을 조절한다. 즉, 항상성을 유지한다.
   ㉣ **신경계의 연상(혹은 연합, Association)기능** : 경험에서 얻은 자극의 감수, 보존, 회상과 사고의 과정에서 연상을 할 수 있게 한다.

02 〈 신경계의 특성

❶ 신경 세포의 전기적 특성 ✅자주출제

(1) 역치율과 실무율

① **역치** … 탈분극시키기에 충분한 자극(15 ~ 20mV 정도의 자극)

② **실무율** … 탈분극이 일어나면 활동 전위가 발생한다.

③ **실무율에 따른 자극의 전도** … 역치 자극 이상의 자극이 세포체에 유입되면 막에 탈분극이 일어나고 활동 전위가 발생한다. 활동 전위는 절연체인 미엘린 수초를 통과하지 못하므로 랑비에르 결절에서 도약 전도를 통해 축삭 말단까지 전달된다.

(2) 신경 세포의 기능

① **극화** … 세포막을 중심으로 +, −극이 서로 대치하고 있는 상태(−70mV)

② **탈분극** … 세포막 전위가 안정막 전위 수보다 감소된 상태(−55 ~ 30mV)

③ **과분극** … 전위가 안정시보다 더 커진 상태(−극이 더 많은 상태)(−70mV 이상) ✅자주출제

④ **재분극** … 탈분극된 후 다시 안정시 전위 수준으로 돌아온 상태(−70mV)

❷ 신경 세포의 화학적 특성

(1) 두 뉴런 사이의 신경 자극 전달 역할, 즉 어떤 신경의 축삭과 다음 신경의 세포체나 가지돌기와의 연결을 일반적으로 신경 연접 또는 시냅스라 한다. 시냅스는 시냅스 전막과 시냅스 후막, 시냅스 공간이 있어 자극의 전달 및 정보의 통합이 이루어진다.

(2) 흥분성 연접후 막전압(EPSP)

① **시냅스 전막** … 흥분성 자극이 축삭 말단에 도달한다.

② **시냅스 공간** … 축삭 말단의 소포에 저장되어 있던 화학 전달 물질인 아세틸콜린이 시냅스 공간으로 방출된다.

③ **시냅스 후막** … 가지돌기를 통해 받아들여진 정보는 세포체를 통해 막에 탈분극을 일으키고 계속적인 신경 자극을 전달한다.

④ 공간적 가중 … 여러 개의 소두부가 동시에 화학 물질을 방출하면, EPSP가 서로 합쳐져서 어느 크기 이상이 되면 비로소 시냅스 후 뉴런에서 활동전압이 생긴다.

⑤ 시간적 가중 … 하나의 시냅스 소두부에서 매우 짧은 시간 간격으로 흥분을 되풀이 할때, 처음 화학 물질 방출에 의하여 생긴 EPSP가 아직 사라지기 전에 다음 번 화학 물질의 방출에 의한 EPSP가 겹쳐져서 어느 크기 이상이 되면 시냅스 후 뉴런의 흥분을 일으킨다. 이것을 시간적 가중이라 한다.

(3) 억제성 연접후 막전압(IPSP)

① 시냅스 전막 … 억제성 자극이 축삭 말단에 도달한다.

② 시냅스 공간 … 축삭 말단의 소포에 저장되어 있던 화학 전달 물질인 감마아미노뷰티르산이 시냅스 공간으로 방출된다.

③ 시냅스 후막 … 가지돌기를 통해 받아들여진 정보는 세포체를 통해 막에 과분극을 일으키고 신경 자극이 중단된다.

(4) 근신경 연접부의 반응 ✅자주출제

① 흥분성 자극이 축삭 말단에 도달하면 소포에 저장되어 있던 아세틸콜린이 방출된다.

② 근섬유의 근섬유막에 있는 아세틸콜린 수용체에서 탈분극이 일어난다.

③ 신경 자극은 근형질의 T세관을 거쳐 근형질세망의 소포에 도달한다.

④ 소포에 저장되어 있던 칼슘이 방출된다.

⑤ 칼슘에 감수성을 갖는 트로포닌이 트로포마이오신의 위치를 변화시켜 액토마이오신 복합체가 형성된다.

⑥ 십자형교 끝에 뭉쳐져 있는 ATP가 ATPase에 의해 분해되면서 발생한 에너지를 통해 수축이 일어난다.

03 〈 신경계의 운동기능 조절

❶ 인체움직임과 신경조절

(1) 척수반사와 동작의 자동화

① 척수반사
  ㉠ 자극을 활동으로 변화시키는 반사중추가 척수에 있으면 척수반사라 한다.

ⓛ 척수반사의 기전은 감각 수용기를 통해 위험을 인식하고 그 자극이 구심성 통로를 통해 들어오면 생각이나 감정의 과정을 거치지 않고 원심성 통로를 통해 근육에 굴곡 또는 신전의 명령을 내림으로써 위험에서 벗어나는 것이다.

② 동작의 자동화

ⓗ 운동을 반복하여 연습하면 운동이 자동적으로 이루어진다. 이것은 연습에 의해 근육과 관절의 기능이 향상되고 신경계가 발달되기 때문이다.

ⓛ 수의 운동 형태가 계속적인 연습을 통하여 반사 운동처럼 빠르게 이루어지는 것을 동작의 자동화라고 한다.

(2) 신경계에 대한 트레이닝 효과

① 조정력의 향상

ⓗ 운동 기능을 반복 연습하면 신경 소통성이 발달해 조정력이 향상된다.

ⓛ 신체의 여러 기관을 정확하고 원활하게 조화를 이루어 효율적으로 운동할 수 있는 협응력이 발달한다.

② 동작의 자동화 … 수의 운동 형태의 운동 기능을 계속적으로 반복 연습하면 신경이 점차 반사 동작처럼 변하여 반응 시간이 단축되고 운동 기능이 자동화된다.

(3) 운동과 협응

① 근방추 ✔자주출제

ⓗ 방추형의 내감 수용기를 방추라고 하는데 이것이 근육에 있으면 근방추라고 하고, 건 내에 있으면 건방추라고 한다.

ⓛ 반사작용은 근방추라고 하는 특수한 구조와 관련이 있다.

ⓒ 방추는 일종의 근섬유로 되어 있고, 섬유 중앙 부위는 감각신경이 둘려져 있다. 방추의 중앙부는 수축이 되지 않으나 양끝은 수축이 된다. 양쪽 끝에 분포되어 있는 운동신경의 자극으로 수축이 된다.

ⓔ 방추가 팽창하게 되면 중앙부에 있는 감각신경을 통해 자극이 중추신경으로 전달되고, 만일 중앙부가 수축이 되면 감각신경을 통해 중추신경으로 가는 자극전달이 중단된다.

ⓜ 방추의 중앙부가 팽창하면 근육의 수축이 과도한 것을 의미하므로 팽창된 방추가 있는 근육을 수축하여 반대편 근육의 수축을 그 이상 하지 않도록 한다. 그러므로 근방추는 근육에 있는 주전원 차단장치의 역할을 하여 근수축의 안전장치로서의 기능을 한다고 볼 수 있다.

ⓗ 운동시 주어진 부하량의 저항을 이겨내는 데 필요한 적당한 수의 운동단위를 동원할 수 있는 것은 이 근방추가 중추신경에 자극을 전달함으로써 가능하다.

② 반응시간과 운동

ⓗ 자극에 대한 무의식적인 반응을 반사라 하고, 자극이 주어지는 순간부터 반응을 보이는 순간까지를 반사시간이라 한다. 의식적인 반응일 때의 반사시간을 반응시간이라고 하는데 운동시 반응시간은 대단히 중요하다.

ⓛ Cureton에 의하면 반응시간에는 감각신경지수, 급작스러운 반응, 근신경 접합점의 화학성분의 상태, 근력, 근육의 장력, 근육의 점액성 등이 관여한다고 보았다. 이외에도 반응의 형태, 연령, 연습의 정도가 반응시간에 영향을 미친다.

③ 협응기술

　㉠ 협응

　　ⓐ 협응이란 운동을 할 때 일련의 연속적인 동작을 원활히 수행할 수 있는 것이라고 할 수 있다.

　　ⓑ 협응력은 남자나 여자 모두 13 ~ 17세에 발달하는데 남자는 13 ~ 14세 이상이 되면 협응력이 계속 발달하지만 여자는 발달 정도가 크지 않다. 사춘기에는 여자나 남자 모두 협응력 발달이 지연된다.

　㉡ 기술

　　ⓐ 기술이란 운동시 최소한의 노력으로 최대한의 효과를 가져올 수 있는 요소라고 할 수 있다. 기술은 운동연습을 통해 근신경의 협응력을 향상시킴으로써 얻어진다.

　　ⓑ 기술의 요소에는 힘, 속도, 심신의 긴장완화, 지구력 등이 있다.

　　ⓒ 여러 가지 형태의 기술발달은 중추신경의 기능과 관계가 있다. 대뇌피질의 기능은 기술발달에 도움을 준다. 의식적인 동작을 지배하는 것은 대뇌피질의 제4운동 부위이므로 모든 새로운 동작을 처음 배울 때 대뇌피질의 기능은 중요한 역할을 한다.

　　ⓓ 상상만 해도 근육의 움직임이 실제로 일어나는 것과 같은 현상이 나타나기 때문에 심상만으로도 기술향상에 도움이 된다.

　　ⓔ 기술발달에 미치는 요인으로 체중, 신장, 타이밍 등이 있고, 동작의 정확도에 미치는 요인으로 눈과 근육의 협응력, 근육 운동감각, 평형력, 반응시간, 동작의 속도, 정확도, 눈의 목표, 근육의 장력 등을 들 수 있다.

❷ 중추신경계

(1) 대뇌

① 대뇌의 구성

　㉠ 전두엽 : 일반 지능 및 운동 조절

　㉡ 측두엽 : 청각 입력과 해석

　㉢ 두정엽 : 일반 감각 입력과 해석

　㉣ 후두엽 : 시각 입력과 해석

② 대뇌의 기능

　㉠ 감각 기능(시각, 청각, 온각, 촉각 등)

　㉡ 운동 기능(의식적 운동 지배)

　㉢ 연합 기능(기억, 사고, 판단, 정서)

(2) 간뇌

① 시상

　　㉠ 감각 조절 중추이다.

　　㉡ 냄새를 제외한 모든 감각 입력은 시상으로 들어와 피질의 적절한 부위로 다시 이동한다.

　　㉢ 시상은 어떤 감각이 뇌에 도달하는가를 인식함으로써 운동 조절에 매우 중요하다.

② 시상하부

　　㉠ 시상하부 주요 기능

　　　　ⓐ 신체 내부 환경에 영향을 미치는 거의 모든 과정을 조절함으로써 항상성 유지를 담당한다.

　　　　ⓑ 자율신경계(혈압, 심박수, 수축성, 호흡, 소화 등) 조절한다.

　　　　ⓒ 체온, 체액 균형, 감정, 갈증, 음식 섭취, 수면 주기 등 조절한다.

　　㉡ 시상하부의 열조절

　　　　ⓐ 근육운동은 많은 양의 열생성을 유발하며 신체의 에너지 효율은 약 20 ~ 30%이기 때문에 나머지 70 ~ 80%는 운동 중 열로 방출된다.

　　　　ⓑ 시상하부 전엽은 주로 체온의 증가에 관여하며 시상하부 후엽은 체온의 감소에 관여한다.

　　　　ⓒ 심부온도의 증가는 시상하부 전엽을 자극하여 열손실을 증가시키기 위하여 신체에 일련의 생리적 변화가 일어난다. 즉, 땀이 나기 시작하고 피부에 흐르는 혈액량을 증가시킨다.

　　　　ⓓ 신체가 추위에 노출되면 시상하부 후엽은 신체의 열생성을 증가하기 위하여 몸을 떨며 피부에 혈관을 수축한다.

　　㉢ 열순응의 결과로 일어나는 생리학적 주요 반응 형태 : 혈장량의 증가, 발한 시점의 조기화, 발한률 증가, 땀에 의한 염분 손실의 감소, 피부의 혈류량 감소, 세포에서 열상해 단백질이 증가한다.

　　㉣ 추위에 대한 신체 적응

　　　　ⓐ 피부의 떨림이 없이 열생성이 증가한다.

　　　　ⓑ 손과 발의 체온 유지를 위한 말초순환계의 증가한다.

　　　　ⓒ 추위에서 수면능력이 향상된다.

③ 간뇌 주요 기능

　　㉠ 교감신경과 부교감신경을 흥분 또는 억제시켜 줌으로써 자율운동의 조절 내지 협동을 도와준다.

　　㉡ 대뇌 피질과 하위 중추를 중계함으로써 정신적인 감정을 행동으로 나타낼 수 있도록 유도한다.

　　㉢ 각성 상태의 유지 또는 주의력의 집중, 식욕과 음식 먹는 양을 조절한다.

　　㉣ 생식 기능을 조절해 주고, 정상 체온을 유지해 준다.

(3) 소뇌 ✅자주출제

① 소뇌의 역할

ㄱ 소뇌에는 효과기로부터의 구심성 흥분과 대뇌피질로부터의 원심성 흥분을 실제 진행 상황에 대하여 비교·분석하게 된다. 이 결과는 다시 운동 중추와 전운동 영역에 보내지게 되는 중계자의 역할을 담당하게 된다.

ㄴ 소뇌는 신체 평형과 자세의 조정, 운동의 조절에 이바지하는 기관이다.

② 운동 조절 기능

ㄱ 제동 효과 : 운동 중 진자 운동 시(야구에서의 투구, 축구의 킥 등) 소뇌가 제동 효과를 발휘하여 운동을 조절한다. 빠른 운동의 경우 운동 중추에서 제동을 가하기에는 시간이 부족하다. 소뇌는 빠른 기전을 갖고 있기 때문에 운동 중에도 그 결과를 정확히 추적하여 이를 토대로 다음 상황에 대한 위치와 속도, 방향 등을 예측해 준다.

ㄴ 스피드 지각 효과 : 소뇌는 운동 중 물체에 접근하거나 물체가 자신에게 접근해 오는 속도를 알 수 있도록 해준다. 따라서 자신에게 다가오는 물체를 피할 수 있고, 또한 운동 상황에서 빠르게 날아오는 물체를 타격할 수 있다.

(4) 뇌간

① 뇌간의 구성 및 역할

ㄱ 중뇌, 교, 연수로 구성되어 있다.

ㄴ 호흡과 심혈관계를 조절하는 주요 자율 조절 중추를 포함하고 있다.

ㄷ 근긴장의 유지 및 골격근의 기능 조정을 한다.

ㄹ 의식 상태의 판단(각성과 수면)

② 중뇌 … 뇌와 척추를 연결하고 눈 동작의 반사중추로서 기능을 발휘한다.

③ 교

ㄱ 호흡을 지배한다.

ㄴ 얼굴과 머리의 감각기능과 이의 반사중추 역할

ㄷ 평형감각과 청각의 기능

④ 연수

ㄱ 심장 혈관운동과 호흡의 중추로 생존의 중추역할을 한다.

ㄴ 구토, 기침, 딸꾹질, 재채기, 삼키는 것 등의 반사중추이다.

ㄷ 뇌와 척추 간의 연결관이 연수를 지나기 때문에 감각과 운동에도 많은 역할을 한다.

ㄹ 추체로를 통해 지각신경과 운동신경이 엇갈려 올라가고 내려온다.

(5) 척추

① **감각기능** ··· 말초신경과 뇌는 척추를 통해 연결이 되며 상행 신경관은 말초신경으로부터의 자극을 뇌로 전달한다.

② **운동기능** ··· 말초신경에서 척수를 통해 뇌에 전달되면 뇌는 적절한 자극을 다시 척수를 통해 하행

③ **반사기능** ··· 감각기능과 운동기능을 제외한 모든 반사운동을 한다.

❸ 말초신경계(감각계)

(1) 인체의 감각기관

① 위치에 따른 분류
　　㉠ **내감수용기** : 근육, 근, 관절 등에 있어서 인체 부위의 위치를 알려준다.
　　㉡ **외감수용기** : 피부감각 기관 등으로 우리 몸 밖의 상태를 알려준다.
　　㉢ **내장수용기** : 내장에 있는 감각기관으로서 체내의 상태를 알려준다.
　　㉣ **원감수용기** : 눈, 귀, 코로서 인체와 떨어진 곳에 있는 상태를 알려준다.

② 기능에 따른 분류
　　㉠ **오감** : 시각, 청각, 후각, 미각, 촉각
　　㉡ **피부감각기관** : 접촉, 압력, 따뜻한 것, 차가운 것, 통증
　　㉢ **심층감각기관** : 내감적, 자각, 심층통증, 내장감각 등은 인체 내외에서 일어나는 생태를 앎으로써 적응력을 기를 수 있게 된다.

③ 감각부는 5가지 수용체의 1차적인 형태로부터 정보를 받아들임
　　㉠ **기계적 수용체** : 압력, 접촉, 또는 늘어남과 같은 기계적 힘에 반응한다.
　　㉡ **온도 수용체** : 온도의 변화에 반응한다.
　　㉢ **통각 수용체** : 통증 자극에 반응한다.
　　㉣ **광각 수용체** : 시각적으로 전자기적 광선에 반응한다.
　　㉤ **화학 수용체** : 음식, 냄새, 또는 혈액 물질의 응집의 변화 등과 같은 화학적 자극에 반응한다.

(2) 척추 내 지각신경로

① 지각신경섬유가 척추후근을 통해 척추 내에 들어오면 두 가지 중 하나의 기능을 한다.
　　㉠ 지각신경세포의 일부는 상행기관을 타고 올라가 연수까지 가서 추체에서 방향이 바뀌어 올라간다. 즉, 척추 오른쪽에서 올라가는 것은 연수까지 오른쪽으로 갔다가 연수에서부터는 왼쪽으로 올라간다.
　　㉡ 다른 지각신경세포는 척추에 들어가자마자 즉시 방향을 바꿔 올라간다.

② 상행 감각신경 중 중요한 것은 척추 시상신경관과 척추 소뇌신경관인데 척추시상관은 자극을 시상까지 전달하며 척추 소뇌관은 자극을 소뇌까지 전달한다.

③ 신경세포가 방향을 바꿔가는 것을 교차라고 하는데, 교차로 말미암아 뇌신경 중 왼쪽은 인체의 오른쪽을 지배하고 뇌신경의 오른쪽 부분은 인체의 왼쪽을 지배한다.

(3) 뇌 속의 지각신경로

① 지각신경의 대부분은 시상 내에서 신경 연접이 이루어지거나 다른 신경과의 연접으로 이루어진다.

② 시상은 대뇌피질과 중요한 연관을 갖고 있어서, 시상 대부분의 기능은 이 직접적인 연접로에 의하여 이루어진다.

③ 시상은 그 이외의 부위, 즉 시상하부 대뇌피질의 시각, 청각 부위 등과 연접이 되어 운동계와도 연관이 되며 시상은 기쁘거나 불쾌한 감정을 구별해 내며, 고통을 아는 감각기능과도 연관되어 있다. 또한 원시적인 인체반응을 지배하는 중추이기도 하다.

④ 대뇌피질과 시상은 대부분 직접적으로 연접되어 있다.

(4) 고유수용기

① 고유수용기 역할 … 고유수용기는 근육과 관절에 있는 특별한 감각기관으로 근육, 힘줄, 인대, 관절에서 오는 여러 가지 감각 정보를 중추신경계로 전달해 부드럽고 협응적인 운동을 가능하게 해준다. 운동 감각과 관련된 중요한 3가지 감각기관은 근방추, 골지건, 관절 수용기가 있다.

② 근방추 ✓자주출제
  ㉠ 근방추의 구조
    ⓐ 추내근 섬유는 모양이 다른 몇 개의 근섬유가 캡슐 안에 있는 모양으로 중앙부는 감각신경이 둘러 있다.
    ⓑ 감마 운동신경은 추내근을 지배하고, 알파 운동신경은 추외근을 지배한다.
    ⓒ 수축성이 있는 추내근 섬유의 양끝에 감마 운동 뉴런이 있고, 감마 뉴런은 척수에 이르는 추체로 신경 연결을 통하여 뇌의 대뇌피질에 있는 운동 중추로부터 직접 자극을 받을 수 있다.
    ⓓ 추내근 섬유의 중앙 부위는 액틴과 마이오신 필라멘트가 없기 때문에 수축할 수 없다.
  ㉡ 근방추의 기능
    ⓐ 근육의 신전에 관한 정보를 전달한다.
    ⓑ 근이 신전되어 감각신경이 자극을 받으면 감각신경을 통해 중추신경계로 전달되며 중추신경계는 추외근 섬유의 알파 운동 신경을 자극해 근을 수축시킨다.

ⓒ 감마 시스템
　　ⓐ 고위 중추의 영향으로 감마 운동 뉴런이 자극되면 추내근 섬유가 신전을 하고 그 정보가 감각신경을 따라 척수에 전달된다.
　　ⓑ 척수 또는 운동 중추의 판단에 의해 알파 운동신경을 조절함으로써 부드럽고 조화로운 동작이 가능해진다.

③ 골지건
　ⓒ 골지건의 구조
　　ⓐ 근육의 끝에 있는 힘줄에 있는 감각 수용기이다.
　　ⓑ 방추는 추외근 섬유와 병렬로 연결되어 있는 반면, 힘줄 기관은 직렬로 연결되어 근육이 수축하면 자극을 받게 된다.
　ⓒ 골지건의 기능
　　ⓐ 근의 수축에 관한 정보를 전달한다.
　　ⓑ 운동중추는 알파 운동신경에 억제성 자극을 가하거나 길항근을 흥분시킴으로써 지나친 수축에 의한 부상을 예방할 수 있다.

④ 관절 수용기 … 관절 수용기에는 힘줄, 인대, 근육, 관절막 등이 있다. 관절 수용기는 관절의 각도, 관절의 가속도, 그리고 압력에 의해서 변형된 정도에 관한 정보를 중추신경계로 보낸다.

④ 말초신경계(운동계)

(1) 자율신경계 ✔자주출제

자율신경은 생체의 성장이나 생존에 관여한다 심장운동, 폐기능의 일부, 혈관의 조절작용, 내장의 조절과 기능, 눈동자가 깜박거리는 것, 땀샘, 침샘, 방광 등은 모두 자율신경의 지배를 받고 있다.

① 중추자율신경 작용
　ⓒ 척추에는 자율신경계가 있어서 혈관운동 혹은 방광운동 등의 기능조절을 담당한다.
　ⓒ 연수에는 혈압에 관한 조절기능 중추가 있고 시상하부에도 자율신경 중추가 있다.
　ⓒ 심리적 영향을 받아 구토나 입맛이 변하고 현기증이 나는 것은 대뇌피질에도 자율신경 중추가 있다는 증거이다.
　ⓒ 연수와 시상하부에는 혈압, 심장의 박동, 체온, 소화분비, 혈당, 체수분량 등을 조절하는 자율신경 중추가 있다.

② 교감신경계 ✔자주출제
　ⓒ 교감신경계는 방위 반응계로서 위험에 처한 신체를 준비한다.
　ⓒ 심박수와 심장 수축력을 증가시킨다.
　ⓒ 관상동맥과 심장근의 증가된 요구로 관상동맥의 확장과 심장근에 대한 혈액 공급을 증가시킨다.

ⓔ 혈관 확장으로 더 많은 혈액이 활동하는 골격근에 들어오게 한다.

ⓜ 대부분의 다른 조직에서의 혈관 수축은 혈액 흐름을 활동적인 근육으로 전환시켜 준다.

ⓗ 혈압을 증가시켜 근육에의 관류를 더욱 활성화시키고, 정맥 환류량을 개선시킨다.

ⓢ 정신 활동의 증가는 감각 자극을 더욱 잘 인식하며 수행 능력 향상에 더욱 집중하게 한다.

ⓞ 글루코스는 간으로부터 방출되어 에너지 원료로서 혈액 내로 들어가게 한다.

ⓩ 직접적으로 필요하지 않은 기능은 천천히 일어나게 하여 운동에 활용될 에너지원을 보존한다.

③ **부교감신경** … 소화, 배뇨, 분비선과 에너지의 보존 같은 과정을 수행하는 중요한 역할을 한다. (심박수의 감소, 관상동맥의 수축, 기관지 수축)

④ **자율신경계의 기능**

작용기관	부교감신경	교감신경
심장	심박수와 수축력 감소	심박수와 수축력 증가
피부혈관	없음	혈관 수축
근육 내 혈관	없음	혈관 수축, 혈관 확장
기관지	수축	이완
땀샘	없음	땀 분비
췌장	분비 증가	분비 감소
간	없음	당원 분해작용으로 혈당량 증가
관상동맥	수축	이완
폐	기관세지 수축	기관세지 이완

(2) 체성신경계

① **추체로**

㉠ 대뇌피질(제4부위)의 운동중추에 있는 운동신경섬유인 추체세포에서 출발한 섬유는 내낭에서 촘촘하게 보여지는 중뇌, 교, 연수를 경유한다. 연수의 앞부분이 뒤집어진 추체형을 하고 있어, 이 신경로를 추체로라 한다.

㉡ 전신에 있는 골격근의 수의 운동을 지배하는 전도로이다.(손가락, 발가락을 움직이는 근육, 얼굴 근육 등을 지배) ✔자주출제

㉢ 추체로의 가장 큰 특징은 연수 앞부분에서 교차가 이루어져 있기 때문에 교차성이 추체로의 가장 큰 특징이다. 따라서 좌측 대뇌반구는 우반신을, 우측 대뇌반구는 좌반신의 운동을 지배하게 된다.

㉣ 추체로는 특수하고 정밀한 운동 변화에 관련이 있다.

② 추체외로

　㉠ 추체외로 기능

　　ⓐ 연수의 추체를 통과하지 않는 모든 신경로를 의미하며, 대부분의 운동은 추체로의 지배를 받지만 추체외로성 조절을 받아 부드럽고 조화로운 운동이 가능하다.

　　ⓑ 추체외로는 근긴장을 감소시키는 탄력성을 가지므로 한 동작에서 다음 동작으로의 이행을 부드럽게 한다. 또 운동시 수축과 이완이 동시에 되어야 하는 동시 발동성과도 관계가 있다.

　　ⓒ 추체외로는 일반적 운동 패턴 변화(신체 자세의 유지)를 일으킨다.

　㉡ 대뇌피질 : 추체외로에서 가장 중요한 대뇌피질은 제6부위이다. 이 부위에서 커다란 동작과 협응동작을 지배한다.

　㉢ 대뇌핵 : 대뇌핵은 추체외로가 통과하는 길을 만들어 준다. 여러 가지 연관 내지는 상호 연관을 지어줌으로써 충분한 수의 신경을 조정하여 커다란 동작과 협응동작을 가능하게 한다.

　㉣ 소뇌

　　ⓐ 소뇌는 많은 감각 수용기에서 정보를 제공받아 이것을 결합하여 추체외로 기능의 전반적인 양상을 만든다.

　　ⓑ 기술동작을 조정하고 수의적인 동작이나 부분적으로 걷는 것과 같은 불수의적인 동작을 조정한다.

　　ⓒ 여러 내감 수용기에서 지각정보를 받아서 우리 몸의 정확한 공중위치를 알게 하고 근육이나 건에 작용하는 장력의 양을 알게 하는 등 중요한 기능을 가지고 있다.

　　ⓓ 근육의 장력을 유지하고 자세를 유지하는 것과 걷거나 수영할 때 협응동작을 가능하게 하며 각 동작의 범위와 파워를 조정한다.

04 골격근과 운동

01 〈 골격근의 구조와 기능

❶ 골격근의 구조

(1) 근육의 구조 ✔자주출제

① 근육은 근섬유로 구성되어 있고, 근섬유는 근원섬유로, 근원섬유는 근세사, 근세사에는 액틴과 마이오신 필라멘트가 있다.

② 근원섬유를 제외한 액체로 되어 있는 부분은 근형질로 T세관과 근형질세망으로 구성되어 있다.

③ 하나의 근섬유는 1,000~2,000개의 근원섬유로 구성되어 있으며, 밝은 부분과 어두운 부분으로 구분되어 있다. 어두운 부분과 밝은 부분이 서로 병렬하여 근섬유가 전체적으로 횡문으로 나타나 횡문근이라고도 한다.

(2) 근형질(세포질)

① 근형질은 T세관과 근형질세망으로 구성되어 있다. 근형질세망의 소포에서 칼슘을 저장, 분비 한다. ✔자주출제

② 근형질은 신경 자극 전달 경로와 물질의 이동 경로의 역할을 한다.

③ 에너지원인 ATP-PC, 근글리코겐, 중성지방 등이 저장되어 있다.

④ 마이오글로빈은 세포막을 통과한 산소와 결합해 미토콘드리아로 전달해 주는 역할을 한다. ✔자주출제

⑤ 미토콘드리아는 산소와 영양분을 이용해 ATP를 생성한다.

⑥ 화학적 완충물질인 인산염과 단백질이 세포 내 소량 저장되어 있다.

(3) 근육

① 근육의 종류

　㉠ 골격근 : 골격(뼈)에 붙어 있는 근육을 골격근이라고 하는데, 골격근이 수축하면 골격에 힘이 전달되어 신체 활동이 이루어진다. 골격근은 의지에 따라 움직일 수 있기 때문에 수의근이라고도 한다.

ⓒ 심장근 : 심장벽을 구성하는 근육으로 오직 심장 내에서만 발견할 수 있다. 심장근은 내장근처럼 불수의 근이면서 골격근과 같이 가로무늬근 구조를 지니고 있다.

ⓒ 내장근 : 위와 장의 외벽을 구성하는 근육으로 수축과 이완을 통해 음식물을 이동시키는 역할을 담당한다. 민무늬근이면서 대표적인 불수의근이다.

② 근육의 특수성

㉠ 흥분성 : 중추신경으로부터의 자극에 대해서 반응을 일으키는 성질을 말한다.

ⓒ 수축성 : 근육운동의 기본적이 기능으로, 근 조직이 짧아지거나 두꺼워지는 성질을 말한다.

ⓒ 신장성 : 하나의 근육이 짧아지면 다른 하나의 근육은 신장을 해서 그 운동을 억제하며 길항하도록 하는 성질을 말한다.

ⓒ 탄력성 : 운동을 일으키기 위해 수축을 한 근육이 원래의 길이로 돌아가는 성질을 말한다.

③ 근육의 기능

㉠ 움직임 발생 : 인체의 모든 움직임은 근수축의 결과이고 골격근은 움직임의 조작을 담당한다. 또한 심근의 작용으로 심장이 움직이며 소화기, 비뇨기, 생식기관*등의 평활근은 음식물 소화, 소변 등을 조절한다.

ⓒ 자세 유지 : 건에 의하여 골격에 붙어 있는 근육은 자세를 유지하는 데 중요한 역할을 한다. 근육이 약화되면 신체의 구조가 변형되거나 근육 통증을 유발할 수 있다.

ⓒ 관절의 안정 : 근육은 움직임을 위하여 뼈를 당기더라도 관절을 고정하는 역할을 한다.

ⓒ 열의 생산 : 에너지를 만드는 과정에서는 필수적으로 열이 발생하게 된다. 이때 생긴 열은 체온을 일정하게 유지시키거나 상승시킨다. 특히 추운 환경에서는 떨림 작용으로 열을 발생시켜 체온을 상승시키는데 이러한 떨림 작용은 인체를 외부로부터 보호하기 위한 방어 작용이라고 할 수 있다.

(4) 뼈의 기능

① 몸의 외양을 구성하고 지탱한다.

② 내장기관을 보호한다.

③ 근육의 운동에 대하여 지렛대 역할을 하여 신체활동을 할 수 있도록 한다.

④ 뼈의 안쪽에 자리잡고 있는 골수에서는 혈액을 만들어 내는 조혈작용을 한다.

⑤ 인과 칼슘을 저장하고 인체가 필요로 할 때 이를 공급한다.

(5) 관절의 종류

① **경첩형 관절** … 무릎이나 팔꿈치 관절로, 앞·위로는 움직이나 옆으로는 움직이지 않는다.

② **평면형 관절** … 수근 관절과 족근 관절이 이에 해당된다.

③ **공과 구멍 관절** … 어깨와 골반 관절과 같이 관절의 가동 범위가 가장 넓다.

④ **안장 관절** … 발목과 관절이 이에 해당한다.

(6) 단백질 세사

① 액틴 … 굵기가 가는 구상 단백질로 구성되어 있고, 염주띠가 비틀어져 있는 모습을 하고 있다. 트로포마이오신과 트로포닌이라는 단백질을 가지고 있다.

  ㉠ 트로포닌 : 얇은 세사 내 트로포마이오신의 끝 부위에 위치하고 액토마이오신의 Ca^{++} 농도 변화에 감수성을 가지게 하는 물질로, 마이오신과의 결합을 조절하는 기능을 한다. 유리된 칼슘이 부족할 때는 마이오신 십자형교를 억제하여 액틴과 마이오신이 결합되지 않게 한다.

  ㉡ 트로포마이오신 : 액틴 두 개의 나선 구조 사이에 존재하는 긴 단백질 중합체로 2개의 섬유가 액틴의 나선구조 중간부인 양측의 골짜기에 연결되어 있으며, 트로포닌과 함께 마이오신과의 결합을 조절하는 기능을 한다.

② 마이오신

  ㉠ 긴 꼬리와 한 쪽에 두 개의 머리를 갖고 있으며, 6개의 액틴이 정방향으로 둘러싼 가장자리에 있고, 세 개의 마이오신이 1개의 액틴을 둘러싸고 있다.

  ㉡ 마이오신 근원세사의 양끝에 작은 단백질 돌기가 있어 액틴세사를 향해 뻗쳐 있는데 이것을 십자형교라고 한다.

❈ 트로포닌, 마이오신 ❈

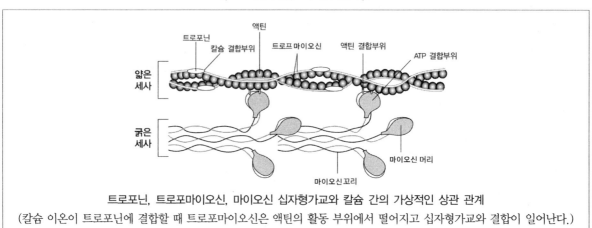

트로포닌, 트로포마이오신, 마이오신 십자형가교와 칼슘 간의 가상적인 상관 관계
(칼슘 이온이 트로포닌에 결합할 때 트로포마이오신은 액틴의 활동 부위에서 떨어지고 십자형가교와 결합이 일어난다.)

❷ 근세사활주설 ✔자주출제

(1) 근세사활주설의 정의

액틴이 마이오신 위의 근섬유 마디 중심 쪽으로 미끄러져 들어가면서 근수축이 일어나며, 근섬유 마디의 중심으로 액틴 세사가 마이오신 세사 위로 미끄러져 들어가기 때문에 H띠가 없어진다. 또한 근절의 양쪽 Z선에 붙어 있는 액틴 세사들이 중앙으로 끌어 당겨지기 때문에 I띠가 짧아지고 A띠의 길이는 변하지 않는다. 이와 같이 액틴과 마이오신의 활주에 의해 길이의 변화 없이 근수축이 일어나는 것이 근세사활주설이다.

✵ 근원세사의 배열 ✵

(2) 안정

① 충전되지 않은 ATP 십자형교가 신전되어 있다.

② 액틴과 마이오신은 결합되지 않는다.

③ 칼슘은 근형질세망에 많은 양이 저장되어 있다.

(3) 자극 · 결합 단계

① 신경 자극이 발생하면 근신경 연접에서 아세틸콜린이 분비된다.

② 근형질세망의 소포에서 칼슘이 방출된다.

③ 트로포닌에 칼슘 부착, 트로포마이오신 위치를 변화시킨다.

④ 액틴과 마이오신이 결합하여 액토마이오신을 형성한다.

⑷ 수축 단계

① ATP가 ATPase에 의해 분해되면서 에너지가 발생한다.

② 에너지에 의한 십자형교의 회전이 일어난다.

③ **근육의 단축** … 액틴이 마이오신 쪽으로 미끄러져 들어간다.

④ 힘(장력)이 생성된다.

⑸ 재충전 단계

① ATP 재합성(재충전)

② 액토마이오신이 액틴과 마이오신으로 분해된다.

③ 액틴과 마이오신의 재순환이 이루어진다.

⑹ 이완 단계

① 신경 자극이 중단되면 아세틸콜린이 더 이상 분비되지 않는다.

② 칼슘 펌프에 의해 근형질세망의 소포로 재이동(ATP의 작용)한다.

③ 안정시 근육 상태로 재순환된다.

⑺ 칼슘의 역할

① 신경 자극이 근신경 연접부에 도달되면 아세틸콜린이 방출되고, 소포에 저장되어 있던 칼슘이 방출된다.

② 칼슘의 농도가 높아지면 칼슘에 감수성을 갖는 트로포닌이 트로포마이오신의 위치를 변화시켜 액토마이오신 복합체가 형성된다.

③ 십자형교 끝에 뭉쳐져 있던 ATP가 분해되면서 수축이 일어난다.

④ 신경 자극의 중단으로 칼슘의 양이 적어지면 다시 트로포마이오신의 위치 변화가 생겨 액틴과 마이오신이 분리된다.

⑻ 근피로의 원인

① **중추신경계** … 수축피로의 신호가 뇌에서 운동계로 억제 신호를 보내는 것에 의한 국부적인 방해의 결과로, 나아가서는 근육의 운동 수행을 감소시킨다.

② **근신경 연접부** … 근신경 연접에서 근섬유들로의 신경 자극 공급의 실패는 대부분 신경 말단에서 화학적인 전달자인 아세틸콜린의 방출 감소가 원인이다.

③ 수축기전

　　㉠ 젖산의 축적 : 젖산의 축적에 의한 수소 이온 농도의 증가는 근질세망으로부터 칼슘 이온 양의 감소에 의해 이루어지는 자극 결합 과정을 방해하여 칼슘과 트로포닌의 결합 능력을 방해한다.

　　㉡ ATP와 PC저장의 부족 : ATP는 근수축에 직접 사용될 수 있는 에너지이고, PC는 직접적으로 ATP재합성에 쓰여지기 때문에 근육 내에서 이러한 고에너지 인산 화합물의 부족은 피로의 원인이 된다.

　　㉢ 근글리코겐 저장의 부족 : 장기간의 운동으로 근섬유에 저장된 글리코겐이 완전히 고갈되면 피로의 원인이 된다.

❸ 근수축

(1) 운동 단위 ✔자주출제

한 운동신경과 그것이 분포되어 있는 근섬유를 통틀어 운동 단위라 한다. 따라서 신경과 섬유의 비율이 높은 것은 큰 힘을 요구할 때 사용되며, 신경과 섬유의 비율이 적은 것은 정교하고 정확한 동작에 요구되는 근육이다.

(2) 근력 발현 요소 ✔자주출제

① 다중 운동 단위에 의한 가중

　　㉠ 운동 형태에 따라 동원되는 운동 단위 수가 달라진다. 큰 힘이 필요할 때 많은 운동 단위를 자극한다. 이와 같이 주어진 시간에 수축하는 운동 단위 수를 한꺼번에 조절해 근력을 발생시키는 것을 다중 운동 단위에 의한 가중이라 한다.

　　㉡ 트레이닝 후 동원되는 운동 단위 수가 증가한다.

② 파장에 의한 가중

　　㉠ 계속적인 자극에 의해 장력이 발생하는 것으로 수축 빈도가 한 번일 때 단축이라 하고, 여러 번일 경우 파장 가중, 그리고 계속적인 자극이 주어지면 강축이라 한다.

　　㉡ 트레이닝 후 신경 자극 충격 빈도가 증가한다.

③ 힘의 생성 … 근육은 붙어 있는 뼈를 움직이기 위한 충분한 힘을 발휘할 수 있어야 한다. 이러한 근력의 발달은 다음과 같은 요인에 의해서 좌우된다.

　　㉠ 활성화된 운동 단위의 수

　　㉡ 활성화된 운동 단위에 가해지는 충격 빈도

　　㉢ 활성화된 운동 단위의 형태

　　㉣ 활성화될 때 근육의 최초 길이

　　㉤ 근육의 크기(근비대의 정도)

　　㉥ 관절의 각도

　　㉦ 근육의 운동 속도

(3) 근수축의 종류(근육의 변화와 부하에 따른 근육 장력의 수축 유형) ✔자주출제

근수축의 유형		특징	근육의 길이	장력
등장성 수축	단축성 수축	수축하는 동안 근이 짧아진다(벤치프레스에서 바벨을 들어 올릴 때 대흉근의 작용).	변한다.	변하지 않는다.
	신장성 수축	장력이 발생하는 동안 근의 길이가 길어진다(팔굽혀 펴기에서 팔을 굽힐 때 상완삼두근의 작용).		
등속성 수축		근이 짧아질 때 근에서 발생하는 장력이 운동의 전 범위에 걸쳐서 모든 관절각에 최대이다.	변한다.	변한다.
등척성 수축		근의 외부 길이의 변화 없이 장력이 발생하는 수축이다.	거의 변하지 않는다.	변한다.

(4) 골격근 수축의 기본 원리

① **자극에 의해서만 수축한다.** … 골격근은 신경의 자극에 의해서만 수축한다.

② **수축의 형태**

　㉠ **장력 수축** : 평상시 우리가 의식적인 근수축은 하지 않더라도 전체 근육의 일부는 장시간 혹은 일순간 근육 내 장력이 주어진다. 즉 신경의 긴장은 항상 근육에 긴장을 주며 근수축의 종류는 등척성 수축, 등장성 수축, 등속성 수축으로 나타난다.

　㉡ **연축** : 한 번의 자극에 대해서 한 번 빠르게 수축하는 것을 연축이라 한다. 연축은 그 시간으로 볼 때 세 가지 부분으로 나눌 수 있다.(잠복기, 수축기, 회복기)

　㉢ **경직 수축** : 연축보다 오래 지속되는 수축으로, 계속해서 빠른 속도로 자극이 전달될 때 나타난다. 즉 첫 번째 자극에서 수축할 때보다는 두 번째, 세 번째 혹은 네 번째 주는 자극에서 근수축의 강도가 보다 크게 된다.

　㉣ **섬유성 수축** : 근섬유가 따로 따로 수축되어 불규칙하게 운동이 이루어지는 것이다. 주로 심장 질환에서 볼 수 있다.

③ **힘의 등급에 따라 수축한다.** … 골격근의 수축력은 수축전 근섬유의 길이, 근육의 대사작용, 수축에 동원되는 근섬유 수 등에 직접적인 관계가 있다.

④ **근육은 당기기만 하고 밀지는 않는다.** … 근육이 수축하면 관절을 기점으로 해서 뼈를 잡아당김으로써 동작이 가능하게 된다.

⑤ **뼈와 관절은 지렛대의 역할을 한다.** … 근육의 수축은 지레가 움직이는 것과 같다. 관절은 축으로, 근육은 힘으로, 뼈는 지렛대 또는 저항으로 작용한다.

⑥ **골격근은 하나씩 수축하는 것이 아니라 집단으로 수축한다.**

　㉠ **주동근** : 동작을 일으키는 주 역할을 하는 근육(벤치프레스 : 대흉근, 팔굽혀 펴기 : 상완삼두근, 암컬 동작에서 덤벨을 올릴 때 : 상완이두근)

ⓛ 길항근 : 주동근이 수축하여 동작을 일으킬 때 이완되는 근육(암컬 동작에서 덤벨 올릴 때 : 상완삼두근)

ⓒ 협력근 : 주동근이 수축할 때 동시에 수축하여 주동근이 하는 일을 돕거나, 움직이는 부분을 안정시켜 좀
더 효과적으로 동작을 일으키게 하는 데 협력하는 근육

(5) 자극의 특성

① 자극의 강도

ㄱ 근육이 수축될 때의 최소 자극을 역치자극이라고 한다.

ⓛ 역치자극 이상으로 자극의 강도가 높아지면 근육의 수축력도 비례하여 높아진다.

ⓒ 자극의 강도는 어느 정도 이상이 되면 수축하는 강도에 아무런 변화가 없는데 이때의 자극을 최대자극
이라고 한다.

ⓔ 역치자극으로부터 최대자극 간의 자극강도를 최대하 자극이라고 하고, 최소자극 이하를 최소하 자극이
라고 한다.

ⓜ 역치자극 이상인 경우, 자극이 강하면 근섬유가 강하게 수축하고 자극이 약하면 약하게 수축하는 것이
아니라 똑같은 강도로 수축한다. 그러나 역치자극 이하이면 전혀 수축하지 않는다. 이러한 개개의 근섬
유의 특성을 실무율(all or none law)이라고 한다.

ⓗ 자극이 커짐에 따라 근수축이 강해지는 것은 운동 단위의 수를 더 많이 동원하는 것이지, 근섬유 하나
하나의 수축력에 변화가 있는 것은 아니다. 즉, 실무율에 변함이 없고 다만 자극 전달을 하는 운동신경
이 더 많아지고 이에 따른 섬유의 수가 더 많아지는 것이다.

② 자극의 지속시간

ㄱ 근수축에 필요한 자극 이하의 자극은 아무리 오랜 시간 동안 지속하여 전달되더라도 근육이 수축하지
않는다.

ⓛ 근육수축을 일으키기 위해서는 최소한의 자극을 계속 주어야 한다.

③ 자극 강도의 변화 속도

ㄱ 자극 강도를 아주 천천히 점차적으로 높이면 근육은 그 자극에 적응한다.

ⓛ 자극의 효율성이란 자극의 강도, 자극의 지속시간, 자극강도의 변화속도와 관계가 있다.

(6) 근수축 운동에 영향을 주는 요인

① 적정 부하

ㄱ 근수축으로 인한 운동량에서 부하가 가장 컸던 때의 부하량을 적정부하라고 한다.

ⓛ 근수축으로 인한 운동량은 부하가 너무 가벼울 때나 무거울 때보다 적당한 부하에서 크다고 할 수 있다.

ⓒ 부하가 클수록 근수축 속도는 느리고 부하가 클수록 근육 내의 장력은 크다.

② 운동 전 근육의 길이

　㉠ 가벼운 중량보다 약간 무거운 중 정도 중량을 가지고 하는 근수축의 운동시 근육의 운동량이 훨씬 크다. 그 이유는 근육이 운동 전에 미리 이완되어 있기 때문이다.

　㉡ 미리 중량을 주어 장력이 생기게 한 근육은 미리 이완되어 있으므로 탄력성분이 늘어나 있기 때문에 부하에 대한 운동이나 장력에 쓰여질 수 있는 에너지가 더 많이 방출될 수 있다.

③ 적정 속도

　㉠ 너무 느리지도 않고 너무 빠르지도 않은 것이 가장 효율적인 속도이며 이를 적정속도라고 한다.

　㉡ 너무 느리거나 빠르면 에너지의 소비가 많다.

④ 적정 온도

　㉠ 근육의 온도가 낮으면 수축할 때 잠복기, 수축기, 이완기가 모두 길어진다.

　㉡ 근육온도가 낮을 때 제일 시간이 많이 걸리는 시점은 근수축 중 이완기이다.

　㉢ 온도가 상승하면 대사작용이 활발해지고 근형질의 점액성이 감소되어 근수축이 활발해진다.

⑤ 피로

　㉠ 근수축 운동을 장시간 계속하면 피로가 생긴다. 피로가 생기면 근육의 수축과 이완은 늦어지는데 수축보다는 이완이 더 늦어진다. 이완이 늦어지면 다음 자극을 받아 수축시에는 원상으로 근육이 회복되지 못한 상태에서 수축이 된다. 이러한 상태를 경축(contracture)이라고 한다.

　㉡ 근육 피로는 대사작용으로 인한 노폐물과 에너지를 공급하는 물질의 부족 때문이다.

02 ＜ 골격근과 운동

❶ 근섬유의 기준

(1) 해부학적 구분

적색, 백색 등

(2) 근의 기능

수축의 속도와 피로의 강도

(3) 생화학적 성장

유산소 능력의 대소

(4) 조직, 화학적 성장

섬유의 효소 윤곽

❷ 근섬유의 형태 및 특성 ✔자주출제

(1) 지근(적근, ST, Type I)

① 모세혈관 밀도 및 마이오글로빈 함유량이 높다.

② 지구성 운동 특성을 갖는다.

③ 에너지의 효율이나 피로에 대한 저항이 강하다.

④ 미토콘드리아의 수나 크기가 발달해 있다.

⑤ 산화 효소가 발달해 있다.

⑥ 미토콘드리아의 산화 능력이 높다.

(2) 속근(백근, FT, Type II)

① 모세혈관 밀도 및 마이오글로빈 함유량이 낮다.

② 순발성 운동 특성을 갖는다.

③ 힘의 발생이나 수축 이완 시간이 빠르다.

④ ATP-PC, 근글리코겐의 저장량이 높다.

⑤ 해당효소가 발달해 있다.

⑥ 해당능력이 높다.

(3) 속근섬유가 지근섬유에 비해 수축 속도가 빠른 이유

① 신경세포의 세포체가 크다.

② 신경세포의 신경섬유의 직경이 크다.

③ 신경세포의 축삭이 더 발달해 있다.

④ 신경세포가 지배하는 근섬유 수가 지근보다 많다.

⑤ 근섬유의 근형질세망이 지근에 비해 발달해 있다.

⑥ ATPase가 지근에 비해 빠른 기전을 가지고 있다.

(4) 운동 강도에 따라 동원되는 근섬유 ✔자주출제

① 저강도의 운동에서는 ST섬유, 중간 정도의 강도에서 ST와 FTa 섬유, 고강도 운동에서는 ST, FTa, FTb 섬유 모두 이용된다.

② 수축에 동원되는 근섬유의 수가 많으면 강한 힘을 발휘하고 수가 적을수록 수축력은 약하다.

③ 운동 단위가 작을수록 먼저 동원되고 운동 단위가 클수록 나중에 동원된다.

④ 지근섬유로 이루어진 운동 단위는 속근섬유 운동 단위보다 작기 때문에 지근섬유가 먼저 동원되고 속근섬유가 뒤에 동원된다.

⑤ 근육군의 최대근력은 동원되는 운동 단위가 많을수록 크며 동원되는 근육의 단위면적이 클수록 강하다.

❸ 근섬유 기능적인 특징

특징		근섬유 형태		
		ST	FTa	FTb
신경적인 면	운동신경 섬유의 크기	작다	크다	크다
	운동신경 전도 속도	낮다	빠르다	빠르다
	운동신경 동원 역치	낮다	높다	높다
구조적인 면	근섬유의 지름	작다	크다	크다
	근형질세망의 발달	낮다	높다	높다
	미토콘드리아의 밀도	높다	높다	낮다
	모세혈관의 밀도	높다	중간	낮다
	마이오글로빈 함유량	높다	중간	낮다
에너지 기질	크레아틴 인산의 저장량	낮다	높다	높다
	글리코겐의 저장량	낮다	높다	높다
	중성 지방 저장량	많다	중간	적다
효소적인 면	해당효소	낮다	높다	높다
	산화효소	높다	높다	낮다
	ATPase 활성도	낮다	높다	높다
기능적인 면	수축시간	늦다	빠르다	빠르다
	이완시간	늦다	빠르다	빠르다
	힘의 발생	낮다	높다	높다
	에너지 효율	높다	낮다	낮다
	피로에 대한 저항	높다	낮다	낮다
	탄성도	약하다	강하다	강하다

④ 트레이닝에 따른 근섬유의 상대적 변화

(1) 트레이닝에 따른 골격근의 유산소성 능력은 두 섬유 모두에서 공통적으로 증가한다. 따라서 ST섬유는 FT섬유에 비하여 트레이닝 전 뿐 아니라 후에도 더 큰 유산소성 능력을 가진다.

(2) 인체 골격근의 해당 능력은 특징적인 변화가 나타나는 FT섬유에서 더 크다.

(3) 운동 형태에 따른 선택적인 비대가 나타난다. 지구성 운동 후 지근섬유가, 순발성 운동 후 속근섬유가 더 비대해진다.

(4) 트레이닝으로 FT-ST섬유의 상호 전환이 일어나지 않는다. 유산소성 훈련이 속근 b형 섬유가 속근 a형 섬유로 점진적으로 변화는 시키지만 ST섬유들과 FT섬유들 사이의 전체적인 비에 있어서는 거의 변화가 없다.

⑤ 골격근의 트레이닝 효과 ✓자주출제

(1) 근비대(hypertrophy) ✓자주출제

① 근섬유의 수는 유전적으로 결정되지만 근섬유의 크기는 증가시킬 수 있다. 웨이트 트레이닝으로 인한 근육 크기의 증가는 각 근섬유들의 횡단 면적의 증가에 기인한다. 이렇게 근섬유의 지름이 증가하는 것을 근비대라고 한다.

② 개별적인 근섬유들의 비대는 다음 요인의 변화에 따른 것이다.
　㉠ 근섬유당 근원 섬유의 수와 크기의 증가
　㉡ 마이오신 세사를 중심으로 한 수축 단백질 양의 증가
　㉢ 섬유당 모세혈관 밀도의 증가
　㉣ 결체 조직, 힘줄 그리고 인대 조직의 양과 근력의 증가

(2) 모세혈관 밀도의 증가

① 골격근의 비대는 섬유당 모세혈관망 수의 증가를 가져오고 결국 모세혈관의 밀도를 높이게 된다.
② 모세혈관망 수의 증가는 총혈액량의 증가와 헤모글로빈 수의 증가를 가져오고 산소 확산능력의 향상을 가져온다.
③ 근육에서의 산소와 다른 영양분의 공급이 향상되고 부산물의 제거도 향상된다.

(3) 근섬유의 미토콘드리아 산화 능력 향상 및 에너지 저장 능력 향상

① 미토콘드리아의 수나 크기가 지근, 속근 모두 증가한다.

② 미토콘드리아에 작용하는 산화효소가 발달한다.

③ 미토콘드리아의 산화능력이 향상된다.

④ ATP-PC, 근글리코겐, 중성지방의 저장능력이 향상된다.

⑤ 해당효소(PFK)가 발달한다.

(4) 결체 조직에서의 변화

① 뼈에서의 변화
   ㉠ 뼈는 낮은 강도의 트레이닝으로는 길이나 둘레, 밀도에 변화가 없고, 높은 강도의 트레이닝 후에는 길이나 둘레는 성장이 억제되고 밀도가 증가한다.
   ㉡ 적당한 강도의 운동으로 뼈의 성장 및 밀도를 증가시켜야 한다. 또한 뼈에 있는 효소 활동과 근력 발생이 증가한다.

② 인대와 힘줄에서의 변화 … 트레이닝에 의해 인대와 힘줄에서 발생되는 근력의 증가를 가져오고 이러한 증가로 인하여 부상의 기회를 줄일 수 있다.

③ 관절과 연골에 대한 변화 … 관절에서 연골이 굵어지는 것으로 알려져 있다.

(5) 효율성의 향상

① 효율성이란 운동량을 전체 에너지 소비량으로 나눈 다음 100을 곱해준 것으로, 자동차의 효율성이 보통 20 ~ 25%라고 하는데, 사람 역시 20 ~ 25% 정도이나 고도로 훈련이 된 사람은 약 40%까지 높은 효율성을 갖고 있다고 한다.

② 사람에 있어 훈련의 효과로 효율성이 높아지는 이유
   ㉠ 운동시 적정률을 적용하게 된다.
   ㉡ 근신경의 조화가 잘 이루어진다.
   ㉢ 불필요한 지방조직을 없앨 수 있다.
   ㉣ 산소의 이용률을 높이기 때문이다.

(6) 지구성 트레이닝을 통한 골격근의 생화학적 변화 ✓자주출제

① 유산소성 변화

　　㉠ 마이오글로빈 농도 증가

　　㉡ 글리코겐의 산화능력 증가

　　　　ⓐ 미토콘드리아의 수와 크기 증가

　　　　ⓑ 크랩스 사이클과 전자전달계의 대사작용이 증가

　　　　ⓒ 근육 내 글리코겐 저장이 증가

　　㉢ 지방 산화 증가

　　　　ⓐ 근육 내 중성지방 저장이 증가

　　　　ⓑ 연료로서 지방의 활용능력이 증가

　　　　ⓒ 지방산의 운송과 산화에 작용하는 효소의 활동이 증가

② 지근과 속근의 상대적 변화

　　㉠ 두 가지 섬유 형태 모두 유산소성 능력이 증가

　　㉡ 선택적인 근비대 : 지근섬유 – 지구성 트레이닝

　　㉢ 섬유 형태의 전환은 일어나지 않는다.

05 내분비계와 운동

01 〈 내분비계

❶ 호르몬의 특성

(1) 호르몬의 화학적 구분 및 작용 호르몬 작용

① 스테로이드성 호르몬

    ㉠ 콜레스테롤과 비슷한 구조, 지용성, 세포막을 쉽게 통과(수용기는 세포질이나 핵 내에 위치)한다.

    ㉡ 호르몬-수용기 복합체는 핵 속에 DNA와 결합하여 일부 유전자를 활성화시키고 이 반응으로 mRNA는 그 후 세포질로 들어와 단백질 합성을 촉진한다.

② 비스테로이드성 호르몬

    ㉠ 지용성이 아니므로 세포막을 쉽게 통과할 수 없다(수용기는 세포막 위에 위치 : 단백질, 펩타이드 호르몬과 아마노산 유도체).

    ㉡ 세포 내에서의 2차적 메신저 형성을 가져오는 일련의 효소적 반응을 유발한다.

(2) 호르몬 분비의 조절

① 네가티브 피드백

    ㉠ 대부분의 호르몬 분비는 항상성을 유지하기 위하여 네가티브 피드백 형태를 취한다.

    ㉡ 혈장 글루코스 수준과 인슐린의 경우를 보면, 혈당 농도가 높아지면 인슐린을 분비한다. 인슐린은 세포의 글루코스 사용을 증가시킴으로써 혈장 글루코스를 감소시키고, 농도가 정상이면 인슐린의 분비는 억제된다.

② 수용기의 숫자

    ㉠ down-regulation : 특정 호르몬 증가는 바로 그러한 호르몬과 결합할 수 있는 세포 수용기의 숫자를 감소(호르몬에 대한 민감도 감소)시킨다.

    ㉡ up-regulation : 적은 양의 호르몬이 오랜 시간 동안 유지될 경우 세포는 그러한 호르몬에 대한 수용기의 숫자를 증가(호르몬에 대한 민감도 증가)시킨다.

② 혈액 호르몬 농도

(1) 내분비샘으로부터의 호르몬 분비율(호르몬 분비의 조절)

① 내분비샘으로부터의 호르몬 분비율은 입력되는 정보의 양과 그 정보가 흥분성인지 또는 억제성인지의 여부에 의존한다.

② 정보입력은 화학적인 것이며, 이온(Ca^{++} 등), 혈장에서의 기질(포도당 등), 아세틸콜린, 노르에피네프린 또는 다른 호르몬과 같은 신경전달물질 등을 통해서이다.

③ 췌장은 혈장 내 포도당, 아미노산, 순환하는 에피네프린뿐만 아니라 교감신경으로부터 방출되는 노르에피네프린, 아세틸콜린을 방출하는 부교감신경과 다양한 호르몬의 변화에 반응하여 인슐린을 생성한다.

④ 아미노산과 포도당의 농도가 높아지면 인슐린 분비가 증가되고, 교감신경계(에피네프린, 노르에피네프린)의 활성화가 증가하면 인슐린 분비를 낮춘다. 인슐린 분비가 증가할지 감소할지는 정보 입력이 억제성인지 흥분성인지의 여부에 달려 있다.

(2) 호르몬의 분비율과 대사율(대사와 호르몬의 제거)

① 혈장에서의 호르몬 농도는 대사작용과 분비율에 의해 영향을 받는다. 호르몬의 비활동성은 호르몬 대사작용의 주요 부위인 간이나 호르몬 수용기에서 발생한다. 신장은 다양한 호르몬을 분해하여 활성화 형태로 분비할 수 있다.(운동 중 소변의 호르몬 농도를 가지고 분비율 지표로 이용)

② 운동 중 신장과 간으로의 혈류량이 감소하기 때문에 호르몬이 비활동성 상태가 되며 제거율은 감소한다. 이에 따라 호르몬의 분비율이 높아져서 혈장 내 호르몬 농도를 상승시킨다.

(3) 혈장 내의 수송 단백질의 양(수송 단백질)

① 스테로이드 호르몬과 티록신은 혈장 단백질과 결합하여 수송된다. 호르몬이 세포에 대한 영향을 크게 하기 위해서는 수송 단백질과 결합하지 않아야 하고, 수용기와 상호작용하는 데 자유로워야 한다.

② 유리 호르몬양은 수송 단백질의 양과 호르몬 분자에 결합하는 단백질의 능력과 친화력에 의존한다. 따라서 단백질 능력이란 수송 단백질과 결합할 수 있는 호르몬의 최대량을 말하고, 친화력이란 호르몬과 결합하기 위한 수송 단백질의 경향을 말한다. 단백질 능력과 수송 단백질의 친화력의 증가는 유리 호르몬의 양과 그것의 조직에 대한 영향을 감소시킨다.

(4) 혈장량의 변화

① 혈장량의 변화는 호르몬의 분비율 또는 비활성률의 변화에 상관없이 호르몬 농도를 변화시킨다.

② 운동 중에는 심혈관계로부터 수분이 유출되기 때문에 혈장량은 감소한다. 이것은 혈장 내에서 호르몬 농도 증가의 원인이 되며 이는 혈장량의 변화에 의하여 수정되는 것이다.

③ 내분비선과 호르몬

(1) 뇌하수체 전엽

① 갑상선자극호르몬(TSH) … 갑상선으로부터 생성되고 분비되는 티록신과 트라이요오드타이로닌의 양을 조절한다. ✓자주출제

② 부신피질자극호르몬(ACTH) … 부신피질호르몬의 분비 조절을 담당한다.

③ 난포자극호르몬(FSH) … 난소의 난포 성장을 유도하고 난소로부터의 에스트로겐 분비를 촉진, 고환의 정자 성장을 촉진한다.

④ 황체형성호르몬(LH) … 에스트로겐과 프로게스테론 분비 촉진, 난포가 파열되도록 만들어서 난자의 방출을 가져오며(배란), 고환의 테스토스테론 분비를 촉진시킨다.

⑤ 성장 호르몬(GH) ✓자주출제
  ㉠ 시상하부에서 분비되는 호르몬에 의해 조절된다. 성장 자극 호르몬은 뇌하수체 전엽에서 성장호르몬 분비를 자극한다. 반면 시상하부 성장 억제 호르몬은 그것을 억제한다.
  ㉡ 혈액 내 성장호르몬과 소마토메딘 수치는 성장호르몬의 계속적인 분비에 부적 피드백 효과를 발휘한다.
  ㉢ 성장호르몬 분비에 영향을 줄 수 있는 시상하부에 대한 부가적인 정보는 운동, 스트레스, 낮은 혈장 포도당 농도와 수면 등을 포함한다.
  ㉣ 성장호르몬은 조직의 아미노산 섭취, 새 단백질의 합성, 장골의 성장을 자극한다.
  ㉤ 성장호르몬은 혈장 포도당을 다음과 같이 비축한다.
    ⓐ 혈장 포도당의 이용을 감소시키기 위해 인슐린 활성을 억제
    ⓑ 단백질 합성 속도 증가
    ⓒ 지방 동원과 지방 에너지 사용 증가
  ㉥ 성장호르몬은 운동 중 지방조직에서 지방산의 활용을 증가시켜 혈중 포도당 수준을 유지하도록 한다.
    ⓐ 완전하게 성장할 때까지 인체 모든 조직의 발달과 크기 증가를 촉진
    ⓑ 유산소 운동 중 상승(운동 강도에 비례)
    ⓒ 단백질 합성 속도 증가
    ⓓ 지방 동원과 지방 에너지 사용 증가
    ⓔ 탄수화물 사용 속도 감소

(2) 뇌하수체 후엽

① 항이뇨호르몬(ADH)
- ㉠ 신장 집합관의 수분 투과성을 높임으로써 인체 수분 보유를 증가시킨다. 그 결과 소변으로 배출되는 물의 양이 감소한다. 따라서 많은 양의 땀과 활발한 신체 활동으로 나타날 수 있는 인체 수분 부족(탈수)의 위험을 감소시켜 준다.
- ㉡ 항이뇨호르몬의 분비를 증가시키기 위한 중요한 자극은 다음 두 가지 요인이다.
  - ⓐ 물 보충 없이 과도한 수분 손실로 인한 높은 혈장 삼투압 농도
  - ⓑ 혈액 손실이나 불충분한 수분 보충으로 인한 낮은 혈장량
- ㉢ 시상하부에는 간질핵 내 수분 농도를 감지하는 삼투압 수용기가 있다. 혈장이 높은 입자 농도를 가지면 삼투압 수용기가 오그라들어 시상하부에 대한 신경반사는 항이뇨호르몬 분비를 자극한다.
- ㉣ 운동 중 혈장량은 감소하고, 삼투압은 증가한다. 운동강도가 최대산소섭취량의 60%를 초과할 때 항이뇨호르몬 분비가 급격히 증가하며 혈장량을 유지하기 위한 수분의 보존을 돕는다.

② 옥시토신
- ㉠ 자궁 근육의 수축을 자극해 모유 분비를 자극한다.
- ㉡ 평활근은 강한 자극제이고, 특히 분만 후 유즙 분비에 필요한 촉진제 역할을 한다.

(3) 갑상선

① 트라이요오드타이로닌, 티록신
- ㉠ 뇌하수체 전엽의 갑상선자극호르몬에 의해 조정된다.
- ㉡ 오랜 시간의 최대하운동의 경우 초기 티록신은 급작스러운 증가를 가져온 후 비교적 일정한 수준을 유지하며, 트라이요오드타이로닌 수준은 감소하는 경향이 있다.
- ㉢ 트라이요오드타이로닌과 티록신은 인체 거의 모든 조직의 대사 속도를 증가시키며 신체의 기초 대사량을 증가시킬 수 있다.
  - ⓐ 단백질 합성을 증가
  - ⓑ 세포 내부로의 글루코스 이동을 촉진
  - ⓒ 해당과정과 글루코스 신생 합성을 촉진
  - ⓓ 대부분 세포의 미토콘드리아의 크기와 수 증가
  - ⓔ 지방의 동원을 촉진시켜 유리지방산이 산화 과정에 더 많이 사용될 수 있도록 도움

② 칼시토닌 ✅자주출제
　　㉠ 혈장 칼슘 농도를 감소시킨다.
　　㉡ 뼈에서 골파괴 세포의 활동을 저하시킴으로써 뼈의 분해를 억제한다.
　　㉢ 신장에서 요관으로부터의 칼슘 재흡수를 감소시킴으로써 소변을 통한 칼슘의 배설을 증가시킨다.
　　㉣ 칼시토닌은 어린이에게 중요한데 그것은 이 시기에 그들의 뼈가 빠르게 성장하고 단단해지기 때문이다.

(4) 부갑상선 ✅자주출제

① 혈장 칼슘 농도의 주된 조절 인자이며 혈장 인산염 또한 조절한다. 혈장 칼슘의 감소에 의해 자극된다.

② 부갑상선호르몬은 세 곳의 목표에 영향을 발휘한다.
　　㉠ 뼈에서 골파괴 세포의 활동을 촉진시킨다. 뼈의 분해를 증가시켜 칼슘과 인산염을 혈액으로 방출시킨다.
　　㉡ 장에서 칼슘 흡수 과정에 요구되는 효소를 자극함으로써 칼슘의 흡수를 간접적으로 증가시킨다.
　　㉢ 신장에서 칼슘의 재흡수는 증가시키지만 인산염의 재흡수는 감소시킴으로써 소변을 통한 인산염 배설을 촉진시킨다.

(5) 부신선

① 부신수질호르몬 ✅자주출제
　　㉠ 호르몬 : 카테콜아민(에피네프린, 노르에피네프린)
　　㉡ 부신수질의 교감신경계에 의해 자극되면 부신수질에서 에피네프린(80%), 노르에피네프린(20%)이 분비된다.
　　㉢ 두 호르몬의 복합적인 작용은 다음과 같다.
　　　　ⓐ 심장의 박동수와 수축력 증가
　　　　ⓑ 혈압의 증가
　　　　ⓒ 호흡량의 증가
　　　　ⓓ 신진대사의 증가
　　　　ⓔ 간과 근육의 글리코겐 분해
　　　　ⓕ 혈액 속으로의 글루코스와 유리지방산 방출 증가
　　　　ⓖ 골격근으로의 혈액 공급 증가

② 부신피질호르몬 ✅자주출제
　　㉠ 전해질 코르티코이드(알도스테론)
　　　　ⓐ 세포외액의 전해질, 특히 나트륨(Na^+)과 칼륨(K^+)의 균형을 유지한다.
　　　　ⓑ 알도스테론의 주요 전해질 코르티코이드로, 신장의 나트륨 재흡수를 증가시켜 인체가 더 많은 나트륨을 보유하도록 만들고 탈수 현상을 방지한다.

   ⓛ 글루코코르티코이드(코르티솔)

    ⓐ 탄수화물, 지방, 단백질 대사를 조절한다.

    ⓑ 아미노산을 형성하기 위해 단백질 합성을 억제함으로써 조직의 단백질 분해를 촉진하고 간에 의해 새로운 포도당을 생성(글루코스 신생 합성)한다.

    ⓒ 지방조직의 유리지방산 동원을 촉진한다.

    ⓓ 포도당 합성을 유도하는 대사 경로에 관련된 간 효소 자극에 관여한다.

    ⓔ 포도당이 조직으로 들어가는 것을 방해하여 조직이 더 많은 지방산을 대사연로로 이용하도록 유도한다.

   ⓒ 고나도코르티코이드

    ⓐ 대부분이 안드로젠이지만 에스트로젠과 프로게스테론이 소량 분비된다.

    ⓑ 생식기관에서 만들어지는 것과 동일하지만 그 양이 매우 적다.

(6) 췌장 ✔자주출제

① 인슐린

  ㉠ 인슐린은 랑게르한스섬의 β 세포에서 분비된다. 인슐린은 소장에서 혈액으로 영양소가 흡수될 때 가장 중요한 호르몬이다.

  ㉡ 인슐린은 포도당, 아미노산, 단백질, 지방, 당원과 같은 영양분자를 흡수하기 위해 조직을 자극한다.

  ㉢ 인슐린의 가장 잘 알려진 역할은 세포막을 가로지르는 포도당의 확산과정에서 발휘된다. 인슐린의 부족은 조직에서 포도당을 흡수하지 못하기 때문에 혈장 내 포도당 축적을 야기한다. 혈장 포도당 농도가 높으면 신장에서 재흡수 과정이 과부하 되어 다량의 수분과 함께 포도당이 소변으로 빠져나가 다량의 수분을 섭취하게 된다. 이 상태를 당뇨병이라고 부른다.

  ㉣ 인슐린의 분비는 다양한 요소에 의해 영향을 받는다. 혈장 포도당 농도, 혈장 아미노산 농도, 교감신경과 부교감신경 자극, 다양한 호르몬 등이다.

  ㉤ 인슐린의 분비율은 췌장의 β 세포에 대한 흥분성, 억제성 자극의 수준에 의존한다. 혈장 포도당 농도가 증가하면 인슐린이 분비되어 조직의 포도당 흡수를 높게 하고 혈장의 포도당 농도를 낮추게 된다.

    ⓐ 세포 내부로의 글루코스 이동을 촉진

    ⓑ 글리코젠 생성을 증가

    ⓒ 글루코스 신생 합성을 감소

    ⓓ 혈액 속의 글루코스 양을 감소

    ⓔ 단백질과 지방대사에 관련되어 있으며, 세포의 아미노산 흡수를 증가시키고 단백질과 지방 합성을 촉진

② 글루카곤

    ⊙ 글루카곤은 랑케르한스섬의 α 세포에서 분비되고 인슐린과 반대 효과를 나타낸다. 글루카곤은 낮은 혈장 포도당 농도에 반응하여 증가한다.

    ⓛ 글루카곤은 간에 저장된 포도당 분해와 지방조직으로부터 유리지방산의 동원을 자극한다. 나중에 코르티솔과 함께 글루카곤은 간에서 글루코스 신생 합성을 자극한다.

    ⓒ 글루카곤 분비는 포도당 농도 외에 특히 교감신경계와 같은 다른 요인들에 의해서도 영향을 받는다.

        ⓐ 혈장 글루코스가 정상 수준 이하로 떨어질 때(저혈당) 글루카곤을 분비한다.

        ⓑ 인슐린과는 반대로 간의 글리코젠 분해 그리고 글루코스 신생 합성을 촉진시킨다. 따라서 혈장 글루코스 농도를 증가시킨다.

        ⓒ 운동 중 인슐린 수준은 감소하고 글루카곤은 점차 증가한다.

③ 성장억제호르몬

    ⊙ 소마토스타틴은 랑게르한스섬의 δ 세포에서 분비된다.

    ⓛ 췌장의 소마토스타틴 분비는 소화 단계에서 증가되고, 소화기계의 활성화를 변경하여 영양소 분자가 순환과정으로 들어가는 속도를 조절한다. 이것은 인슐린 분비의 조절에 관련된다.

(7) 성선

① 고환

    ⊙ 안드로젠을 분비하고 테스토스테론이 가장 중요하다.

    ⓛ 테스토스테론은 단백질 합성을 자극하고 소년기에 근육이나 지방의 비율을 높이도록 하는 특징적인 변화에 기여하기 때문에 아나볼릭과 안드로제닉 스테로이드의 두 가지 특징을 모두 가진다.

    ⓒ 남자의 2차 성징과 정자 형성을 촉진, 골격 계통의 정상적인 성장, 발달, 성숙에 필수적, 골격근 성장의 촉진, 근육 부피를 증가할 목적으로 아나볼릭 스테로이드를 불법적으로 사용한다.

② 난소

    ⊙ 에스트로젠과 프로게스테론을 분비한다.

    ⓛ 유방의 발육, 여성의 지방 축적, 다른 2차 성징을 자극한다.

    ⓒ 에스트로젠은 여성의 2차 성징, 월경 주기, 난자 형성, 배란, 임신 동안에 나타나는 변화에 관련되어 있다.

    ⓔ 프로게스테론은 월경 주기의 황체기, 임신을 위한 자궁의 변화, 젖분비를 위한 유방의 변화와 관련되어 있다.

(8) 신장

① 에리트로포에틴 ··· 골수세포를 자극함으로써 적혈구 생산을 조절한다.

② 레닌 ··· 혈압 조절을 돕는다.

02 〈 운동과 호르몬 조절

❶ 대사와 에너지에 미치는 호르몬의 영향

(1) 운동시 혈당의 항상성(혈장 포도당 농도의 4가지 과정)

① 간에 저장된 당원으로부터의 포도당 동원

② 혈장 포도당의 절약을 위해서 지방세포 조직으로부터 혈장 유리지방산의 동원

③ 간에서 아미노산, 젖산, 글리세롤로부터 새로운 포도당 합성

④ 유리지방산을 연료로 사용하기 위해서 포도당이 세포 내로 들어가는 것을 차단

(2) 운동 동안의 글루코스 대사 조절 ✔자주출제

① 혈장 글루코스 수준

　㉠ 증가

　　ⓐ **글루카곤** : 간글리코젠의 분해와 아미노산으로부터의 글루코스 형성을 촉진한다.

　　ⓑ **에피네프린** : 글리코젠 분해를 가속시킨다.

　　ⓒ **노르에피네프린** : 글리코젠 분해를 가속시킨다.

　　ⓓ **코르티솔** : 단백질 분해를 증가시켜 분리된 아미노산이 간에서 글루코스 신생 합성에 기여한다.

　㉡ 기타

　　ⓐ **성장호르몬** : 성장호르몬은 유리지방산의 동원을 증가시킨다.

　　ⓑ **갑상선호르몬** : 갑상선호르몬(티록신)은 글루코스 분해와 지방 대사를 증가시킨다.

② **근육의 글루코스 흡수(인슐린)** … 혈장 글루코스가 감소한다. 인슐린에 의해 세포에게 운반되고 세포에 의해 흡수가 이루어진다. 즉 근섬유 내부로 글루코스 이동을 촉진시킨다.(운동 중 인슐린의 양은 감소)

(3) 운동 중 지방 대사 조절 ✓자주출제

① 탄수화물 저장량이 감소하면 내분비계는 지방 산화를 가속시킬 수 있으며 근육의 에너지 요구량을 충족시켜 준다.

② 에피네프린과 노르에피네프린의 상승을 통해 증가한다.

③ 유리지방산은 지방세포와 근섬유 내부에 트리글리세라이드(TG : 중성지방) 형태로 저장되어 있다. TG로부터 유리지방산(FFA)이 분리되며 유리지방산(FFA)은 근섬유로 운반된다.

④ 트리글리세라이드는 리파아제라는 효소에 의해 유리지방산과 글리세롤로 분해되며 4가지 호르몬에 의해 활성화된다.(코르티솔, 에피네프린, 노르에피네프린, 성장호르몬)

(4) 서서히 작용하는 호르몬

① **티록신**

ㄱ 티록신은 전체적인 대사율을 결정, 다른 호르몬들의 효과를 발휘하도록 하는데 중요하다.

ㄴ 티록신은 세포의 표면에 있는 수용기 수 또는 호르몬 수용기의 친화력에 영향을 미침으로써 다른 호르몬 효과에 영향을 준다. 예를 들어 티록신이 없다면 에피네프린은 지방조직으로부터 유리지방산의 동원에 거의 영향을 미치지 못한다. 낮은 티록신 상태는 운동을 위한 영양소를 동원하도록 하는 다른 호르몬의 작용을 방해한다.

② **코르티솔**

ㄱ 지방조직으로부터 유리지방산의 동원을 자극시키고, 간에서 포도당 합성을 위한 아미노산을 생성하기 위해 조직 단백질을 동원시키고 세포의 포도당 이용 비율을 감소시킨다.

ㄴ 코르티솔은 티록신과 같이 강한 운동 중에 기질 동원에 대해 천천히 반응하는 효과를 발휘하며, 에피네프린과 글루카곤과 같은 빠른 작용을 하는 호르몬은 포도당과 유리지방산 동원에 작용한다.

③ **성장호르몬**

ㄱ 성장호르몬은 코르티솔의 활동을 지지한다. 조직에 의한 포도당 섭취를 감소시키고, 유리지방산 동원을 증가시킨다. 또한 간에서 포도당 신생 합성을 증가시킨다.

ㄴ 성장호르몬은 단백질 합성과 일차적으로 관련이 있지만 탄수화물과 지방대사에 있어서 직접적이지만 느리게 작용하는 효과를 발휘할 수 있어서 운동 중에도 혈장 농도를 유지할 수 있다.

(5) 빠르게 작용하는 호르몬

① 에피네프린과 노르에피네프린

ㄱ 항상 근육 당원 동원과 관련되어 있고, 또한 간으로부터의 포도당 동원과 지방조직으로부터의 유리지방산 동원과도 관련이 있고, 조직에 의한 포도당 섭취를 방해할 수도 있다.

ㄴ 혈장 에피네프린과 노르에피네프린은 운동시간에 따라 선형적으로 증가한다. 이 변화는 영양소의 동원 뿐만 아니라 운동의 심혈관계 적응과 관련이 있다. 이러한 반응은 혈장 포도당 농도를 유지하기 위해 포도당과 유리지방산의 동원을 돕는다.

ㄷ 에피네프린과 노르에피네프린의 효과를 분리하기는 어렵지만 에피네프린은 혈장 포도당 농도의 변화에 조금 더 민감하게 반응한다. 낮은 혈장 포도당 농도는 시상하부에서 에피네프린의 분비를 증가시키기 위해 수용기를 자극하는 반면, 혈장 노르에피네프린에 대해서는 적은 효과를 가진다. 반대로 체온이 상승하여 혈압이 높아질 때 관련된 주요 카테콜아민은 노르에피네프린이다. 에피네프린은 간에서 β 아드레날린성 수용기와 결합하고, 혈장으로 방출할 포도당을 만들기 위해 간당원의 분해를 자극한다.

ㄹ 지구성 트레이닝 후 일정 기간의 운동에서 혈장 에피네프린과 노르에피네프린은 빠른 감소를 나타낸다. 이런 감소는 포도당 동원의 감소와 함께 일어난다. 그럼에도 불구하고 혈장 포도당 농도는 유지되는데, 이는 근육에 대한 포도당 흡수가 감소하기 때문이다.

② 인슐린과 글루카곤

ㄱ 인슐린은 조직에서 포도당 섭취에 직접적인 관련이 있다. 하지만 운동 중 인슐린의 농도는 감소한다. 만일 운동이 인슐린의 증가를 가져올 경우 혈장 포도당의 빠른 비율로 모든 조직으로 섭취되어 즉각적인 저혈당증을 유발할 것이다. 운동 중 낮은 인슐린 농도는 간으로부터의 포도당 동원과 지방조직으로부터 유리지방산의 동원을 선호하게 된다. ✔자주출제

ㄴ 운동 중 혈장 글루카곤 농도의 증가는 지방조직으로부터의 유리지방산과 간으로부터 포도당 동원을 유리하게 하고 당신생합성을 증가시킨다.

ㄷ 글루카곤과 인슐린의 상호보완적인 반응은 근육이 높은 비율로 혈장 포도당을 이용할 때 동시에 혈장 포도당 농도의 유지를 유리하게 한다.

ㄹ 지구성 트레이닝 프로그램 이후, 고정된 운동수행에 있어서 글루카곤 반응은 운동 중에 증가되지 않는 반응 시점까지 감소됨을 보여준다.

ㅁ 최대하 운동 중 교감신경계에 의한 에피네프린과 노르에피네프린의 인슐린 분비의 감소와 글루카곤 분비량의 증가를 통해 유리지방산과 포도당 동원을 조절한다.

ㅂ 포도당은 비록 혈장 인슐린이 감소한다고 해도 안정시보다 운동 중에 7~20배 정도 더 빠르게 섭취된다. 이것은 혈류의 증가나 세포 내 칼슘이온의 증가에 따른 포도당의 막수송 전달자 수의 증가와 관련되어 있다.

ⓐ 인슐린의 감소와 다른 모든 호르몬의 증가는 포도당 섭취를 억제하는 대신, 간으로부터 포도당 동원과 지방조직으로부터의 유리지방산, 간에서 당신생합성을 촉진한다. 이러한 결합된 역할은 혈장 포도당 농도에 대한 항상성을 유지시켜서 중추신경계와 근육이 필요한 대사연료를 가질 수 있도록 한다.

(6) 호르몬과 기질의 상호작용

① 운동 전 포도당 섭취를 통해 혈장 포도당이 증가하면 혈장 인슐린의 농도는 증가한다. 이 호르몬 변화는 유리지방산 동원을 감소시키고, 근육이 부가적인 근육당원을 이용하여야 한다.

② 운동 중에 혈장 글루카곤, 성장호르몬, 코르티솔, 에피네프린과 노르에피네프린은 증가하고 인슐린은 감소한다. 이들 호르몬 변화는 탄수화물을 보존하고, 혈장 포도당 농도를 유지하는 것을 돕기 위해 지방 조직으로부터의 유리지방산의 동원을 조력한다.

③ 혈장 유리지방산의 이용이 운동 강도의 증가에 따라 감소하는 것은 유리지방산이 운동 중 순환하도록 전달하는 지방세포의 능력에는 상위의 한계가 있기 때문이다. 지방조직으로부터 유리지방산의 분비율은 최대산소섭취량의 25%에서 가장 높았고, 최대산소섭취량의 65% ~ 85%에서 감소한다.

④ 혈중 젖산농도가 증가할 때 혈장 유리지방산 농도는 감소한다. 힘든 운동 중 지방조직으로의 혈류량이 감소하는데 이 결과 근육으로의 유리지방산 이동이 적게 되고, 혈장에서의 유리지방산 이동에 필요한 혈장 단백질인 알부민의 양이 부족하게 된다. 따라서 유리지방산은 지방세포로부터 방출되지 않고, 혈장 수준은 떨어지며, 근육은 연료로서 더 많은 탄수화물을 이용해야만 한다.

⑤ 지구성 트레이닝의 효과 중 하나는 지방조직으로부터 유리지방산 동원의 억제가 감소되고, 훈련된 사람이 더 많은 지방을 연료로 이용하게 된다. 따라서 제한된 탄수화물 저장량을 절약하고 운동수행을 향상시킬 수 있게 된다.

❷ 운동 중 수분과 전해질 균형에 대한 호르몬의 영향 ✔자주출제

(1) 알도스테론과 레닌-앤지오텐신의 작용

① **레닌-앤지오텐신 작용** … 신장은 감소된 혈압이나 혈액 공급에 대해 레닌이라는 효소를 생성하고, 레닌은 앤지오텐신이라는 혈장 단백질을 활성화시켜 강력한 소동맥 수축에 의한 혈압의 상승이나 부신피질로부터 알도스테론의 분비를 촉진시킨다.

② **알도스테론** … 신장의 나트륨 재흡수에 기여해 신체의 수분 함량을 증가시키며 혈장량의 보충과 혈압을 정상 상태로 상승시킨다.

(2) 항이뇨호르몬

① 운동하는 동안 혈장으로부터의 물의 이동은 혈액을 보다 농축시키고 땀 분비는 탈수를 초래한다.

② 삼투질이 증가하면 시상하부는 뇌하수체 후엽으로부터 항이뇨호르몬 분비를 자극한다.

③ 항이뇨호르몬은 신장에서의 수분 재흡수를 증가시켜 인체의 수분 배설을 감소시킨다.

(3) 운동 후의 호르몬 작용과 인체 수분 균형

알도스테론과 항이뇨호르몬은 운동 후 12~48시간 동안 지속되면서 소변의 양을 줄이고 추가적인 탈수로부터 인체를 보호한다.

06 호흡 · 순환계와 운동

01 〈 호흡계의 구조와 기능

❶ 호흡계의 구조

(1) 호흡계의 이해

① **폐 조직의 역할** … 폐 조직은 공기와 신체 사이의 가스 교환을 원활하게 이루어지도록 만들어 운동 중에 발생하는 산 · 염기의 균형을 조절한다.

② **호흡작용의 기능** … 조직 세포에 산소를 공급, 이산화탄소 제거, 체액의 pH 수준 유지, 정상적인 체온 유지, 수분 제거에 관여한다.

③ **호흡기관의 구성**
  ㉠ 코−인두−후두−기관−폐(왼쪽 폐는 두 개의 엽, 오른쪽 폐는 세 개의 엽으로 구성)
  ㉡ 폐포의 환기는 다음 세 가지 요소에 의존한다.
    ⓐ 1회 호흡량
    ⓑ 호흡 수
    ⓒ 사강의 크기

(2) 외호흡 내호흡

① **외호흡** … 공기가 허파를 출입하는 유동적 움직임인 폐환기, 폐포 공기와 혈액 사이의 가스 교환, 혈액에 의한 산소 및 이산화탄소를 운반한다.

② **내호흡** … 혈액과 조직 사이의 가스 교환, 조직 세포의 산소 이용과 이산화탄소를 배출한다.

② 호흡계의 기능

(1) 분당 환기량 ✓자주출제

① 1분 동안 흡기와 호기되는 공기의 양

② 분당환기량(L/ml) = 1회 호흡량(L) × 호흡 수(회)

(2) 폐용적과 폐용량

	1회 호흡량	TV	1회 호흡시 들이마시거나 내쉰 공기량
용적	흡기 예비 용적	IRV	TV에서 최대한 더 들여 마실 수 있는 양
	호기 예비 용적	ERV	TV에서 최대한 배출시킬 수 있는 양
	잔기 용적	RV	가능한 한 모두 배출한 상태에서 폐에 남아 있는 양
용량	흡기 용량	IC	IC = TV+IRV, 정상 호흡에서 최대한 흡입할 수 있는 양
	기능적 잔기 용량	FRC	FRC = ERV+RV, 정상 호흡에서 TV를 배출하고 남아 있는 양
	폐활량	VC	VC = IRV+TV+ERV, 최대한 공기를 들여 마신 후 최대한 배출시킬 수 있는 공기의 양
	총폐용량	TLC	TLC = VC+RV

(3) 폐포환기와 해부학적 사강 ✓자주출제

① 폐포환기는 폐포에 도달하는 공기가 가스 교환에 참여해 폐모세혈관 혈액에 산소를 공급하고, 생성된 이산화탄소를 제거해 주는 역할을 한다.

② 해부학적 사강은 호흡 경로에 남아 있으면서 가스 교환에 참여하지 않는 공기를 지니고 있는 공간을 말한다.

③ 일반적으로 안정시에 남자는 평균 0.5L 정도이고, 여자는 0.1L 정도이다. 안정시 들이마시는 공기 0.5L의 70%인 0.35L 정도만이 폐포환기에 참여하고 나머지 30%는 사강에 남아 있다.

④ 폐포환기는 호흡의 깊이(1회 호흡량, 호흡수, 사강의 크기)에 영향을 받는다. 그러므로 분당 환기량 하나만 가지고는 폐포환기가 적절히 유지되는지의 여부를 알 수 없다. 즉 분당 환기량이 동일하더라도 1회 호흡량이 적고 호흡수가 많으면, 폐포환기에 참여하는 공기량이 상대적으로 적어 충분한 기체 교환이 이루어지지 않는다.

(4) 호흡 작용 ✓자주출제

① **흡기 작용** … 안정 상태의 흡기 작용 중 흉곽의 용적은 증가된다. 횡격막은 아래 방향으로, 외늑간근의 수축에 의해 외상방으로 증가한다. 즉, 흡기의 주동근인 횡격막이 횡격막 신경의 흥분에 의해 수축하면 흉곽 쪽으로 좌우에 볼록하게 올라가 있던 돔 형태의 부분이 복강 쪽으로 내려가면서 평평해 진다. 외늑간근은 늑골과 늑골 사이의 바깥쪽에 위치하며, 흡기 중에 수축하며 늑골간의 사이를 벌리면서 늑골을 위쪽으로 끌어올려 흉강의 크기를 증가시킨다. 폐는 팽창되면서 폐내압이 감소하고 결국 공기가 폐 속에 흡입하게 된다.

② 호기 작용 … 안정 상태의 호기 중에 횡격막과 외늑간근은 이완되며 흉강은 원래의 크기로 돌아간다. 즉, 안정시의 호기 작용은 수동적으로 이루어지며, 호기 근육은 관여하지 않는다. 흡기로 인해 신전되었던 흉벽과 폐의 탄성 조직에 의해 원래의 상태로 위축됨으로써 흉강의 내압이 증가하고 이로 인해 공기가 폐 속에서 대기로 나가게 된다. 그러나 운동시에는 호기 작용이 능동적으로 이루어진다. 즉, 호기 작용은 호기근, 특히 복부근에 의해서 촉진된다. 복부근의 수축에 의해 하위 늑골들을 압박하고, 복압이 상승하여 횡격막을 흉강 쪽으로 밀어 올리게 된다.

③ 흡기근과 호기근
  ㉠ 흡기근 : 숨을 들이마실 경우 흉곽은 횡격막의 수축으로 상하로 커지고, 외늑간근의 수축으로 전·후 좌·우로 커지게 된다.
  ㉡ 호기근 : 폐와 흉곽에는 탄성 조직이 많이 포함되어 있어 흡기로 이들이 팽창되면 다시 원위치로 되돌아가려는 탄성 반동에 의해 수동적으로 호기가 일어난다. 운동 중에는 능동적으로 흡기와 호기를 하는데, 이 때 호기근은 복근(복직근, 내복사근, 외복사근 등)이 수축하게 된다.

호흡 단계	휴식시 호흡근	운동시 호흡근	작용
흡기 과정	횡격막, 외늑간근	횡격막, 외늑간근, 사각근, 흉쇄유돌근	평평해짐, 늑골의 외측 상방이동, 제1, 2 늑골의 거상, 흉곽의 외측 이동
호기 과정	없음(탄성반동에 의한 수동적 호기)	내늑간근, 복근	늑간 내측 하방이동, 늑골 하방이동과 횡격막 상방 이동

02 ⟩ 운동에 대한 호흡계의 반응과 적응

❶ 운동과 폐기능

(1) 운동 중 환기량 ✔자주출제

① 운동 전 변화
  ㉠ 안정시 환기량은 연수에 있는 내재적인 호흡신경에 의해 조절된다. 그러나 운동이 시작되기 바로 직전에는 분당 환기량이 비교적 조금 증가한다. 분명히 이 증가는 운동에 의해서 발생하는 것은 아니다.
  ㉡ 운동 전 환기량의 증가는 연수에 있는 호흡조절 영역에 작용하는 상위의 뇌, 즉 대뇌피질의 수의적 자극에 의해 발생한다. 이러한 중추의 명령은, 곧 참여할 운동을 기대하거나 준비할 때 발생한다. 이것은 운동을 예상하여 대뇌피질로부터의 자극이 뇌간의 연수에 있는 호흡중추를 흥분시키기 때문이다.

② 운동 중 변화

    ㉠ 빠른 증가(신경요소) : 활동근의 운동 결과로 일어나는 관절에서의 자극과 관련

    ㉡ 느린 증가(체액요소)

        ⓐ 최대하 운동시 : 느린 증가는 중추 명령과 화학적 자극에 의해서 발생하는 것으로 화학적 자극은 미세조정 효과를 나타내는데 이것은 대뇌 척수액 혹은 동맥혈의 이산화탄소 분압과 수소 이온 농도의 변화에 대한 반응으로 작용하는 것이다. 대뇌척수액과 혈액의 화학적 변화는 연수 혹은 대동맥과 경동맥에 있는 화학 수용기를 자극하게 된다.

        ⓑ 최대 운동시 : 느린 증가는 나타나지 않으며, 운동이 끝날 때까지 분당 환기량은 증가한다. 최대 운동시 분당 환기량은 안정시에 비해 15~30배 정도 증가한다. 최대산소섭취량과 최대이산화탄소생성량이 낮은 선수의 경우에는 최대 분당 환기량도 낮다. 이것은 호흡의 효율도 낮다는 것을 의미한다. 분당 환기량의 증가는 1회 호흡량과 호흡수 증가에 의해서 가능하다. 그러나 1회 호흡량은 폐활량의 65% 수준에서 더 이상 증가하지 않는 경향이 있어 호흡수의 증가에 의해 분당 환기량은 증가한다.

③ 회복기의 변화

    ㉠ 빠른 감소 : 운동이 끝나자마자 환기량은 갑자기 감소한다. 이것은 상위 뇌영역에서의 중추 명령이 감소한 결과이다.

    ㉡ 느린 감소

        ⓐ 환기량의 갑작스런 감소 후 안정시 값에 이를 때까지 점진적이고 느린 감소가 이어진다.

        ⓑ 운동이 힘들수록 안정시 수준으로 회복하기까지 더 많은 시간이 소요된다. 이것은 대뇌 척수액과 혈액의 이산화탄소 분압과 pH 수준이 운동 전 수준으로 되돌아감에 따라 수용기의 자극이 감소에 비례하여 발생하는 것이다.

(2) 환기량과 무산소성 역치

① 무산소성 역치 지점에서는 환기량과 이산화탄소의 생성량이 급격하게 증가한다.

② 환기량은 운동 중에 무산소성 대사의 개시점을 제시하는 신뢰 높은 척도로서, 환기량이 무산소성 역치 개시점에서 증가한다는 것은 생리적으로 젖산 증가의 완충 역할을 한다는 것이다.

③ 무산소성 역치(Anaerobic Threshold : AT)

    ㉠ 정의 : 무산소성 대사가 일어나는 시점의 운동 강도 또는 산소 소비량을 말한다.

    ㉡ 젖산 역치(Lactate Threshold : LT)나 환기 역치(Ventilatory Threshold : VT)라고도 한다.

④ **무산소성 역치를 발생시키는 잠재적 요인** … 근육의 낮은 산소량, 해당작용의 활성화, 속근섬유의 동원, 젖산 제거비율의 감소

⑤ 무산소성 역치 증가의 원인과 방법

    ㉠ 원인 : 근육의 혈류량 증가, 근세포 수준에서 산화 능력 향상, 지근섬유 분포의 증가

    ㉡ 방법 : 기능적 향상을 도모하기 위해서는 최대하 운동을 통해서 최대심박출량에 의한 심폐 기능 향상 훈련을 실시해야 한다.

(3) 사점과 세컨드 윈드

① 사점

    ㉠ 정의 : 격렬한 운동이나 지속적인 운동을 할 때 운동 초기에 심한 호흡 곤란, 빠르고 얕은 호흡, 가슴에 통증, 두통이나 현기증, 근육에 통증을 느끼게 되는데 이 시기를 사점이라고 한다.

    ㉡ 원인 : 운동에 의한 내장 혈관이 수축하여 혈액의 공급이 제한되기 때문이다. 축적된 젖산 때문에 혈액이 산성화되어 호흡이 곤란해지기 때문이다.

② 세컨드 윈드

    ㉠ 정의 : 사점 때의 고통을 참고 지나면 땀이 나면서 혈액 속의 젖산이 제거되고 심장의 심박출량의 증가로 인한 혈액량이 증가하여 호흡이 부드럽게 됨으로써 편안하게 운동을 할 수 있다. 이 시기를 세컨드 윈드라고 한다. 이는 운동 초기 호흡과 순환의 부적응이 운동을 함에 따라 적응됨으로 나타나는 현상이다.

    ㉡ 원인

        ⓐ 운동 초기에 느린 환기 적응에 의한 호흡 곤란으로부터 회복

        ⓑ 활동중인 근육에서 운동 초기에 혈류 변화의 지연에 의한 축적된 젖산 제거

        ⓒ 국소근 특히 호흡근(횡경막)의 피로회복

        ⓓ 심리적인 원인

(4) 산-염기 평형의 호흡성 조절

① 강한 운동을 하면 젖산과 H^+이 생성되고 축적된다. 이 같은 상태는 에너지 대사를 저해하고 근육의 수축력을 떨어뜨린다.

② 체내는 약 7.4의 약알칼리를 나타내고, 수소 이온 농도가 높아지면 조직 수준은 산성화가 된다.

③ 체내 산염기 평형과 관련된 3가지 메커니즘 … 화학적 완충 작용, 호흡성 환기, 신장 기능

④ 체내의 3가지 중요한 화학적 완충물질은 중탄산염 이온, 인산, 그리고 단백질이다. 이와 함께 적혈구 내의 헤모글로빈도 중요한 완충물질이다.

⑤ 인산은 세포 내 완충 작용과 많은 관련이 있다.

⑥ 수소 이온 농도의 증가는 호흡 중추를 자극해 환기량을 증가시킨다. 이것은 수소 이온과 중탄산염 이온의 결합을 촉진시켜 탄산가스의 제거를 촉진시킨다.

⑦ 신장은 혈액으로부터 수소 이온을 다른 부산물들과 함께 걸러내는 역할을 한다.

❷ 운동 중 산-염기 평형

(1) 산, 염기, 산도

① 수소 이온의 농도는 화학반응 속도, 세포단백질뿐 아니라 효소의 모양과 기능, 세포 자체의 성질에 영향을 미친다.

② 산이란 수소 이온을 방출하여 수용액의 수소 이온 농도를 순수한 물보다 높이는 분자이다.

③ 염기는 수소 이온과 결합하여 용액의 수소 이온 농도를 낮추는 분자이다.

④ 정상적인 신체의 pH에서 젖산은 수소 이온의 거의 대부분을 방출하는 경향이 있어서 신체의 수소 이온 농도를 높인다.

⑤ 중탄산염은 혈액에서 비교적 높은 농도를 가지기 때문에 수소 이온과의 결합능력이 강해 탄산이라는 약산을 만들 수 있다.

⑥ 산성증 수소 이온의 농도가 증가함에 따라 pH는 떨어지고, 혈액의 산도는 증가하는 상태를 말한다.

⑦ 알칼리증 수소 이온농도가 감소하면 pH는 증가하고 용액은 염기가 되는 상태이다.

⑧ 수소 이온의 농도는 pH 단위로 표시된다. 용액의 pH는 수소 이온 농도의 음의 대수로 정의된다.

(2) 운동 중 수소 이온의 변화

① 휘발산(이산화탄소)
- ㉠ 탄수화물, 단백질, 지방 산화의 최종산물인 이산화탄소는 물과 반응하여 탄산을 만들고, 이것은 수소 이온과 중탄산염으로 분해되는 능력을 가진 산으로 간주된다.
- ㉡ 이산화탄소는 기체이고 폐에서 제거되기 때문에 흔히 휘발산이라 한다. 운동 중 대사에 의해 이산화탄소 생성이 증가하여 신체에 부가적으로 휘발산의 부담을 가중시킨다.

② 고정산(황산, 인산)
- ㉠ 황산은 일부 아미노산의 산화산물인 반면, 인산은 여러 가지 인지질과 핵산의 대사과정에서 형성된다.
- ㉡ 황산이나 인산은 비휘발성이므로 고정산이라 하고, 고정산의 생산은 식이에 매우 의존적이고 급격한 운동에 영향을 받지 않는다. 따라서 운동 중 수소 이온을 발생시키는 원인은 아니다.

③ 유기산(젖산) … 고강도의 운동으로 인한 골격근 수축은 많은 양의 젖산을 생성해 산성증이 된다.

(3) 운동 중 산-염기 조절의 중요성

① 고강도의 운동에 의한 젖산의 생성은 이온화 하여 수소 이온을 방출한다.

② 근육의 수소 이온 농도의 증가는 두 가지 방식으로 운동수행에 악영향을 주게 된다.

③ 수소 이온 농도의 증가는 유산소성이나 무산소성 ATP 생산에 관여하는 중요 효소를 억제함으로써 근육 세포의 ATP생산 능력을 감소시킨다.

④ 수소 이온은 트로포닌과 칼슘 이온의 결합을 방해하여 근수축을 방해한다.

(4) 산 – 염기 완충체제

① 세포 내 완충제
  ㉠ 운동 중 pH 변화를 막기 위한 1차 방어선은 세포 자체 내에 있다.
  ㉡ 완충제 : 중탄산염, 인산염, 단백질

② 세포 외 완충제
  ㉠ 혈액은 3개의 기본적인 완충시스템을 가지고 있다.(중탄산염, 헤모글로빈, 혈장 단백질)
  ㉡ 혈액 단백질은 적은 양이므로 심한 운동 중 완충제로서의 유용성은 제한된다.
  ㉢ 헤모글로빈은 이산화탄소가 혈액으로 들어감으로써 생기는 pH 변화를 최소화하는 것을 돕는다.
  ㉣ 중탄산염 완충시스템은 인체 내에서 가장 중요한 완충시스템이다.

(5) 호흡계가 산염기 평형에 미치는 영향

① 호흡계는 이산화탄소를 배출함으로써 혈액의 탄산과 pH를 조절하는 데 매우 중요하다.

② 혈액 내 이산화탄소의 분압이 높아지면 pH가 낮아지고, 혈액 내 이산화탄소의 분압이 감소하면 pH가 증가한다.

(6) 안정시 신장을 통한 산염기 평형 조절

① 신장이 수소 이온의 농도를 조절하는 주된 방법은 중탄산염의 농도를 증가시키거나 감소시키는 것이다. 체액의 수소 이온 농도가 증가하면 신장은 중탄산염의 배출 속도를 감소시키는 반응을 한다.

② 혈액 내의 중탄산염 농도가 증가하면 수소 이온의 증가를 완충시킨다. 반대로 체액의 pH가 증가하면 신장은 중탄산염의 배출속도를 증가시킨다.

③ 혈액 내 수소 이온의 증가에 신장이 효과적으로 반응하기 위해서는 상당한 시간이 소요되므로 운동 중 산도의 조절에서 주요한 역할을 하기에는 신장의 반응은 너무 느리다.

(7) 운동 중 산염기 평형 조절

① 점진적 운동부하 검사의 마지막 단계나 단기간 최대하운동 중에는 근육과 혈액의 pH는 감소하는데 이것은 근육에서 생성되는 젖산이 증가하기 때문이다.

② 운동 중에 생성되는 젖산의 양은 운동 강도, 사용된 근육의 양, 운동 기간에 의해 좌우된다.

③ 1차 방어선 … 세포완충체제[인산염(10 ~ 20%), 단백질(60%), 중탄산염(20 ~ 30%)], 혈액완충체제(중탄산염, 헤모글로빈, 단백질)

④ 2차 방어선

　　㉠ 최대산소섭취량의 약 50 ~ 60%에서 젖산의 생성이 증가함에 따라 혈액의 pH는 떨어지기 시작한다. 혈액에서의 산도의 증가는 경동맥 소체를 자극하여 호흡조절 중추에 신호를 보내고 폐포환기를 증가시킨다. 폐포환기가 증가하면 혈액 내 이산화탄소의 분압이 감소하는 결과를 보이며, 따라서 운동에 의해 생성된 산의 부담을 경감시키는 작용을 한다.

　　㉡ 운동 중의 젖산 완충에 보조적인 역할을 하는 호흡의 전반적인 과정을 대사적 산성증에 대한 호흡보상이라 한다.

❸ 운동을 통한 폐기능의 변화

(1) 폐기능 변화

① 폐용량 … 폐활량은 약간 증가한다. 동시에 잔기량은 약간 감소한다.(총 폐용량의 변화가 없음). 1회 호흡량은 안정시에는 변화가 없지만 최대운동시에는 증가한다.

② 호흡수 … 안정시와 최대하운동 중의 호흡수는 감소한다. 호흡수의 감소는 트레이닝에 의해서 호흡 효율이 증가된 것을 반영한다. 최대운동시에는 트레이닝 후에 호흡수가 증가한다.

③ 폐환기량 … 폐환기량은 안정시에 비하여 변화가 없거나 약간 감소한다. 최대운동시 1회 호흡량과 호흡수의 증가에 따라 최대환기량은 증가한다.

④ 폐확산 … 안정시나 최대하운동시에 변화는 없다. 최대운동시 폐확산 능력이 증가한다.

⑤ 동정맥 산소차 … 트레이닝 후 안정시, 최대운동시 모두 동정맥 산소차는 증가한다. 동정맥 산소차의 향상은 조직에서 보다 더 많은 산소를 추출하여 쓰고, 혈액을 보다 더 효율적으로 배분하는 것을 반영한다.

⑥ 환기효율 상승 … 환기효율이 높다는 것은 안정시에 보통 사람보다 적은 호흡수로도 더 많은 산소를 소비하고 공급할 수 있다는 것이다.(호흡수 감소에 의해서 호흡근 활동에 사용하는 산소량을 줄일 수 있기 때문에)

(2) 운동이 호흡에 미치는 효과

① 호흡량의 확대 … 운동을 하게 되면 폐가 발달하여 폐의 용적이 늘어나기 때문에 폐활량이 커지고 호흡을 빨리 할 수 있는 능력이 발달된다.

② 호흡기관의 기능 강화 … 사점과 세컨드 윈드의 과정을 반복하면 호흡기관의 기능을 강화시킨다.

③ 산소 섭취 능력의 증대 … 운동을 꾸준히 하게 되면 근육은 혈액 속의 산소를 소비하는 능력이 발달하게 되고, 이는 근육과 폐에서 산소의 압력 차이가 커지게 되므로 산소를 더 많이 받아들일 수 있게 된다.

④ 산소가 부족할 때 견딜 수 있는 능력의 증대 … 운동을 많이 하게 되면 근육에 산소를 공급하는 능력이 증대될 뿐만 아니라 산소가 부족할 때 근육에 생기는 젖산에 견디는 능력도 커지게 된다. 따라서 산소가 부족한 상태에서도 오랫동안 격렬한 운동을 계속할 수 있다.

4 호흡 교환율과 호흡상 ✔자주출제

(1) 호흡 교환율, 호흡상

① R = 이산화탄소 생성량 / 산소 섭취량

② 호흡 교환율은 이산화탄소 생성량을 산소 섭취량으로 나눈 것으로, 운동 중의 산소 섭취량과 이산화탄소 생성량을 측정함으로써 대사 작용에 참여한 혼합 영양분의 비율을 알 수 있다.

③ 탄수화물과 지방, 그리고 단백질의 호흡 교환율은 1.00, 0.70, 0.82이다.

④ 탄수화물의 경우 산소 1L당 에너지 생성량이 가장 많고, 지방은 열량은 많으나 산소 1L당 열량이 적다. 또한 단백질은 미량만이 에너지 대사에 참여한다.

⑤ 호흡상은 세포 내에서의 실제적인 가스 교환을 나타내며, 호흡 교환율은 허파 수준에서 측정된 가스 교환을 의미한다.

(2) 호흡 교환율과 호흡상의 차이

① 수의적 혹은 정신적 스트레스에 의한 과환기는 이산화탄소 배출량을 증가시켜 호흡 교환율이 1을 넘게 된다.

② 최대하 수준의 유산소 운동을 시작한 후 1분 정도까지에는 산소 소비량보다 이산화탄소 배출량이 많은 과환기가 나타나 호흡 교환율이 1을 초과하기도 하며 3분 정도 지나면 호흡 교환율이 정상 상태로 돌아온다.

③ 단시간의 격렬한 운동 중에 축적된 젖산에 대한 완충 작용의 결과 다량의 이산화탄소가 생성되고 보통 호흡 교환율이 1을 넘게 된다.

④ 운동 후 회복기에는 이산화탄소 생산이 감소되어 호흡 교환율이 낮아진다.

03 순환계의 구조와 기능

❶ 순환기전

(1) 폐순환

우심실 → 폐동맥 → 폐(가스교환) → 폐정맥 → 좌심방

(2) 체순환

좌심실 → 대동맥 → 조직(가스교환) → 대정맥 → 우심방

(3) 순환계의 기능

운송기능(산소와 영양분), 제거기능(이산화탄소와 노폐물), 운반기능(호르몬), 유지기능(체온, pH), 방어기능 (기관의 감염 예방)

❷ 심장

(1) 심장근의 구조

① 개개의 근섬유가 상호 연결되어 있어 하나의 섬유처럼 수축과 이완을 한다. 골격근의 경우 개개의 근섬유 및 운동 단위가 실무율을 따르지만 심장근의 경우 전체가 같이 실무율을 따른다.

② 심장에 필요한 영양
  ㉠ 심장 자체의 순환을 관상계라 한다. 관상동맥은 대동맥에서 갈라져 심장근육에 있는 모세혈관까지 혈액 을 운반하고 다시 관상정맥동으로 이동해서 다른 우심방으로 들어간다. ✔자주출제
  ㉡ 심장근육의 대사작용은 다음과 같은 두 가지 점에서 특이하다고 볼 수 있다. 많은 양의 글루코스가 필 요한데 심장 내에는 글루코스의 저장이 없으며 젖산을 사용한다.

(2) 심장의 내인성 조절

① 심장근은 자동전도능이라고 불리는 자신 스스로 전기적 신호를 발생시키는 독특한 능력을 가지고 있다.

② 신경 자극이나 호르몬 자극도 없이 이루어지는 심장 수축, 즉 고유의 심박수 평균치는 70 ~ 80박/분이 된다.

③ 심장 자극전도 시스템의 4가지 구성 ✅자주출제

　　㉠ 동방결절 : 매분 60~80번 정도의 자극을 발생시키기 때문에 심장의 pacemaker이라고 한다. (심방의 수축)

　　㉡ 방실결절 : 심장 중심부에 가까운 우심방벽에 위치한다.

　　㉢ 방실속(히스속) : 심실 중격에 따라 뻗어 나가 좌우방실 속에 자극을 전달한다.

　　㉣ 퍼킨제 섬유 : 많은 가지로 분리되어 심실벽 전체로 퍼져 존재, 이를 통해 다른 자극 전도 시스템보다 6배나 빠르게 자극을 전달한다.

(3) 심장활동의 외인성 조절

① 교감신경계

　　㉠ 내인성 조절보다 많은 심박수를 나타낸다. (주로 운동에 적응할 때 교감신경의 지배)

　　㉡ 신경 전달 물질 : 카테콜아민(에피네프린, 노르에피네프린)

　　㉢ 동방결절의 방전율이 증가해 심박수가 증가한다.

② 부교감신경계

　　㉠ 내인성 조절보다 적은 심박수를 나타낸다. (주로 트레이닝 후 적어진 심박수는 부교감신경에 의한 심박수의 제어)

　　㉡ 신경 전달 물질 : 아세틸콜린

　　㉢ 동방결절의 방전율이 감소해 심박수가 감소한다.

❸ 혈관

(1) 혈관의 종류

① 동맥

　　㉠ 심장으로부터 나가는 혈관이다.

　　㉡ 폐동맥을 제외한 모든 동맥은 산소의 함량이 많은 동맥 혈액을 운반한다.

　　㉢ 동맥은 심장에서 조직에까지 가는 동안 대동맥과 소동맥으로 나누어 생각할 수 있다.

② 정맥

　　㉠ 심장으로 들어오는 혈관이다.

　　㉡ 폐정맥을 제외한 모든 정맥은 산소의 함량이 적은 정맥 혈액을 운반한다.

　　㉢ 맥은 조직에서 심장에까지 가는 동안 대정맥과 소정맥으로 나누어 생각할 수 있다.

③ 모세혈관 … 소동맥과 소정맥을 이어주는 혈관을 말한다.

(2) 혈관의 기능

① **동맥의 기능** … 소동맥이 작다는 점은 말초저항의 역할을 해서 정상적인 혈압을 유지하는데 중요하다.

② **정맥의 기능** … 혈액을 모으고 또 저장하는 혈관 역할을 한다. 모세혈관에서 심장으로 혈액을 운반하며 또 어느 정도의 혈액을 저장하기도 한다. 저장기능은 정상적인 순환을 유지하는 데 중요한 역할을 한다.

③ **모세혈관의 기능** … 필요한 물질을 세포에 운반하고 또 세포로부터 체외로 나가는 물질을 빼내는 기능을 한다.

❹ 혈액

(1) 혈액의 물리적 특성 및 기능

① 혈액 ✅자주출제
   ㉠ 혈장 : 이온, 단백질, 호르몬을 가지고 있다.
   ㉡ 세포
      ⓐ **적혈구** : 산소를 수송할 때 사용되는 헤모글로빈을 포함한다.
      ⓑ **백혈구** : 감염을 방지한다.
      ⓒ **혈소판** : 혈액 응고시 중요한 역할을 한다.

② 세포들을 구성하고 있는 혈액의 비율을 헤마토크리트라고 부른다. 적혈구는 혈액에서 가장 큰 비율로 구성, 그러므로 헤마토크리트는 기본적으로 적혈구 수의 증감에 따라 영향을 받는다.

③ 혈액은 물보다 몇 배의 점성을 가지고 있으며, 이러한 점액성은 혈액의 순환을 어렵게 만든다. 점액성에 영향을 주는 요인 중의 하나는 혈액 내의 적혈구 농도이다. 그러므로 빈혈시 혈액의 점액성은 더욱 낮다. 반대로 헤마토크리트의 증가는 혈액의 점액성이 증가된 결과이다.

④ **혈액의 주요 기능** … 운반 기능, 체온 조절, 산－염기 평형 유지

(2) 혈액량과 구성 요소 ✅자주출제

① 혈장(55%)
   ㉠ 90%가 물로 되어 있는 염기성 액체이다.
   ㉡ 화학성분으로는 단백질인 알부민, 글로블린 및 피브리노겐이 대부분을 차지하며, 분자량이 큰 이들 단백질은 모세혈관벽을 빠져 나가지 못하여 혈액의 점도를 유지한다.
   ㉢ 각종 무기염류, 효소, 면역체, 각종 영양물, 호르몬, 노폐물 등을 운반한다.

② 고형성분(45%)

　　㉠ **적혈구** : 골수에서 형성, 붉은 색으로 보임, 세포질은 약간의 지질속에 혈색소(헤모글로빈)가 차있는 것인데, 혈색소는 단백질과 철의 복합체로 된 것으로 산소 운반의 주역을 담당한다.

　　㉡ **백혈구** : 인체에 들어온 세균을 죽이는 식균 기능과 파괴된 조직을 재생시키는 기능을 한다.

　　㉢ **혈소판** : 손상을 받은 조직 부위나 혈관 내에 있는 이물질과 접촉하게 되면 파괴되어 트롬보플라스틴 등을 방출하여 혈액을 응고시키는 작용을 한다.(트롬보플라스틴 : 혈액을 응고시키는 물질, 칼슘이온에 의해 활성화)

(3) 혈액 점성

① 운동을 잘 하기 위해서는 정상이거나 이보다 더 많은 적혈구 세포가 있으면서 혈액 점도가 낮은 상태가 바람직하다. 이와 같은 성분의 혈액이 산소 운반을 촉진시킨다.

② 지구력 선수들이 트레이닝을 통해 이와 같은 혈액 성분을 만든다.

③ 운동과 혈액 농축

　　㉠ 운동은 혈압을 증가시켜 수분을 혈관으로부터 간질 내로 밀어낸다. 그로 인해 활동근에 대사적 부산물이 쌓임에 따라 삼투압이 증가하여 근육 내로 액체를 끌어들이게 된다.

　　㉡ 운동으로 땀을 흘리면 혈장량(혈액량)은 감소한다. 혈장량이 감소하면 혈액의 점도가 높아진다. 따라서 혈액이 흐르는 속도가 느려지고 조직으로 가는 영양분과 산소의 공급, 조직에서 생겨난 노폐물의 제거 속도가 떨어져 운동 수행력의 감소를 초래한다.

(4) 혈압

① 혈액은 액체이므로 압력이 높은 곳에서 낮은 곳으로 흐른다. 따라서 혈액은 좌심실에서 방출되어 대동맥, 소동맥, 모세혈관, 소정맥, 대정맥의 순으로 이동하며 우심방으로 이동한다.

② 심실 수축시 혈액이 대동맥으로 뿜어질 때 혈압은 최대로 나타나고(수축기 혈압), 심실이 이완되면 압력은 최저로 된다.(이완기 혈압)

③ 모세혈관에서는 압력의 차가 적고 거의 동일한 수준에 있게 되는데 그 이유는 동맥혈관의 탄력성 때문이다. 그래서 동맥은 심실 수축시에 확장되고 심실 이완시에 수축되어 모세혈관으로 보내는 혈압을 일정하게 하는데 도움을 준다. 이로 인해 모세혈관에서 기체 확산과 기타 영양소의 확산이 가능해진다.

(5) 평균 동맥혈압

① 수축기 혈압과 이완기 혈압의 평균을 평균 동맥혈압이라고 하며, 체순환을 통한 혈류속도를 정해주는 역할을 한다.

② 평균 동맥혈압 = 최저 혈압+(최고 혈압－최저 혈압)/3 … 평균 동맥혈압이 최고 혈압과 최저 혈압의 중간 값이 아닌 이유는 심실의 확장시간이 수축시간보다 더 장시간 동안 지속되기 때문이다.

(6) 혈류 저항

① 혈액과 혈관벽 사이의 마찰(혈액의 점액성, 혈관의 길이, 혈관의 직경)에 의해 발생한다. 그러나 혈액의 점성과 혈관의 길이는 비교적 일정하여 저항 조절에 중요하게 작용하지 않으므로, 체내의 혈류 저항을 결정하는 주요 인자는 혈관의 굵기이다.

② 혈류의 속도는 혈관의 총 단면적과 반비례(저항은 혈관 반경의 4제곱에 반비례)한다.

③ 동맥혈압의 가장 큰 감소는 세동맥에서 일어난다.(70 ~ 80% 감소)

04 운동에 대한 순환계의 반응과 적응

❶ 1회 박출량, 심박수, 심박출량의 반응

(1) 순환계의 기능

① 인체 각 조직에 필요한 혈액을 공급(인체 생존에 필요한 물질을 조직세포에 공급하여 에너지를 생성하고 성장에 필요한 물질을 합성)한다.

② 조직세포 내에서 대사작용의 결과로 생긴 노폐물을 제거한다.

③ 대사작용이 활발한 조직세포는 그렇지 못한 조직세포보다 혈액공급이 많아야 하는데 그 이유는 활동이 많은 조직세포는 그만큼 에너지를 더 많이 필요로 하기 때문에 필요한 에너지 공급을 위해 물질의 양이 더 많아지기 때문이다.

(2) 심박출량의 변화

① 운동 중 심박출량은 운동강도에 따라 비례하여 증가하게 된다.

② 심박출량은 심장 수축에 의해 1분간 펌프되는 혈액량으로 정의된다.
[심박출량(L/min = 심박수(beats/min) × 1회 박출량(ml/beat)]

③ 운동 중 심박출량이 증가하는 것은 운동 강도에 따라 산소요구량이 증가하고 이를 충족시키기 위해 산소 운반을 증가시켜야 하기 때문이다.

④ 일반인에 비해 운동선수의 경우가 운동 중 심박출량이 크다.(동일한 운동 강도에서는 상대적으로 작다.)

⑤ 심박출량이 높을수록 최대 유산소 능력도 높으며, 최대 유산소 능력이 높을수록 심박출량도 높다고 할 수 있다. (최대 산소섭취량 = 최대 심박출량 × 최대 동정맥 산소차)

(3) 1회 박출량의 변화 ✔자주출제

① 1회 박출량 = 확장 말기량 − 수축 말기량으로, 확장 말기량이 크거나 수축 말기량이 작을 경우 1회 박출량이 커진다. 그리고 수축 말기량은 심실 수축력과 심장의 혈액을 뿜어내는 압력에 의해 좌우된다.

② 운동 강도에 따라 1회 박출량은 최대 산소 섭취 능력의 40% 정도에 해당하는 운동, 즉 최대하 운동 부하에서 최대에 이르고 더 증가하지는 않는다. 따라서 지구성 운동의 경우가 심장에 무리를 주지 않고 가장 많은 산소를 공급받는 운동이 되는 것이다.

> 🔊**TIP** 1회 박출량을 결정하는 3가지 변인
> ㉠ 심실에 채워지는 혈액량
> ㉡ 심실 수축력
> ㉢ 대동맥 및 폐동맥의 평균 압력

③ 심장 박동의 강도(1회 박출량)를 조절하는 요인 … 기계적 요인(스탈링의 법칙), 신경적 요인(교감신경계), 화학적 요인(카테콜아민)

> 🔊**TIP** 스탈링 법칙
> ㉠ 1회 박출량은 심장으로의 혈액 유입량(정맥 환류량)에 의해 결정되며, 정맥 환류량이 증가하면 심층만도(이완기 용량)가 증대하고, 심근이 커져 그 길이에 비례하여 심실수축력이 증대하는 법칙을 말한다.
> ㉡ 확장 말기량이 증가하는 것은 확장기가 심장으로 피를 받는 단계이므로 많은 피를 심장에 모은다는 의미이다. 심장에 피가 많기 때문에 수축시 더 많은 혈액을 내뿜을 수 있는 것이다. 이것은 심장근의 수축력에 의해 좌우되는데 안정시 심장근은 적정 근육 길이보다 짧아져 있는 상태에서 혈액이 심장에 많이 들어올 경우 심장은 확장되고 심장근은 적정 근육 길이를 확보해 높은 수축력을 갖게 되어 1회 박출량이 증가하는 것이다.

(4) 심박수의 변화 ✔자주출제

① 운동 강도의 증가에 따라 심박수는 비례해 증가한다. 따라서 운동 강도가 증가하면 산소 섭취량이 비례적으로 증가한다. 산소 섭취량의 증가에 비례하여 심박수가 증가한다.

② 운동 강도에 따른 심박수의 증가는 교감신경 충격의 증가에 의해 이루어지며, 트레이닝 후 이전에 비해 동일한 운동 강도에서 심박수가 감소하는 것은 교감신경 충격의 감소에 의해 이루어진다.

❷ 혈류, 혈압, 혈액의 반응

(1) 동맥의 변화

① **혈압의 변화**

㉠ 혈액은 압력이 높은 곳에서 낮은 곳으로 흐른다. 좌심실의 수축에 의해 좌심실이 대동맥보다 압력이 높으므로 좌심실의 혈액이 대동맥을 통해 온몸으로 흐르는 것이다. 우심실을 통한 폐순환 역시 이와 같은 압력의 원칙을 따르는 것이다.

ⓛ 심실 수축시 혈액이 대동맥으로 뿜어질 때 혈압은 최대로 나타나고(수축기 혈압), 심실이 이완되면 압력은 최저로 된다.(이완기 혈압)

ⓒ 모세혈관에서는 압력의 차가 적고 거의 동일한 수준에 있게 되는데 그 이유는 동맥혈관의 탄력성 때문이다. 그래서 동맥은 심실 수축시에 확장되고 심실 이완시에 수축되어 모세혈관으로 보내는 혈압을 일정하게 하는데 도움을 준다. 이로 인해 모세혈관에서 기체 확산과 기타 영양소의 확산이 가능해진다.

ⓔ 운동 중에는 혈압이 증가(심장 박동수의 증가에 따른 혈류 속도의 증가가 원인)하게 된다.

> **TIP 운동 중 혈압 상승의 원인**
> ㉠ 1회 박출량 및 심박수의 증가
> ㉡ 혈액량 증가
> ㉢ 혈액의 점도 증가
> ㉣ 말초 저항의 증가 : 모세혈관에서 더 많은 기체의 확산과 영양소의 환산이 가능해진다.

② 혈압차

㉠ 혈압차는 순환계 내에서 부위에 따라 각기 다른 혈압의 차를 말한다.

㉡ 동맥의 평균 혈압이 100mmHg이고 정맥 내에서 평균 혈압이 10mmHg라고 할 때 두 부위의 혈압차는 90mmHg로 혈압차는 동맥에서 정맥으로 가면 갈수록 점점 작아진다.

③ 동맥혈압의 결정 요인

㉠ **혈관 내 혈액의 양** : 동맥혈관 내에 혈액의 양이 많아지면 많아질수록 동맥혈압은 증가하고, 동맥혈관 내에 혈액의 양이 적어지면 동맥혈압은 저하된다.

㉡ **심박출량** : 심박출량이 많아지면 동맥혈압이 높아지고 심박출량이 적어지면 동맥혈압이 낮아진다.

㉢ **말초저항** : 혈액과 혈관벽 사이의 마찰로 생기는 저항이 혈류에 오기 때문에 생기는 요인이다. 마찰이 일어나는 것은 혈액의 점액성과 소동맥 혈관과 모세혈관의 직경이 작다는 점에 기인한다. 말초저항은 대동맥에서 소동맥으로 흐르는 혈액의 양을 조절함으로써 동맥혈압이 생기게 된다. 저항이 크면 소동맥에서 흐르는 혈액이 적고, 대동맥에 남아 있는 혈액양이 많아지게 되어 동맥혈압이 높아진다.

④ 혈압

㉠ **동맥혈압**

ⓐ **맥압** : 수축 혈압과 이완 혈압의 차를 맥압이라고 하는데, 맥압은 평균 30 ~ 55mmHg이다.

ⓑ **자세에 따른 혈압의 변화** : 건강한 사람의 경우 위치에 따른 혈압의 변화는 없다.

㉡ **모세혈관 혈압**

ⓐ 모세혈관의 혈압은 소동맥보다는 낮으나 소정맥보다는 높다.

ⓑ 손을 덥게 하면 동맥혈관의 확장으로 모세혈관의 혈압은 오르고 반대로 차게 하면 내려간다.

㉢ **정맥혈압**

ⓐ 정맥혈관에 작용하는 혈액의 압력으로 소정맥에서는 12mmHg 정도이고 심장 가까이 있는 대정맥에 이르면 0 혹은 0 이하로 내려간다.

ⓑ 정맥의 혈압은 운동을 할 때 평상시보다 오르게 되는데 근육이 수축하면 근육 내에 있는 소정맥을 쥐어짜기 때문에 정맥혈압이 오른다. 오르는 정도는 운동의 부하량과 거의 비례한다.

ⓒ 정맥혈압은 호흡작용으로도 영향을 받는다. 즉 숨을 들여 마실 때 정맥혈압이 내려가 숨을 내쉴 때 정맥혈압이 상승한다. 이것은 호흡할 때 흉강내 압력이 변하기 때문이다.

ⓔ 동맥혈압의 유지 : 동맥혈압을 110 ~ 135mmHg로 유지하기 위해서는 몇 가지 요인이 필요하다. 심장의 박동수, 심장의 수축력, 대동맥의 탄력성, 말초저항, 혈관 내 혈액의 양, 혈액의 점성 등의 복합적인 작용으로 동맥혈압은 정상을 유지한다.

(2) 세동맥의 변화 ✔자주출제

① 소동맥관을 조절하는 3가지 요인 … 동맥혈압의 변화, 동맥 내 산소 함유량의 변화, 동맥 내 이산화탄소 함유량의 변화

② 혈류의 재분배
  ㉠ 운동을 하게 되면 교감신경계에 의해 활동근쪽 혈관은 확장되고 비활동근쪽 혈관은 수축하게 된다.
  ㉡ 기전 : 근섬유의 대사율이 운동 중 증가한다. 그 결과 대사부산물이 축적되기 시작하고 조직의 산성화가 증가되며, 이산화탄소 배설량이 증가되면 근섬유의 온도가 높아진다. 이러한 국소적 변화는 혈관 확장을 일으키며 혈류량을 증가시킨다.

③ 운동 중 세동맥 수준에서 국부혈류량의 조절
  ㉠ 골격근의 높은 신진대사비율은 산소분압 감소, 이산화탄소 분압, 산화질소, 칼륨, 아데노신의 농도를 증가시키고 pH지수를 감소시키는 국부적인 변화를 일으킨다.(세동맥 팽창)
  ㉡ 동맥혈관 가장 안쪽에서 내피성 유도 이완요인인 혈관내막으로 불리는 혈관 확장 물질이 발생한다. 일산화질소는 부분적 화학변화(노프에피네프린의 증가), 물리적인 자극, 운동시 변화 등에 따라 방출된다.

(3) 모세혈관의 변화

① 근혈류량 … 모세혈관에 흐르는 근혈류량은 심박출량과 혈류의 재분배에 의해 조절된다. 운동 강도에 비례해서 심박출량은 증가하고, 운동 중 활동근쪽 혈관은 확장되고 비활동근쪽 혈관은 수축이 되는 혈류의 재분배가 일어난다.

② 운동 중 산소 해리 능력 증가 … 혈액 안의 산소 분압, 혈액의 온도, 혈액의 pH(산성화, 수소 이온 농도, 또는 Bohr 효과), 혈액의 이산화탄소 양에 따라 증가한다.

③ 운동 중 에너지 공급 능력 증가
  ㉠ 혈중글루코스
    ⓐ 운동 중 코르티솔, 글루카곤, 에피네프린, 노르에피네프린에 의해 글루코스 수준을 높여준다.
    ⓑ 혈액에서 조직으로의 확산은 근수축에 의해 촉진된다.

ⓒ 유리지방산 : 운동 중 코르티솔, 성장호르몬, 에피네프린, 노르에피네프린에 의해 유리지방산의 양을 높여준다.

ⓒ 글루코스 신생 합성 : 운동 중 코르티솔, 글루카곤, 에피네프린, 노르에피네프린에 의해 글루코스 신생 합성과정이 촉진된다.

(4) 정맥혈 회귀

① 근육에 의한 펌프 작용 … 근육이 수축하면 근육에 있는 정맥혈관이 압박을 받아 혈액이 심장 쪽으로 밀려서 흐르게 된다. 이때 역류하지 않고 흐르는 이유는 정맥혈관에 있는 수많은 판막에 의해 이루어진다.

② 호흡에 의한 펌프 작용 … 심장으로 가는 흉곽 및 복부의 정맥혈관은 숨을 들이마시면 혈액이 밀려 나갔다가 숨을 내쉬면 다시 차게 되어 펌프 작용을 하게 된다. 그 원인은 숨을 들여 마실 때 흉곽 내의 압력이 감소되어(대기압 보다 낮아진다.) 흉곽 내의 정맥혈이 오른쪽 심장으로 빨려들어 가기 때문이다. 운동 중 호흡이 증가하므로 운동의 강도가 높을수록 호흡에 의한 펌프 작용이 효과적이다.

③ 정맥혈관 압축에 의한 펌프 작용 … 정맥혈관 수축은 온몸의 정맥 계통의 용적을 줄이도록 작용하므로 혈액을 심장으로 밀어 넣는 역할을 하게 된다.

(5) 순환계에 작용하는 역학적 요인

① 심장의 박출량을 결정하는 요인

ⓐ 심장의 운동으로 조직에 공급되는 혈액의 양은 혈압의 변화도와 말초저항의 복합적인 작용에 달렸다.

ⓑ 동맥혈압이 높을수록 말초저항이 낮을수록 심박출량은 많아진다.(심박출량 = 동맥혈압/말초저항)

ⓒ 말초저항이 커지면 오히려 혈류의 감소를 막게 된다. 즉 말초저항이 커지면 동맥 내 혈류를 방해하거나 감소시킴으로써 동맥혈관 내의 혈액의 양이 증가되어 동맥혈압을 높인다. 소동맥 혈압이 높아지면 심박출량이 많아지게 되므로 심박출량을 결정하는 데는 말초저항이 큼에 따라 혈량이 적어지는 것이 아니라 말초저항이 커질 때 동맥혈압이 어떻게 변하느냐에 따라 심박출량이 결정된다.

② 혈압

ⓐ 혈액은 압력이 높은 곳에서 낮은 곳으로 흐른다.

ⓑ 동맥과 소동맥의 압력은 파동치지만 모세혈관에서는 일정하다.

ⓒ 수축기 압력은 가장 높은 압력으로 얻어지고, 이완기 압력은 가장 낮은 압력을 말한다.

③ 혈류의 저항

ⓐ 저항요인 : 혈액의 점성, 혈관의 길이, 혈관의 직경

ⓑ 혈류저항 원인의 관계 : 저항 = (길이×점도)/반지름^4, 혈류에 가장 큰 혈관저항이 일어나는 곳은 세동맥이다.

④ 운동시 저항과 압력의 변화 … 운동시 혈압은 직선적으로 증가하므로 심박출량이 증가되며 저항은 활동근의 혈관 수축이 덜하기 때문에 감소한다.

❸ 운동과 순환계의 적응

(1) 안정시

① 심장 크기의 변화
　ⓐ 심실강 크기의 증가 : 지구성 트레이닝에 의해 심실강 크기의 증가를 가져온다. 지구성 운동선수의 경우 많은 양의 산소를 필요로 하므로 심실에 많은 피가 차게 되고 따라서 1회 박출량이 현저히 증가한다.
　ⓑ 심근층 두께의 증가 : 순발성 트레이닝의 경우 심장 박동수가 갑자기 증가하기 때문에 심실벽이 두꺼워진다. 지구력 선수만큼 심실강의 크기가 증가하지 않지만 심실벽이 두꺼워짐으로써 심장으로의 혈액 복귀를 도와주고 관상동맥에 의한 질병의 예방 효과도 거둘 수 있다.

② 1회 박출량의 증가 ✔자주출제
　ⓐ 안정시 1회 박출량의 증가를 보이는 것은 지구력 선수인 경우 두드러지게 나타난다.
　ⓑ 장기간의 지구성 운동으로 인하여 1회 박출량은 크게 증가한다.
　ⓒ 1회 박출량의 증가 원인
　　ⓐ 심실에 채워지는 혈액량의 증가 : 심실강 크기의 증가와 폐정맥으로 환류되는 혈액량 증가
　　ⓑ 심실 수축력 강화
　　ⓒ 대동맥 및 폐동맥의 평균 압력 감소
　　　• 확장말기 혈액량 증가 : 심실용적, 정맥 환류량 증가, 혈장량 증가
　　　• 수축말기 혈액량 감소 : 수축력 증가, 총말초저항 감소(주원인)

③ 심박수의 감소
　ⓐ 심박수의 감소는 트레이닝의 종류나 심장의 크기와 관계없이 운동선수의 경우 일반적으로 나타나고, 지구성 운동선수에게 더 크게 나타난다.(운동성 서맥)
　ⓑ 심박수는 트레이닝을 통해 안정시 심박수가 감소한다. 안정시 심박수 감소의 요인은 부교감신경의 제어에 의해 이루어진고, 운동 중 심박수 감소는 교감신경 충격 감소에 의해 이루어진다.
　ⓒ 낮은 심박수를 갖는다는 것은 분당 필요한 산소나 에너지가 일정하다고 할 때 운동선수는 적은 심박수를 가지고도 일반인과 똑같은 효과를 내므로 에너지 효율이 뛰어나다는 것을 의미한다.
　ⓓ 심박수 감소의 원인
　　ⓐ 안정시 심박수 감소(부교감신경의 제어)
　　ⓑ 1회 박출량 증가 또는 심실강 크기의 증가
　　ⓒ 운동 중 심박수 감소(교감신경 충격 감소)
　　ⓓ 심내부 기전(1회 박출량 증가)과 심외부 기전(미토콘드리아의 산화 능력 개선)
　ⓔ 심박수의 활용
　　ⓐ 주어진 운동 강도의 판단 기준
　　ⓑ 훈련 효과의 판단 기준
　　ⓒ 앞의 2개 항목을 기초로 하여 점진적인 과부하의 원리를 적용하는 가장 효율적인 훈련 프로그램을 작성하도록 하는 기준

④ 혈압의 감소 ··· 혈류의 속도가 빨라지는 운동(지구성 운동)을 지속적으로 실시할 경우 혈관에 쌓인 찌꺼기가 정화되어 혈압이 낮아진다.

⑤ 조직에서의 변화, 동정맥 산소차에 영향
  ㉠ 모세혈관 밀도의 증가
    ⓐ 훈련에 의한 총 혈액량과 헤모글로빈양이 증가한다. 이러한 변화는 산소 운반계의 중요한 기능이며, 이들 변인 모두가 최대산소섭취량과 밀접한 관련을 맺고 있다.
    ⓑ 총 혈액량과 헤모글로빈 수의 증가는 산소확산능력을 향상시켜 산소나 영양분의 공급을 원활하게 하고 부산물의 제거가 효율적으로 이루어지도록 한다.
    ⓒ 근세포의 유리지방산 섭취를 증가시킨다.
  ㉡ 미토콘드리아 수 증가
    ⓐ 마이오글로빈 수 증가, 미토콘드리아의 수나 크기 증가, 산화효소 발달은 미토콘드리아의 산화 능력의 향상을 가져온다.
    ⓑ 지방의 산화를 촉진한다.

(2) 최대하 운동시 ✅자주출제

① 산소 소비량 감소
  ㉠ 주어진 강도의 최대하 운동을 수행할 때 일반인에 비해 선수는 산소 소비량이 감소(최대산소섭취량 감소)한다. 이것은 운동 중의 효율성이 증대한다는 것을 의미한다.
  ㉡ 미토콘드리아의 산화능력이 향상됨으로써 산소 소비량이 감소한다.(초기 글리코겐 사용량 감소), 지방산 산화 증가, 젖산을 대사 연료로 이용하는 비율이 증가한다.
  ㉢ 트레이닝으로 인한 무산소성 역치 증가의 원인
    ⓐ 트레이닝 결과 산소운반능력이 개선된다.(모세혈관망 수의 증가, 산소확산능력 향상, 동정맥 산소차의 향상)
    ⓑ 트레이닝 결과 산소소비능력이 개선된다.(미토콘드리아의 수나 크기의 증가, 미토콘드리아의 산화 능력이 개선)
    ⓒ 산소운반능력과 산소소비능력 개선에 따라 미토콘드리아의 지방 산화 비율이 증가한다.
    ⓓ 초기 근글리코겐 사용량이 감소되고 젖산 축적량이 줄어든다.

② 심박출량의 변화
  ㉠ 최대하 운동을 수행할 때 훈련된 피험자의 심박출량이 비훈련된 피험자와 동일하거나 약간 낮다. 이것은 인체 효율성이 증대되었기 때문이다.
  ㉡ 트레이닝을 통해 미토콘드리아의 수나 크기가 증가하고 산화효소가 발달하면, 미토콘드리아당 필요한 산소는 훈련 전과 비교했을 때 훈련 후에는 일정 최대하 운동 강도에 대해서 더 적게 사용된다.

③ 1회 박출량의 증가

   ⊙ 최대하 운동 중 1회 박출량은 증가한다.

   ⓒ 1회 박출량의 증가는 트레이닝에 의해 촉진되는 심실강의 크기 증가와 밀접한 관계가 있다. 즉 심실에 혈액이 많이 들어오면 들어올수록 1회 박출량이 증가한다.

④ 심박수 감소

   ⊙ 최대하 운동 부하시에도 안정시와 마찬가지로 트레이닝 전에 비해서 심박수가 감소한다.

   ⓒ 최대하 운동 중 이전에 비해 교감신경의 충격이 감소해 심박수가 감소한다.

⑤ 근혈류량

   ⊙ 동일한 최대하 운동 중에서 운동할 때 선수는 비선수에 비해 근혈류량이 낮다. 이것은 인체 효율성이 증대되었기 때문이다.

   ⓒ 선수의 경우 활동 근육은 작은 혈류량 하에서도 많은 산소를 추출할 수 있다. 이것은 동정맥산소차가 크다는 것으로 효율성이 높다는 것이다.

⑥ 젖산 생산량 감소, 무산소성 역치 증가 … 지방산 산화 증가에 따른 초기 근글리코젠 이용 감소, 미토콘드리아 산화능력 개선, 동정맥산소차 향상, 미토콘드리아의 수와 크기의 증가, 대사연료로서 젖산 사용 증가가 주요 원인이다.

⑦ 트레이닝 후 최대하운동 중 대사적 변화

   ⊙ 조직의 산소소비량 감소(최대산소섭취량 감소) : 모세혈관 밀도의 증가에 따른 산소확산능력 향상, 미토콘드리아의 산화능력이 개선된다.

   ⓒ 젖산 축적량 감소(수소 이온 농도 감소) : 모세혈관 밀도의 증가와 미토콘드리아 수의 증가는 유리지방산의 산화를 증가시키고, PFK 억제를 통한 글리코젠 사용의 감소, 그리고 NADH와 피루빅염의 미토콘드리아의 흡수를 촉진해 젖산 축적량이 감소한다.

   ⓒ 근글리코젠 사용량 감소 : 모세혈관 밀도와 미토콘드리아의 변화는 지방의 산화를 촉진해 포도당 절약효과가 있다.

(3) 최대 운동시 ✅자주출제

① 최대산소섭취량의 증가

   ⊙ 최대산소섭취량 = 최대 심박출량 × 최대 동정맥 산소차

   ⓒ 최대산소섭취량의 증가는 주로 2가지 요소에 의해서 일어난다.(심박출량의 증가를 통해 활동하는 근육으로 총혈류량의 증가, 골격근에 의한 혈액에서의 산소 추출량의 증가)

② 최대산소섭취량에 영향을 미치는 요인 … 폐환기량이 큰 것, 혈액 중의 헤모글로빈 양이 많은 것, 심장 기능이 좋고, 분당 박출량이 많은 것, 혈관의 분포와 기능이 좋은 것(모세혈관망 수), 근육 마이오글로빈이 많은 것, 호흡할 수 있는 산소가 충분한 것 등이 해당된다.

③ **심박출량의 증가** … 훈련에 의해 최대 심박출량이 증가한다. 최대 운동 중 심박출량의 증가는 최대산소섭취량의 증가를 가져오며 최대 심박출량은 지구성 운동선수에게 더 높게 나타난다. 그 이유는 최대 심박수가 훈련 후에 조금 감소하거나 변하지 않기 때문에 훈련 후의 심박출량의 증가는 주로 1회 박출량의 증가에 기인하기 때문이다.

④ **1회 박출량의 증가**

ⓐ 최대 운동 중 최대 1회 박출량의 증가는 심장 비대와 심근섬유의 수축력 증가와 관계가 있다.

ⓑ 수축력의 증가와 결합된 심실용적의 증가로 박동시마다 최대로 혈액을 뿜어낼 수 있다.

ⓒ 1회 박출량은 심박출량과 최대산소섭취량의 크기를 결정하는 결정자이다.

⑤ **심박수의 변화**

ⓐ 최대 심박수는 변화가 없거나 약간 감소한다.

ⓑ 최대 심박수는 훈련에 의한 변화가 적기 때문이다.

ⓒ 심장 용적의 증가, 교감신경 자극 감소, 내재 박동기 활동 감소에 기인한다.

⑥ **젖산 생성량의 증가**

ⓐ 해당 능력이 증가하여(해당효소의 활동 증가) 탈진적인 운동 중에 보다 많은 젖산을 생성할 수 있다.

ⓑ 단시간 고강도의 운동을 보다 효율적을 수행할 수 있다.(근글리코젠의 저장량 증가)

⑦ **근혈류량의 변화** … 최대운동 중 전체 활동근으로의 혈류가 많아지지만 kg당 근육으로 흐르는 혈류는 차이가 없다.(활동근 전반에 혈류 재분배)

⑧ 동정맥 산소차의 증가가 나타난다.

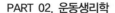

PART 02. 운동생리학

07 환경과 운동

1 체온조절 기전

(1) 체온조절 기능

체내의 대사과정, 신경조직의 자극전도 속도, 근수축 등은 체온의 증감에 비례하며 운동과 관련하여 매우 중요하다.

① 정상체온
  ㉠ 직장온도는 약 36.9도
  ㉡ 정상인의 안정시의 체온은 36 ~ 38도
  ㉢ 인체의 체온조절 범위는 최저 35도 ~ 최고 41도

② **체온조절** … 체온조절은 체온조절의 중추신경인 시상하부와 감각기 및 효과기와 이들을 상호 연결하는 신경계에 의해 이뤄진다.

(2) 열 평형 ✔자주출제

① 인체의 열 평형은 체열 생산과 체열 손실에 의해서 역동적으로 유지된다.

② 추울 때 근육 떨림 … 대사율이 3 ~ 5배 증가한다.

③ 격렬한 운동 … 안정시의 20 ~ 30배 가량 대사율이 증가한다.

④ 결렬한 운동 … 5분마다 심부온도 1도씩 증가한다.

⑤ **체열의 손실** … 복사, 전도, 대류, 피부나 기도를 통한 수분이 증가한다.

⑥ 체표면에서 물 1그램의 증발은 0.58kal의 열 에너지 손실을 가져온다.

⑦ 고온상태에서 격렬한 운동하면 시간당 3.5리터의 발한량이 증가한다.

⑧ 혹한상태에서 떨림 작용으로 분당 1리터의 산소가 추가로 소비된다.

    ㉠ 체열 증가 : 기초대사, 근육활동, 호르몬, 자세변화, 환경 등

    ㉡ 체열 손실 : 복사, 전도, 대류, 증발 등

(3) 체온조절 기전

① 체온조절은 부적 피드백 시스템에 의하여 효과적으로 이루어진다.

② 온도수용기 … 현재의 체온을 감지(냉각수용기와 온각수용기)한다.

③ 효과기 … 체열의 증가나 손실을 일으킨다.

④ 시상하부 … 감지된 온도를 정상체온과 비교하여 너무 높거나 낮은지 결정한 다음 적절한 효과기를 작동시키는 체온조절의 중추이다.

❷ 고온환경과 운동

(1) 고온환경과 운동능력 ✔자주출제

고온환경에서의 운동은 체열방출을 위해서 피부의 혈류 순환량과 발한량의 증가로 인하여 체액부족이 초래되며, 유산소능력의 저하를 유발한다.

① 심부온도 … 운동시 심부온도는 41도시까지 올라간다. 체온이 적정수준까지 증가하면 효소의 활성이 증가하고 결합조직이 부드러워지는 생리적. 대사적 이점이 있다.

② 순환 기능

    ㉠ 고온환경에서는 1회 박출량을 감소시켜 심박수의 증가를 초래한다.

    ㉡ 최대 유산소 능력도 감소한다.

    ㉢ 근육의 글리코겐 이용률이 증가하고 젖산의 생산량도 증가한다.

    ㉣ 피로가 빨리 오고 경기력이 떨어지게 된다.

③ 탈수와 운동능력

    ㉠ 고온 시 결렬한 운동을 하게 되면 시간당 3리터의 수분이 손실된다.

    ㉡ 체중의 4 ~ 5%까지 탈수가 일어나면 인체기능은 물론 운동능력의 현저한 저하가 초래된다.

(2) 수분과 전해질의 보충

① 수분의 보충

    ㉠ 예를 들어 시간당 흡수할 수 있는 양은 800ml 정도이고, 장거리 경주의 경우에 수분의 증가는 시간당 2 ~ 3리터이므로 균형을 맞추기 어렵다.

ⓛ 수분이 위에서 비워지는 속도에 영향을 미치는 요인

    ⓐ 5도의 찬물이 가장 빨리 위에서 비워진다.

    ⓑ 위의 잔량이 100ml에서 500ml까지가 빠르다. 한 번에 250ml 정도 10 ~ 15분 간격으로 보충하는 것이 이상적이다.

    ⓒ 안정시보다 최대하 운동시에 더 빠르게 비워진다.

    ⓓ 포도당, 과당, 자당 등 단당류의 농노가 높은 음료는 느리게 비워진다. 따라서 수분과 탄수화물을 동시에 보충할 때는 15분 간격으로 7%의 포도당 증합체 용액을 200 ~ 300ml 정도씩 섭취하는 것이 좋다.

    ⓔ 운동 전, 중, 후에 수분보충이 필요하다.

② 전해질의 보충

    ㉠ 땀은 저장성이기 때문에 발한을 통해 수분이 배출될 때는 전해질의 손실량이 비교적 적다.

    ㉡ 섭취하는 물에 소량의 전해질을 함유시키면 물만 섭취하는 경우보다 체액을 효과적으로 보충 할 수 있다.

    ㉢ 고온환경에서 장시간 운동시 염분은 하루에 13 ~ 17g(땀 1리터당 2.3 ~ 3.4g) 손실된다.

    ㉣ 물 1리터에 티스푼 1/3 정도의 식염을 섭취한다.

(3) 열순응과 열질환

① **열순응** … 열에 대한 내성이 증가되는 생리적 적응현상이며, 주로 순환계 및 체온조절의 기능이 개선되는 현상이다. 고온환경에서 약 5 ~ 8일간 훈련한다.

② **열질환** ✔자주출제

    ㉠ **열경련** : 격렬한 운동 중이나 후에 나타나는 근경련으로 체액과 전해질 농도의 불균형으로 인해 일어나는 경우가 많다. 식사시 약간의 소금 섭취를 통해 예방할 수 있다.

    ㉡ **열탈진** : 열순응 과정을 거치지 않고 고온다습한 날씨에 갑자기 노출되거나 격렬한 트레이닝 중에 주로 발생한다. 심박수의 증가, 직립 자세에서의 혈압 저하, 두통, 현기증, 무기력증, 발한량의 감소 등이 나타난다. 수분 보충하고 심한 경우 정맥주사를 맞아야 한다.

    ㉢ **열사병** : 지나친 체온 증가로 체온조절기전이 작동하지 못한 상태, 땀이 멎고 피부가 건조해짐, 체온이 40도를 초과하여 위험. 구급차를 부르고 몸을 차게 한다.

❸ 저온환경과 운동

(1) 저온환경과 운동능력

① 운동시 심부온도가 저하되면 심박수가 감소되고 심박출량이 감소하여 최대산소섭취량이 감소한다.

② 근세포의 점성을 증가시켜 에너지 동원능력을 감소시켜 동적인 근력이 현저히 감소된다.

(2) 저온한경에서 운동시 고려사항

체감온도가 화씨 20도 이하이면 동상예방을 위한 장갑이나 안면보호대를 착용하고 바람을 등지며, 화씨 25도 이하이면 호흡계의 이상이 오므로 운동을 중단한다.

(3) 추위와 상해

① 저체온과 동상주의가 가장 대표적이다.

② 체온이 35도 이하로 내려가면 혈압 저하 등 신체기능 및 정신기능도 영향을 받는다.

③ 33도 이하로 내려가면 말이 느려지고, 손의 움직임과 사지가 굳어지고 정신기능이 혼란해진다.

④ 따뜻한 음료를 마시고 병원으로 옮긴다.

⑤ 동상은 조직 내 체액이 얼어 생기는 것으로 세포의 탈수와 파괴를 초래한다.

02 〉 인체 운동에 대한 환경 영향

❶ 고지 환경의 특성과 영향

(1) 기압변화와 호흡반응

① 산소의 분압은 기도를 통해 산소를 흡입하는 순간부터 허파에서 혈액 내로 이동하는 동안과 신체 조직에 도달하여 산소를 내려놓을 때까지 지속적으로 역할을 수행한다.

② 산소분압 두 가지 요인
  ㉠ 대기압력
  ㉡ 공기 속에 포함된 산소의 농도

③ 고지대에서 폐포의 산소분압이 내려가므로 폐를 지나가는 혈액의 헤모글로빈과 결합하는 산소의 양은 감소한다.

④ 대기압력이 감소하거나 대기에 포함된 산소 농도가 감소하는 경우 호흡을 통하여 유입되는 산소의 부분압력이 감소하고 혈관을 통해 조직까지 이동하는 동안 더욱 감소하게 되어 조직들이 충분한 산소 공급을 받지 못하게 된다.

⑤ 고지에서는 산소분압이 감소하여 말초부위의 화학수용체가 감지하고 뇌에 전달하여 환기량 조절중추에 의해 환기량의 증가를 발현시킨다. (폐환기량 증가)

⑥ 시간 경과에 따른 환기량 증가는 말초 화학수용체의 민감도를 상승시킴에 따라 나타난다.

(2) 생리적 반응

① **동맥혈의 산화헤모글로빈 포화도 감소** … 호흡 시 산소분압이 감소함에 따라 허파꽈리의 산소분압이 감소하고 허파꽈리에서 동맥혈액으로 이동하는 산소의 양이 줄어듦에 따라 헤모글로빈과 결합하는 산소의 분자 수가 감소한다.

② **수면 장애** … 호흡이 부자연스러워 생기는 현상이다.

③ **수분 손실** … 환기량이 증가하고 호흡기의 수분 손실이 발생한다. 소변 방출이 증가하고 체수분의 손실이 발생하므로 수분보충이 중요하다. (운동 전, 중, 후 모두 수분섭취 필요)

④ **고산병** … 구토, 매스꺼움, 식욕부진 등을 들 수 있으며, 고지환경에서 6 ~ 12시간 내에 발생하는 특징이 있다. 약 24 ~ 48시간 동안 최대의 강도로 발병되며, 3일에서 일주일 사이에 사라진다. 개인차가 있으나 해발 4,200m 고지대를 짧은 시간에 오르면 급성고산병을 경험하게 된다.

⑤ **인지 저하** … 해발 7,000m의 높은 고지에서는 인지판단이 저하된다.

(3) 고지운동의 생리적 반응 ✅자주출제

① **최대산소섭취량 감소** … 근육에 산소의 충분한 공급이 이루어지지 않기 때문에 발생한다.

② 산화헤모글로빈 포화도가 감소한다.

③ **운동능력** … 무산소는 고도가 올라가면 역학적으로 공기의 밀도와 저항이 감소됨에 따라 긍정적인 영향이 있다는 일부 의견이 있고 유산소 운동은 경기에 부정적인 영향을 준다.

(4) 고지 적응과 효과 ✅자주출제

① **고지 적응** … 고지에서 훈련을 하면 헤모글로빈이 증가되고 그에 따라 산소운반과 이산화탄소 배출 능력을 향상시키며, 모세혈관 밀도가 증가되고 근육 속 미오글로빈 함량도 많아진다.

② **고지대 훈련효과** … 고지대에서 훈련을 하면 초반에는 유산소 능력이 감소하지만 10일 정도가 지나면 오히려 지속성 있는 경기에서 경기력이 향상된다고 보고 있다. 하지만 아직까지는 미흡한 연구결과이다.

❷ 수중환경의 특성과 영향

(1) 압력과 공기부피의 변화

① 수면 아래로 내려갈수록 수압이 증가하고 공기부피가 감소됨에 따라 인체 내에 공기를 담고 있는 공간들도 큰 영향을 받는다.

② 수심이 10m 증가할 때마다 사람이 받는 압력은 1기압씩 증가하여 30m의 깊이에서는 1기압의 대기압과 3기압의 수압을 합하여 총 4기압의 압력을 받는다.

③ 기체의 부피는 보일의 법칙(Boyle's law)에 따라 압력이 반비례 한다. 물속에서 잠수하는 깊이가 클수록 공기의 부피는 감소한다. 지상에서 6L의 공기는 수심 10m에서는 3L로, 20m에서는 2L로 그 부피가 줄어든다.

④ 잠수 깊이에 따른 압력에 따라 부피가 변화된다.

(2) 수중운동과 질환

① 수중에서의 급격한 상하이동에 따른 혈류의 차단 및 압력의 급변 등으로 호흡곤란증, 질소마취에 따른 중추신경계의 혼란, 산소중독증, 색전증, 중이염 등이 빈번하게 발생된다.

② 수중에서의 운동은 급격한 수직이동을 삼가고 반복적인 심호흡과 무리한 호흡멈춤을 금하는 등 기본수칙을 반드시 준수해야 한다.

③ 공기색전과 기흉

　　㉠ 폐포의 파열이 심하게 일어나면 폐조직, 모세혈관, 정맥혈관 등이 함께 손상을 입게 되며, 이로 인해 공기방울이 혈관 내로 유입되어 혈류를 차단하게 되는데, 이와 같은 현상을 공기색전이라고 한다.

　　㉡ 공기색전이 발생되면 의식이 흐려지거나 나른해지고 시력이 희미해지는 등의 증상이 나타난다.

　　㉢ 폐조직이 심하게 파열되면 흉막강내로 공기가 유입되어 폐의 모양이 쭈그러지게 되는데 이러한 손상을 기흉이라고 한다.

　　㉣ 폐를 감싸고 있는 흉막강은 밀폐된 공간으로 휴막의 활동에 의하여 폐의 팽창과 압축을 조절해줌으로써 호흡활동을 가능하게 하는 역할을 하는데 기흉이 심해지면 호흡장애를 일으키고 심장에 압박을 주어 심부전을 유발시키는 등 생명을 위태롭게 한다.

④ 질소마취

　　㉠ 호흡기체의 총 압력은 잠수한 깊이에 비례하므로 호흡기체 중의 각 기체 종류별 분압도 수심에 비례하여 증가된다. 질소분압도 수심 10m당 600mmHg씩 증가된다.

　　㉡ 인체외부의 질소분압이 증가되면 질소가 폐포막을 통하여 혈액과 조직속으로 확산되어 평형을 이루게 되는데 수심 20m 지점에서의 질소분압은 지상보다 3배에 이르므로 혈액과 조직에 용해되는 질소량도 3배로 증가된다.

　　㉢ 질소의 양이 많아지면 알코올중독과 같은 몽롱한 상태에 빠지고, 집중력 감퇴나 현기증, 환각과 같은 중추신경계의 마취 증세를 질소마취라 한다.

　　㉣ 질소가 조직 속으로 확산되는 속도가 빠르지 않으므로 질소마취 증세는 잠수의 깊이에 영향을 받기도 하지만 그보다 잠수시간에 의해 좌우된다.

⑤ 벤즈증상

    ㉠ 물속 깊은 곳에 2~3개의 공기탱크를 소비할 정도로 장시간 동안 잠수해 있다가 빠른 속도로 올라오면 체액에 녹아 있던 질소가 빠져나올 때 체액이나 조직 내에 공기방울이 형성됨으로써 감압증 (decompression sickness) 또는 벤즈증상(the bends)이 생긴다.

    ㉡ 벤즈증상에 의한 통증은 기포가 형성된 후 4~6시간 이내에 나타나는 것이 보통이며 관절, 건, 인대 등에 나타난다.

    ㉢ 감압과정은 벤즈증상을 치료하기 위해 제작된 기압조절이 가능한 체임버에 잠수 활동 직후 곧바로 다이버를 들어가게 하여 다시 압력을 높임으로써 질소기포가 다시 용해되도록 한 다음 압력을 서서히 감압시켜 질소가 기포를 형성하지 않고 배출되도록 하는 제반 절차이다.

    ㉣ 벤즈증상을 예방하려면 수면으로 올라올 때 분당 18.3m(60피트)를 초과하지 않은 속도로 상승이동을 하여야 한다. 만약 그 이상의 속도로 올라오면 체임버에서의 감압과정을 거쳐야 한다.

⑥ 항공성 중이염

    ㉠ 고지대를 오르거나 고지대에서 저지대로 갑자기 내려올 때 외부의 압력과 중이의 압력 사이에 차이가 발생하여 귀가 멍멍해지는 경우가 있다. 어느 순간에 귀에서 펑 소리가 나면서 정상으로 돌아오는 느낌을 받게 되는데, 이것은 중이강과 후두를 연결하는 유스타키오관이 중이의 압력과 외부의 압력을 동일하게 조절해주는 역할을 하기 때문이다.

    ㉡ 급격한 기압의 변화가 자주 일어나면 고막 외상이나 연조직 혈관의 손상으로 인한 중이염이 생기는데 이를 항공성 중이염(aerotitis)이라 한다.

❸ 대기오염의 영향

(1) 대기오염 물질들과 운동

① 대기오염 물질들은 크게 두 가지 종류로 분류된다.

② 일차 오염물질들은 대기로 배출된 이후 전혀 변화되지 않은 상태로 대기중에 존재하는 것들로 일산화탄소, 이산화황, 이산화질소, 매연이나 먼지와 같은 미세 물질들이 여기에 포함된다.

③ 이차 오염물질들은 대기중에서 일차적 오염물질들의 상호작용 또는 햇빛이나 습기와의 작용을 통하여 형성되는 것이다. 오존, 과산화아세틸질산염, 에어로졸 등이 속한다.

    ㉠ 일산화탄소

        ⓐ 도심지역에서 가장 많이 배출되는 오염물질은 일산화탄소이다.

        ⓑ 일산화탄소는 혈액속에 헤모글로빈과의 결합력이 산소보다 240배나 강해 헤모글로빈의 산소결합력을 감소시켜 결국 폐에서 조직으로의 산소운반량을 저하시키게 된다.

ⓒ 일산화탄소가 운동에 미치는 영향은 COHb의 포화도와 운동강도에 따라 다르다. 최대화 운동 중에는 COHb의 포화도가 20% 이상이 되어야 운동능력의 저하가 초래되는데 보편적으로 대기오염도가 그 이하이므로 최대하 운동시에는 일산화탄소의 영향을 거의 받지 않는다.

ⓛ 이산화황
   ⓐ 산화유황 오염물질들은 주로 이산화황의 형태로서 기관지의 점막을 덮고 있는 물기에 용해되어 상부 호흡경로를 자극하게 된다. 자극에 의하여 기관지 수축 반사가 일어나고 기도저항이 증가된다.
   ⓑ 이산화황은 일산화탄소와 마찬가지로 아침과 저녁의 러시아워(출퇴근이나 통학 따위로 교통이 몹시 혼잡한 시간)에 최대치를 나타내며 특히 겨울철에 농도가 짙은 경향이 있다.

ⓒ 이산화질소
   ⓐ 여러 가지 질소산화물질들 중에서 운동시 인체에 미치는 영향에 대한 연구가 이루어진 유일한 오염물질이 이산화질소이다.
   ⓑ 200 ~ 400ppm에 해당하는 고농도 이산화질소에 노출되면 심각한 폐손상을 입거나 치사에 이르게 되지만 일반적으로 대기중의 이산화질소 농도 수준은 이러한 피해를 일으킬 만큼 높지 않다.

ⓔ 미세 오염물질(매연, 먼지, 연기)
   ⓐ 오염물질들이 운동능력에 어떠한 영향을 주는지에 대한 생리학적 연구나 평가가 미흡한 상태이다.
   ⓑ 호흡계로의 미세 오염물질들의 침투는 크기와 불가분의 관계가 있는데 3미크론 이하의 물질들은 폐포까지 도달하고, 3 ~ 5미크론 사이의 물질들은 상부 호흡경로에 침착된다. 하지만 5미크론 이상의 비교적 큰 오염물질들은 코에서 걸러진다.

ⓜ 오존
   ⓐ 오존은 대기중에 있는 탄화수소와 이산화질소와 같은 오염물질에 햇빛이 작용함으로써 생성되는 이차 오염물질이다.
   ⓑ 햇빛에 의해 생성되므로 정오로부터 오후까지 오존농도가 가장 높으며 운동에 미치는 영향도 이때 가장 크게 받는다.
   ⓒ 한낮의 햇빛 아래 0.3 ~ 0.45ppm의 오존농도 조건에서 여러 시간 동안 낮은 강도의 최대하운동을 하면 폐기능이 저하되고 주관적 불쾌감이 증가된다. 호흡곤란의 징후가 나타나면 곧 운동 지속시간도 제한을 받게 된다.
   ⓓ 그러나 순환계의 제한요인은 발생하지 않는다. 다소 높은 강도의 최대하 운동을 하거나 최대운동을 하게 되면 심한 호흡곤란과 폐기능의 저하로 운동능력이 크게 감소된다.

ⓗ 과산화아세틸질산염
   ⓐ 과산화아세틸질산염(PAN)은 산화질산염이나 질소유기화합물로부터 대기중에서 생성되는 이차 오염물질이다.
   ⓑ 눈을 자극하거나 호흡경로 자극에 의한 기도수축 등 미세한 폐기능 제한작용을 한다.
   ⓒ 과산화아세틸질산염은 오염된 공기중의 일반적 농도보다 2배에 달하는 조건에서 최대하 또는 최대운동을 하더라도 운동능력의 감소를 초래하지 않는다.
   ⓓ 이 물질의 주요 폐해는 눈을 자극하여 시각기능을 제한한다는 점이다.

④ 코 속의 점막은 비교적 큰 미립자나 고농도 가스들을 매우 효과적으로 제거한다. 예를 들어 흡입된 이산화황의 99.19%가 코에서 걸러낸다. 하지만 작은 미립자나 저농도 가스들은 코를 통과하여 폐로 이동되고 입으로 호흡을 할 경우 여과과정을 생략하게 되는 것이므로 결과적으로 많은 오염물질들이 폐로 유입된다.

⑤ 대기오염 물질들은 기관지의 맥관수축을 일으켜 기도저항을 증가시키고, 폐포손상 및 점액분비량을 증가시켜 산소 및 이산화탄소의 확산넌적을 제한하며, 산소 운반능력의 감소를 초래한다.

(2) 오염물질들의 상호작용

① 운동을 할 때 단일 오염물질에 노출되는 것이 아니라 여러 가지 오염물질들과 오염물질들의 조합물질 및 오염인자들의 산화물질들에 노출되기 마련이다.

② 추가적 효과를 나타내는 상호작용이란 오존과 이산화질소의 상호작용 효과에서와 같이 전체 효과가 각각의 오염물질들의 효과를 합한 것과 동일한 경우를 말한다.

③ 시너지 효과는 오염물질들의 상호작용 효과가 오존과 과산화아세틸질산염의 상호작용 효과에서와 같이 오염물질들의 오염효과를 합한 것보다 크게 나타나는 경우를 말한다.

④ 대기오염물질들은 기온이나 고도와 같은 환경요인들과 상호작용을 일으켜 운동능력에 영향을 준다.

⑤ 낮은 농도의 일산화탄소나 과산화아세틸질산염이 따뜻한 환경온도와 상호작용을 일으켜도 그로 인해 최대 또는 최대하 운동능력에 미치는 영향은 별로 없지만 오존이 따뜻한 환경온도와 상호작용을 일으키면 그 영향으로 폐기능과 최대하 운동능력이 저하된다.

⑥ 차가운 환경온도와 상호작용을 일으키면 그 영향으로 폐기능과 최대하운동 능력이 저하된다.

⑦ 차가운 공기, 운동, 대기오염물질들이 상호작용을 일으키면 호흡경로가 더욱 심하게 자극을 받아 기도수축 증상이 증대된다.

최근 기출문제 분석

2024. 4. 27. 시행

1 지구성 훈련에 의한 지근섬유(Type I)의 생리적 변화로 옳지 않은 것은?

① 모세혈관 밀도 증가
② 마이오글로빈 함유량 감소
③ 미토콘드리아의 수와 크기 증가
④ 절대 운동강도에서의 젖산 농도 감소

> **TIP** 마이오글로빈은 세포막을 통과한 산소와 결합해 미토콘드리아로 전달해 주는 역할을 하는데 지근 섬유가 발달하면 마이오글로빈 함유령이 감소되지 않고 증가한다.

2024. 4. 27. 시행

2 유산소성 트레이닝을 통한 근육 내 미토콘드리아 변화와 관련된 설명으로 옳지 않은 것은?

① 근원섬유 사이의 미토콘드리아 밀도 증가
② 근육 내 젖산과 수소 이온(H^+) 생성 감소
③ 손상된 미토콘드리아 분해 및 제거율 감소
④ 근육 내 크레아틴인산(phosphocreatine) 소모량 감소

> **TIP** 유산소 트레닝을 하면 근육 내 미토콘드리아 밀도도 증가하지만 손상된 미토콘드리아 분해와 제거율 또한 증가한다.

2024. 4. 27. 시행

3 운동 중 지방분해를 촉진하는 요인으로 옳지 않은 것은?

① 인슐린 증가
② 글루카곤 증가
③ 에피네프린 증가
④ 순환성(cyclic) AMP 증가

> **TIP** 지방분해를 촉진될 때는 인슐린은 억제된다. 운동 중 인슐린의 농도는 감소한다. 만일 운동이 인슐린의 증가를 가져올 경우 혈장 포도당의 빠른 비율로 모든 조직으로 섭취되어 즉각적인 저혈당증을 유발할 것이다. 운동 중 낮은 인슐린 농도는 간으로부터의 포도당 동원과 지방조직으로부터 유리지방산의 동원을 선호하게 된다.

2024. 4. 27. 시행

4 운동에 대한 심혈관 반응에 관한 설명으로 옳은 것은?

① 점증 부하 운동 시 심근산소소비량 감소
② 고강도 운동 시 내장 기관으로의 혈류 분배 비율 증가
③ 일정한 부하의 장시간 운동 시 시간 경과에 따른 심박수 감소
④ 고강도 운동 시 활동근의 세동맥(arterioles) 확장을 통한 혈류량 증가

> **TIP** 점증 부하 운동 시 심근산소소비량은 증가하고 고강도 운동을 하면 표적 근육군에 혈류량이 증가하면서 내장 기관으로 가는 혈류 분배율은 감소한다. 장시간 운동 시 시간 경과에 따라 일정한 부하의 운동은 결국 심박수를 올린다.

Answer 1.② 2.③ 3.① 4.④

5 〈보기〉의 ㉠, ㉡에 들어갈 용어가 바르게 나열된 것은?

> 〈보기〉
> • 심장의 부담을 나타내는 심근산소소비량은 심박수와 (㉠)을 곱하여 산출한다.
> • 산소섭취량이 동일한 운동 시 다리 운동이 팔 운동에 비해 심근산소소비량이 더 (㉡) 나타난다.

	㉠	㉡
①	1회 박출량	높게
②	1회 박출량	낮게
③	수축기 혈압	높게
④	수축기 혈압	낮게

> **TIP** 심근산소소비량은 수축기 혈압에 심박수를 곱한 값이다. 혈압은 심박출량에 저항을 곱한 값이다. 상체는 하체보다 근육이 작고 혈관들의 저항이 크기 때문에 하체 다리 운동 보다는 상체 팔 운동이 심근 산소소비량이 더 높다.

6 골격근의 수축 특성을 결정하는 요인에 대한 설명 중 〈보기〉의 ㉠, ㉡에 들어갈 용어가 바르게 연결된 것은?

> 〈보기〉
> • 특이장력 = 근력 / (㉠)
> • 근파워 = 힘 × (㉡)

	㉠	㉡
①	근횡단면적	수축속도
②	근횡단면적	수축시간
③	근파워	수축속도
④	근파워	수축시간

> **TIP** 지근섬유는 속근섬유보다 낮은 특이장력을 생신한다. 지근섬유가 속근섬유보다 단위면적당 적은 액틴과 미오신을 함유하고 있어서이다. 특이장력은 근력/근횡단면적인데 근횡단면적은 근력 증대의 트레이닝에 의해 증가하지만 그 이유가 근섬유가 굵어지기 때문이지 근섬유 수의 증가는 아니다 근 파워는 힘과 수축속도의 곱에 의해 결정된다.

7 〈보기〉의 ㉠~㉢에 들어갈 용어가 바르게 나열된 것은?

> 〈보기〉
>
> | 수용기 | 역할 |
> |---|---|
> | 근방추 | (㉠) 정보 전달 |
> | 골지건기관 | (㉡) 정보 전달 |
> | 근육의 화학수용기 | (㉢) 정보 전달 |

	㉠	㉡	㉢
①	근육의 길이	근육 대사량	힘 생성량
②	근육 대사량	힘 생성량	근육의 길이
③	근육 대사량	근육의 길이	힘 생성량
④	근육의 길이	힘 생성량	근육 대사량

> **TIP** 근방추의 기능은 근육의 길이와 관련하여 신전에 관한 정보를 전달한다. 골지건의 기능은 근의 수축에 관한 정보를 전달한다. 관절 수용기는 관절의 각도, 관절의 가속도, 그리고 압력에 의해서 변형된 정도에 관한 근육 대사량 정보를 중추신경계로 보낸다.

2024. 4. 27. 시행

8 〈그림〉은 도피반사(withdrawal reflex)와 교차신전반사(crossed-extensor reflex)를 나타낸 것이다. 이에 관한 설명으로 옳지 않은 것은?

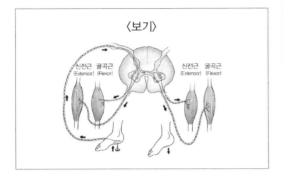

〈보기〉

신전근 굴곡근 (Extensor)(Flexor)　　신전근 굴곡근 (Extensor)(Flexor)

① 반사궁 경로를 통해 통증 자극에 대한 빠른 반사가 일어난다.
② 통증 수용기로부터 활동전위가 발생하여 척수로 전달된다.
③ 신체 균형을 유지하기 위해 반대편 대퇴의 굴곡근 수축이 억제된다.
④ 통증을 회피하기 위해 통증 부위 대퇴의 굴곡근과 신전근이 동시에 수축된다.

> **TIP** 압정을 누른 발은 굴곡을 일으키고 맞은 쪽의 발은 신체 균형을 위해 신전반사를 일으킨다. 즉 통증을 피하기 위해 굴곡근과 신전근이 동시에 수축되는것이 아니다.

2024. 4. 27. 시행

9 운동 중 혈중 포도당 농도를 유지하기 위한 호르몬에 대한 설명으로 옳지 않은 것은?

① 성장호르몬 – 간에서 포도당신생합성 증가
② 코티솔 – 중성지방으로부터 유리지방산으로 분해 촉진
③ 노르에피네프린 – 골격근 조직 내 유리지방산 산화 억제
④ 에피네프린 – 간에서 글리코겐 분해 촉진 및 조직의 혈중 포도당 사용 억제

> **TIP** 카테콜라민인 노르에피네프린은 유리지방산 산화를 증가시킨다.

2024. 4. 27. 시행

10 〈보기〉에서 고온 환경의 장시간 최대하 운동 시 운동수행능력을 저하시키는 요인으로 옳은 것만을 모두 고른 것은? (단, 심각한 탈수 현상은 발생하지 않는 환경)

〈보기〉
㉠ 글리코겐 고갈 가속
㉡ 근혈류량 감소
㉢ 1회 박출량 감소
㉣ 운동단위 활성 감소

① ㉠, ㉢　　　　　② ㉠, ㉡, ㉣
③ ㉡, ㉢, ㉣　　　④ ㉠, ㉡, ㉢, ㉣

> **TIP** 최대하 운동 중 1회 박출량은 증가한다. 1회 박출량의 증가는 트레이닝에 의해 촉진되는 심실강의 크기 증가와 밀접한 관계가 있다. 즉 심실에 혈액이 많이 들어오면 들어올수록 1회 박출량이 증가한다. 힘을 지속적으로 사용하기에 글리코겐은 고갈은 가속이 붙고 근혈류량은 고온 환경이 아니라면 유지되지만 고온환경에서는 감소된다. 또한 장시간 운동수행시 근육 전환을 자주 사용한다 해도 시간이 지나면 운동단위 활성은 감소 될 수 밖에 없다.

11 〈보기〉의 조건으로 트레드밀 운동 시 운동량은?

〈보기〉

- 체중 = 50kg
- 트레드밀 속도 = 12km/h
- 운동시간 = 10분
- 트레드밀 경사도 = 5%
  (단, 운동량(일) = 힘×거리)

① 300kpm
② 5,000kpm
③ 500kpm
④ 30,000kpm

TIP 문제의 운동량은 체중 × 분당 이동거리 × 경사도 로 구할 수 있다. 체중 50kg은 50kp이다. 경사도 5%를 백분위로 환산하면 5/100 = 0.05이며 트레드 밀 속도 12km/h는 60분에 12,000m를 이동 한 것 이니 1분으로 환산하면 분당 200m이다. 10분간 운동했으니 2,000m 이동거리가 나온다. 이 값들을 곱하면 운동량이 나온다.
50kp×2000m×0.05 = 5000kpm

12 에너지 대사 과정과 속도조절효소의 연결이 옳지 않은 것은?

에너지 대사 과정	속도조절효소
① ATP-PC 시스템	크레아틴 키나아제 (creatine kinase)
② 해당작용	젖산 탈수소효소 (lactate dehydrogenase)
③ 크랩스회로	이소시트르산탈수소효소 (isocitrate dehydrogenase)
④ 전자전달체계	사이토크롬산화효소 (cytochrome oxidase)

TIP 해당과정에서 가장 중요한 효소 중의 하나는 포스 포프락토키나아제(PFK)이지만, 포스포리파제, 헥 소키나아제, 피루브산키나제, 그리고 젖산탈수소 효소라는 무산소성 해당과정의 다른 주요 조절효 소가 있다.

13 〈보기〉에서 근육의 힘, 파워, 속도의 관계에 대한 설명 중 옳은 것만을 모두 고른 것은?

〈보기〉

㉠ 단축성(concentric) 수축 시 수축 속도가 빨라짐에 따라 힘(장력)생성은 감소한다.
㉡ 신장성(eccentric) 수축 시 신장 속도가 빨 라짐에 따라 힘(장력) 생성은 증가한다.
㉢ 근육이 발현할 수 있는 최대 근파워는 등 척성(isometric) 수축 시에 나타난다.
㉣ 단축성 수축 속도가 동일할 때 속근섬유가 많을수록 큰 힘을 발휘한다.

① ㉠, ㉡, ㉢
② ㉠, ㉡, ㉣
③ ㉠, ㉢, ㉣
④ ㉡, ㉢, ㉣

TIP 근육아 발현할 수 있는 최대 근파워는 신장성 수 축 시에 나타난다.

14 카테콜라민에 대한 설명으로 옳지 않은 것은?

① 부신피질에서 분비
② 교감신경의 말단에서 분비
③ $\alpha 1$ 수용체 결합 시 기관지 수축
④ $\beta 1$ 수용체 결합 시 심박수 증가

TIP 카테콜라민(에피네프린, 노르에피네프린) 은 부신 수질의 교감신경계에 의해 자극되면 부신수질에서 에피네프린(80%), 노르에피네프린(20%)이 분비된 다. 교감신경 말단에서는 노르에프네프린이 분비된 다. 심장의 박동수와 수축력 증가, 혈압의 증가, 호흡량의 증가, 신진대사의 증가, 간과 근육의 글 리코겐 분해, 혈액 속으로의 글루코스와 유리지방 산 방출 증가, 골격근으로의 혈액 공급 증가에 작 용한다. 보기 3번의 알파1 수용체 결합 시 기관지 수축은 조금 애매하다. 알파2에서 기관지 수축을 일으키고 알파1과 알파2는 모두 혈관 수축을 일으 킨다.

15 〈보기〉의 에너지 대사 과정에 관한 설명 중 옳은 것만을 모두 고른 것은?

〈보기〉
㉠ 해당과정 중 NADH는 생성되지 않는다.
㉡ 크랩스 회로와 베타산화는 미토콘드리아에서 관찰되는 에너지 대사 과정이다.
㉢ 포도당 한 분자의 해당과정의 최종산물은 ATP 2분자와 피루브산염 2분자(또는 젖산염 2분자)이다.
㉣ 낮은 운동강도(예 : VO_2max 40%)로 30분 이상 운동 시 점진적으로 호흡교환율이 감소하고 지방 대사 비중은 높아진다.

① ㉠, ㉡
② ㉠, ㉣
③ ㉡, ㉢
④ ㉡, ㉢, ㉣

TIP 무산소 해당과정에서 NADH는 수소의 중요한 운반체로 산소가 부족할 때는 초성포도산에 H이온을 주어 젖산을 형성하고, 산소가 충분하면 미토콘드리아로 이동한다. 해당과정에서는 2개의 NADH가 생성된다.

16 운동 중 수분과 전해질 균형에 관한 설명으로 옳은 것만을 모두 고른 것은?

〈보기〉
㉠ 장시간의 중강도 운동 시 혈장량과 알도스테론 분비는 감소한다.
㉡ 땀 분비로 인한 혈장량 감소는 뇌하수체 후엽의 항이뇨호르몬 분비를 유도한다.
㉢ 충분한 수분 섭취 없이 장시간 운동 시 체내 수분 재흡수를 위해 레닌-안지오텐신 II 호르몬이 분비된다.
㉣ 운동에 의한 땀 분비는 수분 상실을 초래하며 혈중 삼투질 농도를 감소시킨다.

① ㉠, ㉡
② ㉠, ㉣
③ ㉡, ㉢
④ ㉡, ㉣

TIP 알도스테론의 주요 전해질 코르티코이드로, 신장의 나트륨 재흡수를 증가시켜 인체가 더 많은 나트륨을 보유하도록 만들고 탈수 현상을 방지한다. 장시간의 중강도 운동시 레인-안지오텐신II와 혈장량과 알도스테론 분비는 직선적으로 증가한다. 또한 운동에 의한 땀 분비는 수분 상실을 초래하고 혈중 삼투압 농도를 증가 시킨다.

17 〈표〉는 참가자의 폐환기 검사 결과이다. 〈보기〉에서 옳은 것만을 모두 고른 것은?

참가자	1회 호흡량 (mL)	호흡률 (회/min)	분당환기량 (mL/min)	사강량 (mL)	폐포 환기량 (mL/min)
주은	375	20	( )	150	( )
민재	500	15	( )	150	( )
다영	750	10	( )	150	( )

〈보기〉
㉠ 세 참가자의 분당환기량은 동일하다.
㉡ 다영의 폐포 환기량은 분당 6L/min이다.
㉢ 주은의 폐포 환기량이 가장 크다.

① ㉠, ㉡
② ㉠, ㉢
③ ㉡, ㉢
④ ㉠, ㉡, ㉢

TIP 분당환기량(L/ml)=1회 호흡량(L)×호흡 수(회)이다. 폐포 환기량은 (1회 호흡량-사강)×호흡률 이다. 주은 분당환기량 375×20=7,500ml, 민재의 분당환기량 500×15=7,500ml, 다영의 분당환기량 750×10=7,500ml으로 모두 동일하다. 주은의 폐포 환기량 (375-150×20=4,500ml 이며 민재의 폐포 환기량 (500-150)×15=5,250ml, 다영의 폐포 환기량 (750-150)×10=6,000ml이다. L로 환산하면 주은 4.5, 민재 5.25, 다영 6으로 다영의 폐포 환기량이 가장 크다.

Answer 11.③ 12.② 13.② 14.①③ 15.④ 16.③ 17.①

18 1회 박출량(stroke volume) 증가 요인으로 옳지 않은 것은?

① 심박수 증가
② 심실 수축력 증가
③ 평균 동맥혈압(MAP) 감소
④ 심실 이완기말 혈액량(EDV) 증가

> **TIP** 스탈링 법칙은 1회 박출량은 심장으로의 혈액 유입량(정맥 환류량)에 의해 결정되며, 정맥 환류량이 증가하면 심충만도(이완기 용량)가 증대하고, 심근이 커져 그 길이에 비례하여 심실수축력이 증대하는 법칙을 말한다. 확장 말기량이 증가하는 것은 확장기가 심장으로 피를 받는 단계이므로 많은 피를 심장에 모은다는 의미이다. 심장에 피가 많기 때문에 수축시 더 많은 혈액을 내뿜을 수 있는 것이다. 이것은 심장근의 수축력에 의해 좌우되는데 안정시 심장근은 적정 근육 길이보다 짧아져 있는 상태에서 혈액이 심장에 많이 들어올 경우 심장은 확장되고 심장근은 적정 근육 길이를 확보해 높은 수축력을 갖게 되어 1회 박출량이 증가하는 것이다. 저항인 평균 동맥혈압이 감소되도 1회 박출량 증가의 요인이다. 보기 1번은 심박수가 증가한다고 1회 박출량의 증가 요인은 아니다. 동일 운동 부하 시 1회 박출량이 증가하면 심박수가 오히려 감소하여 심박출량을 맞춘다.

19 골격근 섬유에 관한 설명으로 옳은 것은?

① 근수축에 필요한 칼슘(Ca^{2+})은 근형질세망에 저장되어 있다.
② 운동단위(motor unit)는 감각뉴런과 그것이 지배하는 근섬유의 결합이다.
③ 신경근 접합부(neuromuscular junction)에서 분비되는 근수죽 신경전달물질은 에피네프린이다.
④ 지연성 근통증은 골격근의 신장성(eccentrk) 수죽보다 단죽성(concentric) 수죽 시 더 쉽게 발생한다.

> **TIP** 운동단위는 운동뉴런이 지배하는 근섬유이며 신경근 접합부에서 분비되는 신경전달 물질은 아세틸콜린이다. 지연성 근통증 DOMS(Delayed Onset Muscle Soreness)은 단축성 보다 신장성일 때 더 쉽게 발생한다. 지연성 근통증은 바로 나타나지 않고 통상 2~3일 후에 나타난다. 참고로 AOMS(Acute Onset Muscle Soreness)은 급성 근육통증을 말하는데 고강도 운동을 하고 난 직후나 운동중 생기는 근육의 통증이다.

20 지근섬유(Type Ⅰ)와 비교되는 속근섬유(Type Ⅱ)의 특성으로 옳은 것은?

① 높은 피로 저항력
② 근형질세망의 발달
③ 마이오신 ATPase의 느린 활성
④ 운동신경세포(뉴런)의 작은 직경

> **TIP** 속근섬유가 지근섬유에 비해 수축 속도가 빠른 이유는 신경세포의 세포체가 크고 신경세포의 신경섬유의 직경이 크다. 또한 신경세포의 축삭이 더 발달해 있으며 지배하는 근섬유 수가 지근보다 많다. 근섬유의 근형질세망이 지근에 비해 발달해 있고 ATPase가 지근에 비해 빠른 기전을 가지고 있다.

21 ATP를 합성하는데 사용되는 에너지원이 아닌 것은?

① 근중성지방
② 비타민C
③ 글루코스
④ 젖산

> **TIP** 에너지원은 탄수화물, 지방, 단백질의 대사과정을 통해 새로운 형태로 생성되는데 근중성지방, 글루코스, 젖산은 에너지원으로 활용되지만 비타민C는 외부 섭취를 통해 보충된다.

22 근수축에 필수적인 Ca²⁺ 이온을 저장, 분비하는 근육 세포 내 소기관은?

① 근형질세망(sarcoplasmic reticulum)

② 위성세포(satellite cell)

③ 미토콘드리아(mitochondria)

④ 근핵(myonuclear)

> **TIP** 근형질은 T세관과 근형질세망으로 구성되어 있다. 근형질세망의 소포에 칼슘이 저장되어 있다. 근형질은 신경 자극 전달 경로와 물질의 이동 경로의 역할을 하며 에너지원인 ATP‑PC, 근글리코겐, 중성지방 등이 저장되어 있다.

2023. 4. 29. 시행

23 운동 후 초과산소섭취량(EPOC)에 영향을 미치는 요인으로 적절하지 않은 것은?

① 운동 중 증가한 체온

② 운동 중 증가한 젖산

③ 운동 중 증가한 호르몬(에피네프린, 노르에피네프린)

④ 운동 중 증가한 크레아틴인산 (phosphocreatine, PC)

> **TIP** EPOC는 운동 후 회복기 중에 산소 소비량이 증가하는 원인으로서, 운동 중 사용한 에너지 보충과 젖산의 제거, 체온의 증가, 환기 작용을 위한 산소 소비, 글리코겐의 재합성, 카테콜라민 효과(에피네프린, 노르에피네프린), 심장 작용을 위한 산소 소비 등 몇 가지 요인을 구체적으로 제시하는 이론이다.

2023. 4. 29. 시행

24 수중 운동 시 체온유지를 위한 요인으로 옳지 않은 것은?

① 폐활량

② 체지방량

③ 운동 강도

④ 물의 온도

> **TIP** 운동 강도가 높을수록, 체지방량이 많을수록, 물의 온도가 높을수록 수중 운동 시 체온 유지를 원활하게 해주지만, 폐활량은 체온 유지보다는 운동수행능력에 영향을 미치는 요인이다.

2023. 4. 29. 시행

25 운동강도 증가에 따라 동원되는 근섬유 순서로 옳은 것은?

① Type Ⅱa섬유 → Type Ⅱx섬유 → Type Ⅰ섬유

② Type Ⅱx섬유 → Type Ⅱa섬유 → Type Ⅰ섬유

③ Type Ⅰ섬유 → Type Ⅱa섬유 → Type Ⅱx섬유

④ Type Ⅰ섬유 → Type Ⅱx섬유 → Type Ⅱa섬유

> **TIP** 지근(적근, ST, Type Ⅰ), 속근 (백근, FT, Type Ⅱ)로 분류되며 속근은 FTa와 FTb로 분류된다. 즉 Type Ⅱa, Type Ⅱx로 불리기도 하는데 구조적인 면에서 미토콘드리아의 밀도가 Type Ⅱx보다 Type Ⅱa가 높다. 운동 강동에 따라 동원되는 근섬유는 저강도의 운동에서는 ST섬유, 중간 정도의 강도에서 ST와 FTa 섬유, 고강도 운동에서는 ST, FTa, FTb 섬유 모두 이용된다. (문제에 따라 지근, 적근, ST, Type Ⅰ 여러 형태로 출제되고 있다.)

2023. 4. 29. 시행

26 장기간 규칙적 유산소 훈련의 결과로 최대 운동 시 나타나는 심폐기능의 적응으로 옳은 것을 모두 고른 것은?

〈보기〉
㉠ 최대산소섭취량 증가
㉡ 심장용적과 심근수축력 증가
㉢ 심박출량 증가

① ㉠, ㉡

② ㉠, ㉢

③ ㉡, ㉢

④ ㉠, ㉡, ㉢

> **TIP** 규칙적인 유산소 운동의 결과로 최대 운동 시 최대산소섭취량의 증가, 심박출량의 증가, 1회 박출량의 증가, 젖산 생성량의 증가, 동정맥 산소차의 증가는 필수로 알고 있어야 한다. ㉡의 심장용적과 심근수축력 증가는 당연히 심장이 강화되면서 일어나는 변화이다.

Answer 18.① 19.① 20.② 21.② 22.① 23.④ 24.① 25.③ 26.④

27 항상성 유지를 위한 신체 조절 중 부적피드백 (negative feedback)이 아닌 것은?

① 세포외액의 CO_2 조절

② 체온 상승에 따른 땀 분비 증가

③ 혈당 유지를 위한 호르몬 조절

④ 출산 시 자궁 수축 활성화 증가

> **TIP** 항상성이란 신체의 안정 시 정상적인 상태를 말하며, 항정상태는 운동상황에서 사람의 체온이 일정하게 유지되는 것과 같이 생리적 변인은 변하지 않으나 안정 시 체온과는 다른 상황을 의미한다. ①, ②, ③은 항상성 유지를 위한 신체 조절이지만 ④는 출산을 위한 호르몬 증가에 의해 나타난다.

28 운동 중 1회 박출량(stroke volume) 증가 원인으로 옳지 않은 것은?

① 대동맥압 증가에 따른 후부하(after load) 증가

② 호흡펌프작용에 의한 정맥회귀 (venous return) 증가

③ 골격근 수축에 의한 근육펌프작용 증가

④ 교감신경 자극에 의한 심근 수축력 증가

> **TIP** 1회 박출량 = 확장 말기량 − 수축 말기량으로, 확장 말기량이 크거나 수축 말기량이 작을 경우 1회 박출량이 커진다. 그리고 수축 말기량은 심실 수축력과 심장의 혈액을 뿜어내는 압력에 의해 좌우된다. ①은 대동맥압이 증가하면 1회 박출량은 감소한다. 1회 박출량의 증가 원인은 심실에 채워지는 혈액량의 증가, 심실 수축력 강화, 대동맥 및 폐동맥의 평균 압력 감소가 대표적이다.

29 〈보기〉의 ㉠, ㉡에 들어갈 내용이 바르게 연결된 것은?

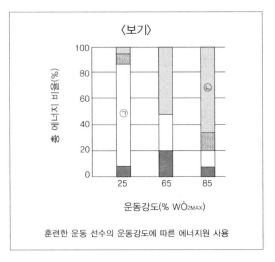

〈보기〉

훈련한 운동 선수의 운동강도에 따른 에너지원 사용

	㉠	㉡
①	혈중 포도당	근중성지방
②	혈중 유리지방산	근글리코겐
③	근글리코겐	혈중 포도당
④	근중성지방	혈중유리지방산

> **TIP** 운동강도에 따라 근중성지방(그래프의 검은색부분), 혈중 유리지방산(㉠), 혈중 포도당(그래프의 빗금부분), 근글리코겐(㉡)이 에너지원으로 사용된다. 강도에 따라 활용 에너지원은 달라진다.

30 체중이 80kg인 사람이 10METs로 10분간 달리기 했을 때 소비 칼로리는? (단, 1MET=3.5㎖ · kg⁻¹ · min⁻¹, O_2 1L 당 5Kcal 생성)

① 130Kcal

② 140Kcal

③ 150Kcal

④ 160Kcal

> **TIP** [METs x 3.5 x 체중(kg)] / 200 = kcal/min 이다. [10 x 3.5 x 80] / 200 = 14 kcal이며 10분간 달리기를 했기에 14 kcal x 10 = 140 kcal가 된다.

31 운동에 따른 환기량의 변화로 옳은 것을 모두 고른 것은?

〈보기〉

㉠ 운동 시작 직전에는 운동 수행에 대한 기대감으로 환기량이 증가할 수 있다.

㉡ 운동 초기 환기량 변화의 주된 요인은 경동맥에 위치한 화학수용기 반응이다.

㉢ 운동 강도가 증가하면 1회 호흡량은 감소하고 호흡수는 현저히 증가한다.

㉣ 회복기 환기량은 운동 중 생성된 체내 수소이온 및 이산화탄소 농도와 관련 있다.

① ㉠, ㉡
② ㉠, ㉢
③ ㉠, ㉣
④ ㉡, ㉢, ㉣

TIP ㉡은 신경요소로 빠른증가로 인한 관절에서의 자극과 관련이 있고 ㉢은 운동강도가 증가하면 1회 호흡량도 증가하지만 폐활량의 65%수준까지만 한다. 그 이후는 호흡수의 더 큰 증가로 분당환기량이 증가한다.

※ 운동 중 환기량

① 운동 전 변화

㉠ 안정 시 환기량은 연수에 있는 내재적인 호흡신경에 의해 조절된다. 그러나 운동이 시작되기 바로 직전에는 분당환기량이 비교적 조금 증가한다. 분명히 이 증가는 운동에 의해서 발생하는 것은 아니다.

㉡ 운동 전 환기량의 증가는 연수에 있는 호흡조절 영역에 작용하는 상위의 뇌, 즉 대뇌피질의 수의적 자극에 의해 발생한다. 이러한 중추의 명령은, 곧 참여할 운동을 기대하거나 준비할 때 발생한다. 이것은 운동을 예상하여 대뇌피질로부터의 자극이 뇌간의 연수에 있는 호흡 중추를 흥분시키기 때문이다.

② 운동 중 변화

㉠ 빠른 증가(신경요소) : 활동근의 운동 결과로 일어나는 관절에서의 자극과 관련

㉡ 느린 증가(체액요소)

ⓐ 최대하운동시 : 이 느린 증가는 중추 명령과 화학적 자극에 의해서 발생하는 것으로 화학적 자극은 미세조정 효과를 나타내는데 이것은 대뇌 척수액 혹은 동맥혈의 이산화탄소 분압과 수소이온 농도의 변화에 대한 반응으로 작용하는 것이다. 대뇌척수액과 혈액의 화학적 변화는 연수 혹은 대동맥과 경동맥에 있는 화학 수용기를 자극하게 된다.

ⓑ 최대운동시 : 느린 증가는 나타나지 않으며, 운동이 끝날 때까지 분당환기량은 증가한다. 최대운동시 분당환기량은 안정시에 비해 15~30배 정도 증가한다. 최대산소섭취량과 최대이산화탄소생성량이 낮은 선수의 경우에는 최대 분당환기량도 낮다. 이것은 호흡의 효율도 낮다는 것을 의미한다. 분당환기량의 증가는 1회 호흡량과 호흡수 증가에 의해서 가능하다. 그러나 1회 호흡량은 폐활량의 65% 수준에서 더 이상 증가하지 않는 경향이 있어 호흡수의 증가에 의해 분당환기량은 증가한다.

③ 회복기의 변화

㉠ 빠른 감소 : 운동이 끝나자마자 환기량은 갑자기 감소한다. 이것은 상위 뇌영역에서의 중추 명령이 감소한 결과이다.

㉡ 느린 감소

ⓐ 환기량의 갑작스런 감소 후 안정시 값에 이를 때까지 점진적이고 느린 감소가 이어진다.

ⓑ 운동이 힘들수록 안정시 수준으로 회복하기까지 더 많은 시간이 소요된다. 이것은 대뇌 척수액과 혈액의 이산화탄소 분압과 pH 수준이 운동 전 수준으로 되돌아감에 따라 수용기의 자극이 감소에 비례하여 발생하는 것이다.

Answer 27.④ 28.① 29.② 30.② 31.③

2023. 4. 29. 시행

32 운동 중 소뇌의 기능에 대한 설명으로 옳은 것을 모두 고른 것은?

<보기>

㉠ 골격근 운동 조절의 최종 단계 역할
㉡ 빠른 동작의 정확한 수행을 위한 통합 조절
㉢ 고유수용기로부터 유입되는 정보를 활용하여 동작 수정

① ㉠, ㉡
② ㉠, ㉢
③ ㉡, ㉢
④ ㉠, ㉡, ㉢

> **TIP** 소뇌에는 효과기로부터의 구심성 흥분과 대뇌피질로부터의 원심성 흥분을 실제 진행 상황에 대하여 비교·분석하게 된다. 이 결과는 다시 운동 중추와 전운동 영역에 보내지게 되는 중계자의 역할을 담당하게 된다. 소뇌는 신체 평형과 자세의 조정, 운동의 조절에 이바지하는 기관이다. 소뇌의 주요한 기능은 자세와 균형의 유지, 근육긴장의 유지, 자발적 운동의 조절이라고 할 수 있다. ㉠은 대뇌의 전두엽에 해당된다.

2023. 4. 29. 시행

33 <보기>의 ㉠, ㉡에 들어갈 내용이 바르게 연결된 것은?

<보기>

1개의 포도당 분해에 따른 유산소성 ATP 생성		
대사적 과정	고에너지 생산	ATP 누계
해당작용	1 ATP	2
	2 NADH	7
피루브산에서 아세틸조효소A까지	2 NADH	12
㉠	2 ATP	14
	6 NADH	29
	2 FADH2	㉡
합계		㉡ ATP

	㉠	㉡
①	크랩스회로	32
②	β 산화	32
③	크랩스회로	35
④	β 산화	35

> **TIP** 유산소성 해당과정에서 형성된 초성 포도산은 미토콘드리아를 지나 크랩스 회로에서 일련의 반응으로 분해된다. 크랩스 회로에서 가장 큰 특징은 이산화탄소가 이탈하고 수소 이온과 전자가 분리되는 것이다. 1FADH는 2ATP(1.5ATP) 분자를 형성할 수 있는 충분한 에너지가 만들어진다. ㉠은 크랩스회로, ㉡은 3개가 더해져 32개가 답이 된다.

2023. 4. 29. 시행

34 〈보기〉는 신경 세포의 안정 시 막전위에 영향을 주는 Na+과 K+에 대한 그림이다. ㉠~㉣에 들어갈 내용이 바르게 연결된 것은?

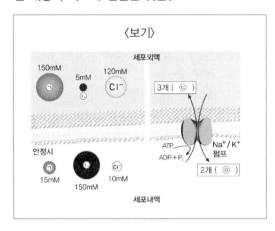

	㉠	㉡	㉢	㉣
①	K^+	Na^+	Na^+	K^+
②	Na^+	K^+	Na^+	K^+
③	K^+	Na^+	K^+	Na^+
④	Na^+	K^+	K^+	Na^+

> **TIP** 확산으로 인해서 나트륨은 세포내로 이동, 칼륨은 세포밖으로 빠지게 된다. 전해질 불균형을 막기 위해서 나트륨, 칼륨 펌프가 균형을 유지 시키는데, 펌프가 작동하려면 ATP를 ADP로 변환하면서 에너지를 방출해야 하기 때문에 이 작동 과정은 능동수송이다. 세포막에 존재하는 막 단백질을 지칭하며 ATP 에너지를 이용해 세포 내외의 이온 농도를 조절(능동수송) 세포의 전해질 농도를 유지하는 역할을 한다. 세포 내의 나트륨(Na^+)을 바깥으로 내보내고 세포 외의 칼륨(K)을 세포 내로 이동시킨다. 경로과정을 보면 첫째, ATP가 나트륨-칼륨 펌프에 붙어 나트륨 이온 3개를 끌어당긴다. 둘째, ATP가 가수분해하여 ADP가 떨어져 나오게되고 P만 펌프에 붙고 나트륨-칼륨 펌프는 나트륨을 세포밖으로 가지고 나간다. 셋째, 세포밖으로 나트륨 3개가 떨어져 나가고 칼슘 이온 2개가 나트륨-칼륨 펌프에 붙는다. 넷째, 펌프에 붙어있던 P가 떨어져 나가면서 나트륨-칼륨 펌프가 이전 모양으로 되돌아가 칼륨 이온을 세포 안으로 가져온다.

2023. 4. 29. 시행

35 근력 결정요인으로 옳지 않은 것은?

① 근육 횡단면적　　② 근절의 적정 길이
③ 근섬유 구성비　　④ 근섬유막 두께

> **TIP** 근육을 결정하는 대표적인 요인은 근 단면적, 근섬유의 종류, 관절의 각도, 근의 길이 등이며 근섬유막은 근섬유를 둘러 싸고 있는 근막이기에 근력 결정요인과는 거리가 멀다.

2023. 4. 29. 시행

36 〈보기〉의 최대산소섭취량 공식에서 장기간 지구성 훈련에 의해 증가되는 요소를 모두 고른 것은?

〈보기〉
최대산소섭취량 = ㉠ 최대1회박출량 × ㉡ 최대심박수 × ㉢ 최대동정맥산소차

① ㉠　　　　　② ㉠, ㉡
③ ㉠, ㉢　　　④ ㉡, ㉢

> **TIP** 심박출량이 높을수록 최대 유산소 능력도 높으며, 최대 유산소 능력이 높을수록 심박출량도 높다고 할 수 있다. (최대산소섭취량 = 최대 심박출량 × 최대 동정맥 산소차) 잘 훈련된 지구력 운동 선수는 강도높은 점증 부하 운동 중 심실로의 정맥회귀혈류량이 증가하기 때문에 1회 박출량이 고원현상 없이 계속 증가 할 수 있다. 이렇게 회귀혈이 증가하면 심실의 확장기말 혈액량의 증가로 심실의 수축력을 높여(프랭크 스탈링의 법칙)1회 빅출량을 증가 시킨다. 최대심박수 = 220-나이(age) 공식으로 구한다.

2023. 4. 29. 시행

37 〈보기〉의 내용이 모두 증가되었을 때 향상되는 건강체력 요소는?

> **〈보기〉**
> • 모세혈관의 밀도
> • 미토콘드리아의 수와 크기
> • 동정맥 산소차
>   (arterial-venous oxygen difference)

① 유연성 ② 순발력

③ 심폐지구력 ④ 근력

TIP ③ 심폐지구력이 향상되면 모세혈관 밀도가 높아지고 미토콘드리아의 수와 크기가 증가하며 동정맥 산소차가 커진다.

2023. 4. 29. 시행

38 1시간 이내의 중강도 운동 시 시간 경과에 따라 혈중 농도가 점차 감소하는 호르몬은?

① 에피네프린(epinephrine)

② 인슐린(insulin)

③ 성장호르몬(growth hormone)

④ 코르티솔(cortisol)

TIP 인슐린의 감소와 다른 모든 호르몬의 증가는 포도당 섭취를 억제하는 대신, 간으로부터 포도당 동원과 지방조직으로부터의 유리지방산, 간에서 당신생합성을 촉진한다. 이러한 결합된 역할은 혈장 포도당 농도에 대한 항상성을 유지시켜서 중추신경계와 근육이 필요한 대사연료를 가질 수 있도록 한다. 운동 중에 혈장 글루카곤, 성장호르몬, 코티졸, 에피네프린과 노르에피네프린은 증가하고 인슐린은 감소한다. 이들 호르몬 변화는 탄수화물을 보존하고, 혈장 포도당 농도를 유지하는 것을 돕기 위해 지방 조직으로부터의 유리지방산의 동원을 조력한다.

2023. 4. 29. 시행

39 〈보기〉에서 설명하는 고유수용기는?

> **〈보기〉**
> • 감각 및 운동신경의 말단이 연결되어 있다.
> • 감마운동뉴런을 통해 조절된다.
> • 근육의 길이 정보를 중추신경계로 보낸다.

① 근방추(muscle spindle)

② 골지건기관(Golgi tendon organ)

③ 자유신경종말(free nerve ending)

④ 파치니안 소체(Pacinian corpuscle)

TIP ㉠ 근방추의 구조
• 추내근 섬유는 모양이 다른 몇 개의 근섬유가 캡슐 안에 있는 모양으로 중앙부는 감각신경이 둘러 있다.
• 감마 운동신경은 추내근을 지배하고, 알파 운동신경은 추외근을 지배한다.
• 수축성이 있는 추내근 섬유의 양끝에 감마 운동 뉴런이 있고, 감마 뉴런은 척수에 이르는 추체로 신경 연결을 통하여 뇌의 대뇌피질에 있는 운동 중추로부터 직접 자극을 받을 수 있다.
• 추내근 섬유의 중앙 부위는 액틴과 마이오신 필라멘트가 없기 때문에 수축할 수 없다.
㉡ 근방추의 기능
• 근육의 신전에 관한 정보를 전달한다.
• 근이 신전되어 감각신경이 자극을 받으면 감각신경을 통해 중추신경계로 전달되며 중추신경계는 추외근 섬유의 알파 운동 신경을 자극해 근을 수축시킨다.

2023. 4. 29. 시행

40 상완이두근의 움직임에 대한 근육 수축 형태로 옳지 않은 것은?

① 자세를 유지할 때 - 등척성 수축

② 턱걸이 올라갈 때 - 단축성 수축

③ 턱걸이 내려갈 때 - 신장성 수축

④ 공을 던질 때 - 등속성 수축

2022. 5. 7. 시행

41 〈보기〉에서 설명하는 트레이닝의 원리는?

〈보기〉
- 트레이닝의 효과는 운동에 동원된 근육에서만 발생한다.
- 근력 향상을 위해서는 저항성 트레이닝이 적합하다.

① 특이성의 원리   ② 가역성의 원리
③ 과부하의 원리   ④ 다양성의 원리

TIP 가역성의 원리는 운동 이후 신체 변화가 중단되면 원래의 상태로 돌아감을 뜻하고, 개별성의 원리는 개인의 능력, 수준에 따른 운동 강도 및 종류의 조절이 다름을 뜻하며, 특이성의 원리는 운동 목적에 알맞은 운동을 하는 것을 뜻한다.

2022. 5. 7. 시행

42 체온 저하 시 생리적 반응으로 적절한 것은?

① 심박수 증가
② 피부혈관 확장
③ 땀샘의 땀 분비 증가
④ 골격근 떨림(shivering) 증가

TIP ①②③ 반대로 설명하고 있다.

2022. 5. 7. 시행

43 지구성 트레이닝 후 최대 동-정맥 산소차 (maximal arterial-venous oxygen difference) 증가에 기여하는 요인으로 적절하지 않은 것은?

① 미토콘드리아 크기 증가
② 미토콘드리아 수 증가
③ 모세혈관 밀도 감소
④ 총 혈액량 증가

TIP ③ 모세혈관 밀도의 증가

2022. 5. 7. 시행

44 〈보기〉에서 운동유발성 근육경직 (exercise-associated muscle cramps)을 방지하기 위한 방법으로 적절한 것을 모두 고른 것은?

〈보기〉
㉠ 발생하기 쉬운 근육을 규칙적으로 스트레칭 한다.
㉡ 필요 시 운동 강도와 지속 시간을 감소시킨다.
㉢ 수분과 전해질의 균형을 유지한다.
㉣ 탄수화물 저장량을 낮춘다.

① ㉠   ② ㉠, ㉡
③ ㉠, ㉡, ㉢   ④ ㉠, ㉡, ㉢, ㉣

TIP 탄수화물이 너무 적은 상태에도 근육경직이 일어난다.

45 1회 박출량(stroke volume)에 관한 설명으로 적절하지 않은 것은?

① 심실 수축력이 증가하면 1회 박출량은 증가한다.
② 평균 동맥혈압이 감소하면 1회 박출량은 증가한다.
③ 심장으로 돌아오는 정맥혈 회귀(venous return)가 감소하면 1회 박출량은 감소한다.
④ 수축기말 용적(end-systolic volume)에서 확장기말 용적(end-diastolic volume)을 뺀 값이다.

> **TIP** 확장기말 용적 − 수축기말 용적＝1회 박출량

46 〈보기〉에서 설명하는 중추신경계 기관은?

〈보기〉
• 시상과 시상하부로 구성된다.
• 시상은 감각을 통합·조절한다.
• 시상하부는 심박수와 심장 수축, 호흡, 소화, 체온, 식욕 및 음식 섭취를 조절한다.

① 간뇌(diencephalon)
② 대뇌(cerebrum)
③ 소뇌(cerebellum)
④ 척수(spinal cord)

> **TIP** 간뇌에 대한 설명이다.

47 직립 상태에서 폐-혈액 간 산소확산 능력은 안정 시와 비교하여 운동 시 증가한다. 이에 기여하는 요인으로 적절한 것은?

① 폐포와 모세혈관 사이의 호흡막(respiratory membrane) 두께 증가
② 증가한 혈압으로 인한 폐 윗부분(상층부)으로의 혈류량 증가
③ 폐정맥 혈액 내 높은 산소분압
④ 폐동맥 혈액 내 높은 산소분압

> **TIP** 운동 중 혈압이 증가하면 혈류량이 증가하여 폐-혈액 간 산소확산 능력이 증가한다.

48 건강체력 요소 측정으로만 나열되지 않은 것은?

① 오래달리기 측정, 생체전기저항분석(bioelectric impedance analysis)
② 앉아윗몸앞으로굽히기 측정, 윗몸일으키기 측정
③ 배근력 측정, 제자리높이뛰기 측정
④ 팔굽혀펴기 측정, 악력 측정

> **TIP** 제자리높이뛰기는 순발력 측정이며, 운동신경 체력 요소이다.

49 〈보기〉의 ㉠～㉢에 들어갈 용어가 바르게 나열된 것은?

〈보기〉
【근육수축 과정】
• 골격근막의 활동전위는 가로세관(T-tubule)을 타고 이동하여 근형질세망(sarcoplasmic reticulum)으로부터 (㉠) 유리를 자극한다.
• 유리된 (㉠)은 액틴(actin) 세사의 (㉡)에 결합하고, (㉡)은 (㉢)을 이동시켜 마이오신(myosin) 머리가 액틴과 결합할 수 있도록 한다.

	㉠	㉡	㉢
①	칼륨	트로포닌	트로포마이오신
②	칼슘	트로포마이오신	트로포닌
③	칼륨	트로포마이오신	트로포닌
④	칼슘	트로포닌	트로포마이오신

TIP 칼슘에 감수성을 갖는 트로포닌이 트로포마이오신의 위치를 변화시켜 액토마이오신 복합체가 형성된다.

2022. 5. 7. 시행

50 운동하는 근육으로의 혈류량을 증가시키는 국소적 내인성(intrinsic) 자율조절 요소로 적절하지 않은 것은?

① 수소이온, 이산화탄소, 젖산 등 대사 부산물
② 부신수질로부터 분비된 카테콜아민 (catecholamine)
③ 혈관 벽에 작용하는 압력에 따른 근원성 (myogenic) 반응
④ 혈관내피세포(endothelial cell)에서 생성된 산화질소, 프로스타글랜딘(prostaglandin), 과분극인자(hyperpolarizing factor)

TIP 카테콜아민은 혈관 수축으로 혈류량을 감소시킨다.

2022. 5. 7. 시행

51 〈보기〉의 ㉠, ㉡에 들어갈 내용이 바르게 나열된 것은?

〈보기〉

• 골격근의 신장성 수축은 수축 속도가 (㉠) 더 큰 힘이 생성된다.
• 동일 골격근에서 단축성 수축은 신장성 수축에 비해 같은 속도에서 더 (㉡) 힘이 생성된다.

	㉠	㉡
①	빠를수록	작은
②	느릴수록	작은
③	느릴수록	큰
④	빠를수록	큰

TIP 신장성 수축은 수축 속도가 빠를수록 더 큰 힘이 생기며 단축성 수축은 신장성 수축에 비해 동일한 속도에서 더 작은 힘이 생성되는데, 이유는 액틴과 마이오신의 결합의 전체적인 총량이 증가되는 게 아니기 때문이다.

2022. 5. 7. 시행

52 〈보기〉 중 저항성 트레이닝 후 생리적 적응으로 적절한 것을 모두 고른 것은?

〈보기〉

㉠ 골 무기질 함량 증가
㉡ 액틴(actin) 단백질 양 증가
㉢ 시냅스(synapse) 소포 수 감소
㉣ 신경근접합부(neuromuscular junction) 크기 감소

---

① ㉠   ② ㉠, ㉡
③ ㉠, ㉡, ㉢   ④ ㉠, ㉡, ㉢, ㉣

TIP 시냅스와 신경근접합부는 저항성 트레이닝 후 증가하게 된다.

Answer 45.④ 46.① 47.② 48.③ 49.④ 50.② 51.① 52.②

53 〈그림〉은 폐활량계를 활용하여 측정한 폐용적(량)을 나타낸 것이다. ㉠~㉣에서 안정 시와 비교하여 운동 시 변화에 대한 설명으로 적절한 것은?

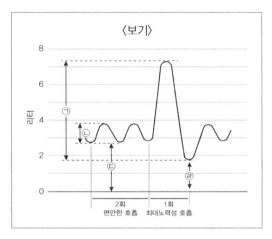

〈보기〉

① ㉠ : 증가   ② ㉡ : 감소

③ ㉢ : 감소   ④ ㉣ : 증가

> **TIP** ㉠은 안정시 운동시 변화가 없고 ㉡은 운동시 증가한다. 마지막 ㉣은 잔기량으로 변함이 없다.

54 〈보기〉 중 지구성 트레이닝 후 1회 박출량(stroke volume) 증가에 기여하는 요인으로 적절한 것만 나열된 것은?

〈보기〉

㉠ 동일한 절대 강도 운동 시 확장기말 용적 (end-diastolic volume) 감소

㉡ 동일한 절대 강도 운동 시 수축기말 용적 (end-systolic volume) 증가

㉢ 동일한 절대 강도 운동 시 확장기(diastolic) 혈액 충만 시간 증가

㉣ 동일한 절대 강도 운동 시 심박수 감소

① ㉠, ㉡   ② ㉠, ㉢

③ ㉡, ㉢   ④ ㉢, ㉣

> **TIP** 보기 ㉠과 ㉡은 반대로 설명하고 있다.

55 〈보기〉의 ㉠, ㉡에 들어갈 용어가 바르게 나열된 것은?

〈보기〉

운동 시 교감신경계가 활성화되면, 골격근으로의 혈류량은 (㉠)하고 내장기관으로의 혈류량은 (㉡)한다.

	㉠	㉡
①	감소	증가
②	감소	감소
③	증가	감소
④	증가	증가

> **TIP** 혈류재분배로 골격근의 혈류량은 증가, 내장기관으로의 혈류량은 감소한다.

56 스프린트 트레이닝 후 나타나는 생리적 적응이 바르게 나열된 것은?

① 속근 섬유 비대 – 해당과정을 통한 ATP 생산 능력 향상

② 지근 섬유 비대 – 해당과정을 통한 ATP 생산 능력 향상

③ 속근 섬유 비대 – 해당과정을 통한 ATP 생산 능력 저하

④ 지근 섬유 비대 – 해당과정을 통한 ATP 생산 능력 저하

> **TIP** 스프린트 같은 고강도 운동은 속근 섬유를 사용하고 그에 따라 무산소 해당과정의 ATP가 향상된다.

2022. 5. 7. 시행

57 〈보기〉의 ㉠, ㉡에 들어갈 용어가 바르게 나열된 것은?

〈보기〉

지방의 베타(β) 산화는 중성지방으로부터 분리된 (㉠)이 미토콘드리아 내에서 여러 단계를 거쳐 (㉡)(으)로 전환되는 과정을 뜻한다.

	㉠	㉡
①	유리지방산 (free fatty acid)	아세틸 조효소 – A (Acetyl CoA)
②	유리지방산 (free fatty acid)	젖산(lactic acid)
③	글리세롤(glycerol)	아세틸 조효소 – A (Acetyl CoA)
④	글리세롤(glycerol)	젖산(lactic acid)

TIP 유리지방산이 미토콘드리아에서 아세틸 조효소 –A로 전환되는 과정을 베타 산화과정이라 한다.

2022. 5. 7. 시행

58 혈액순환 시 혈압의 감소가 가장 크게 발생하는 혈관은?

① 모세혈관(capillary)
② 세동맥(arteriole)
③ 세정맥(venule)
④ 대동맥(aorta)

TIP 세동맥은 동맥압의 70% 이상을 감소시키며 혈류의 흐름을 느리게 하고 각 모세혈관에 산소 교환을 해준다.

2022. 5. 7. 시행

59 〈보기〉 중 적절한 것으로만 나열된 것은?

〈보기〉

㉠ 인슐린(insulin)은 혈당을 증가시킨다.
㉡ 성장호르몬(growth hormone)은 단백질 합성을 감소시킨다.
㉢ 에리스로포이에틴(erythropoietin)은 적혈구 생산을 촉진시킨다.
㉣ 항이뇨호르몬(antidiuretic hormone)은 수분손실을 감소시킨다.

① ㉠, ㉡   ② ㉠, ㉢
③ ㉡, ㉣   ④ ㉢, ㉣

TIP 보기 ㉠과 ㉡은 반대로 설명하고 있다.

2022. 5. 7. 시행

60 〈그림〉은 막 전위의 변화를 나타낸 것이다. ㉠ ~ ㉣ 중 탈분극(depolarization)에 해당하는 시점은?

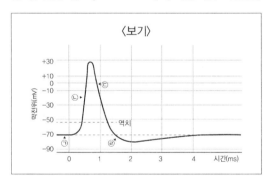

① ㉠   ② ㉡
③ ㉢   ④ ㉣

TIP ㉠은 분극, ㉡은 탈분극, ㉢은 재분극, ㉣은 과분극 지점이다.

출제 예상 문제

1 운동생리학의 인접 학문에 대한 설명으로 틀린 것은?

① 운동수행과 관련된 의학적, 과학적인 포괄적 대처
② 훈련의 방법론, 합리적 운동의 질과 양
③ 인간과 인간 행동을 과학적으로 연구하고 현장에 적용
④ 인체 전반의 구조 및 기능

> **TIP** ③ 협의의 스포츠심리학에 대한 설명이다.
> ① 스포츠 의학에 대한 설명이다.
> ② 트레이닝론, 운동처방학에 대한 설명이다.
> ④ 인체해부학에 대한 설명이다.

2 탄수화물, 지방, 단백질의 에너지원에 대한 설명으로 틀린 것은?

① 운동 강도가 높을수록 더 많은 양의 에너지가 탄수화물에서 공급된다.
② 지방은 세포의 신진 대사에 사용되기가 탄수화물보다 쉽다.
③ 과다하게 섭취한 단백질은 체내에서 아미노산으로 저장되지는 않는다.
④ 탄수화물 저장은 장거리 달리기 선수에게 단백질 절약 효과를 가져올 수 있다.

> **TIP** 지방은 트리글리세라이드에서 기본적인 구성 요소인 글리세롤과 유리지방산으로 바뀌는 복잡한 형태로 변화하여야 하기 때문에 세포의 신진 대사에 사용되기가 탄수화물보다 쉽지 않다.

3 운동 후 쌓인 젖산의 제거 기전이 아닌 것은?

① 산화되어 산소로 전환된다.
② 글리코젠으로 전환된다.
③ 단백질로 전환된다.
④ 땀이나 소변으로 배출된다.

> **TIP** 젖산은 산화되어 이산화탄소와 물로 전환된다. 젖산이 유산소성 에너지 체계를 위한 대사적 에너지로 이용되는 것은 운동 후 젖산제거의 대부분을 차지한다. 산소가 충분한 상태에서 먼저 초성포도산으로 전환되고 TCA 사이클과 전자전달계를 거쳐 이산화탄소와 물을 생성한다.

4 액틴과 함께 근단백질의 주요 구성성분으로 글로불단백질의 하나로 근절의 굵은 필라멘트는 200~400개의 이 분자로 이루어져 있다. 이것은 무엇인가?

① 액틴
② 트로포닌
③ 트로포마이오신
④ 마이오신

> **TIP** 긴 꼬리와 한 쪽에 두 개의 머리를 갖고 있으며 6개의 액틴이 정방향으로 둘러싼 가장 자리에 있고, 세 개의 마이오신이 1개의 액틴을 둘러싸고 있다.
> 마이오신은 근원세사의 양끝에 작은 단백질 돌기가 있어 액틴세사를 향해 뻗쳐 있는데 이것을 십자형교라고 한다.

5 중추신경계의 뇌는 대뇌, (　　), (　　), 뇌간으로 구성되어 있다. 빈칸에 알맞은 말은?

① 중뇌, 연수
② 간뇌, 소뇌
③ 간뇌, 연수
④ 중뇌, 교

TIP 뇌는 대뇌, 간뇌, 소뇌, 뇌간(중뇌, 교, 연수)으로 구성되어 있다.

6 열순응의 결과로 일어나는 생리학적 주요 반응 형태로 틀린 것은?

① 혈장량의 증가
② 발한률 증가
③ 피부의 혈류량 증가
④ 세포에서 열상해 단백질 증가

TIP 열순응은 열에 대한 내성이 증가되는 생리적 적응현상이며, 주로 순환계 및 체온조적의 기능이 개선되는 현상이다. 열순응의 결과로 피부의 혈류량은 감소된다.

7 근이 신전되어 감각신경이 자극을 받으면 감각신경을 통해 중추신경계로 전달된다. 다음 중 중추신경계에서 추외근 섬유의 알파 운동 신경을 자극해 근을 수축시키는 감각기관은?

① 근방추　　　　② 골지건
③ 관절수용기　　④ 화학수용체

TIP 근방추는 근육의 신전에 관한 정보를 전달하는 감각기관이다.

8 교감신경계에 대한 설명으로 틀린 것은?

① 방위 반응계로서 위험에 처한 신체를 준비한다.
② 심박수와 심장 수축력을 증가시킨다.
③ 혈압을 증가시켜 근육에의 관류를 더욱 활성화시키고, 정맥 환류량을 개선시킨다.
④ 소화, 배뇨, 분비선과 에너지의 보존 같은 과정을 수행하는 중요한 역할을 한다.

TIP ④ 부교감신경에 대한 설명이다.

9 신경계에 대한 트레이닝 효과로 적절하지 않은 것은?

① 운동 기능을 반복 연습하면 신경 소통성이 발달해 조정력이 향상된다.
② 신체의 여러 기관을 정확하고 원활하게 조화를 이루어 효율적으로 운동할 수 있는 협응력이 발달한다.
③ 반복 연습하면 신경이 점차 반사 동작처럼 변하여 반응 시간이 단축되고 운동 기능이 자동화된다.
④ 신체 외부보다는 내부의 환경을 인식하고 반응력이 향상된다.

TIP 신경계는 신체 내외부의 환경을 인식하고 반응하는 신체의 수단이다.

10 근육의 기능이 아닌 것은?

① 내장기관 보호　　② 자세 유지
③ 관절의 안정　　　④ 열의 생산

TIP 내장기관을 보호하는 것은 뼈의 기능이다.

Answer　1.③　2.②　3.①　4.④　5.②　6.③　7.①　8.④　9.④　10.①

11 근세사활주설의 단계가 올바른 것은?

① 안정 – 자극·결합 – 수축 – 재충전 – 이완
② 자극·결합 – 수축 – 재충전 – 이완 – 안정
③ 수축 – 재충전 – 이완 – 안정 – 자극·결합
④ 재충전 – 이완 – 안정 – 자극·결합 – 수축

TIP 액틴이 마이오신 위의 근섬유 마디 중심 쪽으로 미끄러져 들어가면서 근수축이 일어나며, 근섬유 마디의 중심으로 액틴 세사가 마이오신 세사 위로 미끄러져 들어가기 때문에 H띠가 없어진다. 또한 근절의 양쪽 Z선에 붙어 있는 액틴 세사들이 중앙으로 끌어 당겨지기 때문에 I띠가 짧아지고 A띠의 길이는 변하지 않는다. 이와 같이 액틴과 마이오신의 활주에 의해 길이의 변화 없이 근수축이 일어나는 것이 근세사활주설이다. 근세사활주설은 안정 – 자극·결합 – 수축 – 재충전 – 이완의 단계를 거친다.

12 근이 짧아질 때 근에서 발생하는 장력이 운동의 전 범위에 걸쳐서 모든 관절각에 최대인 수축은?

① 단축성 수축
② 신장성 수축
③ 등속성 수축
④ 등척성 수축

TIP ① 근의 길이가 짧아지며 수축되는 상태로 이때의 수축력은 외부의 물체에 대해 일을 한다.
② 근의 길이가 길어지며 늘어나는 상태에서의 수축으로 근에 작용하는 외력이 일을 하며 근은 용수철과 같은 작용을 한다.
④ 근의 수축력이 작용하지 않는 상태로 근의 길이가 변하지 않는 수축을 말한다.

13 근섬유의 형태와 특성이 다른 하나는?

① 해당 효소가 발달해 있다.
② 모세혈관 밀도 및 마이오글로빈 함유량이 높다.
③ 미토콘드리아의 수나 크기가 발달해 있다.
④ 에너지의 효율이나 피로에 대한 저항이 강하다.

TIP ① 속근에 대한 설명이다.
②③④ 지근에 대한 설명이다.

14 근섬유의 기능적 특징에 대하여 틀린 것은?

	특징	ST	FTa	FTb
①	운동 신경 동원 역치	낮다	높다	높다
②	미토콘드리아의 밀도	높다	높다	낮다
③	글리코젠의 저장량	높다	낮다	낮다
④	이완 시간	늦다	빠르다	빠르다

TIP 에너지 기질인 글리코젠의 저장량은 지근은 낮고 중간섬유와 속근은 높다.

15 다음 중 뇌하수체 전엽 호르몬이 아닌 것은?

① 갑상선자극호르몬(TSH)
② 항이뇨호르몬(ADH)
③ 황체형성호르몬(LH)
④ 부신피질자극 호르몬(ACTH)

TIP 항이뇨호르몬은 뇌하수체 후엽 호르몬이다.

16 근섬유의 미토콘드리아 산화 능력 향상 및 에너지 저장 능력이 향상되는 원인에 대한 설명으로 틀린 것은?

① 미토콘드리아의 수나 크기가 증가하면 지근만 증가한다.
② ATP-PC, 근글리코겐, 중성지방의 저장 능력이 향상된다.
③ 미토콘드리아에 작용하는 산화효소가 발달한다.
④ 해당효소(PFK)가 발달한다.

> **TIP** 미토콘드리아의 수나 크기가 증가하면 속근, 지근 모두 증가한다.

17 다음 중에서 빠르게 작용하는 호르몬이 아닌 것은?

① 코르티솔
② 카테콜아민
③ 인슐린
④ 글루카곤

> **TIP** 티록신, 코르티솔, 성장호르몬은 서서히 작용하고 카테콜아민, 인슐린, 글루카곤은 빠르게 작용하는 호르몬이다.

18 폐용적과 폐용량에서 기능적 잔기 용량은 무엇과 무엇의 합인가?

① 폐활량 + 잔기 용적
② 1회 호흡량 + 흡기 예비 용적
③ 흡기 용량 + 호기 예비 용적
④ 호기 예비 용적 + 잔기 용적

> **TIP** ① 총폐용량
> ② 흡기 용량
> ③ 폐활량

19 격렬한 운동이나 지속적인 운동을 할 때 운동 초기에 심한 호흡 곤란, 빠르고 얕은 호흡, 가슴에 통증, 두통이나 현기증, 근육에 통증을 느끼게 되는데 이 시기를 무엇이라 하는가?

① 사점
② 슬럼프
③ 세컨드 윈드
④ 러너스 하이

> **TIP** 사점에 대한 설명이다. 세컨드 윈드는 사점 때의 고통을 참고 지나면 땀이 나면서 혈액 속의 젖산이 제거되고 심장의 심박출량의 증가로 인한 혈액량이 증가하여 호흡이 부드럽게 됨으로써 편안하게 운동을 할 수 있다.

20 산-염기 평형의 호흡성 조절에 대한 설명으로 틀린 것은?

① 강한 운동을 하면 젖산과 H^+이 생성되고 축적된다.
② 체내는 약 7.4의 약알칼리를 나타내고, 수소 이온 농도가 높아지면 조직 수준은 산성화가 된다.
③ 체내의 3가지 중요한 화학적 완충물질은 중탄산염 이온, 인산, 그리고 단백질이다.
④ 수소 이온 농도의 증가는 호흡 중추를 자극하지 못해 환기량을 감소시킨다.

> **TIP** 수소 이온 농도의 증가는 호흡 중추를 자극해 환기량을 증가시킨다.

---

21 트레이닝을 통한 폐기능의 변화에 대한 설명으로 틀린 것은?

① 트레이닝 후 안정시는 변화 없고 최대 운동시 동정맥 산소차는 증가한다.
② 안정시와 최대 하운동 중의 호흡수는 감소한다.
③ 최대 운동시 1회 호흡량과 호흡수의 증가에 따라 최대환기량은 증가한다.
④ 폐활량은 약간 증가한다. 동시에 잔기량은 약간 감소한다.

----

22 손상을 받은 조직 부위나 혈관 내에 있는 이물질과 접촉하게 되면 파괴되어 트롬보플라스틴 등을 방출하여 혈액을 응고시키는 작용을 하는 요소는?

① 혈장   ② 적혈구
③ 백혈구   ④ 혈소판

----

23 운동에 대한 순환계의 반응과 적응에 대한 설명으로 틀린 것은?

① 최대 유산소 능력이 높을수록 심박출량도 높다.
② 확장 말기량이 크거나 수축 말기량이 작을 경우 1회 박출량이 커진다.
③ 운동강도에 따른 심박수의 증가는 부교감신경 충격의 증가에 의해 이루어진다.
④ 정맥 환류량이 증가하면 이완기 용량이 증대하고 심실수축력이 증대한다.

24 운동 중 혈압 상승의 원인이 아닌 것은?

① 혈액량 감소
② 1회 박출량 및 심박수의 증가
③ 혈액의 점도 증가
④ 말초 저항의 증가

----

25 열순응 과정을 거치지 않고 고온다습한 날씨에 갑자기 노출되거나 격렬한 트레이닝 중에 주로 발생하는 질환은?

① 열경련   ② 열탈진
③ 열사병   ④ 심장마비

----

26 물속 깊은 곳에 2~3개의 공기탱크를 소비할 정도로 장시간 동안 잠수해 있다가 빠른 속도로 올라오면 체액에 녹아 있던 질소가 빠져나올 때 체액이나 조직 내에 공기방울이 형성되는 현상은?

① 공기색전   ② 기흉
③ 감압증   ④ 항공성 중이염

TIP 감압증(밴드증상)에 의한 통증은 기포가 형성된 후 4 ∼ 6시간 이내에 나타나는 것이 보통이며 관절, 건, 인대 등에 나타난다.

27 혈액속에 헤모글로빈과의 결합력이 산소보다 240배나 강해 헤모글로빈의 산소결합력을 감소시켜 결국 폐에서 조직으로의 산소운반량을 저하시키는 오염물질은?

① 일산화탄소   ② 이산화탄소

③ 이산화항   ④ 이산화질소

TIP 도심지역에서 가장 많이 배출되는 오염물질은 일산화탄소이다. 일산화탄소는 산소보다 240배나 강해 헤모글로빈의 산소결합력을 감소시켜 결국 폐에서 조직으로의 산소운반량을 저하시킨다.

28 인체운동에 관한 다음 설명에서 ( ) 안에 들어갈 단어를 올바른 순서대로 짝지어 놓은 것은?

> ( ) 에너지를 ( ) 에너지로 전환시키는 생체 에너지 과정은 연속적인 화학작용에 의하여 조절된다.

① 화학적 – 기계적

② 기계적 – 화학적

③ 물리적 – 전기적

④ 전기적 – 물리적

TIP 화학적 에너지를 기계적 에너지로 전환시키는 생체 에너지 과정은 연속적인 화학작용에 의하여 조절된다.

29 괄호 안에 가장 적합한 단어를 순서대로 표기한 보기를 선택하시오.

> 운동생리학은 운동 중 생명체가 어떻게 생리학적으로 반응하는가를 관찰하는 학문이다. 그러므로 운동이라는 (㉠)을(를) 이용하여 인체가(를) (㉡)하는 과정을 생리학적으로 관찰함과 동시에 인체가 궁극적으로 어떻게 변화하는지를 연구하는 학문이다. 그러나 21세기에 접어들면서 운동생리학의 연구영역은 인체의 (㉢)(이)라는 생리학적 수준에서 점차 진화하여 (㉣)와(과) 신호전달체계 및 단백질 합성 및 발현이라는 세포생물학 또는 분자생물학 분야로 진화하고 있다.

① ㉠ 자극, ㉡ 적응, ㉢ 기관, ㉣ 조직

② ㉠ 적응, ㉡ 자극, ㉢ 세포, ㉣ 조직과 기관

③ ㉠ 자극, ㉡ 적응, ㉢ 조직과 기관, ㉣ 세포

④ ㉠ 적응, ㉡ 자극, ㉢ 조직과 기관, ㉣ 세포

TIP 운동생리학이란 일회적이거나 반복적인 운동으로 초래되는 생리기능적 변화와 그 변화의 원인을 설명하기 위한 학문이다. 즉 여러 가지 형태의 운동으로 인해 야기되는 인체의 반응과 적응에 대해 그 원인을 규명하고, 그러한 반응과 적응이 인체의 기능적 측면, 주로 수행력과 건강 등에 어떠한 생리적 의미를 갖는지 연구하는 것이 운동생리학이다. 운동생리학은 운동 중 생명체가 어떻게 생리학적으로 반응하는가를 관찰하는 학문이다. 그러므로 운동이라는 자극을 이용하여 인체가 적응하는 과정을 생리학적으로 관찰함과 동시에 인체가 궁극적으로 어떻게 변화하는지를 연구하는 학문이다. 그러나 21세기에 접어들면서 운동생리학의 연구영역은 인체의 조직과 기관이라는 생리학적 수준에서 점차 진화하여 세포와 신호전달체계 및 단백질 합성 및 발현이라는 세포생물학 또는 분자생물학 분야로 진화하고 있다.

Answer   21.①   22.④   23.③   24.①   25.②   26.③   27.①   28.①   29.③

30 체중이 80kg인 사람이 분당 10MET로 10분간 조깅했을 때의 운동소비 칼로리는 대략 얼마인가?

① 130kcal
② 140kcal
③ 150kcal
④ 160kcal

> **TIP** 1MET = 3.5ml/kg/min 이다. 10MET = 35ml/kg/min이다. 문제에서 80kg 사람이 분당 10MET로 10분간 운동했을 때 산소섭취량은 80kg × 10min × 35ml/kg/min이 된다. 이를 계산하면 28,000ml가 되고 L로 환산하면 28L가 된다. 산소 1L는 5Kcal를 소비하게 하므로 28L × 5kcal은 140Kcal이 된다.

31 유산소시스템에 대한 설명으로 옳지 않은 것은?

① 일부 아미노산은 크렙스회로로 직접 진입할 수 있다.
② 이 과정은 크게 크렙스회로와 전자전달계로 구분된다.
③ 이 과정은 세포 내 소기관인 골지장치에서 산소를 이용하여 일어난다.
④ 크렙스회로는 주로 시트르산 탈수소효소에 의해 조절된다.

> **TIP** ATP의 유산소적 생산은 미토콘드리아에서 만들어지며 크렙스 사이클과 전자전달계의 대사경로들이 상호 협력하여 이루어진다.

32 1회 박출량(Stroke Volume)을 조절하는 요인이 아닌 것은?

① 심실이완기말 혈액량
② 평균 대동맥혈압
③ 폐활량
④ 심실수축력

> **TIP** 1회 박출량 = $\dfrac{\text{심박출량}}{\text{심박수}}$
>
> 폐활량을 제외하고는 심박출량에 영향을 끼친다. 심박출량의 영향은 1회 박출량에도 영향을 끼친다.

33 점증부하운동으로 유산소성 기능을 비교하려고 한다. 비훈련자와 비교하여 유산소성 트레이닝으로 단련된 훈련자의 생리학적 현상은?

① 젖산역치가 늦게 발생
② 동일운동 강도에서 높은 심박수
③ 운동지속시간의 감소
④ 최대산소섭취량이 낮게 발생

> **TIP** 단련자의 생리학적 현상은 안정시, 최대하 운동시, 최대 운동시 모두 인체의 효율성을 증가시키는 변화가 있다. 모세혈관 밀도, 미토콘드리아 수의 증가, 유리지방산 활용도 증가, 젖산에 대한 완충능력(역치점 증가), 포도당 절약효과 등이 있다. 보기에서 '①'을 제외한 나머지는 운동 강도에서 단련자는 낮은 심박수를 기록하게 되고 운동지속시간은 증가되며 최대산소섭취량은 높게 발생될 것이다.

34 에너지 대사 측면에서 탄수화물과 지방의 특성으로 관련이 없는 설명은?

① 지방은 산화를 통한 ATP 생산을 위하여 반드시 산소가 필요하다.
② 1그램의 지방은 약 9kcal의 열량을 생산한다.
③ 포도당 1분자와 비교하여 지방 1분자가 생산하는 ATP의 양이 적다.
④ 탄수화물은 높은 운동 강도에서 지방보다 선호되는 에너지원이다.

> **TIP** 유산소적 과정에 의한 탄수화물 한 분자의 분해로부터 근세포는 36ATP, 심장근은 38ATP가 생성되고, 지방의 분해에 의해서는 지방산의 종류에 따라 130∼147ATP가 얻어진다. 단위 무게(1g)당 ATP 생성량도 지방이 탄수화물에 비해 2배 이상이다. 또한 탄수화물의 인체내 주 저장소는 근육, 간, 혈액인데, 그 저장량은 매우 적어서 장시간 동안 활동의 주 에너지원으로 이용할 수 없으나, 지방은 인체 내에 거의 무한정 에너지원으로 동원할 수 있다.

35 우리 몸의 균형과 평형을 담당하는 주요 기관은?

① 망상체　　　　　② 대뇌

③ 척수　　　　　　④ 전정기관

TIP 소뇌는 신체 평형과 자세의 조정, 운동의 조절에 이바지하는 기관이고 전정기관은 귀의 가장 안쪽에 있는 내이에 위치하며 몸의 균형을 담당하는 평형기관이다.

36 뉴런의 전기적 활동에 대한 설명으로 바르지 않은 것은?

① 흥분성 신경전달물질은 세포막을 탈분극 시키는 작용을 한다.

② 억제성 신경전달물질은 세포막을 과분극 시키는 작용을 한다.

③ 탈분극이 발생되면 세포막 내의 나트륨이 밖으로 나가면서 활동전위가 발생된다.

④ 안정시 막전압으로 돌아오려면 Na－K펌프가 작동되어야 한다.

TIP ③ 나트륨이 밖으로 나가는 것이 아니라 안으로 유입된다.

탈분극에 의해 발생하는 막전압을 활동전압이라고 한다. 활동전압이 발생한 신경섬유의 부분은 나트륨의 유입으로 세포내 하전이 음성에서 양성으로 바뀌었지만, 인접한 안정부분은 전기적으로 음성이어서 전류는 섬유 안의 ＋부분에서 －부분으로 흐르게 된다. 활동전압이 최곳값(약 ＋30mV)에 도달함과 동시에 전압변화에 민감한 세포막의 칼륨통로가 열리면서 세포 안의 칼륨이 세포 밖으로 확산되어 나간다. 칼륨이 세포 밖으로 나가면 세포막 안쪽은 다시 음극상태로 돌아가는데 탈분극에 이어서 세포막 안쪽이 다시 음극으로 돌아가는 현상을 재분극이라고 한다.

37 중추신경계에 속해 있으며 뇌의 역할을 조절하는 중요한 역할을 수행하며, 갈증, 체온조절, 혈압, 수분 균형 및 내분비계의 활동 등을 조절하면서 항상성을 유지하는 역할을 하는 부위는?

① 척수　　　　　　② 시상하부

③ 소뇌　　　　　　④ 대뇌피질

TIP 시상하부 주요 기능은 신체 내부 환경에 영향을 미치는 거의 모든 과정을 조절함으로써 항상성 유지를 담당하고 자율신경계(혈압, 심박수, 수축성, 호흡, 소화 등)를 조절하며 체온, 체액 균형, 감정, 갈증, 음식 섭취, 수면주기 등을 조절한다.

38 인체 근육조직은 여러 가지 조직으로 결합되어 있다. 근육의 구조를 올바르게 나열한 것은?

① 근섬유 > 근원섬유 > 필라멘트 > 근다발

② 근원섬유 > 필라멘트 > 근다발 > 근섬유

③ 필라멘트 > 근다발 > 근섬유 > 근원섬유

④ 근다발 > 근섬유 > 근원섬유 > 필라멘트

TIP 근육은 근섬유로 구성되어 있고, 근섬유는 근원섬유로, 근원섬유는 근세사, 근세사에는 액틴과 마이오신 필라멘트가 있다.

39 운동강도의 증가에 따라 동원되는 근섬유 유형의 순서로 올바른 것은?

① FTa → FTx → ST　　② FTx → FTa → ST

③ ST → FTa → FTx　　④ ST → FTx → FTa

TIP 운동단위가 작을수록 먼저 동원되고 운동단위가 클수록 나중에 동원된다. 지근섬유로 이루어진 운동단위는 속근섬유 운동단위보다 작기 때문에 지근섬유가 먼저 동원되고 속근섬유가 뒤에 동원된다.

Answer　30.② 31.③ 32.③ 33.① 34.③ 35.④ 36.③ 37.② 38.④ 39.③

40 '근육의 길이가 길어지면서도 힘을 발휘할 수 있는 수축'은?

① 단축성 수축   ② 영적 수축

③ 신장성 수축   ④ 정적 수축

TIP 등장성 수축에는 단축성 수축과 신장성 수축이 있다. 단축성 수축은 수축하는 동안 근이 짧아지며 신장성 수축은 장력이 발생하는 동안 근의 길이가 길어지는 것이다.

41 다음 중 근원섬유에서 근수축을 활성화시킬 수 있도록 칼슘이온이 접착하는 부위는?

① 액틴   ② 마이오신

③ 트로포닌   ④ 트로포마이오신

TIP 트로포닌은 얇은 세사 내 트로포마이오신의 끝 부위에 위치하고 액토마이오신의 Ca^{++} 농도 변화에 감수성을 가지게 하는 물질로, 마이오신과의 결합을 조절하는 기능을 한다. 유리된 칼슘이 부족할 때는 마이오신 십자형 교를 억제하여 액틴과 마이오신이 결합되지 않게 한다.

42 지구성 훈련을 통하여 기대할 수 있는 근섬유내의 생화학적 변화로 관련성이 없는 것은?

① 근섬유 내 모세혈관의 밀도가 증가하여 산소, 이산화탄소 및 포도당과 같은 화학물질의 확산 및 이동거리가 짧아진다.

② 근섬유의 모세혈관 밀도는 Type I 보다는 Type II 근섬유에서 더욱 현저하게 증가한다.

③ 미토콘드리아 내의 유산소성 효소의 증가가 이루어지기에 크렙스 사이클 및 전자전달계의 효율성이 좋아진다.

④ 미오글로빈의 농도가 증가하여 근육 내 산소 운반 능력이 좋아진다.

TIP 지근(적근, ST, Type I), 속근(백근, FT, Type II) 두 가지 섬유 형태 모두 유산소성 능력이 증가되나 선택적인 근비대는 지근섬유에서 더욱 증가한다.

43 운동단위와 관련된 다음 설명 중 관련성이 낮은 보기는?

① 운동단위는 운동신경과 운동신경이 지배하는 모든 근섬유를 뜻한다.

② 1개의 운동단위는 여러 개의 근섬유를 지배할 수 있다.

③ 하나의 운동단위가 동시에 지근과 속근섬유의 수축에 영향을 미친다.

④ 속근섬유는 지근섬유에 비해 운동단위의 수가 적다.

TIP 속근섬유가 지근섬유에 비해 수축 속도가 빠른 이유
ㄱ 신경세포의 세포체가 크다.
ㄴ 신경세포의 신경섬유의 직경이 크다.
ㄷ 신경세포의 축삭이 더 발달해 있다.
ㄹ 신경세포가 지배하는 근섬유 수가 지근보다 많다.
ㅁ 근섬유의 근형질세망이 지근에 비해 발달해 있다.
ㅂ ATPase가 지근에 비해 빠른 기전을 가지고 있다.

44 부신수질에서 분비되는 호르몬의 80%를 차지하는 것은?

① 에피네프린

② 무기질 코르티코이드

③ 당질 코르티코이드

④ 성 스테로이드

TIP 부신수질의 교감신경계에 의해 자극되면 부신수질에서 에피네프린(80%), 노르에피네프린(20%)이 분비된다.

45 카테콜아민(Catecholamine)을 의미하는 두 가지 호르몬으로 바르게 연결된 것은?

① 인슐린(insulin) – 글루카곤(glucagon)
② 코르티솔(cortisol) – 티로신(tyrosine)
③ 아드레날린(adrenaline) – 코르티솔(cortisol)
④ 에피네프린(epinephrine) – 노르에피네프린 (norepinephrine)

TIP 부신수질 호르몬에 속한 카테콜아민(에피네프린, 노르에피네프린)을 말한다.

46 제2형 당뇨(type-2 diabetes)의 원인으로 알려지고 있는 주된 호르몬은?

① 카테콜아민(catecholamine)
② 인슐린(insulin)
③ 글루카곤(glucagon)
④ 코르티솔(cortisol)

TIP 인슐린의 가장 잘 알려진 역할은 세포막을 가로지르는 포도당의 확산과정에서 발휘된다. 인슐린의 부족은 조직에서 포도당을 흡수하지 못하기 때문에 혈장 내 포도당 축적을 야기한다. 혈장 포도당 농도가 높으면 신장에서 재흡수 과정이 과부하 되어 다량의 수분과 함께 포도당이 소변으로 빠져나가서 다량의 수분을 섭취하게 된다. 이 상태를 당뇨병이라고 부른다.

47 뇌하수체 전엽에서 분비되는 성장호르몬의 기능에 대한 설명으로 적합하지 않은 것은?

① 간 조직의 글리코젠 분해 자극
② 간 조직의 당신생과정 자극
③ 지방조직으로의 당 이동 제한과 지방 동원자극
④ 단백질 합성 및 골 성장 자극

TIP ① 글루카곤에 대한 설명이다.
글루카곤은 인슐린과는 반대로 간의 글리코젠 분해 그리고 글루코스 신생 합성을 촉진시킨다. 따라서 혈장 글루코스 농도를 증가시킨다. 성장호르몬은 혈장포도당의 이용을 감소시키기 위해 인슐린 활성을 억제, 단백질 합성 속도 증가, 지방 동원과 지방 에너지 사용 증가, 성장호르몬은 운동 중 지방조직에서 지방산의 활용을 증가시켜 혈중 포도당 수준을 유지하도록 한다. 완전하게 성장할 때까지 인체 모든 조직의 발달과 크기 증가를 촉진, 유산소 운동 중 상승(운동 강도에 비례), 단백질 합성 속도 증가, 지방 동원과 지방 에너지 사용 증가, 탄수화물 사용 속도를 감소시킨다.

48 일회성 운동 시 호르몬 반응에 대한 설명으로 올바르지 않은 것은?

① 카테콜아민의 혈중 농도는 운동강도에 비례하여 증가한다.
② 인슐린의 혈중 농도는 운동지속시간에 비례하여 증가한다.
③ 글루카곤의 혈중 농도는 운동지속시간에 비례하여 증가한다.
④ 코르티솔의 혈중 농도는 운동지속시간에 비례하여 증가한다.

TIP 카테콜아민, 글루카곤, 코르티솔, 성장호르몬과 인슐린은 길항작용을 한다. 인슐린은 운동지속시간에 비례하여 감소된다.

49 장기간 유산소 트레이닝이 비만인의 혈액성분에 미치는 영향이 아닌 것은?

① 혈중 중성지방 감소
② 혈중 저밀도 지단백(Low Density Lipoprotein : LDL) 콜레스테롤 감소
③ 혈중 고밀도 지단백(High Density Lipoprotein : HDL) 콜레스테롤 증가
④ 혈중 총 콜레스테롤 증가

> **TIP** 비만인의 경우라는 가설이 존재하므로 운동을 하게 되면 저밀도 지단백 콜레스테롤의 감소가 월등히 높을 것으로 가정할 수 있다. 그러므로 총 콜레스테롤은 감소할 것으로 예상할 수 있다.

50 인체 운동에 따른 신체적응에 대한 설명으로 올바른 것은?

① 단련자는 비단련자보다 최대 심박출량이 높게 나타난다.
② 단련자는 비단련자보다 동일조건의 운동에서 심박수가 높게 나타난다.
③ 단련자는 비단련자보다 안정시 심박수가 높게 나타난다.
④ 단련자는 비단련자보다 최대 심박수가 낮게 나타난다.

> **TIP** 최대하운동을 수행할 때 단련자의 심박출량이 비단련자의 피험자와 동일하거나 약간 낮다. 이것은 인체 효율성이 증대되었기 때문이다. 트레이닝을 통해 미토콘드리아의 수나 크기가 증가하고 산화효소가 발달하면, 미토콘드리아당 필요한 산소는 훈련 전과 비교했을 때 훈련 후에는 일정 최대하운동 강도에 대해서 더 적게 사용된다. 그러나 최대운동 일때는 1회 박출량의 증가로 최대 심박출량이 증가된다.

51 혈관의 직경이 큰 것에서 작은 것 순으로 바르게 나열한 것은?

① 대동맥 > 세동맥 > 소동맥 > 모세혈관
② 대동맥 > 소동맥 > 모세혈관 > 세동맥
③ 대동맥 > 모세혈관 > 소동맥 > 세동맥
④ 대동맥 > 소동맥 > 세동맥 > 모세혈관

> **TIP** 체순환은 좌심실 → 대동맥 → 조직(가스교환) → 대정맥 → 우심방으로 순환되는데 여기서 대동맥이 가장 크고 소동맥 - 세동맥 - 모세혈관 순으로 혈관의 직경이 작아진다. 산소가 이동되며 각 조직에서 가스교환을 하고 정맥의 역순(세정맥 - 소정맥 - 대정맥)으로 올라가 우심방으로 들어간다.

52 젊은 성인의 스포츠심장에 대한 설명으로 옳지 않은 것은?

① 심장의 이완기 연장
② 안정 시 심박수의 감소
③ 최대심박출량의 증가
④ 심장자체의 산소소비량 증가

> **TIP** 심근산소소비량은 수축기 혈압에 심박수를 곱한 값으로 스포츠심장이 된 훈련자는 서맥(박동수가 느려짐)이 일어나고 그에 따라 심근산소소비량도 줄어든다.

53 다음 중 안정시 및 최대운동시 혈중가스분압의 변화로 바르지 않은 것은?

① 단련자가 일반인보다 활동근 정맥혈에서의 산소분압이 더욱 높게 나타난다.
② 단련자가 일반인보다 산소를 추출하여 운동을 수행하는 능력이 높다.
③ 단련자는 일반인에 비해 동정맥 산소차가 크게 나타난다.
④ 단련자는 일반인과 비교해 동맥혈 산소함량에는 큰 차이가 없다.

54 다음 중 호흡활동에 대한 설명이 맞지 않는 것은?

① 횡격막이 수축하여 가슴안(흉강)이 확장된다.
② 바깥갈비사이근(외늑간근)이 수축하여 가슴안(흉강)이 수축한다.
③ 흉강의 확장에 의해 허파꽈리(폐포)의 내압이 감소한다.
④ 허파쪽 가슴막(장측늑막)과 벽쪽가슴막(벽측늑막)이 서로 밀착하여 흉강이 확장된다.

55 심근산소소비량에 대한 설명으로 가장 올바른 것은?

① 운동으로 인한 심장발작을 모니터하기 위한 수단으로 측정한다.
② 심근산소소비량은 운동강도에 비례하여 증가한다.
③ 심근산소소비량은 수축기 혈압과 심박수에 의해서 결정된다.
④ 위(①, ②, ③) 모두

56 고지대 환경에서 시합 시, 경기력의 저하가 가장 크게 나타나는 종목은?

① 100m
② 200m
③ 400m
④ 마라톤

57 운동기술 관련 체력(skill-related fitness) 요소가 아닌 것은?

① 민첩성
② 순발력
③ 신체조성
④ 스피드

58 혈압을 상승시키는 요인이 아닌 것은?

① 혈액량 증가
② 혈관저항 증가
③ 혈관탄성 증가
④ 1회 박출량 증가

Answer 49.④ 50.① 51.④ 52.④ 53.① 54.② 55.④ 56.④ 57.③ 58.③

59 주 에너지 공급 시스템이 다른 종목은?

① 100m 달리기　　② 800m 수영
③ 다이빙　　　　　④ 역도

TIP ② 개인차는 존재하지만 해당과정(젖산시스템)을 이용하며, ①③④ ATP-PCr 시스템을 활용하는 에너지 공급 체계이다.

60 〈보기〉에서 괄호에 들어갈 명칭은?

> 〈보기〉
>
> 미국 운동생리학의 역사는 1920년대 호흡생리학의 권위자인 핸더슨(L. Henderson)이 설립한 (　　)에서 시작 되었으며, 이곳에서 최대산소 섭취량과 산소부채, 탄수화물과 지방대사, 환경생리학, 임상생리학, 노화, 혈액 및 체력 등 여러 분야의 연구가 수행되었다.

① 하버드피로연구소(Harvard Fatigue Lab.)
② 아우구스트크로그연구소(August Krogh Lab.)
③ 크리스티안보어연구소(Christian Bohr Lab.)
④ 카롤린스카연구소(Karolinska Institute)

TIP 하버드피로연구소는 핸더슨이 경영대 내 설치했으며 Dill이 연구책임자였다. 산업유해물질이 신체에 미치는 생리적 현상을 연구하였고, 주로 운동 및 환경생리학과 관련된 연구영역으로서 현대생리학지식의 근간이 되었다.

61 안정 시 폐용적과 폐용량의 개념에 대한 설명으로 옳지 않은 것은?

① 1회 호흡량(Tidal Volume) : 안정 시 호기 후 최대 흡기량
② 기능적 잔기량(Functional Residual Capacity) : 안정 시 호기 후 폐의 잔기량
③ 폐활량(Vital Capacity) : 최대 흡기 후 최대 호기량
④ 총폐용적(Total Lung Capacity) : 최대 흡기 시 폐내 총 가스량

TIP ① 1회 호흡량 : 안정시 호기 후 안정된 상태의 흡기량

62 고지환경에 단기간 노출되었을 때 나타나는 생리적 반응으로 옳지 않은 것은?

① 혈압 감소
② 호흡수 증가
③ 심박수 증가
④ 심박출량 증가

TIP 고지환경의 압력 차이의 변화로 인해 혈압이 증가하는 현상이 나타난다.

63 〈보기〉에서 에너지 공급 시스템에 관한 옳은 설명만으로 묶인 것은?

> **〈보기〉**
> ㉠ 유산소 대사는 주 에너지 공급원으로 글루코스 외에도 유리지방산이 많이 이용되며 장시간의 운동을 수행할 때 주로 사용된다.
> ㉡ 유산소 대사는 미토콘드리아에서 크렙스회로(Krebs cycle)와 전자전달계(Electron Transport Chain)를 통해 이루어진다.
> ㉢ ATP-PCr 시스템은 빠르게 에너지를 공급하며, 마라톤과 같은 장시간 지속되는 운동의 주 에너지 시스템이다.
> ㉣ 피루브산은 무산소성 해당과정에서 생성되는 물질이다.

① ㉠, ㉡, ㉢
② ㉡, ㉢, ㉣
③ ㉠, ㉢, ㉣
④ ㉠, ㉡, ㉣

TIP ATP-PCr 시스템은 빠르게 에너지를 공급하며, 마라톤보다는 100m 단시간 고강도 운동의 주 에너지 시스템으로 활용된다.

64 심혈관계의 주 기능이 아닌 것은?

① 산소 운반
② 체액균형 조절
③ 대사노폐물 제거
④ 감각정보 전달

TIP 감각정보 전달은 신경계통의 고유 기능이다.

65 신경세포에서 전기적 신호 전달// 순서로 옳은 것은?

① 신경자극 → 수상돌기 → 세포체 → 축삭 → 축삭종말
② 신경자극 → 세포체 → 수상돌기 → 축삭 → 축삭종말
③ 신경자극 → 축삭 → 세포체 → 수상돌기 → 축삭종말
④ 신경자극 → 수상돌기 → 축삭 → 세포체 → 축삭종말

TIP 신경세포 전기적 신호 전달 순서 … 신경자극 → 수상돌기 → 세포체 → 축삭 → 축삭종말

66 근섬유의 구조와 기능에 대한 설명으로 옳지 않은 것은?

① 근형질세망(sarcoplasmic reticulum) : 칼슘 저장
② 가로세관(transverse-tubule) : 산·염기 평형 유지
③ 근형질(sarcoplasm) : 글리코겐과 마이오글로빈 저장
④ 근초(sarcolemma) : 뼈에 부착된 건과 융합

TIP ② T세관이라 많이 지칭하며, 신경세포로부터의 활동전위를 근섬유에 빠르게 전달할 수 있도록 하는 기능을 한다.

67 뇌(brain)에서 〈보기〉의 기능을 모두 가진 영역은?

〈보기〉

㉠ 골격근 기능의 조절
㉡ 근 긴장 유지
㉢ 심혈관계와 호흡계의 기능조설
㉣ 의식상태의 결정(각성과 수면)

① 사이뇌(간뇌, diencephalon)
② 소뇌(cerebellum)
③ 바닥핵(기저핵, basal ganglia)
④ 뇌줄기(뇌간, brainstem)

TIP 뇌간은 중뇌, 교, 연수를 모두 포함하고 있다.
㉠ 뇌간 : 흩어져 있어 중추신경의 모든 지역으로부터 정보를 받아들여 통합하며 골격근활동을 조절하는 상위 뇌중추와 함께 작용한다.
㉡ 중뇌 : 뇌와 척추를 연결하고 눈 동작의 반사 중로로서 기능을 발휘한다.
㉢ 교
  • 호흡을 지배하며, 얼굴과 머리의 감각기능과 이의 반사중추 역할을 한다.
  • 평형 감각과 청각의 기능을 담당한다.
㉣ 연수
  • 심장혈관운동과 호흡의 중추로 생존의 중추역할을 한다.
  • 구토, 기침, 딸국질, 재채기, 삼키는 것 등의 반사중추이다.
  • 뇌와 척추 간의 연결관이 연수를 지나기 때문에 감각과 운동에도 많은 역할을 한다.
  • 추체로를 통해 지각신경과 운동신경이 엇갈려 올라가고 내려온다.

---

68 〈보기〉의 괄호에 들어갈 용어를 바르게 연결한 것은?

〈보기〉

체액(혈압) 감소→간에서 안지오텐시노겐 분비→신장에서 분비된 (㉠)이/가 안지오텐시노겐을 안지오텐신-I으로 전환→(㉡)이/가 안지오텐신-I을 안지오텐신-II로 전환→안지오텐신-II가 부신피질로부터 (㉢)의 생성 및 분비→분비된 (㉢)이/가 신장의 세뇨관에서 수분 및 전해질의 재흡수 촉진→체액(혈압) 증가

① ㉠ 레닌 – ㉡ 알도스테론 – ㉢ 안지오텐신 전환효소
② ㉠ 레닌 – ㉡ 안지오텐신 전환효소 – ㉢ 알도스테론
③ ㉠ 안지오텐신 전환효소 – ㉡ 레닌 – ㉢ 알도스테론
④ ㉠ 안지오텐신 전환효소 – ㉡ 알도스테론 – ㉢ 레닌

TIP 신장에서의 혈압감소 혹은 신장에 대한 교감신경계의 증가된 활성화는 신장의 특수세포들을 자극하여 레닌이라는 효소를 분비한다. 레닌은 혈장으로 들어가서 레닌의 기질을 앤지오텐신 I 로 전환시킨다. 앤지오텐신 I 은 다시 폐에서 전환효소에 의해 앤지오텐신 II 로 전환된다. 이것은 알도스테론 분비를 자극하여 소디움의 재흡수를 증가시킨다.

69 〈보기〉의 괄호에 들어갈 용어를 바르게 연결한 것은?

> **〈보기〉**
>
> 인체는 다음의 3가지 대사 경로를 통해 ATP 를 생성한다. (㉠)과 (㉡)은/는 산소 없이도 일어날 수 있기 때문에 무산소 대사로 구분되며, (㉢)은 산소를 필요로 하기 때문에 유산소 대사로 구분된다.

① ㉠ 산화 시스템 – ㉡ ATP – PCr 시스템 – ㉢ 해당과정(젖산 시스템)

② ㉠ ATP – PCr 시스템 – ㉡ 해당과정(젖산 시스템) – ㉢ 산화 시스템

③ ㉠ 해당과정(젖산 시스템) – ㉡ 베타 산화 – ㉢ ATP – PCr 시스템

④ ㉠ ATP – PCr 시스템 – ㉡ 베타 산화 – ㉢ 해당과정(젖산 시스템)

···

TIP ㉠ ATP–PCr – 무산소성 대사작용 가능
㉡ 해당과정 – 무산소성 대사작용 가능
㉢ 산화 시스템 – 유산소성 대사작용 가능

70 〈보기〉의 괄호에 들어갈 용어를 바르게 연결한 것은?

> **〈보기〉**
>
> 걷기와 같은 저강도 운동 중에는 주로 (㉠) 가 동원되며, 달리기와 같은 더 높은 강도의 운동 중에는 추가적으로 (㉡)가 동원된다. 나아가 전력질주와 같은 최고 강도의 운동 시에는 (㉢)가 최종적으로 동원된다.

① ㉠ 속근섬유(Type IIa) – ㉡ 속근섬유(Type IIx/IIb) – ㉢ 지근섬유(Type I)

② ㉠ 속근섬유(Type IIx/IIb) – ㉡ 속근섬유(Type IIa) – ㉢ 지근섬유(Type I)

③ ㉠ 지근섬유(Type I) – ㉡ 속근섬유(Type IIa) – ㉢ 속근섬유(Type IIx/IIb)

④ ㉠ 지근섬유(Type I) – ㉡ 속근섬유(Type IIx/IIb) – ㉢ 속근섬유(Type IIa)

···

TIP ㉠ 지근섬유 – 저강도 장시간
㉡ 속근섬유a – 중강도 단시간
㉢ 속근섬유b – 고강도 단시간

Answer 67.④ 68.② 69.② 70.③

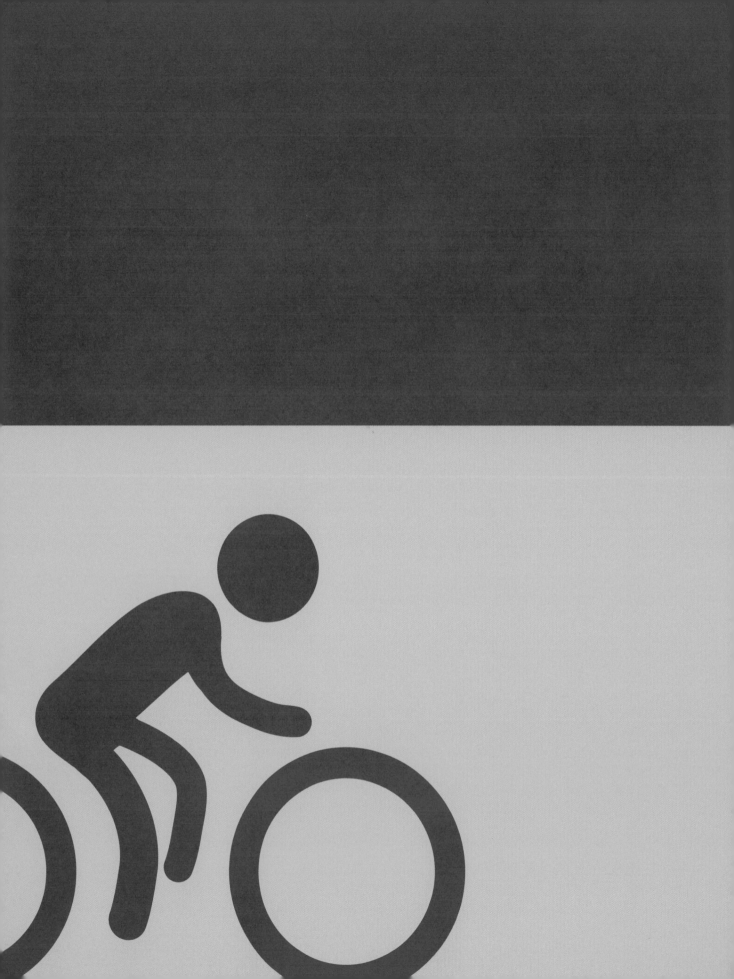

스포츠
사회학

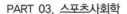

01 스포츠사회학의 이해

01 〈 스포츠사회학의 의미

(1) 스포츠사회학의 정의 ✓자주출제

① Kenyon & Loy … 스포츠의 맥락에서 인간의 사회행동의 법칙을 규명하는 학문이다.

② MePherson … 스포츠사회학은 사회학의 하위 분야(분과 과학)로서 사회행동의 과정과 유형을 스포츠의 맥락에서 설명하고 특정 조건 하에서의 인간 행동을 예측하며 그 이해를 촉진하는 학문이다.

③ Leonard … 스포츠사회학은 스포츠의 현상에 사회학적 개념, 특히 그 가운데서도 사회구조와 사회과정의 개념을 응용하여 연구하는 학문이다.

(2) 스포츠사회학의 연구 목적

① 스포츠사회학에 대한 관심은 스포츠 사회조직을 이해하고, 그 조직 내의 변화가 경기자와 관람자의 스포츠 경험 본질에 변화를 일으키는가에 초점이 맞추어져 있다.

② 보편적 수준에서 사회현상을 이해하려는 관심을 가진 사람과 그들의 지식을 활용하여 스포츠를 변화시키고 스포츠 경험의 이점을 극대화하기 위하여 스포츠 조직을 이해하려는 관심을 가진 사람들에게 연구의 기회를 마련해 준다.

(3) 스포츠의 정의

① **스포츠 활동의 형태**

　㉠ 복합적 신체기능은 협응성, 민첩성을 뜻하고, 신체기량과 신체발현은 속도, 근력, 지구력 또는 이 세 요소의 결합된 신체활동을 의미한다.

　㉡ 복합적 신체기능 또는 활발한 신체발현을 포함하지 않는 활동은 스포츠로 분류될 수 없는 것이다. 따라서 스포츠는 이와 같은 신체활동 유형이 일정 조건 하에서 일어나지 않으면 안된다.

② **스포츠 활동의 조건**

　㉠ 스포츠사회학은 비공식적, 비구조적 상황보다는 공식적, 조직적 상황에서의 신체활동을 중요시 한다.

　㉡ 왜냐하면 참가자의 행동이나 사회관계는 공식적, 조직적 장면에서 한층 강한 영향을 받아 변화하기 때문이다.

ⓒ 스포츠 현상은 제도화된 경쟁적 신체활동을 포함한다는 것이다.

ⓔ 스포츠를 제도화되고 경쟁적인 신체활동이라고 규정할 때 제도화의 요소는 일반적으로 다음과 같은 내용을 포함한다.

    ⓐ **활동의 규칙은 표준화되어 있다** : 게임의 규칙은 일련의 공식적 행동과 절차상의 지침 및 제약의 규정이다.

    ⓑ **규칙의 시행은 공인된 규제 기관에 의하여 대행된다** : 팀이나 개인의 운동수행을 각 경기대회별로 비교하려면 일정 규제 기관이 경기나 대회를 공식적으로 승인하고 표준화된 조건이 존재하며 규칙이 시행되는가를 책임질 필요가 있게 된다.

    ⓒ **활동의 조직적, 전문적 측면이 중요해진다** : 외적 규칙의 시행과 결합된 경쟁은 활동을 한층 더 합리화시킨다.

    ⓓ **경기 기능의 학습이 형식화 된다** : 활동의 조직과 규칙이 한층 복잡해지므로 이의 체계적 학습이 필수적으로 요구된다.

③ **스포츠의 정의**

    ㉠ 스포츠는 "내적 또는 외적 요인의 결합에 의하여 참가가 동기 유발된 개인에 의해서 이루어지는 활발한 신체 발현을 포함하거나 혹은 비교적 복합적 신체기능을 구사하는 제도된 경쟁적 활동"이다.

    ㉡ 스포츠의 정의는 흔히 조직 스포츠를 의미한다.

    ㉢ 결국 스포츠는 공인된 경기규칙과 표준화된 조건 하에서 대결하는 신체적 경쟁 활동이라 할 수 있다.

(4) 스포츠사회학 연구의 필요성 ✅자주출제

① **가족** … 가정생활에 방해가 되기도 하나 반대로 가족 전원의 화목을 도모할 수 있는 기회를 제공하여 준다.

② **교육** … 교육의 전반적인 수준에서 필수적으로 경험하는 정규 교육과정의 일부분이다.

③ **정치** … 정치 지도자들은 어떠한 형태로든지 스포츠와 관계를 맺음으로써 그들의 지위를 유지하며 강화하고 있는 것은 널리 알려진 사실이다. 모든 국가들은 스포츠를 국제정치 무대에서 그들의 명성이나 평판을 향상시키는 위상 제고의 수단으로 활용하여 왔다.

④ **경제** … 스포츠 경기의 입장료, 장비와 시설, 가입비 및 회비에 지출되는 통화량은 국가산업경제에 크게 영향을 미치고 있다.

⑤ **종교** … 스포츠를 통하여 포교 활동을 전개하기도 한다.

⑥ 자본주의 국가의 경우에 경제성의 발달을 촉진하고 있다.

⑦ 사회주의 국가의 경우에 있어서는 집단에 대한 협동심과 충성심을 고취시킨다고 믿는 초체제적 사회현상이다.

⑧ 스포츠는 사회과정과 사회관계의 연구를 위한 독자적인 배경을 제공하여 주고 있다. 즉 스포츠 팀은 집단 상호작용과 대규모 사회 조직(대기업체 또는 지자체)의 내면작용에 대한 연구를 위하여 매우 이상적인 환경을 제공한다(Bell).

⑨ 스포츠 활동과 스포츠 경기의 공기적 본질 또는 공익적 특성은 인간행동의 사회학적 이해와 관련된 많은 의문에 대한 정보에 쉽게 접촉할 수 있는 기회를 제공하고 있다.

02 〈 주요 스포츠사회학적 패러다임

(1) 기능 - 체계 패러다임

① 관리적-관료적 패러다임과 동일한 관점을 지니는 스포츠사회학의 지배적 패러다임 중 하나로서 사회의 하위체계들이 서로 그물처럼 연결되어 있는 것과 유사한 형태인 체계적 구조는 체계의 각 부분이 어떻게 체계의 욕구와 구성원의 욕구를 만족시키고 적절한 통합과 균형을 유지하는가에 관심을 갖는다.

② 사회체계가 당면하고 있는 적응, 공동목표의 성취, 신념과 태도 성향의 지속성, 유지, 통합, 조화와 같은 기능적 문제에 대하여 스포츠가 기여하는 바에 관심을 갖는다.

③ 사회질서와 사회체계를 사회분석의 기본 개념으로 간주하고 그의 안정 및 유지에 있어서 스포츠가 수행하는 역할에 초점을 맞춘다.

④ 한편 스포츠사회학이 그 지배적 패러다임으로서 기능-체계 패러다임을 채택하여 창출한 특정 연구 결과가 학문적 성숙도의 지표는 될 수 있으나 당면하는 모든 문제를 설명하는 패러다임이 될 수는 없다.

⑤ Hoch는 스포츠 기능-체계 패러다임이 지니고 있는 한계에 대하여 다음과 같은 세 가지 문제를 간과하고 있다고 비판하고 있다.
   ㉠ 소수 파워 엘리트에 의한 스포츠 지배
   ㉡ 스포츠에서의 각종 차별 및 불평등
   ㉢ 스포츠 제도의 존속 필요성

(2) 폭로 패러다임

① 기본적 가치들이 상충하는 사회적 조건, 그 가치들의 책임 소재를 밝히는 사회적 조건, 도덕적 무도함을 야기할 수 있는 사회적 조건을 체계 있게 정리하려는 사회과학적 경향을 의미한다.

② 사회적으로 저명한 사람들이 저지르는 불의를 파헤치는 것 뿐만 아니라 추문을 들춰 내고 이를 사회에 고발하는 데 관심을 가진다.

③ 예컨대, 약물 복용, 대교경기의 부정선수, 스포츠 조직의 관료주의적 성향, 인종차별, 성차별 등이 주요 관심의 대상이 된다.

④ 스포츠 상황을 비판적으로 분석·조사하여 다양한 사회문제를 발견하고 이의를 제기함으로써 교육적 기능을 수행한다.

⑤ 조직적 노력이란, 인간의 존엄성을 상실해 가면서까지 스포츠를 통하여 경제적 이윤을 추구하려는 가치체계의 자연스러운 산물이며 묵시적인 의도를 지닌 현실상황을 말한다.

⑥ 폭로적 스포츠사회학 연구방법에는 참여관찰, 민속 방법론, 사례연구, 역할 및 사례분석 등이 있다.

⑦ 한계
  ㉠ 연구자가 지니는 강력한 가치지향에 대한 과학적 객관성을 지키려 할 때 갈등이 발생할 가능성이 있다.
  ㉡ 단순히 서술적인 정리에 의해서는 체계적이고 누적된 지식의 골격을 형성하기가 어렵다.
  ㉢ 단지 충격적인 폭로는 가능하지만 사회문제를 해결하는 데는 실패할 가능성이 있다.

(3) 인간주의 – 실존 패러다임

① 폭로 스포츠사회학 패러다임과 밀접한 관계가 있다.

② 인간의 욕구와 목표의 추구 및 성취에 기여하려는 인간중심적인 사회학으로 설명하고 있다.

③ 실존적 인간주의자는 인간의 삶을 침해하는 현실문제에 대하여 깊은 관심을 가지는 사람으로 간주한다.

폭로적 스포츠사회학	인간주의 – 실존 스포츠사회학
스포츠와 관련된 사회 문제에 대한 정리에서부터 인과분석, 정책제시 등과 같이 특정 연구 및 실제적인 정책구현에 이르는 분석과정을 거치는 데 있다.	사회통제, 갈등, 착취, 타락, 퇴폐행위 등이 스포츠에 참여하는 개인과 어떻게 관련되는가에 대한 철학적 탐색에 관심을 기울인다.

④ 자유의 상실과 같은 운동선수의 생활을 침해하는 여러 제도적인 문제점에 대하여 관심을 기울일 뿐만 아니라, 스포츠 경험이 가져오는 자아실현의 잠재성 발견에도 초점을 두고 있다.

⑤ 인간주의 – 실존 스포츠사회학 패러다임의 연구방법은 스포츠 철학자들이 스포츠 경험의 본질을 밝히기 위하여 사용하고 있는 논리적이고 현상학적인 방법을 활용한다.

⑥ 인간주의 – 실존 스포츠사회학 패러다임의 세부 골격은 완전하다 할 수는 없으나 스포츠 세계에 참여하는 사람들의 사회적, 정서적 행복에 관심을 두고 있는 스포츠사회학자에게 유용한 시사를 제공할 수 있다는 점에서 그 의의가 있다 하겠다.

03 스포츠사회학의 주요 이론 ✔자주출제

(1) 구조기능주의 이론과 스포츠

① 구조기능주의 이론의 기본가정
  ㉠ 사회란 본질적으로 상호 관련되고 상호의존적인 제도로 구성되어 있으며 이들 사회제도는 전체 사회의 안정에 기여하고 있다고 간주한다.

ⓛ 사회의 항상성(균형) 유지와 존속을 위한 사회적 구성요소의 역할을 분석하는 것이다.

ⓒ 사회를 상호 관련된 부분의 조직화된 제도로 이해하고 어떠한 사회이든지 사회구성원은 동일한 가치관을 지니고 있으며, 사회의 주요 부분(가정, 교육, 경제, 정치, 종교, 스포츠)은 상호보완적이며 구성적 방법으로 조화를 이룬다고 가정한다.

ⓔ 사회를 유기체에 비유한다.

ⓜ 구조기능주의자는 다음의 네 가지 요인에 의존하여 특정 사회체계가 원활하게 유지·운영된다고 가정한다(Coakley).

    ⓐ 체계 내의 구성원이 자신의 생활을 영위하는 데 있어 꼭 필요한 기본적인 가치와 규범을 학습하는 방법이 필연적으로 존재하여야 한다. 이 방법은 체계의 효과적인 운영을 지속하는데 필수적인 것으로서 체계 구성원이 기꺼이 전수하려고 할 만큼 효과적이어야 한다. 그러나 이러한 개인의 감정, 사고 및 행위의 과정은 어느 정도의 좌절과 긴장을 수반한다. 따라서 체계 구성원이 그들의 좌절을 무해한 방법으로 발산하는 장치 또한 강구되어야 한다.

    ⓑ 체계는 사람을 결집시키고 사회관계의 망을 구축할 수 있는 다양한 사회적 기제(social mechanism)를 지녀야 한다. 이러한 기제는 체계를 효과적이고 능률적으로 유지하기 위한 통합과 결속, 그리고 사회관계 형성을 가능하게 한다.

    ⓒ 체계 속의 인간이 그들의 생활에 있어서 중요하다고 설정한 목적을 학습할 수 있는 방법이 존재하여야 한다. 더 나아가 이러한 목적을 사회적으로 공인된 수단을 통하여 성취할 수 있는 방법과 방법 선택의 우선순위가 존재하여야 한다.

    ⓓ 사회체계는 사회질서 유지에 필요한 합의와 유대를 와해시키지 않고 외부의 사회적, 물리적 환경 변화를 조정할 수 있는 기재를 포함하여야 한다.

ⓗ 위와 같은 네 가지 요인을 체계요구라 일컫는다. 사회 전체의 본질적 지향인 균형을 위하여 체제유지와 긴장해소, 통합, 목표성취 및 적응 등의 네 가지 기능을 수행한다는 것이다.

② **스포츠의 사회적 기능** … 구조기능주의적 접근에서는 스포츠가 체제유지 및 긴장처리, 통합, 목표성취, 그리고 적응에 기여하는 방법에 대하여 관심을 갖는다. ✔자주출제

    ㉠ 체제유지 및 긴장처리

        ⓐ 스포츠가 일반 대중에게 사회의 기본적 가치와 규범을 가르친다는 사실에 관심을 둔다.

        ⓑ 스포츠 참여가 일반 대중의 사고, 감정 및 행동양식에 미치는 영향에 주로 관심을 두고 접근한다.

        ⓒ 스포츠는 전체 사회의 규범과 가치를 개인에게 학습·내면화시킴으로써 사람들을 순응시키는 다양한 기능을 수행한다.

        ⓓ 스포츠의 주요 체제유지 기능을 기능주의적 관점에서 살펴보면 다음과 같다.

          • 경쟁적 스포츠는 참가자에게 높은 성취욕구를 고취시킴으로써 현대사회의 생산성을 제고시키는 역할을 수행한다.

          • 청소년의 성인 역할을 학습시켜 적자생존의 경쟁적인 냉혹한 현실 사회에서 살아남도록 잠재력을 제고해 준다.

ⓔ 스포츠는 행동을 규제하는 가치를 넓히고 강화하며 또한 현대사회의 각종 사회문제를 해결할 수 있는 용인된 방법을 확립하는 데 유익한 하나의 사회제도라고 할 수 있다.

ⓕ 스포츠는 사회질서를 유지하는 데 필요한 다양한 기능을 수행함으로써 체제유지에 기여한다.

ⓛ **사회통합** ✓자주출제

　ⓐ 스포츠가 사회적인 결속과 집단 화합에 기여하는 이유는 다음과 같은 스포츠의 단순, 명료한 활동 특성에서 연유한다(Coakley).

　• 경기의 개시와 종료가 일반 사회생활의 비해 단순하고 명료하다.

　• 상대방의 식별이 용이하다.

　• 승리라는 명확한 목표가 존재한다.

　• 스포츠는 경기의 승패를 점수로 제시하여 주기 때문에 결과가 명확하다.

　• 스포츠는 이와 같이 단순하고 명료한 활동이기 때문에 일반 대중이 이해하기가 용이하다.

　ⓑ 스포츠는 개인적으로 천차만별의 상이한 사회 성원에게 출신 성분에 관계없이 공통적인 감정을 유발시킴으로써 사회의 통합 및 일체감을 형성시킨다.

　ⓒ 스포츠 참가 집단에는 흔히 강한 정의적 유대가 형성된다.

ⓒ **목표성취**

　ⓐ 스포츠는 사회제도의 목적을 달성하는데 동원 가능한 수단을 합법화하고 그것을 재확인해 주는 기능을 지닌다.

　ⓑ 스포츠에서 강조하는 스포츠맨십 및 페어플레이 정신은 성취 지향적 현대사회에 있어서 목표 성취를 위한 합리적인 행동 규범을 제시하여 준다.

　ⓒ 스포츠 참가를 통하여 능력 발휘가 배양되는 스포츠맨십이나 페어플레이 정신은 스포츠와 일반사회가 공통적으로 추구하는 목표(승리 혹은 성공)를 성취하기 위한 전제 조건이 된다.

　ⓓ 스포츠의 목표성취 기능은 체제 유지와 관계된다.

　ⓔ 체제유지는 목표 성취를 보장하기 위한 사회적 기강이며 사회질서를 유지하는 기초가 된다.

ⓔ **적응**

　ⓐ 스포츠가 사회구성원에게 현실에 대한 적합한 사고, 감정, 행동양식을 학습시켜 사회성원으로서 차질 없이 생활하도록 돕는다고 주장한다.

　ⓑ 체계가 유지·존속하기 위해서는 사회질서 유지의 손상없이 외부적인 사회 및 자연환경을 변화시키는 기제가 필요하다.

　ⓒ 자연환경은 인간을 지배하는 물리적 환경을 의미한다.

　ⓓ 사회가 효과적으로 운영되기 위해서는 이와 같은 외부적인 사회·물리적 환경을 적절하게 변형하여 적응하려는 노력이 필요한데 이를 방어기제 또는 적응기제라고 한다.

③ **구조기능주의 이론의 한계**

　㉠ 스포츠의 긍정적 기능을 과장하고 있다는 점이다.

　㉡ 사회체계의 존속에 무용(uselessness)한 역기능적 부분은 자연히 제거되거나 소멸된다는 가정에 근거하여 사회체제의 특정 부분이 사회체계의 존속에 기여하고 있기 때문이라고 가정하는 데에서 기인한다.

ⓒ 역기능적인 측면은 무시함으로써 스포츠의 가치와 규범을 변질·왜곡하거나 나아가 동기유발을 저해하여 좌절과 긴장을 생성해 낼 가능성을 간과하는 경향이 있다.

ⓓ 스포츠가 체계 내에 존재하는 심각한 사회문제에 대한 일반 대중의 무관심을 조장함으로써 실제생활의 목표성취 및 적응을 저해할 수 있다는 가능성을 간과하고 있다.

ⓜ 사회의 안정과 조화를 너무 강조한 나머지 스포츠 장면에서 생성되는 갈등을 무시하고 있다는 점이다.

ⓗ 체계의 한 부분(하위 부분)이 전체 체계에 기여하는 바를 연구할 수 있는 적절한 방법이 존재하지 않는다는 점이다.

ⓢ 스포츠가 사회의 기본적인 체계요소를 만족시키는 데 기여하는 과정이 규명에만 지나친 관심을 부여함으로써 사회의 성원이 자신과 소속 집단의 이익을 증진시키기 위하여 스스로 스포츠를 창출하고 규정한다는 가능성을 도외시하고 있다. 이는 다양한 사회에서 생성되어 온 스포츠의 역사적 발전 과정과 특정 경제적 조건을 간과하고 있음을 의미한다.

구조기능주의 이론	갈등이론
사회질서를 성원 간의 합의(동의) 및 부분요소(개인)와 전체 체계(사회)의 사이에서 생기는 통합으로 기능한다고 봄으로써 의의(불합의)나 변화는 긴장상태를 일으키고 체계의 존속에 해롭다고 간주한다.	사회 안에는 갈등이 항상 존재하는 것이고 사회질서는 갈등하는 이해관심을 지닌 집단들 사이에서 한 집단이 다른 한 집단을 강제로 복종시키는 관계에서 성립하며 이와 같은 갈등을 통하여 사회의 변동(구조의 변동)이 발생한다고 본다.
공통점	스포츠와 사회의 관계에 대한 분석에 있어서 스포츠가 사회체계를 어떻게 유지·강화하고 있는가 하는 방법에 관심을 기울인다.

(2) 갈등이론과 스포츠 ✓자주출제

① 갈등이론의 기본 가정

ⓐ 사회적 실체의 본질을 경쟁과 갈등의 관계로 이해한다.

ⓑ 이익이나 권력 등 가치로운 것을 둘러싼 개인과 개인 사이, 집단과 집단 사이의 경쟁에서 야기되는 불화나 대립이야말로 사회의 본질적 속성이라는 것이다.

ⓒ 마르크스이론에서 연유한다.

ⓓ 현대의 갈등론자들은 사회적 갈등의 원인을 사회적 가치의 본원적인 희소성에서 찾고 있다.

ⓜ 희소가치로서의 사회적 가치는 그것을 획득하려는 욕구에 비하여 항상 부족할 뿐만 아니라, 그 양과 수가 한정되어 있기 때문에 사회의 구성원들은 누구를 막론하고 개별적으로 혹은 집단적으로 사회적 가치를 더욱 획득하기 위하여 끊임없이 경쟁하게 되는데 이로 인하여 갈등이 생성된다는 것이다.

ⓗ 사회의 갈등은 정상적인 것이며 오히려 평화와 질서의 상태가 비정상적인 것으로 간주된다.

ⓢ 사회에서 현실로 나타나는 질서의 상태는 사회의 본질적인 모습이 아니며 이것은 강제적으로 조정된 결합에 불과할 뿐, 사회의 질서가 사회 내부의 조화로운 균형에 의하여 이루어진다고 믿는 신념은 허구에 지나지 않는 것이라고 주장한다.

② 스포츠와 사회갈등

　㉠ 스포츠는 궁극적으로 지배계급의 이익을 증대하는 수단으로 이용됨으로써 노동자계층이 사회의 개혁 지향적 변동에 관심을 갖지 못하게 저지하는 작용을 한다는 것이다.

　㉡ 스포츠는 자본주의 체제에 있어서 권력과 경제적 자원을 지닌 소수 이익집단에 의하여 왜곡된 형태의 신체활동이라는 것이다.

　㉢ 스포츠에 대한 이와 같은 갈등이론의 주장

　　ⓐ 모든 자본주의 체계는 점증하는 소비의 수요를 충당하기 위하여 상품의 대량생산을 통하여 고도로 효율적인 노동과정의 발달을 필요로 한다.

　　ⓑ 이와 같은 자본주의 체계의 효능성에 부응하기 위해서는 거대한 산업관료주의의 출현이 불가피하다.

　　ⓒ 업무에 대한 통제 및 만족감의 결여로 인하여 직업에 대한 흥미를 상실한 노동자는 긴장으로부터 도피할 수 있는 긴장해소를 지속적으로 추구하게 된다.

　　ⓓ 특정 자본주의 체계 내에서 노동자들은 소비와 대중행락을 통하여 자신의 욕구를 만족하도록 강제되고 교묘히 조종된다.

　　ⓔ 이와 관련하여 스포츠는 다음의 두 가지 이유에서 인기 있는 대중위락으로 부상한다.
　　　• 스포츠는 팀이나 선수와 관련된 스포츠용품이나 입장권, 혹은 상품의 선전 및 판촉을 통하여 일반 대중의 소비를 조장한다.
　　　• 스포츠는 자본주의 사회의 노동 조직과 동일한 원리에 입각하여 조직된다(타인에 대한 우월성, 복종, 극기, 운동수행 목표의 성취를 통한 경쟁적 성공 등의 강조)

　㉣ 스포츠는 일부 지배집단에 의하여 조작되고 그들의 이익을 증진시키는 데 이용되고 있으며 권력과 자원을 소유한 이익집단은 스포츠 영웅의 창출, 스포츠 프로그램의 제공, 그리고 상품의 개발 및 판매를 통하여 대중을 교묘하게 스포츠 소비자로 전락시킬 뿐만 아니라, 운동선수의 재능과 능력의 착취를 통하여 자신의 권력과 이익을 보존하는 수단으로 활용한다는 점에서 비판을 받고 있다.

　㉤ 갈등이론의 관점에서는 역사적 접근법을 이용하여 스포츠를 연구하는데 주로 다음과 같은 문제에 관심을 갖는다.

　　ⓐ 신체적 소외
　　　• 스포츠의 성취지향, 끊임없는 기록추구, 상업화 등
　　　• 프랑스 마르크스주의자인 Brohm은 운동선수의 신체는 노동력과 에너지의 생산을 극대화시키는 기계처럼 일종의 대상, 도구, 목적을 위한 기교적 수단, 그리고 물신화된 생산요인으로 이해된다고 역설하고 있다.
　　　• 그 결과 신체는 본질적으로 즐거움이나 성취를 이룩하는 근원이 되지 못하고 오로지 신체에 의하여 달성되는 결과에 모든 것을 의존하게 된다.
　　　• 운동선수는 신체적 참가의 내면적 측면보다는 경쟁의 외면적 측면에 의하여 만족을 얻게 된다.
　　　• 이는 신체가 기록수립이나 특정 개인 및 집단의 이익 및 명성을 창출하기 위한 도구로 전락됨을 의미한다.

- 스포츠가 인간에 있어서 신체의 소외를 조장한다는 갈등이론의 주장을 지지하는 좋은 예는 약물복용이다. 조직적인 스포츠 경기에 참가하는 선수들은 자신의 신체를 기록 갱신 및 승리를 위한 도구로 간주하여 신체에 해로운 약물을 남용하고 있음이 국내 및 국제 스포츠 장면에서 종종 발견된다.
- 운동선수들이 승리에 대한 지나친 집착으로 스포츠 경기에서 부상이나 상해를 당하며 심한 경우에는 사망에 이르기까지 한다. 이는 승리제일주의 스포츠 이념이 초래한 부산물로써 선수는 승리를 위하여 자신의 신체를 도구화하며 혹사하는 것을 주저하지 않는 데서 오는 신체소외의 결과이다.

ⓑ 강제와 사회통제
- 삶의 목표 및 인간관계의 목적에 대한 사고를 왜곡시키는 방법과 사회적, 경제적, 정치적 주변 문제로부터 국민의 관심을 분산시키는 방법에 대하여 관심을 갖는다.
- 스포츠 참가가 자본주의 사회에 있어서 강조되고 있는 덕목인 성실·근면한 노동은 항상 성공을 가져오며 성공은 또한 근면한 노동의 결과라는 오도된 신념을 강화시킨다고 주장한다.
- 열심히 운동하면 기량이 향상되고 그렇게 되면 필연적으로 반드시 이긴다는 스포츠의 성공 신화를 청소년에게 심어줌으로써 장차 성인이 되어 성실하게 노동에 종사하도록 독려하는데 이는 결국 자본가 집단이 노동자 집단의 노동의욕을 고취하여 노동력을 착취하기 위한 교묘한 수단과 방법이라는 것이다.
- 스포츠에서 현실적으로 나타나는 질서의 상태는 스포츠 체계의 본질적인 모습이 아니며 이는 '강제적으로 조정된 결합'에 불과할 뿐, 구조기능론자들이 강조하고 있는 바와 같이 스포츠에서의 질서가 스포츠 체계 내부의 '조화로운 균형'에 의하여 이루어지는 것으로 믿는 것은 한갓 환상에 지나지 않는 것이라고 주장한다.
- 스포츠가 국민의 관심, 활동, 여가 추구 등을 국가나 지배집단이 의도하는 목적대로 용의주도하게 노선화하는데 이용된다고 지적한다.
- 스포츠 참여는 국민의 관심을 실업이나 사회비리의 척결, 사회정의의 실현과 같은 현실적 사회문제보다는 각자가 좋아하는 팀의 승부에 관심과 흥미를 집중시킴으로써 결과적으로 사회적, 경제적, 정치적 무관심을 조장한다는 주장을 견지한다.

ⓒ 상업주의 ✔자주출제
- 스포츠가 재정적 이익이나 선전 매체로 이용되어 자본주의의 팽창을 증대시켜 나가게 되는 과정에 관심을 갖는다.
- 자본가는 경쟁을 통한 일정 수준의 평균 이윤을 유지하기 위하여 투자와 잉여가치를 최대로 거둘 수 있는 대상을 찾게 되기 마련이며 자본의 수익률을 균등화하기 위하여 자본은 항상 새로운 투자 대상을 찾아 이동하게 된다.
- 자본주의의 체제에 기초한 상업주의 스포츠의 팽창은 우월한 경제력을 지닌 스포츠 기업가에 대한 법적 지원, 로비 활동, 대중매체의 이용 가능성 등의 특권을 부여함으로써 유산계급(스포츠 기업가, 구단주)과 무산계급(선수, 상업 스포츠 시설 이용자) 사이의 계급적 이해관계에 기초한 각종 사회문제를 유발하는 원인이 되고 있다.

- 스포츠 상업주의는 스포츠 기능의 발달, 시설의 확충, 스포츠의 대중화 등과 같은 긍정적인 측면을 촉진하기도 하였으나 한편 프로스포츠는 아마추어스포츠에까지 물질만능주의 및 승리제일주의의 오도된 가치관을 팽배시킴으로써 단순한 위락행위에 불과하였던 스포츠를 상업적 투자의 대상으로 삼고 있다고 비판하고 있다.
- 상업 스포츠를 현대 산업 사회에서 강조하는 승리주의, 출세주의, 업적주의의 부산물로 평가함으로써 폭력, 부정, 도박 등 인간의 심성을 파괴하고 계층간의 갈등을 첨예화시키는 도구로 간주한다.
- 스포츠가 경제 윤리를 저해하고 정치적 무관심과 이기적인 성격 등을 조장하여 결과적으로는 사회적 안정과 균형을 저해한다고 주장하고 있다.

  ⓓ 국수주의 및 군국주의
- 스포츠가 추상적이고 비이성적이며 유해한 맹목적 국가 자존심을 육성시킬 잠재 가능성이 있다고 주장한다.
- 국제 스포츠 경기에 참가하는 운동선수는 참가의 과정 및 경험보다는 경쟁적 성공의 결과를 강조하고 있으며 참가국의 정치 지도자를 포함한 대부분의 국민이 스포츠 경기에서의 승리를 자국의 국력 및 정치력의 척도로 평가함으로써 애국심 및 국수주의적 국민의식을 조장한다고 비판한다.
- 국제 스포츠 경기에서의 승리는 해당 국가 국민의 자긍심을 고취시키는데 기여하기는 하나 일부 열광적인 팬의 경우에는 민족우월주의나 맹목적인 애국심과 같은 오도된 국수주의 의식을 심화시키는 역할을 하고 있다.

③ 갈등이론의 한계
　㉠ 스포츠와 사회의 관계를 설명함에 있어서 경제적 요인 이외의 다른 가능성은 전혀 배제시키고 있다.
　㉡ 스포츠가 자본주의 사회에 있어서 권력을 가진 사람에 의하여 통제되는 정도를 지나치게 강조하고 있다.
　㉢ 자본주의 사회라 할지라도 스포츠 참가가 개인적으로 창조적이고 표현적이며 해방감의 경험을 제공할 수 있는 가능성이 잠재한다는 사실을 간과하고 있다.
　㉣ 스포츠가 일종의 마약과 같은 중독물이라는 갈등이론의 주장이 연구조사 결과에서 지지되지 않고 있다.
　㉤ 갈등이론이 지니고 있는 주요 문제는 일반 대중으로 하여금 스포츠가 단순히 사회에서 작용하는 경제력을 반영하고 있는 것으로 간주하도록 유도한다는 점이다.

(3) 비판이론과 스포츠

① 비판이론의 기본가정
　㉠ 사회의 총체성 즉, 역사적 기원과 사회변동을 유도하는 내적 동인에 대한 비판적 분석을 통해서만 사회적 위험, 문제 및 가능성을 표출할 수 있는 사회과학이 가능하다고 주장한다.
　㉡ 사회현상의 이면에 있는 가치판단이나 도덕적 충동을 강조하고 있는 점에서 차이가 있다.
　㉢ 반항적 사고를 선호하는 경향이 있으며 사회현상의 여러 측면을 규명하고 폭로하는 데 주요 관심이 있다.
　㉣ 경제 결정론자들이 경제적 영역에 분석의 초점을 두는 사실 자체를 문제삼는 것이 아니라, 사회생활의 다른 여러 측면에 대해서도 마찬가지로 관심을 두어야 한다고 비판한다.

ⓜ 실증주의에 대한 비판은 경제결정론에 대한 비판과 밀접한 관련을 맺고 있다.

ⓗ 사회학 자체를 비판한다.

ⓢ 현대사회의 전체 또는 그 각 구성 부분에 대하여 비판하면서 특히 도구적 합리성의 한 형태인 현대적 과학기술에 대하여 그들의 관심을 집중하고 있다.

② 스포츠와 사회비판

ⓐ 자본주의 체제 하에서 산업기술 발달 및 경제력 증진으로 인하여 창출된 사회적 자유시간과 자유의 영역이 인간 개발을 위한 여가시간으로서가 아니라, 자본의 이윤축적을 위한 상품소비의 터전으로 전환되는 경향이 있다고 비판한다.

ⓑ 자본주의적 헤게모니의 재생산을 위한 주요 메카니즘으로 소비주의가 도입되게 되면서부터 현대 자본주의 하에서 스포츠는 개인의 성공을 표출하는 과시적 소비의 형태로 나타난다고 비판한다.

ⓒ 스포츠는 지금까지 합리적인 방법으로 이룩하지 못하였을 뿐만 아니라, 스포츠와 사회의 관계를 설명할 수 있는 단순화된 법칙조차 존재하지 않고 있다고 본다.

ⓓ 비판론자는 스포츠가 언제, 어떠한 방법으로 전체 사회 구성원의 생활을 변화시키는가를 규명함과 동시에 스포츠의 이상적 모습을 성취할 수 있는 가능성과 아직까지 이를 성취하지 못하고 있는 이유, 그리고 앞으로 성취하기 위한 방법 등을 규명하는데 목적을 두고 있다.

PART 03. 스포츠사회학

02 스포츠와 정치

01 스포츠의 정치적 의의

(1) 정치의 개념

① 정치현상은 권력 현상이며 정치는 권력의 획득과 유지 및 확대와 관계를 갖는 모든 인간활동을 의미하게 된다.

② 정치를 이같이 권력 현상으로 볼 때 그것은 정복, 억압, 대립, 투쟁, 갈등, 타협, 복종 등의 여러 현상과 관계된다.

(2) 스포츠와 정치의 관계 ✔자주출제

① 스포츠가 고도로 체계화된 조직 스포츠로 발전된 경우 스포츠의 내재적 특성인 경쟁성, 공개성, 협동성, 비언어적 전달성 등은 국가 목적을 수행함에 있어서 훌륭한 역할을 수행하는 잠재적 기능을 지니고 있으며 경쟁 스포츠가 이루어지는 모든 현장에서 스포츠의 정치적 현상은 존재한다.

② Eitzen과 Sage는 스포츠의 정치화 현상과 관련하여 스포츠의 정치적 속성을 다음과 같이 제시하고 있다.

  ㉠ 스포츠 경기에서 거행되는 의식은 후원기관에 대한 충성심을 상징적으로 재확인시키는 기능을 지니고 있다는 점에서 스포츠 참여자는 전형적으로 특정 사회조직(학교, 직장, 지역사회, 국가 등)을 대표하며 그 조직에 대한 강한 충성심을 지니고 있다. 특히 올림픽 경기나 국제 경기의 결과는 상당한 정치적 의미를 지니고 있으며 이는 궁극적으로 한 나라의 군사력이나 정치 · 경제 체제 및 문화적 우월성을 표출하여 주는 수단이 된다.

  ㉡ 스포츠와 정치의 밀접한 관계는 본질적으로 조직의 과정 자체에 존재한다. 스포츠가 점진적으로 조직화됨에 따라 많은 스포츠 팀, 리그, 선수, 결사체 및 행정기구가 출현하게 되며 이들 집단은 각각의 특성에 따라서 불평등하게 배분된 권력을 획득한다(Dahrendort). 따라서 선수와 구단주 간(미국의 메이저 리그 선수 파업), 혹은 다양한 행정기구 간 권력투쟁이 존재하게 된다.

  ㉢ 스포츠와 정치의 결합은 정부기관이 개입되었을 때 명백하게 발생한다. 일례로 일반 기업인이 스포츠기구 임원으로 관여시 조세감면 혜택이나 프로스포츠 구단의 조세감면 혜택을 들 수 있다.

  ㉣ 스포츠 경기와 정치적 상황이 상호작용 효과를 지니고 있다는 점에서 스포츠와 정치의 밀접한 관계가 성립한다. 1971년 미국의 탁구 팀이 구중공을 방문함으로써 두 국가 간의 외교적 관계가 정상화된 사실을 들 수 있으며 정치가 스포츠에 영향을 미친 예는 엘살바도르와 온두라스 간의 축구 전쟁을 들 수 있다. ✔자주출제

ⓜ 스포츠의 제도적 특성에도 기인한다. 일반적으로 스포츠는 보수적인 성향을 지니고 있기 때문에 현존하는 질서를 지지하고 유지하려는 경향이 있다. 뿐만 아니라, 스포츠 경기에 수반되는 애국적인 의식은 정치체계를 강화시키는 역할을 수행한다.

(3) 스포츠와 정치의 결합 방법 ✔자주출제

① **상징**: 어떤 의미와 의의를 가지며 그 자체와는 다른 어떤 목적을 대리하고 지칭하는 것을 의미한다.

    ㉠ 정치적 상징은 감정적 수단으로 이용되기 때문에 상징화된 사물이나 상태보다는 그 상징이 조성하는 감정이나 행동으로 표출된다.

    ㉡ 스포츠에 있어 상징적 측면은 과시와 의식의 요소를 포함하는데 이를 정치가 이용할 경우 국가와 국가, 지역과 지역, 학교와 학교 간의 운동경기는 단순히 개인이나 팀 간의 경쟁이 아닌 국가, 지역사회, 학교의 명예나 역량의 총체적 우열로서 표현된다. 따라서 운동선수나 팀은 국가주의, 민족주의, 인종주의, 지역주의, 분리주의 등의 성격을 띠고 국가, 민족, 지역사회, 조직 등으로 상징화되는 것이다.

② **동일화**: 자아가 그 역할을 수행하기 원하는 타자에게 감정을 이입시키거나 타자와 일체가 되어 동화하는 것으로서 타자와 자아가 혼동된 상태이다.

    ㉠ 동일화는 사회적 동의성을 갖는 근거이기도 하지만 불특정 일반인의 사고를 강제나 명령 없이 '우리'의 사고, 감정을 형성함으로써 관념을 행동으로 나타내도록 유도하는 상징의 제2과정이라 할 수 있다.

    ㉡ 스포츠의 세계에서 정치는 스포츠라는 허구의 세계를 국민들로 하여금 실제 경험하는 사회환경으로 착각하게 함으로써 스포츠에서의 승리를 국가 발전과 민족의 명예를 드높이는 애국적 행동으로 동일화시키는 것이다. 또한 스포츠가 어떤 특정인이나 팀을 영웅시함으로써 팬들로 하여금 스포츠 영웅이나 스포츠 기업, 팀, 국가와 동일화시켜 자기가 소속한 집단이나 사회 속에서 자신의 존재의의를 인식하는 것처럼 착각하게 한다.

③ **조작**: 행동하고자 하는 욕구가 큰 상황에서 반응을 통제하고 계속 압력을 증대시키고자 하는 목적에서 행해지는 상징 조정이다.

    ㉠ 이러한 조작은 사회를 지배하는 풍토, 정치, 체제, 정치 지도자의 성향에 따라 강도가 달라지는 데 대개는 목적을 달성하기 위하여 수단과 방법을 가리지 않고 시도되기 때문에 윤리성과 합리성이 효율성과 수단 지향성에 매몰되기 쉽다. 특히 정치권력이 단시간 내에 어떤 효과를 얻고자 할 때에는 상징·동일화 방법보다는 선동적 조작을 이용한다.

    ㉡ 오늘날 스포츠는 고도화, 조직화, 대중화됨에 따라 정치적 측면에서 국가 역량의 동원, 정부에 대한 지지 또는 국가 정책이나 정치가의 실정, 비리, 부정 등을 은폐하는 수단으로 조작되어진다. 따라서 정치는 가정, 학교, 사회단체, 매스컴, 국가기관을 통하여 공식적·묵시적으로 국가 목적을 실현하기 위한 수단으로 스포츠를 이용하게 된다.

(1) 지역사회와 스포츠

① 정치의 핵심적인 요소는 권력 현상이다. 권력이란 타인의 의지와는 무관하게 자신의 의지를 타인에게 강제할 수 있는 힘을 의미한다.

② 지역사회 수준의 스포츠는 지역사회에 대한 향토애(community loyalty)의 진작과 지역사회 개발 의지의 결집을 구체화하기 위하여 행해지는 스포츠 활동을 의미한다.

③ 지역사회의 스포츠는 일정한 지역사회를 중심으로 전개되는 스포츠 활동으로서 대중의 보편적 사회 현상인 일반적이며 광의적인 의미의 스포츠 활동과 동일한 맥락에서 이해된다.

④ 지역사회 수준에 있어서 스포츠와 정치의 상호 관련성은 교호적이며 또한 상호 간의 균등한 영향력을 반영한다.

⑤ 지역사회의 정치인과 정치적 구조는 지역 연고의 설정, 지역 연고권의 승인, 스포츠 관련 법령 제정 그리고 재정적 지원을 통하여 스포츠를 통제한다.

⑥ 지역사회의 정치 지도자는 정치적 권력을 유지하기 위하여 지역주민의 스포츠에 대한 관심에 부응하는 정치적 결단과 조치를 이행한다.

⑦ 지역사회 수준에 있어서 정치가 스포츠에 미치는 영향을 살펴보면 다음과 같다.
　㉠ 지역사회의 사회·정치적 환경인 인구 구성 및 인구 이동 그리고 정치적 성향은 스포츠 참여 확대의 기반을 결정한다. 즉, 활동력이 왕성한 인구의 구성비가 높고 인구 이동이 빈번하지 않으며 정치적 성향이 보수적일수록 스포츠 활동이 활발하다는 것이다.
　㉡ 지역사회의 정치적 조직체인 지방 공공기관의 행정적, 재정적 지원 체계가 확고하고 지역 스포츠 관련 단체의 정치적 관심이 높을수록 지역 스포츠의 활성화와 발전이 고무된다.
　㉢ 지역사회 정치 지도자의 스포츠에 대한 관심은 지역사회 스포츠 활성화에 직접적으로 영향을 미친다. (지역사회 내의 학교 및 지역 연고 스포츠 팀의 창단 및 육성)
　㉣ 지역사회 내의 자발적 결사체는 일반적으로 지역 이기주의의 목적 달성을 위하여 구성되지만 스포츠 관련 모임이나 결사체는 보다 순수한 동기에 의하여 이루어지기 때문에 스포츠는 지역사회의 정치적, 문화적 행사 프로그램의 중요한 구성요인으로 간주된다. 즉, 지역사회 내의 스포츠 활동은 지역주민의 지역 연대감을 강화하고 나아가서는 지역의 정치적 유대를 조성할 목적으로 행하여 진다는 것이다.
　㉤ 지역사회 수준에 있어서 스포츠가 정치에 미치는 영향을 살펴보면 다음과 같다.
　　ⓐ 지역사회에서 스포츠 시설의 확충 및 스포츠 활동의 확산은 궁극적으로 지역사회의 개발 및 발전에 이바지한다.
　　ⓑ 지역사회에 있어서 스포츠는 지역주민의 자발적인 참여를 통하여 자기실현의 욕구를 충족시키기 때문에 자치능력의 향상은 물론 지역주민의 화합과 단결을 도모하여 지역주민의 사회정치적 지위를 고양시키는 데 기여한다. 즉, 스포츠 활동을 통하여 지역사회의 문제해결을 위한 자치능력을 향상시키고 주민 집단의 사회정치적 지위를 제고시켜 지역사회 발전의 초석을 공고히 다지게 한다.

(2) 국가 사회와 스포츠

① 국가 수준에서 스포츠에 대한 정치의 개입은 스포츠의 본질적 가치를 왜곡하거나 과대 포장하는 결과를 가져오는 한편 스포츠의 대중 문화적 가치의 구현과 스포츠의 외형적 발전을 이룩하는 데 기여한다.

② 국가 수준에서 스포츠의 역할은 크게 세 가지 관점에서 설명할 수 있다(Leonard).

  ㉠ 스포츠는 사회 통합을 촉진하는 기제의 역할을 수행함으로써 민족적, 종교적, 인종적 혹은 정치적 불화를 해소하고 사회적 분열을 사전 예방하는데 기여한다. 국가 수준에서 스포츠의 제도화는 국민적 일체감의 생성 및 발전을 촉진한다.

  ㉡ 대중에 대한 사회통제이다. 구소련에서 체육 문화라고 일컬어지는 스포츠는 마르크스 레닌의 정치적 이데올로기를 학습하는데 기초를 둔다.

  ㉢ 스포츠가 다른 국가와의 공식외교 관계를 수립하고 국가적 위광을 획득하는데 이용된다는 것이다.

   ⓐ 국가 수준에 있어서 스포츠와 정치의 관련성을 보다 명확히 이해하기 위해서는 스포츠와 민족주의의 관계를 규명할 필요가 있다. 스포츠는 국민을 사회화시키는 수단의 하나이다.

   ⓑ 최근에 이르러 국가 발전 및 국가 경영 전략의 맥락에서 국민 스포츠의 대중화, 생활화, 과학화가 활발하게 논의됨으로써 국가 수준의 스포츠는 국가적 차원의 정치적 영향을 보다 많이 강요받고 있는 실정이다.

(3) 국제 사회와 스포츠

① Figler와 Whitaker에 의하면 정치는 국제 정치기구를 통하여 스포츠에 강력한 영향을 미친다.

② TV를 통한 국제 스포츠의 높은 가시적 효과는 스포츠에 대한 국가의 개입을 촉진함으로써 국가는 스포츠를 통하여 국민적 일체감과 자존심을 배양하고 나아가서는 국가의 정치 · 경제적 체제의 확립을 도모하고자 한다.

③ Pooley와 Webster에 의하면 국가는 국제 스포츠를 통하여 자국의 정치 권력을 과시하려는 경향성이 있는데 정치현상으로서의 국제 스포츠는 다음과 같은 여섯 가지 측면에서 조망할 수 있다.

  ㉠ 국제 수준의 스포츠는 정치 도구로서의 기능을 한다.

  ㉡ 국제 수준의 스포츠는 국내문제를 반영하는 사회 · 정치적 반사경이다. 올림픽 및 국제 스포츠 대회의 개최를 통하여 자국의 국내문제를 반전시키려는 사례가 이에 해당된다.

  ㉢ 국내 수준의 스포츠는 국가의 침략적 공격성의 배출구이다.

  ㉣ 국제 수준의 스포츠는 국가 경제력 공개의 터전이다.

  ㉤ 국제 수준의 스포츠는 민족주의의 진원이다.

  ㉥ 이상과 같은 국제 수준에 있어서 스포츠와 정치에 대한 여섯 가지 관점은 각기 개별적이고 독단적이 아닌 상호 유기적이고 중복적인 성격을 지니면서 스포츠에 대한 국제정치의 일방적인 영향력을 대변하고 있다.

03 국제정치와 스포츠

(1) 국제관계에 있어서 스포츠의 중요성

① 오늘날과 같이 세계열강 간의 힘의 대결이 균형을 이루며 무력사용에 대한 견제장치가 심화되어 있는 상황에서는 전쟁이나 무력도발과 같은 극단적인 방법을 통하여 국제 질서를 유지하기보다 국제적인 예술 행사나 스포츠 교류와 같은 문화적 교류를 통하여 자국의 이익을 상징적으로 추구하는 경향이 일반화되고 있다.

② 세계 각국의 대외 전략의 변화에 따라 스포츠 교류는 긍정적이든 부정적이든 동맹국가 간의 관계를 강화하는 수단으로 또는 이데올로기를 달리하는 적성국가와의 관계 정상화를 위한 수단으로서 각종 경기가 활용되고 있다.

(2) 국제 스포츠의 정치적 결과에 영향을 미치는 요인

① 국제 스포츠 경기는 국가 간의 격차를 감소시키는 데 기여하거나 혹은 국제 공동체의 양극화 현상을 강화시키는 원인이 되기도 한다.

② 국제 스포츠는 국제이해 및 우호증진에 긍정적인 기여를 하고 있다.

(3) 국제정치에 있어서의 스포츠의 이용 ✔자주출제

① 외교적 도구
  ㉠ 오늘날에는 어느 한 국가가 다른 국가와 스포츠 경기를 교류하게 되면 공식적 외교관계가 성립되어 있지 않은 국가 간이라 할지라도 양국 및 해당 정부를 승인함을 상징하게 된다.
  ㉡ 역으로 특정 국가와의 스포츠 교류를 거부하거나 그 나라의 운동선수에게 비자 및 여행 문서 발급을 거부함으로써 스포츠 참가를 인정하지 않는 행위는 외교적 단절과 동등한 의미로 해석된다.

② 이데올로기 및 체제 선전의 수단 … 국제 스포츠에서의 경쟁은 승자와 패자를 가늠하는 스포츠의 경쟁원리에 입각하고 있다는 점에서 특정 정치체제의 입지를 강화하기위한 대리전적 성격을 띠고 있을 뿐만 아니라, 국제 경기에서의 승리는 특정 정치체제의 우월성을 입증하는 증거가 된다.

③ 국위선양

④ 국제이해 및 평화증진

⑤ 외교적 항의

⑥ 갈등 및 전쟁의 촉매

04 〈 올림픽 경기와 정치

(1) 올림픽 이념과 정치

① 스포츠를 통하여 온 세계의 젊은이들이 상호이해와 우정을 돈독히 함으로써 국제친선을 증진하고 보다 평화로운 세계를 건설하는데 그 이념이 있다.

② 쿠베르탱의 근대 올림픽 부활의 배경에는 독일에 대항하기 위한 프랑스 청소년의 자질 향상이라는 애국적 동기 및 의도가 내재하여 있었다.

(2) 올림픽 경기의 정치화 요인

① 민족주의의 심화

　㉠ 민족주의가 대두된 직접적인 요인은 국기게양, 국가연주, 메달성적 발표, 팀 스포츠의 존재 등이다.

　㉡ 올림픽 선서 내용 가운데 "조국의 명예와 스포츠의 영광을 위해"가 있다.

　㉢ 히틀러가 나치의 권위와 위대성을 표현하고자 올림픽을 이용한 것은 극단적인 민족주의의 과시를 위한 것이다.

② 상업주의의 팽창

③ 정치권력의 강화 · 보상

05 〈 정치사회화와 스포츠

(1) 정치사회화의 개념

스포츠를 통한 정치사회화란 개인이 스포츠와 관련되는 여러 가지 행동적, 인지적, 정의적 참여를 통하여 정치체계의 규범과 가치를 내면화하고 정치와 관련된 태도 성향을 획득하는 학습과정이라고 규정할 수 있다.

(2) 운동선수의 정치적 태도

Eitzen과 Sage는 운동선수의 정치태도에 관한 이론적 고찰에서 운동선수가 일반 학생에 비하여 정치성향이 보수적인 이유를 다음과 같이 들고 있다.

① 운동선수는 자신이 속해 있는 학교나 사회의 명예를 대표하는 자격을 지니고 있다. 따라서 그들은 현존하는 체제에 의하여 이익을 받고 있기 때문에 현 체제를 비판하지 않는다.

② 운동선수는 대부분의 시간과 정력을 운동에 투자하기 때문에 사회비판에 개입하거나 고려할 시간적 여유가 없다.

③ 운동선수는 권위에 대하여 의문을 품기보다는 맹목적으로 수용하는 데 익숙하여 있기 때문에 기존 권위 및 체제에 대하여 비판하지 않는다.

④ 스포츠 세계에서는 혁신적인 것이 용납되지 않는다. 따라서 이념이나 행위가 비전통적인 자유분방한 선수는 그들의 코치나 감독의 눈밖에 나서 소외당하기 때문에 보수적 성향을 지니고 있다.

⑤ 캐나다 운동선수의 정치태도를 조사한 결과 운동선수가 일반적으로 자유주의적이라는 사실을 발견하였다. 이와 같은 결과는 스포츠의 보수성이 특정 문화에 따라 상이하게 작용한다는 사실을 시사하여 주고 있다.

⑥ 운동선수가 일반학생에 비하여 보수적인 가장 큰 이유는 궁극적으로 스포츠계를 장악하고 있는 세력이 보수적이라는 사실에서 기인한다.

03 스포츠와 경제

PART 03. 스포츠사회학

01 경제발전과 스포츠

20세기 이후의 지속적인 경제발전은 대중이 스포츠를 향유할 수 있는 기회를 제공하였으며 경제적 여유를 갖고 있는 일부 상류계층에 속하는 사람만이 즐길 수 있는 특권으로 인식되어 온 스포츠에 대한 기존의 부정적 인식을 크게 변모시키는 계기를 마련하였다.

(1) 현대 스포츠의 발전에 영향을 미친 사회적 요소 ✔자주출제

① 현대 스포츠와 관련된 경제현상은 거대 스포츠 기업, 스포츠용품 생산업체, 각종, 체육시설 건축 기술자, 스포츠 행사 관련 임대업, 흥행사업, 도박, 대중매체의 상업광고 등 광범위한 영역에서 찾아 볼 수 있다.

② 현대 스포츠의 형성과 발전에 영향을 미친 주요 사회적 요소로서는 산업화, 도시화 및 교통과 통신의 발달을 들 수 있다.

(2) 스포츠 관련 경제활동

① 스포츠용품 산업

② 건설업

③ 기념품과 매점업

④ 취업기회 제공

02 상업주의와 스포츠 ✔자주출제

(1) 스포츠 본질의 변화

상업주의의 발달과 관련하여 물질적 보상을 추구하는 프로스포츠의 대두로 말미암아 아마추어리즘의 변질 및 퇴조와 함께 생계유지 수단으로서의 직업 스포츠가 태동함으로써 스포츠 본래의 고유 목적인 순수한 활동 그 자체에 만족하는 양상은 점차 퇴색하게 되었다.

(2) 스포츠의 상업화로 관중의 영향력이 높아지자 스포츠와 관련된 규칙, 제도, 과정 등이 관중 위주로 변모하게 되었다.

① 아마추어리즘의 퇴조

② 스포츠의 직업화

03 〈 현대사회와 프로스포츠

(1) 순기능 ✅자주출제

① 복잡한 조직사회 속에서 생활하고 있는 현대인에게 스포츠 관람을 통해 각종 스트레스를 해소하고 생활의 활력소로서의 역할을 담당하고 있다. 즉, 프로스포츠는 대중문화에 있어서 중요한 비중을 차지하고 있을 뿐만 아니라, 프로스포츠가 내재하고 있는 위락적 기능 또한 대중에게 많은 영향력을 행사하는 사회적 상황 요인으로 작용하고 있다. (정신적 청량제)

② 위락을 제공하는 기능을 담당하고 있을 뿐만 아니라, 대중이 동료의식을 갖도록 융합시키는 사회통합의 기능을 담당하고 있다.

③ 아마추어 선수에게는 장래에 대한 진로 개척과 함께 앞날에 대한 희망을 갖게 함으로써 선수의 사기향상에 도움을 주며 경기에 대한 동기를 부여하여 경기력 향상에 이바지하는 등 아마추어스포츠계의 활성화를 촉진하기도 한다.

④ 관련 업계의 호황과 새로운 직종의 탄생은 경제발전 및 고용증대에 이바지하며 스포츠용품의 개발에도 큰 기여를 하고 있다.

⑤ 인기 프로스포츠는 대중에게 직접 스포츠에 참여하도록 유도하는 촉매제 역할을 수행함으로써 스포츠 인구의 저변 확대 및 스포츠의 대중화에 기여하고 있다.

(2) 역기능

① 아마추어리즘의 퇴조 및 스포츠 본질의 퇴조 등으로 스포츠의 순수한 정신인 아마추어리즘과 직업적 스포츠로서 프로페셔널리즘의 이원화 현상이 두드러지게 나타남과 동시에 두 스포츠 조직 간의 갈등이 점차 대두되고 있다.

② 이러한 결과는 스포츠의 상업화 현상을 초래하여 삶의 수단적 가치를 추구하는 매개체로 전락시켰다.

③ 외국처럼 프로스포츠가 고도로 발전함에 따라 프로스포츠에서의 도박행위가 심각한 사회 문제로 대두되고 있다.

04 스포츠와 교육

01 스포츠와 교육체계

(1) 기능주의 이론

학원 스포츠에 대하여 교육체계를 개인의 신분상승에 필요한 기제로 이해한다.

(2) 갈등이론

교육체계가 사회체계의 현상유지를 위해 창출되었다고 인식한다.

① 학교 교육과 스포츠

　㉠ 교육기대와 스포츠

　　ⓐ 연구 결과 운동선수가 일반 학생에 비해 좀 더 높은 기대감을 가지고 있다.

　　ⓑ 스포츠 참가와 교육기대감 사이에 긍정적 관계가 발생하는 이유

　　　• 스포츠 참가와 높은 학업수행은 선발 효과와 밀접한 관계가 있다.

　　　• 운동선수는 고등학교 하위문화 내에서 지도집단의 일원이기 때문에 유사한 포부수준을 지니고 있는 동료에 의해 학업성취를 자극받는다.

　　　• 타인으로부터 긍정적 피드백을 통해 획득된 높은 수준의 자기 평가는 포부수준에 영향을 미친다.

　　　• 운동선수는 일반 학생 이상으로 교사나 코치로부터 교육적 충고와 격려를 많이 받는다.

　　　• 운동선수는 장학혜택을 받고 있는 경우가 많은데 이 혜택이 선수의 교육기대와 흥미를 자극한다.

　㉡ Otto와 Alwin의 스포츠 참가로 인한 교육기대감의 상승 과정

　　ⓐ 스포츠에 참가함으로써 운동선수는 경기 장면이나 그 외 스포츠 관련 활동에서 유용한 대인관계의 기술을 획득한다.

　　ⓑ 스포츠 참가는 참가자의 가시성을 제고시키고 초기의 성공에 대한 정의를 제공하는 배분기능을 지니고 있다.

　　ⓒ 스포츠 참가는 직업 경력에 도움이 될 수 있는 인맥과 접촉 및 정보교환의 통로를 제공하여 준다.

　　ⓓ 결론적으로 학교 운동부가 교육적 적합성(relevance)을 잃지 않고 또한 학교 교육의 연장선상에서 스포츠 프로그램이 유지된다면 스포츠는 학업성취 면에서 매우 유익한 수단이 된다.

② 스포츠사회화와 학교

　㉠ 중·고등학교 수준에서의 스포츠는 청년기 하위문화의 일부가 되어 학교 경영자뿐만 아니라, 학생·학부모 등 모두에게 매우 가치있는 활동으로 인정된다.

ⓛ 교내의 운동부를 통해 스포츠 참가에 대한 흥미가 자극·강화됨과 아울러 애교심과 소속감이 촉진되기
　　　도 한다.
　　ⓒ 가족이나 동년배 집단과 함께 학교는 스포츠 역할의 사회화 과정에 있어서 매우 영향력 있는 기관이다.

(3) 학원 스포츠에 대한 찬·반 논의

지지	반대
• 학교 활동에 참여시키고 학업에 대한 흥미를 증가시킴 • 성인 사회에서 요구되는 책임감, 성취감, 적응력, 체력을 배양 • 전교생의 신체 활동에 대한 흥미를 자극함 • 학교를 활기찬 조직으로 유지하기 위한 애교심과 단결심을 고취시킴 • 모든 학교 교육에 학부모, 동창회, 지역사회의 지지를 획득함	• 학업 활동으로부터 학생의 주의를 분산시킴 • 의타심과 미숙함을 영속시키고 현대 산업사회에 부적합하고 구태의연한 가치에 학생에 주의를 집중시킴 • 대부분의 학생을 실제 스포츠 참가가 아닌 관람자의 역할로 전락시킴 • 학교의 교육 목표를 타락시키는 피상적이고 무의미한 애교심을 고양시킴 • 학교 교육의 자원, 시설, 직원과 지역사회의 자원을 낭비시킴

① 가족집단은 이미 개인에 대한 사회화 기능을 충분히 수행하기에 한계에 이르렀다는 인식이 대두되기 시작하였다.

② 이에 따라 현대의 복잡한 분업 사회에서 요구되는 제반 기능을 원활히 수행하기 위하여 학교 및 사회 교육이 크게 확산되었으며 직업이 전문화되면서부터 교육과정은 교과 교육과 전문 직업 교육으로 구분하여 발달되었다.

③ **기능론적 관점**⋯ 초등학교, 중·고등학교 그리고 대학교육제도 내의 공식적 교육과정을 통해 획득되는 전문적 기능을 사회 자체가 요구하기 때문이라고 지적하고 있다.

④ **갈등론적 관점**⋯ 교육기회의 평등에 좀 더 관심을 많이 가지고 있는 교육체계의 신장은 대중의 특수한 직업 진출을 제한하기 위한 사회 엘리트 집단의 의도에 기인한다고 주장하고 있다. 즉, 갈등론적 관점은 학교 교육을 사회의 우월 집단이 지니고 있는 가치와 행동 양식을 피교육자에게 주입시키는 지배체계로 이해하고 있다.

⑤ 결국 전자는 교육체계를 개인의 사회적 신분상승 이동에 필요한 메커니즘으로 이해하는 셈이며, 후자는 교육체계가 사회체제의 현상 유지를 위해 창출되었다고 인식한다.

⑥ **기능론적 관점**⋯ 스포츠를 통해 학생들이 사회의 일반적 중요 가치를 학습함으로써 건전한 사회인으로 유형화(patterning)되어 가는 과정을 중시한다.

⑦ **갈등론적 관점**⋯ 학원 스포츠에 내재되어 있는 불평등 현상에 초점을 맞춘다.

⑧ 이러한 시각의 차이에도 불구하고 두 관점 모두 스포츠의 가치에 대해서는 일치되는 입장을 취하고 있다.

⑨ 즉, 대내경기를 통해 학생 개인은 건강이 증진되고 스포츠 역할로 사회화되며 그 결과 사회의 기본적 가치와 규범을 학습하게 된다는 점에 동의한다.

⑷ 중·고등학교 스포츠의 기능

① 지루한 학과 공부로부터 벗어나기 위해 18세기 후반 중학교에서 처음으로 시작되었다.

② 동·서양을 막론하고 스포츠가 학교 교육의 중요한 활동으로 권장되는 두 가지 이유
   ㉠ 스포츠가 처음 도입될 당시 학생의 건강 상태가 불량하였기 때문에 이를 극복할 만한 수단이 필요하였으며 결국 스포츠를 통해 전 국민의 건강을 향상시키려 하였기 때문이다.
   ㉡ 학교 경영자가 스포츠를 통해 훌륭한 시민정신과 인격을 발달시킬 수 있다고 믿었기 때문이다.

③ Waller의 지적과 같이 중·고등학교 교육제도 내에서 스포츠는 정서를 순화시키고 학생의 주의를 공통된 한 곳으로 집중시키며 사기를 진작시키는 수단으로서의 기능을 수행하고 있다. 뿐만 아니라, 스포츠는 학생으로 하여금 공정한 생활 태도를 함양시키고 도덕적 성숙을 촉진하는 데 지대한 공헌을 하고 있다.

④ 단점… 코치의 승리에 대한 압력이 커짐에 따라 스포츠의 이러한 본질적 기능은 무시되고 수단적 가치만이 존재하고 강조된다.

02 스포츠의 교육적 순기능 ✔자주출제

⑴ 스포츠는 교육의 중요한 수단이 되어 학생을 최적의 상태에서 육체적, 정신적, 사회적으로 건강하게 성장시키는 역할을 담당하고 있다.

⑵ 애교심을 고양시켜 교내외의 통합을 촉진하고 다양한 역할 모형을 제공함으로써 사회를 선도하는 기능을 수행하고 있다.

① 전인교육
   ㉠ 학업 활동의 격려
   ㉡ 사회화 촉진
   ㉢ 정서 순화

② 사회통합
   ㉠ 학교 내 통합
      ⓐ 스포츠는 학교에 공동 목표를 제공하여 학교를 학생의 일부분으로 또는 학생을 학교의 일부분으로 만들어 교내의 모든 사람들에게 '우리'의 학교라는 공동체 의식을 형성시킨다.
      ⓑ 학생 상호간이나 교사 상호간에 학교생활을 격려하기 위한 다른 자극제가 없는 것으로 믿기 때문이다.
      ⓒ 교사와 학생의 갈등을 최소화 한다
      ⓓ 학교 제도에 있어서 스포츠가 지니는 사회통합 기능의 메커니즘은 다음과 같이 요약된다.

- 학생의 잉여 에너지를 스포츠로 발산시켜 이들을 좀 더 순종적인 학생으로 조형해 간다. 스포츠는 운동선수와 일반 학생 모두에게 각자의 역할에 충실케 하는 집중력을 지니고 있다. 이와 같이 스포츠는 학생에게 무엇인가 생각하여야 함은 물론 실행하여야 할 과제를 부과하여, 학교 체제에 대한 비판과 바람직하지 못한 일탈행위를 방지한다.
- 학생을 스포츠에 참가시킴으로써 사회의 주요 가치를 주입시킨다. 대부분의 경우 운동선수는 교내에서 높은 지위를 점유하고 학교로부터 다양한 혜택을 부여 받는다. 이들에 대한 특권은 스포츠 참가에 대한 보상뿐만이 아닌, 전체 학생에 대한 본보기인 모범에 대한 보상을 의미한다. 다시 말해, 조직에 충실하고 봉사하며 조직의 규칙을 준수하는 사람에게는 항상 보상이 부여된다는 사실을 학생에게 내재화시킨다.
- 스포츠는 지역 간 그리고 학교 간의 적대 관계를 해소한다. 적대 의식이 강한 집단 간에는 운동 경기가 매우 의미 있는 경쟁이 된다. 스포츠는 제도화·형식화된 규칙 내에서 이러한 적대 의식 속에 내재된 공격성을 합법적으로 방출시켜 긴장을 해소하고 상호이해를 증진시킨다.

ⓒ 학교와 지역사회의 통합
 ⓐ 스포츠 프로그램은 학교에 대한 지역사회의 관심을 환기시키며 또한 지역주민들에게도 위락을 제공한다.
 ⓑ 스포츠를 통해 학교는 지역사회 생활의 일부가 되기도 하며 일부 지역에 존재하고 있는 '학교와 주민' 사이의 이해 부족이 해소되기도 한다.

ⓒ 사회선도
 ⓐ 여권 신장
 ⓑ 장애자의 적응력 배양
 ⓒ 평생 체육의 조장

03 스포츠의 교육적 역기능 ✓자주출제

(1) 교육 목표의 결핍

① 승리제일주의 … 참가보다는 승리, 즐거움 보다는 노동의 형태로 스포츠의 가치를 변질시키며 과도한 훈련이나 경쟁을 유발함으로써 선수의 정신과 육체에 치명적 상해를 입히기도 한다.

② 참가 기회의 제한
 ㉠ 신체 및 기능 우수자에게 집중시킴으로써 엘리트 의식을 조장하고 있다.
 ㉡ 학교 체육 시설이나 재원이 스포츠 팀인 운동부에 전용(혹은 독점)되고 있다는 사실이다.

③ 성 차별

(2) 부정행위의 조장

① 스포츠의 상업화
   ㉠ 선수가 학교로부터 숙식비나 학비와 같은 보수를 제공받고 학교에 재정적 이익과 명성을 가져다주는 형태라고 말할 수 있다.
   ㉡ 위선과 착취

② 성적 위조 … 장학금이라는 명목으로 '최저 임금'만을 지불받을 뿐이며 노동자로서의 대우는 받지만 결코 노동자로서의 권리를 지니고 있지는 못하다.

③ 일탈 조장 … 선수의 약물(암페타민, 스테로이드 등) 복용이 커다란 사회문제화 되고 있다.

(3) 편협된 인간 육성

① 독재적 코치 … 지나치게 통제하게 되면 스포츠는 교육적 적합성을 상실하게 된다.

② 비인간적 훈련
   ㉠ 과도한 부하 : 운동장 100바퀴, 30분간 팔굽혀 펴기 등
   ㉡ 지속적 체벌
   ㉢ 공포 분위기 조성 : 담력 훈련 등
   ㉣ 부상선수 훈련 강요

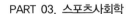

PART 03. 스포츠사회학

05 스포츠와 미디어

01 대중매체의 개념

(1) 대중매체의 특성 - 5가지 원칙

① 이윤추구

② 가치형성

③ 대민봉사

④ 자기홍보

⑤ 심미적 표현

(2) 맥루한의 매체이론

① 역사적 발전과 매체의 형태

전 문자시대	• 구두 의사소통 사회이므로 직접적으로 인간들이 상호 간에 얼굴을 맞대고 의사소통을 하는 전체 감각의 연장시대 • 전 문자시대에 적합한 매체는 쿨매체
문자시대	• 인쇄기술이 발전하면서 커뮤니케이션은 직선형을 강조하는 시각의 연장을 요구하는 시대 • 문자시대에 적합한 매체는 핫매체
후 문자시대	• 근래에 이르러서는 텔레비전이나 컴퓨터 전자제품의 발명으로 후 문자시대가 대두되었으며 결국 매체를 통하여 세계는 작은 촌락과 같은 지구촌을 형성할 수 있게 됨 • 후 문자시대에 적합한 매체는 쿨매체

② 핫매체와 쿨매체

　㉠ 매체의 영향력 : 매체 자체가 지닌 정의성, 수용자의 감각 참여성, 감각 몰입성에 의해 결정된다.

　　　TIP 매체의 영향력을 구분하는 두 가지 조건
　　　　• 매체 자체가 지니고 있는 정의성의 상태
　　　　• 매체를 수용하는 수용자의 수용방법

　㉡ 핫매체 : 전달되는 메시지의 내용에 관계없이 전달되는 메시지 상태가 논리적이며 사전 계획적이고 직접적으로 전달되는 메시지로써 그 자체가 높은 정의성을 지니게 되므로 이를 수용하는 매체 수용자는 낮은 감각의 참여와 낮은 감각의 몰입을 통해 메시지를 수용할 수 있다(신문, 잡지, 라디오, 화보 등).

ⓒ 쿨매체 : 매체 자체가 낮은 정의성을 지니고 있기 때문에 매체 수용자들은 높은 감각 참여와 높은 감각
의 몰입을 통해 전달되어지는 메시지를 수용할 수 있다(TV, 영화).

② 대중전달이론 ✔자주출제
  ⓐ 개인차 이론
    • 대중매체가 관람자의 퍼스낼리티 특성에 호소하는 메시지를 제공한다고 주장한다. 즉, 개인의 독특
      한 심리적 욕구를 만족시키기 위해 대중매체를 이용한다는 것이다.
    • 대중매체가 해결해 주는 욕구 ✔자주출제
      -인지적 욕구(정보, 지식)
      -정의적 욕구(심미적, 감정적 경험)
      -통합적 욕구(가족, 친구들과의 접촉)
      -도피적 욕구(규범적 역할로부터의 긴장완화)
  ⓑ 사회범주이론 : 이 이론은 산업사회의 도시에서는 이미 노출되었던 일련의 자극에도 불구하고, 거의
    똑같은 반응을 보이는 대다수의 집단이나 집합체 또는 사회범주가 있다고 주장한다. 즉, 대중매체
    에 대하여 상이하게 반응하는 하위 집단이 널리 존재한다는 것이다. 스포츠의 소비형태가 연령,
    성, 사회계층, 교육수준, 결혼여부 등에 따라 차이가 있다는 사실에 근거하고 있다. ✔자주출제
  ⓒ 사회관계이론 : 비공식적 사회관계는 개인이 대중매체가 제공하는 메시지에 대해 반응하는 태도를 수
    정하게 하는 중요한 역할을 담당한다고 주장한다. 청소년이 스포츠 소비자 역할로 사회화되는 것은
    중요타자의 수나 소비의 빈도, 중요타자와의 상호작용의 정도, 부모의 여가활동 위계서열 중 스포
    츠의 중요도, 스포츠 참가의 기회에 영향을 받는다고 한다.
  ⓓ 문화규범이론
    • 대중매체가 현존의 사상이나 가치를 선택적으로 제시하고 강조한다고 주장한다.
    • 대중매체가 다음의 세 가지 방법으로 개인의 규범적 인지에 영향을 미친다고 주장한다.
      -기존의 규범과 유형이 강화
      -새로운 사상이나 규범이 창조 기준의 규범으로 바뀌어 질 수 있음
      -새로운 행동유형이 대두

02 스포츠와 대중매체의 관계 ✔자주출제

(1) 스포츠가 대중매체에 미치는 영향

① 매체의 스포츠 의존도 증가(방송 프로그램의 주요 부분, 신문의 스포츠 지면 증가)

② 스포츠의 매체 조정(황금 시간대 편성)

③ 방송 기술의 발달

(2) 대중매체가 스포츠에 미치는 영향 ✓자주출제

① 스포츠의 상품화

② 스포츠에 대한 관심과 인기 증대

③ 스포츠 룰의 변경

④ 경기 스케줄의 변경

⑤ 스포츠 기술에 미치는 영향

03 스포츠 매체와 매체 스포츠

(1) 스포츠 매체

① 핫 스포츠 매체 … 신문, 잡지, 라디오, 필름 등과 같은 매체로 그 자체의 메시지가 지닌 정의성이 높다. 핫 스포츠 매체를 통해 스포츠 메시지를 수용하는 스포츠팬은 낮은 감각의 참여와 낮은 감각의 몰입 상태로 스포츠를 관람하거나 간접적으로 즐길 수 있게 된다.

② 쿨 스포츠 매체 … 텔레비전이나 비디오, 영화, 만화 등과 같은 매체로 메시지의 상태가 비논리적이고 순간적이며 사전 계획성이 미흡하므로 전달하려는 내용의 정의성이 낮다. 따라서 쿨 스포츠 매체를 통해 스포츠 메시지를 수용하는 스포츠 팬은 높은 감각의 참여와 높은 감각의 몰입상태로 스포츠를 관람하거나 즐긴다.

(2) 매체 스포츠 ✓자주출제

특성	핫 매체 스포츠	쿨 매체 스포츠
스포츠의 정의성	높다	낮다
스포츠 관람인의 감각 참여성	낮다	높다
스포츠 관람인의 감각 몰입성	낮다	높다
경기자의 행동반경	낮다	높다
경기장의 확산정도	낮다	높다
경기진행속도	느리다	빠르다
경기진행형태	단선형	복선형
스포츠 유형	정적, 개인 스포츠, 기록 스포츠, 공격과 수비의 구분 스포츠	동적, 팀 스포츠, 득점 스포츠, 공격과 수비가 구분되지 않은 스포츠
스포츠 종목	검도, 골프, 권투, 야구, 테니스 등	경마, 농구, 배구, 축구, 자동차 경주, 미식축구, 아이스 하키 등

06 스포츠와 사회계급 · 계층

01 〈 스포츠 계층의 개념

(1) 사회계층의 의미

사회계층 현상은 일반적으로 계층과 계급의 두 가지 상이한 개념을 포함한다. 계층은 사회적 지위의 상하에 따른 범주의 층으로 정의되며 인위적이고 조작적이며 분류적인 개념으로 규정된다. 이에 반해 계급은 상호지배 및 복종관계를 지니고 있는 실체로서의 사회집단으로 정의되며 하나의 사회적 실재로 파악된다.

(2) 스포츠 계층의 정의

스포츠 계층이란 스포츠 내의 사회적 불평등이라 불리우는 보다 보편화된 현상의 하위형태로서 사회의 희소가치가 스포츠 체계 내의 성원 사이에 불균등하게 배분되어 구조화되고 제도화된 체계를 이루고 있는 현상으로 규정된다.

02 〈 스포츠 계층의 이론

(1) 기능주의 이론

① 구조화된 불평등현상으로서의 사회계층은 사회와 인간의 본질에서 유래하는 자연발생적 현상으로서 불평등 제도의 생성이유를 설명하는 관점인데 사회발달과 함께 이루어지기 마련인 사회분화 및 분화된 각 부분에 대한 차별적인 평가의 상호작용에 의하여 사회계층 현상이 발생한다고 보는 관점이다.

② 분화된 각 사회범주에 대한 차별적 평가는 특정개인의 생각이나 관점에 의하여 주관적으로 이루어지는 것이 아니라, 도덕 공동체의 가치기준에 따라 희소가치의 배분이 상이하게 이루어지기 때문에 공평하고 공정하다는 것이다.

③ 축구에 있어서 센터포드와 같은 기능적으로 중요한 위치나 많은 훈련을 요하는 위치에 재능있는 사람을 유인하고 훈련시키며 충원시키기 위해서는 다른 위치보다 더 많은 특권과 위광 및 보수를 제공하여야 한다는 것이다.

④ 스포츠의 사회계층현상

    ㉠ 스포츠에 있어서 사회계층은 사회통합과 체제유지의 기능을 수행한다.

    ㉡ 스포츠는 일반사회의 계층구조를 강화하여 주는 기능을 수행한다.

    ㉢ 스포츠 참여는 사회적 상승이동을 위한 수단이 된다.

(2) 갈등이론

① 스포츠 계층은 스포츠 내에서 한 이익집단이 다른 이익집단을 지배하고 착취하는 과정에서 생겨나며 권력을 지닌 사람들이 그들의 영향력을 계속해서 유지, 증진시키려고 노력하기 때문에 영속된다고 주장한다.

② 스포츠 내에는 갈등이 항상 존재하며 스포츠 계층 또한 권력, 위광, 부, 특권이 불평등하게 배분되어 있기 때문에 생성된다고 주장한다.

③ 미국에서 노동조합과 같은 선수연맹(프롤레타리아)과 팀의 구단주(부르주아) 사이의 갈등이 파업에 이르는 결과를 초래한 경우(1972년 야구선수들의 파업, 1974년 풋볼선수들의 파업, 1978년 심판들의 파업)는 스포츠 조직 내에 있어서 상이한 계급집단 간의 이익추구로 인한 갈등을 증명하여 주는 대표적인 예이다.

④ 우리나라 프로야구의 연봉규정을 살펴보면 초기에는 선수의 연봉을 제한하는 아무런 규정이 명문화되지 않았으나 해가 거듭할수록 선수의 연봉 요구액이 증가하고 고액연봉 소득자가 많아지자 각 구단의 구단주들이 모여서 연봉인상 상한선을 25%로 규제함으로써 선수들의 기량과 팀 공헌도가 아무리 뛰어나다 할지라도 선수는 어쩔 수 없이 불이익을 감수해야 한다.

⑤ 스포츠의 사회계층현상

    ㉠ 스포츠는 권력집단의 대중통제를 위한 수단으로 이용된다.

    ㉡ 스포츠는 불평등한 사회적 배분구조를 반영하고 있으며 이를 강화시킨다.

    ㉢ 스포츠는 일반대중에게 자본가 계급의 정신상태를 주입시키며 자본가의 이익을 위한 도구나 착취수단이 된다.

    ㉣ 스포츠는 개인 간의 소외를 조장한다.

03 ▶ 스포츠 계층의 형성과정 ✔자주출제

(1) 지위의 분화

① 스포츠라는 일련의 사회체계에 소속되어 있는 구성원 사이에 요구되는 분업이 원활히 이루어지기 위해서는 먼저 지위의 분화가 이루어져야 한다.

② 사회적 지위에 책임과 권리가 할당되어짐으로써 타 지위와 구분되는 과정이다.

③ 프로스포츠팀과 같은 조직에는 구단주, 감독, 코치, 선수 간의 책임과 권리에 대한 뚜렷한 구분이 존재할 뿐만 아니라, 스포츠 조직 내의 과업집단 사이에서도 기능적 전문성(축구의 링커진과 수비진, 야구의 선발 전문투수와 구원전문투수)에 의하여 보다 다양한 역할 분화가 이루어진다.

(2) 지위의 서열화 ✔자주출제

① Tumin은 세 가지 기준에 의해 서열형성을 주장하였다.
　㉠ **개인적 특성** : 특정 역할을 효과적으로 수행하기 위해서는 그러한 역할을 담당해야 할 개인이 지녀야 할 지식, 용모, 체력 등과 같은 개인적 특성에 의해 서열이 형성된다.
　㉡ **개인의 기능이나 능력** : 역할을 효율적으로 수행하기 위해서는 특정 역할 수행에 필요하다고 생각되는 숙련된 기능이나 능력에 의하여 서열이 정해질 수 있다.
　㉢ **역할의 사회적 기능** : 역할의 수행이 개인이나 사회 전체에 미치는 영향과 효과에 의하여 서열이 정해질 수 있다.

② **서열화의 목적** … 요구되는 기능수준이나 재능 정도 또는 필요로 하는 경기위치에 따라 임무를 세분화함으로써 노동력을 합리적으로 발견해내고 배치하며 효율적으로 훈련 및 관리하는 일이 가능하게 되기 때문이다.

(3) 평가

① 가치나 유용성의 정도에 따라 상이한 각 위치에 지위를 적절히 배열하는 일을 평가라 한다.

② 평가기준의 등급은 어떠한 지위가 우수한가 혹은 열등한가, 좋은가 나쁜가, 특색이 있는가 또는 없는가, 호의적인 여론을 불러일으킬 수 있는가 혹은 없는가에 의해 결정된다.

③ 평가는 사회적 가치의 도덕적 판단과 관련되어 있으며 스포츠에서는 흔히 연령, 성, 민족집단, 사회계급을 대표하는 사회범주 사이에 "불쾌한 차별"이 존재하는 원인이 된다.

④ 가치나 유용성에 따라 각 위치에 지위를 배열하는 과정으로 본 평가적 판단
　㉠ **권위** : 스포츠 체계에 있어서 주장보다는 코치나 감독에게, 코치나 감독보다는 구단주에게 더 많은 경의를 표하며 존경을 나타내는 경우가 해당된다.
　㉡ **호감** : 사람들은 유명한 축구선수나 감독에게 높은 위광을 부여하면서도 특정 야구선수나 농구선수에게 강한 개인적 호감을 나타내기도 한다.

ⓒ 인기 : 프로축구의 최우수선수나 득점왕, 프로야구의 MVP나 홈런왕, 타격왕 그리고 씨름의 천하장사 등과 같은 선수는 다른 선수보다 인기도가 높으며 기자단 투표나 팬들의 인기투표에서 많은 지지를 받는다.

(4) 보수의 부여

① 분화되고 평가된 각 지위에서 생활하는 데 필요한 보수가 배분되는 과정이다.

② 보수의 구분
  ㉠ 상금상품과 같은 재화나 용역에 관한 권리(재산)
  ㉡ 선수선발권과 같은 타인의 반대에도 실현시킬 수 있는 능력(권한, 능력)
  ㉢ 명성이나 인기와 같은 타인으로부터의 반응(비물질적 보수, 만족, 행복 등)

04 스포츠 계층의 특성 ✔자주출제

(1) 스포츠 계층의 사회성

① 스포츠 계층 체계가 항상 사회의 다른 사회 문화적 측면과 관련되어 있음을 의미한다.
  → 체력, 지능, 연령, 성 등의 차이가 스포츠에서의 지위나 층을 구분하는 기반이 될 수 있으나 그러한 차이만으로는 어떤 지위가 다른 지위보다 권력이나 재산 그리고 위광을 더 많이 소유하게 되는 이유를 충분히 설명할 수 없다.

② 개인이 가지고 있는 생물학적 특성은 구성원이 공유하는 가치나 태도와 관련해 사회적으로 인정받아야 사회적인 우열의 향상과 관계가 있다.
  → 운동선수가 승진하여 팀의 코치나 감독의 지위를 점유하게 되는 것은 그가 팀에서 요구하는 사회적 특성을 소유하고 있기 때문으로 간주할 수 있다.

③ 스포츠라는 공동체 내에서 보수가 배분되는 방법이 스포츠 내의 규범이나 관행에 의해 결정된다.
  → 스포츠 제도 내에는 연봉계약이나 신인선수 모집시 보수체계에 관한 규범과 관행이 존재하며 이에 의하여 스포츠 조직 내에 불평등한 사회적 구조가 존재하게 된다.

④ 하위 계층 서열을 차지하고 있는 사람들이 자신의 권리와 이익을 박탈당하고 있음에도 규정에 순응해야 한다.

(2) 스포츠 계층의 고래성(역사성)

① 참여와 관람의 불평등은 일반 사회의 불평등 역사와 맥을 같이 하고 있다.
  → 스포츠 참여의 유형이 역사적으로 대중 스포츠와 엘리트 스포츠로 이분화되어 있다.

② 참여과 관람의 불평등의 역사적 추이(고대, 로마, 중세, 근대, 미국)로 볼 수 있다.

③ 현대 스포츠의 제도화된 불평등은 귀속성에 의해 특징지을 수 있으며 특징은 다음과 같다.

    ㉠ 운동선수의 지위는 특정사회와 시대에 따라 다양하게 변화하며 특정 스포츠 역할수행의 기회는 일정 사회 계급의 구성원과 밀접한 관계 : 그리스(높은 지위) – 19c 중국(낮은 지위)

    ㉡ 상류계층에서 시작한 스포츠를 대중이 행하면 더 이상 즐기지 않는다.

    ㉢ 상이한 계층 및 민족 간 스포츠 경기의 교류금지 : 영국 노동자와 상류계급의 축구 클럽 간 경기는 금지된다.

(3) 스포츠 계층의 보편성(편재성)

① 계층에서의 편재성은 어디에나 존재하고 발견할 수 있는 보편적 사회 문화현상이다.

② 종목내 편재성과 종목간 편재성

    ㉠ 종목간 편재성 : 야구, 농구, 축구 등과 같은 스포츠는 인기 스포츠로 취급되고 체조, 육상, 럭비 등과 같은 스포츠는 비인기 종목으로 취급된다.

    ㉡ 종목내 편재성 : 태권도와 유도의 경우 띠를 매개로 층을 형성, 권투의 체급 등 프로복싱의 미들, 헤비급은 전세계 중개, 플라이, 밴텀급 선수는 수입면에 차이를 둔다.

(4) 스포츠 계층의 다양성

① 스포츠의 불평등 정도는 권력, 재산, 위광이 동등하게 분배되는 경우와 불평등하게 분배되는 양극으로 생각할 수 있다.

② 일반적 사회계층 … 카스트, 신분제도, 계급

③ 스포츠에도 다양한 계층구조가 존재(선수, 코치, 구단주)한다.

(5) 스포츠 계층의 영향성 ✅자주출제

① 스포츠 계층에 권력, 재산, 평가 및 심리적 만족의 불평등에 의해 나타나는 결과는 크게 생활기회와 생활양식의 변화로 볼 수 있다.

② 상류층이 하류층에 속하는 사람에 비하여 참여 스포츠 선호도가 높은 것은 역사성, 경제성 및 시간적 여유에서 기인(사회계층에 따라 선호 스포츠 유형이 차이)한다.

    ㉠ 생활기회 : 특정 개인이 기대할 수 있는 수명이나 삶의 본질과 관련된 것으로서 유아사망률, 수명, 육체적 질환, 정신적 질환, 결혼, 이혼 등에 관한 비율과 빈도를 가리키며, 자발적 의지가 아닌 비인격적으로 결정되는 경향이 강하다.

    ㉡ 생활양식 : 특정 개인의 생활방식으로서 취미, 조직적 융화, 사교적 행위, 여가추구, 향유할 수 있는 문화품목, 직업 등의 종류를 포함한다. 생활기회 및 생활양식의 차이는 기본적으로 사회적 배경이 비슷한 사람끼리 교류함으로써 차이가 발생한다는 점에서 스포츠 계층과 밀접히 관련된다.

05 스포츠와 사회이동 ✔자주출제

(1) 수직이동
지위에 대한 상하 변화(상승이동, 하향이동)이다.

(2) 수평이동
동일하게 평가되는 지위로 일종의 단순한 자리바꿈이다.

(3) 수직, 수평적 이동
순수한 수평적 이동보다는 어느 정도의 수직적 이동을 수반하는 수평적 이동이 오히려 일반적인 것(다른 팀으로의 트레이드)이다.

(4) 세대간 이동
같은 가족 내에서 한 세대로부터 다음 세대로 이어지는 과정에서 발생하는 사회경제적 지위의 변화(운동선수가 성공하여 부모보다 수입과 위광이 높아지는 경우)이다.

(5) 세대내 이동
한 개인의 생애를 통하여 발생하는 사회 경제적 지위의 변화를 의미(20세의 후보선수가 45세에 코치나 감독이 되는 경우)한다.

(6) 개인이동과 집단이동
프로스포츠 태동 후 운동선수의 전반적 지위 상승 등이 해당된다.

07 스포츠와 사회화

01 스포츠사회화의 개념

(1) 사회화
사회학적 관점에서 보면 집단규범을 내재화하는 것이며 심리학적 입장에서는 자아를 형성시켜 나아가면서 인간의 기본적인 욕구를 길들이는 과정이라 할 수 있다.

(2) 스포츠사회화
스포츠라는 소사회에서 개인이 스포츠를 통하여 집단성원이 공통으로 지니고 있는 가치관, 신념, 태도 등을 집단 내의 다른 성원과의 상호작용을 통하여 자신의 지위에 상응하도록 습득하는 과정(Kenyon, McPherson)이다.

02 스포츠사회화의 이론

(1) 사회학습이론 ✔자주출제
개인이 어떻게 사회적 행동을 습득하고 수행하는가를 밝히려는 이론으로써 스포츠 역할의 학습을 이해하는데 적용되는 접근방법은 강화, 코칭, 관찰학습의 세 가지 개념이다.

① 강화 … 상과 벌의 역할을 강조한다.

② 코칭 … 사회화 주관자의 가르침을 말한다.

③ 관찰학습 … 다른 사람의 행동을 관찰한 결과와 유사하게 행동한다는 견해이다.

④ 역할학습과 관련된 사회화 과정의 3요소
   ㉠ 개인적 특성 : 성, 연령, 출생서열, 사회 경제적 지위 등
   ㉡ 중요타자 : 가족, 동료, 코치, 교사 등의 태도와 가치관 등
   ㉢ 사회화 상황 : 집단의 구조, 개인의 지위, 참여의 자발성 등

(2) 역할이론

사회를 하나의 무대로 보고 개인을 무대 속의 배우로 비유한다. 사회화 주관자와 피사회화자 간에 역할 상호 작용에 의한 학습을 가정한다.

(3) 준거집단이론

인간은 스스로 어떤 집단이나 타인에게 적응하고 이들의 행동, 태도, 감정 등을 자신의 행동이나 태도, 감정의 형성을 위한 중요한 판단기준이 되는 준거의 척도로 삼는다는 것이다.

① 규범집단 ··· 가족과 같이 규범을 설정하고 가치관을 형성시킴으로서 개인에게 행동의 지침을 제공한다.

② 비교집단 ··· 특정역할수행의 기술적 의미를 제시하여 주는 역할 모형을 의미한다.

③ 청중집단 ··· 특정 개인의 특별한 주목은 받지 않으나 그들의 가치와 태도에 부합되게 행동하려는 집단(친구)이다.

03 ⟨ 스포츠로의 사회화 ✓자주출제

스포츠로의 사회화는 스포츠에 참가하는 그 자체를 말하며, 이는 특정개인이 수많은 자극 중에서 자신에게 가장 큰 영향력을 행사하는 중요타자나 준거집단의 영향을 수용하여 스포츠에 참가하게 되는 과정이다.

(1) Snyder의 스포츠 개입의 유지 및 증진 요소

① 내적만족 ··· 스포츠 활동을 통하여 얻을 수 있는 본질적 즐거움

② 외적만족 ··· 승리, 금전, 건강 등과 같은 외적보상에 대한 기대

③ 사회적 결속 ··· 중요타자로부터 인정을 받음으로써 일어나는 만족감

④ 부정적 불안감의 회피 ··· 개인의 정체감을 위협하는 지위의 상실, 불명예, 당혹감 등과 같은 부정적 제재로부터의 회피

⑤ 스포츠 정체감 ··· 스포츠계에 의존하고 있는 개인의 정체의식
　　㉠ 개입의 정도 : 시간, 노력, 투자의 자발성
　　㉡ 개입의 형태 : 행동적, 정의적, 인지적

(2) 스포츠사회화에 기여하는 요인 ; Kenyon과 McPherson의 스포츠 참가에 기여하는 몇 가지 사회학적 변인

① 남아의 경우 높은 사회 · 경제적 계층 출신 여부

② 성취동기가 높은 기업가인 아버지의 유무

③ 어린시절에 민주적, 관용적이며 온화하거나 독립심을 강조하는 부모 밑에서 양육되었고 부모가 스포츠 참가를 격려할 경우

(3) 스포츠사회화의 주관자
가족(부모, 형제자매), 동료집단, 학교, 지역사회, 대중매체

04 스포츠를 통한 사회화 ✔자주출제

하나의 사회체계인 스포츠 장면에서 학습된 기능, 특성, 가치, 태도, 지식 및 성향 등이 다른 사회현상으로 전이 또는 일반화되는 과정으로 스포츠 참가를 통해 스포츠가 내포하고 있는 특정가치, 태도, 규범, 행동 등을 학습하게 됨으로써 그 결과 개인의 인성과 태도 및 가치관에 변화를 일으키게 된다.

(1) 스포츠와 태도 형성
① 스포츠 역할의 경험
  ⊙ 스포츠에서의 역할
    ⓐ 참가의 형태(Kenyon) : 참가내용의 특성(행동적 참가, 인지적 참가, 정의적 참가), 참가의 역할(참가자, 생산자, 소비자)
    • 행동적 참가 : 일차적 참가, 이차적 참가

일차적 참가		• 게임이나 스포츠에 신체활동을 수단으로 하여 참가하는 경기자 자신에 의한 활동 • 승자, 패자, 주전선수, 후보선수, 슈퍼스타 등이 포함
이차적 참가	생산자	직접 생산자
		• 스포츠 경기에서 선수의 역할은 수행하지는 않지만 게임의 결과에 직접적으로 영향을 미치는 경우 • 지도자(감독, 코치), 조정자(판정관, 조정관, 심판), 건강관리원(의사, 트레이너 등)

이차적 참가	생산자	직접 생산자	• 스포츠 경기에서 선수의 역할은 수행하지는 않지만 게임의 결과에 직접적으로 영향을 미치는 경우 • 지도자(감독, 코치), 조정자(판정관, 조정관, 심판), 건강관리원(의사, 트레이너 등)
		간접 생산자	• 실제로 스포츠 상황에 참가는 하지만 그 활동이 경기 결과에 직접적인 영향을 미치지 않는 경우 • 기업가(구단주, 프로모터, 스포츠용품 생산가), 기술요원(방송원, 기자, 게시원), 서비스 요원(경기장 관리원, 선전원, 경비원) 등
	소비자	직접 소비자	관중으로 경기현장에 입장한 팬
		간접 소비자	매스컴이나 대화를 통해 스포츠와 관계를 맺고 있는 팬

- Leonard의 참가형태 : 일차적 참가와 이차적 참가로 분류 후 각각 직접, 간접 참가로 세분화, 일차적 참가의 직접(경기자), 간접(경기상황에서 선수 이외의 역할을 담당), 이차적 참가의 직접(간접 생산자), 간접(소비자)
- 인지적 참가 : 학교, 사회기관, 매스컴, 대화를 통해 스포츠에 관한 정보를 수용함으로써 이루어지는 참가로 이러한 정보에는 스포츠 역사, 규칙, 기술, 전술, 선수, 팀에 관한 지식이 있다.

ⓑ 참여의 정도와 유형 ✔자주출제
- 참여의 정도 : 참가 빈도, 기간, 강도
- 참가유형의 구분(Kenyon, Schutz)
 −일상적 참가 : 정규정으로 참가하고 활동이 개인의 생활과 잘 조화를 이룸
 −주기적 참가 : 일정간격을 유지하면서 지속적으로 참가하는 상태
 −일탈적 참가 : 일차적 일탈(업무소홀), 이차적 일탈(내기, 도박)
 −참가중단, 비참가 : 전혀 참가하지 않았거나 않고 있는 상태

ⓒ 참가의 수준
- 조직적 스포츠 참가 : 성원의 결합이 지속적, 안정성이 높으며 사회화 경험이 풍부하고 기능과 승리가 강조된다.
- 비조직적 스포츠 참가 : 성원 결합이 불안정적이며, 구성원의 상호작용과 공정성이 강조된다.

ⓛ 스포츠 역할의 사회화 ; 역할 점유자가 특정 역할로 사회화되기 위해서는 4단계의 경험이 필요(Thorton & Nardi)

ⓐ 예상단계 : 역할에 대한 열망 속에서 아직도 확실한 지위나 역할은 부여되어 있지 않으나 고정된 기대를 갖는 단계. 표면에 뚜렷이 나타나는 부분만을 알거나 인식한다. 즉, 프로선수의 부정적인 특성은 인식하지 못한다.

ⓑ 공식적 단계 : 개인이 사회적 지위를 담당하게 되고 자신의 능력과 행동에 관련되는 공식적이고 형식적인 기대를 경험하게 되는 단계. 중요타자와 역할 수행자 간에 일치의 정도가 높아 스포츠 역할에 동조하게 되는 특징을 보인다.

ⓒ 비공식적 단계 : 각 개인 간의 상호작용을 통해 전이되는 역할의 태도, 인지적 특성이 포함되는 비공식적 기대가 존재하는 단계, 각 개인은 자신의 과거 경험과 미래의 목표에 적합한 역할을 생각하기 시작하고 자기 형편에 걸맞은 역할을 수행하기 시작한다. (식당, 숙소, 탈의실 등의 경기장 외의 장소)

ⓓ 개인적인 단계 : 자기 나름대로 역할에 관한 경험이나 자신의 역할에 대한 기대를 스스로 부가가능, 즉, 자신의 성격 특성에 따라 자신의 역할기대와 개념을 수정할 줄 알게 됨. 이 단계를 통해서 자신에 대한 타인의 기대감에 영향력을 행사할 수 있게 되며 역할과 자신의 정체감을 일치시키게 된다.

② 스포츠와 가치
㉠ 가치의 반영 및 전달체계로서의 스포츠
ⓐ 전체 사회의 지배적 가치를 전달하는 사회제도 역할을 수행한다.
ⓑ 전체 사회의 지배적 가치를 반영하고 전달해주는 축소판이라 할 수 있다.

ⓛ 스포츠와 가치의 사회화

 ⓐ 가치란 특정상황의 규범적 기대를 반영하고 있는 것으로서 바람직한 것에 대한 사회적 평가기준이라 정의한다.

 ⓑ 스포츠는 복잡하고 다원화된 사회의 가치를 전체사회구성원에게 효율적으로 전달하는 유형화된 제도이다.

 ⓒ Webb은 현대사회의 기본이 되는 지배이념으로 공정, 기능, 승리의 세 가지의 가치를 제시한다.

③ 스포츠와 태도

 ㉠ 태도의 개념 : 태도란 자세 혹은 몸가짐을 의미하는 용어로 다양한 의미로 사용된다.

  ⓐ Rosenberg와 Hovland의 태도의 구성요소 : 감정, 행동, 인지

  ⓑ 태도의 네 가지 중요한 기능

   • 환경에 순응하고 생활변화에 적응하는 기능

   • 특정한 태도를 갖고 자신이나 사회 현실을 바라볼 때 느끼게 되는 심리적인 고통으로부터 자신을 방어하는 자기방어 기능

   • 내면화된 가치나 이상적 자아를 적극적으로 표출하려는 가치표현 기능

   • 지식이나 사물을 평가하는 탐구 기능

 ㉡ 태도변화의 이론

  ⓐ Heider의 균형이론 : 심리적 세계에서 생각 불균형이 내적 긴장을 유발하고 또다시 새로운 균형으로 회복된다는 이론. 즉, 타인에 대한 긍정적 혹은 부정적 감정을 갖고 있는 태도의 대상에 대한 감정의 균형을 유지하려는 성향을 말한다.

   • POX 모델을 통해 균형과 불균형 상태를 설명한다.

    -특정인(P)

    -타인에 대한 특정인의 인식(O)

    -어떤 대상(X) 간의 관계가 균형을 유지하느냐의 여부에 따라 태도의 변화가 생긴다고 주장

  ⓑ Newcomb의 ABX이론 : 어떤 사람(A)의 대상(X)에 대한 태도는 타인(B)의 대상(X)에 대한 태도에 의해 영향을 받아 ABX가 비대칭인 경우 긴장을 일으키며, 그것을 대칭상태로 바꾸려는 의사전달작용이 발생하여 태도변화가 일어난다고 설명한다.

   • 스포츠에 대한 태도승리 지향주의자와 레크리에이션 지향주의자간의 태도변화

    -Osgood과 Tannenbaum의 적합이론 : 태도변화의 방향과 강도에 대한 균형을 설명하는 것으로써 두 대상에 대하여 서로 다른 태도가 형성되어 있는 경우에도 이들 대상 간에 밀접한 관계가 생기면 태도는 서로 적합하도록 변화하는 경향이 있다.

    -Festinger의 인지부조화 이론 : 태도란 사람들의 조직적인 심리구조의 일부를 이루고 있는 것인데 사람들은 이 구조를 유지하는 과정에서 부조화를 기피하고 조화를 추구한다는 것. 자신이 좋아하는 팀이 승리하면 정보를 얻음으로써 외적인 조화를 추구하는 반면, 패하였을 경우에는 정보기피하여 내적부조화를 극복하려는 경향이 있다.

  ⓒ 스포츠를 통한 태도 형성의 기제

   • Allport의 태도형성의 원리 : 통합, 분화, 외상적 경험, 모방

- Kelmen의 태도형성의 원리 : 동의 동일시, 내면화
- 스포츠를 통한 태도형성의 6가지 요인
  - 방어기제의 약화 : 스포츠 참가의 즐거움과 레크리에이션의 역할은 일상으로부터 긴장이 약화되어 태도 변화
  - 모방 : 자신의 결점을 보완하기 위하여 뛰어난 선수나 코치의 태도, 행동을 자신의 것과 동일시하여 태도변화
  - 입장의 변화 : 스포츠 상황에서 집단의 입장이 강조되므로 자기 중심의 입장에서 팀중심으로 태도변화
  - 조건의 부합 : 실패한 경험이 운동경기 수행에 대한 불안이나 긴장을 강하게 나타내 태도변화, 다양한 경험의 반복에 의해 고정화되거나 강한 정서적 경험을 통해 형성
  - 동조행동 : 구체적인 압력이 작용하지 않더라도 강한 사회적 압력을 느껴 동료들의 행동에 보조를 맞추어 행동, 집단의 행동규범에 습관화
  - 역할행동 : 사람은 자기가 소속해 있는 집단이 기대하는 행동을 취하는 경향성이 있어 지위나 역할이 변함에 따라 그에 상응하는 태도나 행동을 취하는 경향이 있음, 소극적인 태도를 지녔던 사람이 운동기능이 향상된 뒤에는 팀의 활동에 적극적으로 태도변화

(2) 스포츠사회화와 경기성향

① 공정, 기능 및 승리
- ㉠ 공정 : 스포츠맨십과 공평을 최고의 가치로 수용하는 태도(아마추어리즘, 놀이성향)
- ㉡ 기능 : 참가의 목적 그 자체 뿐만 아니라, 목적에 대한 수단으로도 여겨지는 이중적 특성(과정을 결과보다 중시하는 입장)
- ㉢ 승리 : 승리 또는 성공의 획득을 중시하는 태도(프로페셔널리즘, 전문성향)

② 참가지향과 업적지향
- ㉠ 참가지향 : 스포츠 본래 가치를 추구하며 공명정대하게 경기하는 참가자의 태도
- ㉡ 업적지향 : 상대와의 경쟁을 통한 탁월성을 추구하고 성취지향적 성향을 나타냄

③ 아마추어리즘과 프로페셔널리즘
- ㉠ 아마추어리즘 : 개인의 즐거움을 위해 경기에 참가하는 가치성향(사회적 상호작용, 심신의 건전한 발달, 자기표현 등을 추구하는 태도)
- ㉡ 프로페셔널리즘 : 대중의 관심을 끌려는 참가성향(이익을 추구하는 프로페셔널 태도)

④ 전이의 일반적 특성(사회와 경험의 5가지 요인) … Snyder는 행동의 전이는 환경이 유사할 때 일어난다고 보고 사회화 경험의 5가지 변인을 제시하였다.
- ㉠ 참여의 정도 : 참여의 빈도, 강도 지속성이 높을수록 참여를 잘한다.
- ㉡ 참여의 자발성 : 자발적일수록 참여를 잘한다.
- ㉢ 사회화 관계의 본질성 : 목적적일 때, 즉, 수단적이냐 표현적이냐의 여부에 따라 다르다.
- ㉣ 사회화의 위신과 위력 : 위신과 위력이 높은 사람에게 더 큰 영향을 받는다.
- ㉤ 참가의 개인적 또는 사회적 특성 : 참가자의 자아인지에 영향을 받는다.

05 < 스포츠에서의 탈사회화에 영향을 미치는 요인 ✔자주출제

(1) 환경변인(개인적 환경)

성, 연령, 계층 및 교육정도

(2) 취업변인(취업가능성)

채용 가능한 잠재적 노동력 소유여부에 의한 취업기회

(3) 정서변인(스포츠의 중요성)

스포츠가 개인의 자아정체 중심부에서 차지한 정도

(4) 역할사회화 변인(역할사회화 가능성)

스포츠 이외의 선택 가능한 타 역할에 대한 사전계획이나 사회화의 정도

(5) 인간관계변인

스포츠로부터 탈사회화하는데 대한 가족이나 친우로부터의 지원체계

08 스포츠와 사회일탈

01 〈 스포츠 일탈의 특성

(1) 스포츠 일탈의 기능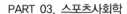

① 역기능
  ㉠ 스포츠 체계의 질서 및 예측 가능성을 위협하고 긴장과 불안을 조성한다.
  ㉡ 스포츠 참가자의 사회화에 부정적인 영향을 미칠 수 있다.

② 순기능
  ㉠ 규범의 존재를 재확인시켜 주기 때문에 규범에의 동조를 강화시켜 준다.
  ㉡ 부분적인 스포츠 일탈은 사회적 안전판의 역할을 한다.
  ㉢ 스포츠 일탈이 사회에 개혁과 창의성을 가져다주는 역할을 할 수 있다.

(2) 스포츠 일탈의 형태

① 부정적 일탈

② 긍정적 일탈

02 〈 스포츠 일탈의 주요 이론

(1) 일탈의 사회학적 이론

① 구조기능이론 ✔자주출제
  ㉠ 사회가 잘 유지 통합된 것으로 파악하고 사회 성원은 적절한 가치와 행동에 합의하며 사회구조 혹은 지속적 행동유형은 사회의 가치나 목적을 실현하도록 작용한다고 가정하는 이론이다.
  ㉡ 일탈연구의 주요 초점을 규범위반에 두고 규범위반을 사회질서의 붕괴가 반영된 것으로 개념화한다.
  ㉢ 주목할 이론은 Merton의 아노미 이론이 있다.

② 문화전달이론 ✓자주출제

  ⊙ 일탈행위는 동조행위와 마찬가지로 문화적으로 유형화된 행위라는데 초점을 두고 사회성원이 일탈자가 되는 것은 주위의 일탈적 문화양식을 습득하기 때문이라고 주장한다.

  ⓒ 일탈에 대한 생태학적 전망에 근간을 둔 이론이다.

  ⓒ **차별교제이론** : 일탈적 행동양식과 비일탈적 행동양식 간의 차별적 접촉을 의미한다.

③ 사회통제이론

  ⊙ 규범위반에 관한 초점은 구조기능이론이나 문화전달이론과 같으나 그 행위를 일으키게 하는 동기에 관해 다른 견해를 갖고 있다.

  ⓒ 규범위반이 매우 흥미롭고 이로운 것이기 때문에 대부분의 사람은 이를 위반하려는 동기를 갖고 있으나 통제적 요인 때문에 일탈을 하지 못한다고 주장한다.

  ⓒ **내적통제** : 내면화된 규범 때문에 일탈적 행동을 통제한다.

  ⓔ **외적통제** : 사회적 처벌이나 보상상실의 예상 때문에 일탈행동을 통제한다.

④ 낙인이론

  ⊙ 일탈이란 행위 자체가 갖는 본질적인 측면보다 행위가 발생하는 상황과 여건에 따라 규정되어진다고 할 때 누가 일탈을 규정짓느냐는 문제가 제기될 수 있다고 주장한다.

  ⓒ 낙인이론은 갈등론적 관점에서 출발하며 일탈이란 행위 자체의 속성이 원래 나쁜 것이 아니라 남들이 일탈이라고 낙인을 찍었기 때문에 일탈이 된 것이라고 주장한다.

(2) 스포츠 일탈의 이론

① Merton의 아노미 이론 ✓자주출제

  ⊙ 구조 기능론적 시각에 근거를 두고 규범위반 현상이 발생하는 사회적 상황을 중심으로 일탈에 대한 일반 이론을 구체화하고자 할 것이다.

  ⓒ 문화적 목표와 구조적 기회가 조화를 잘 이루고 통합되어 있지 않기 때문에 구조적으로 역기능적 사회로 본다. (긴장의 강도가 커질 때 일탈현상이 발생)

  ⓒ 사회질서의 붕괴라는 측면에서 설명하기보다 사회질서 내에서의 불일치, 즉 사회의 문화 구조를 구성하는 두 가지 기본 요소인 문화적 목표와 구조적 기회 간의 불일치가 사회전반으로 심화될 경우 발생하는 현상이다.

② 스포츠 일탈에 대한 아노미 이론의 적용

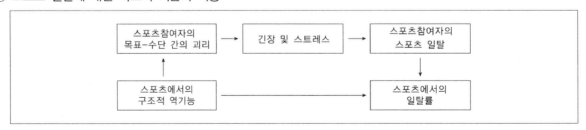

③ 스포츠의 목표-수단 괴리와 적용모형

1. 동조	규칙이 허용되는 한도에서의 파울과 같은 문화적으로 규정된 성공적인 목표와 그 목표를 성취하기 위한 수단을 모두 수용
2. 개혁	문화적 목표는 수용하나 사회가 적용하는 수단은 수락할 수 없다고 하는 행동양식(관례를 무시한 스카우트)
3. 의례주의	목표성취를 포기하고 규정된 규범(수단)을 수용하는 행위(승패관계 없이 경기하는 경우)
4. 도피주의	문화적 목표와 사회적 수단 모두를 거부하는 양식(스포츠 참가의 중단 및 포기)
5. 반항	목적과 수단을 모두 포기하고 새로운 방법으로 목표달성을 하려는 행위(올림픽거부 운동)

03 스포츠 일탈의 유형 및 원인

(1) 스포츠 일탈의 유형 ✔자주출제

① 약물복용 … 윤리적 문제, 정신적-육체적 부작용

② 폭력 … Coakley의 스포츠 폭력의 원인(스포츠의 상업화, 스포츠팀의 구조적 특성, 운동선수의 역할 사회화)

③ 부정행위 … 제도적 부정행위, 일탈적 부정행위

④ 조직적 일탈(4가지 본질적 측면)
  ㉠ 비윤리적 행동이 외부의 규범위반
  ㉡ 조직의 묵시적 지지
  ㉢ 조직 수 내부 간의 제휴
  ㉣ 새로운 구성원의 일탈 사회화

(2) 스포츠 일탈의 구조적 원인(근원)

① 양립 불가능한 가치 지향

② 가치 및 규범과 성공 강박 간의 불일치

③ 경쟁적 보상구조

④ 역할 갈등

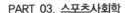

09 미래사회의 스포츠

01 스포츠 변화에 영향을 미치는 요인 ✔자주출제

(1) 테크놀로지의 발전

스포츠 참여 및 경기력 향상에 영향

(2) 통신 및 전자매체의 발달

스포츠 참여방식과 활성화 기여

(3) 조직화 및 합리화

다양한 매체와 쉬운 조직화 방법으로 스포츠 및 운동의 참여 활성화 기여

(4) 상업화 및 소비성향의 변화

02 스포츠 세계화

(1) 스포츠 세계화의 의미 ✔자주출제

규칙과 경쟁을 기초로 스포츠를 통해 국가 간의 관계가 유연하게 변하고, 문화적 · 정치적 · 경제적 교류 등이 폭발적으로 활성화되는 시대적 현상을 말한다.

(2) 스포츠 세계화의 원인 ✔자주출제

① 제국주의

② 민족주의

③ 종교

④ 테크놀로지의 진보

⑤ 신자유주의적 세계화

최근 기출문제 분석

2024. 4. 27. 시행

1 〈보기〉에서 훌리한(B. Houlihan)이 제시한 '정부(정치)의 스포츠 개입 목적'에 관한 사례인 것을 모두 고른 것은?

> 〈보기〉
> ㉠ 시민들의 건강 및 체력유지를 위해 체육단체에 재원을 지원한다.
> ㉡ 체육을 포함한 교육 현장의 양성 평등을 위해 Title IX을 제정했다.
> ㉢ 공공질서를 보호하기 위해 공원에서 스케이트보드 금지, 헬멧 착용 등의 도시 조례가 제정되었다.

① ㉠
② ㉠, ㉢
③ ㉡, ㉢
④ ㉠, ㉡, ㉢

> **TIP** 훌리안은 정치, 경제, 사회, 문화적으로 이데올로기의 우월성을 표현하기 위한 것을 개입 목적으로 나타내고 있으며, 보기의 내용은 모두 포함하고 있다.

2024. 4. 27. 시행

2 스포츠클럽법(시행 2022.6.16.)의 내용으로 옳지 않은 것은?

① 지정스포츠클럽은 전문선수 육성 프로그램을 운영할 수 없다.
② 스포츠클럽의 지원과 진흥에 필요한 사항을 규정하고 있다.
③ 국민체육진흥과 스포츠 복지 향상 및 지역사회 체육발전에 기여함을 목적으로 한다.
④ 국가 및 지방자치 단체는 스포츠클럽의 지원 및 진흥에 필요한 시책을 수립·시행하여야 한다.

> **TIP** 스포츠클럽의 궁극적인 목적은 전문선수의 육성을 엘리트화 시키는 것이 아닌 생활체육의 기반에서 전문체육의 활성화를 위한 것이다.

2024. 4. 27. 시행

3 〈보기〉에서 스티븐슨(C. Stevenson)과 닉슨(J. Nixon)이 구조기능주의 관점으로 설명한 스포츠의 사회적 기능 중 옳은 것만을 모두 고른 것은?

> 〈보기〉
> ㉠ 사회·정서적 기능
> ㉡ 사회갈등 유발 기능
> ㉢ 사회 통합 기능
> ㉣ 사회계층 이동 기능

① ㉠, ㉡
② ㉠, ㉢
③ ㉡, ㉣
④ ㉠, ㉢, ㉣

> **TIP** 구조기능주의 이론은 스포츠의 긍정적 효과와 측면을 강조하고 있는 특성이 있다.

Answer 1.④ 2.① 3.④

4 〈보기〉의 ㉠~㉢에 해당하는 스포츠 육성 정책 모형이 바르게 제시된 것은?

〈보기〉

㉠ 학생들의 스포츠 참여 저변이 확대되면, 이를 기반으로 기량이 좋은 학생선수가 배출된다.

㉡ 우수한 학생선수들을 육성하면 그들의 영향으로 학생들의 스포츠 참여가 확대된다.

㉢ 스포츠 선수들의 우수한 성과는 청소년의 스포츠 참여를 촉진하고, 이를 통해 형성된 스포츠 참여 저변 위에서 우수한 스포츠 선수들이 성장한다.

	㉠	㉡	㉢
①	선순환 모형	낙수효과 모형	피라미드 모형
②	피라미드 모형	선순환 모형	낙수효과 모형
③	피라미드 모형	낙수효과 모형	선순환 모형
④	낙수효과 모형	피라미드 모형	선순환 모형

> **TIP** 스포츠 육성 정책 모형 중 ㉠의 저변 확대는 우수한 선수 배출에 영향을 주는 것은 피라미드모형의 대표성이며, ㉡은 우수 선수들의 영향에 따라 낙수효과로 다양한 형태로 스포츠 참여가 확대되는 것이다. ㉢은 이상적으로 추구하고 있는 선순환의 정책 모형이다.

5 스포츠에서 나타나는 사회계층 이동에 대한 설명으로 옳지 않은 것은?

① 스포츠는 계층 이동을 위한 수단으로 활용된다.
② 사회계층의 이동은 사회적 상황과 개인적 상황을 반영한다.
③ 사회 지위나 보상 체계에 차이가 뚜렷하게 발생하는 계층 이동은 '수직 이동'이다.
④ 사회계층의 이동 유형은 이동 방향에 따라 '세대 내 이동', '세대 간 이동'으로 구분한다.

> **TIP** 사회계층의 이동은 수직이동과 수평이동으로 구분된다.

6 〈보기〉에서 스포츠 세계화의 동인으로 옳은 것만을 모두 고른 것은?

〈보기〉

㉠ 민족주의
㉡ 제국주의 확대
㉢ 종교 전파
㉣ 과학기술의 발전
㉤ 인종차별의 심화

① ㉠, ㉡, ㉢
② ㉡, ㉢, ㉤
③ ㉠, ㉡, ㉢, ㉣
④ ㉠, ㉢, ㉣, ㉤

> **TIP** ㉤은 세계화를 저해하는 대표적 요인이다.

7 투민(M. Tumin)이 제시한 사회계층의 특성을 스포츠에 적용한 설명으로 옳은 것은?

① 보편성 : 대부분의 스포츠 현상에는 계층 불평등이 나타난다.
② 역사성 : 현대 스포츠에서 계층은 종목 내, 종목 간에서 나타난다.
③ 영향성 : 스포츠에서 계층 불평등은 역사발전 과정을 거치며 변천해 왔다.
④ 다양성 : 스포츠 참여에서 나타나는 사회적 불평등은 일상생활에도 유사하게 나타난다.

> **TIP** 역사성(고래성)은 사회계층의 역사적 발전과정의 변화되는 것을 의미한다.
> 영향성은 사회계층이 일반적 생활양식(기회)등의 변화를 의미한다.
> 다양성은 사회계층이 다양하게 존재하는 것을 의미한다.

2024. 4. 27. 시행

8 〈보기〉에서 설명하는 스포츠 일탈과 관련된 이론은?

> **〈보기〉**
> • 스포츠 일탈을 상호작용론 관점으로 설명한다.
> • 일탈 규범을 내면화하는 사회화 과정이 존재한다.
> • 다른 사람과 상호작용을 통해 스포츠 일탈 행동을 학습한다.

① 문화규범 이론   ② 차별교제 이론
③ 개인차 이론   ④ 아노미 이론

> **TIP** 문화규범 이론과 개인차 이론은 개인의 일탈이 아닌 대중적 관점에서 변화되어지는 것을 나타내는 이론이다.

2024. 4. 27. 시행

9 스미스(M. Smith)가 제시한 경기장 내 신체 폭력 유형 중 〈보기〉의 설명에 해당하는 것은?

> **〈보기〉**
> • 경기의 규칙을 위반하는 행위지만, 대부분의 선수나 지도자들이 용인하는 폭력 행위 유형이다.
> • 이 폭력 유형은 경기 전략의 하나로 활용되며, 상대방의 보복 행위를 유발할 수 있다.

① 경계 폭력   ② 범죄 폭력
③ 유사 범죄 폭력   ④ 격렬한 신체 접촉

> **TIP** 경기 전략으로써 활용되어지지만 경기규칙은 위반하는 폭력행위로써 다른 이론보다는 강도가 약하지만 전략적 폭력으로 잘못 해석되어 일반화 되어서는 안된다.

2024. 4. 27. 시행

10 코클리(J. Coakley)가 제시한 상업주의와 관련된 스포츠 규칙 변화에 따른 결과로 옳지 않은 것은?

① 극적인 요소가 늘어났다.
② 득점이 감소하게 되었다.
③ 상업 광고 시간이 늘어났다.
④ 경기의 진행 속도가 빨라졌다.

> **TIP** 상업주의 요소에서는 득점이 증가하여 경기관람자에게 흥미를 증가시키는데 있다.

2024. 4. 27. 시행

11 파슨즈(T. Parsons)의 AGIL이론에 관한 설명으로 옳지 않은 것은?

① 상징적 상호작용론 관점의 이론이다.
② 스포츠는 체제 유지 및 긴장 처리 기능을 한다.
③ 스포츠는 사회구성원을 통합시키는 기능을 한다.
④ 스포츠는 사회구성원이 사회체제에 적응하게 하는 기능을 한다.

> **TIP** 파슨즈는 구조기능주의적 관점의 이론이다.

2024. 4. 27. 시행

12 베일(J.Bale)이 제시한 스포츠 세계화의 특징에 관한 설명으로 옳지 않은 것은?

① IOC, FIFA 등 국제스포츠 기구가 성장하였다.
② 다국적 기업의 국제적 스폰서십 및 마케팅이 증가하였다.
③ 글로벌 미디어 기업의 스포츠에 관한 개입이 증가하였다.
④ 외국인 선수 증가로 팀, 스폰서보다 국가의 정체성이 강화되었다.

> **TIP** 스포츠 세계화는 국가의 정체성을 약화시키고 시장을 확대시켰다.

Answer 4.③ 5.④ 6.③ 7.① 8.② 9.① 10.② 11.① 12.④

13 에티즌(D. Eitzen)과 세이지(G. Sage)가 제시한 스포츠의 정치적 속성 중 〈보기〉의 설명에 해당하는 것은?

〈보기〉

• 국가대표 선수는 스포츠를 통해 국위를 선양하고 국가는 선수에게 혜택을 준다.
• 국가대표 선수가 올림픽에 출전하여 메달을 획득하면 군복무 면제의 혜택을 준다.

① 보수성   ② 대표성
③ 상호의존성   ④ 권력투쟁

TIP 스포츠의 대표적 정치적 속성으로 선수들은 국위 선양을 하고 국가는 선수들에게 정치적 보상을 통해 혜택을 제시하는 것이다.

14 스포츠의 교육적 역기능에 해당하는 것은?

① 정서 순화   ② 사회 선도
③ 사회화 촉진   ④ 승리지상주의

TIP ①, ②, ③은 교육의 순기능이다.

15 스포츠미디어가 생산하는 성차별 이데올로기에 관한 설명으로 옳지 않은 것은?

① 경기의 내용보다는 성(性)적인 측면을 강조한다.
② 여성 선수를 불안하고 취약한 존재로 묘사한다.
③ 여성들이 참여하는 경기를 '여성 경기'로 부른다.
④ 여성성보다 그들의 성과에 더 많은 관심을 보인다.

TIP 성차별이 아닌 경기에만 집중하고 실력으로만 평가하는 형태이다.

16 〈보기〉의 ⊙~㉢에 들어갈 스트랭크(A. Strenk)의 '국제정치 관계에서 스포츠 기능'을 바르게 제시한 것은?

〈보기〉

• (⊙) : 1936년 베를린 올림픽
• (ⓒ) : 1971년 미국 탁구팀의 중화인민공화국 방문
• (ⓒ) : 1972년 뮌헨올림픽에서의 검은구월단 사건
• (㉢) : 남아프리카공화국의 아파르트헤이트에 대한 국제사회의 대응

	⊙	ⓒ	ⓒ	㉢
①	외교적 도구	외교적 항의	정치 이념 선전	갈등 및 적대감의 표출
②	정치 이념 선전	외교적 도구	갈등 및 적대감의 표출	외교적 항의
③	갈등 및 적대감의 표출	정치 이념 선전	외교적 항의	외교적 도구
④	외교적 항의	갈등 및 적대감의 표출	외교적 도구	정치 이념 선전

TIP ① 베를린 올림픽은 나치의 정치적 이념을 선전하기 위한 용도였다.
② 대표적 핑퐁외교이다.
③ 팔레스타인 테러단체가 이스라엘 선수를 살해한 사건이다.
④ 인종차별에 대한 외교적 항의이다.

2024. 4. 27. 시행

17 〈보기〉의 사례에 관한 스포츠 일탈 유형과 휴즈 (R. Hughes)와 코클리(J. Coakley)가 제시한 윤리 규범이 바르게 연결된 것은?

〈보기〉
• 2002년 한일월드컵 당시 황선홍 선수, 김태영 선수의 부상 투혼
• 2022년 카타르 월드컵에서 손흥민 선수의 마스크 투혼

	스포츠 일탈 유형	스포츠 윤리 규범
①	과소동조	한계를 이겨내고 끊임없이 도전해야 한다.
②	과소동조	경기에 헌신해야 한다.
③	과잉동조	위험을 감수하고 고통을 인내해야 한다.
④	과잉동조	탁월성을 추구해야 한다.

TIP 무비판적으로 수용하는 과잉동조 형태이고 선수에게 고통에 대한 인내를 요구하고 있다.

2024. 4. 27. 시행

18 레오나르드(W. Leonard)의 사회학습이론에서 〈보기〉의 설명과 관련된 사회화 기제는?

〈보기〉
• 새로운 운동기능과 반응이 학습된다.
• 학습자에게 동기를 부여할 수 있게 된다.
• 지도자가 적합하다고 생각하는 새로운 지식을 알게 된다.

① 강화
② 코칭
③ 보상
④ 관찰학습

TIP 사회학습이론은 개인이 사회적 행동을 습득하고 수행하는 것으로써 지도자는 이론을 분석 적용해야 한다.

2024. 4. 27. 시행

19 스포츠로부터의 탈사회화에 관한 설명으로 옳은 것은?

① 부상, 방출 등의 자발적 은퇴로 탈사회화를 경험한다.
② 스포츠 참여를 통한 행동의 변화를 스포츠로부터의 탈사회화라고 한다.
③ 개인의 심리상태, 태도에 의해 참여가 제한되는 것을 내재적 제약이라고 한다.
④ 재정, 시간, 환경적 상황에 의해 참여가 제한되는 것을 대인적 제약이라고 한다.

TIP 탈사회화는 북한의 구분되어지며 개인의 내재적 제한과 환경에 대해 외재적 제약으로 구분한다.

2024. 4. 27. 시행

20 과학기술의 발전에 따른 스포츠의 변화에 관한 설명으로 옳지 않은 것은?

① IoT, 웨어러블 디바이스 발전으로 경기력 측정의 혁신을 가져왔다.
② 프로야구 경기에서 VAR 시스템 적용은 인간 심판의 역할을 강화 시켰다.
③ 4차 산업혁명에 따른 초지능, 초연결은 스포츠 빅데이터의 활용을 확대시켰다.
④ VR, XR 디바이스의 발전으로 가상현실 공간을 활용한 트레이닝이 가능해졌다.

TIP 인간심판의 역할이 축소되고 영상판독 등의 과학적 판독으로 객관성을 향상시켰다.

Answer 13.③ 14.④ 15.④ 16.② 17.③ 18.② 19.①③ 20.②

21 〈보기〉에서 스포츠의 교육적 순기능으로만 묶인 것은?

〈보기〉

㉠ 학교와 지역사회의 통합
㉡ 평생체육의 연계
㉢ 스포츠의 상업화
㉣ 학업활동의 격려
㉤ 참여기회의 제한
㉥ 승리지상주의

① ㉠, ㉡, ㉣
② ㉠, ㉢, ㉤
③ ㉡, ㉢, ㉣
④ ㉡, ㉤, ㉥

TIP ㉢, ㉤, ㉥는 스포츠 교육의 역기능에 대한 내용이다.

22 〈보기〉에서 설명하는 스포츠 세계화의 원인은?

〈보기〉

'코먼웰스 게임(commonwealth games)'은 영연방국가들이 참가하는 스포츠 메가 이벤트로, 영연방국가의 통합에 기여하는 측면이 있다. 영국의 스포츠로 알려진 크리켓과 럭비는 대부분 영국의 식민지였던 영연방국가에서 인기가 있다.

① 제국주의
② 민족주의
③ 다문화주의
④ 문화적 상대주의

TIP 제국주의를 통해 영국의 식민지 국가를 통제하는 데 이용하였다. 스포츠 세계화와 일반화 측면에서 최근에는 긍정적 영향도 있을 수 있으나 가장 부정적 방법으로 스포츠를 이용한 것이다.

23 〈보기〉에서 코클리(J. Coakley)의 상업주의에 따른 스포츠의 변화에 관한 설명으로 옳은 것을 모두 고른 것은?

〈보기〉

㉠ 스포츠 조직의 변화 : 스포츠 조직은 경품 추첨, 연예인의 시구와 같은 의전행사에 관심을 갖게 되었다.
㉡ 스포츠 구조의 변화 : 스포츠의 심미적 가치보다 영웅적 가치를 중시하게 되었다.
㉢ 스포츠 목적의 변화 : 아마추어리즘보다 흥행에 입각한 프로페셔널리즘을 추구하게 되었다.
㉣ 스포츠 내용의 변화 : 프로 농구의 경우, 전·후반제에서 쿼터제로 변경되었다.

① ㉠, ㉡
② ㉠, ㉢
③ ㉡, ㉢, ㉣
④ ㉠, ㉢, ㉣

TIP ㉡은 스포츠 내용의 변화이고 ㉣은 스포츠 구조의 변화이다.

24 〈보기〉에 해당하는 케년(G. Kenyon)의 스포츠 참가유형은?

〈보기〉

• 특정 선수의 사인볼 수집
• 특정 스포츠 관련 SNS 활동
• 특정 스포츠 물품에 대한 애착

① 일탈적 참가
② 행동적 참가
③ 정의적 참가
④ 인지적 참가

2023. 4. 29. 시행

25 〈보기〉의 ㉠, ㉡에 해당하는 거트만(A. Guttmann)의 근대스포츠 특징은?

〈보기〉

• (㉠):국제스포츠조직은 규칙의 제정, 대회의 운영, 종목 진흥 등의 역할을 담당한다.
• (㉡):투수라는 같은 포지션 내에서도 선발, 중간, 마무리 등으로 구분된다.

	㉠	㉡
①	관료화	평등성
②	합리화	평등성
③	관료화	전문화
④	합리화	전문화

2023. 4. 29. 시행

26 스나이더(E. Snyder)가 제시한 스포츠 사회화의 전이 조건이 아닌 것은?

① 참가의 가치
② 참가의 정도
③ 참가의 자발성 여부
④ 사회화 주관자의 위신과 위력

㉢ 사회화 관계의 본질성
㉣ 사회화 주관자의 위신과 위력
㉤ 참가자의 개인적·사회적 특성

2023. 4. 29. 시행

27 〈보기〉는 버렐(S. Birrell)과 로이(J. Loy)의 스포츠 미디어를 통해 충족할 수 있는 욕구에 관한 설명이다. ㉠~㉢에 해당하는 용어가 바르게 연결된 것은?

〈보기〉

• (㉠) 욕구 : 스포츠 경기의 결과, 선수와 팀에 대한 통계적 지식을 제공해 준다.
• (㉡) 욕구 : 스포츠에 대한 흥미와 흥분을 제공해 준다.
• (㉢) 욕구 : 다른 사회집단과 경험을 공유하게 하며 공동체 의식을 갖게 한다.

	㉠	㉡	㉢
①	정의적	인지적	통합적
②	인지적	통합적	정의적
③	정의적	통합적	인지적
④	인지적	정의적	통합적

Answer 21.① 22.① 23.② 24.②③④ 25.③ 26.① 27.④

2023. 4. 29. 시행

28 〈보기〉에서 설명하는 프로스포츠의 제도는?

> 〈보기〉
> • 프로스포츠 구단이 소속 선수와의 계약을 해지하고 다른 구단에게 해당 선수를 양도받을 의향이 있는지 공개적으로 묻는 제도이다.
> • 기량이 떨어지거나 심각한 부상을 당한 선수를 방출하는 수단으로 이용하고 있다.

① 보류 조항(reserve clause)
② 웨이버 조항(waiver rule)
③ 선수대리인(agent)
④ 자유계약(free agent)

> **TIP** ② 프로스포츠 구단에서 소속팀 선수의 계약 해지와 함께 다른 구단에 선수 양도 의향을 공개적으로 안내함

2023. 4. 29. 시행

29 스포츠 일탈의 순기능에 관한 사례로 적절하지 않은 것은?

① 승부조작 사례를 보고 많은 선수들이 경각심을 갖는다.
② 아이스하키 경기에서 허용된 주먹다짐은 잠재된 공격성을 해소시켜 준다.
③ 스포츠에서 선수들의 약물복용이 지속되면 경기의 공정성이 훼손된다.
④ 높이뛰기에서 배면뛰기 기술의 창안은 기록 경신에 기여하고 있다.

> **TIP** ③ 스포츠 일탈에서 약물복용은 대표적 역기능이며 강력하게 제지하고 있는 영역이다.
> ※ 스포츠 일탈의 역기능
> • 스포츠의 공정성을 훼손하고 스포츠의 가치를 퇴색시킴
> • 긴장과 갈등을 심화시켜 스포츠 환경을 예측 불가능하게 만듦
> • 스포츠 체계의 질서를 위협함

> • 스포츠에 대한 부정적 가치를 심어주고 스포츠 참가자에게 부정적 영향을 미침
> • 스포츠 탈 사회화를 조장할 수 있음
> ※ 스포츠 일탈의 순기능
> • 규범의 존재를 재확인, 규범에의 동조를 강화, 더 큰 사회문제를 사전에 차단
> • 부분적인 스포츠 일탈은 사회적 불만을 완화할 수 있는 사회적 안전판의 역할
> • 창의성 발휘 및 개혁과 변화의 계기 (스포츠 규칙 변화, 현재의 일탈이 다음 세대 규범화)

2023. 4. 29. 시행

30 〈보기〉의 ㉠, ㉡에 해당하는 용어가 바르게 연결된 것은?

> 〈보기〉
> • (㉠) : 국민의 관심이 높은 스포츠 경기를 무료 혹은 저렴한 비용으로 시청할 수 있는 권리를 말한다.
> • (㉡) : 선수 개인의 사생활을 중심으로 대중을 자극하고 호기심에 호소하는 흥미 위주의 스포츠 관련 보도를 지칭한다.

	㉠	㉡
①	독점 중계권	뉴 저널리즘 (new journalism)
②	보편적 접근권	옐로 저널리즘 (yellow journalism)
③	독점 중계권	옐로 저널리즘 (yellow journalism)
④	보편적 접근권	뉴 저널리즘 (new journalism)

> **TIP** • 보편적 접근권 : 자유롭게 참여할 수 있는 권리
> • 옐로 저널리즘 : 선수 사생활과 자극적 흥미 위주의 보도
> ※ 저널리즘의 유형
> • 옐로 저널리즘 : 호기심 자극, 흥미 위주의 보도
> • 팩 저널리즘 : 독창성이 없는 단조로운 보도
> • 하이에나 저널리즘 : 권력 없고 힘없는 사람에 대하여 집중적인 매도와 공격을 퍼붓는 보도

- 뉴 저널리즘 : 기존의 방식대신 소설의 기법을 이용해 심층적인 보도
- 퍼블릭 저널리즘 : 언론인이 시민들로 하여금 공동체 문제에 참여하도록 유도하여 취재원의 다양화와 여론의 민주화를 가져옴
- 블랙 저널리즘 : 개인의 약점을 이용하거나 공개되지 않은 사실을 취재하며, 특정 이익을 위해 보도

2023. 4. 29. 시행

31 〈보기〉에서 설명하는 부르디외(P. Bourdieu)의 문화자본 유형은?

〈보기〉
- 테니스의 경기 기술뿐만 아니라 경기 매너도 습득하게 된다.
- 스포츠 활동처럼 몸으로 체득하게 되는 성향을 의미한다.
- 획득하는데 시간이 오래 걸리고, 타인에게 양도나 전이, 교환이 어렵다.

① 체화된(embodied) 문화자본
② 객체화된(objectified) 문화자본
③ 제도화된(institutionalized) 문화자본
④ 주체화된(subjectified) 문화자본

TIP 부르디외의 문화자본 유형
체화된 문화자본 - 문화적 재화 습득이 가능한 개인의 특성, 스포츠 사회화를 통해 내면화
객관화된 문화자본 - 문화적 재화들에 대한 법적 소유권 존재(책, 작품, 과학적 도구 등)
제도화된 문화자본 - 공적으로 보장되어진 형태로 존재

2023. 4. 29. 시행

32 〈보기〉는 스트렌크(A. Strenk)가 제시한 국제정치에서 스포츠의 기능에 관한 설명이다. ㉠~㉢에 해당하는 내용이 바르게 연결된 것은?

〈보기〉
- (㉠) : 2002년 한일월드컵 4강 진출로 대한민국이 축구 강국으로 인식
- (㉡) : 1980년 모스크바올림픽에서 서방 국가들의 보이콧 선언
- (㉢) : 1936년 베를린올림픽에서 나치즘의 정당성과 우월성 과시

	㉠	㉡	㉢
①	외교적 도구	정치이념 선전	국위선양
②	국위선양	외교적 항의	정치이념 선전
③	국위선양	외교적 도구	외교적 항의
④	외교적 도구	외교적 항의	정치이념 선전

TIP 국제정치에서 스포츠의 기능
- 외교적 도구
- 외교적 항의
- 국위선양
- 국제이해 및 평화증진
- 갈등 및 전쟁의 촉매
- 이데올로기 및 체제선전의 수단

Answer 28.② 29.③ 30.② 31.① 32.②

33 〈보기〉에서 투민(M. Tumin)이 제시한 스포츠계층의 특성 중 보편성(편재성)에 해당하는 것으로만 묶인 것은?

〈보기〉

㉠ 스포츠는 인기종목과 비인기종목으로 구분된다.

㉡ 과거에 비해 운동선수들의 지위가 향상되고 있다.

㉢ 종합격투기는 체급에 따라 대전료와 중계권료 등에 차등이 있다.

㉣ 계층에 따라 스포츠 참여 빈도, 유형, 종목이 달라지며, 이러한 차이는 개인의 삶에 영향을 미친다.

① ㉠, ㉡
② ㉠, ㉢
③ ㉡, ㉣
④ ㉢, ㉣

TIP ㉡: 고래성, ㉣: 영향성

※ 투민의 스포츠 계층의 특성
- **사회성**: 스포츠 계층은 다양한 사회문화적 현상과 연관을 맺고 있다.
- **고래성(역사성)**: 스포츠 계층은 일반 사회의 불평등의 역사와 함께 변천한다.
- **보편성(편재성)**: 스포츠 계층은 언제 어디서나 발생 가능하다.
  - 종목 간 편재성: 인기 종목과 비인기 종목의 분류
  - 종목 내 편재성: 급이나 단이 나눠지는 스포츠, 체급별로 구분되는 스포츠
- **다양성**: 사회마다 서로 다른 계층구조를 형성한다.
- **영향성**: 경제적 차이뿐만 아니라 생애 기회와 생활양식에도 영향을 미친다.

34 〈보기〉는 코클리(J. Coakley)가 제시한 스포츠 일탈에 관한 설명이다. ㉠, ㉡에 해당하는 용어가 바르게 연결된 것은?

〈보기〉

- (㉠)에 따르면 스포츠 일탈이 용인되는 범위는 사회적으로 타협하는 과정을 통해 구성된다.
- (㉡)는 과훈련(over-training), 부상 투혼 등을 거부감 없이 무비판적으로 수용하는 것이다.

	㉠	㉡
①	상대론적 접근	과소동조
②	절대론적 접근	과잉동조
③	절대론적 접근	과소동조
④	상대론적 접근	과잉동조

TIP 사회적 타협과정은 상대론적 접근으로 결정되며, 과잉동조는 규범을 무비판으로 수용한다.

35 〈보기〉의 밑줄 친 ㉠, ㉡을 설명하는 집합행동 이론이 바르게 연결된 것은?

> **〈보기〉**
>
> 이 코치 : 어제 축구 봤어? 경기 도중 관중폭력이 발생했잖아.
>
> 김 코치 : ㉠ 나는 그 경기를 경기장에서 직접 봤는데 관중들의 야유소리가 점점 커지면서 관중폭력이 일어났어.
>
> 이 코치 : ㉡ 맞아! 그 경기 이전에 이미 관중의 인종차별 사건이 있었잖아. 만약 인종차별이 먼저 발생하지 않았다면, 어제 경기에서 그런 관중폭력은 없었을 거야.

	㉠	㉡
①	전염이론	규범생성이론
②	수렴이론	부가가치이론
③	전염이론	부가가치이론
④	수렴이론	규범생성이론

TIP ㉠ : 군중심리가 전염되어 발생, ㉡ : 구조적 요인에 따른 순차적 발생

※ 집합행동 이론

- 전염이론 : 인간에게 내재된 집합심성은 감정적인 전염을 통하여 개인을 군중속으로 몰입하게 한다. 군중 속에 포함되면 일체감이 형성되어 일상적인 사고나 감정과는 다른 방식으로 행동하게 된다.
- 수렴이론 : 사회규범이라는 허구 속에 숨겨진 개인의 실제 자아가 익명성과 몰개성화의 상황에서 표출된다. 경기장에서의 폭력행동은 실제 난동자들이 지닌 평상시의 본성과 잠재적 성향에 의해 결정된다.
- 규범생성이론 : 다양한 구성원 사이에서 공유된 규범. 일치된 의견과 통일성은 어떻게 발생하는가를 설명하며, 군중의 구성원에게는 감정의 유발보다는 사회적 압력이 우선한다.
- 부가가치이론 : 집합행동이 발생한 장소와 시간 및 양식에 대하여 설명하는 이론이다.

36 스포츠사회화를 이해하기 위한 사회학습이론의 관점으로 적절하지 않은 것은?

① 상과 벌을 통해 행동이 변화한다.

② 다른 사람의 행동을 관찰하여 모방이 일어난다.

③ 사회화 주관자의 가르침을 통해 행동이 변화한다.

④ 개인은 자신이 처해있는 상황을 스스로 학습하고 변화한다.

TIP ④ 사회학습이론이 아닌 역할이론에 해당이다.

※ 스포츠사회화 이론

㉠ 사회학습이론 : 개인이 어떻게 사회적 행동을 습득하고 수행하는가를 밝히려는 이론으로 스포츠 역할의 학습을 이해하기 위해 강화, 코칭, 관찰학습의 개념을 활용

- 강화 : 상과 벌을 통해 긍정적 행동은 증가시키고 부정적 행동은 감소시킨다.
- 코칭 : 사회화 주관자의 도움을 받아 직접 배우는 방법
- 관찰학습 : 다른 사람의 행동이나 기술을 관찰하여 습득하는 방법

㉡ 역할이론 : 개인이 사회 속에서 각자의 사회적 지위를 향한 역할기대 또는 행동양식을 획득하는 과정을 설명하려는 이론

㉢ 준거집단이론 : 인간은 스스로 집단이나 타인에게 적응하고 이들의 행동, 태도, 감정 등을 자신의 행동이나 태도, 감정의 형성을 위한 중요한 판단 기준이 되는 준거의 척도로 삼는다는 이론으로 척도로 삼는 집단은 규범집단, 비교집단, 청중집단으로 나눌 수 있다.

Answer 33.② 34.④ 35.③ 36.④

37 메기(J. Magee)와 서덴(J. Sugden)이 제시한 스포츠 노동이주의 유형에 관한 설명 중 적절하지 않은 것은?

① 개척자형 : 스포츠 보급을 통해 금전적 보상을 추구하는 유형
② 정착민형 : 영구적으로 정착할 수 있는 곳을 찾는 유형
③ 귀향민형 : 해외에서의 스포츠 경험을 바탕으로 자국으로 복귀하는 유형
④ 유목민형 : 개인의 취향대로 흥미로운 장소를 돌아다니면서 스포츠에 참여하는 유형

> **TIP** 메기와 서덴의 스포츠 노동이주의 유형
> • 개척자형 : 금전적인 보상이 최고의 가치가 아님, 이주 국가와 친밀한 관계 형성
> • 용병형 : 경제적 보상이 최고의 이주 결정 요인임, 더 나은 경제적 보상을 위해 다시 이주할 수 있음
> • 유목민형 : 종목의 특성으로 인해 국가 간 이동 발생, 개인의 취향에 의해 선택하는 경우도 흔히 발생
> • 정착민형 : 경제적 보상 외에 다른 요인에 의해 정착, 보다 나은 사회적 환경이나 교육환경에서 거주
> • 귀향민형 : 해외로 이주하였다가 국내로 다시 귀향, 해외경험을 바탕으로 자국으로 복귀

38 〈보기〉에서 설명하는 스포츠의 정치적 속성은?

〈보기〉

에티즌(D. Eitzen)과 세이지(G. Sage)에 의하면 다양한 팀, 리그, 선수단체 및 행정기구는 각각의 특성에 따라 불평등하게 배분된 자원과 권한을 갖게 되고, 더 많은 권한을 갖기 위해 대립적 갈등을 겪게 된다.

---

① 보수성   ② 긴장관계
③ 권력투쟁   ④ 상호의존성

> **TIP** 에티즌과 세이지의 스포츠의 정치적 속성
> • 대표성 : 스포츠를 위한 의식은 조직에 대한 충성심을 상징적으로 재확인하는 기능을 한다.

> • 권력투쟁 : 스포츠에서 선수, 구단, 국가는 불평등하게 배분된 권력을 되찾아오려고 노력한다.
> • 상호의존성 : 국가는 스포츠를 국위선양으로 활용하고 국가는 보상을 제공한다.
> • 보수성 : 스포츠의 보수적인 성향은 규칙이나 제도를 쉽게 바꾸려 하지 않는다.
> • 긴장관계 : 스포츠와 정치의 결합으로 스포츠로 인하여 상대 국가와의 긴장관계를 유발할 수 있다.

39 〈보기〉에서 설명하는 맥퍼슨(B. McPherson)의 스포츠 미디어 이론은?

〈보기〉

• 대중매체를 통한 개인의 스포츠 소비 형태는 중요타자의 가치와 소비행동에 의해 영향을 받는다.
• 스포츠 수용자 역할로의 사회화는 스포츠에 참여하는 가족구성원으로부터 받은 스포츠 소비에 대한 승인 정도가 중요하게 작용한다.

---

① 개인차 이론
② 사회범주 이론
③ 문화규범 이론
④ 사회관계 이론

> **TIP** ④ 사회관계 이론은 중요타자와 대중매체의 비공식적 사회관계 강조이론이다.
> ※ 스포츠 미디어 이론
> • 사회범주 이론 : 비슷한 환경(연령, 성별, 경제수준)에서 생활하면 생각이나 행동도 비슷해진다.
> • 개인차 이론 : 타고난 생리적 특성이나 자라온 환경의 차이로 인하여 각자 달라진다.
> • 사회관계 이론 : 중요타자와 대중매체의 비공식적 사회관계에 영향을 받는다.
> • 문화규범 이론 : 대중매체가 사회규범에 영향을 미친다.

40 〈보기〉에서 설명하는 스포츠사회학 이론은?

〈보기〉

• 일상에서 특정 물건을 소비하는 것은 자신의 계급 위치를 상징화하는 행위이다.
• 자원과 시간의 소비가 요구되는 스포츠에 참여하는 것은 계급 표식행위이다.
• 고가의 스포츠용품, 골프 회원권 등의 과시적 소비 양상이 나타난다.

① 갈등이론
② 구조기능이론
③ 비판이론
④ 상징적 상호작용론

TIP 〈보기〉의 내용이 사회학 이론에 해당되지 않아 모두정답이다.

※ 스포츠 사회학의 주요이론
ⓐ 구조기능주의 이론 : 사회를 이루는 정치, 경제, 종교, 교육, 스포츠 등이 각각 기능을 가지고 있고, 유기체처럼 서로 연결되어 있다고 본다. 스포츠가 사회에 어떤 기능을 하는지 관심을 둔다.
ⓑ 갈등이론 : 마르크스의 사상에 근거한 이론으로, 경제적 이해관계가 대립되는 집단이나 개인들 간의 경쟁 갈등이 사회의 본질이라고 본다. 스포츠는 권력을 지닌 집단이 대중을 통제하는 수단이라고 주장한다.
ⓒ 비판이론 : 스포츠가 사회를 구성하는데 직접 관여한다고 보고, 스포츠를 통한 사회 변화의 기능성에 관심을 둔다.
ⓓ 상징적 상호작용 이론 : 인간은 상황을 주관적으로 해석하고 능동적으로 행동하는 존재이기 때문에 사회구조보다 개인의 역량이 중요하다고 본다.

41 〈보기〉에서 스포츠의 사회적 기능을 설명한 파슨즈(T. Parsons) AGIL 모형의 구성요소는?

〈보기〉

• 스포츠는 사회구성원에게 현실에 적합한 사고, 감정, 행동양식 등을 학습할 수 있는 장을 마련해준다.
• 스포츠는 개인의 체력 및 건강증진을 도모하여 효율적으로 사회 활동에 참여할 수 있게 한다.

① 적응
② 목표성취
③ 사회통합
④ 체제유지 및 관리

TIP 파슨즈의 AGIL은 적응(adaptation), 목표성취(goal attainment), 통합(integration), 체제유지(latency), 4가지로 구분하여 분류하고, 스포츠를 구조기능주의적 관점으로 해석하였다.

42 에티즌(D. Eitzen)과 세이지(G. Sage)가 제시한 스포츠의 정치적 속성이 아닌 것은?

① 보수성
② 대표성
③ 권력투쟁
④ 상호배타성

TIP 스포츠의 정치적 속성 … 대표성(우월성 표현), 권력투쟁(권력의 배분), 상호의존(상호보완적), 보수성(스포츠 제도의 특성)

Answer 37.① 38.③ 39.④ 40.①②③④ 41.① 42.④

43 〈보기〉에서 설명하는 사회학습이론의 구성요소는?

〈보기〉

상과 벌은 행동의 학습과 수행에 긍정적·부정적 영향을 미친다. 스포츠 현장에서 스포츠에 내재된 가치, 태도, 규범에 그릇된 행위는 벌을 통해 중단되거나 회피된다.

① 강화　　　　② 코칭
③ 관찰학습　　④ 역할학습

TIP 사회학습이론
- 강화 : 사회적 역할의 습득과 수행에 있어서 상과 벌의 역할을 강조한다.
- 코칭 : 피사회화자가 사회화 주관자에 노출되거나 가르침을 받는 것을 말한다.
- 관찰학습 : 개인이 과제를 학습하고 수행하는 행위는 다른 사람의 행동을 관찰한 결과와 유사하게 행동한다는 견해이다.

44 〈보기〉에 해당하는 스포츠사회화 과정이 바르게 연결된 것은?

〈보기〉

- (㉠) : 손목수술 후유증으로 인해 골프선수를 그만두게 되었다.
- (㉡) : 골프의 매력에 빠져 골프선수가 되어 사회성, 체력, 준법정신이 함양되었다.
- (㉢) : 아빠와 함께 골프연습장에 자주 가면서 골프를 배우게 되었다.
- (㉣) : 골프선수 은퇴 후 골프아카데미 원장으로 부임하면서 골프꿈나무를 양성하게 되었다.

	㉠	㉡	㉢	㉣
①	스포츠로의 재사회화	스포츠를 통한 사회화	스포츠로의 사회화	스포츠 탈사회화
②	스포츠로의 재사회화	스포츠로의 사회화	스포츠를 통한 사회화	스포츠 탈사회화
③	스포츠 탈사회화	스포츠를 통한 사회화	스포츠로의 사회화	스포츠로의 재사회화
④	스포츠 탈사회화	스포츠로의 사회화	스포츠를 통한 사회화	스포츠로의 재사회화

TIP 스포츠사회화 과정
- ㉠ 스포츠로의 사회화 : 스포츠 참여 이전이나 시작되는 시기(중요타자의 역할이 중요)
- ㉡ 스포츠를 통한 사회화 : 스포츠에 적극 참여하여 일반화 되는 과정
- ㉢ 스포츠 탈사회화 : 스포츠 중단 및 탈락, 은퇴 등
- ㉣ 스포츠 재사회화 : 스포츠 참여 형태의 변형을 통한 참가

45 학원엘리트스포츠를 지지하는 입장이 아닌 것은?

① 애교심을 강화시킬 수 있다.
② 학교의 자원 및 교육시설을 독점할 수 있다.
③ 지위 창출의 수단, 사회이동의 기제로 작용할 수 있다.
④ 사회에서 요구되는 책임감, 성취감, 적응력 등을 배양시킬 수 있다.

TIP 엘리트 스포츠에 대한 부정적인 입장이다.

46 〈보기〉의 내용과 관련이 깊은 사회학 이론은?

〈보기〉

- 미시적 관점의 이론이다.
- 인간은 사회제도나 규칙에 대해 능동적으로 사고하고 의미를 부여하며 행동한다.
- 스포츠 팀의 주장은 리더십이 필요하기 때문에 점차 그 역할에 맞는 리더십을 발휘한다.

① 갈등이론
② 교환이론
③ 상징적 상호작용론
④ 기능주의이론

TIP 상징적 상호작용 이론 … 60년대 이후 구조기능주의, 행동론, 실증주의적 방법론에 반기를 들면서 강력하게 나타나기 시작했다. 인간의 실체는 타자들과의 상호과정에서 구성되기 때문에 이 실체는 행위자의 입장에서 이해해야 한다는 관점으로서, 구조기능주의나 실증주의적 방법론에 반기를 들면서 나타나기 시작한 인간을 중심으로 한 문제해결을 주장하는 인간주의적 방법론들과 맥락을 같이 하고 있다.

2022. 5. 7. 시행
47 정치의 스포츠 이용 방법에 관한 설명 중 옳은 것은?

① 태권도를 보면 대한민국 국기(國技)라는 동일화가 일어난다.
② 정부의 3S(sports, screen, sex) 정책은 스포츠를 이용하는 상징의 대표적인 방법이다.
③ 스포츠 이벤트에서 국가 연주, 선수 복장, 국기에 대한 의례 등은 상징의식에 해당한다.
④ 올림픽에서 금메달 수상 장면을 보면서 내가 획득한 것처럼 눈물을 흘리는 것은 상징화에 해당한다.

TIP 정치의 스포츠 결합 방법
- 상징: 어떤 의미에 대해 무엇을 대리하는 것으로 감정적, 합리적 애착심을 형성
- 동일화: 타자에게 감정을 이입하여 동일화 하는 것
- 조작: 정치의 실정, 비리, 부정을 은폐하는 수단으로 조작

2022. 5. 7. 시행
48 〈보기〉에서 설명하는 투민(M. Tumin)의 스포츠계층 형성 과정은?

〈보기〉

- 스포츠 종목에서 요구되는 우수한 운동수행 능력을 갖추어야 한다.
- 뛰어난 경기력뿐만 아니라 탁월한 개인적 특성을 갖추어야 한다.
- 스포츠 팀 구성원으로 자신의 능력이 팀 승리에 미치는 영향력이 커야 한다.

① 평가
② 지위의 분화
③ 보수부여
④ 지위의 서열화

TIP 스포츠 계층 형성 과정
㉠ 지위의 분화: 지위의 구분
㉡ 서열화: 개인적 특성, 개인적 기능과 능력, 역할의 사회적 기능에 따라 서열을 형성
㉢ 평가: 가치나 유용성에 따라 지위를 배열하는 과정 중 평가적 단계(권위, 호감, 인기 등)
㉣ 보수부여: 상금, 재화, 명성, 인기 등

Answer 43.① 44.③ 45.② 46.③ 47.③ 48.④

49 〈보기〉의 내용과 관련 있는 용어는?

> **〈보기〉**
>
> • 로버트슨(R. Roberston)이 제시한 용어이다.
> • LA 다저스팀이 박찬호 선수를 영입하여 좋은 경기력을 펼치면서 메이저리그 경기가 한국에서 인기가 높아졌다.
> • 맨체스터 유나이티드팀이 박지성 선수를 영입하면서 프리미어리그 경기가 한국에서 인기가 높아졌다.

① 셋방화(Glocalization)
② 스포츠화(Sportization)
③ 미국화(Americanization)
④ 세계표준화(Global Standardization)

> **TIP** 세방화 … 세계화와 지방화의 합성어이다. 세계화가 지방이나 지역사회에 영향을 미치는 것으로, 세계적 스포츠 경기가 우리나라 각 지역 및 개인에게 영향을 준 것과 관련이 있다.

50 국제사회에서 발생한 스포츠 사건에 관한 설명으로 옳은 것은?

① 남아프리카 공화국은 아파르트헤이트(apartheid)로 인해 국제대회 참여가 거부되었다.
② 구소련의 아프가니스탄 침공을 이유로 1984년 LA올림픽경기대회에 많은 자유 진영 국가가 불참하였다.
③ 2018년 평창동계올림픽경기대회에서 메달 획득을 위해 여자 아이스하키 남북 단일팀이 결성되었다.
④ 1936년 베를린올림픽경기대회에서 검은구월단 무장단체가 선수촌에 침입하여 이스라엘 선수를 살해하였다.

> **TIP** 남아프리카공화국의 아파르트헤이트(인종차별, 백인우월주의)에 대해 국제대회 참여 제한을 통한 국제적 압박을 주었다.
> ② 1980년 모스크바 올림픽
> ③ 메달 획득보다 단일팀 결성에 의미
> ④ 1972년 뮌헨 올림픽 : 검은구월단 사건

51 〈보기〉의 설명은 머튼(R. Merton)의 아노미(anomie) 이론에 대한 것이다. ㉠~㉢에 해당하는 적응유형이 바르게 연결된 것은?

> **〈보기〉**
>
> • 도피주의 – 스포츠에 내재된 비인간성, 승리지상주의, 상업주의, 학업 결손 등에 염증을 느껴 스포츠 참가 포기
> • (㉠) – 승패에 집착하지 않고 참가에 의의를 두는 것, 결과보다는 경기 내용 중시
> • (㉡) – 불법 스카우트, 금지 약물 복용, 경기장 폭력, 승부조작 등
> • (㉢) – 전략적 시간 끌기 작전, 경기규칙이 허용하는 범위 내에서의 파울 행위 등

㉠	㉡	㉢
① 혁신주의	동조주의	의례주의
② 의례주의	혁신주의	동조주의
③ 의례주의	동조주의	혁신주의
④ 혁신주의	의례주의	동조주의

> **TIP** 아노미 이론 적응유형
> • 동조 : 규칙 안에서의 파울 등을 수용함
> • 개혁(혁신) : 일탈을 통한 승리추구, 새로운 제도의 출현을 가져오기도 함
> • 의례주의 : 목표 도달을 위한 수단과 방법을 수용함
> • 도피주의 : 목표와 수단 거부, 혼자만의 세계
> • 반항 : 기존 목표와 수단을 거부하며 새로운 목표와 수단을 주장

2022. 5. 7. 시행

52 〈보기〉의 내용을 기든스(A, Giddens)의 사회계층 이동 준거와 유형으로 바르게 묶은 것은?

〈보기〉

• K는 가난한 가정에서 태어나 끊임없는 훈련을 통해 축구 월드스타가 되었다.

• 월드스타가 되고 난 후, 축구장학재단을 만들어 개발도상국에 축구학교를 설립하여 후진양성에 큰 역할을 하고 있다.

	이동 주체	이동 방향	시간적거리
①	개인	수직이동	세대내이동
②	개인	수평이동	세대간이동
③	집단	수직이동	세대간이동
④	집단	수평이동	세대내이동

> **TIP** 스포츠를 통한 사회계층 이동을 이동 방향에 따라 수직/수평, 시간적 거리에 따라 세대 간/내, 이동 주체에 따라 개인/집단 이동으로 구분하였다.

2022. 5. 7. 시행

53 〈보기〉에서 설명하는 스포츠 미디어 이론은?

〈보기〉

대중들은 능동적 수용자로서 특수한 심리적 욕구를 만족시키기 위해 매스미디어를 적극 이용한다. 이에 미디어 수용자는 인지적, 정의적, 도피적, 통합적 욕구를 충족시키기 위해 스포츠를 주제로 다루는 매스미디어를 이용한다.

① 사회범주이론

② 개인차이론

③ 사회관계이론

④ 문화규범이론

> **TIP** 스포츠 미디어 이론
> • 개인차이론 : 대중매체가 관람자의 퍼스널리티 특성에 호소하는 메시지를 제공
> • 사회범주이론 : 연령, 성, 사회계층, 교육수준 등에 따른 스포츠 소비형태의 차이에 근거
> • 사회관계이론 : 비공식적 사회관계는 개인의 대중매체의 메시지에 대한 반응 태도를 수정하게 함
> • 문화규범이론 : 대중매체가 현존의 사상이나 가치를 선택적으로 제시하며 강조

2022. 5. 7. 시행

54 〈보기〉에서 코클리(J. Coakley)가 제시한 상업주의와 관련된 스포츠 규칙 변화의 충족 조건으로 옳은 것만을 모두 고른 것은?

〈보기〉

㉠ 경기의 속도감 향상

㉡ 관중의 흥미 극대화

㉢ 득점 방법의 단일화

㉣ 상업적인 광고 시간 할애

① ㉠, ㉡

② ㉢, ㉣

③ ㉠, ㉡, ㉢

④ ㉠, ㉡, ㉣

> **TIP** ㉢ 기본적으로 상업주의를 위해서는 득점 방법을 다양화하여 다양한 득점이 가능하도록 하는 것이 타당하다.

Answer 49.① 50.① 51.② 52.① 53.② 54.④

55 〈보기〉에서 설명하는 프로스포츠의 제도는?

> 〈보기〉
> • 프로스포츠리그의 신인선수 선발 방식 중 하나이다.
> • 신인선수 쟁탈에 따른 폐단을 막기 위해 도입되었다.
> • 계약금 인상 경쟁을 막기 위한 방법으로 고안되었다.

① FA(free agent)
② 샐러리 캡(salary cap)
③ 드래프트(draft)
④ 최저연봉(minimum salary)

> **TIP** 드래프트 … 프로스포츠의 안정적 신인선수 선발과 과도한 경쟁을 막기 위한 제도

56 〈보기〉에서 대중매체가 스포츠에 미치는 영향에 해당되는 것만을 모두 고른 것은?

> 〈보기〉
> ㉠ 대중매체의 기술이 발전한다.
> ㉡ 스포츠 인구가 증가한다.
> ㉢ 새로운 스포츠 종목이 창출된다.
> ㉣ 미디어 콘텐츠를 제공한다.
> ㉤ 경기규칙과 경기일정이 변경된다.
> ㉥ 스포츠 용구가 변화한다.

① ㉠, ㉡, ㉢
② ㉠, ㉢, ㉣
③ ㉡, ㉢, ㉣, ㉤
④ ㉡, ㉢, ㉤, ㉥

> **TIP** ㉠㉣ 스포츠가 매체에 미친 영향

57 스포츠의 교육적 순기능 중 사회선도 기능이 아닌 것은?

① 여권신장
② 학교 내 통합
③ 평생체육과의 연계
④ 장애인의 삶의 질 향상

> **TIP** ② 교육적 순기능 중 사회통합 기능에 해당한다.

58 스포츠 세계화의 특징으로 옳지 않은 것은?

① 스포츠 시장의 경계가 국경을 초월해 전 세계로 확대되었다.
② 모든 나라의 전통스포츠(folk sports)가 세계적으로 확대되었다.
③ 세계인이 표준화된 스포츠 상품과 스포츠 문화를 소비하게 되었다.
④ 프로스포츠 시장의 이윤 극대화로 빈익빈 부익부 현상이 심화되었다.

> **TIP** 모든 전통스포츠의 세계적 확대보다는 특정 스포츠(종목)의 세계적 확대로 볼 수 있다.

59 다음 ㉠～㉣에서 코클리(J. Coakley)가 제시한 일탈적 과잉동조를 유발하는 스포츠 윤리규범의 유형과 특징으로 옳은 것만을 모두 고른 것은?

	유형	특징
㉠	구분짓기규범	다른 선수와 구별되기 위해 탁월성을 추구해야 한다.
㉡	인내규범	위험을 받아들이고 고통 속에서도 경기에 참여해야 한다.
㉢	몰입규범	경기에 헌신해야 하며 이를 그들의 삶에서 우선순위에 두어야 한다.
㉣	도전규범	스포츠에서 성공을 위해 장애를 극복하고 역경을 헤쳐 나가야 한다.

① ㉠, ㉡
② ㉡, ㉢
③ ㉠, ㉢, ㉣
④ ㉠, ㉡, ㉢, ㉣

TIP 모든 요인이 일탈적 과잉동조 유형이므로 설명을 생략한다.

60 맥루한(M. McLuhan)의 매체이론에 관한 설명으로 옳지 않은 것은?

① 핫(hot) 미디어 스포츠는 관람자의 감각 참여성이 낮다.
② 쿨(cool) 미디어 스포츠는 관람자의 감각 몰입성이 높다.
③ 핫(hot) 미디어 스포츠는 경기 진행 속도가 빠르다.
④ 쿨(cool) 미디어 스포츠는 메시지의 정의성이 낮다.

TIP ③ 경기 진행 속도 : 핫 매체(hotmedia)는 느리고, 쿨 매체(coolmedia)는 빠르다.

Answer 55.③ 56.④ 57.② 58.② 59.④ 60.③

출제 예상 문제

1 스포츠와 정치의 결합에 관한 특징으로 적절하지 못한 것은?

① 조직화   ② 조작
③ 상징   ④ 동일화

TIP ②③④ 정치와의 결합에 대한 특징에 해당한다.

2 스포츠와 정치의 사례에 관한 내용 중 순기능적 측면에 해당하는 것은?

① 이데올로기 및 체제선전의 수단
② 국제이해 및 평화
③ 갈등 및 전쟁의 촉매
④ 외교적 항의

TIP 국가 간 상호작용을 통하여 국제이해 및 친선, 평화를 증진하는데 긍정적 공헌을 한다.

3 다음에서 설명하는 것은 무엇인가?

> 사회를 지배하는 풍토, 정치체제, 정치 지도자의 목적 달성을 위해서는 수단과 방법을 가리지 않고 시도되는 것으로 윤리성과 합리성이 효율성과 수단지향성에 매몰되기 쉽고, 정치 권력이 단시간 내에 어떤 효과를 얻고자 할 때에 선동적 역할을 한다.

① 조직화   ② 조작
③ 상징   ④ 동일화

TIP 서문은 조작에 관한 대표적 사례이다.

4 다음에서 설명하는 스포츠와 정치와의 결합에 대한 특징으로 적절한 것은?

> 불특정 일반인의 사고를 강제나 명령 없이 '우리'의 사고, 감정을 형성함으로써 관념을 행동으로 나타내도록 하는 상징의 제2과정이라고 할 수 있다.

① 조직화   ② 조작
③ 상징   ④ 동일화

TIP 동일화에 관한 대표적 사례에 대한 내용이다.

5 스포츠와 경제의 상호관계에서 다음 중 순기능적 영향이 아닌 것은?

① 아마추어의 활성화
② 스포츠의 직업화
③ 아마추어리즘의 퇴조
④ 스포츠 관련 분야의 재정 규모 증대

TIP 아마추어리즘은 스포츠 자체에 물질적 이익의 보상 없이도 스포츠를 애호하며 페어플레이를 지향하는 자세이다.

6 다음의 내용은 프로스포츠의 기능 중 어느 부분에 해당하는 것인가?

> 인기 프로스포츠는 대중들에게 직접 스포츠에 참여하도록 유도하는 촉매제 역할을 수행함으로써 스포츠 인구의 저변 확대 및 스포츠의 대중화에 기여하고 있다.

① 아마추어의 활성화
② 스포츠 상업화
③ 사회통합 기능
④ 스포츠의 대중화

TIP 스포츠 참여 및 활성화에 기여하는 것으로 대중화에 이바지 한 것을 나타내고 있다.

7 다음의 내용은 스포츠의 교육적 기능의 어느 부분에 해당하는 것인가?

> 스포츠에서 경험하게 되는 경쟁은 개인을 도덕적으로 성숙시켜 사회적으로 유용한 인간을 형성시키는 수단이 되는데, 특히 스포츠 경쟁에서의 성공감은 사회 적응력에 큰 영향을 미친다.

① 정서 순화
② 사회화 촉진
③ 여권 신장
④ 학교와 지역사회의 통합

TIP 서문은 스포츠의 교육적 순기능에 해당하는 내용으로 전인교육의 덕(德)에 해당되는 부분이다.

8 스포츠의 교육적 역기능에 해당하지 않는 것은?

① 승리 제일주의
② 참여 기회의 제한
③ 장애자의 적응력 배양
④ 스포츠의 상업화

TIP 스포츠 교육의 순기능적 측면으로 장애인들의 원만한 사회생활을 영위하도록 조장해 준다.

9 다음의 내용에서 설명하고 있는 스포츠의 교육적 측면으로 적절한 것은?

> 입학부터 비합법적으로 진학한 운동선수는 자신의 성공을 위해 최선을 다하게 된다. 선수의 성공을 위해 운동 성취를 강요한다. 이는 선수들에게 경쟁의식과 부도덕한 가치관을 내재화시키는 영향을 끼친다.

① 일탈 조장
② 독재적 코치
③ 비인간적 훈련
④ 학교 내 통합

TIP 서문은 일탈 조장에 대한 내용을 나타내고 있다.

10 핫 매체 스포츠에 대한 설명으로 적절하지 않은 것은?

① 매체 자체의 정의성이 높다.
② 높은 감각의 참여와 몰입상태
③ 스포츠 관람 및 간접적으로 즐김
④ 신문, 잡지, 라디오 등과 같은 매체

TIP 핫 매체 스포츠는 낮은 감각의 참여와 낮은 감각의 몰입상태를 나타낸다.

Answer 1.① 2.② 3.② 4.④ 5.③ 6.④ 7.① 8.③ 9.① 10.②

11 쿨 매체 스포츠에 대한 설명으로 적절하지 않은 것은?

① 스포츠 자체의 정의성이 높다.
② 동적이며 박진감 넘치는 경기
③ 수비 측과 공격 측이 구분되지 않음
④ 스포츠팬은 높은 감각과 몰입과 참여

....

TIP 쿨 매체 스포츠는 경기자의 행동반경이나 경기장에서의 확산 정도가 높아서 스포츠 자체의 정의성이 낮다.

12 대중매체가 스포츠에 미치는 영향으로 적절하지 않은 것은?

① 스포츠 규칙의 변경
② 방송 기술의 발달
③ 스포츠에 대한 관심과 인기 증대
④ 스포츠의 상품화

....

TIP ② 스포츠가 대중매체에 미치는 영향에 해당한다.

13 스포츠가 대중매체에 미치는 영향으로 적절하지 않은 것은?

① 대중매체의 스포츠 의존도 증가
② 스포츠 보도의 위상 향상
③ 방송 기술의 발달
④ 경기 스케줄의 변경

....

TIP ④ 대중매체가 스포츠에 미치는 영향에 해당한다.

14 매체 스포츠의 종목과의 연계성이 올바르게 짝지어진 것은?

① 경마 – 정적 스포츠
② 농구 – 기록 스포츠
③ 축구 – 공격과 수비가 구분되는 스포츠
④ 야구 – 공격과 수비가 구분되는 스포츠

....

TIP 경마 – 동적 스포츠, 농구 – 득점 스포츠, 축구 – 공격과 수비 구분 안 됨

15 스포츠 계층의 특성 중 다음의 설명에 해당하는 것은?

사회계층에 따른 참여와 관람의 불평등은 스포츠가 사회적 가치와 태도를 반영하고 있는 사회 제도의 일부라는 측면에서 일반 사회의 불평등 역사와 그 맥을 같이 해오고 있다.

① 사회성
② 고래성
③ 보편성
④ 다양성

....

TIP ① 팀의 코치는 그가 가진 운동능력, 훈련, 기능, 개성, 인격 등의 정도와 함께 힘에 요구하는 사회적 특성
③ 현대 스포츠에도 계층이 보편적으로 존재하며 인기 종목과 비인기종목으로 급과 층으로 구분
④ 카스트, 신분제도, 계급 등

16 스포츠 계층의 특성 중 다음의 설명에 해당하는 것은?

> 생물학적 불평등뿐 아니라 보다 광범위한 사회 문화적 현상을 나타내는 것으로, 스포츠 계층 체계가 항상 사회의 다른 측면과 관련을 맺고 있음을 의미한다.

① 사회성   ② 고래성
③ 보편성   ④ 다양성

TIP 사회성에 대한 설명이다.

17 스포츠 계층의 특성 중 다음의 설명에 해당하는 것은?

> 스포츠 계층에서의 편재성은 어디에나 존재하고 발견할 수 있는 사회 현상이다.

① 사회성   ② 고래성
③ 보편성   ④ 다양성

TIP 서문은 보편성에 대한 설명이다.
※ 보편성은 스포츠 계층이 시대와 장소를 불문하고, 항상 우리 안에 발생한다는 것을 말한다.

18 스포츠 계층의 특성 중 다음의 설명에 해당하는 것은?

> 권력, 재산, 평가 및 심리적 만족의 불평등에 의하여 나타나는 결과는 크게 생활 기회와 생활양식의 변화를 들 수 있다.

① 사회성   ② 영향성
③ 보편성   ④ 다양성

TIP 영향성 … 스포츠 계층이 단지 스포츠 영역에만 한정되지 않고 개인의 생활 기회와 양식과 같은 일상적인 측면에도 큰 영향을 미치는 성질을 말한다.

19 스포츠 계층의 형성 과정 특성 중 아래의 설명에 해당하는 것은?

> 사회적 지위들의 각기 특정한 역할인 일련의 책임과 권리가 할당되어짐으로써 타 지위와 구별되는 과정을 의미한다.

① 분화   ② 서열화
③ 평가   ④ 보수부여

TIP 분화 … 동일한 집단 내에서 특정한 역할이 나뉘고, 다른 지위의 사람들과 구별되는 과정이다.

20 스포츠 계층의 형성 과정 특성 중 아래의 설명에 해당하는 것은?

> 역할의 효율적 수행을 위해서는 개인적 특성 및 기능과 능력에 따라 계층을 형성한다.

① 분화   ② 서열화
③ 평가   ④ 보수부여

TIP 서열화 … 조직의 효율적인 관리와 운영을 위해 기능 수준이나 재능 정도 또는 조직 내의 역할에 따라 임무를 배분하는 과정이다.

Answer   11.①   12.②   13.④   14.④   15.②   16.①   17.③   18.②   19.①   20.②

21 스포츠 계층의 형성 과정 특성 중 아래의 설명에 해당하는 것은?

> 분화되고 평가된 각 지위에서 생활하는데 필요한 보수가 배분되는 과정

① 분화 ② 서열화
③ 평가 ④ 보수부여

TIP 보수부여 ⋯ 각 지위에 대하여 필요한 여러 가지 재화나 권력이 불평등하게 분배되는 과정이다.

22 스포츠 계층의 형성 과정 특성 중 아래의 설명에 해당하는 것은?

> 가치나 유용성의 정도에 따라 상이한 각 위치에 지위를 적절하게 배열하는 일로써 권위, 호감, 인기 등의 세 가지 판단의 종류로 구분한다.

① 분화 ② 서열화
③ 평가 ④ 보수부여

TIP 평가 ⋯ 지위의 우열에 대한 사회적 가치 판단이 발생하는 과정이다.

23 '스포츠 팀에서 후보선수로 있다가 주전선수가 되었다'는 것은 스포츠의 사회이동에서 어느 부분에 해당하는 것인가?

① 세대 간 이동 ② 세대 내 이동
③ 수직이동 ④ 수평이동

TIP 후보선수에서 주전으로 수직 상승이동한 내용이다.

24 스포츠 참여 결과를 나타내는 스포츠사회화 개념은 무엇인가?

① 스포츠에로의 사회화
② 스포츠를 통한 사회화
③ 탈사회화
④ 재사회화

TIP 스포츠에로의 사회화는 참여를 나타내고, 탈사회화는 중단, 재사회화는 다시 참여하는 개념이다.

25 스포츠 역할의 학습을 이해하는 데 적용되는 3가지에 해당하지 않는 것은?

① 관찰학습 ② 강화
③ 중요타자 ④ 코칭

TIP 중요타자는 스포츠 활동자의 역할학습에 관련된 사회화 과정이다.

26 Kemper의 준거집단 이론에 해당하지 않는 것은?

① 사회화과정 ② 규범집단
③ 비교집단 ④ 청중집단

TIP 사회화과정은 역할학습에 관련된 사회화 과정의 하나이다.

27 스포츠 활동 개입의 유지 및 증진요소에 해당하지 않는 것은?

① 외적 보상에 대한 기대
② 중요타자로부터 인정
③ 개인의 정체감을 위협하는 부정적 제재
④ 본질적 즐거움

> **TIP** 부정적 제재로부터 회피하는 것이 스포츠 활동을 참여 및 지속될 수 있게 해준다.

28 스포츠 참가에 기여하는 요인으로 적절하지 않은 것은?

① 어린시절의 경험
② 미디어의 발달
③ 시대적 · 대중적 분위기
④ 개인의 건강발달

> **TIP** 스포츠 참가에 영향을 주는 요인으로는 개인적 특성, 사회화 주관자, 사회화 상황 요인 등이 있다.

29 다음의 내용은 스포츠사회화의 주관자 중 어느 시기에 해당하는가?

> 평생 스포츠의 입장에서 체육활동의 중요성이 부각되고 있으며, 구성원으로서 체육의 참가는 자신의 사회적 지위를 유지하고 개인을 발전시키는 계기가 되고 있다.

① 가정　　　　　② 친구집단
③ 학교　　　　　④ 직장 및 지역사회

> **TIP** 직장 및 지역사회의 구성원으로서 참여하면 개인을 발전시키는 계기가 될 수 있다.

30 다음의 내용은 스포츠 행동적 참가의 어느 부분에 해당되는가?

> 실제로 스포츠 상황에 참가는 하지만 그 활동이 경기 결과에 직접적인 영향을 미치지 않는 기업가, 기술요원, 서비스 요원 등과 같은 역할을 담당하는 사람들이다.

① 직접 생산자
② 간접 생산자
③ 직접 소비자
④ 간접 소비자

> **TIP** 간접 생산자는 스포츠 장면에 적극 참여하지만 경기결과에는 영향이 없다. 구단주, 프로모터, 치어리더, 방송관계자 등이 해당된다.

31 스포츠 참가의 정도와 유형에서 다음 내용과 가장 관련이 있는 것은?

> 단순 스포츠 관람의 차원을 넘어 경기 결과에 거액의 내기를 걸고 도박을 할 정도로 스포츠를 관람하는 상태

① 주기적 참가
② 일차적 일탈참가
③ 이차적 일탈참가
④ 참가중단

> **TIP** 일차적 일탈과 구분을 명확히 해야 하고 도박과 내기를 하는 것이 이차적 일탈의 대표성이다.
> 이차적 일탈참가는 단순히 기분전환을 위한 스포츠관람의 차원을 넘어 경기 결과에 거액의 내기를 걸고 도박을 할 정도로 스포츠를 탐닉하는 것을 말한다.

32 Kenyon이 주장한 참가의 정도와 유형에 포함되지 않는 참가 형태는?

① 인지적 참가 　② 일상적 참가
③ 일탈적 참가 　④ 주기적 참가

TIP ① 참가의 형태를 구분하는 일반적인 경우이며, 스포츠에 관한 정보를 수용한다.

33 스포츠 역할의 사회화의 단계와 관련이 없는 것은?

① 비공식적 단계 　② 개인적인 단계
③ 예상 단계 　④ 실행 단계

TIP 실행 단계는 스포츠 역할의 사회화에 존재하지 않는 단계이다.

34 다음의 내용에 해당하는 스포츠의 사회화는?

> A는 중·고등학교 시절 태권도 선수생활을 하였다. 그 이후에는 개인사업을 하면서 생활하였다. 어느덧 40대 초반이 된 A는 운동을 하고 싶어서 다시금 태권도장을 찾아가서 운동을 시작했다.

① 스포츠로의 사회화
② 스포츠를 통한 사회화
③ 스포츠부터의 탈사회화
④ 스포츠로의 재사회화

TIP 스포츠 참여를 중단하고 다시 시작하였으므로 재사회화에 해당한다.

35 스포츠를 통한 교육적 순기능의 사회통합에서 성격이 다른 하나는?

① 모교와 동창을 연계시켜주는 중요한 수단
② 학교 운동부는 학교와 동일시
③ 학생 및 교직원을 하나로 통합
④ '우리 학교'라는 공동체 의식을 형성

TIP ②③④ 학교 내 통합을 설명하고 있으며, ① 지역사회의 통합을 설명하고 있다.

36 스포츠 계층의 형성과정 중 평가에 대한 설명으로 옳지 않은 것은?

① 보수부여 　② 위광
③ 인기 　④ 실력

TIP 평가는 위광, 호감, 인기, 보수부여의 특징을 가지고 있다.

37 스포츠 계층의 특성으로 바르지 않은 것은?

① 영향성 　② 성실성
③ 고래성 　④ 사회성

TIP 스포츠 계층의 특성은 사회성, 고래성, 보편성, 다양성, 영향성이다.

38 다음 설명과 같은 스포츠와 사회이동의 상황으로 올바른 것은?

> 고등학교를 졸업하고 프로야구 선수가 되었던 A는 같은 팀에서 선수 은퇴를 하였고, 이듬해 코치로 부임되었다.

① 세대 간 이동
② 세대 내 이동
③ 개인이동
④ 집단이동

....

TIP 세대 내 이동은 한 개인의 일생동안 이루어진 사회이동을 의미하며 수직 이동과 수평 이동이 모두 나타날 수 있다.

39 다음 중 상향적 스포츠 사회이동에 해당되지 않는 것은?

① 팀 주장에게 야구 타격을 잘 할 수 있는 노하우를 완벽히 전달 받았을 때
② 프로농구선수로 경기에 임하는 나를 가족들이 자랑스러워 할 때
③ 배구스파이크 기술에 대해 연구하여서 얻어진 자료로 이해하고 연습을 할 때
④ 골프스윙 연습은 열심히 스윙을 하면 된다고 생각할 때

....

TIP ④ 교육적 성취를 제한하고 있으므로 하향적 스포츠 사회이동에 해당된다.

40 다음 내용을 포함하는 스포츠 계층의 특성에 해당되는 것은?

> 카스트, 신분제도, 계급

① 다양성
② 역사성
③ 계획성
④ 보편성

....

TIP 다양성은 권력, 재산, 위광이 모든 사람에게 동등하게 부여될 수도 있고 그렇지 않을 수도 있다.

41 스포츠와 교육의 '전인교육'과 관련이 적은 것은?

① 정서 순화
② 평생 체육 유도
③ 사회화 촉진
④ 학업 활동의 격려

....

TIP 전인교육의 특징이 아닌 사회선도의 교육적 순기능의 특징에 해당한다.

42 올림픽 경기의 정치화 요인으로 적절하지 않은 것은?

① 갈등 및 전쟁의 촉매
② 상업주의 팽창
③ 정치권력의 강화-보상
④ 민족주의의 심화

....

TIP 올림픽 경기를 통해 갈등 및 전쟁의 촉매를 줄일 수 있으며 실제도 이 부분에는 반론하지 않는다.

Answer 32.① 33.④ 34.④ 35.① 36.④ 37.② 38.② 39.④ 40.① 41.② 42.①

43 다음의 사례와 가장 관련이 높은 스포츠 일탈의 유형은?

> 선수 스카웃시 관례를 무시하고 스카웃 해서 물의를 빚는 경우

① 개혁　　　　　　② 의례주의
③ 반항　　　　　　④ 동조

----

44 다음의 사례와 가장 관련이 높은 스포츠 일탈의 유형은?

> 올림픽 거부운동

① 의례주의　　　　② 도피주의
③ 반항　　　　　　④ 동조

----

45 다음의 내용은 어떠한 부정행위에 대한 설명인가?

> 계획적이고 이성적이며 전술적인 행동으로서 제도화된 형태를 나타내며 일반적으로 경기의 목표 달성을 위한 전략적 차원에서 용인되고 조장된다.

① 제한적 부정행위
② 제도적 부정행위
③ 일탈적 부정행위
④ 일상적 부정행위

46 사회에서 용인되지 않는 행위이고 엄격한 제재를 받는 부정행위에 해당하지 않는 것은?

① 선수의 약물복용
② 경기참여 동물에 약물투여
③ 담합에 의한 승부조작
④ 상승세인 상대팀의 경기 흐름을 끊기 위한 파울

----

47 아래의 내용으로 추론할 수 있는 것으로 적절한 것은?

> 90년대 저녁 뉴스시간이 되면 모든 중계는 끝나고 뉴스를 시작하였으나, 현재는 뉴스 보도가 중계를 완전히 마친 뒤에 시작되어 진다.

① 대중매체의 스포츠 의존도 증가
② 스포츠 경기 스케줄의 변경
③ 스포츠 룰의 변경
④ 스포츠의 상품화

----

48 쿨 스포츠 매체에 대한 설명으로 옳은 것은?

① 정의성이 높다.
② 라디오, 잡지 등과 같은 매체
③ 비디오, 만화 등과 같은 매체
④ 낮은 감각의 몰입상태

TIP ①②④ 모두 핫 스포츠 매체에 대한 설명이다.

49 스포츠의 교육적 역기능으로 적절하지 않은 것은?

① 참여 기회의 제한
② 승리 제일주의
③ 독재적 코치
④ 여성권익 신장

TIP ①②③ 역기능적 특성에 해당되며, ④ 순기능적 측면에 해당한다.

50 다음의 내용은 스포츠의 사회적 기능 중 무엇에 대한 설명인가?

> 스포츠는 사회성원들로 하여금 중요한 사회문제에 대한 인식을 마비시키고 문제해결의 시도를 저해하는 작용을 한다.

① 강제와 사회통합   ② 군국주의
③ 목표성취   ④ 사회통합

TIP 서문은 강제와 사회통합에 대한 내용으로 갈등주의의 사회적 기능으로 정치가들의 이익이나 권력을 공고히 하는데 이용되어진 사례이다.

51 다음의 내용이 나타내는 스포츠의 사회적 기능으로 옳은 것은?

> 스포츠는 개인적으로 상이한 사회 성원에게 출신 성분에 관계없이 공통적인 감정을 유발시킴으로써 사회의 통합 및 일체감을 형성시켜준다.

① 강제와 사회통합
② 군국주의
③ 목표성취
④ 사회통합

TIP 서문은 사회통합에 해당하는 내용으로 기능주의의 측면으로 2002년 한·일 월드컵의 응원사례가 대표적이다.

52 스포츠사회학을 적용한 연구 사례로 옳지 않은 것은?

① 종교가 스포츠 보급에 미치는 영향을 분석하였다.
② 운동선수들의 은퇴 후 사회적응과정을 분석하였다.
③ 스포츠 활동과 생활만족도 간의 관계를 연구하였다.
④ 걷기의 운동량이 다이어트에 효과가 있는지를 규명하였다.

TIP ④ 사회학이 아닌 생리학 및 자연계열 연구 사례이다.

Answer   43.① 44.③ 45.② 46.④ 47.① 48.③ 49.④ 50.① 51.④ 52.④

53 스포츠계층의 특성에 대한 설명으로 옳은 것은?

① 보편성 : 스포츠계층은 사회적 상황에 따라 다르게 형성된다.
② 고래성 : 스포츠계층은 역사발전 과정을 거치며 변천해왔다.
③ 경쟁성 : 스포츠계층은 사회계층을 반영한다.
④ 다양성 : 스포츠계층은 모든 국가와 사회에 존재한다.

TIP 고래성은 불평등의 역사와 관련된 부분으로 참여와 관람의 불평등을 말한다.
스포츠가 사회제도의 일부임으로 사회의 불평등 역사와 함께 한다.

54 스포츠에서의 사회계층에 관한 설명으로 옳지 않은 것은?

① 스포츠라는 사회체계 내에서 계층이 형성되는 것을 의미한다.
② 스포츠는 상이한 계층 간의 사회적 상호작용을 가능하게 한다.
③ 사회계층은 선호하는 스포츠 종목에 영향을 미친다.
④ 사회적 지위가 높을수록 일차적 관람보다 이차적 관람을 선호하는 경향이 있다.

TIP 일차적 관람은 경기장을 직접 찾는 방법이고 이차적 관람은 매체를 통한 관람이다.

55 거트만(A. Guttmann)의 근대스포츠 특성에 관한 설명으로 옳지 않은 것은?

① 수량화 : 시간, 거리, 점수 등 측정 가능한 숫자로 표현한다.
② 합리화 : 자산, 지위, 계층과 관계없이 동일한 종목에 참여한다.
③ 전문화 : 포지션의 분화와 리그의 세분화를 촉진한다.
④ 관료화 : 규칙을 제정하고 경기를 조직적으로 운영한다.

TIP 근대스포츠의 특성
㉠ 세속화 : 물질적 보상을 추구하는 방향으로 변한다.
㉡ 평등화 : 운동 참여의 범위가 넓어진다.
㉢ 전문화 : 야구선수의 포지션 분류 분업 체계를 들 수 있다.
㉣ 합리화 : 규칙이 논리적이고 합리적이다.
㉤ 관료화 : 조직의 구성 및 규칙과 측정의 표준화이다.
㉥ 수량화 : 운동을 수량화하고 측정할 수 있는 동작으로 바꾸려는 방향을 말한다.
㉦ 기록화 : 경쟁의 조건과 결과를 자세히 기록함으로써 경쟁과 도전을 강조한다.

56 스포츠일탈에 관한 설명으로 옳지 않은 것은?

① 페어플레이 정신과 스포츠맨십에 위반되는 행동이다.
② 스포츠참가자의 사회화에 부정적인 영향을 미칠 수 있다.
③ 부정적 일탈은 규범지향적이고, 긍정적 일탈은 반규범지향적이다.
④ 시간, 장소, 사회적 상황, 평가하는 사람에 따라 다양하게 평가된다.

TIP 긍정적 일탈은 규범지향적이고, 부정적 일탈은 반규범지향적이다.

57 프로스포츠의 역기능이 아닌 것은?

① 우수선수의 스카우트 경쟁 심화
② 국민들의 사행심 감소
③ 스포츠의 물질만능주의 확대
④ 인기종목과 비인기종목의 불균형 초래

TIP 사행심 증가로 인해 이를 줄이고자 노력하고 있다.

58 〈보기〉에서 설명하는 현상은?

> 〈보기〉
> • 외국선수의 국내유입과 자국선수의 해외진출
>   이 자유롭게 이루어지고 있다.
> • 나이키와 아디다스 같은 스포츠 기업이 다국
>   적 기업으로 성장하고 있다.
> • 태권도가 올림픽 정식종목으로 채택되면서
>   많은 국가에 보급되고 있다.

① 스포츠의 세계화   ② 스포츠의 전문화
③ 스포츠의 평등화   ④ 스포츠의 세속화

TIP 세계화 현상의 대표적인 사례들이다.

59 〈보기〉의 괄호 안에 들어갈 적절한 용어는?

> 〈보기〉
> (   )이란 스포츠라는 특정 사회제도 내에
> 서 개인의 사회적, 문화적, 생물학적 특성에
> 따라 권력, 부, 사회적 평가, 심리적 만족 등
> 이 특정 집단이나 개인 및 종목에 차별적으로
> 배분되어 상호서열의 위계적 체계를 의미한다.

① 스포츠집단   ② 스포츠조직
③ 스포츠계층   ④ 스포츠경쟁

TIP 스포츠계층에 대한 정의를 나타내고 있다.

60 미래사회의 스포츠 변화에 대한 예측으로 옳지 않은 것은?

① 용품, 장비, 시설 등 스포츠 환경이 더욱 개
   선될 것이다.
② 전자매체의 발달로 관람스포츠의 형태가 변
   화될 것이다.
③ 새로운 형태의 스포츠가 지속적으로 생겨날
   것이다.
④ 소비성향의 변화에 따라 노인의 스포츠 참여
   율은 감소될 것이다.

TIP 노인 인구의 증가로 인한 노인의 스포츠 참여율은 증가
될 것으로 예측한다.

61 스포츠의 사회통합 기능에 해당되는 것은?

① 스포츠는 성, 연령, 계층과 관계없이 사회적
   소통을 촉진한다.
② 스포츠는 신체적, 정신적 스트레스를 해소시
   킨다.
③ 스포츠는 규칙을 준수하고 바람직한 인격을
   형성한다.
④ 스포츠는 공격성, 긴장감, 좌절감을 효과적으
   로 방출시킨다.

TIP ① 사회성과 관련 깊은 내용이며, 다른 지문은 스포츠
를 통한 정서적 변화를 주로 나타낸다.

Answer   53.② 54.④ 55.② 56.③ 57.② 58.① 59.③ 60.④ 61.①

62 〈보기〉의 괄호 안에 들어갈 적절한 용어는?

〈보기〉

올림픽에서 (　　　)을(를) 시행함으로써 IOC 는 기업으로부터 금전 및 물자를 제공받고, 기업은 자사제품 광고 및 홍보에 올림픽 공식 로고와 휘장을 사용할 수 있는 권한을 얻는다.

① 독점방영권
② 자유계약 제도
③ 스폰서십(sponsorship)
④ 드래프트(draft) 제도

TIP 스폰서십은 스포츠의 경제체제의 대표적 사례이다. 문제점도 도출되고 있어 최근 스포츠맨십이 더욱 강조되고 있다.

63 〈보기〉의 ㉠과 ㉡에서 설명하는 사회화 과정은?

〈보기〉

㉠ 중학생 고영주는 학교스포츠클럽에 참가하면서 교우관계가 원만해졌다.
㉡ 프로야구 강동훈 선수는 부상으로 은퇴한 후, 해설가로 활동하면서 사회인 야구의 감독을 맡고 있다.

① ㉠ 스포츠로의 사회화, ㉡ 스포츠를 통한 사회화
② ㉠ 스포츠를 통한 사회화, ㉡ 스포츠로의 재사회화
③ ㉠ 스포츠로의 재사회화, ㉡ 스포츠로부터의 탈사회화
④ ㉠ 스포츠로부터의 탈사회화, ㉡ 스포츠로의 사회화

TIP 사회화 과정
　㉠ 스포츠로의 사회화 : 스포츠 참가
　㉡ 스포츠를 통한 사회화 : 스포츠 참가의 결과
　㉢ 스포츠로부터의 탈사회화 : 스포츠 참가의 중단
　㉣ 스포츠로의 재사회화 : 스포츠로의 복귀

64 〈보기〉는 맥루한(M. McLuhan)의 매체이론에 근거한 내용이다. 쿨(cool) 매체스포츠에 해당되는 내용만으로 묶은 것은?

〈보기〉

㉠ 스포츠의 정의성 높음
㉡ 관람자의 감각몰입성 높음
㉢ 야구
㉣ 축구
㉤ 테니스
㉥ 핸드볼

① ㉠, ㉣, ㉥
② ㉠, ㉢, ㉤
③ ㉡, ㉣, ㉥
④ ㉡, ㉢, ㉤

TIP 쿨 매체스포츠는 경기장에서의 확산정도가 높아서 스포츠 자체의 정의성이 낮다.
　개인경기보다는 점수경기이고 속도감이 높으며 높은 감각 참여형태를 통하여 높은 감각 몰입을 필요로 한다.

65 사회적 상승이동의 매개체로서 스포츠의 역할이 아닌 것은?

① 과도한 성공 신화의 확산
② 교육적 기회 제공 및 성취도 향상
③ 직업적 후원의 다양한 기회 제공
④ 올바른 태도 및 행동 함양

TIP 사회적 상승이동을 촉진하는 매개체 역할
　　　　㉠ 신체적 기량 및 능력의 고도 발달
　　　　㉡ 교육적 성취도 향상
　　　　㉢ 다양한 형태의 직업적 후원 기회 제공
　　　　㉣ 가치 있는 태도 및 행동양식의 발달

66 정보화 시대의 스포츠 특징으로 적합하지 않은 것은?

① 스포츠가 젊은 세대의 전유물로 자리 잡는다.
② 스포츠 교육서비스에 대한 요구가 증대된다.
③ 스포츠 과학이 획기적으로 발전한다.
④ 다양한 경기 전략에 대한 정보를 신속하게 제공 받는다.

TIP ① 문제점으로 부각되어지고 있으며 해결방안을 지속적으로 제시하고 있다.

67 스포츠사회학에 대한 설명으로 바르지 않은 것은?

① 스포츠와 사회관계에 관심을 둔다.
② 스포츠과학의 분과 학문이다.
③ 스포츠에서 불안과 학습제어를 연구 대상으로 한다.
④ 스포츠의 맥락에서 인간의 사회행동 법칙을 규명한다.

TIP ③ 스포츠사회학의 내용이 아닌 스포츠심리학의 내용이다.

68 〈보기〉의 여러 신체적 공격행위 중 도구적 공격행위만으로 묶은 것은?

〈보기〉
㉠ 상대의 고통을 목적으로 공격하는 행위
㉡ 농구에서 팔꿈치를 크게 휘두르는 행위
㉢ 승리, 금전, 위광 등 다른 외적 보상이나 목표를 획득하기 위한 행위
㉣ 야구에서 투수가 자신을 화나게 만든 타자에게 안쪽 또는 높은 공을 던지는 행위
㉤ 유격수에게 과감한 슬라이딩을 감행해 더블플레이를 방해하는 행위

① ㉠, ㉢, ㉣　　　　② ㉠, ㉡, ㉤
③ ㉡, ㉢, ㉤　　　　④ ㉡, ㉣, ㉤

TIP 도구적 공격의 주요 목적은 승리나 위광이며, 적대적 공격의 주요 목적은 타인의 부상이다.

69 적재적소에 인재 배치를 주요 목적으로 하는 것은?

① 지위의 분화　　　　② 지위의 평가
③ 지위의 서열화　　　④ 보수부여

TIP ① 분화를 통해 전문화하는 목적
　　② 서열화 후의 효율성 측면
　　④ 보상적 개념으로 해석

70 스포츠미디어의 유형이 다른 하나는?

① 신문　　　　　② 인터넷
③ 모바일 기기　　④ 비디오 게임

TIP ① 핫 스포츠 매체이고, ②③④ 쿨 스포츠 매체와 관련 있다.

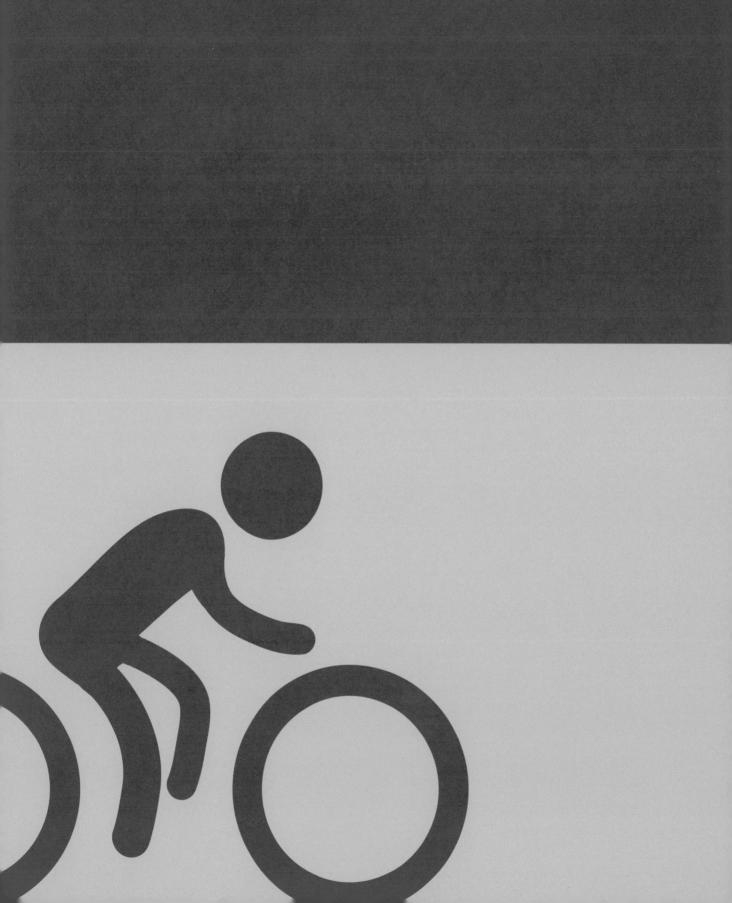

PART

04

〰〰〰〰

운동
역학

01 운동역학의 개요

01 정역학 ✔자주출제

인체가 정지해 있는 상태에서의 분석, 즉 인체의 부력, 인체 및 분절의 중심·크기·형태·자세의 안정성·
정적 근력 등을 다루고 있다.

02 기본원리

(1) 정지 또는 평형 상태에 있는 물체를 대상으로 하여 그 물체에 가해진 힘의 합력과 순간(moment)의 합이 각각
0 상태에 있는 것을 말한다.

(2) 정지해 있거나 운동 중에 있는 물체에 어떤 변화도 일으킴이 없이 그 물체에 작용하는 평형된 힘만을 취급한
다(＝정지해 있거나 가속도가 없거나 또는 등속 운동을 하는 물체를 분석 대상으로 한다).

03 〈 동역학

작용하는 힘들 사이에 평형이 이루어지지 않아 결과적으로 운동 상태가 변화하는 상황을 연구하는 분야이다.
결국 상태의 변화는 비평형력의 작용에 의해 유발된다.

동역학

운동학(정량적 분석)	운동역학(정성적 분석)
• 분석대상 : 힘과는 관계없이 동작의 기하학적인 면에 초점을 둔다. • 위치변화, 속도(각속도), 가속도(각가속도), 변위(각변위), 무게중심, 인체 중심 등	• 분석대상 : 운동의 원인이 되는 힘에 관련된 분석에 초점을 둔다. • 외력 : 중력, 마찰력, 근력, 지면반력, 토크, 관성모멘트, 근모멘트, 근육이나 인대의 활용, 역학적 힘, 에너지 등
정량적 분석	**정성적 분석**
• 운동 기술의 향상을 위해 동작의 오류를 찾고 이를 지도자의 시간적 관찰로 수정하는 것을 말한다. • 값비싼 분석 기구 없이도 즉각적인 분석이 가능하지만, 대개 지도자의 정확한 분석 능력에만 의존하게 된다. 　-1단계 : 운동 기능의 수행 과정을 전반적으로 관찰한다. 　-2단계 : 각 국면별 중요 요소들을 분석하다. 　-3단계 : 운동역학적 지식을 분석에 활용한다. 　-4단계 : 교정이 요구되는 오류를 선정한다. 　-5단계 : 오류 교정을 위한 적절한 방법을 결정한다.	• 주관적 기술을 배제하고 기계나 기구 등을 사용하여 얻은 정량적 자료에 의하여 동작을 분석하는 것을 말한다. • 영상을 이용한 동작 분석법, 지면 반력기를 이용한 분석법, 근전도기를 이용한 분석법 등이 주로 사용되고 있다.

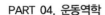

02 운동역학의 이해

---

01 〈 해부학적 기초

(1) 인체와 근골격계

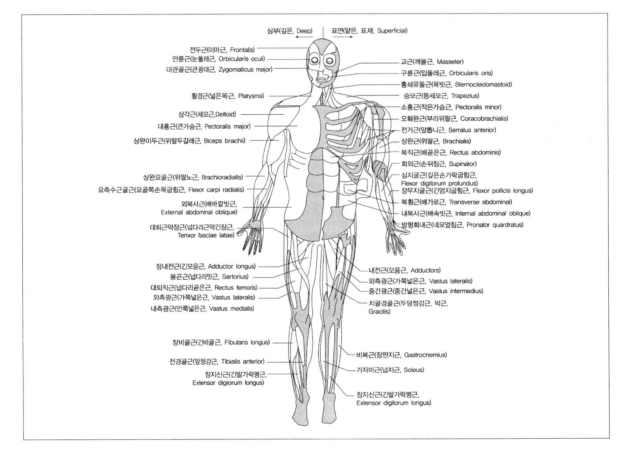

(2) 해부학적 자세(인체 각 부위별 위치 및 인체의 동작에 대한 기술 시 기준자세)

시선을 정면에 두고 양팔을 동체의 측면에 늘어뜨린 채 양손은 손바닥이 전면을 향하도록 하며 양발을 어깨 넓이로 벌리고 선 직립 자세를 말한다.

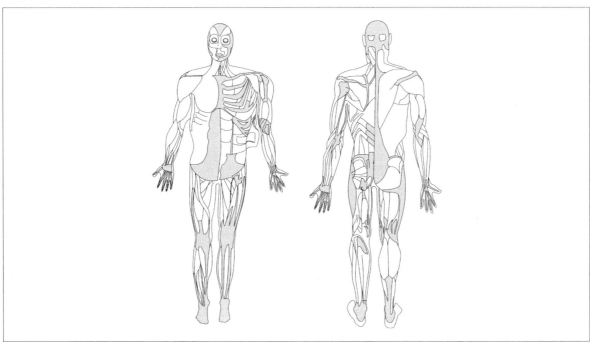

(3) 인체부위의 관련된 용어 ✓자주출제

전(anterior)	인체의 앞면에 보다 가까운 쪽
후(posterior)	인체의 뒷면에 보다 가까운 쪽
상(superior)	머리에 보다 가까운 쪽
하(inferior)	발바닥에 보다 가까운 쪽
내측(medial)	인체를 좌우로 이등분하는 정중선에 보다 가까운 쪽
외측(lateral)	인체를 좌우로 이등분하는 정중선에 보다 먼 쪽
근위(prosimal)	몸통 부위에 보다 가까운 쪽
원위(distal)	몸통 부위에 보다 먼 쪽
기점(origin)	근육의 양끝은 뼈에 부착되어 있는데, 근 수축시 움직이지 않고 있는 쪽의 끝 부위
착점(insertion)	근수축시 움직이는 쪽, 즉 끌려오는 쪽의 끝 부위
표층(superficial)	인체 및 인체 분절의 표면이나 표면에 가까운 쪽
심층(deep)	인체 및 인체 분절의 표면으로부터 먼 쪽

(4) 인체의 운동면과 운동축 ✅자주출제

인체는 3차원의 공간을 점유하고 있으므로 모든 인체의 운동은 서로 직교하는 세 개의 운동면과 운동축, 즉 3차원의 좌표로 설명될 수 있다.

① **운동면** … 평면이란 2차원의 표면으로 정의되는 바, 인체의 무게중심을 통과하는 평면을 1차면이라 하고 인체 중심을 통과하지 않지만 1차면과 평행한 평면을 2차면이라 한다.

ㄱ **전후면**
  ⓐ 인체를 전후로 통과하여 좌측반과 우측반으로 나누는 평면을 말한다.
  ⓑ 해부학적 자세로 서 있는 사람이 행하는 모든 굴곡, 신전, 과신전 운동은 전후면상에서 일어난다.
      예 달리기, 허리 굽히기, 등 젖히기, 바벨 들어올리기 등

ㄴ **좌우면**
  ⓐ 인체의 측면을 통과하여 인체를 앞쪽 반과 뒤쪽 반으로 나누는 평면을 말한다.
  ⓑ 사지의 외전 및 내전운동과 척추의 측면 굴곡운동이 이 면에서 일어난다.
      예 손짚고 옆돌기, 옆으로 뛰기, 옆으로 굽히기 등

ㄷ **수평면**
  ⓐ 인체를 위쪽 반과 아래쪽 반으로 나누는 평면을 말한다.
  ⓑ 뛰어돌기(jump turn), 상완골의 내측회전, 좌우로 머리 돌리기와 같은 회전운동은 모두 이면에서 일어난다.

※ Anatomical plane 해부학적 면 ※

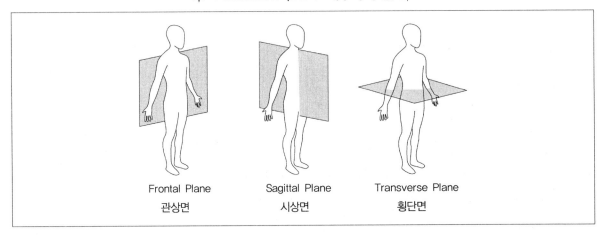

Frontal Plane · Sagittal Plane · Transverse Plane
관상면 · 시상면 · 횡단면

② **운동축**(3개의 운동면 중에서 반드시 수직으로 교차하면서 한 개의 직선을 형성하는 것) ··· 축이란 회전운동이 일어나는 지점으로 자전거의 바퀴가 회전할 때처럼 중심선 주위를 움직일 때 이 중심선이 되는 것이다. 3개의 운동면 중에서 2개의 면이 서로 수직으로 교차하면서 한 개의 직선을 형성하는 데 이를 인체의 축이라 한다.

ㄱ **전후축** : 전후면과 수평면 – 전후축은 전후수평축이라고도 하는 데, 이는 전후면과 수평면이 직교하여 형성된 축으로 인체를 전후로 통과하면서 좌우면을 수직으로 관통한다. (좌우면에 직각을 이루는 축)

ㄴ **좌우축** : 좌우면과 수평면 – 좌우축은 좌우수평축이라고도 하며 좌우면과 수평면이 직교하여 형성된 축으로 인체를 좌우로 통과하면서 전후면을 수직으로 관통한다. (전후면에 직각을 이루는 축)

ㄷ **수직축** : 전후면과 좌우면 – 수직축은 전후면과 좌우면이 직교하여 형성된 축으로 인체를 상하로 통과하면서 수평면을 수직으로 관통한다. (수평면에 직각을 이루는 축)

❊ Axis of Movement 움직임 축 ❊

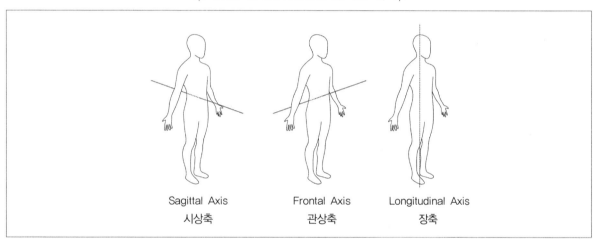

| Sagittal Axis | Frontal Axis | Longitudinal Axis |
| 시상축 | 관상축 | 장축 |

(5) 인체의 관절운동 ✔자주출제

① **전후면에서의 관절운동**(좌우축을 중심으로 운동)

전후면상(앞·뒷면)에서 일어나는 관절운동 : 좌우축을 중심으로 전후면상에서 일어나는 관절운동

굴곡(Flexion) (굽히기)	• 관절 각도가 좁아지는 동작 • 해부학적 자세로부터 주관절이 굽혀지면서 각도가 감소하는 운동 • 두 분절 사이의 각도가 감소할 때의 굽히는 운동
신전(Extension) (펴기)	• 관절각도가 커지는 동작 • 굴곡으로부터 원래의 자세로 돌아오는 운동 • 두 분절 사이의 각도가 증가할 때의 펴는 운동

TIP 과신전 : 해부학적 자세보다 과도하게 신전되는 것

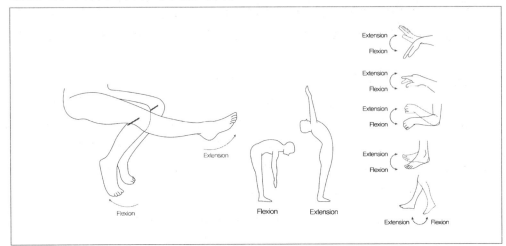

② 좌우면에서의 관절운동

좌 · 우면에서 일어나는 관절운동 : 전후축을 중심으로 좌우면상에서 일어나는 운동

외전(Abduction) (바깥으로 벌리기)	• 인체의 중앙선에서 멀어지는 동작 • 전후축을 중심으로 인체중심선으로부터 인체 분절이 멀어지는 운동
내전(Adduction) (안쪽으로 모으기)	• 인체의 중앙선 쪽으로 접근하는 동작 • 외전의 반대 동작으로 인체중심선으로 인체 분절이 가까워지는 동작
거상(올리기) – 거양	• 인체의 일부분을 위로 올리는 동작
거하(내리기) – 강하	• 인체의 일부분을 아래로 내리는 동작

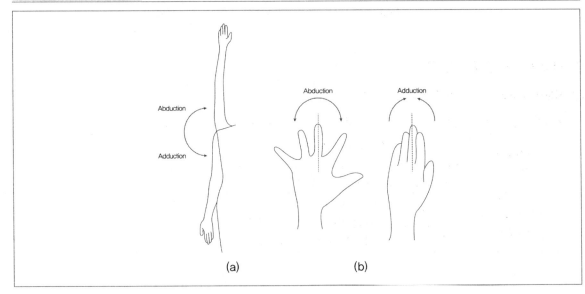

③ 수평면에서의 관절운동

수평면상의 관절운동 : 수직축을 중심으로 분절 내의 모든 점이 동일한 크기의 각거리를 이동하는 운동

내회전(Medial Internal) (안쪽으로 돌리기)	• 팔이 내측 회전하는(손등이 앞으로 향하도록 돌리는) 동작 • 견관절이 고정된 상태에서 전완과 손이 내측으로 회전하는 동작
외회전(Lateral External) (바깥쪽으로 돌리기)	• 팔이 외측 회전하는(손바닥이 바깥으로 향하는) 동작 • 견관절이 고정된 상태에서 전완과 손이 외측으로 회전하는 동작
회전(돌리기)	• 수직축 또는 장축을 중심으로 돌리는 동작 • 수직축 · 인체분절의 장축을 중심으로 분절 내의 모든 점이 동일한 동작 • 각거리로 이동하는 운동(목운동)
내번(Inversion)(발뒤치기)	• 발의 장축을 중심으로 발바닥이 내측으로 향하도록 움직이는 동작
외번(Eversion)(발엎치기)	• 발의 장축을 중심으로 발바닥이 외측으로 향하도록 움직이는 동작

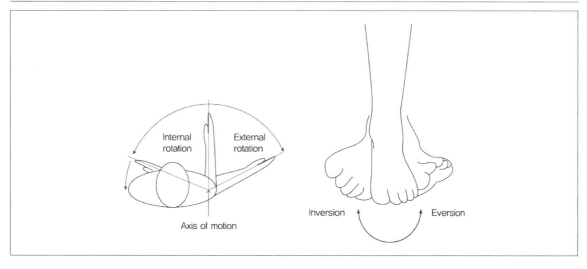

02 〈 운동의 종류 ✓자주출제

(1) 운동의 정의와 원인

① 운동의 정의 … 역학적인 측면에서 운동은 "시간의 경과와 함께 공간상에 존재하는 물체의 위치나 자세가 변하는 것"이다. 이러한 운동의 내용은 운동의 대상, 운동의 원인, 운동의 결과 등이 포함된다.

② 운동의 원인 … 힘은 어떤 물체를 특정한 방향으로 밀거나 당길 때 작용하는 물리량으로 물체의 운동, 즉 운동 상태의 변화를 유발하는 원인이다. 힘은 운동체 내부에서 발생한 내력(internal force)과 운동체 외부에서 작용한 외력(external force)으로 구분할 수 있다.

(2) 병진운동(선운동)

① 물체의 모든 부분이 동일한 시간에 동일한 거리, 동일한 방향으로 움직이는 것을 의미한다. 어떤 물체가 한 장소에서 다른 장소로 이동할 때, 물체의 모든 부분이 같은 거리, 방향, 속도로 움직일 때를 말한다.

② 직선운동 … 무게중심이 직선으로 움직이는 것 (예 달리기, 스케이트 등)

③ 곡선운동 … 무게중심이 곡선으로 움직이는 것 (예 스카이 다이빙, 스키점프, 허들 등)

(3) 회전운동(각운동 : 축이나 받침점에 대해서 돌기만 하는 운동)

| 내축에 대한 회전 | 던지기의 팔 동작, 축구의 킥 동작, 배구의 스파이크 동작 |
| 외축에 대한 회전 | 뜀틀, 마루운동, 철봉, 다이빙 등에서의 공중 동작 |

① 일정한 축을 중심으로 인체 또는 물체가 동일한 각도로 움직이는 것을 말한다.

② 스포츠현장에서는 회전운동, 스핀, 스윙, 원운동 등으로 표현한다.

③ 인체의 모든 각운동은 관절을 축으로 하여 이루어지는데 그 중 가장 대표적인 회전운동은 팔과 다리에서 일어난다.

④ 상완은 어깨 관절을 축으로, 전완은 팔꿈치 관절, 손은 손목을 축으로, 고관절은 다리에 대한 축으로 무릎은 하지, 그리고 발목은 발에 대한 축으로 작용한다.

⑤ 자유로운 물체에 힘을 가할 때는 중심을 벗어난 편심 쪽에 가한다.

⑥ 인체가 회전할 때 무게중심을 축으로 할 때의 운동이다.

⑦ 인체의 일부가 축이 되어 운동을 할 때를 말한다.

⑧ 인체의 관절을 축으로 할 때를 말한다.

(4) 복합 운동 ✔자주출제

① 선운동과 각운동이 동시에 일어나는 것을 말한다.

② 다이빙 선수는 몸 전체를 회전시키면서 물속으로 입수하는데, 이 때에도 몸의 중심은 선운동을 하지만, 몸 전체는 회전운동을 하게 된다.

③ 휠체어 경기에서는 선수와 휠체어는 직선으로 움직이고 바퀴는 회전운동을 한다.

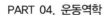

PART 04. 운동역학

03 인체역학

01 〈 인체의 물리적 특성 ✔자주출제

(1) 질량과 무게

	질량	무게
정의	물체에 존재하는 고유의 물리량(스칼라량)	지구중력에 의해 당겨지는 힘(벡터량)
단위	g, kg	N(뉴턴) 또는 kgm/s^2
특성	일정함(불변)	장소에 따라 변함

(2) 인체의 무게중심 ✔자주출제

① 인체는 크게 머리, 몸통, 대퇴, 하퇴, 발, 상완, 전완, 손으로 되어 있으며, 이들 각 분절들이 갖는 중력은 한 점에 대해 회전력의 합이 '0'인 지점이다.
② 인체의 무게중심은 남자는 지면으로부터 신장의 55%, 여자는 53%의 지점에 위치한다.
③ 인체의 무게중심은 자세에 따라 변하고, 인체의 외부에 있을 수도 있다.

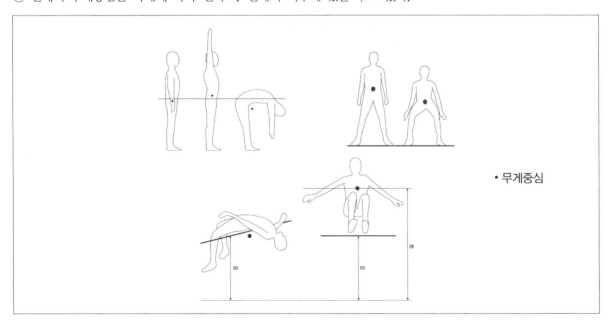

• 무게중심

(1) 인체 평형

평형은 속도가 변하지 않은 상태에서 즉, 가속되지 않는 상태를 의미한다.

① **정적 평형** ⋯ 사람이나 물체가 정지해 있는 상태에서의 평형, 외부에서 작용하는 힘과 토크의 합이 '0'이 되어야 한다.

② **동적 평형** ⋯ 일정한 속도로 운동하는 상태에서의 평형으로 선평형과 회전 평형이 있음. 인체활동은 복합운동 상태로 선속도나 각속도가 변하게 되어 선평형이나 회전 평형 상태를 유지하기 어렵다.

(2) 인체의 안정성에 영향을 주는 요인 ✅자주출제

① 기저면의 넓이가 넓을수록 안정성이 높아지며, 좁을수록 불안정하다.

> 📢TIP 기저면 ⋯ 물체의 접촉에 의해 형성된 경계선에 포함된 전체 면적을 의미한다.

② 중심의 높이가 낮을수록 안정하고, 높을수록 불안정하다.

③ 중심선의 위치와 기저면의 관계에 따라 안정성이 달라진다. 무게중심선이 기저면의 한계점에 가까우면 안정성이 낮아지고, 멀수록 안정성이 높아진다.

④ 질량과 마찰력이 크면 안정성이 높고 작으면 안정성이 낮아진다(체중을 늘리면 안정성이 높아진다).

⑤ 시각적 및 심리적 영향에 따라 인체의 안정성은 달라진다.

⑥ 힘이 가해지는 방향으로 기저면을 넓히면 안정성이 증가한다.

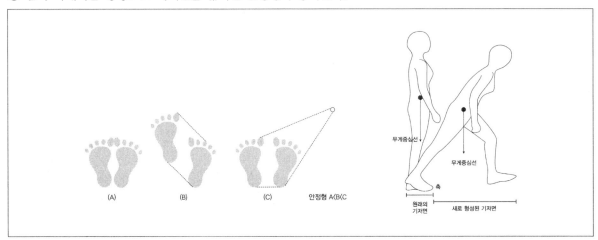

(3) 선안 정성과 회전 안정성

① 선 안정성 ⋯ 인체나 물체가 지면이나 마루 등의 접촉면에서 미끄러지지 않고 본래의 상태를 유지하는 것을 의미한다.

② 회전 안정성 ⋯ 정지해 있는 선수나 물체를 기울이거나, 뒤집거나, 엎어지게 하거나, 또는 원 주위를 회전시킬 때, 이에 대항하는 선수나 물체의 저항을 의미한다.

03 〈 인체의 구조적 특성

(1) 인체 분절 모형

운동역학에서는 인체를 분석하고 관찰할 때 기계화된 모형으로 간주한다. 기계화된 모형은 14개의 분절들이 각 관절의 중앙에서 점으로 연결된 체계로서 머리, 몸통, 상완, 전완, 손, 대퇴, 하퇴, 발로 이루어진다. 이 중에서 몸통 분절이 질량과 부피가 가장 크고, 몸 끝으로 갈수록 질량과 부피가 점점 작아진다.

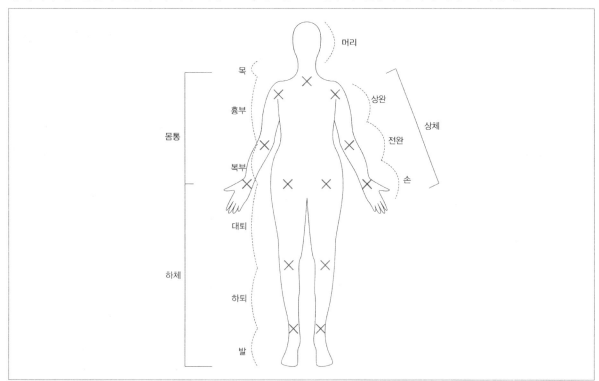

(2) 인체 지레의 종류 ✔자주출제

힘점(동기력)	힘이 작용하는 지점, 뼈를 움직이게 하는 해당 근육의 착점
받침점(축)	움직임의 받침대가 되는 지점, 해당 관절의 위치
저항점(저항력)	저항이 집중되는 지점, 이동 분절의 무게중심 및 그 분절에 가해진 외적 부하가 위치한 곳
힘팔	받침점과 힘점 사이의 거리, 축으로부터 힘점까지의 거리를 힘팔이라 함
저항팔	받침점과 저항점 사이의 거리, 축으로부터 저항점까지의 거리

① 힘, 운동속도, 운동범위의 3가지 중요한 역학적 요인의 상대적인 증감과 지레의 형태와는 밀접한 관계에 있다.

② 제1종 지레
    ⊙ 힘팔이 저항팔보다 길 경우에는 힘에 있어서는 이득을 볼 수 있으나 운동속도와 운동범위에 있어서는 손해를 보게 될 것이다.
    ⓒ 저항팔이 힘팔보다 긴 경우에는 힘에 있어서는 손해를 보지만 운동속도와 운동범위에 있어서는 이득을 보게 된다.

③ 제2종 지레 … 힘팔이 저항팔보다 길기 때문에 가해진 힘보다 더 큰 저항을 이겨낼 수는 있지만 저항팔이 힘팔보다 짧기 때문에 저항팔의 말단은 힘팔 쪽에 비하여 상대적으로 짧게 운동범위를 천천히 움직이게 된다. 즉 힘에서는 이득을 보지만 운동속도와 운동범위에 있어서는 손해를 보게 된다.

④ 재3종 지레
    ⊙ 저항팔이 힘팔보다 길기 때문에 힘에 있어서는 손해를 보지만 운동속도와 운동범위에는 이득을 보게 된다.
    ⓒ 인체 분절의 대부분은 인체 구조상 3종 지레에 속하기 때문에 큰 힘을 소모하는 대신에 운동속도와 운동범위에서 이득을 보고 있다.
    ⓒ 테니스 라켓, 골프 클럽, 야구 배트, 하키 스틱 등의 스포츠 기구는 그 대부분이 인체 분절의 말단 길이를 연장시켜 저항팔의 길이를 길게 함으로써 보다 큰 운동속도와 운동범위를 얻어 궁극적으로 파워를 증가시키고 있다. 이는 파워=힘×속도($P = F \times V$)이므로 이들 용구를 사용하여 인체 지레의 저항팔 길이를 길게 가져올 수가 있다. 각종 라켓, 기구, 배구의 스파이크, 축구의 킥, 투척운동을 수행할 때 해당 인체 분절을 쭉 뻗쳐 말단 부위를 최대로 길게 유지하도록 요구하는 것도 이러한 이유 때문이다.

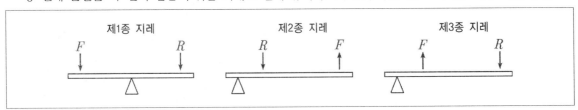

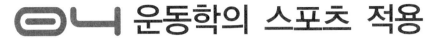

PART 04. 운동역학

04 운동학의 스포츠 적용

01 선운동의 운동학적 분석

(1) 위치, 거리, 변위, 속력, 속도 ✔자주출제

① **위치** ⋯ 위치를 표기하기 위해 좌표계를 사용한다. 좌표계에는 직교좌표계와 극좌표계가 있다. 극좌표계는 원점에서 물체까지의 거리(반지름)와, 물체와 x축이 이루는 각도로 표시한다. 이러한 물체의 위치를 나타내는 좌표계에는 1차원, 2차원, 3차원 좌표계가 있다.

② **거리** ⋯ 물체가 한 위치에서 다른 위치로 이동하였을 때 그 물체가 지나간 궤적의 길이를 말한다.

③ **변위** ⋯ 그 물체의 이동 시점과 종점 사이의 직선거리

④ **속력**(speed) ⋯ 이동 거리/경과시간

$$S = \frac{d}{t}$$

S : 속력, d : 거리, t : 시간

⑤ **속도**(velocity) ⋯ 이동 변위/경과시간

$$V = \frac{D}{t}$$

V : 속도, D : 변위, t : 시간

⑥ **가속도**(acceleration) ⋯ 단위시간에 변화한 속도를 의미, 속도가 증가할 때는 가속도를 양(+)로 표시하고, 속도가 감소할 때는 음(−)으로 표시한다.

$$a = \frac{v_f - v_0}{t}$$

a : 가속도, v_f : 나중속도, v_0 : 처음속도

⑦ **평균속도와 순간속도** ⋯ 달리기 선수가 100m를 10초에 달린 속도는 평균속도의 개념이고, '0'에 가까운 시간 간격으로 측정한 속도가 순간속도이고, 순간속도는 한 점으로 표시된다.

(2) 포물선운동(= 투사체운동) ✔자주출제

① 투사속도

　㉠ 수평 속도와 수직 속도의 합력(멀리뛰기, 높이뛰기 등)

　　ⓐ 수평 속도가 빠를수록 투사거리가 증가한다.

　　ⓑ 수직 속도가 빠를수록 투사 높이가 증가한다.

　　　• 선속도 : 선속도가 클수록 투사속도는 빨라진다. (팔−다리−도구의 운동량, 각운동량)

　　　• 투사각도와 다른 요소가 일정할 때 투사속도는 투사체 궤도의 크기와 길이를 결정한다.

② 투사각도

　㉠ 투사거리와 관련해 투사점과 착지점의 높이가 같고 외력이 작용하지 않는 한 이론적 각도는 45도에서 가장 큰 투사거리를 나타낸다.

　㉡ 투사 높이가 증가할수록 투사각도는 작아진다.

　㉢ 공기저항이 없다고 가정하면, 투사체의 궤도는 투사각에 의해 결정되는 세 가지 모양 중 하나이다.

　　ⓐ 투사각이 완벽하게 수직이라면, 투사궤도 또한 투사체가 곧바로 수직으로 올라갔다 다시 내려오는 똑같은 경로를 가진 완벽한 수직이 될 것이다.

　　ⓑ 투사각이 0 ~ 90도 사이의 비스듬한 각이라면, 투사궤도는 포물선이거나 포물선과 비슷한 모양이 될 것이다. 포물선은 대칭형이다. 그래서 포물선의 좌우는 각각 같은 형이다.

　　ⓒ 완벽히 수평으로 투사된 물체는 포물선의 반쪽을 닮은 궤도를 그리게 될 것이다.

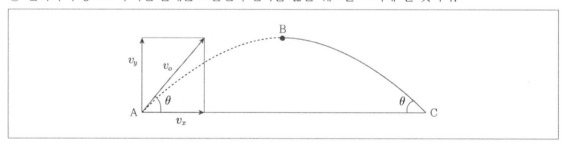

③ 투사 높이

　㉠ 투사점이 h만큼 높을 경우 h만큼 멀리 나간다. h만큼 높을 경우 높이와 관련해 그만큼 역학적 일을 더 적게 할 수 있다.

　㉡ 원점에서 투사될 경우 상승시간 = 하강시간이 된다.

④ 궤적과 거리

　㉠ 공중에서 야구공의 수평거리는 세 가지 요인의 영향을 받는다.

　　ⓐ 투사각도(궤적 각도)

　　ⓑ 공을 던지는 순간의 투사속도

　　ⓒ 공을 던진 투사 높이

ⓛ 공기저항을 무시하면 공의 비행경로 형태는 3가지 유형으로 나타난다.

　ⓐ 공을 똑바로 위로 던지면, 공은 곧바로 위로 올라가고 중력에 의해 똑바로 아래로 떨어진다. 이 때 비행경로는 직선이며 중력은 공이 올라갈 때는 감속시키고, 내려올 때는 가속시키는 역할을 한다.

　ⓑ 공을 45도 이상으로 던지면 거리보다는 높이에 우세하다.

　ⓒ 공을 45도 이하로 던지면 높이보다 거리에 우세하다.

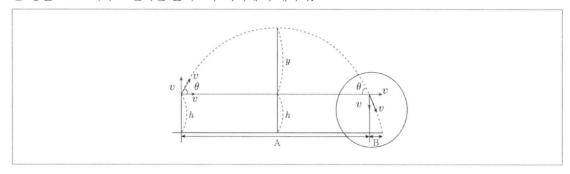

02 〈 각운동의 운동학적 분석

(1) 각거리, 각변위, 각속력, 각속도, 각가속도

① 각거리 … 그 물체가 이동한 궤적의 처음과 마지막 위치 간에 이루는 각의 크기를 의미한다.

② 각변위 … 방향을 가지고 있어서 일반적으로 시계방향(−) 또는 반시계방향(+)로 나타낸다.

③ 각속력 … 각거리/소요시간(각거리는 0 ~ 360도)

④ 각속도 … 각변위/소요시간

$$7\omega = \frac{\theta}{t}$$

ω : 각속도, θ : 각변위, t : 시간

⑤ 각가속도 … 단위시간에 변한 각속도이다.

$$\alpha = \frac{\omega_f - \omega_0}{t}$$

α : 각가속도, ω_f : 나중 각속도, ω_0 : 처음 각속도, t : 시간

(2) 선속도와 각속도와의 관계 자주출제

① **선속도** … 회전반경의 길이가 길수록 유리하다.

$$v = r\omega$$

v : 선속도, r : 반지름, ω : 각속도

㉠ 신체 분절의 각속도가 최대에 이르렀을 때 선속도는 회전반경의 길이를 길게 함으로써 증가한다.

㉡ 배구의 서브나 스파이크, 테니스의 스트록이나 서브, 스메싱, 골프의 스윙 등

② **각속도** … 회전반경의 길이가 짧을수록 유리하다.

$$\omega = \frac{v}{r}$$

ω : 각속도, r : 반지름, v : 선속도

㉠ 회전반경이 짧을수록 각속도는 증가한다.

㉡ 체조의 공중회전이나 수영에서의 다이빙경기, 피겨스케이팅의 회전 등에 유리하다.

선운동과 각운동에서 사용되는 물리량

물리량	선운동	각운동
거리	(선)거리	각거리
변위	(선)변위	각변위
속도	$v = \frac{d}{t}$	$\omega = \frac{\theta}{t}$, $\omega = \frac{rd}{t}$
가속도	$a = \frac{v_f - v_0}{t}$	$\alpha = \frac{\omega_f - \omega_0}{r}$

05 운동역학의 스포츠 적용

01 선운동의 운동역학적 분석

(1) 힘의 정의와 단위 ✓자주출제

① 힘의 정의 … 물체에 작용하여 운동이나 변형을 일으키는 물리량을 말한다.

② 힘의 단위 … N(뉴턴) 또는 kg(질량) · m/s²(가속도)

(1N은 1kg인 물체에 작용하여 1m/s²의 가속도를 유발한다.)

$$F = m \times a$$
$$F : 힘, \ m : 질량, \ a : 가속도$$

(2) 힘의 벡터적 특성 ✓자주출제

① 힘은 방향과 크기를 갖는 벡터로서 합산하거나 분해할 수 있다.

② 힘의 3요소 … 힘의 크기, 방향, 작용점

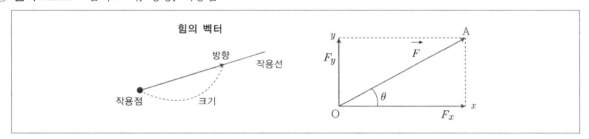

(3) 힘의 종류(근력, 중력, 마찰력, 부력, 항력, 양력)

① 근력 … 근육이 수축하면서 발휘하는 힘을 말한다.

② 중력 … 모든 지구상의 물체는 지구 중심의 방향(수직 하방)으로 9.8m/sec의 가속도를 가진 힘의 영향을 받는데, 이를 중력이라 한다.

③ **마찰력** … 마찰에 의해 발생되는 힘으로, 마찰되는 물체의 표면 재질, 접촉면의 상태, 운동의 유형이나 상태 등에 의해 마찰력의 크기가 결정된다. ✔자주출제

　㉠ 두 물체가 서로에 대해 미끄러질 때, 정지마찰은 운동 초기에 저항하고 미끄럼마찰(운동마찰)은 운동이 일어났을 때 미끄럼운동에 저항한다. 정지마찰력은 미끄럼마찰력(운동마찰력)보다 항상 크다.

　㉡ 정지마찰과 미끄럼마찰(운동마찰)은 접촉하는 표면을 서로 누르는 힘, 두 접촉면 간의 실제 접촉면적, 접촉하는 물체의 형태와 재질, 그리고 두 표면 사이의 상대적 운동에 영향을 받는다.

　㉢ 구름마찰은 물체가 접촉면을 구를 때 발생한다. 구름마찰은 미끄럼마찰보다 훨씬 적다. 구름마찰은 접촉하는 두 면을 함께 누르는 힘(수직항력), 접촉 물질의 재질과 형태, 그리고 구르는 물체의 직경 등에 영향을 받는다.

④ **부력** … 물속에 있는 물체를 수면으로 떠올리는 힘이며, 물체의 체적 및 무게와 관련된다. ✔자주출제

⑤ **항력** … 유체 속을 움직이는 물체에 대하여 추진 방향의 반대 방향으로 작용하는 힘이다. ✔자주출제

　㉠ 항력은 발생 원인에 따라 표면항력, 형태항력, 조파(파동)항력이 있다.

　㉡ 표면항력은 표면마찰항력 또는 점성항력이라고도 한다. 표면항력의 크기는 물체와 유체의 상대적 운동, 유체의 흐름에 노출된 물체의 표면적, 물체 표면의 거친 정도 및 유체 점성 등에 의하여 결정된다.

　㉢ 형태항력의 크기는 물체와 유체의 상대적 운동, 물체의 선두와 후미지역 간의 압력 차이, 유체의 흐름과 수직을 이루는 물체의 횡단면적의 크기에 의해 결정된다.

　㉣ 파동항력은 물과 공기 사이의 접촉면에서 발생한다. 파동항력의 크기는 물체와 물결이 접촉하는 상대속도, 물결과 수직을 이루는 물체의 횡단면적, 유체의 점성 등에 의하여 결정된다.

⑥ **양력** … 주변 유체의 압력 차이 때문에 생기는 것으로 운동 방향에 수직으로 작용한다.

　🔊**TIP** **양력에 영향을 주는 요인** … 물체와 유체의 상대적 운동, 유체의 흐름에 대한 물체의 각도(자세각), 표면적의 크기, 유체의 밀도, 물체의 회전

(4) 뉴턴의 선운동 법칙 ✔자주출제

① **제1운동 법칙(관성의 법칙)** … 외력이 작용하지 않는 한 물체나 인체는 원래의 운동 상태를 유지하려 한다.

　🔊**TIP** **관성** … 물체가 운동을 하고 있는 상태에서나 정지한 상태에서 원래의 상태를 유지하려고 하는 속성으로 관성의 크기는 질량에 비례한다. 관성이 크면 클수록 가속되기 어렵다.

② **제2운동 법칙(가속도의 법칙)** … 외력이 작용하지 않으면 현재의 운동 상태를 유지하지만 외력이 작용하면 그 물체는 운동의 변화가 생기는데 이를 가속도라 한다($F = ma$).

③ **제3운동 법칙(작용/반작용의 법칙)** … 물체와 물체 간의 힘의 상호작용으로 한 물체가 다른 물체에 힘을 가하게 되면 그에 상응하는 반작용력이 가한 물체에 동시에 가해진다. 반작용력은 작용력에 대해 항상 크기가 같고 방향이 반대이다.

(5) 선운동량과 충격량 ✔자주출제

① 운동량(momentum : M) … 움직이는 물체가 가지고 있는 물리량으로 질량이나 속도를 증가시면 운동량도 증가한다.

$$M(운동량) = m(질량) \times v(속도)$$

② 충격량(impulse : I) … 물체가 받은 힘과 시간의 곱으로 표현되며, 물체가 받는 힘의 효과를 나타내는 물리량이다. ✔자주출제

$$I(충격량) = F(충격력) \times t(작용시간)$$

❈ 운동량과 충격량의 관계 ❈

$$F = ma, \ a = \frac{v_f - v_0}{t}$$

$$F = \frac{m(v_f - v_0)}{t} = \frac{mv_f - mv_0}{t}$$

양변에 시간(t)을 곱해주면,

$$Ft = mv_f - mv_0 = \Delta mv$$

충격량 = 운동량의 변화의 관계가 형성된다.

(6) 선운동량의 보존(＝운동량 보존의 법칙)

충돌 전의 물체의 운동량은 충돌 후에도 변함없이 유지된다.

❈ 운동량 보존의 법칙 ❈

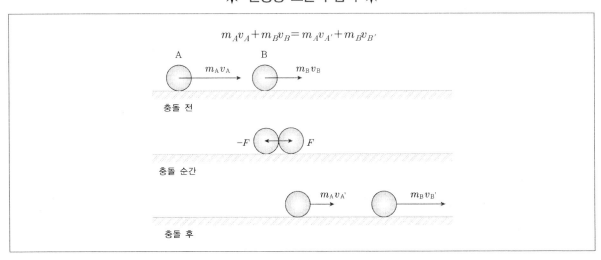

$$m_A v_A + m_B v_B = m_A v_{A'} + m_B v_{B'}$$

(7) 충돌

충돌은 매우 짧은 시간 동안 두 물체 사이에서 비교적 큰 힘이 오고 가는 부딪침을 말한다.

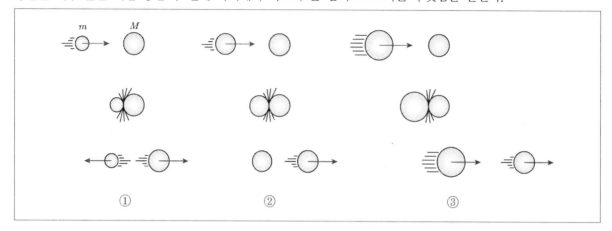

① 움직이지 않고 있는 물체의 질량이 더 큰 경우($m < M$), 충돌 후 m은 튕겨져서 뒤로 움직이게 되어 결과적으로 두 물체가 반대 방향으로 움직인다.

② 두 물체의 질량이 같은 경우($m = M$), 충돌 후 다가온 물체는 멈추게 되고 멈춰 있던 물체는 다가오던 물체의 속도와 같은 속도로 움직인다.

③ 움직이는 물체의 질량이 더 큰 경우($m > M$), 충돌 후 다가온 물체는 속도가 줄어든 상태로 같은 방향으로 움직이고 멈춰 있던 물체는 더 빠르게 움직인다.

02 각운동의 운동역학적 분석 ✔자주출제

(1) 토크(힘의 모멘트) = T(각운동량)

① 물체의 회전을 가속시키는 힘으로 회전축을 지나지 않은 모든 힘은 회전력이다.

② 공식정리

$$T = I \times \alpha = F \times d$$
$$T : 토크, \ I : 관성모멘트, \ \alpha : 각가속도, \ F : 편심력, \ d : 거리$$

(2) 관성모멘트 = I(단위 : $\mathrm{kg \cdot m^2}$)

회전운동에 대한 관성량으로 임의의 회전축에 대한 질량의 분포상태를 나타내는 물리량이다(회전력에 대해 물체의 운동 상태를 변경시키지 않으려는 저항). 관성능률이나 회선모멘트 등의 용어로 표현되기도 한다.

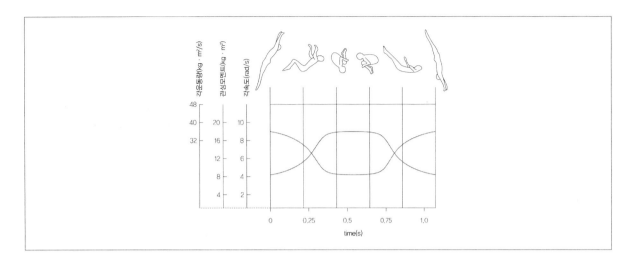

(3) 뉴턴의 각 운동 법칙

뉴턴의 운동 법칙은 선운동과 각운동에서 동일하게 적용된다.

① **각관성의 법칙** … 순수한 외적 토크가 작용하지 않는 한, 회전체는 동일 축을 중심으로 일정한 각운동량을 가지고 회전상태를 계속 유지한다.

② **각가속도 법칙** … 강체(rigid body)에 비평형의 토크(모멘트)가 가해지면 가해진 토크에 비례하고 관성모멘트에 반비례하는 각가속도가 토크의 방향과 동일한 방향으로 발생한다($\vec{T} = \vec{I\alpha}$).

③ **각반작용의 법칙** … 한 물체가 다른 물체에 발휘한 모든 토크는 이들 물체들이 동일한 축 주위를 회전한다면 후자의 물체에 의하여 전자의 물체에 발휘되는 크기가 같고 방향이 반대인 토크가 존재한다.

(4) 각운동량과 회전충격량

① **각운동량** … 회전하는 물체의 운동량이며, 각운동량에 영향을 주는 요인은 물체의 질량, 각속도, 질량 분포이다.

② **회전충격량** … 회전하는 물체의 토크와 작용한 시간의 곱을 의미하는 것으로 각운동량의 변화량이다.

물리량	선운동	회전운동
관성특성(관성의 법칙)	m	$I(mr^2)$
운동방정식(가속도의 법칙)	$\vec{F} = m\vec{a}$	$\vec{T} = \vec{I\alpha}$
운동량	$\vec{P} = m\vec{v}$	$\vec{H} = \vec{I\omega}$
충격량	$\vec{F} \cdot t = m(\vec{V_f} - \vec{V_0})$	$\vec{T} \cdot t = I(\vec{\omega_f} - \vec{\omega_0})$

(5) 각운동량 보존 및 전이 ✔자주출제

① **각운동량 보전** … 회전운동을 하고 있는 물체에 외력이 작용하지 않는 한 각운동량의 크기와 방향은 변하지 않는데 이를 각운동량 보전의 법칙이라 한다.

② **각운동량 전이** … 전체의 각운동량은 보존되며, 인체의 한 분절에서 각운동량이 증가하면 다른 분절에서는 동일한 양이 감소되어야 한다. 반대로 한 분절에서 각운동량이 감소되면 다른 분절의 각운동량이 증가되어야 한다.

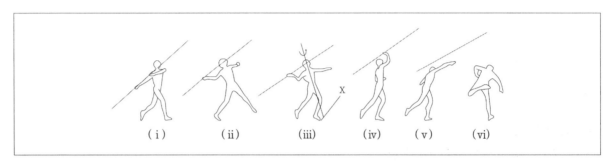

(6) 구심력과 원심력 ✔자주출제

물체가 회전운동을 할 때 회전 중심을 향하는 구심력과 바깥쪽을 향하는 원심력이 발생한다. 구심력과 원심력은 회전이 일어나지 않으면 존재하지 않는다.

$$F_r = mr\omega^2$$

F_r : 선속도, m : 질량, r : 반지름, ω : 각속도

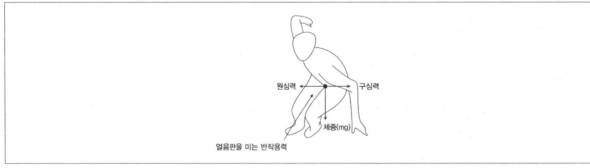

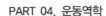

PART 04. 운동역학

06 일과 에너지

01 〈 일과 일률

(1) 일(work) ✔자주출제

일정한 거리에 적용한 힘의 양이며 일의 단위는 N · m이며, 1N · m를 1Joule이라 한다(1N · m = 1J).

$$일량(work ; W) = 힘(force ; F) \times 거리(distance ; D)$$
$$W = Fd$$

(2) 일률(power) ✔자주출제

① 단위시간 동안 수행한 일량을 의미하며, 스포츠에서는 순발력이라는 용어로 사용된다.

② 순발력은 힘과 속도를 곱한 것이다.

$$P = \frac{W}{t} = \frac{Fd}{t} = FV$$

③ **일률의 단위** … 와트(Watt : W)와 마력(horse power : HP)

$$1W = \frac{1J}{1sec}$$

$$1HP = 746W$$

02 〈 에너지

(1) 에너지의 정의와 종류 ✔자주출제

① 에너지(energy)란 일을 할 수 있는 능력을 말한다.

② **에너지의 종류** … 역학적, 원자, 열, 빛, 소리, 화학에너지 등

(2) 역학적 에너지 보전법칙 ✔자주출제

물체에 외력이 작용하지 않는 한 에너지의 총합은 일정하며, 다만 형태만 바뀌게 된다.

① 운동에너지(K.E) … 움직이는 물체에 생기는 운동에너지는 그 운동체의 속도의 제곱에 비례한다.

$$운동에너지 = \frac{1}{2}mv^2$$

② 위치에너지(P.E) … 질량의 변화가 없다면 위치에너지는 물체의 위치에 의해 결정된다. 이때 중력은 일정하다.

$$위치에너지 = mgh$$

③ 탄성에너지(S.E) … 탄성계수가 크거나 변형의 크기가 클수록 탄성에너지는 증가한다.

$$탄성에너지 = \frac{1}{2}kl^2$$

(3) 인체 에너지 효율

인체의 경우 에너지 소비량에 비해 실제로 수행한 일량이 적게 나타나는데, 이는 일을 수행하는데 소요되는 에너지 외에 생명을 유지하는데 소비되는 에너지와 화학적 에너지가 기계적 에너지로 전환되면서 손실되는 에너지(관절의 마찰력, 혈액과 근육의 점성, 원만하지 못한 길항작용) 때문이다. 그러므로 체온이 높은 상태에서 운동을 하게 되면 역학적 효율이 높아지고 효율적인 운동이 가능하다(준비운동 및 워밍업이 필요성).

$$효율(\%) = \frac{일량}{에너지 소비량}$$

(4) 일과 에너지의 관계

일은 힘이 작용하는 방향으로 신체가 이용한 거리와 힘의 크기를 곱한 값이고, 에너지는 일을 수행할 수 있는 능력을 말한다. (일은 물체의 역학적 에너지 변화의 원인임)

$$W = \frac{1}{2}mv_f^{\,2} - \frac{1}{2}mv_i^{\,2} = \frac{1}{2}\Delta mv^2$$
$$(일 = 운동에너지의 변화량)$$

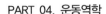

PART 04. 운동역학

07 다양한 운동기술의 분석

01 〈 동작 분석 ✓자주출제

(1) 영상 분석의 개요

영상 분석은 카메라 등의 영상 장비를 통해 운동 수행을 기록하고 기록된 영상으로부터 인체나 물체의 운동에 대한 정보를 추출하는 일련의 과정이다. 영상 분석은 동작 분석(motion analysis)이라고 부르기도 한다. 영상 분석을 통하여 변위, 속도, 가속도 등의 변인을 분석할 수 있다.

(2) 2차원 영상 분석의 활용

2차원 영상 분석은 2차원 상에서 평면운동을 분석하는 것으로, 단일 평면 내에서 이루어진다고 가정하고 운동체에 대한 정보를 얻는 방법이다. 2차원 영상 분석에는 1대의 카메라로 이루어질 수 있다. 철봉의 대차 돌기, 직선 걷기, 100m 달리기 등이 2차원 영상 분석의 대표적인 예이다.

(3) 3차원 영상 분석의 활용

3차원 분석은 2대 이상의 카메라를 사용하여 인체운동을 공간(3차원)적으로 분석하는 것으로 공간상의 운동을 평면(2차원)적으로 분석함에 따라 발생하는 오차를 해결함과 동시에 복잡한 인체운동에 대한 분석을 가능케 해 준다. 대부분의 인체운동은 3차원 분석에 의해 이루어지고 있다.

02 〈 힘 분석

(1) 힘 측정원리

인체의 힘을 분석하기 위해서는 인체의 내·외부에 작용하는 힘을 측정하여야 한다. 이러한 힘을 직접적으로 측정하는 것이 가장 이상적이나, 인체 내부에 작용하는 힘의 경우 근육, 뼈, 인대 등 인체 내부에 측정장비를 장착하는 것 자체가 상당한 위험과 어려움을 수반하는 작업이다. 그러므로 영상 분석에 의해 얻어진 운동학적 정보와 측정 가능한 외부 힘을 이용하여 간접적으로 추정하는 것이 바람직하다.

(2) 다양한 힘 측정방법

① 직접 측정 ··· 힘계측기(측정기)를 사용하여 직접 측정(악력계, 배근력계 등)하는 것이다.

② 간접 측정 ··· 경기상황이나 측정대상에 따라 직접 측정이 불가능한 경우에 사용한다. 뉴턴의 가속도 법칙 ($F = ma$, $T = I\omega$)을 사용하여 산출하며, 영상 분석도 함께 실시한다.

> **TIP** 지면 반력(ground reaction force) ··· 인체가 지면에 가해 준 힘에 대한 반작용힘이다. 중력에 의해 인체는 항상 지면과 접촉을 유지하고 있기 때문에 지면과 끊임없이 상호작용을 한다. 즉, 인체의 내부에서 발생된 힘과 중력에 의한 지면 반력은 인체운동에 영향을 미치는 주요한 요인이다. 그러므로 지면 반력의 측정은 지면 반력기(force platform)을 이용하여 측정할 수 있다. 지면 반력을 이용하면 인체에 미치는 힘을 측정할 수 있다. ✔자주출제

(3) 지면 반력측정의 활용

지면 반력기를 통해 측정된 힘은 주로 보행, 달리기, 점프 등의 동작에서 인체에 작용하는 힘, 충격력, 추진력 등의 분석에 활용된다.

03 〈 근전도 분석 ✔자주출제

(1) 근전도의 원리

근수축이 일어나는 동안 근육섬유에서는 미세한 전위차가 발생하게 되는데, 이 전위차를 전극으로 감지하여 기록하는 것이다.

(2) 근전도의 측정

근전도는 근수축시 근육 내부에서 전달되는 활동전위를 전극을 이용하여 측정하는 방법으로 표면전극과 삽입전극의 두 가지 종류가 있다. 측정된 근전도의 자료를 처리하기 위해서는 필터링, 정류, 역치설정, 적분, 주파수 분석 등의 과정이 필요하다.

(3) 근전도의 분석과 활용

근전도 신호를 통해 얻는 주요한 정보는 근육의 활동 여부, 근활동의 정도, 근육의 피로도 등이다. 이러한 근전도 측정 자료들은 생체역학 연구뿐만 아니라 스포츠 관련 클리닉, 통증클리닉, 재활의학, 웨이트 트레이닝센터, 근전도 관련 연구실(산업의학, 인간공학, 산업공학, 스포츠 의학) 등에서 활용되고 있다.

최근 기출문제 분석

2024. 4. 27. 시행

1 뉴턴(I. Newton)의 3가지 법칙과 관련이 없는 것은?

① 외력이 가해지지 않으면, 정지하고 있는 물체는 계속 정지하려 한다.

② 가속도는 물체에 가해진 힘에 비례한다.

③ 수직 점프를 할 때, 지면을 강하게 눌러야 높게 올라갈 수 있다.

④ 외력이 가해지지 않으면, 물체가 가진 각운동량은 변하지 않는다.

> **TIP** 뉴턴의 관성의 법칙, 가속도의 법칙, 작용–반작용의 법칙이다. 문항의 오류로 인해 모두 정답 처리되었다.

2024. 4. 27. 시행

2 〈보기〉에서 힘(force)에 관한 설명으로 옳은 것을 모두 고른 것은?

〈보기〉
㉠ 움직임을 일으키는 원인으로 에너지이다.
㉡ 질량과 가속도의 곱으로 결정된다.
㉢ 단위는 N(Newton)이다.
㉣ 크기를 갖는 스칼라(scalar)이다.

---

① ㉠, ㉡   ② ㉠, ㉣
③ ㉡, ㉢   ④ ㉢, ㉣

> **TIP** ㉠은 힘과는 무관한 에너지에 대한 내용이다. ㉣은 크기와 방향을 모두 갖는 벡터이다.

2024. 4. 27. 시행

3 쇼트트랙 경기에서 원운동을 할 때 원심력과 구심력에 관한 설명으로 옳은 것은?

① 원심력과 구심력은 크기가 같고, 방향이 반대이다.

② 원심력은 원운동을 하는 선수의 질량과 관계가 없다.

③ 원심력을 극복하는 방법으로 반지름을 작게 하여 원운동을 한다.

④ 신체를 원운동 중심의 방향으로 기울이는 것은 접선속도를 크게 만들기 위함이다.

> **TIP** 원심력과 구심력이 동일해야 넘어지지 않고 쇼트트랙 경기에서 코너를 회전하는 원운동을 할 수 있다. 원심력은 질량에 비례한다.

2024. 4. 27. 시행

4 선운동량 또는 충격량에 관한 설명으로 옳은 것은?

① 선운동량은 질량과 속도를 더하여 결정되는 물리량이다.

② 충격량은 충격력과 충돌이 가해진 시간의 곱으로 결정되는 물리량이다.

③ 시간에 따른 힘 그래프에서 접선의 기울기는 충격량을 의미한다.

④ 충격량이 선운동량으로 전환되기 위해서는 먼저 충격량이 토크로 전환되어야 한다.

> **TIP** 선운동량과 충격량에 대한 공식을 참고하면 쉽게 해석이 가능하다.
> $M(운동량) = m(질량) \times v(속도)$
> $I(충격량) = F(충격력) \times t(작용시간)$

Answer   1.①②③④ 2.③ 3.① 4.②

2024. 4. 27. 시행

5 운동학적(kinematic) 분석과 운동역학적(kinetic) 분석에 관한 설명으로 옳지 않은 것은?

① 일률, 속도, 힘은 운동역학적 분석요인이다.
② 운동학적 분석은 움직임을 공간적·시간적으로 분석한다.
③ 근전도 분석, 지면반력 분석은 운동역학적 분석방법이다.
④ 신체중심점의 위치변화, 관절각의 변화는 운동학적 분석요인이다.

TIP ①은 운동학적 분석요인이다.

2024. 4. 27. 시행

6 〈보기〉에서 물리량에 대한 설명으로 옳은 것만 고른 것은?

〈보기〉
㉠ 압력은 단위면적당 가해지는 힘이며 벡터이다.
㉡ 일은 단위시간당 에너지의 변화율이며 벡터이다.
㉢ 마찰력은 두 물체의 마찰로 발생하는 힘이며 스칼라이다.
㉣ 토크는 회전을 일으키는 효과이며 벡터이다.

① ㉠, ㉡
② ㉠, ㉣
③ ㉡, ㉢
④ ㉢, ㉣

TIP ㉡은 스칼라이고 ㉢은 벡터에 대한 설명이다.

2024. 4. 27. 시행

7 〈보기〉에서 항력과 관련된 설명으로 옳은 것만 고른 것은?

〈보기〉
㉠ 육상의 원반 투사 시, 최적의 공격각 (attack angle)은 $\dfrac{항력}{양력}$이 최대일 때의 각도이다.
㉡ 야구에서 투구 시 공에 회전을 넣어 커브 구질을 만든다.
㉢ 파도와 같이 물과 공기의 접촉면에서 형성된 난류에 의하여 발생하기도 한다.
㉣ 날아가는 골프공의 단면적(유체의 흐름방향에 수직인 물체의 면적)에 비례한다.

① ㉠, ㉡
② ㉠, ㉣
③ ㉡, ㉢
④ ㉢, ㉣

TIP ㉠은 최적의 공격각은 항력/양력이 최소일때의 각도이며, ㉡은 항력이 아닌 양력에 대한 설명이다.

2024. 4. 27. 시행

8 2차원 영상분석에서 배율법(multiplier method)에 관한 설명으로 옳지 않은 것은?

① 동작이 수행되는 평면에 직교하게 카메라를 설치한다.
② 분석대상이 운동평면에서 벗어나면 투시오차 (perspective error)가 발생할 수 있다.
③ 체조의 공중회전(somersault)과 트위스트 (twist)와 같은 운동 동작을 분석하는 데 주로 활용된다.
④ 기준자(reference ruler)는 영상평면에서의 분석대상 크기를 실제 운동 평면에서의 크기로 조정하기 위해 사용된다.

TIP 공중의 트위스트 동작은 3차원(x, y, z 축 구분)분석을 통해 진행한다.

2024. 4. 27. 시행

9 〈보기〉와 같이 조건을 (A)에서 (B)로 변경하였을 때, ㉠ ~ ㉢에 들어갈 내용으로 바르게 나열한 것은? (단, 각운동량 그리고 줄과 공의 질량은 변화가 없는 것으로 가정)

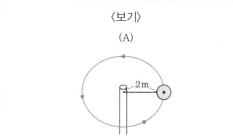

〈보기〉

(A)

- 회전축에서 공의 중심까지 거리 : 2m
- 회전속도 : 1회전/sec

↓

(B)

회전축에서 공까지의 거리를 1m로 줄이면, 회전반경이 (㉠)로 줄어들고 관성모멘트가 (㉡)로 감소하기 때문에 공의 회전속도는 (㉢)로 증가한다.

	㉠	㉡	㉢
①	$\frac{1}{2}$	$\frac{1}{2}$	2회전/sec
②	$\frac{1}{2}$	$\frac{1}{4}$	2회전/sec
③	$\frac{1}{4}$	$\frac{1}{2}$	4회전/sec
④	$\frac{1}{2}$	$\frac{1}{4}$	4회전/sec

TIP 각운동량의 변화가 없다는 가정에 근거하고 회전반경에 대한 공식과 관성모멘트에 대한 공식을 대입하면 쉽게 풀이가 가능하다. 반지름이 2m에서 1m로 절반 줄었지만 동일한 각운동량을 나타내므로 회전속도가 증가했다는 가정이 성립된다.
관성모멘트는 반지름의 제곱이 되어 반지름 감소 수치에 제곱근의 수치가 성립된다.
$I = m \times r^2$
I: 관성모멘트, m: 질량, r: 반지름

2024. 4. 27. 시행

10 인체에 적용되는 지레(levers)의 원리에 관한 설명으로 옳지 않은 것은?

① 1종 지레에서 축(받침점)은 힘점과 저항점(작용점) 사이에 위치하고 역학적 이점이 1보다 크거나 작을 수 있다.
② 2종 지레는 저항점이 힘점과 축 사이에 위치하고 역학적 이점이 1보다 크다.
③ 3종 지레에서 힘점은 축과 저항점 사이에 위치하고 역학적 이점이 1보다 크다.
④ 지면에서 수직 방향으로 발뒤꿈치를 들고 서는 동작(calf raise)은 2종 지레이다.

TIP 3종지레는 힘점이 축과 저항점 사이에 위치해서 힘팔의 길이가 짧아 1보다 작은 것이다.

2024. 4. 27. 시행

11 〈보기〉에서 각운동에 관한 설명으로 옳은 것만 고른 것은?

〈보기〉

㉠ 각속력은 벡터이고, 각속도 (angular velocity)는 스칼라이다.
㉡ 각속력(angular speed)은 시간당 각거리 (angular distance)이다.
㉢ 각가속도(angular acceleration)는 시간당 각속도의 변화량이다.
㉣ 각거리는 물체의 처음과 마지막 각위치의 변화량이다.

① ㉠, ㉡   ② ㉠, ㉣
③ ㉡, ㉢   ④ ㉢, ㉣

TIP ㉠ 각속력은 단위시간에 변화된 각거리로 스칼라이고 각속도는 단위시간당 변화된 각변위로 힘의 크기가 있는 벡터이다.
㉣ 각거리는 두 물체에 이르는 직선 상 각도로써 방향이 없이 크기만 존재하는 스칼라이다.

Answer 5.① 6.② 7.④ 8.③ 9.④ 10.③ 11.③

12 〈보기〉의 ㉠~㉣에 들어갈 내용이 바르게 제시된 것은?

<보기>

• (㉠)가 커질수록 부력도 커진다.

• (㉡)가 올라갈수록 부력은 작아진다.

• (㉢)는 수중에서의 자세 변화에 따라 달라진다.

• (㉣)은 물에 잠긴 신체의 부피에 비례하여 수직으로 밀어 올리는 힘이다.

	㉠	㉡	㉢	㉣
①	신체의 밀도	신체의 온도	무게중심의 위치	부력
②	유체의 밀도	신체의 온도	무게중심의 위치	항력
③	신체의 밀도	물의 온도	부력중심의 위치	항력
④	유체의 밀도	물의 온도	부력중심의 위치	부력

TIP 정답에 따른 ㉠, ㉡, ㉢, ㉣의 내용이다.

13 〈그림〉의 수직점프(vertical jump) 동작에 관한 운동역학적 특성을 바르게 설명한 것은? (단, 외력과 공기 저항은 작용하지 않는 것으로 가정)

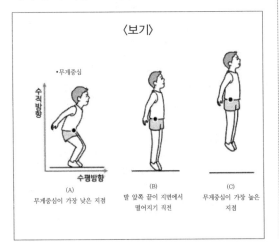

<보기>

(A) 무게중심이 가장 낮은 지점
(B) 발 앞쪽 끝이 지면에서 떨어지기 직전
(C) 무게중심이 가장 높은 지점

① (A)부터 (B)까지 한 일(work)은 위치에너지의 변화량과 같다.

② (A)부터 (B)까지 넙다리네갈래근(대퇴사두근, quadriceps)은 신장성 수축(eccentric contraction)을 한다.

③ (B)부터 (C)까지 무게중심의 수직가속도는 증가한다.

④ (C) 지점에서 인체 무게중심의 수직속도는 0m/sec이다.

TIP ①은 위치에너지와 운동에너지를 모두 포함해야 한다.
②는 단축성 수축을 한다.
③은 중력가속도의 반대방향으로 수직가속도는 감소한다.

14 회전운동에 관한 설명으로 옳지 않은 것은?

① 회전하는 물체의 접선속도는 각속도와 반지름의 곱으로 구한다.

② 회전하는 물체의 각속도는 호의 길이를 소요시간으로 나누어 구한다.

③ 인체의 관성모멘트(moment of inertia)는 회전축의 방향에 따라 변한다.

④ 토크는 힘의 연장선이 물체의 중심에서 벗어난 지점에 작용할 때 발생한다.

TIP ② 각속도는 각변위를 이동시간으로 나눈값으로 각변위는 각위치의 변화량을 의미하는데 '호의 길이'는 변위값 해석에 오류가 발생할 수 있다.
③ 관성모멘트가 회전축의 방향으로만 변하는 것이 아니다.

2024. 4. 27. 시행

15 인체의 무게중심에 관한 설명으로 옳지 않은 것은?

① 무게중심은 인체 외부에 위치할 수 있다.
② 무게중심의 위치는 안정성에 영향을 준다.
③ 무게중심은 토크의 합이 '0'인 지점이다.
④ 무게중심의 위치는 동작의 변화와 관계없이 일정하다.

> **TIP** 무게중심은 인체의 움직임에 따라 항상 변화된다.

2024. 4. 27. 시행

16 중력가속도의 개념에 관한 설명으로 옳지 않은 것은?

① 중력가속도의 크기는 $9.8m/sec^2$이다.
② 중력가속도는 지구 중심방향으로 작용한다.
③ 인체의 무게는 질량과 중력가속도의 곱으로 산출한다.
④ 토스한 배구공이 상승하는 과정에서는 중력가속도의 영향을 받지 않는다.

> **TIP** 배구공이 상승하는 과정에서도 중력가속도의 영향을 받아 결국 중력가속도 방향으로 떨어지게 된다.

2024. 4. 27. 시행

17 인체의 근골격계에 관한 설명으로 옳은 것은?

① 골격근의 수축은 관절에서 회전운동을 일으키지 못한다.
② 인대(ligament)는 골격근을 뼈에 부착시키는 역할을 한다.
③ 작용근(주동근, agonist)은 의도한 운동을 발생시키는 근육이다.
④ 팔꿈치관절에서 굽힘근(굴근, flexor)의 수축은 관절의 각도를 커지게 한다.

> **TIP** ① 골격근 수축을 통해 회전운동이 발생된다.
> ② 인대는 뼈와 뼈를 연결시켜준다.
> ④ 팔꿈치관절의 굽힘은 관절의 각도를 작아지게 한다.

2024. 4. 27. 시행

18 기저면의 변화를 통해 안정성을 증가시킨 동작으로 옳지 않은 것은?

① 산에서 내려오며 산악용 스틱을 사용하여 지면을 지지하기
② 씨름에서 상대방이 옆으로 당기자 다리를 좌우로 벌리기
③ 평균대 외발서기 동작에서 양팔을 좌우로 벌리기
④ 스키점프 착지 동작에서 다리를 앞뒤로 교차하여 벌리기

> **TIP** 기저면의 안정성이 아닌 무게중심의 위치에 대한 설명이다.

2024. 4. 27. 시행

19 역학적 일(work)과 일률(power)의 개념을 바르게 설명한 것은?

① 일의 단위는 watt 또는 joule/sec이다.
② 일률은 힘과 속도의 곱으로 산출한다.
③ 일률은 이동한 거리를 고려하지 않는다.
④ 일은 가해진 힘의 크기에 반비례한다.

> **TIP** ① 일의 단위는 N·m(뉴턴미터)이다.
> ③ 1초 동안의 일의 양을 의미하는데 일의 수행은 속도(거리×시간)를 포함하고 있어 이동거리는 포함된다.
> ④ 가해진 힘의 크기에 비례한다.
> 일($work; W$) = 힘($force; F$) × 거리($distance; D$)

Answer 12.④ 13.④ 14.②③ 15.④ 16.④ 17.③ 18.③ 19.②

20 운동역학을 스포츠 현장에 적용한 사례로 적절하지 않은 것은?

① 멀리뛰기에서 도약력 측정을 위한 지면반력 분석
② 다이빙에서 각운동량 산출을 위한 3차원 영상분석
③ 축구에서 운동량 측정을 위한 웨어러블 센서(wearable sensor)의 활용
④ 경기장 적응을 위해 가상현실을 활용한 양궁 심상훈련 지원

> **TIP** 가상현실을 이용한 심리적 훈련으로 운동역학과는 무관한다.

21 운동역학(sports biomechanics)의 내용으로 적절한 것은?

① 스포츠 현상을 사회학적 연구 이론과 방법으로 설명하는 학문이다.
② 운동에 의한 생리적·기능적 변화를 기술하고 설명하는 학문이다.
③ 스포츠 수행에 영향을 주는 심리적 요인을 설명하는 학문이다.
④ 스포츠 상황에서 인체에 발생하는 힘과 그 효과를 설명하는 학문이다.

> **TIP** ① 사회학, ② 생리학, ③ 심리학적 요인들에 대한 설명이다.

22 근육의 신장(원심)성 수축(eccentric contraction)이 아닌 것은?

① 스쿼트의 다리를 굽히는 동작에서 큰볼기근(대둔근, gluteus maximus)의 수축
② 팔굽혀펴기의 팔을 펴는 동작에서 위팔세갈래근(상완삼두근, triceps brachii)의 수축
③ 턱걸이의 팔을 펴는 동작에서 넓은등근(광배근, latissimus dorsi)의 수축
④ 윗몸일으키기의 뒤로 몸통을 펴는 동작에서 배곧은근(복직근, rectus abdominis)의 수축

> **TIP** 근수축의 유형

근수축의 유형		특징	근육의 길이	장력
등장성 수축	단축성 수축	수축하는 동안 근이 짧아진다(벤치프레스에서 바벨을 들어 올릴 때 대흉근의 작용).	변한다.	변하지 않는다.
	신장성 수축	장력이 발생하는 동안 근의 길이가 길어진다(팔굽혀펴기에서 팔을 굽힐 때 상완삼두근의 작용).		
등속성 수축		근이 짧아질 때 근에서 발생하는 장력이 운동의 전 범위에 걸쳐서 모든 관절각에 최대이다.	변한다.	변한다.
등척성 수축		근의 외부 길이의 변화 없이 장력이 발생하는 수축이다.	거의 변하지 않는.	변한다.

2023. 4. 29. 시행

23 단위 시간당 이동한 변위(displacement)를 나타내는 벡터량은?

① 속도(velocity)

② 거리(distance)

③ 가속도(acceleration)

④ 각속도(angular velocity)

> **TIP** 변위는 시작점과 도착점의 최단거리이며, 변위를 시간으로 나눈 것은 속도이다.

2023. 4. 29. 시행

24 지면반력기(force plate)를 통해 얻을 수 있는 변인이 아닌 것은?

① 걷기 동작에서 디딤발에 가해지는 힘의 방향

② 외발서기 동작에서 디딤발 압력중심(center of pressure)의 이동거리

③ 서전트 점프 동작에서 발로 지면에 힘을 가한 시간

④ 달리기 동작의 체공기(non-supporting phase)에서 발에 작용하는 힘의 크기

> **TIP** 체공기는 지면에 닫지 않은 상태로써 지면반력기의 기본적 힘의 방향인 반작용력을 확인할 수 없다.

2023. 4. 29. 시행

25 인체의 시상(전후)면(sagittal plane)에서 수행되는 움직임이 아닌 것은?

① 인체의 수직축(종축)을 중심으로 회전하는 피겨스케이팅 선수의 몸통분절 움직임

② 페달링하는 사이클 선수의 무릎관절 굴곡/신전 움직임

③ 100m 달리기를 하는 육상 선수의 발목관절 저측/배측굴곡 움직임

④ 앞구르기를 하는 체조 선수의 몸통분절 움직임

> **TIP** 시상면에서 수행되는 움직임은 관상축(좌우축)을 중심으로 한다.

2023. 4. 29. 시행

26 〈보기〉에서 복합운동(general motion)에 해당하는 것을 모두 고른 것은?

> 〈보기〉
> ㉠ 커브볼로 던져진 야구공의 움직임
> ㉡ 페달링하면서 직선구간을 질주하는 사이클 선수의 대퇴(넙다리)분절 움직임
> ㉢ 공중회전하면서 낙하하는 다이빙 선수의 몸통 움직임

① ㉠   ② ㉠, ㉢

③ ㉡, ㉢   ④ ㉠, ㉡, ㉢

> **TIP** 복합운동은 병진운동과 회전운동을 모두 포함한 움직임으로 신체 운동의 대부분이 해당되며 보기의 내용 모두 포함된다.

2023. 4. 29. 시행

27 인체 무게중심에 대한 설명으로 옳은 것은? (단, 공기저항은 무시함)

① 무게중심은 항상 신체 내부에 위치한다.

② 체조 선수는 공중회전하는 동안 무게중심을 지나는 축을 중심으로 회전하게 된다.

③ 지면에 선 상태로 팔을 위로 올리면 무게중심은 아래로 이동한다.

④ 서전트 점프 이지(take-off) 후, 공중에서 팔을 위로 올리면 무게중심은 위로 이동한다.

> **TIP** ① 무게중심은 신체 외부에도 존재한다.
> ② 팔을 위로 올리면 무게중심도 함께 올라간다.
> ④ 서전트 점프 이지(take-off) 후는 공중동작이므로 영향을 주지 못한다.

2023. 4. 29. 시행

28 농구 자유투에서 투사된 농구공의 운동에 대한 설명으로 옳은 것은?(단, 공기저항은 무시함)

① 농구공 질량중심의 수직속도는 일정하다.
② 최고점에서 농구공 질량중심의 수평속도는 0m/s가 된다.
③ 최고점에서 농구공 질량중심은 수평방향으로 등속도 운동을 한다.
④ 최고점에서 농구공 질량중심은 수직방향으로 등속도 운동을 한다.

> **TIP** ① 수직방향은 중력에 의해 등가속도 운동
> ② 수직속도는 0m/s이다.

2023. 4. 29. 시행

29 〈그림〉과 같이 공이 지면(수평 고정면)에 충돌하는 상황에 관한 설명으로 옳은 것은? (단, 공의 충돌 전 수평속도 및 수직속도는 같음)

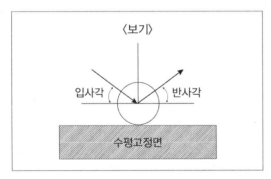

① 충돌 후, 무회전에 비해 백스핀된 공의 수평속도가 크다.
② 충돌 후, 무회전에 비해 톱스핀된 공의 수직속도가 크다.
③ 충돌 후, 무회전에 비해 톱스핀된 공의 반사각이 크다.
④ 충돌 후, 무회전된 공과 백스핀된 공의 리바운드 높이는 같다.

> **TIP** 수평면 운동으로 탄성계수가 동일하여 리바운드 높이가 일정하다.

2023. 4. 29. 시행

30 역학적 일(work)을 하지 않은 것은?

① 역도 선수가 바닥에 있던 100kg의 바벨을 1m 높이로 들어 올렸다.
② 레슬링 선수가 상대방을 굴려서 1m 옆으로 이동시켰다.
③ 체조 선수가 철봉에 매달려 10초 동안 정지해 있었다.
④ 육상 선수가 달려서 100m를 이동했다.

> **TIP** 일 = 힘×이동변위인데 10초 동안 정지하고 있다면 변위값이 "0"이 되어 일을 하지 않은 것과 같게 된다.

2023. 4. 29. 시행

31 스키점프 동작의 역학적 에너지에 대한 설명으로 옳지 않은 것은?(단, 공기저항은 무시함)

① 운동에너지는 지면 착지 직전에 가장 크다.
② 위치에너지는 수직 최고점에서 가장 크다.
③ 운동에너지는 스키점프대 이륙 직후부터 지면 착지 직전까지 동일하다.
④ 역학적 에너지는 스키점프대 이륙 직후부터 지면 착지 직전까지 보존된다.

> **TIP** 운동에너지는 동일하지 않고 위치에너지가 운동에너지로 변환이 되면서 증가한다.

32 〈그림〉에서 달리기 선수의 질량은 60kg이며 오른발 착지 시 무게중심의 수평속도는 2m/s이다. A와 B의 면적이 각각 80N·s와 20N·s일 때, 오른발 이지(take-off) 순간 무게중심의 수평속도는?

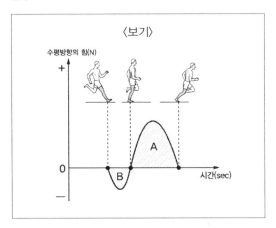

〈보기〉

수평방향의 힘(N)

① 3m/s ② 4m/s
③ 5m/s ④ 6m/s

TIP M(운동량) $= m$(질량) $\times v$(속도)
∴ 60kg × 2m/s = 120kg·m/s
충격량은 운동량의 변화량이므로 충돌 후 운동량 – 충돌 전 운동량이 된다.
∴ 80N·s – 20N·s = 60N·s
==〉 180kg·m/s = 60N·s × x
x = 3m/s

33 〈보기〉의 ㉠, ㉡에 들어갈 용어가 바르게 연결한 것은?

〈보기〉

농구선수는 양손 체스트패스 캐치 동작에서 공을 몸쪽으로 당겨 받는다. 그 과정에서 공을 받는 (㉠)은 늘리고 (㉡)은 줄일 수 있다.

	㉠	㉡
①	시간	충격력(impact force)
②	충격력	시간
③	충격량(impulse)	시간
④	충격력	충격량

TIP 충격량 = 충격력(힘) × 작용시간이다.
공을 몸쪽으로 당겨 받으면서 시간은 늘리고 충격력은 그만큼 줄일 수 있다.

34 마그누스 효과(Magnus effect)에 관한 내용이 아닌 것은?

① 레인에서 회전하는 볼링공의 경로가 휘어지는 현상
② 커브볼로 투구된 야구공의 경로가 휘어지는 현상
③ 사이드스핀이 가해진 탁구공의 경로가 휘어지는 현상
④ 회전(탑스핀)이 걸린 테니스공이 아래로 빠르게 떨어지는 현상

TIP 마그누스 효과는 물체가 회전하거나 형태에 따라 생기는 기압의 차이로 움직임의 방향에 수직인 힘을 생성하는 것을 말하는데 볼링은 수평방향의 회전으로 마그누스 효과가 아니다.

35 〈보기〉의 그림에 제시된 덤벨 컬(dumbbell curl) 운동에서 팔꿈치관절 각도(θ)와 팔꿈치관절에 발생되는 회전력(torque)의 관계를 옳게 나타낸 그래프는? (단, 덤벨 컬 운동은 등각속도 운동임)

〈보기〉

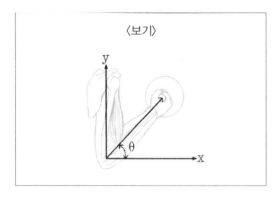

① 회전력(N · m)

② 회전력(N · m)

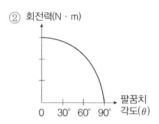

③ 회전력(N · m)

④ 회전력(N · m)

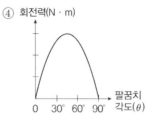

TIP $T = F \times d$
T: 토크, F: 편심력, d: 모멘트 팔
암컬 동작 시에는 모멘트팔의 길이에 따라 토크가 달라진다. 모멘트팔의 거리가 짧으면 토크가 감소한다.

36 인체 지레에 대한 설명 중 옳은 것은?

① 지레에서 저항팔이 힘팔보다 긴 경우에는 힘에 있어서 이득이 있다.

② 1종지레는 저항점이 받침점과 힘점 사이에 있는 형태로, 팔굽혀펴기 동작이 이에 속한다.

③ 2종지레는 받침점이 힘점과 저항점 사이에 있는 형태로, 힘에 있어서 이득이 있다.

④ 3종지레는 힘점이 받침점과 저항점 사이에 있는 형태로, 운동의 범위와 속도에 있어서 이득이 있다.

TIP ① 저항팔이 긴 경우 저항이 높다.
② 2종지레에 대한 설명이다.
③ 1종지레에 대한 설명이다.

37 30m/s의 수평투사속도로 야구공을 던질 때, 야구공의 체공시간이 2초면 투사거리는? (단, 공기저항은 무시함)

① 15m   ② 30m

③ 60m   ④ 90m

TIP $V = \dfrac{D}{t}$ V: 속도, D: 변위, t = 시간

$30m/s = \dfrac{x}{2s}$ $\therefore$ x = 60m

38 〈보기〉의 ㉠~㉣에 들어갈 내용을 바르게 연결한 것은?

〈보기〉

다이빙 선수의 공중회전 동작에서는 다이빙 플랫폼 이지(take-off) 직후에 다리와 팔을 회전축 가까이 위치시켜 관성모멘트를 (㉠)시킴으로써 각속도를 (㉡)시켜야 한다. 입수 동작에서는 팔과 다리를 최대한 펴서 관성모멘트를 (㉢)시킴으로써 각속도를 (㉣)시켜야 한다.

	㉠	㉡	㉢	㉣
①	증가	감소	증가	감소
②	감소	증가	증가	감소
③	감소	감소	증가	증가
④	증가	증가	감소	감소

TIP 관성모멘트는 질량분포가 회전축에 가까울수록 작고 멀어질수록 커진다.
다이빙 공중 동작에서 자세에 따른 관성모멘트의 변화를 보면 이지 직후 몸을 웅크리는 동작에서는 질량분포가 회전축에서 가까워 관성모멘트가 감소하고 각속도는 증가하여 빠른 회전이 가능하다. 한편 입수 시 몸을 펴는 동작에서는 질량분포가 회전축에서 멀어져 관성모멘트가 증가하고 각속도는 감소하여 빠른 회전이 불가능하다.

39 일률(power)의 단위가 아닌 것은?

① $N \cdot m/s$ ② $kg \cdot m/s^2$
③ $Joule/s$ ④ $Watt$

TIP ② N은 힘의 단위이다.

40 〈보기〉의 ㉠~㉢에 들어갈 내용을 바르게 연결한 것은?

〈보기〉

신체의 정적 안정성을 높이기 위해서는 기저면(base of support)을 (㉠), 무게중심을 (㉡), 수직 무게중심선을 기저면의 중앙과 (㉢) 위치시키는 것이 효과적이다.

	㉠	㉡	㉢
①	좁히고	높이고	가깝게
②	좁히고	높이고	멀게
③	넓히고	낮추고	가깝게
④	넓히고	낮추고	멀게

TIP 기저면의 크기가 넓을수록, 무게중심의 높이가 낮을수록, 중심선의 위치가 중앙 쪽일수록, 질량은 클수록, 마찰력이 클수록 안정성은 높아진다.

41 운동역학(Sports Biomechanics) 연구의 목적과 내용이 아닌 것은?

① 동작분석
② 운동장비 개발
③ 부상 기전 규명
④ 운동 유전자 검사

TIP 유전자 검사는 운동생리학의 연구목적이다.

Answer 35.② 36.④ 37.③ 38.② 39.② 40.③ 41.④

42 인체의 움직임을 표현하는 용어로 옳지 않은 것은?

① 굽힘(굴곡, flexion)은 관절을 형성하는 뼈들이 이루는 각이 작아지는 움직임이다.

② 폄(신전, extension)은 관절을 형성하는 뼈들이 이루는 각이 커지는 움직임이다.

③ 벌림(외전, abduction)은 뼈의 세로축이 신체의 중심선으로 가까워지는 움직임이다.

④ 발등굽힘(배측굴곡, dorsi flexion)은 발등이 정강이뼈(경골, tibia) 앞쪽으로 향하는 움직임이다.

TIP 벌림은 신체의 중심선에서 멀어지는 움직임이다.

43 〈그림〉에서 인체 지레의 구성으로 바르게 묶인 것은?

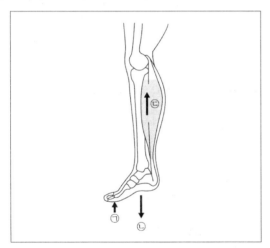

	㉠	㉡	㉢
①	받침점	힘점	저항점
②	저항점	받침점	힘점
③	받침점	저항점	힘점
④	힘점	저항점	받침점

TIP 그림은 2종 지레로, 힘팔이 저항팔보다 길다.

44 인체의 무게중심에 관한 설명으로 옳지 않은 것은?

① 무게중심의 높이는 안정성에 영향을 준다.

② 무게중심은 인체를 벗어나 위치할 수 없다.

③ 무게중심은 토크(torque)의 합이 '0'인 지점이다.

④ 무게중심의 위치는 자세의 변화에 따라 달라진다.

TIP 무게중심은 인체를 벗어나 위치한다.

45 운동학적(kinematic) 및 운동역학적(kinetic) 변인에 대한 설명으로 옳지 않은 것은?

① 질량(mass)은 크기만을 갖는 물리량이다.

② 시간(time)은 크기만을 갖는 물리량이다.

③ 힘(force)은 크기만을 갖는 물리량이다.

④ 거리(distance)는 시작점에서 끝점까지 이동한 궤적의 총합으로 크기만을 갖는 물리량이다.

TIP 힘은 크기, 방향, 작용점이 존재한다.

46 각운동에 대한 설명으로 옳지 않은 것은?

① 각속도(angular velocity)는 각변위를 소요시간으로 나눈 값이다.

② 각가속도(angular acceleration)는 각속도의 변화를 소요시간으로 나눈 값이다.

③ 1라디안(radian)은 원(circle)에서 반지름과 호의 길이가 같을 때의 각으로 57.3°이다.

④ 시계 방향으로 회전된 각변위(angular displacement)는 양(+)의 값으로 나타내고, 반시계 방향으로 회전된 각변위는 음(-)의 값으로 나타낸다.

TIP 변위는 시작점에서 끝난지점까지의 각도를 나타내며 양과 음의 값으로 구분하지 않는다.

2022. 5. 7. 시행

47 투사체 운동에 대한 설명으로 옳은 것은? (단, 공기저항은 고려하지 않음)

① 투사체에 작용하는 외력은 존재하지 않는다.
② 투사체의 수평속도는 초기속도의 수평성분과 크기가 같다.
③ 투사체의 수직속도는 9.8m/s로 일정하다.
④ 투사높이와 착지높이가 같을 경우, 38.5°의 투사각도로 던질 때 최대의 수평거리를 얻을 수 있다.

> **TIP** ① 투사체 운동은 중력이 대표적 외력이다(문항의 공기저항 제외).
> ③ 수직속도는 투사체의 상승과 하강에 따라 달라진다.
> ④ 투사높이와 착지높이가 같을 경우, 외력을 무시하면 45°가 최대의 수평거리를 얻는다.

2022. 5. 7. 시행

48 골프 스윙 동작에서 임팩트 시 클럽헤드의 선속도를 증가시키는 방법으로 옳지 않은 것은?

① 스윙 탑에서부터 어깨관절을 축으로 회전반지름을 최대한 크게 해서 빠른 몸통회전을 유도한다.
② 임팩트 전까지 손목 코킹(cocking)을 최대한 유지하여 빠른 몸통회전을 유도한다.
③ 임팩트 시점에는 팔꿈치를 펴서 회전반지름을 증가시킨다.
④ 임팩트 시점에는 언코킹(uncocking)을 통해 회전반지름을 증가시킨다.

> **TIP** ① 어깨관절을 축으로 하면 회전반지름이 줄어들게 된다. 골프 스윙 동작은 척추관절을 중심으로 회전하여 몸통회전을 유도한다.
> ※ 선속도 : 회전반경의 길이가 길수록 유리하다.
>
> $$v = r\omega$$
> v : 선속도, r : 반지름, ω : 각속도

2022. 5. 7. 시행

49 힘(force)의 개념에 대한 설명으로 옳지 않은 것은?

① 힘의 단위는 N(Newton)이다.
② 힘은 합성과 분해가 가능하다.
③ 힘이 작용한 반대 방향으로 가속도가 발생한다.
④ 힘의 크기가 증가하면 그 힘을 받는 물체의 가속도가 증가한다.

> **TIP** ③ 가속도의 방향은 정방향과 반대 방향이 존재한다.
> ④의 설명 중 물체의 질량의 변화가 없다는 가정에 근거하는 것이 정답의 타당성이 높다.
> ※ 힘
>
> $$F = m \times a$$
> F : 힘, m : 질량, a : 가속도

2022. 5. 7. 시행

50 압력과 충격량에 관한 설명 중 옳지 않은 것은?

① 유도에서 낙법은 신체가 지면에 닿는 면적을 넓혀 압력을 증가시키는 기술이다.
② 권투에서 상대방의 주먹을 비켜 맞도록 동작을 취하여 신체가 받는 압력을 감소시킨다.
③ 높은 곳에서 뛰어내릴 때 무릎관절 굽힘을 통해 충격 받는 시간을 늘리면 신체에 가해지는 충격력의 크기는 감소된다.
④ 골프 클럽헤드와 볼의 접촉구간에서 충격력을 유지하면서 접촉시간을 증가시키면 충격량은 증가하게 된다.

> **TIP** ① 신체가 지면에 닿는 면적을 넓혀 신체에 가해지는 압력(충격력)을 감소시키는 기술이다.

Answer 42.③ 43.③ 44.② 45.③ 46.④ 47.② 48.① 49.③ 50.①

51 마찰력(F_f)에 대한 설명으로 옳은 것은?

① 아스팔트 도로에서 마찰계수는 구름 운동보다 미끄럼 운동일 때 더 작다.
② 마찰력은 물체 표면에 수직으로 작용하는 힘과 관계가 있다.
③ 최대정지마찰력은 운동마찰력보다 작다.
④ 마찰력은 물체의 이동 방향과 같은 방향으로 작용한다.

> **TIP** ① 구름마찰(닿는 면적)과 미끄럼마찰(표면형태)의 비교는 의미가 없다.
> ③ 정지마찰력이 운동마찰력보다 무조건 크다.
> ④ 물체의 수직하방으로 작용한다.

52 양력에 대한 설명으로 옳지 않은 것은?

① 양력은 물체가 이동하는 방향의 반대 방향으로 작용한다.
② 양력은 베르누이 원리(Bernoulli principle)로 설명된다.
③ 양력은 형태의 비대칭성, 회전(spin) 등에 의해 발생한다.
④ 양력은 물체의 중심선과 진행하는 방향이 이루는 공격각(angle of attack)에 의해 발생한다.

> **TIP** 양력은 운동형태에 따라 물체의 다양한 방향으로 작용한다.

53 충돌에 관한 설명으로 옳지 않은 것은?

① 탄성(elasticity)은 충돌하는 물체의 재질, 온도, 충돌 강도 등에 따라 그 정도가 달라진다.
② 탄성은 어떠한 물체에 힘이 가해졌을 때, 그 물체가 변형되었다가 원래 상태로 되돌아가려는 성질을 말한다.
③ 복원계수(반발계수, coefficient of restitution)는 단위가 없고 0에서 1 사이의 값을 갖는다.
④ 농구공을 1m 높이에서 떨어뜨려 지면으로부터 64cm 높이까지 튀어 올랐을 때의 복원계수는 0.64이다.

> **TIP** 탄성계수(e) = $\left| \sqrt{\dfrac{0.64}{1}} \right| = |\sqrt{0.64}| = 0.8$

54 다이빙 공중회전 동작을 수행할 때 신체 좌우축(mediolateral axis)을 기준으로 회전속도를 가장 크게 만드는 동작으로 적절한 것은? (단, 해부학적 자세를 기준으로)

① 두 팔을 머리 위로 올리고, 머리를 뒤로 최대한 젖힌다.
② 신체를 최대한 좌우축에 가깝게 모으는 자세를 취한다.
③ 상체와 두 다리를 최대한 폄 시킨다.
④ 두 팔을 머리 위로 올리고, 두 다리는 최대한 곧게 뻗는 자세를 취한다.

> **TIP** 좌우축을 기준으로 회전속도를 크게 만드는 동작은 전후면(Frontal plane) 방향의 회전으로 인식될 수 있다.
> 답안의 제시로 미루어 보아 수직축(Vertical axis) 기준의 회전으로 좌우면(Sagittal plane)의 운동으로 판단된다.

2022. 5. 7. 시행.

55 지면반력의 측정과 활용에 관한 설명으로 옳은 것은?

① 지면반력기는 수직 방향으로 작용하는 힘만 측정할 수 있다.

② 지면반력기에서 산출된 힘은 인체의 근력으로 지면에 가하는 작용력이다.

③ 높이뛰기 도약 동작분석 시 지면반력기에 작용한 힘의 소요시간을 측정할 수 있다.

④ 보행 분석에서 발이 지면에 착지하면서 앞으로 미는 힘은 추진력, 발 앞꿈치가 지면으로부터 떨어지기 전에 뒤로 미는 힘은 제동력을 의미한다.

> **TIP** ③ 높이뛰기 도약 동작분석을 하는데 지면반력기에 가해지는 소요시간을 측정할 수 있다는 의미로의 해석이 충분히 가능하다.
> ① 신체 수직방향으로 작용하는 힘을 측정할 수 있다.
> ② 산출된 힘은 반작용력이 인체 근력에 가해지는 힘이다.
> ④ 발이 지면에 착지하면서 앞으로 미는 힘은 제동력이고, 발 앞꿈치가 지면에서 떨어지며 미는 힘은 추진력이다.

2022. 5. 7. 시행

56 〈그림〉의 장대높이뛰기에서 역학적 에너지의 변화 과정을 순서대로 나열한 것은?

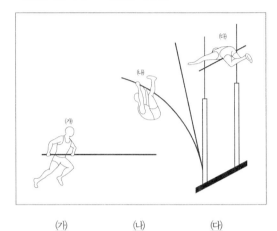

(가)	(나)	(다)
① 탄성에너지 → 운동에너지 → 위치에너지

② 탄성에너지 → 위치에너지 → 운동에너지

③ 위치에너지 → 운동에너지 → 탄성에너지

④ 운동에너지 → 탄성에너지 → 위치에너지

> **TIP** 운동에너지가 탄성에너지화 되어 위치에너지로의 전환된다. 에너지 보존의 법칙(외력무시)이 성립된다.

Answer 51.② 52.① 53.④ 54.② 55.③ 56.④

57 〈보기〉의 ㉠, ㉡ 안에 들어갈 내용이 바르게 묶인 것은?

> 〈보기〉
>
> (㉠)은 다양한 장비를 활용하여 동작 및 힘 정보를 수치화하고 분석하는 방법이다. (㉡)을 통해 객관적이고 정확한 정보를 획득할 수 있으며, 주관적인 판단을 배제할 수 있다.

	㉠	㉡
①	정성적 분석	정량적 분석
②	정량적 분석	정성적 분석
③	정성적 분석	정성적 분석
④	정량적 분석	정량적 분석

TIP 정량적 분석 : 수치화를 통한 분석방법
정성적 분석 : 설명을 통한 해석과 분석

58 달리기 출발구간 분석에서 〈표〉의 ㉠, ㉡, ㉢에 들어갈 측정장비가 바르게 나열된 것은?

측정장비	분석 변인
㉠	넙다리곧은근(대퇴직근, rectus femoris)의 활성도
㉡	압력중심의 위치
㉢	무릎 관절 각속도

	㉠	㉡	㉢
①	동작분석기	GPS시스템	지면반력기
②	동작분석기	지면반력기	지면반력기
③	근전도분석기	GPS시스템	동작분석기
④	근전도분석기	지면반력기	동작분석기

TIP ㉠ 근육의 활성도 : 근전도분석
㉡ 압력중심의 위치 : 지면반력기를 통한 최대 압력 중심 파악
㉢ 무릎 관절 각속도 : 동작분석 장비를 통한 수치화

59 〈그림〉과 같이 팔꿈치 관절을 축으로 쇠공을 들고 정적(static) 동작을 유지하기 위해서 위팔두갈래근(상완이두근, biceps brachii)이 발생시켜야 할 힘(F_B)의 크기는?

> 〈조건〉
>
> • 손, 아래팔(전완), 쇠공을 합한 무게는 50N 이다.
> • 팔꿈치 관절점(E_J)에서 위팔두갈래근의 부착점까지의 거리는 2cm이다.
> • 팔꿈치 관절점에서 손, 아래팔, 쇠공을 합한 무게중심(C_G)까지의 거리는 20cm이다.
> • 위팔두갈래근은 아래팔에 90°로 부착되었다고 가정한다.

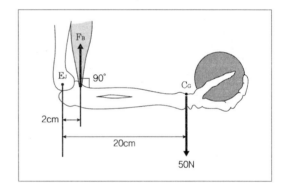

① 100N	② 400N
③ 500N	④ 1,000N

TIP ㉠ 저항= 저항팔× 질량, ㉡ 힘= 힘팔× 질량
→ ㉠= ㉡
20cm× 50N= 2cm× x
∴ x = 500N

60 일률(파워, power)에 대한 설명으로 옳은 것은?

① 단위는 J(Joule)이다.

② 힘과 속도의 곱으로 구한다.

③ 이동거리는 고려하지 않는다.

④ 소요시간을 길게 하면 증가한다.

> **TIP** ① 단위는 와트(W)와 마력(HP)이다.
> ③ 이동거리의 영향을 받는다.
> ④ 시간이 증가하면 일률은 감소한다.
> ※ 일률(파워, power)
>
> $$P = \frac{W}{t} = \frac{Fd}{t} = FV$$

Answer 57.④ 58.④ 59.③ 60.②

출제 예상 문제

1 질량에 대한 설명으로 올바르지 않은 것은?

① 물체에 존재하는 고유의 물리량
② 단위 : g, kg
③ 장소에 따라 변함
④ 스칼라량

TIP 질량은 절대 변하지 않는다. 장소에 따라 변하는 것은 중력의 영향을 받는 무게이다.

2 인체의 무게중심에 대한 설명으로 옳지 않은 것은?

① 인체의 각 분절들이 갖는 중력이 한 점에 대해 회전력의 합이 '0'인 지점이다.
② 인체의 무게중심은 자세에 따라 변한다.
③ 인체의 무게중심은 외부에 존재하지 않는다.
④ 남자는 지면으로부터 신장의 55%, 여자는 53%의 지점에 대부분 위치한다.

TIP 인체의 중심 밖에 무게중심이 존재한다. 그래서 운동의 효율성을 높여 기능을 수행할 수 있다. 대표적인 사례로 배면뛰기를 이용한 높이뛰기가 그것이다.

3 인체의 평형과 안정성에 대한 설명으로 옳지 않은 것은?

① 평형은 속도가 상황에 맞춰 변화된다.
② 인체안정성을 높이기 위해서 무게중심을 낮춘다.
③ 인체안정성을 높이기 위해서 기저면을 넓힌다.
④ 인체안정성을 높이기 위해서 질량과 마찰력을 높인다.

TIP 평형은 일정한 속도가 가속(등가속)되어져 있는 상태이거나 정지해 있는 상태이다.

4 인체의 지레 종류에 대한 설명으로 옳지 않은 것은?

① 1종 지레는 힘팔과 저항팔의 길이가 같으면 안된다.
② 2종 지레는 힘팔이 저항팔보다 길다.
③ 3종 지레는 힘필이 저항팔보다 짧다.
④ 2종 지레는 '힘'에는 효율적이며, '거리'에는 손해가 있다.

TIP 1종 지레는 힘팔과 저항팔의 길이는 무관하며 중심축의 위치에 따라 힘과 거리의 손해가 달라진다.

5 인체의 지레 종류에 대한 설명으로 옳지 않은 것은?

① 1종 지레는 저항점이 힘점과 중심축 사이에 존재한다.
② 2종 지레는 중심축이 힘점과 저항점 사이에 존재한다.
③ 3종 지레는 저항점이 힘점과 중심축 사이에 존재한다.
④ 3종 지레는 '거리'에는 이득이나 '힘'에는 손해가 있다.

TIP ①③ 2종 지레
② 1종 지레

6 선운동의 운동학적 분석에 대한 설명으로 옳은 것은?

① 변위는 이동경로에 따른 길이의 측정치이고 항상 양의 값을 갖는 스칼라량이다.
② 거리는 처음 위치부터 마지막 위치로의 방향과 직선거리를 나타내는 벡터이다.
③ 속력은 단위 시간에 움직인 거리이다.
④ 속력은 항상 벡터량을 나타내며 방향을 가지고 있다.

....

TIP ① 거리, ② 변위, ④ 속도

7 선운동의 운동학적 분석에 대한 내용으로 옳지 않은 것은?

① 가속도는 단위시간에 변화한 속도를 의미한다.
② 가속도는 증가할 때는 양(+)으로 표시, 속도가 감소할 때는 음(−)으로 표시한다.
③ 등속도 운동은 속도가 수시로 변하여도 평균값이 같으면 된다.
④ 등가속도 운동은 단위시간에 변화되어지는 속도가 일정한 운동이다.

....

TIP ③ 속도가 일정해야 하며 평균값의 같더라도 순간순간의 속도가 다르기 때문에 잘못되었다.

8 포물선 운동의 특성으로 옳은 것은?

① 투사 높이와 착지 높이가 같으면 좌우 대칭이다.
② 최고 높이에서의 수직속도는 100m/s이다.
③ 투사 높이가 착지 높이보다 낮은 경우 투사체 운동은 45° 낮게 던져야 최대거리를 얻는다.
④ 투사 높이가 착지 높이보다 높을 경우 투사체 운동은 45° 높게 던져야 최대거리를 얻는다.

....

TIP ② 수직속도는 0m/s이다.
③ 높게 던져야 한다.
④ 낮게 던져야 한다.

9 각운동의 운동학적 분석에 대한 설명으로 옳지 않은 것은?

① 각거리 : 물체가 움직인 전체의 거리를 말한다.
② 각변위 : 처음 위치와 마지막 위치 사이의 적은 각도로서 방향을 가지고 있다.
③ 각속력 : 단위시간동안의 각의 전체변화량을 말한다.
④ 각속도 : 단위시간에 회전한 각변위이며 항상 양(+)의 값을 가진다.

....

TIP ④ 항상 양(+)의 값을 갖는 것은 각속력이며, 각속도는 음(−)의 값도 가질 수 있다.

Answer 1.③ 2.③ 3.① 4.① 5.④ 6.③ 7.③ 8.① 9.④

10 물체에 외력이 작용하지 않는 한, 운동하고 있는 물체는 계속 운동하려 하고 정지해 있는 물체는 계속 정지하려고 하는 성질을 무엇이라 하는가?

① 관성
② 가속도
③ 작용/반작용
④ 중력의 작용

TIP 관성의 법칙에 대한 내용이다.

11 다음 중 관성의 법칙에 대한 설명으로 옳지 않은 것은?

① 작은 방망이로 이불을 걸어두고 때려서 터는 방법
② 버스 정류장에서 급정거를 하게 되면 몸이 쏠리는 현상
③ 물체 사이의 종이를 빠르게 빼내더라도 쓰러지지 않는 현상
④ 사격을 하고 나면 총이 위로 들리는 현상

TIP 총이 들리는 이유는 작용·반작용의 법칙에 의한 반작용력의 힘이다.

12 각운동의 운동학적 분석에 대한 설명으로 옳지 않은 것은?

① 각속도의 단위는 ω(오메가)이다.
② 각가속도의 단위는 α(알파)이다.
③ 선속도는 회전반경(γ)이 클수록 커진다.
④ 각속도는 회전반경(γ)이 클수록 커진다.

TIP 각속도는 회전반경이 커질수록 값이 작아진다.

13 마찰력에 영향을 끼치지 않는 것은?

① 접촉면의 재질
② 접촉면의 상태
③ 물체의 크기
④ 접촉면의 경사 위치

TIP '마찰력 = 마찰계수×수직항력'으로 경사도의 위치에도 영향을 받는다. 다만 물체의 크기에는 무관하며 접촉면의 재질 및 상태도 중요하다.

14 인체 지레의 90%를 차지하며 운동을 할 때 가장 많이 나타나는 지레 종류는?

① 1종 지레
② 2종 지레
③ 3종 지레
④ 1, 2종 지레

TIP 인체는 축, 힘점, 저항점의 순서로 배열되는 3종 지레가 거의 대부분을 차지한다.

15 힘의 3요소가 아닌 것은?

① 힘의 크기
② 힘의 방향
③ 힘의 작용점
④ 힘의 질량

TIP 힘의 3요소는 힘의 크기, 방향, 작용점이다.

16 힘의 정의나 단위의 연결이 잘못된 것은?

① 힘 : 물체에 작용하는 운동이나 변형을 일으키는 물리량
② 힘의 단위 : N(뉴턴)
③ 힘의 단위 : $kg \cdot m/s^2$
④ 힘의 단위 : J(줄)

TIP ④ J(줄)은 일의 단위이다.

17 다음 설명 중 옳지 않은 것은?

① 속도와 속력은 같은 개념이 아니다.
② 속도를 구성하는 물리량은 크기와 변화량이다.
③ 등속도 운동에서는 가속도의 크기가 0이다.
④ 단위시간 동안 이동한 변위를 속도라고 한다.

TIP ② 시간을 거리로 나눈값이다.

18 힘에 대한 설명으로 옳지 않은 것은?

① 근력 : 근육이 수축하면서 발휘하는 힘
② 중력 : 지구 중심의 수직하방
③ 항력 : 힘의 추진방향과 같은 방향으로 작용
④ 중력의 가속도 : 9.8m/s

TIP 항력은 힘의 추진방향과 반대방향이다.

19 항력의 종류로 볼 수 없는 힘은?

① 회전항력   ② 형태항력
③ 조파항력   ④ 표면항력

TIP 회전항력은 존재하지 않는다.

20 다음 중 마찰력에 대한 설명으로 옳지 않은 것은?

① 최대 정지 마찰력은 운동 마찰력보다 크다.
② 운동 마찰력은 물체의 상대적 운동과는 관계 없다.
③ 물체가 움직이지 않을 때에는 가한 힘보다 마찰력이 큰 경우이다.

④ 운동 마찰력은 접촉면의 재질과 성질에 영향을 받는다.

TIP ② 운동 마찰력은 상대적 운동과 밀접한 관련이 있다.

21 다음 설명 중 옳은 것은?

① 운동량은 질량이 증가하면 감소한다.
② 충격량은 충격력이 증가하면 작용시간 감소하여 일정한 힘을 낸다.
③ 충격력은 작용시간이 적을수록 커진다.
④ 운동량은 속도가 증가하면 감소한다.

TIP ①④의 경우 운동량이 증가하며, ②의 경우 충격력이 증가하면 충격량은 늘어나는 정비례관계를 갖는다.

22 힘의 종류에 대한 설명 중 바르지 않은 것은?

① 구심력 – 무게의 중심을 지나지 않은 힘
② 추진력 – 운동을 발생시키는 힘
③ 편심력 – 물체나 인체의 중심을 지나지 않는 힘
④ 외력 – 공기저항이나 중력의 힘

TIP 구심력은 회전운동에서 중심으로 향하려고 하는 힘이다.

23 힘에는 내적인 힘과 외적인 힘이 있다. 다음 중 외적인 힘이 아닌 것은?

① 근수축력   ② 중력
③ 마찰   ④ 부력

TIP 근수축은 인체 내부에서 일어난 힘이므로 내력에 해당한다.

Answer 10.① 11.④ 12.④ 13.③ 14.③ 15.④ 16.④ 17.② 18.③ 19.① 20.② 21.③ 22.① 23.①

24 해부학적 자세에 대한 설명으로 올바르지 않은 것은?

① 시선을 정면에 두고 인체를 곧게 세운다.
② 양팔을 몸통의 양 옆으로 늘어뜨린다.
③ 손등을 펴서 전상을 향한 직립자세를 한다.
④ 인체의 위치, 자세, 움직임 및 구조를 쉽게 기술하고 설명할 때 용이하다.

TIP ③ 손등이 아닌 손바닥을 펴서 전상을 향하게 한다.

25 인체의 운동상황에서 좌우면상의 전후축 운동으로 옳은 것은?

① 앞으로 구르기　② 뒤로 구르기
③ 걷기　④ 사이드 스텝

TIP ①②③ 전후면상의 좌우축 운동이다.

26 운동의 원인이 되는 힘에 대해 연구하는 분야인 운동역학적 요인에 해당하지 않는 것은?

① 각도　② 근력
③ 토크　④ 충격량

TIP 각도는 힘을 포함하고 있지 않아 운동학적 요인이다.

27 작용-반작용에 대한 설명이 바르지 못한 것은?

① 지면으로부터 받는 반작용력을 지면 반력이라 한다.
② 항상 쌍으로 작용한다.
③ 두 힘의 크기는 항상 달라진다.
④ 두 힘의 방향은 항상 반대이다.

TIP 두 힘의 작용하는 힘의 크기는 항시 같다.

28 다음 중 운동역학의 목적에 대한 내용으로 옳지 않은 것은?

① 운동기술의 향상
② 운동 상해 예방
③ 운동기구 및 용품 개발
④ 인체 에너지 생성과 대사과정에 대한 연구

TIP ④ 운동생리학에 관련된 내용이다.

29 충돌에 대한 설명으로 옳지 않은 것은?

① 정지 물체의 질량이 충돌 물체보다 클 경우 두 물체가 반대 방향으로 움직인다.
② 정지 물체의 질량이 충돌 물체와 같을 경우 충돌 물체가 더 빠르게 움직인다.
③ 정지 물체의 질량이 충돌 물체보다 작을 경우 정지 물체는 더 빠르게 움직인다.
④ 충돌은 리바운드에 영향을 주는 요인이다.

TIP 정지 물체의 질량과 충돌 물체의 질량이 같으면 충돌 물체의 속도와 같은 속도로 움직인다.

30 각운동의 운동역학적 내용으로 옳지 않은 것은?

① 각운동의 역학적 힘은 토크이다.
② 토크는 관성모멘트의 클수록 커진다.
③ 관성모멘트는 반지름의 제곱에 비례한다.
④ 토크는 각가속도가 커질수록 토크의 힘은 줄어든다.

TIP ④ 각가속도가 빨라지면 토크의 값도 증가한다.

31 일과 에너지에 대한 설명으로 옳지 않은 것은?

① 일은 일정한 거리에 작용한 힘의 양
② 일률은 단위시간 동안 수행한 일량
③ 일률의 단위는 와트(Watt : W)
④ 일의 단위는 줄(J)과 마력(HP)

TIP ④ 마력은 일률의 단위이다.

32 각운동량 전이에 대한 설명으로 옳지 않은 것은?

① 전체의 각운동량은 보존된다.
② 물체에 외력이 작용하지 않는 한 각운동량의 크기와 방향은 변하지 않는다.
③ 순차적 분절의 운동이라고 볼 수 있다.
④ 한 분절에서 각운동량이 증가하면 다른 분절에서는 동일한 양이 감소되어야 한다.

TIP ② 각운동량 보전의 법칙에 대한 설명이다.

33 운동에너지에 대한 설명으로 옳지 않은 것은?

① 질량이 증가하면 운동에너지가 감소한다.
② 질량보다 속도의 영향을 많이 받는다.
③ 에너지 증가를 위해서는 속도를 높이는 것이 효율적이다.
④ 운동에너지의 질량과 속도를 알면 값을 구할 수 있다.

TIP 질량과 운동에너지의 변화는 정비례관계이다.

34 '회전운동을 하고 있는 물체에 외력이 작용하지 않는 한 각운동량의 크기와 방향은 변하지 않는다.' 이를 무엇이라 하는가?

① 관성모멘트
② 운동에너지 보존의 법칙
③ 관성의 법칙
④ 각운동량 보존의 법칙

TIP 각운동량 보존의 법칙 … 계의 외부로부터 힘이 작용하지 않는다면 계 내부의 전체 각운동량이 항상 일정한 값으로 보존된다는 법칙으로 반지름과 회전속도가 반비례하며 회전하는 피켜스케이팅 선수의 회전동작이 그 예로 들 수 있다.

35 인체의 순발력은 어떤 단위를 사용하는가?

① J   ② W
③ Nm   ④ kg

TIP 순발력은 단위시간동안의 수행한 일량을 의미한다.

36 매우 짧은 시간 동안에 두 물체 사이에서 비교적 큰 힘이 오고 가는 현상은?

① 충돌   ② 운동량
③ 탄성   ④ 마찰

TIP 충돌 … 상대적으로 운동하는 두 물체 또는 입자가 근접 또는 접촉해서 짧은 시간 동안 강한 상호작용을 하는 경우를 의미한다. 에너지의 변화가 급격히 일어나는 현상이다.

Answer   24.③ 25.④ 26.① 27.③ 28.④ 29.② 30.④ 31.④ 32.② 33.① 34.④ 35.② 36.①

37 영상분석을 통하여 측정할 수 없는 요인은?

① 변위
② 속도
③ 가속도
④ 토크

38 다음 내용 중 옳지 않은 것은?

① 악력계의 측정은 직접 측정 방법에 해당한다.
② 골프스윙의 가속도를 알기 위해 간접 측정을 통해 영상분석 하였다.
③ 지면 반력은 간접 측정 방법을 통해 분석한다.
④ 지면 반력은 반작용력의 측정을 통해 얻어진다.

39 운동선수의 평형성을 증가시킨 방법으로 옳지 못한 것은?

① 체중을 증가시킨다.
② 깔창이 고무로 된 신발을 신는다.
③ 외력이 작용하는 방향으로 기저면을 증가시킨다.
④ 외력의 반대방향으로 중력 중심을 이동시킨다.

40 인체의 관절 중 구와관절에 해당하는 것은?

① 어깨관절
② 무릎관절
③ 손목관절
④ 팔꿈치관절

41 뼈와 근육을 연결하는 구조물은 무엇인가?

① 인대
② 힘줄(건)
③ 관절
④ 해면골

42 유체 속을 움직이는 물체에 대하여 추진 방향의 반대 방향으로 작용하는 힘은?

① 반작용력
② 마찰력
③ 압력
④ 항력

43 충돌 후 물체가 원래의 형태로 복원되기 위해 밀어 내는 힘으로 옳은 것은?

① 복원력
② 탄성
③ 리바운드
④ 항력

44 단거리 선수가 1,500m를 2분 30초에 달렸다면 평균 속도는 얼마인가?

① 8m/s   ② 10m/s

③ 12m/s   ④ 20m/s

> **TIP** 속도는 시간을 거리로 나는 값이므로 1,500÷150(1분=60초)하여 계산하면 10m/s가 나온다.

45 인체의 움직임을 카메라 등의 장비를 통해 기록하고 기록된 영상으로부터 인체 운동의 정보를 추출해 내는 방법은?

① 영상분석   ② 지면반력분석

③ 심전도분석   ④ 가속도계분석

> **TIP** 영상분석 … 비디오카메라나 영사기와 같은 영상촬영장비를 이용하여 분석하는 기법

46 농구공을 바닥에 튕기면 튀어 오르고, 배트로 야구공을 치면 되돌아 나간다. 충돌 직후 튀어나가는 현상을 무엇이라 하는가?

① 작용-반작용   ② 리바운드

③ 탄성   ④ 임팩트

> **TIP** 리바운드 … 충격이나 충돌 후 물체가 분리되거나 서로 멀어지는 작용을 말한다.

47 인체의 움직임은 3개의 운동면에서 설명할 수 있다. 다음 중 인체의 3가지 면에 해당되지 않는 것은?

① 전좌면(anterioleft plane)

② 전후면(sagittal plane)

③ 좌우면(frontal plane)

④ 수평면(horizontal plane)

> **TIP** ② 전후면 : 인체의 앞·뒤쪽으로 지나가는 가상의 면으로 좌측과 우측으로 나뉜다.
> ③ 좌우면 : 인체의 좌·우측으로 지나가는 가상의 면으로 앞쪽과 뒤쪽으로 나뉜다.
> ④ 수평면 : 인체를 수평으로 가로지르는 가상의 면으로 위쪽과 아래쪽으로 나뉜다.

48 종종 야구 배트를 효과적으로 가속시키기 위해 배트의 위쪽을 원통 모양으로 잘라내고 그안에 코르크와 같은 가벼운 소재로 채워 넣는다. 배트의 무엇을 줄이기 위한 것인가?

① 관성모멘트

② 배트의 회전 속도

③ 탄성에너지

④ 마찰력

> **TIP** 야구배트는 토크이다. 토크는 관성모멘트와 각가속도의 곱으로 나타내는데 가속도를 높이기 위해서 관성모멘트의 값을 줄이는 방법이다. 관성모멘트는 질량과 반지름의 제곱이다. 보기의 내용과 같이 질량을 줄인다면 이것은 관성모멘트와 관련성이 있는 것이다. 관성모멘트를 줄이고 각가속도를 증가시켜 결국 야구배트의 효율성을 높이는 방법인 것이다.

49 인체의 안정성과 관련이 가장 적은 것은?

① 무게중심의 높이   ② 근력
③ 기저면의 크기   ④ 마찰력

TIP 인체의 안정성은 외력에 대한 반응으로 볼 수 있다. 하지만 근력은 내력과 관련된 것으로 관련성이 가장 적다.

50 다음 설명 중 역학적 일과 거리가 먼 것은?

① 바벨을 머리 위에서 3초 동안 움직이지 않게 버티고 있었다.
② 바닥에 있는 바벨을 머리 위까지 올렸다.
③ 머리 위에서 바닥으로 바벨을 내려놓았다.
④ 바벨을 다시 바닥에서 가슴 높이까지 올렸다.

TIP 역학적 일을 구하는 방법은 힘과 거리의 곱으로 나타난다. '①'에서는 움직이지 않았다고 하였으므로 거리가 '0'인 것이다. 그래서 역학적 일을 하지 않은 것이다. 근육의 수축방법으로는 등척성 수축을 하여 운동하는 방법이다.

51 학문영역에 대한 설명으로 옳지 않은 것은?

① 정역학(Statics) : 인체측정학적 요인을 연구하는 학문
② 동역학(Dynamics) : 가속에 영향을 받는 시스템을 연구하는 학문
③ 운동학(Kinematics) : 공간이나 시간을 고려하여 움직임을 기술하는 학문
④ 운동역학(Kinetics) : 힘의 작용을 연구하는 학문

TIP 정역학 … 인체가 정지해 있는 상태에서의 분석, 즉 인체의 부력, 인체 및 분절의 중심·크기·형태·자세의 안정성·정적 근력 등을 다루고 있다.

52 운동역학의 주요 연구목적에 포함되지 않는 것은?

① 경기력 및 운동기술의 향상
② 스포츠 현장에서의 상해 예방
③ 스포츠 선수의 심리 조절
④ 경기력 향상을 위한 운동장비 개발

TIP ③ 스포츠심리학의 연구목적에 해당한다.

53 팔꿉관절(주관절)을 축으로 시행하는 암컬(arm-curl) 동작은 어떻게 이루어지는가?

① 벌림과 모음(외전과 내전)
② 굽힘과 폄(굴곡과 신전)
③ 휘돌림과 돌림(회선과 회전)
④ 손바닥 안쪽돌림과 바깥쪽돌림(회내와 회외)

TIP 암컬은 굴곡과 신전을 통한 좌우축의 전후면 운동이다.

54 운동학(Kinematics)적 분석의 예로 옳은 것은?

① 테니스 포핸드 스트로크에서 그립 압력(grip pressure)의 크기 측정
② 스쿼트 동작에서 대퇴사두근의 근활성도 측정
③ 축구 헤딩 후 착지 시 무릎관절의 모멘트 계산
④ 골프 드라이버 스윙 시 클럽헤드의 최대속도 계산

TIP 운동학은 힘이 포함되어 있지 않은 속도와 가속도를 구하는 것이 대표적이다.

55 운동역학(Kinetics)적 분석의 예로 옳은 것은?

① 축구에서 드리블하는 동안의 이동 거리 측정
② 보행 시 지면반력 측정
③ 100m 달리기 시 신체중심의 구간별 속도 측정
④ 멀리뛰기 발구름 시 발목관절의 각도 측정

TIP 운동역학은 운동학에 힘(力)이 포함되어진 영역이다.

56 선운동에 해당되지 않는 것은?

① 스키점프 비행구간에서 신체중심의 이동궤적
② 선수의 손을 떠난 투포환 질량중심의 투사궤적
③ 100m달리기 시 신체중심의 이동궤적
④ 체조의 대차돌기 시 신체중심의 이동궤적

TIP 선운동 … 어떤 물체가 한 장소에서 다른 장소로 이동할 때, 물체의 모든 부분이 같은 거리, 방향, 속도로 움직일 때를 말한다.
ⓐ 직선운동 : 무게 중심이 직선으로 움직이는 것
(예) 달리기, 스케이트 등)
ⓑ 곡선운동 : 무게 중심이 곡선으로 움직이는 것
(예) 스카이 다이빙, 스키점프, 허들 등)

57 각운동에 대한 설명으로 옳은 것은?

① 직선 경로로 움직이는 운동과 축을 중심으로 회전하는 운동이 복합된 운동 형태
② 물체나 신체를 구성하는 모든 질점(particle)의 경로가 평행하게 곡선을 이루는 운동 형태
③ 물체나 신체를 구성하는 모든 질점이 일정한 시간동안 같은 거리, 같은 방향으로 평행하게 움직이는 운동 형태
④ 물체나 신체가 고정된 축을 중심으로 일정 시간동안 회전하는 운동 형태

TIP 각운동 … 축이나 받침점에 대해서 돌기만 하는 운동으로 일정한 축을 중심으로 인체 또는 물체가 동일한 각도로 움직이는 것을 말한다.

58 경기력 향상을 위해 무게중심을 효과적으로 활용하는 상황이 아닌 것은?

① 높이뛰기 선수가 바를 효과적으로 넘기 위해 배면뛰기 기술을 구사한다.
② 레슬링 선수가 안정성 증가를 위해 무게중심을 낮춘다.
③ 단거리 크라우칭 스타트(crouching start) 시 빠른 출발을 위해 무게중심을 낮춘다.
④ 배구 스파이크 시 타점을 높이기 위해 무게중심을 높인다.

TIP 크라우칭 스타트는 진행방향으로 무게중심을 먼저 이동하는 것이다.

59 시소의 중심으로부터 1.50m 지점에 몸무게가 500N의 사람이 앉아있다. 몸무게가 600N인 사람이 반대편에 앉아 시소의 평형을 유지하기 위해서는 시소의 중심으로부터 몇 m 지점에 앉아야 하는가?

① 1.20m ② 1.25m
③ 1.30m ④ 1.35m

TIP $1.5 \times 500N = x \times 600N$
$600x = 750$
$x = 1.25$

60 거리(distance)와 변위(displacement)에 대한 설명으로 옳지 않은 것은?

① 거리 : 물체가 실제로 이동한 경로
② 거리 : 스칼라량으로써 크기만 존재
③ 변위 : 벡터량으로써 크기만 존재
④ 변위 : 두 지점을 잇는 최단 직선거리

TIP 변위는 크기, 방향, 작용점이 함께 존재한다.

61 일상생활 또는 스포츠 상황 속에서 토크(torque)를 올바르게 활용하는 방법이 아닌 것은?

① 유도의 업어치기 시 상대와 자신의 신체중심 거리를 최대한 넓히는 것
② 볼트(bolt)를 쉽게 돌리기 위하여 렌치(wrench)를 이용하는 것
③ 테니스 서브를 강하게 하기 위해 공을 임팩트할 때 신체를 최대한 신전하는 것
④ 역도에서 바벨을 몸의 중심에 가까이 유지하면서 들어 올리는 것

TIP 신체중심에서 멀어지는 것은 토크를 더 많이 들어가는 형태로 효율적으로 활용하지 못한 것이다.
※ 토크 = 관성모멘트 × 각 가속도 = 편심력 × 모멘트 암

62 힘의 3가지 요소에 해당되지 않는 것은?

① 힘의 작용시간
② 힘의 작용점
③ 힘의 방향
④ 힘의 크기

TIP 작용시간은 힘의 3요소에 해당되지 않는다.

63 인체의 측면을 통과하여 인체를 전후로 나누는 해부학적 운동면은?

① 횡단면(수평면)
② 전후면(정중면)
③ 좌우면(관상면)
④ 시상면

TIP 좌우면 … 인체의 측면을 통과하여 인체를 앞쪽 반과 뒤쪽 반으로 나누는 평면을 말한다.

64 동일한 조건에서 크기가 같은 무거운 공(0.50kg)과 가벼운 공(0.25kg)이 날아갈 때 운동량에 대한 설명으로 바른 것은?

① 같은 속도로 날아오는 무거운 공과 가벼운 공의 운동량은 같다.
② 같은 공으로 속도를 다르게 해서 던져도 운동량은 같다.
③ 같은 속도로 날아오는 무거운 공과 가벼운 공의 운동량은 같다.
④ 같은 공으로 속도를 같게 해서 던져도 운동량은 같다.

TIP 운동량 = 질량 × 속도의 공식에 대입시키면 된다.
① 질량이 다르므로 운동량은 다르다.
② 속도가 다르므로 운동량은 다르다.
③ 같은 속도라도 질량이 다르므로 운동량은 다르다.

65 토크(torque)를 결정하는 2가지 요소는?

① 작용하는 힘, 모멘트 암
② 이동한 속도, 경사각도
③ 모멘트 암, 이동한 속도
④ 작용하는 힘, 이동한 속도

TIP 토크 = 관성모멘트 × 각 가속도 = 편심력 × 모멘트 암

66 다이빙 동작의 각 단계에서 각운동량 보존의 법칙의 적용 결과에 대한 설명으로 옳은 것은?

① 도약 시 몸을 최대로 신전시켜서 관성모멘트를 최소화 한다.
② 공중동작에서 몸을 최대로 굴곡시켜서 관성모 멘트를 최대화하고 각속도를 크게 한다.
③ 공중동작에서 몸을 최대로 굴곡시켜서 관성모 멘트를 최소화하고 각속도를 작게 한다.
④ 입수 시 수면과 수직방향으로 몸을 최대로 신전시켜서 관성모멘트를 최대화하고 각속도를 최소화 한다.

> **TIP** 관성모멘트와 각가속도에 대한 설명으로 입수시에는 회전을 하지 않고 관성모멘트를 최대로 하여 회전하지 않은 수면과 수직상태를 유지하여 저항면적을 최소화 한다.

67 역학적 일을 구하는 공식은?

① 일 = 작용한 힘 × 변위
② 일 = 작용한 힘 × 속도
③ 일 = 작용한 힘 × 가속도
④ 일 = 작용한 힘 × 토크

> **TIP** 역학적 일의 대표적인 것은 변위가 적용된다는 것이다.

68 역학적 에너지가 아닌 것은?

① 운동에너지
② 전기에너지
③ 중력에 의한 위치에너지
④ 탄성에 의한 위치에너지

> **TIP** 전기에너지는 역학적 에너지와 무관하다.

69 영상분석 장비로 산출할 수 있는 것은?

① 지면반력의 수직성분
② 근력의 활성시점
③ 압력중심의 궤적
④ 가속도

> **TIP** 영상분석으로는 운동학적 요소에 대해 알 수 있다.

70 운동 상황에서 힘을 직접 측정하는 방법이 아닌 것은?

① 영상분석 방법
② 스트레인 게이지(strain gauge) 측정 방법
③ 마찰력 측정 방법
④ 지면반력 측정 방법

> **TIP** 영상분석으로는 운동학적 요소에 대해 알 수 있으나 힘을 측정하기는 힘들다.

Answer 60.③ 61.① 62.① 63.③ 64.④ 65.① 66.④ 67.① 68.② 69.④ 70.①

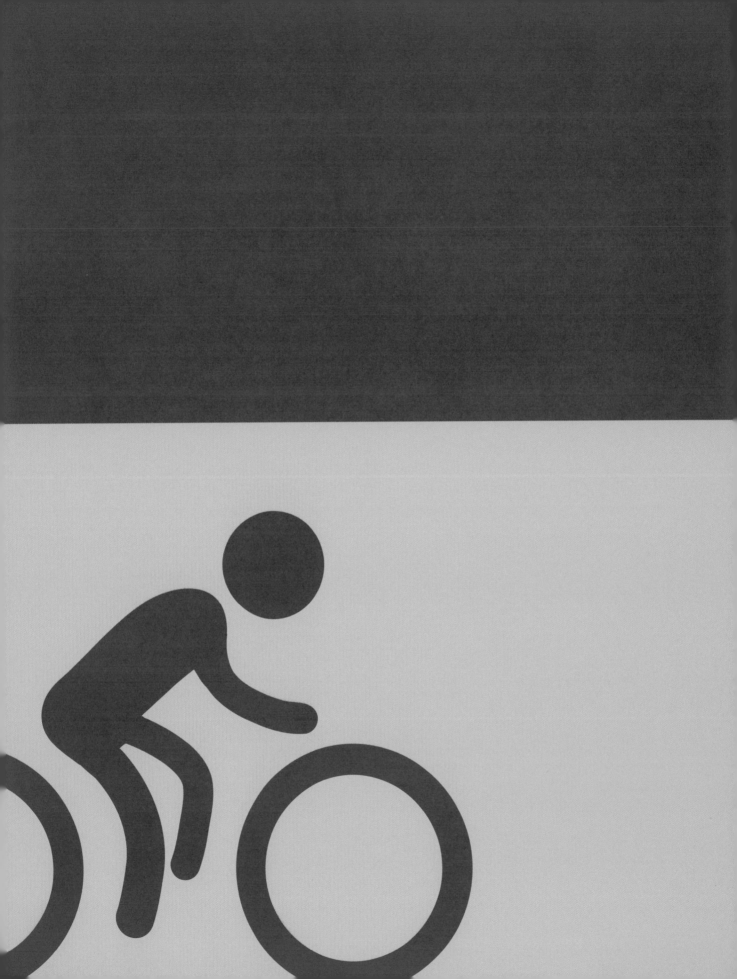

스포츠
교육학

01 스포츠교육의 배경과 개념

01 스포츠교육의 역사

(1) 스포츠의 역사

① 스포츠라는 말은 라틴어에 뿌리를 두며, 고대 프랑스어인 'disport'에서 파생된 것으로 알려져 있다. 'disport'의 의미는 '자기의 본래 일에서 마음을 다른 곳으로 나르는 것', '일에 지쳤을 때에 기분을 전환하기 위하여 무엇인가를 하는 것'으로, 이것이 16세기에 이르러 영어로 바뀌면서 'di'가 소실되고 'sport'가 되었다.

② 스포츠 개념이 국제적으로 통용되기 시작한 것은 19세기 이후로, 오랜 역사 속에서 스포츠라는 용어는 다양한 의미를 함축하게 되었다. 근대 스포츠의 발상지인 영국에서는 스포츠와 게임을 비슷한 의미로 사용하였고, 왕실과 귀족들의 여가활동을 뜻하기도 하였다.

③ 19세기 중반까지 스포츠맨은 아마추어임과 동시에 상류층의 신사를 의미하였다. 최근에는 프로 스포츠가 크게 발전하고 엘리트 스포츠가 각 국가의 국력 또는 명예를 상징하는 등 스포츠는 매우 복합적인 의미를 나타내고 있다.

④ 현대 사회에서 스포츠는 놀이의 유희성과 게임의 규칙성에 더하여 제도화의 성격을 지닌 신체활동이라고 볼 수 있다.

(2) 시대별 특성

① **원시시대** … 원시시대의 거친 환경에서 생존하기 위해서, 즉 야생동물의 위협과 다른 집단과의 전쟁에서 살아남으려면 강건한 신체와 강인한 체력 및 용기가 필요하였다. 원시시대의 신체활동에는 달리기, 던지기, 뜀뛰기, 기어오르기, 수영 등 가장 기초적인 신체활동이 행해졌으며, 사냥연습은 전쟁에 대비한 직접적인 신체활동이었다. 그 당시 제사와 같은 부족행사에서는 젊은이들이 자신의 신체능력의 우수성을 부족 어른들에게 보여주고 인정받기 위해 경쟁적인 신체활동을 벌였다.

② **로마의 스포츠** … 로마는 B.C. 753년 도시 국가로 탄생하여 수 세기에 걸친 침략 전쟁을 통하여 거대한 제국을 건설하였다. 로마의 체육 활동은 이러한 제국 건설을 위한 군사력 강화를 목적으로 강건한 신체, 전투에서의 용맹함, 민첩한 행동 등에 목표를 두었다. 즉, 심신의 조화로운 발달에 목적을 둔 그리스 아테네의 체육 활동에 비해 실질적이고 실용적인 체육 활동을 추구하였다.

③ **중세 시대의 스포츠** … 중세에는 로마 후기의 사치와 향락에 대한 반작용으로 체육 활동을 경시하였다. 기독교의 교리를 내세워 내세를 중요시하면서 현세의 금욕주의가 강조된 반면, 신체 활동을 죄악으로 여겨 금기시하였다. 이러한 풍조는 수도원을 통해서 퍼져 나갔는데, 심지어 건강과 위생을 위해서 몸을 씻기보다는 영혼을 정화하는 것을 중시할 정도로, 신체활동보다는 정신과 영혼을 강조하였다.

④ **르네상스와 종교 개혁 시대의 스포츠** … 16세기 초 이탈리아에서 시작된 르네상스는 중세의 금욕주의를 반대하면서 신체활동을 적극적으로 장려하였다. 특히 심신이 조화롭게 발달한 전인적 인간의 양성을 목적으로 하는 고대 그리스 아테네의 이상으로 회귀하고자 하였다.

⑤ **근대 스포츠의 태동** … 근대적 의미의 스포츠는 유럽의 여러 나라에서 각 종목별로 태동하였다. 18세기 독일에서는 구츠무츠가 체조의 체계를 세우고, 얀이 펼친 체조 운동이 국가주의적 사회 운동으로 발전하였다. 비슷한 시기에 영국에서는 근대적 의미의 스포츠가 조직화되기 시작하였다. 근대 영국에는 중세 시대의 기사도 체육의 전통과 더불어 상류 계층을 중심으로 사냥, 양궁 등 귀족 스포츠의 전통이 이어졌다.

02 ＜ 현대 스포츠

(1) 현대 스포츠의 발전

각 종목 스포츠의 발달과 더불어 올림픽 경기 대회에 대한 세계 각국의 관심과 지원이 활발해지면서 현대의 스포츠가 제도화되고 체계를 갖추게 되었다. 최근 세계의 여러 나라에서 행해지고 있는 다양한 스포츠는 국제적으로 공식적인 친선의 장으로 활용되고 있으며, 세계 평화에 기여하고 있다. 또한 각종 국제 스포츠 대회의 성적이 각국의 국력을 나타내는 지표인 것처럼 인식되고 있으며, 이 때문에 국제 스포츠 대회에서 좋은 성적을 올리기 위한 각국의 노력은 스포츠 분야에 대한 투자로 이어지고 있다.

(2) 놀이

생활을 위한 직접적인 이익을 추구하지 않고 자유와 즐거움을 찾기 위해 하는 신체적, 정신적인 여러 가지 활동을 말한다.

(3) 게임

정해진 규칙대로 참가자들이 상대 선수와 서로 겨루는 활동을 말한다.

02 스포츠교육의 정책과 제도

01 학교체육 진흥법

2024. 3. 24. 시행
2021. 3. 23. 일부개정

제1조(목적)

이 법은 학생의 체육활동 강화 및 학교운동부 육성 등 학교체육 활성화에 필요한 사항을 정함으로써 학생들이 건강하고 균형 잡힌 신체와 정신을 가질 수 있도록 하는 데 기여함을 목적으로 한다.

제2조(정의)

이 법에서 사용하는 용어의 뜻은 다음과 같다.

1. "학교체육"이란 학교에서 학생을 대상으로 이루어지는 체육활동을 말한다.
2. "학교"란 「유아교육법」 제2조 제2호에 따른 유치원 및 「초·중등교육법」 제2조에 따른 학교를 말한다.
3. "학교운동부"란 학생선수로 구성된 학교 내 운동부를 말한다.
4. "학생선수"란 학교운동부에 소속되어 운동하는 학생이나 「국민체육진흥법」 제33조와 제34조에 따른 체육단체에 등록되어 선수로 활동하는 학생을 말한다.
5. "학교스포츠클럽"이란 체육활동에 취미를 가진 같은 학교의 학생으로 구성되어 학교가 운영하는 스포츠클럽을 말한다.
6. "학교운동부지도자"란 학교에 소속되어 학교운동부를 지도·감독하는 사람을 말한다.
7. "스포츠강사"란 「초·중등교육법」 제2조 제2호에 따른 초등학교에서 정규 체육수업 보조 및 학교스포츠클럽을 지도하는 체육전문강사를 말한다.
8. "학교체육진흥원"이란 학교체육 진흥을 위한 연구, 정책개발, 연수 등을 실시하는 조직을 말한다.

제3조(학교체육 진흥 시책과 권장)

국가 및 지방자치단체(교육감을 포함한다)는 학교체육 진흥에 필요한 시책을 마련하고 학생의 자발적인 체육활동을 권장·보호 및 육성하여야 한다.

제4조(기본 시책의 수립 등)

① 교육부장관은 문화체육관광부장관과 협의하여 학교체육 진흥에 관한 기본 시책을 5년마다 수립·시행한다.

② 특별시·광역시·특별자치시·도 및 특별자치도 교육감(이하 "교육감"이라 한다)은 제1항의 기본 시책에 따라 해당 지방자치단체의 학교체육 진흥 계획을 수립·시행하여야 한다. 제5조(협조) 교육부장관과 문화체육관광부장

관은 제4조에 따른 시책을 수립·시행하기 위하여 필요한 경우 지방자치단체의 장, 교육감 및 관계 기관 또는 단체의 장에게 협조를 요청할 수 있다. 이 경우 지방자치단체의 장, 교육감 및 관계 기관 또는 단체의 장은 특별한 사유가 없으면 이에 따라야 한다.

제6조(학교체육 진흥의 조치 등)

① 학교의 장은 학생의 체력증진과 체육활동 활성화를 위하여 다음 각 호의 조치를 취하여야 한다.
  1. 체육교육과정 운영 충실 및 체육수업의 질 제고
  2. 제8조에 따른 학생건강체력평가 및 제9조에 따라 비만 판정을 받은 학생에 대한 대책
  3. 제10조에 따른 학교스포츠클럽 및 제11조에 따른 학교운동부 운영
  4. 학생선수의 학습권 보장 및 인권보호
  5. 여학생 체육활동 활성화
  6. 유아 및 장애학생의 체육활동 활성화
  7. 학교체육행사의 정기적 개최
  8. 학교 간 경기대회 등 체육 교류활동 활성화
  9. 교원의 체육 관련 직무연수 강화 및 장려
  10. 그 밖에 학교체육 활성화를 위하여 필요한 사항

② 학교의 장은 제1항에 따른 조치를 시행하기 위하여 필요한 경비를 학교 예산의 범위에서 확보하여야 한다.

③ 교육부장관과 교육감은 제1항에 따른 조치가 적절하게 취하여지고 있는지를 대통령령으로 정하는 바에 따라 주기적으로 감독하여야 한다.

제7조(학교 체육시설 설치 등)

① 국가 및 지방자치단체는 학생의 체육활동에 필요한 운동장, 체육관 등 기반시설을 확충하여야 한다.

② 학교의 장은 교육부장관이 정하는 바에 따라 학생의 체육활동 진흥에 필요한 체육 교재 및 기자재, 용품 등을 확보하여야 한다.

③ 학교의 장은 대통령령으로 정하는 바에 따라 학생에 대한 폭력, 성폭력 등 인권침해의 우려가 있는 학교 체육시설 관련 주요 지점에 「개인정보 보호법」 제2조 제7호에 따른 고정형 영상정보처리기기를 설치·관리할 수 있다.

④ 이 법에서 정한 사항 외에 고정형 영상정보처리기기의 설치·관리 등에 관한 사항은 「개인정보 보호법」에 따른다.

⑤ 제1항에 따른 체육활동 기반시설 확충과 제2항에 따른 체육 교재 및 기자재, 용품 등의 확보에 필요한 사항은 교육부령으로 정한다.

제8조(학생건강체력평가 실시계획의 수립 및 실시)

① 국가는 학생의 건강체력 상태를 측정하기 위하여 매년 3월 31일까지 학생건강체력평가 실시계획을 수립하고 학교의 장은 실시계획에 따라 학생건강체력평가를 실시하여야 한다.

② 제1항에 따라 학생건강체력평가를 실시한 학교의 장은 평가결과를 교육정보시스템에 등록하여야 하며, 해당 학생과 학부모에게 알려야 한다.

③ 제1항에 따른 학생건강체력평가는 「고등교육법」에 따른 대학이나 전문기관·단체 등에 위탁할 수 있다.

④ 제1항부터 제3항까지의 규정에 따라 학생건강체력평가를 실시한 경우에는 「학교보건법」 제7조에 따른 건강검사 중 신체능력검사를 실시한 것으로 본다.

⑤ 제1항부터 제3항까지의 규정에 따른 학생건강체력평가의 시기, 방법, 평가항목, 평가결과 등록 및 학생건강체력 평가를 위탁받을 수 있는 대학이나 전문기관·단체 등의 자격요건 등에 필요한 사항은 교육부령으로 정한다.

제9조(건강체력교실 등 운영)

① 학교의 장은 제8조에 따른 학생건강체력평가에서 저체력 또는 비만 판정을 받은 학생을 대상으로 건강체력증진 을 위하여 정규 또는 비정규 프로그램(이하 "건강체력교실"이라 한다)을 운영하여야 한다.

② 건강체력교실 등의 설치 및 운영 등에 관하여 필요한 사항은 교육부령으로 정한다.

제10조(학교스포츠클럽 운영) ✔자주출제

① 학교의 장은 학생들이 신체활동 프로그램에 참여할 수 있도록 학교스포츠클럽을 운영하여 학생들의 체육활동 참여기회를 확대하여야 한다.

② 학교의 장은 제1항에 따라 학교스포츠클럽을 운영하는 경우 학교스포츠클럽 전담교사를 지정하여야 한다.

③ 제2항에 따른 학교스포츠클럽 전담교사에게는 학교 예산의 범위에서 소정의 지도수당을 지급한다.

④ 학교의 장은 학교스포츠클럽 활동내용을 학교생활기록부에 기록하여 상급학교 진학자료로 활용할 수 있도록 하 여야 한다.

⑤ 학교의 장은 교육부령으로 정하는 바에 따라 일정 비율 이상의 학교스포츠클럽을 해당 학교의 여학생들이 선호 하는 종목의 학교스포츠클럽으로 운영하여야 한다.

제11조(학교운동부 운영 등) ✔자주출제

① 학교의 장은 학생선수가 일정 수준의 학력기준(이하 "최저학력"이라 한다)에 도달하지 못한 경우에는 교육부령으 로 정하는 경기대회의 참가를 허용하여서는 아니 된다. 다만, 「초·중등교육법」 제2조 제3호에 따른 고등학교 또는 이에 준하는 학교에 재학 중인 학생선수가 제2항에 따른 기초학력보장 프로그램을 이수한 경우에는 그 참 가를 허용할 수 있다.

② 학교의 장은 최저학력에 도달하지 못한 학생선수에게 별도의 기초학력보장 프로그램을 제공하여야 한다.

③ 최저학력의 기준 및 실시 시기에 필요한 사항과 기초학력보장 프로그램의 운영 등에 필요한 사항은 교육부령으 로 정한다.

④ 학교의 장은 학생선수의 학습권 보장 및 신체적·정서적 발달을 위하여 학기 중의 상시 합숙훈련이 근절될 수 있도록 노력하여야 한다. 다만, 경기대회 참가 등을 위하여 불가피하게 합숙훈련을 실시하는 경우에는 학생선수 의 안전 및 인권보호를 위하여 필요한 조치를 하여야 한다.

⑤ 학교의 장은 원거리에서 통학하는 학생선수를 위하여 기숙사를 운영할 수 있다. 이 경우 필요한 사항은 교육부 령으로 정한다.

⑥ 학교의 장은 학교운동부 관련 후원금을 「초·중등교육법」 제30조의2에 따라 설치된 학교회계에 편입시켜 운영 하여야 한다.

⑦ 국가 및 지방자치단체는 예산의 범위에서 학교운동부 운영과 관련된 경비를 지원할 수 있다.

제12조(학교운동부지도자) ✓자주출제

① 학교의 장은 학생선수의 훈련과 지도를 위하여 학교운동부에 지도자(이하 "학교운동부지도자"라 한다)를 둘 수 있다.

② 국가는 학교운동부지도자의 자질 향상 및 전문성 강화를 위하여 연수교육 계획을 수립하고, 이를 실시하여야 한다. 이 경우 연수교육을 관련 단체에 위탁할 수 있다.

③ 국가 및 지방자치단체는 학교운동부지도자의 급여에 필요한 경비를 지원하도록 노력하여야 하며, 학교의 장은 학교운동부지도자 임용에 필요한 경비를 「초·중등교육법」 제30조의2에 따라 설치된 학교회계에 반영하여 집행하여야 한다.

④ 학교의 장은 학교운동부지도자가 학생선수의 학습권을 박탈하거나 폭력, 금품·향응 수수(授受) 등의 부적절한 행위를 하였을 경우 학교운영위원회의 심의를 거쳐 계약을 해지할 수 있다.

⑤ 교육감은 학교운동부지도자의 지도 등을 위하여 학교운동부지도자관리위원회를 설치한다.

⑥ 교육감은 제4항의 사유 이외에 학교의 장이 부당하게 학교운동부지도자를 계약 해지하였을 경우 학교운동부지도자관리위원회의 심의를 거쳐 관련 계약 해지를 철회할 수 있다.

⑦ 그 밖에 학교운동부지도자의 자격기준, 임용, 급여, 신분, 직무 등에 필요한 사항은 대통령령으로 정한다.

제12조의2(도핑 방지 교육)

① 국가와 지방자치단체는 도핑(「국민체육진흥법」 제2조 제10호의 도핑을 말한다. 이하 같다)을 방지하기 위하여 학생선수와 학교운동부지도자를 대상으로 도핑 방지 교육을 실시하여야 한다.

② 제1항에 따른 도핑 방지 교육의 방법 및 절차 등에 필요한 사항은 대통령령으로 정한다.

제12조의3(스포츠 분야 인권교육 등)

① 국가와 지방자치단체는 학생선수의 인권보호를 위하여 학생선수와 학교운동부지도자를 대상으로 스포츠 분야 인권교육을 실시하여야 한다.

② 국가와 지방자치단체는 학생선수에 대한 폭력, 성폭력 등 인권침해가 발생한 때에는 학생선수와 학교운동부지도자를 대상으로 심리치료 및 안전조치를 하여야 한다.

③ 제1항 및 제2항에 따른 스포츠 분야 인권교육, 심리치료 및 안전조치에 관하여 필요한 사항은 대통령령으로 정한다.

제13조(스포츠강사의 배치)

① 국가 및 지방자치단체는 학생의 체육수업 흥미 제고 및 체육활동 활성화를 위하여 「초·중등교육법」 제2조 제2호에 따른 초등학교에 스포츠강사를 배치할 수 있다.

② 제1항에 따른 스포츠강사의 자격기준, 임용 등에 필요한 사항은 대통령령으로 정한다.

제13조의2(여학생 체육활동 활성화 지원)

① 교육부장관은 여학생의 체육활동 활성화에 필요한 기본지침을 수립하여 교육감 및 학교의 장에게 통보하여야 하고, 학교의 장은 기본지침에 따라 매년 여학생 체육활동 활성화 계획을 수립·시행하여야 한다.

② 교육부장관은 제1항에 따른 계획의 수립·시행에 대하여 평가하고 그 평가결과를 반영하여 「지방교육재정교부금법」에 따른 교부금을 대통령령으로 정하는 바에 따라 특별지원할 수 있다.

③ 국가 및 지방자치단체는 여학생의 체육활동 활성화 지원에 필요한 시설을 갖추어야 한다.

④ 교육부장관은 여학생의 체육활동 활성화를 지원하기 위한 체육 교재, 기자재, 용품 등의 확보기준을 따로 정하여야 한다.

⑤ 제2항에 따른 평가 방법 및 항목, 그 밖에 필요한 사항은 교육부령으로 정한다.

제14조(유아 및 장애학생 체육활동 지원)

① 국가 및 지방자치단체는 「유아교육법」 제8조에 따라 설립된 유치원에 재원 중인 유아 및 「장애인 등에 대한 특수교육법」 제17조에 따라 일반학교 또는 특수학교에 배치된 특수교육대상자에 대하여 적절한 체육활동 프로그램을 운영하여야 한다.

② 유치원의 장 및 학교의 장은 제1항에 따른 체육활동 프로그램의 운영을 대통령령으로 정하는 관련 단체 및 「고등교육법」 제2조 제1호에 따른 대학의 체육계열학과 등에 위탁할 수 있다.

02 국민체육진흥법

2025. 1. 1. 시행
2024. 2. 6. 일부개정

제1장 총칙

제1조(목적)

이 법은 국민체육을 진흥하여 국민의 체력을 증진하고, 체육활동으로 연대감을 높이며, 공정한 스포츠 정신으로 체육인 인권을 보호하고, 국민의 행복과 자긍심을 높여 건강한 공동체의 실현에 이바지함을 목적으로 한다.

제2조(정의)

이 법에서 사용하는 용어의 뜻은 다음과 같다.

1. "체육"이란 운동경기·야외 운동 등 신체 활동을 통하여 건전한 신체와 정신을 기르고 여가를 선용하는 것을 말한다.
2. "전문체육"이란 선수들이 행하는 운동경기 활동을 말한다.
3. "생활체육"이란 건강과 체력 증진을 위하여 행하는 자발적이고 일상적인 체육 활동을 말한다.
4. "선수"란 경기단체에 선수로 등록된 자를 말한다.

4의2. "국가대표선수"란 대한체육회, 대한장애인체육회 또는 경기단체가 국제경기대회(친선경기대회는 제외한다)에 우리나라의 대표로 파견하기 위하여 선발·확정한 사람을 말한다.

5. "학교"란 「초·중등교육법」 제2조 및 「고등교육법」 제2조에 따른 학교를 말한다.

6. "체육지도자"란 학교·직장·지역사회 또는 체육단체 등에서 체육을 지도할 수 있도록 이 법에 따라 다음 각 목의 어느 하나에 해당하는 자격을 취득한 사람을 말한다. ✔자주출제

   가. 스포츠지도사
   나. 건강운동관리사
   다. 장애인스포츠지도사
   라. 유소년스포츠지도사
   마. 노인스포츠지도사

7. "체육동호인조직"이란 같은 생활체육 활동에 지속적으로 참여하는 자의 모임을 말한다.

8. "운동경기부"란 선수로 구성된 국가, 지방자치단체, 학교나 직장 등의 운동부를 말한다.

9. "체육단체"란 체육에 관한 활동이나 사업을 목적으로 설립된 다음 각 목의 어느 하나에 해당하는 법인이나 단체를 말한다.

   가. 제5장에 따른 대한체육회, 시·도체육회 및 시·군·구체육회(이하 "지방체육회"라 한다), 대한장애인체육회, 시·도장애인체육회 및 시·군·구장애인체육회(이하 "지방장애인체육회"라 한다), 한국도핑방지위원회, 서울올림픽기념국민체육진흥공단
   나. 제11호에 따른 경기단체
   다. 「태권도 진흥 및 태권도공원 조성 등에 관한 법률」 제19조에 따른 국기원 및 같은 법 제20조에 따른 태권도진흥재단
   라. 「전통무예진흥법」 제5조에 따른 전통무예단체
   마. 「스포츠산업 진흥법」 제20조에 따른 사업자단체
   바. 「체육시설의 설치·이용에 관한 법률」 제34조에 따른 체육시설업협회
   사. 국내대회, 국제대회 등 대회 개최를 위하여 설립된 대회조직위원회
   아. 그 밖의 체육활동 법인 또는 단체

10. "도핑"이란 선수의 운동능력을 강화시키기 위하여 문화체육관광부장관이 고시하는 금지 목록에 포함된 약물 또는 방법을 복용하거나 사용하는 것을 말한다.

11. "경기단체"란 특정 경기 종목에 관한 활동과 사업을 목적으로 설립되고 대한체육회나 대한장애인체육회에 가맹된 법인이나 단체 또는 문화체육관광부장관이 지정하는 프로스포츠 단체를 말한다.

11의2. "스포츠비리"란 체육의 공정성을 저해하는 다음 각 목의 어느 하나에 해당하는 행위를 말한다.

   가. 체육단체의 운영 중 발생하는 회계부정, 배임, 횡령 및 뇌물수수 등 체육단체의 투명하고 민주적인 운영을 저해하는 행위
   나. 운동경기 활동 중 발생하는 승부조작, 편파판정 등 운동경기의 공정한 운영을 저해하는 행위

12. "체육진흥투표권"이란 운동경기 결과를 적중시킨 자에게 환급금을 내주는 표(票)로서 투표 방법과 금액, 그 밖에 대통령령으로 정하는 사항이 적혀 있는 것을 말한다.

제3조(체육 진흥 시책과 권장)

국가와 지방자치단체는 국민체육 진흥에 관한 시책을 마련하고 국민의 자발적인 체육 활동을 권장 · 보호 및 육성하여야 한다.

제4조(기본 시책의 수립 등)

① 문화체육관광부장관은 국민체육 진흥에 관한 기본 시책을 수립 · 시행한다.

② 지방자치단체의 장은 제1항의 기본 시책에 따라 그 지방자치단체의 체육 진흥 계획을 수립 · 시행하여야 한다.

제5조(지역체육진흥협의회)

① 지방자치단체의 체육 진흥 계획을 수립하고 그 밖에 체육 진흥에 관한 중요 사항을 협의하기 위하여 지방자치단체에 지역체육진흥협의회(이하 "협의회"라 한다)를 둔다.

② 협의회는 지방자치단체의 장, 지방체육회의 회장을 포함한 7명 이상 15명 이하의 위원으로 구성하며, 그 밖에 협의회의 조직과 운영에 필요한 사항은 해당 지방자치단체의 조례로 정한다.

제6조(협조)

제4조에 따른 기본 시책과 체육 진흥 계획의 수립 · 시행에 관하여 문화체육관광부장관이나 지방자치단체의 장이 요청하면 관계기관과 단체는 이에 협조하여야 한다.

제6조의2(운동경기 입장권 · 관람권 등의 부정판매 금지 등)

① 문화체육관광부장관은 운동경기 입장권 · 관람권 또는 할인권 · 교환권 등(이하 "입장권등"이라 한다)의 부정판매(입장권등을 판매하거나 그 판매를 위탁받은 자의 동의를 받지 아니한 자가 다른 사람에게 입장권등을 상습 또는 영업으로 자신이 구입한 가격을 넘은 금액으로 판매하거나 이를 알선하는 행위를 말한다. 이하 같다)를 방지하기 위하여 노력하여야 한다.

② 누구든지 「정보통신망 이용촉진 및 정보보호 등에 관한 법률」 제2조 제1항 제1호에 따른 정보통신망에 지정된 명령을 자동으로 반복 입력하는 프로그램을 이용하여 입장권등을 부정판매하여서는 아니 된다.

제2장 체육 진흥을 위한 조치

제7조 삭제

제8조(지방 체육의 진흥)

① 지방자치단체는 지역 주민의 건강과 체력 증진을 위하여 건전한 체육 활동을 생활화할 수 있도록 시설 등 여건을 조성하고 지원하여야 한다.

② 지방자치단체는 그 행정구역 단위로 연 1회 이상 체육대회를 직접 개최하거나 체육단체로 하여금 이를 개최하도록 지원하여야 한다.

③ 지방자치단체는 직장인 체육대회를 연 1회 이상 개최하여야 한다. ✔자주출제

제9조(학교 체육의 진흥)

학교는 학생의 체력 증진과 체육 활동 육성에 필요한 조치를 마련하여야 한다.

제10조(직장 체육의 진흥)

① 국가와 지방자치단체는 직장 체육 진흥에 필요한 시책을 마련하여야 한다.

② 직장의 장은 대통령령으로 정하는 바에 따라 체육동호인조직과 체육진흥관리위원회를 설치하는 등 직장인의 체력 증진과 체육 활동 육성에 필요한 조치를 마련하여야 한다.

③ 대통령령으로 정하는 직장에는 직장인의 체력 증진과 체육 활동 지도·육성을 위하여 체육지도자를 두어야 한다.

④ 「공공기관의 운영에 관한 법률」에 따른 공공기관 중 대통령령으로 정하는 기관(이하 "공공기관"이라 한다)과 대통령령으로 정하는 직장에는 한 종목 이상의 운동경기부를 설치·운영하고 체육지도자를 두어야 한다.

⑤ 제2항부터 제4항까지의 규정에 따른 직장 체육에 관한 업무는 시장·군수·구청장(자치구의 구청장을 말한다. 이하 같다)이 지도·감독한다.

제10조의2(노인 체육의 진흥)

① 국가와 지방자치단체는 노인 체육 진흥에 필요한 시책을 마련하여야 한다.

② 국가와 지방자치단체는 노인 건강의 유지 및 증진을 위한 맞춤 체육활동 프로그램을 운영하거나 그 운영에 필요한 비용 및 시설을 지원할 수 있다.

제10조의3(표준계약서의 작성 등)

① 국가는 직장에 설치·운영되는 운동경기부(이하 "직장운동경기부"라 한다)가 소속된 기관 및 단체의 장과 직장운동경기부 선수가 대등한 입장에서 공정하게 계약을 체결할 수 있도록 표준계약서를 개발하고 이를 보급하여야 한다.

② 직장운동경기부가 소속된 기관 및 단체의 장은 직장운동경기부 선수와 계약을 체결할 경우 계약 당사자의 권리 및 의무에 관한 사항, 분쟁해결에 관한 사항 등 표준계약서상 필수 기재사항을 포함하여 계약을 체결하여야 한다.

③ 지방자치단체의 장은 제2항에 따른 계약의 체결 현황, 내용 등 문화체육관광부령으로 정하는 사항을 문화체육관광부장관에게 매년 보고하여야 한다.

④ 문화체육관광부장관은 제3항에 따라 보고된 계약이 불공정하다고 인정할 때에는 그 직장운동경기부가 소속된 기관 및 단체의 장에게 시정을 요구할 수 있다.

⑤ 제2항 및 제3항에 따른 구체적인 내용은 문화체육관광부령으로 정한다.

제10조의4(합숙소의 관리)

① 직장운동경기부가 소속된 기관 및 단체의 장은 상시 합숙훈련을 실시하는 때에는 소속 선수의 합숙소에서의 사생활의 자유와 합숙훈련 참가 여부에 대한 개인 선택의 자유가 보장되도록 노력하여야 한다.

② 직장운동경기부가 소속된 기관 및 단체의 장은 원거리에 거주하는 선수에게 편의를 제공하기 위하여 합숙소를 운영하는 경우에는 문화체육관광부령으로 정하는 바에 따라야 한다.

제10조의5(운영규정의 마련 및 준수)

① 직장운동경기부가 소속된 기관 및 단체의 장은 다음 각 호의 사항을 포함한 운영규정을 작성하고, 시장·군수·구청장에게 그 내용을 보고하여야 한다.

    1. 선수단 구성원의 자격에 관한 사항

    2. 합숙소 운영·관리에 관한 사항

    3. 선수 인권보호를 위한 조치에 관한 사항

    4. 그 밖에 직장운동경기부의 운영을 위하여 필요한 사항으로서 문화체육관광부령으로 정하는 사항

② 직장운동경기부가 소속된 기관 및 단체의 장은 제1항에 따른 운영규정의 준수 여부 등 문화체육관광부령으로 정하는 사항을 매년 시장·군수·구청장에게 보고하여야 한다.

제11조(체육지도자의 양성)

① 국가는 국민체육 진흥을 위한 체육지도자의 양성과 자질 향상을 위하여 필요한 시책을 마련하여야 한다.

② 문화체육관광부장관은 대통령령으로 정하는 자격 요건을 갖춘 사람으로서 체육지도자 자격검정(이하 "자격검정"이라 한다)에 합격하고 체육지도자 연수과정(이하 "연수과정"이라 한다)을 이수한 사람에게 문화체육관광부령으로 정하는 바에 따라 체육지도자의 자격증을 발급한다. 다만, 학교체육교사 및 선수(문화체육관광부장관이 지정하는 프로스포츠단체에 등록된 프로스포츠선수를 포함한다) 등 대통령령으로 정하는 사람에게는 대통령령으로 정하는 바에 따라 자격검정이나 연수과정의 일부(제3항에 따른 스포츠윤리교육은 제외한다)를 면제할 수 있다.

③ 연수과정에는 다음 각 호의 사항으로 구성된 스포츠윤리교육 과정이 포함되어야 한다. ✔자주출제

    1. 성폭력 등 폭력 예방교육

    2. 스포츠비리 및 체육계 인권침해 방지를 위한 예방교육

    3. 도핑 방지 교육

    4. 그 밖에 체육의 공정성 확보와 체육인의 인권보호를 위하여 문화체육관광부령으로 정하는 교육

④ 제2항에 따라 자격검정이나 연수를 받거나 자격증을 발급 또는 재발급 받으려는 사람은 문화체육관광부령으로 정하는 바에 따라 수수료를 납부하여야 한다.

⑤ 체육지도자의 종류·등급·검정 및 자격 부여 등에 필요한 사항은 대통령령으로 정한다.

제11조의2(자격검정기관 및 연수기관의 지정 등)

① 문화체육관광부장관은 효율적이고 전문적인 자격검정과 연수를 위하여 「고등교육법」 제2조에 따른 학교, 체육단체 또는 경기단체 등을 체육지도자 자격검정기관 및 연수기관으로 각각 지정할 수 있다.

② 제1항에 따라 지정된 자격검정기관 및 연수기관(이하 "지정기관"이라 한다)은 문화체육관광부령으로 정하는 바에 따라 체육지도자 자격검정계획 및 연수계획을 각각 수립하여 문화체육관광부장관에게 제출하여야 한다. 제출한 계획을 변경하려는 경우에는 미리 변경계획서를 제출하여야 한다.

③ 지정기관의 지정기준, 자격검정 및 연수 계획과 그 시행 등에 관하여 필요한 사항은 대통령령으로 정한다.

제11조의3(지정기관에 대한 평가)

문화체육관광부장관은 체육지도자의 양성체계 수준의 향상을 위하여 문화체육관광부령으로 정하는 바에 따라 지정기관을 평가할 수 있다.

제11조의4(지정의 취소 등)

① 문화체육관광부장관은 지정기관이 다음 각 호의 어느 하나에 해당하는 경우에는 그 지정을 취소하거나 6개월의 범위에서 그 기간을 정하여 업무의 전부 또는 일부를 정지할 수 있다. 다만, 제1호 또는 제2호에 해당하는 경우에는 그 지정을 취소하여야 한다.

1. 거짓이나 그 밖의 부정한 방법으로 지정을 받은 경우
2. 업무정지 기간 중에 자격검정 또는 연수과정을 시행한 경우
3. 제11조의2 제2항에 따라 제출한 자격검정계획 및 연수계획을 임의로 변경하거나 자격검정 및 연수과정을 부실하게 운영하는 경우
4. 제11조의2 제3항에 따른 지정기준에 미달하게 되는 경우
5. 제11조의3에 따른 평가 결과 지정기관으로서 적절하지 아니하다고 판단되는 경우

② 제1항에 따른 위반행위별 처분 기준은 그 사유와 위반정도를 고려하여 문화체육관광부령으로 정한다.

제11조의5(체육지도자의 결격사유)

다음 각 호의 어느 하나에 해당하는 사람은 체육지도자가 될 수 없다.

1. 피성년후견인
2. 금고 이상의 형을 선고받고 그 집행이 종료되거나 집행이 면제된 날부터 2년이 지나지 아니한 사람
3. 금고 이상의 형의 집행유예를 선고받고 그 유예기간 중에 있는 사람
4. 다음 각 목의 어느 하나에 해당하는 죄를 저지른 사람으로서 금고 이상의 형 또는 치료감호를 선고받고 그 집행이 종료되거나 집행이 유예·면제된 날부터 20년이 지나지 아니하거나 벌금형이 확정된 날부터 10년이 지나지 아니한 사람

   가. 「성폭력범죄의 처벌 등에 관한 특례법」 제2조에 따른 성폭력범죄

   나. 「아동·청소년의 성보호에 관한 법률」 제2조 제2호에 따른 아동·청소년대상 성범죄
5. 선수를 대상으로 「형법」 제2편 제25장 상해와 폭행의 죄를 저지른 체육지도자(제12조 제1항에 따라 자격이 취소된 사람을 포함한다)로서 금고 이상의 형을 선고받고 그 집행이 종료되거나 집행이 유예·면제된 날부터 10년이 지나지 아니한 사람
6. 제12조 제1항 제1호부터 제4호까지에 따라 자격이 취소(이 조 제1호에 해당하여 자격이 취소된 경우는 제외한다)되거나 같은 조 제3항에 따라 자격검정이 중지 또는 무효로 된 후 3년이 경과되지 아니한 사람

제11조의6(체육지도자의 재교육)

① 체육단체 및 학교 등에서 체육 지도 업무에 종사하는 체육지도자는 윤리 및 인권의식 향상을 위하여 매 2년마다 제11조 제3항에 따른 스포츠윤리교육의 내용이 포함된 재교육을 받아야 한다.

② 체육단체 및 학교 등을 운영하는 자는 해당 단체 및 학교 등에 종사하는 체육지도자에 대하여 제1항에 따른 재교육을 이유로 불리한 처우를 하여서는 아니 된다.

③ 문화체육관광부장관은 제1항에 따른 재교육을 문화체육관광부령으로 정하는 바에 따라 관계 기관 또는 단체에 위탁할 수 있다.

④ 제1항에 따른 재교육의 대상·기간·내용·방법·절차 및 제3항에 따른 위탁 등에 필요한 사항은 문화체육관광부령으로 정한다.

제12조(체육지도자의 자격취소 등)

① 문화체육관광부장관은 체육지도자가 다음 각 호의 어느 하나에 해당하면 제12조의2에 따른 체육지도자 자격운영위원회의 의결에 따라 그 자격을 취소하거나 5년의 범위에서 자격을 정지할 수 있다. 다만, 제1호부터 제4호까지의 어느 하나에 해당하면 그 자격을 취소하여야 한다.

1. 거짓이나 그 밖의 부정한 방법으로 체육지도자의 자격을 취득한 경우
2. 자격정지 기간 중에 업무를 수행한 경우
3. 체육지도자 자격증을 타인에게 대여한 경우
4. 제11조의5 각 호의 어느 하나에 해당하는 경우
5. 선수의 신체에 폭행을 가하거나 상해를 입히는 행위를 한 경우
6. 선수에게 성희롱 또는 성폭력에 해당하는 행위를 한 경우
7. 제11조의6 제1항에 따른 재교육을 받지 아니한 경우
8. 그 밖에 직무수행 중 부정이나 비위 사실이 있는 경우

② 삭제

③ 자격검정을 받는 사람이 그 검정과정에서 부정행위를 한 때에는 현장에서 그 검정을 중지시키거나 무효로 한다.

④ 제1항에 따라 체육지도자 자격이 취소된 사람은 문화체육관광부령으로 정하는 바에 따라 체육지도자 자격증을 문화체육관광부장관에게 반납하여야 한다.

⑤ 제1항에 따른 행정처분의 세부적인 기준 및 절차는 그 사유와 위반 정도를 고려하여 문화체육관광부령으로 정한다.

제16조(여가 체육의 육성)

① 국가와 지방자치단체는 국민이 여가를 선용할 수 있도록 하기 위하여 여가 체육 활동의 육성·지원에 필요한 시책을 마련하여야 한다.

② 국가와 지방자치단체는 레크리에이션 보급과 프로 경기의 건전한 육성을 위하여 노력하여야 하며, 경마와 경륜·경정 등 국민 여가 체육 활동이 건전하게 시행되도록 지도하여야 한다.

제16조의2(생활체육 활동 및 체력 인증)

① 국가 및 지방자치단체는 생활체육에 관한 국민들의 자발적 참여를 유도하고 과학적 체력관리를 지원하기 위하여 생활체육 활동 및 체력에 대한 인증에 필요한 시책을 마련하여야 한다.

② 문화체육관광부장관은 인증 업무의 전문성과 신뢰성을 확보하기 위하여 대통령령으로 정하는 지정 기준에 따라 인증기관을 지정할 수 있다.

③ 문화체육관광부장관은 제2항에 따른 인증기관에 대하여 인증 업무 수행 및 운영에 필요한 경비를 예산의 범위에서 지원할 수 있다.

④ 문화체육관광부장관은 제2항에 따라 인증기관으로 지정받은 기관이 다음 각 호에 해당하면 그 지정을 취소하거나 1년 이내의 기간을 정하여 해당 업무의 전부 또는 일부의 정지를 명할 수 있다. 다만, 제1호 및 제2호에 해당하는 경우에는 그 지정을 취소하여야 한다.

   1. 거짓이나 그 밖의 부정한 방법으로 인증기관의 지정을 받은 경우

   2. 업무정지 기간 중에 인증 업무를 한 경우

   3. 정당한 사유 없이 인증 업무를 수행하지 아니한 경우

   4. 제2항에 따른 인증기관 지정 기준에 적합하지 아니하게 된 경우

⑤ 제1항에 따른 인증의 대상, 종류, 기준, 절차 및 방법 등 제도운영에 필요한 사항과 제4항에 따른 지정 취소 및 업무정지 등에 필요한 사항은 문화체육관광부령으로 정한다.

제3장 국민체육진흥기금

제19조(기금의 설치 등)

① 다음 각 호에 필요한 경비를 지원하기 위하여 국민체육진흥기금(이하 "기금"이라 한다)을 설치한다.

   1. 체육 진흥에 필요한 시설 비용

   2. 체육인의 복지 향상

   3. 체육단체 육성

   4. 학교 체육 및 직장 체육 육성

   5. 체육 · 문화예술 전문인력 양성

   6. 취약분야 육성

   7. 스포츠산업 진흥

   8. 사행산업 또는 불법사행산업으로 인한 중독 및 도박 문제의 예방 · 치유

   9. 그 밖에 국민체육 진흥 등을 위하여 대통령령으로 정하는 사항

② 기금은 국민체육진흥계정 및 사행산업중독예방치유계정으로 구분한다.

③ 국민체육진흥계정은 서울올림픽기념국민체육진흥공단이, 사행산업중독예방치유계정은 「사행산업통합감독위원회법」 제4조에 따른 사행산업통합감독위원회가 각각 독립된 회계로 관리 · 운용한다.

④ 그 밖에 기금의 관리 · 운용에 필요한 사항은 대통령령으로 정한다.

제20조(기금의 조성)

① 국민체육진흥계정은 다음 각 호의 재원으로 조성하며, 사행산업중독예방치유계정은 「사행산업통합감독위원회법」 제14조의4에서 정하는 바에 따른다.

    1. 정부와 정부 외의 자의 출연금(出捐金)

    2. 문화체육관광부장관이 승인하는 광고 사업의 수입금

    3. 골프장(회원제로 운영하는 골프장을 말한다. 이하 같다) 시설의 입장료에 대한 부가금

    4. 국민체육진흥계정의 운용으로 생기는 수익금

    5. 「복권 및 복권기금법」 제23조 제1항에 따라 배분된 복권수익금

    6. 제22조 제4항 제3호부터 제5호까지의 규정에 따른 출자 등에 따른 수익금

    7. 제29조 제2항에 따른 출연금

    8. 그 밖에 대통령령으로 정하는 수입금

② 정부는 제1항 제1호의 출연금을 회계연도마다 세출예산에 계상(計上)하여야 한다.

③ 제1항 제1호에 따라 정부 외의 자가 출연하는 경우 그 용도를 지정하여 출연할 수 있다. 다만, 특정 개인에 대한 지원을 용도로 지정할 수 없다.

④ 제19조 제3항에 따른 계정의 관리·운용 주체는 계정의 운용을 위하여 필요한 때에는 각 계정의 부담으로 자금을 차입(국제기구, 외국 또는 외국인으로부터의 차입을 포함한다)하거나 물자를 도입할 수 있다.

제21조(올림픽 휘장 사업)

① 올림픽을 상징하는 오륜(五輪)과 오륜을 포함하고 있는 모든 표지·도안·표어 또는 이와 비슷한 것을 영리를 목적으로 사용하려는 자는 대한올림픽위원회의 승인을 받아야 한다.

② 대한올림픽위원회는 제1항의 승인에 관한 권한을 서울올림픽기념국민체육진흥공단으로 하여금 대행하게 할 수 있다.

③ 제1항에 따른 사용 승인을 받은 자는 대통령령으로 정하는 바에 따라 그 사용료를 내야 한다.

제22조(기금의 사용 등)

① 국민체육진흥계정은 다음 각 호의 사업이나 지원 등을 위하여 사용하고, 사행산업중독예방치유계정은 「사행산업통합감독위원회법」 제14조의4에서 정하는 바에 따라 사용한다.

    1. 국민체육 진흥을 위한 연구·개발 및 그 보급 사업

    2. 국민체육시설 확충을 위한 지원 사업

    3. 선수와 체육지도자 양성을 위한 사업

    4. 「체육인 복지법」에 따른 지원 사업 등 체육인의 복지 향상을 위한 사업

    5. 광고나 그 밖에 국민체육진흥계정 조성을 위한 사업

    6. 삭제

    7. 제17조 제2항 및 제3항에 따른 자금의 융자

    8. 제24회 서울올림픽대회와 제8회 서울장애인올림픽대회를 기념하기 위한 사업

    9. 삭제

10. 대한체육회, 지방체육회, 대한장애인체육회, 지방장애인체육회, 한국도핑방지위원회, 생활체육 관련 체육단체와 체육 과학 연구기관, 스포츠윤리센터 및 체육인재육성 관련 단체의 운영·지원

11. 저소득층의 체육 활동 지원

11의2. 「스포츠산업 진흥법」 제2조 제2호에 따른 스포츠산업 진흥을 위한 지원 사업

11의3. 체육계의 성폭력 등 폭력 예방 및 신고자·피해자 지원

12. 그 밖에 체육 진흥을 위한 사업으로서 대통령령으로 정하는 사업

② 제1항에도 불구하고 제29조 제2항에 따라 국민체육진흥계정에 출연되어 조성된 재원 중 대통령령으로 정하는 배분 비율에 해당하는 금액에 대해서는 다음 각 호의 목적에 사용할 수 있다. 이 경우 그 시기 및 방법에 대해서는 대통령령으로 정한다.

1. 대통령령으로 정하는 지방자치단체의 공공체육시설의 개수·보수 지원. 이 경우 개수·보수에 사용되는 총 재원 중 국민체육진흥계정의 지원 비율은 대통령령으로 정한다.

2. 체육진흥투표권 발행 대상 운동경기를 주최하는 단체의 지원, 체육진흥투표권 비발행 대상 종목의 육성과 스포츠 공정성 제고를 위한 사업의 지원. 이 경우 지원 대상사업은 문화체육관광부령으로 정한다.

3. 다음 각 목에 해당하는 체육·문화예술 사업의 지원

   가. 학교 체육 활성화를 위한 사업

   나. 학교 및 직장 운동경기부 활성화를 위한 사업

   다. 심판 양성 및 지원을 위한 사업

   라. 체육·문화예술 분야 전문인력 양성 사업

   마. 문화예술 취약분야 육성을 위한 사업

   바. 그 밖에 체육·문화예술 진흥을 위하여 특별히 지원이 필요한 사업

③ 제19조 제3항에 따라 국민체육진흥계정을 관리하는 기관(이하 "계정관리기관"이라 한다)이 국민체육진흥계정을 관리·운용하는 경우에 국가나 지방자치단체는 국민체육진흥계정 조성을 지원하기 위하여 계정관리기관에 국유 또는 공유의 시설·물품, 그 밖의 재산을 그 용도나 목적에 지장을 주지 아니하는 범위에서 무상으로 사용·수익하게 하거나 대부할 수 있다.

④ 계정관리기관은 국민체육 진흥, 청소년 육성, 스포츠산업 진흥 또는 기금 조성을 위하여 국민체육진흥계정의 일부나 계정관리기관의 시설·물품, 그 밖의 재산의 일부를 다음의 기금이나 사업 등에 출연하거나 출자할 수 있다. 다만, 제5호의 경우 문화체육관광부장관이 스포츠산업에 대한 투자분을 인정한 경우에만 출자할 수 있다.

1. 「청소년기본법」에 따른 청소년육성기금

2. 경기단체의 기본 재산

3. 경륜·경정 사업과 종합 유선 방송 사업

4. 제36조 제1항 제3호에 따른 체육시설의 설치·관리·운영

5. 「스포츠산업 진흥법」 제16조에 따른 조합 또는 회사

제5장 체육단체의 육성

제33조(대한체육회)

① 체육 진흥에 관한 다음 각 호의 사업과 활동을 하게 하기 위하여 문화체육관광부장관의 인가를 받아 대한체육회(이하 "체육회"라 한다)를 설립한다.

  1. 체육회에 가맹된 경기단체와 생활체육종목단체 등의 사업과 활동에 대한 지도와 지원
  2. 체육대회의 개최와 국제 교류
  3. 선수 양성과 경기력 향상 등 전문체육 진흥을 위한 사업
  4. 체육인의 복지 향상
  5. 국가대표 은퇴선수 지원사업
  5의2. 생활체육 프로그램 개발 및 보급
  5의3. 스포츠클럽 및 체육동호인조직의 활동 지원
  5의4. 생활체육 진흥에 관한 조사 및 연구
  5의5. 전문체육과 생활체육과의 연계 사업
  6. 그 밖에 체육 진흥을 위하여 필요한 사업

② 체육회는 제1항에 따른 목적 달성에 필요한 경비를 마련하기 위하여 대통령령으로 정하는 바에 따라 수익사업을 할 수 있다.

③ 체육회는 법인으로 한다.

④ 체육회는 정관으로 정하는 바에 따라 지부·지회 또는 해외 지회를 둘 수 있다.

⑤ 체육회의 회원과 회비 징수에 필요한 사항은 정관으로 정한다.

⑥ 체육회의 임원 중 회장은 정관으로 정하는 바에 따라 투표로 선출하되, 문화체육관광부장관의 승인을 받아 취임한다.

⑦ 체육회는 제6항에 따른 회장 선출에 대한 선거관리를 정관으로 정하는 바에 따라 「선거관리위원회법」에 따른 중앙선거관리위원회에 위탁하여야 한다.

⑧ 체육회에 관하여 이 법에서 규정한 것 외에는 「민법」 중 사단법인에 관한 규정을 준용한다.

제33조의2(지방체육회)

① 지역사회의 체육 진흥에 관한 다음 각 호의 사업과 활동을 하게 하기 위하여 관할 지방자치단체의 장의 인가를 받아 지방체육회를 설립한다.

  1. 지방체육회에 가맹된 체육단체와 생활체육종목단체 등의 사업과 활동에 대한 지도와 지원
  2. 지역 체육대회의 개최와 국내외 교류
  3. 체육회가 개최하는 체육대회의 참가
  4. 선수 양성과 경기력 향상 등 지역 전문체육 진흥을 위한 사업
  5. 지역 체육인의 복지 향상
  6. 지역 생활체육 프로그램의 개발 및 보급
  7. 지역 스포츠클럽 및 체육동호인조직의 활동 지원

8. 지역생활체육 진흥에 관한 조사 및 연구

9. 지역의 학교체육, 전문체육 및 생활체육의 진흥 및 연계사업

10. 지역 체육시설의 관리 및 운영

11. 지역 체육역사 발굴, 확산 등 체육문화사업

12. 그 밖에 지역 체육 진흥을 위하여 필요한 사업

② 지방체육회는 법인으로 한다.

③ 지방체육회의 명칭은 해당 지방체육회를 설립한 지방자치단체의 명칭에 "체육회"를 붙여 사용한다.

④ 지방체육회 중 시·도체육회는 체육회의 정관으로 정하는 바에 따라 체육회의 회원이 될 자격을 가지며, 시·군·구체육회는 시·도체육회의 정관으로 정하는 바에 따라 시·도체육회의 회원이 될 자격을 가진다.

⑤ 지방체육회의 회원과 회비 징수에 필요한 사항은 정관으로 정한다.

⑥ 지방체육회의 임원 중 회장은 정관으로 정하는 바에 따라 투표로 선출한다.

⑦ 지방체육회는 제6항에 따른 회장 선출에 대한 선거관리를 정관으로 정하는 바에 따라 「선거관리위원회법」에 따른 시·도 및 시·군·구 선거관리위원회에 위탁하여야 한다.

⑧ 지방체육회에 관하여는 이 법에서 규정한 것 외에는 「민법」 중 사단법인에 관한 규정을 준용한다.

제35조(한국도핑방지위원회의 설립)

① 도핑과 관련된 다음 각 호의 사업과 활동을 하게 하기 위하여 문화체육관광부장관의 인가를 받아 한국도핑방지위원회(이하 "도핑방지위원회"라 한다)를 설립한다.

1. 도핑 방지를 위한 교육, 홍보, 정보 수집 및 연구

2. 도핑 검사 계획의 수립과 집행

3. 도핑 검사 결과의 관리와 그 결과에 따른 제재

4. 도핑 방지를 위한 국내외 교류와 협력

5. 치료 목적으로 제2조 제10호의 약물이나 방법을 예외적으로 사용하는 것에 대한 허용 기준의 수립과 그 시행

6. 그 밖에 도핑 방지를 위하여 필요한 사업과 활동

② 도핑방지위원회는 법인으로 한다.

③ 도핑방지위원회는 위원장 1명과 부위원장 1명을 포함한 11명 이내의 위원으로 구성하고, 위원의 임기와 선출 방법 등은 정관으로 정한다.

④ 도핑방지위원회는 제1항에 따른 사업과 활동에 필요한 경비를 마련하기 위하여 대통령령으로 정하는 바에 따라 수익사업을 할 수 있다.

⑤ 도핑방지위원회에 관하여 이 법에 정한 것 외에는 「민법」 중 재단법인에 관한 규정을 준용한다.

⑥ 도핑방지위원회는 그 업무를 수행하기 위하여 필요하면 관계 행정기관의 소속 공무원이나 관계 기관·단체 등의 임직원의 파견을 요청할 수 있다.

제35조의2(선수의 도핑 검사)

경기단체에 등록된 선수는 문화체육관광부령으로 정하는 바에 따라 도핑방지위원회의 도핑 검사를 받아야 한다. 이 경우 도핑 검사의 대상자 선정기준 및 선정방법은 도핑방지위원회가 정한다.

03 스포츠교육의 프로그램론

01 **학교체육 프로그램 개발 및 실천**

(1) 체육수업의 현실과 가능성(체육수업은 '제대로' 가르칠 때 어려운 교과목)

① 체육수업의 방해요인

　　㉠ 공간, 시간, 용기구 부족과 비 다양성

　　㉡ 학교 밖의 수준 높고 다양한 스포츠 경험

　　㉢ 학생들의 관심이 대중매체와 컴퓨터에 집중

② 체육수업의 가치

　　㉠ 탁 트인 학습환경과 활발한 신체활동을 통한 심신의 건강한 발달 도모

　　㉡ 학생들의 현실적 관점을 반영하여 기존의 체육경험과 연계한 스포츠 활동 참가 증진

　　㉢ 진정한 스포츠 체험을 통하여 사이버지식에 치우친 편협한 자아상 극복, 전인적인 성격 형성

(2) 체육수업에의 접근(올바른 체육수업)

① 전통적 수업

　　㉠ 일제식 수업 : 수업의 전체가 교사의 명령과 지시에 일사불란하게 진행(교과내용 강조, 학생 흥미 소외)

　　㉡ 아나공 수업 : 학생들의 자발적 참여, 게임중심, 교사개입 최소화(학생 흥미 강조, 교과내용 소외)

② 현대적 수업

　　㉠ 효과적 수업 : 과학적, 실증적, 객관적 관점 연구 ✔자주출제

　　　　ⓐ 계량적인 자료수집방법을 통해 수업시간활용분석 : 실제체육학습시간(ALT-PE)은 수업시간의 10 ~ 20% 수준

　　　　ⓑ 연구자들에 의한 현재 체육수업의 단점 : 연습기회부족, 체육시간에 대한 낮은 기대, 관리활동시간 과다, 대기시간 증가, 대다수의 학생에게 어려운 수준, 수업흐름중단, 교사의 설명이 불명확하고 열의가 부족하여 다정다감한 측면 결여

　　　㉢ 효과적인 수업을 실행하는 체육교사 ✔자주출제

　　　　• 체육수업 계획 측면 : 달성하고자 하는 목표와 방법이 뚜렷, 개별학생에게 적절한 학습환경 처방, 단계적인 순서로 실패경험 감소, 학생 개개인에게 의미있고, 실현성, 도전감있는 목표설정, 효과적인 수업관리 절차마련, 문제상황 미리 예견하여 적절한 처벌, 보상계획

　　　　• 설명, 시범측면 : 명확한 이해를 위한 효과적 설명, 예시와 시범이 적절하고 효과적

- 관리, 조직 측면 : 수업초기 상규적 활동 규정(예방적 관리 전략)−ALT−PE와 기회보장, 명확한 목표제시, 학습중심적인 수업환경과 분위기 조성, 자원들의 효과적 이용
- 진행측면 : 학생들의 곤란점 식별을 위한 고도의 관찰기술, 다양한 형태의 피드백, 간략하고 명확한 시범, 설명, 대기시간 최소화(학습시간 보장), 유연한 수업전개와 여세유지, 피드백 부여에 많은 시간

ⓛ **반성적 수업** … 체육수업이 '교육적인 것'이 되려면 체육을 가르치고 배우는 과정에서 철학, 윤리, 사회, 예술적 탐구와 성찰을 주된 활동으로 하는 '반성적 체육수업'이 되어야 한다. ✔자주출제

ⓐ 수업활동 자체는 물론이고 수업의 환경에도 관심을 가져 사회맥락적 이해하려는 교사의 노력

ⓑ 학생의 자아실현과 수업의 기회균등 강조

ⓒ 교사는 자신의 수업에 비판적 태도, 검토, 분석하는 능력

ⓓ 문제해결의 순환과정(문제발견 → 개선계획수립 → 실행 → 재개선 계획)

ⓔ 동료교사들과 협동적 대화와 협조노력

(3) 좋은 수업

현실적인 바람직한 체육수업은 4가지 양태(효율, 흥미, 반성, 교과)가 조화롭게 절충된 형태이어야 한다.

① 수업의 주도성 및 포괄성

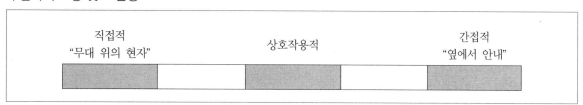

② 직접 교수 … 무대 위의 현자

㉠ 수업관리의 권위자로서 교사는 수업 조직, 연습의 시작과 종료, 학습 과제 변환, 수업 규칙의 효과에 대해 거의 대부분 의사결정을 한다.

㉡ 수업 내용 권위자로서 교사는 자신의 단독 의사 결정에 따라 학생에게 제공하는 모든 지식을 가지고 있는 사람으로 인식된다.

㉢ 직접 교수의 특징은 교사와 학생의 일방적인 의사소통이다.

㉣ 직접 교수로 수업이 진행될 경우 학생이 수업활동을 선정하고 진도를 조정하는 경우에 비해 학생은 더 많은 것을 배운다.

③ 간접 교수 … 안내자

㉠ 교사의 의사결정과 수업 과정에 대한 통제를 최소화 및 개방형 학습과제와 학생 주도의 학습과제를 많이 포함한다.

㉡ 교사를 학생의 학습을 유도하는 촉진자로 본다.

㉢ 자유롭게 상호작용이 이루어진다.

㉣ 자신의 행동에 대한 책임을 학생에게 부여하는 것을 의미한다.

ⓜ 학생은 학습 참여 방법에 대해 많은 선택을 할 수 있게 된다.

ⓑ 질문과 문제를 부여함으로써 학생의 사고력과 창의적인 움직임 탐색 기회를 증진시킨다.

ⓢ 학생에게 자신의 학습과정을 관리하도록 융통성을 부여할 수 있는 수업 내 또는 수업 외의 과제를 활용하는 특징이 있다.

④ 상호작용 교수

ㄱ 교사 중심, 학생 중심 교수 사이의 균형을 이룬다.

ㄴ 교사와 학생은 의사결정이나 수업운영에 있어 동등한 책임을 가진다.

ㄷ 양방향 의사소통이 빈번하게 이루어진다.

> **TIP** 프로파일 결정하는 7가지의 주요 지침
> ㄱ 내용 선정 : 누가 학습할 단원 내용을 결정하는가?
> ㄴ 수업 운영 : 수업 운영의 책임은 누구에게 있는가?
> ㄷ 과제 제시 : 학생은 어떻게 과제 제시 정보를 얻는가?
> ㄹ 참여 형태 : 어떻게 학생의 참여 형태(공간, 모둠, 구조 등)가 결정되는가?
> ㅁ 교수적 상호작용 : 학습 과제 중 누가 먼저 의사소통을 시작하는가?
> ㅂ 학습 진도 : 누가 연습 과정의 시작과 종료를 통제하는가?
> ㅅ 과제 전개 : 누가 학습 과제의 변경을 결정하는가?

> **TIP** 포괄성 … 요구와 능력이 서로 크게 다른 학급의 모든 학생이 동시에 학습을 할 수 있도록 지도할 때 사용한다.

(4) 학습 과제

교사의 가장 핵심적인 역할은 학생들에게 학습할 내용을 안내하고, 학습 과제를 어떻게 수행해야 될지를 설명하며, 학습과제를 언제 전환 해야할 지를 결정하는 일이다.

① 과제 제시 … 학습과제와 기능을 시범 보여주는 과정을 말한다.

② 과제 구조 … 학생에게 학습과제가 어떻게 조직되고, 모둠 조직은 어떻게 이루어지며, 얼마나 지속되고, 수행기준은 무엇이며 그 과제에서 학생에게 기대되는 행동이 무엇인지에 대한 정보를 알려준다.

③ 내용 전개 … 한 내용 영역에서 다음 내용 영역으로 전환하는 결정을 하는 것. 이 내용 전개는 단원이 진행되는 가운데 교사가 의도하는 학습 결과를 달성하기 위해서 학생들을 이끌어 가는 것을 말한다.

(5) 학습 참여 형태

① 능동적 참여 … 학생의 움직임, 사고, 질문, 의사결정 등 직접적으로 나타날 때 적극적으로 이루어진다.
  * 교사가 인지적 지식을 충분히 갖추고 있다면 학생의 수동적 참여가 적합할 수도 있다.

② 수동적 참여 … 학생이 교사로부터 단지 학습내용을 수용할 때 소극적으로 이루어진다.
  * 학생의 듣기, 관찰하기 등

③ 개인, 소집단, 전체 참여 등

02 〈 교사와 학생의 역할 및 책임

(1) 교수 과정의 검증

"지금 사용하고 있는 모형이 설계된 방법에 따라 가르쳐지고 있는 것인가?"라고 자문해야 한다. '어떻게 가르치고', '학생이 어떻게 학습하는가?'에 대해 교사에게 상기시켜 주고, 적절한 계획과 수업절차를 검증하는데 사용한다.

(2) 수업 중 교수와 학습행동의 체계적 분석 ✔자주출제

관찰기법	사용된 측정 방법	교사 행동	학생행동
구간기록	수업 중 관찰된 행동이 지속된 시간의 양	• 관리시간 • 과제 제시 시간 • 수업 순회	• 관리시간 • 연습시간 • 실제학습시간 • 과제참여/비참여시간 • 대기시간
사건기록	사건의 관찰된 빈도	• 학생 이름 부르기 • 학생에게 제공된 피드백 • 학생에게 제시된 단서 • 질문 이해도 점검	• 연습시도 • 성공비율 • 제공받은 피드백 • 질문
순간시간표집	수업 중 지정된 시간에 관찰된 행동의 발생 여부	• 교사의 이동 • 수업에서의 위치	• 특정 시간 동안 학생의 과제참여비율 • 특정 시간 동안 연습하는 학생의 비율 • 학생의 성공 비율 • 적절한 과제 구조

(3) 기준점검표(체크리스트) ✔자주출제

관찰된 기준을 검증할 수 있지만 기준의 예가 옳고 그른지를 구별할 수는 없다.

(4) 기준의 서열척도

① 기준점검표와 유사한 방법으로 관찰한 기준의 평가를 가능하게 한다.

② 각 기준은 일련의 평가적 준거(예 나쁨, 공정, 좋음, 매우 우수함, 1~10단계 척도)를 나타낸다.

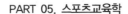ㅇㄴ 스포츠교육의 지도방법론

01 직접 교수 모형 ✔자주출제

(1) 직접 교수 모형의 개요

① 직접 교수 모형은 교사 중심의 의사결정과 교사 주도적 참여 형태를 특징으로 한다.

   ⊙ 교사는 어떤 분명한 학습 목표를 염두에 두고, 학생에게 바람직한 움직임·기술·개념을 보여주는 모형을 제시하고, 학습자들은 각각의 과제나 기능을 실행하고 있을 때, 높은 비율로 피드백을 제공하면서 학습자의 학습활동을 시간별로 조직한다.

   ⓒ 학생은 많은 의사결정을 할 수 없고, 대부분 교사의 지도에 따르며, 교사의 질문에 대답한다.

② 직접 교수 모형의 목적은 학생이 연습 과제와 기능 연습에 높은 비율로 참여하도록 하기 위해서 수업 시간과 자원을 가장 효율적으로 이용하는 데 있다.

③ 직접 교수 모형의 핵심은 학생이 교사의 관리 하에 가능한 한 연습을 많이 하고, 교사는 학생이 연습하는 것을 관찰하고, 학생에게 높은 비율의 긍정적이고 교정적인 피드백을 제공하는 것이다.

(2) 직접 교수 모형을 활용한 수업의 6단계(Rosenshine, 1983) ✔자주출제

① 전시 과제 복습

   ⊙ 이전 수업내용을 간단히 복습한 다음 시작한다.

   ⓒ 복습은 교사의 수업 도입으로 간주되며, 선행단계로 불리며, 이전에 배웠던 가장 핵심적인 기능이나 개념들을 다루어야 한다.

② 새로운 과제 제시

   ⊙ 수업 도입단계가 끝나면, 교사는 바로 학생이 배우게 될 새로운 내용(개념·지식·기능)을 제시하는데, 교사가 새로운 내용을 학생에게 설명하거나 시범을 통해 과제를 제시한다.

   ⓒ 학생은 새로운 내용이 무엇인지 어떻게 수행하는지 언어적·시각적 정보를 얻게 된다.

③ 초기 과제 연습

   ⊙ 과제 제시는 곧 바로 구조화된 연습으로 이어지고 학생은 주어진 과제를 능숙하게 수행하기 위해서 연습을 시작한다.

   ⓒ 학생의 학습활동 비율을 높이려면, 교사의 학습 관찰과 교정적 피드백의 비율을 높여야 한다.

   ⓒ 과제는 학생이 80%의 성공률에 도달할 때까지 계속된다.

④ 피드백 및 교정

   ⊙ 교사의 보강 피드백과 교정 사항에 대한 설명은 초기 학습 과제가 이루어질 때나 과제 연습 계열성에 각 과제 사이에 이루어진다.

   ⓒ 교사는 학생이 다음 과제로 이동할 준비가 되었는지를 확인하기 위해 몇 가지 주요 운동 수행 단서를 다시 가르치거나 몇 가지 이전 학습 과제를 되풀이 할 수 있다.

⑤ 독자적인 연습

   ⊙ 교사는 학생이 기본적인 연습 과제에 능숙해졌다는 확신이 들면, 학생이 좀 더 독립적으로 연습하도록 계획을 세운다.

   ⓒ 교사는 여전히 학습활동을 설계하고, 학생들을 위해 과제를 제시하지만, 진도에 대해서는 학생 스스로 결정할 수 있도록 한다.

   ⓒ 학생은 자신들이 연습할 때, 교사의 단서나 관찰 감독을 기다리지 않기 때문에, 학생의 활동 비율을 높게 할 수 있다.

   ⓔ 이 단계의 목표는 교사가 새로운 과제나 내용을 제시하기 전에 학생이 각자의 독립적인 과제에서 90%의 성공률을 성취하는 것이다.

⑥ 정기적인 복습

   ⊙ 직접 교수 모형을 활용하는 교사들은 이전 학습 과제를 반복하기 위해서 계획을 세운다.

   ⓒ 이를 통하여 이전 내용을 얼마나 기억하고 있는지를 확인하고, 학생에게 새로운 내용은 이전에 내용을 토대로 형성됨을 알려준다.

(3) 직접 교수 모형의 기초

① **이론적 배경 및 근거** … 직접 교수로 발전하게 된 교수·학습 전략은 행동주의 심리학자인 스키너의 조작적 조건화 이론에서 파생된 것이다.

   ⊙ 강화라고 하는 특정한 결과에 이르는 반응은 환경적인 자극이 다시 나타날 때, 그 행동이 나타날 가능성을 증가시킨다.

   ⓒ 벌이라는 결과에 이르는 반응들은 환경적인 자극이 다시 나타날 때, 감소되거나 전혀 발생하지 않는 경향이 있다.

   ⓒ 행동 심리학의 용어에서 이 과정은 행동 훈련이라고 하고, 이것은 5개의 주요 개념을 포함한다.

도형 과정	훈련의 절차의 마지막 결과를 규정하고, 학습자로 하여금 궁극적인 목표를 달성할 수 있도록 하는 일련의 작은 학습 단계나 연속적인 유사 행동으로 나타난다.
모형의 이용	학습자로 하여금 바람직한 기능 또는 동작을 능숙하게 수행하는 예를 보거나 들을 수 있도록 한다.
연습 부분	고도로 구조화되며, 항상 숙달 기준을 가지고 있으며, 학생에게 올바른 운동 수행을 많이 반복하게 함으로써 학생의 학습 참여 기회(OTR)를 높일 수 있게 된다.
피드백	학생의 높은 비율의 학습 참여 기회(OTR)은 교사에게 제공하는 보강 피드백의 비율과 직접적으로 관련이 있는데, 긍정적 피드백과 교정적 피드백으로 볼 수 있다.
강화	운동수행의 올바른 시도뿐만 아니라 직접 교수에서 높은 비율로 제공된다.

② 교수 · 학습에 관한 가정

　㉠ 교수에 관한 가정

　　ⓐ 교사는 수업 내용과 의사결정의 주관자이며, 수업의 계획과 실행에 주도적인 역할을 해야 한다.

　　ⓑ 단원 내용을 결정하고 그 내용은 학생이 발전함에 따라 참여하게 될 일련의 학습 과제로 선정되어야 한다.

　　ⓒ 가장 효율적인 수단을 통해 학생에게 전달할 수 있는 내용, 지식을 소유한 사람이다. 따라서 수업 운영 기술뿐만 아니라 수업에 대해서도 전문적 지식을 갖춰야 한다.

　　ⓓ 수업 시간과 자료를 활용하고 수업에 대해 최대한 참여할 수 있는 환경을 조성하는 전문 지식이 있어야 한다.

　　ⓔ 수업 리더의 역할을 담당하고 학생의 학습을 계획하고 이행하는데 최상의 결정을 내릴 수 있다.

　㉡ 학습에 관한 가정

　　ⓐ 학습은 작은 과제들을 점진적으로 수행하면서 이루어지고, 이것은 복잡한 기능 · 지식의 학습으로 이어진다.

　　ⓑ 학습자는 학습하기에 앞서 학습 과제와 운동 수행 기준에 대해 이해해야 한다.

　　ⓒ 학습은 표출된 행동을 즉각적으로 따르는 결과들의 작용으로 볼 수 있다.

　　ⓓ 강화가 따르는 행동들은 높은 비율로 유지되거나 표출되는 경향이 있다.

　　ⓔ 학습자들이 자신들의 학습을 바람직한 운동 수행 결과로 이끌기 위해서는 학습 참여 기회(OTR)의 비율을 높일 필요가 있다.

　　ⓕ 높은 비율의 OTR은 학습 시도의 적절성에 대한 정보를 제공하는 강화 피드백의 횟수를 높이도록 이루어져야 한다.

(4) 직접 교수 모형의 주제

교사가 수업리더 역할을 한다.

(5) 학습 영역의 우선순위와 영역 간 상호 작용 ✓자주출제

① 학습 영역의 우선 순위 … 1순위 : 심동적 영역, 2순위 : 인지적 영역, 3순위 : 정의적 영역

② 학습 영역 간 상호 작용

　㉠ 심동적 영역에서 학습 과제를 능숙하게 하기 위해서는 학생이 인지적 영역에 참여해야 한다.

　㉡ 정의적 영역은 직접적으로 설명되지 않는다. 다만, 학생이 열심히 공부하고, 정기적으로 성취감을 경험하며, 학습 목표에 대한 점진적인 진보를 함으로써 긍정적이고 정의적인 학습 결과들을 성취할 것이라고 가정한다.

(6) 학생의 학습 선호

회피적, 경쟁적, 의존적인 경향이 있는 학생에게 가장 효과를 발휘한다.

(7) 모형의 타당성(연구 타당성)

① Rink(2003)는 직접 교수를 활용한 체육수업에서 교사와 학생의 학습 과정 및 성취 관계를 다음과 같이 제시했다. ✓자주출제

   ㉠ 연습에 시간을 많이 할애하는 학생이 더 많이 배운다.
   ㉡ 연습은 학습 목표와 개별 학생에게 적절해야 한다.
   ㉢ 높은 성공률로 연습하는 학생이 더 많이 배운다.
   ㉣ 높은 수준의 인지 과정을 거치면서 연습한 학생이 더 많이 배운다.
   ㉤ 우수 교사들은 학습 환경을 창의적으로 조성한다.
   ㉥ 체계적인 내용 발달 단계는 학습을 증가시킨다.

② 이러한 관계들은 체육에서 직접 교수모형의 형태를 사용하는 교사들에게 의해 성립되어 왔고, 모형 그 자체가 아니더라도 직접 교수 전략에 대한 설득력 있는 연구의 타당성을 제공하기 때문에 중요하다고 볼 수 있다.

02 〈 개별화 지도 모형 ✓자주출제

❶ 특징

(1) 학생이 미리 계획된 학습 과제의 계열성에 따라 자신에게 맞는 속도로 배우도록 설계된다.

(2) 모든 학습 과제 모듈은 문서나 다른 형식으로 학생에게 주어지는데, 과제 제세, 과제 구조, 오류 분석, 수행 기준에 대한 정보를 포함한다. 중요한 것은 교사가 학생에게 이 내용을 개별적으로 제공하지 않는 대신, 학생은 교재를 읽거나 비디오 테이프를 봄으로써 정보를 얻게 된다.

(3) 개별화 모형의 특성은 교사로 하여금 수업 중 학생에게 이러한 정보를 전달하는데 소요되는 시간을 줄이고 그 시간을 학생과의 교수 상호작용에 투자하도록 한다. 명시된 수행 기준에 따라 학생이 학습 과제를 완수하게 되면, 교사의 허락이나 지시 없이 바로 학습과제 목록에 있는 다음 과제로 이동한다.

(4) 수업관리, 학습과제, 평가에 대한 정보는 개인 학습지나, 수업매체(일반적으로 비디오 테이프)를 통해 전달된다. 학생은 가능한 한 개인 학습지를 읽고 그대로 이행한다.

(5) 개별화 지도 모형의 기본 설계 목적은 학생에게 자기 주도적인 학습자가 되고 동시에 교사에게는 상호작용이 필요한 학생과 많은 상호작용을 가능하게 하는 것이다. 이 모형은 심동적 영역과 인지적 영역의 학습에 매우 효과적인 모형이다.

② 이론적 기초

(1) 이론적 배경 및 근거

① 개별화 지도 모형의 초기 아이디어는 응용 행동 분석학에서 유래하였다. 인간의 학습은 개인과 외부 환경의 상호 작용 결과로 일어난다고 본다.

② Keller는 Skinner의 동료였고 교수·학습 과정에서 환경의 역할에 대한 동일한 이론을 주장한 실험 행동 심리학자이다. 인간의 학습을 유도하는 교사가 아닌 완전한 환경이 존재한다면, 교사의 직접 적인 역할 유무에 따라 학생 학습을 증진할 수 있는 환경을 설계하는 것이 가능하다. Keller는 Skinner(1974)의 다른 모형들과는 달리 개별화 지도 모형이 학생들에게 충분한 강화를 제공할 수 있는 다음의 4가지 특징을 제시하였다.
  ㉠ 창의적이며 흥미로운 학습자료를 바라볼 수 있는 능력
  ㉡ 학습 목표를 향한 규칙적이고 실제성있는 과정
  ㉢ 학습의 즉각적인 평가
  ㉣ 교사의 학생 개인에 대한 관심

(2) 교수·학습에 관한 가정

① 교수에 관한 가정
  ㉠ 많은 교수 기능들은 문서, 시청각 매체로 전달될 수 있다.
  ㉡ 교사의 기본적 역할은 수업을 운영하는 것보다 학습과 동기 유발을 위해 학생과 상호작용하는 것이다.
  ㉢ 학생 참여와 학습은 교사의 간섭이 없고 자기 주도적일 때 가장 효과적이다.
  ㉣ 수업 계획의 의사 결정은 학생의 학습에 대한 자료 수집에 근거하여 이루어진다.
  ㉤ 개별화 교수의 설계는 바람직할 뿐만 아니라 가능하다.

② 학습에 관한 가정
  ㉠ 학생의 학습은 교사의 도움 없이 자율적으로 이루어진다.
  ㉡ 학생은 서로 다른 속도로 학습한다.
  ㉢ 학생은 학습 내용에 대해 서로 다른 능력을 가지고 있다.
  ㉣ 충분한 시간과 기회가 주어지면, 모든 학생은 주어진 수업 목적을 달성할 수 있다.

(3) 개별화 모형의 주제

수업 진도는 학생이 결정한다. (가능한 빨리, 가능한 천천히)

(4) 학습영역의 우선순위 영역간 상호 작용

① **영역의 우선 순위** … 1순위 : 심동적 영역, 2순위 : 인지적 영역, 3순위 : 정의적 영역

② 영역간 상호작용

    ㉠ 학생은 인지 능력을 동원하여 문서 자료와 시각 자료를 통해 과제 제시와 과제 구조를 이해한다면, 이는 대부분의 수행 기준이 진술된 심동적 영역의 수행을 촉진하기 위해 이루어진다.

    ㉡ 정의적 영역 학습에도 나타나지만, 개별화 지도 모형에서는 직접적으로 언급되고 있지 않다. 하지만 자신에게 적절한 속도로 진도가 나가는 학생은 한 단계 한 단계 옮겨가면서 그 활동을 즐기고 강한 성취감을 느낄 것이다.

(5) 학생의 학습 선호도

회피적, 경쟁적, 의존적인 경향이 있는 학생에게 가장 효과를 발휘한다.

(6) 연구타당성

학생의 내용 참여 비율, 기능 연습시간, 실제 학습시간, 학습과제의 성공률 등의 항목에서 교수보다 높게 나타났다(metzler). ✔자주출제

① 수업관리시간이 적다.

② 과제 제시에 사용되는 시간이 거의 없다.

③ 높은 비율의 피드백이 제공된다.

④ 실천적 지식의 타당성이 나타난다.

⑤ 거의 모든 영역에서 사용될 수 있고, 효과에 대한 문헌 자료가 많다.

⑥ 직관적 타당성이 나타난다.

⑦ 가장 효과적인 교수는 학생과 1 : 1상황에서 일어난다.

03 협동 학습 모형(서로를 위해 함께 배우기)   ✔자주출제

(1) 정의

① 1970년 초 개발된 모형으로 귀인이론에 기초한 일종의 교수전략이다. 즉 모든 학생이 학습과정과 결과에 공헌하기를 기대하면서 제한된 시간 또는 과제에 따라 학생을 팀으로 나누는 것이 가장 중요하다. 팀이라는 용어는 모든 구성원이 공동목표를 성취하기 위해서 팀원들이 서로 협동해야 하는 스포츠팀과 같은 의미이다.

② Slavin은 처음에 학생 팀 학습(STL)으로 명명 후, 모형의 영역이 확대되면서 협동학습(CL)로 변경하였다.

③ Slavin이 제시한 협동 학습 모형의 3가지 기초

    ㉠ 팀 보상 : 협동 학습에서 가장 중요한 것은 교사가 각 팀에게 제공하는 과제이며 모든 팀들은 이를 수행한다. 교사는 팀들이 달성해야 하는 한 가지 이상의 수행기준을 제시하여 이를 달성하면 보상이 제공된다.

ⓛ 개인 책무성 : 또 다른 중요한 점은 모든 팀원들의 수행이 팀 점수 또는 평가에 포함된다는 것이다. 따라서 모든 학생은 팀의 과제수행을 위해 노력해야 한다. 전체 팀의 수행력 향상을 위해 운동수행력이 높은 학생이 낮은 학생을 돕는 동료학습을 유도함으로써 높은 수준의 사회성 학습을 촉진하는 중요한 요인이 된다.

ⓒ 학습성공에 대한 평등한 기회 제공 : 협동 학습에서는 팀원을 가능한 이질적인 소집단으로 구성하여 전체 팀의 운동수행 능력이 평등하도록 구성한다. 이러한 팀원들의 다양성은 모형 내에서 사회성 학습을 촉진하는 역할을 하며, 팀들 간의 균형은 공정한 경쟁을 장려하고 학습동기를 증가시킨다.

ⓐ 협동 학습은 협력 학습(다양한 집단학습전략들)과 구분되는데 이는 6개의 절차적 요인을 포함함으로써 모형 자체의 본질과 독특성으로 인해 가능하다.
- 의도적인 팀 구성
- 팀 상호작용의 연속성
- 팀원들 간의 상호의존 관계
- 개인의 책무성
- 사회성 발달에 대한 외재적 관심
- 격려자로서의 교사

ⓑ 한편, 협력 학습은 덜 형식적이고 영속적인 구조를 가지며, 수업에서 관리상의 이유로 대개 단시간 내에 소집단 협동으로 나타난다. 즉, 협력 학습은 서로 돕거나 함께 학습하는 것이 특징인 반면, 협동학습은 서로를 위하여 서로 함께 학습하는 것이 특징이다.

(2) 개요

① Eileen Hilke의 협동 학습의 4가지 지도목표
ⓐ 학생 사이에 협동적인 협력학습을 증진하는 것
ⓛ 긍정적인 팀 관계를 독려하는 것
ⓒ 학생의 자아존중감을 개발하는 것
ⓔ 학업성취력을 향상시키는 것

> **TIP** 협동 학습은 성취지향적(학생의 학습을 가장 중요시)이며 과정중심적(학생은 협동을 배우는 것이 아닌 배우기 위해서 협동해야 한다)인 모형이다.

② 협동 학습을 촉진하는 5가지 기본요소(Johnson, Holubec)
ⓐ 팀원 간의 긍정적인 상호의존 : 모든 팀원이 목표를 성취하기 위해서 필요한 사람이라는 것을 이해한다.
ⓛ 일대일의 발전적인 상호작용 : 모든 팀이 서로 협력하고, 모든 팀원들이 성취에 관심이 있다.
ⓒ 개인의 책무성/책임감 : 모든 팀원이 자신의 몫을 다할 때 협동학습은 가능하다. 이를 위해 교사는 각 학생의 참여를 평가할 수 있는 방법을 찾아야 한다.
ⓔ 대인관계와 소집단 인간관계 기술 : 대인관계 기술 학습도 매우 중요(신뢰, 의사소통, 인정, 갈등해결)하다.
ⓜ 팀반성 : 교사는 사회성 학습을 강조하기 위해 팀 경험을 공유할 수 있는 정기적인 반성시간을 제공한다. 교사는 학생이 공동목표를 달성하기 위해 팀에서 어떻게 행동해야 하는지를 간접적으로 지도한다.

(3) 협동 학습 모형에서 교사의 6가지 주요 역할(팀 구성에 일부 직접교수, 대부분 간접교수)

① 수업 목표를 상세화한다. (내용, 수행기준, 사회성 향상 목표)

② 수업 전 의사결정을 한다. (과제 이해, 수행기준, 소요시간, 기구 및 자료, 팀 편성, 평가 사회설 기술 관찰 등)

③ 과제 제시와 과제 구조를 전달한다. [과제 제시보다는 과제 구조(공간, 기구, 시간, 팀, 기준)를 강조한다. 과제 제시는 적은 양의 정보를 제공함으로써 자발적으로 정보를 찾도록 만든다.]

④ 협동 과제를 설정한다. (과제완수방법은 미제시)

⑤ 협동 학습을 수행하는 팀들을 모니터하고 필요시 개입한다. (팀들의 협동을 관찰)

⑥ 학습과 팀 상호작용을 평가한다. (학습평가는 과제 완성 후 총괄적으로 이루어지며, 팀 상호작용 평가는 기간단축을 위해 규칙적인 형성평가로 이루어진다.) ✔자주출제

(4) 협동 학습의 장 · 단점(McCaslin, Good)

① 장점
   ㉠ 협동 학습 과제는 사회에서 업무를 수행하는 방식으로 수행된다.
   ㉡ 교과내용지식은 집단의 전문성이 팀원의 전문성보다 클 때 향상된다.
   ㉢ 학생은 공동의 과제와 팀 도전 목표에 대한 가치관을 배운다.
   ㉣ 팀원은 서로 발달단계에 맞는 모델링 역할을 한다.
   ㉤ 학생은 팀의 인적자원을 효율적으로 활용하고 관리하는 방법을 배운다.
   ㉥ 학생은 혼자보다 함께 배우는 것이 좋은 이유를 알게 된다.
   ㉦ 학생은 공동과제를 수행하면서 자신과 타인에 대해 더 잘 이해하게 된다.
   ㉧ 학생은 스스로 학습의 과정과 진도를 조절할 수 있다.

② 단점(주의깊은 교사의 계획과 관찰로 감소 가능)
   ㉠ 팀원이 과정보다는 결과에 집착하면 협동 학습 모형의 취지를 잃을 수 있다.
   ㉡ 팀원 모두가 개념을 잘못 알고 있을 때 상황을 변경하기 어렵다.
   ㉢ 성취보다는 과정을 강조하면 '협동을 통한 학습'보다 '협동' 그 자체에 가치를 두게 된다.
   ㉣ 한두 명의 학생이 팀에서 교사처럼 활동할 위험이 있다.
   ㉤ 능력이 뛰어난 학생은 다른 학생보다 더 많은 공헌을 해야 한다는 부담이 발생한다.
   ㉥ 게으름을 피우는 방법을 배울 수 있다. (예 심리학의 할당전략, 무임승차, 최소화 전략)
   ㉦ 노력했지만 공헌도가 낮은 학생이 창피감과 수치심을 느낄 수 있다.
   ㉧ 일부 학생은 자신에게 주어진 기회를 회피하는 경향을 보일 수 있다.

(5) 이론적 기초

협동 학습, 스포츠 교육, 동료 교수 모형은 학생이 구조화된 상호의존관계를 통해서 서로를 위해 함께 학습하는데 기초(사회성학습과 기능목표가 중요)가 된다.

① **동기이론** … 모든 팀원들의 공헌과 성취를 인식시킨다.

② **인지이론** … 발달단계에 적합한 과제 제공 – 너무 쉽거나 어렵지 않도록 이루어진다.

③ **사회학습이론** … 다른 팀원들을 지켜보고 그들을 보면서 학습이 이루어진다.

④ **행동이론** … 장시간 함께 참여하는 팀을 선택, 팀 과제를 구조화하는 것은 소집단으로 학생을 배치하는 수업전략과 협동학습모형을 구분하는 기준이 된다.

(6) 교수 · 학습에 관한 가정

① **교수에 관한 가정**
　　㉠ 교사의 주요 역할은 학생의 인지적 및 사회성 학습을 위한 격려자이다.
　　㉡ 교사는 팀 과제의 학습 환경, 구조, 매개변수를 확립한 후에는 격려자의 역할을 담당(초기 직접, 팀원들의 과제참여 후 매우 간접적)한다.
　　㉢ 교사는 학생의 사회성 학습을 관찰하고 반성적인 능력을 가르치는 주요 임무를 띤다.
　　㉣ 교사는 사회성 학습과 인지적 학습 목표 사이의 균형을 유지해야 한다.

② **학습에 관한 가정**
　　㉠ 협동적 구조는 개인적 또는 경쟁적 학습구조보다 높은 수준의 사회적, 인지적 학습을 촉진시킨다.
　　㉡ 집단은 개인과 공동목표를 성취하기 위해 협동적으로 일해야 한다.
　　㉢ 팀의 학습은 이질적인 성격의 팀원들로 구성될 때 가장 잘 이루어지며, 팀은 전체 단원이나 몇 주간 유지된다.
　　㉣ 모든 팀원들은 팀의 목표달성을 위해 공헌할 수 있는 능력을 보유하여야 한다.
　　㉤ 학습과제는 개인의 책무성에 대한 기준을 상세화 하고, 모든 팀원의 수행이 팀의 점수에 반영되어야 한다.
　　㉥ 게으름을 피우는 것이 학습될 수 있다. 따라서 모든 팀원들의 공헌을 지적해야 한다.
　　㉦ 팀원은 주어진 과제를 완수하기 위해 팀원 스스로 역할 수행 방법을 찾을 수 있다.

(7) 모형의 주제

서로를 위해 서로 함께 배우기

(8) 학습영역의 우선순위와 영역간 상호작용

① **학습영역의 우선순위** … 정의적 영역이 가장 우선시된다.
　　㉠ 인지적 영역에 초점시→1순위 : 정의적, 인지적 영역, 2순위 : 심동적 영역

ⓛ 심동적 영역에 초점시 → 1순위 : 정의적, 심동적 영역, 2순위 : 인지적 영역

　　ⓒ 체육수업에서 의미있는 협동학습과제는 3가지 학습영역을 균등하게 강조하는 것이다.

② 학습영역간 상호작용 … 상호작용은 직선적으로 이루어지지 않고 상호 협력적인 관계 협동학습모형의 설계 특징은 학습과정이 학습결과만큼 중요하다는 사실을 갖는다.

(9) 학생의 발달 요구 사항

① 학생의 준비도 … 팀의 성공에 공헌하려는 학생의 의지(학습에 필요한 책임감 필요)

② 학생의 학습 선호도 … 참여적, 협력적, 경쟁적(팀간), 독립적(교사와 관계) 학생

04 〈 스포츠 교육 모형(유능하고, 박식하며, 열정적인 스포츠인으로 성장하기)

(1) 개요

① 스포츠 교육 모형의 기본 구조는 스포츠 리그의 조직으로부터 파생

　　⊙ 스포츠 리그에 필요한 요소 : 선수, 코치, 심판, 점수 기록자, 트레이너, 행정가, 경기 보조원 등 / 연습시간, 일정 시설, 사용기구 등

　　ⓛ 이러한 모든 특성들은 학생에게 스포츠 참여를 통해 다양한 경험과 학습을 할 수 있는 구조를 제공한다.

② 스포츠 교육 모형이 전통적인 방법으로 스포츠를 배우는 것과 차별되는 점은 전통적인 스포츠 지도에서는 학생이 '선수'라는 단 한 가지 역할만을 학습한다는 점이다. 스포츠 교육 모형에서는 학생은 리그의 운영과 구조에 대한 의사결정에 적극적으로 참여하는 능동적인 역할을 한다.

③ 스포츠 교육 모형의 세 가지 주요 목적 … 유능하고 박식하며, 열정적인 스포츠인으로 성장하기

　　⊙ 유능한 스포츠인 : 충분한 기술을 가지고, 적절한 전략을 이해하고 실행하며, 경기지식이 풍부한 스포츠 참여자

　　ⓛ 박식한 스포츠인 : 스포츠의 규칙, 의례, 전통을 이해하고 그 가치를 아는 것

　　ⓒ 열정적인 스포츠인 : 다양한 스포츠 문화를 보존하고 증진할 수 있는 방향으로 행동하고 참여

(2) 10가지 스포츠 교육 모형의 학습목표(Siedentop)

① 특정 스포츠에 대한 기능과 체력을 발달

② 스포츠 경기의 전략을 이해하고 수행

③ 발달단계에 적합한 스포츠에 참여

④ 스포츠 경험에 대한 계획수립 및 운영방법의 결정과정에 적극 참여

⑤ 책임있는 지도력 배양

⑥ 공동의 목적을 위해 집단 내에서 효율적으로 참여

⑦ 각 스포츠의 고유한 의미가 내재해 잇는 의례와 관습을 수행

⑧ 스포츠 쟁점에 대한 합리적인 의사결정 능력을 발달

⑨ 경기심판이나 훈련방법 등에 대한 지식을 발달시키고 적용

⑩ 방과 후 스포츠 활동에 자발적으로 참여

(3) 스포츠 교육 모형의 6가지 핵심적인 특성 ✓자주출제

① **시즌** … 연습기간, 시즌전 기간, 정규시즌 기간, 최종경기를 포함(최소 20시간의 수업시수 필요)

② **팀소속** … 학생은 저체 시즌동안 한 팀의 일원으로 수업에 참여(정체성 확립, 정의적/사회적 발달 목표 성취)

③ **공식경기** … 학생은 시즌을 조직하고 운영하는 의사결정에 참여, 게임규칙을 수정, 학생들은 공식적인 경기 시즌에 대한 장·단기 의사결정에 참여

④ **결승전 행사** … 시즌은 라운드 로빈 토너먼트, 팀 경쟁 등의 다양한 형태의 이벤트로 종료(축제분위기)

⑤ **기록보존** … 기록들은 전략을 가르치거나 팀간의 흥미를 유발, 학생의 학습을 평가하는데 사용

⑥ **축제화** … 스포츠 이벤트는 축제의 성격(고유한 팀명, 깃발, 푯말로 장식)

> 📢TIP 스포츠 교육 모형은 사회 속에서 스포츠가 가지는 부정적인 특성을 제거한다.
> ㉠ 경쟁은 학생의 기능, 지식, 전략을 발달시키는 수단으로 사용(교육적 도구일 뿐 목적이 아님)
> ㉡ 모든 학생은 선수외의 다른 역할을 수행하는 참여자(모든 이의 참여 보장)
> ㉢ 학생은 능동적인 태도로 참여(의사결정방법을 실제로 학습)
> ㉣ 학생은 자신의 발달단계에 맞는 스포츠를 직접 설계하고 수행할 수 있는 결정
> ㉤ 교육적 환경 속에서 이루어지기 때문에 스포츠 교육모형의 목표와 활용을 교육의 연장선에서 지키려는 책임감을 가짐(선수선발을 우선 목표로 두어서는 안됨)

(4) 이론적 배경 및 근거

① Siedentop의 이론적 가정
  ㉠ 스포츠는 다소 발달된 형태의 놀이이다.
  ㉡ 스포츠는 우리 문화의 중요한 부분이다.
  ㉢ 학교 교육내용을 반드시 가르쳐야 한다.
  ㉣ 발달단계에 맞추어서 이루어져야 한다.

② 우리는 스포츠 문화를 다음 세대에 가르쳐야 하고 이를 가장 잘 실천할 수 있는 곳은 학교 교육과정이다.

(5) 교수 · 학습에 대한 가정

① 교수에 대한 가정

    ㉠ 교사는 스포츠 교육 모형에서 다양한 학습목표를 성취할 수 있는 여러 전략들을 활용할 필요가 있다. (직접교수, 협력학습, 동료교수, 소집단 교수 등)

    ㉡ 교사는 직접적으로 통제하는 역할보다 지원하는 역할을 담당한다.

    ㉢ 교사는 스포츠 활동에 내재된 가치, 전통, 수행을 반영한 의사결정을 학생 스스로 할 수 있도록 안내해야 한다.

    ㉣ 교사는 시즌에서 선수의 역할 외에도 시즌을 이끌어 갈 다른 역할들에 대한 기회와 책임감을 가질 수 있도록 수업을 계획하고 촉진해야 한다.

② 학습에 관한 가정

    ㉠ 적절한 안내와 독려로 학생은 많은 의사결정과 책임감을 가질 수 있다.

    ㉡ 학생은 팀 구조 속에서 공동목표를 성취하기 위해 협력한다.

    ㉢ 스포츠를 학습하는 방법으로 능동적인 참여가 선호된다.

    ㉣ 학생은 스스로 발달단계에 적합한 형태의 스포츠를 선택한다. (필요시 교사의 안내)

    ㉤ 모형의 구조는 다른 환경에서의 참여를 일반화할 수 있는 실제적인 스포츠 경험을 제공한다.

③ 모형의 주제…유능하고 박식하며, 열정적인 스포츠인으로 성장하기

④ 학습영역의 우선순위와 영역간 상호작용

    ㉠ 학습영역의 우선순위 : 시즌 초반에서 후반까지 본다면 세 가지 영역의 균형있는 학습목표가 가능. 유능함은 기술적인 전략적 움직임을 분별하고 실행할 수 있는 능력(인지적 능력을 바탕으로 한 심동적 영역)을 의미하며, 열정적이란 스포츠를 일상생활 속에 중요 부분으로 만드는 열정(정의적 영역)을 말한다. 스포츠 교육 모형에서는 학생이 서로 다른 유형의 학습활동에 참여하기 때문에 학습영역의 우선순위가 바뀌어진다. 즉 다른 모형처럼 학습영역의 우선순위를 수립하는 것은 적절하지 않다.

학습활동	잠정적인 우선순위
조직적인 의사결정	1. 인지적 2. 정의적
선수로서의 시즌전 연습	1. 심동적 2. 인지적 3. 정의적
코치로서의 시즌 전 연습	1. 인지적 2. 정의적 3. 심동적
임무역할의 학습(심판, 기록자 등)	1. 인지적 2. 정의적 3. 심동적
팀원으로서의 임무	1. 정의적 2. 인지적 3. 심동적
선수로서의 경기수행	1. 심동적 2. 인지적 3. 정의적
코치로서의 경기진행	1. 인지적 2. 정의적 3. 심동적

    ㉡ 학습영역 간 상호작용 : 교사는 스포츠 교육 모형에서 간접적이 역할을 하지만, 시즌기간 동안 일어날 복잡한 사건들을 예리하게 관찰하여 학생에게 일어나는 학습영역 간 상호작용이 학생의 발달에 기여하지 않는 상황에 주의를 기울여야 한다.

⑤ 학생의 발달요구사항

    ⑦ 학습준비도 : 저학년 수준에서 직접적인 교수형태가 효율적, 고학년으로 올라가면 규모가 크고 복잡한 시즌활동을 스스로 운영하여야 한다.

    ⓒ 학습선호도 : 협력적(팀내), 경쟁적(상대팀), 독립적인 학생(새로운 역할에 대한 의사결정 책임)

05 동료 교수 모형 ✔자주출제

(1) 개요

① 특징

    ⑦ 직접 교수의 변형된 형태로 학생들 간의 상호작용을 제외하고 교사가 통제한다.

    ⓒ 제한된 피드백의 문제점을 극복하기 위해 고안되었다.

    ⓒ 개인교사로서의 역할을 담당함으로써 관찰/분석 능력이나 책임감 등이 향상된다.

    ⓒ 연습시간의 효율성이 증가(OTR비율이 절반으로 줄지만 인지적 이해를 통해 기능향상)한다.

    ⓜ 학생의 인지발달향상에 도움이 된다.

② 실시자의 장점

    ⑦ 1:1 교수 형태에서 가장 개별화된 수업을 할 수 있다.

    ⓒ 개인에게 적절한 피드백을 제공받을 수 있다.

    ⓒ 운동 기능학습에 효과적이다.(심동적 영역)

③ 개인 교사의 장점

    ⑦ 관찰/분석을 통한 인지적 능력이 향상된다.

    ⓒ 교사로부터의 책임감이나 학생과의 상호작용을 통한 정의적 영역의 발달이 촉진된다.

    ⓒ 개인교사는 자신의 운동수행에서 문제해결 기술을 발달시킬 수 있다.

(2) 동료 교수 모형의 기초

① 이론적 배경 – 학습구조

    ⑦ 행동심리에 근거(대부분 직접교수와 공유)

    ⓒ 강화, 피드백, 높은 학습 참여 기회, 완전 숙달중심 모형

② 학생간 상호작용

    ⑦ 사회학습 : 상호작용을 통한 학습

    ⓒ 인지발달 : 개인교사 역할을 통한 인지능력 향상

    ⓒ 구성주의 : 민주적 학습환경에서 동료학생과 상호작용학습을 강조

(3) 교수학습에 관한 가정

① 교수에 대한 가정

  ㉠ 교사는 시간과 다른 자원의 활용을 극대화하기 위해 단원내용, 수업운영, 과제제시, 내용전개와 관련된 많은 의사결정 통제력을 유지해야 한다.

  ㉡ 교사는 교수정보를 학습자에게 제공하는 기능을 수행할 개인교사를 훈련시킬 수 있다.

  ㉢ 동료 교수 모형에서의 조는 모든 세 가지 영역의 발달을 촉진한다.

② 학습에 대한 가정

  ㉠ 개인교사가 제공하는 심동적 영역의 학습은 관찰과 피드백에 의해 촉진된다.

  ㉡ 연습에 임하는 학습자들을 관찰 · 분석 · 지도함으로써 인지적 영역의 학습이 촉진된다.

  ㉢ 두 명의 학생으로 구성되는 조는 교수-학습과정에서 서로 다른 역할을 수행하면서 정의적 및 사회적 학습을 촉진시킨다.

  ㉣ 개인교사와 학습자는 할당된 학습과제를 완수하기 위해 서로 협력하여 참가함으로써 문제 해결 기술을 발달시켜 나간다.

③ 모형의 주제

  ㉠ 주제 : 나는 너를, 너는 나를 가르친다.

  ㉡ 교사의 지시에 따라 실시자와 개인교사의 역할이 교대한다.

06 탐구 수업 모형 : 문제 해결자로서의 학습자 ✔자주출제

☀ 탐구 수업 모형, 협동 학습 모형, 전술 게임 모형의 몇 가지 유사점 ☀

협동 학습 모형	• 학습 활동을 위한 팀 구조에 바탕 • 루브릭을 가지고 학생과 의사소통	활용되는 질문과 움직임의 범위는 좁게 나타난다.
전술 게임 모형	상황중심 활동	
탐구 수업 모형	• 여러 종류의 구조를 활용하고 있으나, 대개는 학생 개인의 사고에 주로 의존 • '뻔한 답'이 아닌 창의적인 대답 (인지적 및 심동적 차원)을 폭넓게 요구	

※ 학생을 지적으로, 신체적으로, 정서적으로 발달시키는 방법으로 전체 지도 단원에 걸쳐 거의 독점적으로 질문이 활용될 때 비로소 탐구 수업 모형이라 할 수 있다.

(1) 개요

① 탐구 수업 모형은 간접교수, 문제 해결, 탐색 지도, 유도 발견을 합성한 것이다.

② 가장 중요한 특징은 가장 우선적으로(때로는 거의 전적으로) 인지적 영역에서 학생의 학습이 이루어진다는 것이다.

③ 인지적 학습에의 참여는 심동적 영역에서 진술된 질문에 대한 선행 조건 내지 자극이 된다. 즉, 학생은 먼저 생각하고 난 후에 움직임 형태로 대답을 하게 된다.

④ 인지적 지식 6단계(Bloom의 분류법) ✅자주출제
  ㉠ 낮은 수준 : 지식(기억), 이해(변환, 해석, 추정), 적용(문제를 해결하기 위해 사전 지식 활용)
  ㉡ 높은 수준 : 분석(부분요소와 그것의 기능을 설명), 종합(새로운 것을 만드는 데 사용되는 창의력), 평가(가치와 장점을 판단)
    ⓐ 높은 수준의 질문이라고 해서 항상 낮은 수준의 질문보다 좋은 것은 아니라는 점이다.
    ⓑ 탐구중심지도가 효과적인 모형이 될 수 있는 것은 질문자로서의 교사와 문제 해결자로서의 학생의 역할로 볼 수 있다.

(2) 이론적 기초

① Bruner의 발견학습이론

② Ausubel의 의미수용학습

③ 구성주의 이론(현재 독보적인 위상)

(3) 교수 · 학습에 관한 가정 ✅자주출제

① 교수에 관한 가정
  ㉠ 교사가 수업에서 주로 하는 일은 학생의 사고를 자극해서 심동적 영역에서의 발달을 도모하는 것이다.
  ㉡ 교사는 학생에게 제시하는 가장 일반적인 형태의 대화 수단으로 질문을 사용한다.
  ㉢ 교사는 학생의 학습을 증진시키는 촉진자로서, 학생의 창의력과 탐구력이 발달될 수 있도록 진지하고 사려 깊은 질문을 하여 학생을 자극한다.
  ㉣ 교사의 질문은 학생의 지적 능력에 적합하여야 한다.
  ㉤ 교사의 역할은 직접교수와 간접교수를 적절히 배합하는 것이다.

② 학습에 관한 가정
  ㉠ 학습활동이 학생 개개인에게 의미가 있을 때 최상의 학습이 이루어진다.
  ㉡ 학생은 사전 지식 등의 여러 가지 정보를 가지고 활동에 참여하며, 이로써 새로운 지식 또는 의미를 구성한다.
  ㉢ 심동적 영역에서의 학습은 인지적 영역에서의 학습에 의해서 전개된다.
  ㉣ 학습은 본질적으로 문제 해결의 과정이다. 이때 학생은 언어로 혹은 신체 움직임으로 표현되는 해결책을 만들기 위해서 사전 지식과 의미를 활용한다.
  ㉤ 모든 다른 학습 유형들처럼 문제 해결 과제의 복잡성이 학생의 발달 능력에 맞을 경우에 인지적 발달이 가장 잘 일어난다.

(4) 모형의 주제 : 문제 해결자로서의 학습자(Tillotson 문제해결 과정 5단계)

① 문제의 규명 … 교사는 학생이 배워야 할 개념, 기능, 질문 방법에 대해 알고 있다.

② 문제의 제시 … 한두 가지에 초점을 질문한다.

③ 문제에 대한 유도 설명 … 문제 해결을 위해 시도하는 학생에게 단서, 피드백, 보조질문 등을 제공하면서 관찰한다.

④ 최종 해답의 규명 및 정교화 … 학생의 사고를 정교화하고 한 가지 이상의 해답을 찾아내도록 단서, 피드백, 보조 질문들을 활용한다.

⑤ 분석, 평가, 논의를 위한 발표 … 과제를 완수하고 나면, 학생(개별적으로 혹은 모둠으로)은 다른 학생에게 자신이 찾은 해답을 발표한다. 이러한 발표는 교사와 다른 학생이 분석하는 것을 도와주는 역할을 한다. 비판적으로 되어서는 안되며, 나머지 학생의 사고와 움직임에 도움을 주는 방향으로 이루어져야 한다.

(5) 학습영역의 우선순위와 영역간 상호작용

① 학습영역의 우선순위 … 1순위 : 인지적 학습, 2순위 : 심동적 학습, 3순위 : 정의적 학습
  ㉠ 학생의 자아인식, 탐구심, 창의력, 자아존중을 촉진시키기 위해서 정의적 학습을 심동적 학습보다 우선시하려고 한다.
  ㉡ 학생에게 자극적이고 긍정적인 움직임 경험을 제공하여 즐거움과 참여의 기회를 증대하고자 하는 것이 목적이다.

② 학습영역 간 상호작용 … 어떤 영역을 학습 활동의 두 번째 순위로 정하는가에 따른다.

(6) 학생의 발달 요구 사항

① 학생의 학습 준비도
  ㉠ 인지적 또는 심동적 영역의 발달 상태는 탐구수업모형의 실행에 영향을 미친다.
  ㉡ 학생이 이 두 가지 영역에 대한 해답('생각하고 움직이기')을 가지고 있어야 한다.

② 학생의 학습 선호도
  ㉠ 참여적, 협력적, 독립적인 특징을 가지고 있는 학생에게 가장 효과적이다.
  ㉡ 교사가 학생이 해결할 문제를 '형성'할 때가 아니라 학생이 문제해결 과정에 참여할 때 가장 잘 적용된다.

(7) 모형의 타당성

① 연구 타당성
  ㉠ 교사가 질문을 작성하여 학생에게 묻고, 학생은 "생각하고 나서 움직이는 것"에 초점을 둔 몇 가지 전략들이 합성된 것이다. (Siedentop '질문지도', Mosston '유도발견', Blakemore '탐구학습')

ⓒ 비판적 사고(MeBride)라고 불리는 또 다른 형태의 탐구 수업 모형 연구가 수행되었다.

② **실천적 지식의 타당성** … 현재 가장 중요시되는 체육수업목표로서 탐구수업모형을 폭넓게 사용하는 것은 학생의 사고력, 창의적인 움직임, 자아 존중을 증진시키는 데 효과가 있음을 강하게 시사한다고 볼 수 있다.

③ **직관적 타당성**
  ㉠ 운동학습 원리와 Bloom의 분류표의 상식적인 활용을 병합함으로써 얻어진다.
  ㉡ 운동학습 전문가들은 인지능력이 심동적 학습에 꼭 필요한 역할을 한다는데 동의한다.
  ㉢ 인지적 발달의 각 단계는 학습자가 점점 더 복잡하고 어려운 과제에 참여할 것을 요구한다.
  ㉣ 교사는 실제적인 해답을 주지 않으면서 학생의 학습을 증진할 수 있는 방법을 찾아내야 한다.

07 〈 전술 게임 모형(전술게임 모형의 중심은 전술〈tactics〉이다.)

(1) 개념

① 기술 발달과 게임 수행에 필요한 전술 지식을 학습하기 위해 게임 구조에 대한 학생의 흥미를 활용한다.

② 학생의 기술과 전술을 발달시키기 위해 일련의 학습 과제들을 유사한 게임 상황으로 계획하여 정식 게임 혹은 변형 게임으로 이끌어 간다. 이와 같은 게임과 유사한 과제와 변형 게임을 일컬어 '게임 형식'이라고 한다. ✔자주출제

③ 게임 형식은 학생이 간단한 게임 형태를 통해 익힌 기술 수행을 정식 게임으로 실행할 때 적용할 수 있는 전술 지식의 발달을 강조한다. 이런 의미에서 학생은 항상 "게임을 수행하지만", 발달 단계에 적합한 기술과 전략을 익히는 셈이 된다.

④ 전술은 게임과 게임의 유사 상황에서 게임을 수행하는데 필요한 전략(strategy) 및 기술(skill)의 결합체이다.(예 소프트볼 단원에서 "공을 잡는 것을 배운다"라고 학습목표를 정하지 않고 학생이 공을 잡기 위해서는 상황별로 적용해야 할 것 즉, 위치 정하기, 의사결정, 정확한 필드 기능 수행에 필요한 이해를 목표로 삼는다.)

⑤ 학습목표는 전술문제를 포함한다.

⑥ 수행은 이해가 선행된 후 이루어진다.

⑦ Bunker와 Thorpe는 체육 프로그램에서 학생에게 게임에 내재하는 원리를 가르쳐야 한다고 주장한다.

⑧ Bunker와 Thorpe는 게임 분류라는 개념을 제시하여 유사한 형태로 분류될 수 있는 게임 간의 공통 속성을 규명함으로써 각 게임에 내재하는 구조 이해를 돕도록 하였다.

⑨ Almond는 체육 시간에 배우는 거의 모든 게임은 침범형, 네트/벽형, 필드형의 네 가지 유형에 모두 포함된다고 하였다. ✔자주출제

⑩ 동일한 분류 안에 있는 게임들은 많은 공통점을 가지고 있다. 이는 학생이 그 범주에서 다른 게임을 이해하고 수행하는데 도움을 줄 수 있다.

⑪ Bunker와 Thorpe의 이해중심 게임 지도 모형에서 선택한 게임을 활용하는 6가지 근거
    ㉠ 1단계 : 게임에 대한 소개이다. 수행될 게임의 분류 및 개관이 포함된다.
    ㉡ 2단계 : 게임의 역사와 전통을 가르쳐 줌으로써 게임에 대한 학생의 흥미를 진작시킨다.
    ㉢ 3단계 : 주요한 전술문제들을 게임 상황에서 제시함으로써 학생의 전술인지를 발달시킨다.
    ㉣ 4단계 : 전술적 지식의 적용 시기와 방법에 대한 인식을 학생에게 가르치기 위해서 게임유사 학습활동을 활용한다.
    ㉤ 5단계 : 다시 게임유사 활동을 통해서 전술적 지식과 기능 수행을 결합시키기 시작한다.
    ㉥ 6단계 : 학생은 전술 및 기능 지식의 결합으로 능숙한 수행이 이루어지도록 한다.
    ※ 운동 기능은 5단계에서 이르러서야 시작된다. 이 단계는 게임을 가르치는 전통적인 체육 교육 접근 방법으로 첫 번째 단계에 해당한다.

(2) 개요

① 전술 게임 모형은 발달상 적합한 '게임'과, 인지활동 후 숙련되는 운동수행을 통해서 전술문제를 해결하는데 초점을 두는 '게임유사 학습활동'(게임 형식)에 기초한다.

② 교사는 게임을 수행하는 데 필요한 가장 본질적인 전술을 결정함으로써 이 모형을 활용하기 시작한다.

③ 교사는 각 전술 영역에서 일련의 학습 활동을 설계하게 된다.

④ 우선 각 영역의 학습 활동은 게임의 모의 상황을 포함하며, 단순한 것에서 복잡한 모의 상황으로 발전해 나간다.

⑤ 각 모의 상황 활동 중에 교사는 경기에 필요한 기술들을 규명하면서 학생의 전술 지식과 능력을 분석한다. 그런 다음 교사는 학생을 계속 모의 상황에 남겨둘 것인지, 아니면 연습 형태로 기술을 연습하도록 시킬 것인지를 결정할 수 있다.

⑥ 모의 상황 구조가 기술의 전략적 응용에 초점을 맞추어 활용되어야 한다.

⑦ 반복적이고 정적인 기능들은 모의 활동에 필요한 가장 기본적인 기능만을 발달시키는 데 활용될 수 있다.

⑧ Griffin, Mitchell, Oslin에 의하면, 모의 활동(또는 게임 형식)은 반드시 정식 게임을 대표할 수 있어야 하며(대표성 : representative), 전술 기능 개발에 초점을 둘 수 있도록 상황이 과장되어야 한다(과장성 : exaggeration).

⑨ '대표한다'는 의미는 게임 형식이 나중에 학생이 정식게임에 참여할 때 접하는 실제 상황을 포함해야 한다는 것이다.

⑩ '과장된 상황을 활용한다'는 의미는 학생이 오직 움직임이 전술문제에만 초점을 두도록 게임 형식이 설정되어야 함을 의미한다.

⑪ 하나의 수행 단위를 분절화해서 그것을 여러 번 연습하게 함으로써 학생은 게임 진행 동안 단 몇 번이 아니라 장기간 동안 전술문제에 초점을 두게 된다. 이와 같은 반복 수행을 통해서 각 학생은 출루를 포함한 모든 위치에 참여할 수 있는 기회를 가지게 된다. ✔자주출제

⑫ 반복 수행과 다양한 참여 방식을 결합시킴으로써 게임 형식의 과장된 특징을 드러나게 한다.

(3) 이론적 기초

① 구성주의와 인지학습이론을 들 수 있다.

② 단순히 사실을 기억하거나 정적 기능을 수행하는 것이 아니라, 학생의 이해 증진을 위해 사전지식을 통해 새로운 학습이 이루어진다고 본다는 공통점을 가지고 있다.

③ Griffin, Mitchell, Oslin이 제공한 전술 게임 모형에 대한 3가지 주요 근거

1	게임과 게임 형식에 대한 학생의 흥미와 열정은 모형에서 긍정적인 동기유발 소재로서 그리고 주도적인 과제구조로서 활용한다.
2	지식은 영향력이 있어서, 학생의 게임에 대한 이해가 깊어지고 경기 참여와 의사결정에 대한 교사 의존 경향이 줄어지게 된다.
3	학생은 자신이 이해한 것을 게임에 적용하여 수행할 수 있다. (새로운 게임 숙달시간 단축)

(4) 교수 · 학습에 관한 가정

① 교수에 관한 가정
  ㉠ 교사는 게임의 주요 전술 문제들을 규명하고, 주어진 문제의 해답을 찾아나가는 데 초점을 둔 각 학습 과제를 조직할 수 있다.
  ㉡ 교사는 게임 수행에 필요한 전술인지와 운동 기능을 발달시키는 학습과제를 설계하기 위해 게임 및 변형된 게임 형식을 사용할 수 있다.
  ㉢ 교사는 게임에 대한 전문가로, 전술문제에 몰입할 수 있도록 학생에게 간접적인 학습 경험을 제공한다.
  ㉣ 모든 게임과 게임 형식은 해당 학년의 발달 단계에 적합해야 한다.

② 학습에 관한 가정
  ㉠ 대부분의 학생은 게임 적용 가능성이 거의 없는 기술을 발달시키기보다는 재미있고 하고 싶은 동기를 주며, 진짜 게임으로 보이는 게임 참여를 원한다.
  ㉡ 학생은 전술인지와 의사결정능력이 수업의 최우선 목표일 때 이들을 개발시킬 수 있다.
  ㉢ 전술인지가 수행능력의 사전 조건이 되지만, 학생은 어느 정도 게임을 잘 수행하기 위해 2가지 유형의 지식을 가지고 있어야만 한다.
  ㉣ 전술적 지식과 의사결정은 구성주의적 입장에서 개발되어야 한다. 이는 전술문제에 바탕을 둔 학습 활동의 계획적인 전개를 통해서 이루어질 수 있다.
  ㉤ 전술 인지와 다른 유형의 학생 학습은 유사한 분류 범주 내에서 게임으로 전이된다.

(5) 모형의 주제 : 이해중심 게임지도

① 게임과 게임 유사 상황에 적용될 수 있고 동시에 다른 유사게임으로 전이될 수 있는 이해수준의 깊이를 심도 있게 할 수 있다.

② 학생의 전략적 인지와 의사결정능력을 우선적으로 강조하고 있음을 강조하고 있음을 보여준다.

(6) 학습영역의 우선순위와 영역 간 상호작용

① 학습영역의 우선순위 … 1순위 : 인지적 학습, 2순위 : 심동적 학습, 3순위 : 정의적 학습

학생이 게임 상황에서 무엇을, 어떻게 해야 할 것인지를 아는 것이 중요하며, 특히 "무엇"을 전술 게임 모형에서 가장 우선된다.

② 학습영역 간 상호작용

　ㄱ 인지적 영역에서 주어진 전술문제를 해결하고, 이는 순차적으로 심동적 영역에서의 게임유사 상황을 촉진한다.

　ㄴ 정의적 영역은 학생이 전략적 인지와 실제적인 학습결과를 만들어 내기 위하여 운동 수행을 결합하는 것을 배울 때 나타날 수 있고, 이는 게임 감상력과 자아 존중감을 향상시키게 된다.

　ㄷ 정의적 영역의 학습은 다른 영역의 학습과 간접적인 상호작용을 통해서 이루어진다.

(7) 학생의 발달요구사항

① 학생의 학습 준비도 … 학생의 게임과 게임유사 학습 과제, 그리고 이 게임과 관련된 전술적 문제를 이해할 수 있는 학생의 능력이 필요하다.

② 학생의 학습 선호도

　ㄱ 대부분 직접교수를 활용한다. 간접적인 전략은 전술문제를 해결하기 위해서 사용되지만, 대개는 교사가 학습 환경을 결정한다.

　ㄴ 직접 교수 모형의 학습 선호와 유사하다.

　ㄷ 회피적, 경쟁적, 의존적 (부정적으로 해석해서는 안된다)이다.

(8) 모형의 타당성

① 연구 타당성

　ㄱ 전술 게임 모형과 기능 중심 교수법(직접교수)을 중학교 네트형 게임을 가지고 비교한 결과에 의하면, 학생은 전술게임 모형을 적용했을 때 보다 많은 관심과 동기를 나타냈다.(이 두 방법으로 습득된 기능 지식의 양에는 별 차이가 없음)

　ㄴ 게임 상황에서 학생의 학습을 실제적으로 평가할 수 있는 '게임수행 분석도구'(Game Performance Analysis Instrument)를 활용한 결과, 전술 게임 수업을 받은 학생은 '코트위치'와 '의사결정'이라는 2가지 중요한 영역에서 우세한 것으로 나타났다.

② **실천적 지식의 타당성** … Rebecca Berkowitz는 'Journal of Physical Education, Recreation and Dance' 저널에서 "기능 가르치기"에서 "전술 가르치기"에로의 철학적 전환을 피력하였다.

③ **직관적 타당성**

　　㉠ 모든 연령의 학생은 게임하기를 좋아한다.

　　㉡ 대부분의 체육교사늘은 게임 내용을 잘 알고 있으며 이에 대한 전분성을 가지고 있다.

　　㉢ 게임 구조는 학생에게 '지속적인 실제 학습 과제'를 제공한다.

　　㉣ 전술게임 접근은 발달상의 측면을 고려한다.

08 〈 개인적 · 사회적 책임감 모형 ✔자주출제

(1) 개요

① Hellison의 책임감 모델(수준) ✔자주출제

수준	특징	의사결정과 행동의 사례
5	전이(초월)	• 지역사회 환경에서 타인 가르치기 • 집에서 개인적 체력 프로그램 실행하기 • 청소년 스포츠 코치로 자원하기 • 학교 밖에서 홀륭한 역할 본보기 되기
4	돌봄과 배려(관심)	• 먼저 단정하지 않고 경청하고 대응하기 • 거드름 피우지 않고 돕기 • 타인의 요구와 감정을 인정하기
3	자기 방향 설정	• 교사 감독 없이 과제완수하기 • 자기 평가 가능 • 자기 목표 설정 가능 • 부정적인 외부 영향에 대응 가능
2	참여와 노력	• 자기 동기부여 • 의무감 없는 자발적 참여 • 열심히 시도하는 학습(실패하는 것도 좋음)
1	타인의 권리와 감정존중(자제)	• 다른 사람을 방해하지 않고 참여하기 • 타인을 고려하면서 안전하게 참여하기 • 자기 통제 보임(기질, 언어) • 평화로운 갈등 해결 시도
0	무책임감	• 참여 의지 없음 • 어떠한 수준의 책임감도 수용할 의사 없음 • 자기 통제 능력 없음 • 다른 사람들을 방해하는 시도

② TPSR모형의 중심사상

  ㉠ 체육에서 가르쳐야 하는 내용의 대부분이 학생 스스로와 타인에 대한 책임감을 어떻게 져야 하는지 그 방법을 연습하고 배우는 기회들을 제공해야 한다는 것이다.

  ㉡ 신체활동(기능, 지식)과 학생의 책임감(태도)이 동시에 추구되고 성취되어야 한다.

  ㉢ TPSR모형의 적용 : 모든 프로그램 내용에 적용할 수 있고 다른 수업모형과 함께 사용할 수 있다.

(2) 모형의 기초

① 이론적 배경 및 근거

  ㉠ 명확한 교수학습의 이론적 배경이 미약하다.

  ㉡ 사회적 소외나 문제학생 뿐만 아니라 일반학생에도 효과적 – 체육 프로그램들은 학생 자신의 삶과 건강하고 안전한 생활환경의 조성에 영향을 미치는 의사결정 기술을 학습할 수 있는 지속적이고 의미 있는 기회를 제공할 수 있다.

② 교수학습에 관한 가정

  ㉠ 교수에 대한 가정

    ⓐ 자신과 타인에 대한 책임감은 높은 수준의 교육적 의도를 가질 때 지도될 수 있다.

    ⓑ 교사들은 책임감과 의사결정 학습을 체육 프로그램의 내용 학습과 별개로 취급해서는 안된다.

    ⓒ 최상의 수업은 학생들이 신체활동 환경에서 긍정적으로 개인적, 사회적 의사결정을 할 수 있도록 권장하고 그러한 결정을 수행하도록 도와주는 것이다.

  ㉡ 학습에 대한 가정

    ⓐ 학습은 학습자 중심으로 이루어져야 한다. 활동 내용은 학생들에게 교육적으로 의미가 있어야 하며 긍정적인 의사결정을 연습할 수 있는 다양한 기회를 제공해야 한다.

    ⓑ 수업의 구조화는 책임감을 어느 정도 수준에서 지도할 수 있도록 계획될 수 있는 반면, 학습자들이 반드시 골고루 향상할 것이라는 예상은 하지 말아야 한다. TPSR모형에서는 교사에 의하여 적절히 조절만 된다면 성공과 실패도 학생들에게 다른 차원의 기회를 제공하는 것이다.

③ 모형의 주제 … 통합, 전이, 권한위임, 교사학생의 관계

  ㉠ **통합** : 교사가 신체활동 내용의 학습과 개인적, 사회적 책임감의 학습을 서로 분리하지 않는 것이다.

  ㉡ **전이** : 학생들이 체육관이라는 상대적 통제된 환경에서 책임감을 갖게 되다가, 학교 방과 후 및 지역 공동체에서 긍정적인 의사결정을 할 수 있게끔 교사가 학생들을 인도하는 것이다.

  ㉢ 학생이 삶에서 통제 가능한 많은 부분들을 광범위하게 자성적으로 인지하고 실천하도록 배우는 것이다. (주체적 입장)

  ㉣ **교사학생의 관계** : TPSR모형에서 이뤄지는 상호작용의 대부분은 경험, 정직, 믿음 및 의사소통에 의해 형성되는 개인적 대인 관계에 기초한다.

④ 학습영역의 우선순위와 영역 간 상호작용

　　㉠ 우선순위 : 심동, 인지, 정의의 통합

　　㉡ 영역의 우선순위는 현재의 학습활동을 어디에 중점을 두느냐에 따라 결정되며 수업과 단원에서 여러 번 바뀔 수 있다. 초기영역 우선순위는 인지적 또는 심동적 영역에서 교사가 언급한 학습 목표에 의하여 결정된다. 그러나 계획된 학습과제에서 이루어지는 학생 참여는 개인적, 사회적 기술(정의적)들을 발달시킬 기회를 갖게 하고, 이 목표가 우선순위가 되는 것이다.

⑤ 학생의 학습선호 ··· 교사는 각 학생의 참여/회피, 협력/경쟁, 독립/의존의 정도를 파악해 다음 제시된 방향으로 학습을 진행한다.

　　㉠ 참여형

　　㉡ 협력형

　　㉢ 독립형

⑥ 타당성(Hellison의 프로그램)

　　㉠ TPSR모형을 통해 자기 통제력, 노력, 타인돕기, 자아가치, 자기주도, 팀워크, 의사소통기술과 같은 주요 학습 영역에서 참여자의 향상을 이끌어 낼 수 있다.

　　㉡ 연령차에 구애받지 않는 교수기회(TPSR전략, 동료교수형태)가 문제해결 기술의 향상, 타인에 대한 관심의 증대, 자신감 향상, 건설적 비판의 수용을 향상시키는데 훨씬 수월하다.

09 스포츠지도를 위한 교수기법 ✓자주출제

(1) 수업

① 과제의 적절한 배열 – 수업의 전 과정동안 반복적으로 행해지는 수업활동

② '학습환경의 조성', '과제의 전달', '과제연습의 지도감독', '정리', '수업흐름의 조절' 등

(2) 학습환경의 조성

① 안전에 대한 고려는 수업계획시부터 주어져야 하지만, 가장 중요하게 취급되어야 하는 것은 수업의 실행단계이다.

② 심리적 안전 또한 좋은 학습환경을 마련하기 위해서는 중요하다. (참여, 안전, 자발적)

③ 교사는 학생들의 위험행동들에 대하여 계속적으로 긴장을 곤두세우고 있어야 한다. (위험행동 즉각저지, 위험행동에 관한 구체적 피드백 그리고 '적극적 감독')

(3) 지적 흥미의 유발

① **학생입장** … '수비를 어떻게 해야하는지', '문제를 어떻게 해결해야 하는지', '팔근력을 어떻게 향상시켜야' 등 자신의 생각을 표현할 수 있어야 한다.

② **교사입장** … '질문하기', '논평하기', '생각표현하기' 등을 훌륭하게 생각한다는 사실을 학생들이 알아차리도록 한다. (잠재적 메시지)

③ 적절한 질문과 논평은 긍정적인 태도로 반응을 보이고, 주목을 끌기 위한 질문과 논평이라면 무시해 버리면 된다.

(4) 과제의 전달

① **과제의 효과적·효율적 전달** ✔자주출제

　㉠ **효과적 과제전달** : 학생들이 교사가 제시하는 설명을 주의깊게 듣고 이해한다는 것과 그 내용이 설명된 그대로 학생들에 의해서 수행될 수 있기에 충분하다는 것을 의미한다.

　㉡ **효율적 과제전달** : 전달이 효과적으로 일어나기에 필요한 최소한의 시간만이 사용될 것이라는 것을 의미한다.

　㉢ 어떤 과제의 세부사항들에 대한 학습은 연습을 위하여 과제를 설명할 때가 아니라 과제를 좀 더 세련화 시킬 단계에서 이루어진다.

　㉣ 운동기능과 전술 관련 과제는 이전에 연습한 내용과 관련시키면서 또는 그 과제의 중요성을 명확하게 주지시키면서 학생들에게 소개한다.

　㉤ 연습을 시작하기 전에 전달이 제대로 정확하게 이루어졌는지 체크해야만 한다. (학생으로 하여금 보여 주거나 설명요구)

　㉥ **집합** : 새로운 내용 전달할 때나 긴 설명과 시범이 요구될 때 사용한다.

　㉦ **분산** : 세련단계, 확장단계, 적용단계로 구분한다.

　㉧ 효과적으로 전달하는 교사의 기술을 향상시키기 위한 몇 가지 제안들이다.

　　ⓐ 계획을 철저히 수립할 것(전달할 주된 과제)

　　ⓑ 과제를 완전히 이해할 수 있도록 필요한 정보는 모두 포함시킬 것

　　ⓒ 학생들이 이해할 수 있는 표현을 사용할 것

　　ⓓ 열과 성을 담아서 말하되 천천히 이야기 할 것

　　ⓔ 가능하면 실제상황과 가장 흡사한 조건에서 시범을 보일 것

　　ⓕ 시범은 다양한 각도에서 볼 수 있도록 할 것

　　ⓖ 시범은 정확하게 실시되도록 할 것

　　ⓗ 과제 연습시 안전문제를 강조할 것

　　ⓘ 설명과 시범과정에 학생들을 최대한 적극적으로 참여시킬 것

　　ⓙ 개별연습 시작 전에 학생들의 이해정도를 점검할 것

② **기타 조처** ··· 수업시간을 소비하지 않고 과제내용전달 방법(유인물, 그림, 포스트, 도형그림 등)

③ **지도 감독된 과제연습**(새로운 과제 소개, 확장단계 과제)

　　㉠ 중요한 잘못을 잡아냄으로써 학생들이 연습을 성공적으로 할 수 있다는 것이 목적이다.

　　㉡ 교사가 이끄는 전체학급이 함께 이루어지는 과제연습을 말한다.

　　　　ⓐ 연습수행에서 나타나는 중대한 에러를 교정

　　　　ⓑ 필요할 경우 다시 내용 설명

　　　　ⓒ 학생들이 개별적 연습을 성공적으로 할 수 있도록 충분한 연습기회를 제공하기 위한 것(Rosenshine & Stevens, 1986)

　　㉢ 과제를 연습하면, 교사는 그 과제와 그것을 연습하는데 관련된 중요한 기술적 특징들을 강조하는 단서어와 촉발어를 제공해준다.

　　㉣ 중대한 잘못이 발견되면 그 잘못된 점과 관련된 요인들에 초점을 맞추어 내용을 새로이 가르친다.

　　㉤ 운동수행을 직접 관찰하고 질문을 하여 이해정도를 점검하는 활동이 자주 이루어진다.

　　㉥ 피드백은 반드시 구체적이어야 하고, 잘못을 수정하는 내용과 기능을 올바르게 하도록 하는 내용 간의 적절한 균형점을 찾도록 노력해야 한다.

　　㉦ 연습을 위한 조건이 제대로 조성되고 있는가도 확실하게 체크하여야 한다.

　　㉧ 학생들의 성공률이 가능한 한 높아야 한다.

④ **개별적 과제연습**

　　㉠ 새로운 과제를 기존 내용과 통합시키고 자동화될 때까지 연습하도록 하는 것이다.

　　㉡ 높은 성공률을 보이며 반복적으로 과제를 연습하는 것을 목적으로 한다.

　　㉢ 학생들은 널리 흩어져서 사용할 수 있는 공간과 기구를 모두 사용하고 있다.

　　㉣ 가장 중요한 학생지도활동은 '적극적 감독'이다.

　　㉤ 적극적 감독의 목적

　　　　ⓐ 학생들이 할당된 과제를 계속적으로 수행하도록 하는 것

　　　　ⓑ 필요한 학생에게 지지적 피드백과 교정적 피드백을 제공해주는 것

　　㉥ 적극적 감독의 특징

　　　　ⓐ 학생들이 모두 시야에 들어오도록 할 것 (주변지역, 수업초반 과제집중 분위기 조성)

　　　　ⓑ 자주 훑어보도록 할 것 (전체학급 잠깐잠깐 훑어봄)

　　　　ⓒ 미리 눈치 챌 수 있는 행동을 하지 말 것

　　　　ⓓ 건너편이나 반대편 방향을 향하여 말을 건넬 것 (원거리 행동 관찰)

　　　　ⓔ 위험한 행동이나 소란스런 행동에 민감할 것 (즉시 중지)

　　　　ⓕ 학습중심적 분위기가 조성되도록 다양한 방법을 강구할 것

(5) **과제연습시의 내용지도**

① 수업의 마지막 정리단계에서 적용단계를 실시하려고 계획한다.

② **유사게임**(scrimmage) … 실제상황과 매우 유사한 몇 가지 조건을 갖춘 상태. 이 상황에서는 교사가 중단과 시작을 통제하며 간단한 지도활동을 실천하고 학생들과 상호작용 한다. ✅자주출제

③ **실제게임**(game) … 중단과 시작이 교사의 판단이 아니라 경기규칙에 따라 결정된다.

④ 유사게임과 실제게임을 하는 동안 가장 효과적인 지도활동이 촉발단서(a prompt)의 빈번한 제공이다.

⑤ **촉발단서란** … 어느 특정방향으로 운동수행을 안내하도록 하는 교사의 도움 행동이다. (간단하고, 하나로 된 단어나 문구로 표현, **예** 민속무용을 가르칠 때의 손뼉박자)

⑥ 특히 수업초기에는 구어적 촉발단서를 사용할 수 있고, 점차 숙달해감에 따라 언어적 촉발단서들은 점차적으로 쓰이지 않는다.

(6) 과제연습의 주시

① 수업시간에 자신의 학습성취에 대한 책임은 학생 자신이 지는 것이라고 한다면, 학습성취를 자세하게 모니터할 모종의 수단이 반드시 준비되어야 한다.

② 학습성취를 측정하는 도구가 점수를 매기는 데에 사용될 것이라면, 단원 전반에 걸쳐 학생이 보여주는 학습성과를 신뢰성 있게 기록할 수 있는 공식화된 관찰체계는 반드시 필요하다.

③ **주시활동**(monitoring) … 학생의 학습성취가 기준을 달성한 정도를 관찰하고 평가하는 공식적이고 비공식적인 방법을 말한다.

④ 수업시 주로 이용되는 비형식적인 형태의 예의주시방법은 '적극적 감독'이다. (성공적인 과제 수행시 긍정적 반응, 잘못된 과제수행은 교정)

⑤ 공식적 형태의 관찰체계는 학습과 관련을 맺고 있는 학생의 학습성취기록이며, 흔히 과제 관련 체크리스트가 이 목적으로 사용된다.

(7) 책무성 체계의 수립

① 체육수업에서 가장 비중이 큰 비공식적 형태의 책무성은 교사에 의한 적극적 감독이다.

② 과제 관련 활동에 대해서는 적극적 지원과 과제 무관 활동에 대해서는 강력한 통제가 따라야 한다.

③ 책무성을 좌우하는 것은 적극적 지원과 강력한 제재라는 점이다.

④ 적극적 감독은 지원과 제재가 필요한 때 필요한 곳에 제공되도록 하는 수단에 불과하다.

⑤ 교사가 단원에서 요구되는 과제들을 올바르게 파악했고, 학생이 과제들을 완수했다는 것을 기록할 관찰체계를 개발했고, 학생들로 하여금 과제를 성취하도록 동기유발 할 유인체제(점수, 자격증, 특권 등)를 마련했다면, 학생들의 과제연습을 적극적으로 감독할 필요가 적어질 것이다.

⑻ 수업의 정리(반드시 수업계획안에 포함시켜야 하며, 신중하게 시행)

① 수업 낱낱을 종합하고, 중요한 내용을 제대로 이해했는지 확인하고, 중요한 내용은 다시 한번 강조 하고, 수업에 대한 학생들의 느낌을 평가하고 확인하는 것이 수업시간의 마지막 부분이다.

② 정리는 완료를 의미한다. (무엇을 성취했는가를 질문을 통해 점검)

③ 정리는 확인하는 기회이다.

④ 정리는 학생들의 느낌을 점검하는 기회이다.

⑤ 정리는 되돌아보는 기회이다. (중요한 내용 말로 대답하고, 동작으로 보여줄 수 있음)

⑥ 정리는 숨가쁘게 된 후에서 교실로 돌아가기 전에 갖는 안정의 기회이다.

⑼ 수업진행속도의 조절

① 관리활동과 관련된 절차는 혼란을 최소화시켜주면서, 리듬을 타고 부드럽게 진행되는 수업이 되도록 하는 데 중요한 역할을 한다.

② 수업지도활동으로부터 과제연습활동으로의 이동은 신속하게 이루어져야 한다.

③ 연습과제는 학생들이 계속적으로 활발히 참여하는 형태로 실시되어야 한다.

④ 수업의 진행속도에 대한 최악의 적은 '학생대기'이다.

⑽ 수업관리기술

① 예방적 수업관리 … 관리에 관계된 문제들에 최소한의 시간만이 소요되는, 긍정적이고 과제중심적 수업분위기를 조성하고 유지하기 위하여 교사가 사용하는 예방적(처방적 아님) 조처들을 말한다.

② 예방적 수업관리 관련 과제시스템 ✔자주출제
　　㉠ 수업을 예상가능하며 부드럽게 운용할 수 있도록 하는 '체계'를 만들어 준다.
　　㉡ 학생들에게 허용되는 행동의 범위를 설정하여 준다.
　　㉢ 학생들은 무엇을 해야 하는지를 알고 어떻게 그것을 해야 하는지를 알며, 언제 그것을 해야 하는지를 알 수 있다.
　　㉣ 학생에게는 체계의 범위 내에서 스스로 책임 있게 활동하도록 만들어준다.
　　　　ⓐ 관리기술의 효과적 적용이 가져다주는 결과는 학생들이 스스로 관리하는 방법을 배운다는 것이다. (교사가 수업을 잘 하게 될 가능성은 보다 높다)
　　　　ⓑ '절차'는 수업 내에서 특정한 행동을 하기 위해서 필요한 과정을 말한다.
　　　　ⓒ 절차는 수업 시 어떤 과제를 성취하기 위하여 이용되는 특정한 방법임을 명심해야 한다.
　　　　ⓓ 교사는 자기가 일하는 학교의 교육과정이나 학생들에게 보다 적합한 절차를 개발할 수도 있다.
　　　　ⓔ 절차는 구체적으로 가르쳐야 할 필요가 있다.

ⓕ 절차를 가르치는 초기에 피드백, 칭찬 등은 아주 자주 주어야 된다.

ⓖ 학생들이 절차를 빠르고 제대로 실시할 수 있게 됨에 따라 점차 줄여가야 한다.

ⓗ '관리시간'(managerial time)이란 학생활동을 조직하고, 한 과제에서 다음 과제로 이동하고, 내용과 관련 없는 활동을 하는데 학생들이 사용한 총 시간량을 말한다.

- 내용에 대해 설명하지 않는 시간
- 시범이 주어지지 않는 시간
- 과제연습이 이루어지고 있지 않은 시간
- 학생의 활동에 대한 관찰이 이루어지고 있지 않은 시간

ⓘ 수업 방해적인 학생의 행동은 설명이나 연습시간보다는 관리시간 중에 발생하는 가능성이 높다. 따라서, 관리시간의 양을 줄이는 것은 학습을 위한 시간을 늘림과 동시에 수업방해적인 행동의 발생 가능성을 줄이는 것이기도 한다.

ⓙ 관리에피소드(한 단위의 관리시간)의 예시

- 학생들이 교실에서 나와 교사로부터 수업시작을 알리는 최초의 신호를 기다리고 있다.(수업 시작 종이 울리고 난 후부터 최초의 지시가 주어진 시간까지)
- 교사가 호루라기를 불고 운동장 한쪽으로 집합하라고 지시한다. (후루라기를 불 때부터 집합해서 설명이 시작되기 전까지)
- 한 가지 연습과제를 설명하고 난 교사가 학생들에게 각자 적당한 위치로 가서 연습을 시작하라고 지시한다. (흩어지라는 신호를 내릴 때부터 연습이 실제로 시작될 때까지)
- 출석을 부른다. (출석을 부르기 시작할 때부터 다음 내용설명이나 연습활동이 시작될 때까지)
  - 이동(transition) : 교사가 과제의 초점을 변경할 때, 학생들이 한 과제에서 다른 과제로 옮겨갈 때, 팀이 코트를 바꿀 때, 경기 시 선수교체가 이루어질 때, 또는 이와 비슷한 상황이 벌어질 때 등과 같은 관리에피소드를 말한다.
  - 효과적 교사는 출석부 체크로부터 이동에 이르기까지 계속 반복되는 모든 종류의 관리활동을 위하여 명확한 절차를 마련해 놓는다. 앞에서 언급한 '집합', '분산' 및 '시작' 절차는 효과적인 이동을 위해서 매우 중요하다.
  - '관리적 상호작용'(managerial interaction) 또는 '관리행동'(managerial behavior)
    - 교사의 언어적, 비언어적 행동을 말한다.
    - 주목을 위해서 손뼉을 치는 행동, 호루라기를 부는 행동, 활동조직을 위한 지시를 내리는 행동, 또는 잘못된 행동을 하는 학생에게 벌을 주는 행동 등

⑾ 세부지도목적에 따른 교수기법

① 건강을 위한 지도기법

② 여가를 위한 지도기법

③ 경쟁을 위한 지도기법

④ 인성을 위한 지도기법

⑤ 표현을 위한 지도기법

⑥ 이론을 위한 지도기법

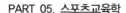

05 스포츠교육의 평가론

01 평가의 이론적 측면

(1) 측정 척도란 측정의 수준으로 측정의 단위라고도 하며 서열성(order), 동간성(same interval), 절대영점(orgin)의 세 가지 특성에 의해 구분된다.

(2) 측정의 척도

① 명목(명)척도 ··· 단순한 분류의 목적으로 대상물을 구분하기 위해 이름을 부여하는 척도로써 서열성, 동간성, 절대영점의 의미가 모두 없다.
　예 성, 인종, 유니폼 번호

② 서열척도 ··· 측정된 변인의 대소가 구분되는 것으로 'A보다 크다/작다'와 같은 수리적인 조작은 가능하지만, 동간성이 존재하지 않아 변인의 가감승제가 불가능하다.
　예 측정된 농구 드리블 능력 : A를 받은 학생과 B를 받은 학생의 차이가 같다고 볼 수 없다.(서열성은 있지만, 동간성이 없다.) 올림픽 메달 순위 등

③ 동간척도 ··· 측정변인 간 간격이 동일한 동간성을 가지고 있어 가감은 가능하나 승제는 불가능함, 서열성과 동간성을 가지나 절대영점은 갖고 있지 않다.
　예 온도, 나이, IQ 등

④ 비율척도 ··· 서열성, 동간성, 절대영점의 특성을 모두 가지며, 가감승제가 성립함. 연속변인으로 특정되는 변인은 대부분 비율척도이다.
　※ 연속변인 ··· 신장, 체중, 팔굽혀펴기 등의 검사에서 측정된 변인처럼 수리적인 조작이 가능하도록 연속된 숫자로 이루어진 변인(동간, 비율변인)
　　예 팔굽혀 매달리기 기록, 체중, 신장
　※ 비연속 변인 ··· 성별이나 학년처럼 동일한 특성을 가진 집단으로 구분하는 역할은 하지만 수리적인 조작이 어려운 변인으로 명목 변인과 서열 변인이 이에 속함.
　※ 동간변인의 경우 실제로는 검사자나 연구자의 판단에 따라 동간변인도 가감은 물론 승제까지 가능한 것으로 사용하므로, 측정치가 연속 자료의 특성을 가지면 동간과 비율변인을 구태여 구분하지 않는다.

(3) 측정변인을 척도로 구분하는 이유

검사를 통해 얻은 자료에 통계방법을 적용하여 분석하는데 요구되는 가정이나 척도에 만족하는 변인을 적용해야 하기 때문이다.

02 타당도

'검사가 측정하고자 하는 속성을 제대로 측정하는가'의 문제이다.

(1) 내용타당도

① 객관적인 자료에 근거하지 않고 검사내용은 전문가에 의해 주관적으로 판단하는 타당도이다.
 (예 100m 달리기가 초등학생의 스피드 체력 요인을 측정하는 검사로 타당한가를 체력 측정 전문가가 주관적으로 판단하는 것은 내용타당도를 검증한 것이라 할 수 있다.)

② 측정하고자 하는 속성이 명확한 정의를 내리기 어려운 정의적 영역과 같은 내용이라면 전문가마다 다른 판단을 내릴 수 있다는 문제점이 있다.

③ 중·고등학교에서 학업성취도 검사의 경우 이원목적분류표에 의하여 검사 문항들이 제작되었는지를 확인하는 과정을 통하여 내용타당도를 검증하게 된다.

④ 검사를 출제하기 전에 이원목적분류표를 먼저 작성하여 내용의 중요성을 결정하는 것이 바람직하다. 이러한 절차는 심동적 영역의 검사에서도 동일하게 적용되어야 한다.

⑤ 내용타당도를 검증할 수 있는 절차
 ㉠ 이원목적분류표를 작성한다.
 ㉡ 계획한대로 검사 문항을 개발한다.
 ㉢ 검사를 일부 학생들에게 시행하고 채점한다.
 ㉣ 전체 검사의 25%의 문항을 선택하여 이원목적분류표의 내용과 행동영역에 각 문항들이 적절하게 위치하였는가를 검토한다.
 ㉤ 검사에 포함된 내용과 행동 영역들을 수정해야 하는가를 결정한다.

⑥ 이원목적분류표를 작성하고 상대적 중요성에 따라 각 영역들의 문항수를 결정한 후에 세부문항을 개발하면 그 검사는 내용타당도가 확보된 검사가 될 것이다.

(2) 논리타당도

① '검사가 특정 운동을 수행하는데 필수적이고 가장 중요한 기능 요소를 측정하고 있는 정도'로 정의된다.

② 체육 현장에서 많이 사용되는 운동기능검사는 특정 운동 기능을 수행하는데 중요한 요소가 무엇인가를 확인하는 것이 중요하다.

③ 검사가 논리타당도를 충족시키려면 검사가 해당 운동 기능을 수행하는데 중요한 요소를 모두 포함하고 있어야 한다.
 (예 테니스 스트로크 검사에서 중요한 요소는 스트로크 한 공이 네트에 근접하여 넘어가서, 상대방 코트의 베이스라인 근처에 떨어지는 것이라고 할 수 있다.)

④ 검사의 논리타당도를 평가하는 절차

　㉠ 검사가 측정하고자 하는 운동 기능 요소들과 검사의 목적에 대한 검사 개발자의 생각을 검토한다. 측정하려는 운동 기능 요소들의 목록을 적는다.

　㉡ 실제로 검사에서 측정되는 요소들을 기록한다.

　㉢ 두 목록을 비교한다. 검사 개발자에 의해 선택된 요소들이 검사에서 실제로 측정되고 있는가를 확인한다.

　㉣ 검사의 교육적 목적을 확인한다.

　　ⓐ 중요하지 않은 운동 기능 요소가 검사에 의해 측정되고 있는가?

　　ⓑ 중요한 운동 기능 요소가 검사에서 생략되었는가?

　　ⓒ 검사에서 부적절하게 특정 운동 기능 요소가 강조되고 있는가?

⑤ 선수들의 경기 능력을 객관적으로 측정하는 것은 큰 관심 분야이다.

　㉠ 선수들의 경기 능력을 측정하기 위한 검사가 논리타당도를 확보하려면 한 가지 검사만으로는 부족할 것이다.

　㉡ 경기능력을 측정하는 검사는 하나의 검사보다는 여러 개의 검사로 구성된 검사장을 이용하는 것이 더욱 타당할 것이다.

　㉢ 검사장의 논리타당도 검증 방법

　　ⓐ 가장 중요한 기능들의 무엇인지를 확인한다.

　　ⓑ 각 검사들 또한 논리타당도를 확보할 수 있는 것인가를 확인한다.

(3) 준거 관련 타당도

① 공인타당도

　㉠ 이미 타당성을 입증받고 있는 검사에 의해 측정된 점수와 교사나 연구자가 새로 개발한 검사 점수의 관련성으로 추정되는 타당도가 공인타당도이다.

　㉡ 학교체육현장에서는 현장검사들이 주로 사용된다. 이러한 현장검사의 적합성을 평가하고자 할 때 사용되는 타당도가 공인타당도라 할 수 있다.

　㉢ 공인타당도는 체육과 운동 능력 측정 분야에서 가장 많이 사용되고 있는 타당도이다.

　㉣ 예를 들면, 심폐 기능의 준거검사로 널리 알려진 트레드밀을 이용한 가스분석 검사를 대신하여 오래달리기-걷기 검사를 실시했을 경우, 두 검사 점수간 상관계수로 오래달리기-걷기 검사의 공인타당도를 추정하는 것이다.

　㉤ 기존에 타당성을 입증받은 검사가 없다면 공인타당도는 추정될 수 없다.

　㉥ 공인타당도를 추정하는 절차

　　ⓐ 준거검사가 논리적으로 타당한 즉, 기존에 타당성을 입증받은 검사인가? (트레드밀 이용한 최대산소섭취량 측정이 심폐기능을 측정하는 타당한 검사로 널리 알려져 있다)

　　ⓑ 동일한 피험자 집단에게 동일한 시험 상황에서 새롭게 제작된 검사와 준거 검사를 실시한다.

ⓒ 새로운 검사점수와 준거검사 점수 간 상관계수를 추정한다(1,600m 오래달리기–걷기 검사 점수와 트레드밀을 이용한 최대산소섭취량 측정 검사 점수의 상관을 계산한다).

ⓓ ⓐ에서 준거검사의 논리타당도가 확인되고, ⓒ에서 두 검사 점수 간 상관계수가 0.80 이상으로 확인되면 새로운 검사를 사용해도 되지만, 그렇지 않다면 다른 검사를 고려하는 것이 바람직하다.

Ⓢ 공인타당도를 추정할 때에는 준거검사의 논리타당도를 확인하는 단계가 매우 중요하다.

ⓞ 현장검사의 공인타당도는 0.90 이상이 권장되며, 최소한 0.80 이상은 되어야 사용할 수 있다.

② 예측타당도

㉠ 어떤 검사 점수가 미래의 행위를 얼마나 잘 예측하느냐 하는 문제이다.

㉡ 예측타당도를 검증하기 위해서는 일정기간 동안의 시간이 필요하다.

㉢ 대학교 체육과 입시의 실기 점수가 미래의 임용고시 실기 검사 점수를 예측하는 타당성으로 볼 수 있다.

㉣ 현재 측정한 검사 점수로 미래의 성공적인 행동을 예측하려는 시도

(예 꿈나무 선수 선발 검사)는 체육 분야에서 선수 선발을 할 때에 자주 사용된다.

㉤ 체육 분야에서는 미래의 행위는 아니지만 현장 검사 점수를 통해서 실험실 검사 점수를 예측하는 경우가 있다.

㉥ 오래달리기–걷기 검사(현장검사)를 통해서 최대산소섭취량(현재의 준거행동)을 예측하거나, 신체 3–4 부위의 피하지방(현장검사)을 통해서 예측하는 경우가 그것이다.

㉦ 예측을 목적으로 하는 검사의 경우 0.60 이상의 타당도계수가 인정된다.

③ 구인타당도

㉠ 정신력, 집중력 등의 심리적 요소와 같이 직접 측정할 수 없는 특성을 구인이라 한다.

㉡ 구인타당도를 추정하는 절차

ⓐ 측정하고자 하는 구인이 무엇인지를 이론적, 경험적 배경에 의해 밝히고 조작적 정의를 내린다.

ⓑ 이론에 근거하여 구인을 측정하는 검사를 제작한다.

ⓒ 측정대상에게 검사를 실시하여 자료를 얻는다.

ⓓ 자료를 분석하여 검사가 측정하고자 하는 구인을 제대로 측정하는가를 밝힌다.

㉢ 위의 절차에 따라 새롭게 개발한 축구 기능 검사의 구인타당도를 추정하는 예

ⓐ 드리블, 슛, 패스, 경기 능력 등 4개의 구인으로 구성된 검사를 개발했다고 가정한다.

ⓑ 축구 기능 검사의 하위 구인들 즉, 드리블, 슛, 패스, 경기 능력 검사들은 모두 이론에 근거하여 개발되었고, 각 검사들의 내용타당도가 확보된 것으로 가정하였다.

ⓒ 검사를 학생들에게 시행하여 자료를 얻고 분석한 결과 경기 능력 검사가 측정하고자 했던 구인 축구 기능과 거리가 먼 것으로 나타났다면, 경기 능력 검사는 축구 기능을 측정하는 검사 문항으로 구인타당도가 떨어지는 것으로 판단할 수 있다.

ⓓ 따라서, 경기 능력 검사를 제거한 후 나머지 세 가지 검사로 학생들의 축구 기능을 평가하는 것이 적절하다.

ㄹ 상관계수법

ⓐ 하위 구인들을 검사하는 문항(예 축구 드리블 검사)으로부터 얻은 점수와 측정하고자 하는 구인(예 축구 기능)의 총점과의 상관계수에 의해 구인타당도를 검증하는 방법이다.

ⓑ 만약, 위의 예에서 축구 기능 검사의 총점과 드리블, 슛과 같이 하위 구인을 측정하는 검사 간 상관이 낮게 나타났다면, 그 하위 구인은 측정하고자 하는 특성을 제대로 설명하지 못함을 의미한다.

ⓒ 어떤 검사 점수와 다른 검사 점수의 상관 정도로 타당성을 검증하는 수렴타당도와 판별타당도가 있다.

ⓓ 수렴타당도
  • 동일한 구인을 측정하는 검사들은 높은 상관을 나타내야 한다는 것이다.
  • 상완의 근지구력을 측정하는 팔굽혀펴기, 턱걸이, 팔굽혀매달리기검사 점수들은 상관이 높아야 동일한 구인을 측정하는 검사로 인정한다.

ⓔ 판별타당도
  • 서로 다른 구인을 측정하는 검사들은 낮은 상관을 나타내야 한다는 것이다.
  • 심폐지구력을 측정하는 오래달리기 검사와 순발력을 측정하는 제자리 높이뛰기 검사의 상관이 낮아야 두 검사는 서로 다른 구인을 측정하는 검사라 할 수 있다.

ㅁ 실험설계법

ⓐ 실험집단과 통제집단으로 학생들을 구분하여 실험집단에는 하위 구인을 처치하고 통제집단에는 처치하지 않아, 두 집단의 검사 점수가 차이가 나타나는 지를 측정하여 처치한 구인이 측정하고자 하는 특성을 제대로 설명하는 구인인지 아닌지를 판단하는 방법이다.

ⓑ 축구 기능 검사의 하위 검사인 경기 능력에 대해 교육을 받은 집단과 받지않은 집단 간 검사 점수의 차이가 나타나지 않는다면, 축구 기능 검사의 하위 검사로 경기 능력을 측정하는 검사는 축구 기능을 구성하는 검사로 타당하지 않다고 할 수 있다.

ⓒ 집단 차이 방법
  • 예를 들면, 어떤 축구 기능 검사를 선수와 일반 학생들에게 실시했을 때, 선수의 검사 점수가 일반 학생의 검사 점수보다 높게 나타났다면, 이 축구 기능 검사는 구인타당도가 확보된 것으로 판단할 수 있다.
  • 체육 분야에서 집단 차이 방법은 전통적으로 구인타당도를 추정하는 방법으로, 독립 t검정이나 일원분산분석과 같은 통계 방법을 이용해서 검증할 수 있다.

ㅂ 요인분석

ⓐ 여러 변수들 간 상호관계를 분석하여 상관이 높은 변수들을 모아 요인(factor)으로 명명하고 그 요인에 의미를 부여하는 통계 방법이다.

ⓑ 스포츠심리학이나 스포츠사회학에서 설문지를 통해서 측정하고자 하는 특성을 측정할 때 구인타당도를 검증하는 방법이다.

ⓒ 현장에서 3~4개의 하위 검사로 구성된 실기 검사장을 제작할 때 타당도의 검증 방법으로 유용하다.

ⓓ 심리적인 특성을 측정하는 설문지 문항을 제작할 때에도 유용한 타당도 검증 방법이 될 수 있다.

(1) 신뢰도의 개요

① 동일한 상황에서 한 검사자가 여러 번 검사를 실시할 때 얼마나 정확하게, 얼마나 오차없이 측정하고 있느냐는 개념으로 측정하고자 하는 것을 얼마나 신뢰롭게 또는 정확하게 측정하느냐 하는 정도 즉, 일관성의 정도를 나타내는 일종의 상관계수이다.

② 검사 점수가 타당하기 위해서는 먼저 신뢰도가 확보되어야 한다.

③ 즉, 어떤 검사를 얻은 측정치가 믿을 수 없는 자료라면, 이 검사의 타당성을 확보하기는 어렵다.

④ 신뢰도가 높은 검사라 해도 타당도가 반드시 높은 것은 아니다.

(2) 상관계수를 이용한 신뢰도 추정

① 재검사신뢰도

ㄱ 동일한 검사를 동일한 집단에게 두 번 실시하여 두 검사 점수 간 상관으로 신뢰도를 추정하는 방법으로 안정성 계수라고도 한다.

ㄴ 지식 검사에는 적절치 않고, 체육 분야에서 주로 실시하는 실기 검사에서 많이 사용된다.

ㄷ 체육 분야에서 재검사 방법으로 신뢰도를 추정할 때 주의할 점 : 학습과 성숙요인을 고려하여 검사 간 간격을 결정해야 한다.

ㄹ 문제점

ⓐ 사전, 사후 검사의 간격을 어떻게 잡느냐에 따라 오차가 발생한다.

ⓑ 간격을 짧게 잡으면 기억, 연습 효과 등이 두 번째 실시하는 검사에서 나타난다.

ⓒ 간격을 길게 잡으면 측정하려는 행동 특성이 변화했을 가능성이 많아 신뢰도가 낮아지게 된다.

ⓓ 동일한 검사를 두 번 시행해야 한다는 것

• 첫 번째 검사와 두 번째 검사의 검사 환경이나 피험자의 검사에 대한 동기나 태도가 같지 않을 수 있다.

• 검사 환경이나 피험자들의 특성이 두 번째 검사에서 변했을 때에는 재검사 방법으로 추정된 신뢰도는 실제 검사가 갖고 있는 신뢰도 보다 과대추정 되기 때문이다.

② 동형검사신뢰도

ㄱ 두 개의 동형검사를 만들어 동일한 집단에게 두 검사를 시행하고 두 검사를 시행하고 두 검사점수 간 상관계수로 신뢰도를 추정하는 방법이다.

ㄴ 평행검사라고도 하며, 외형적으로는 다른 검사이지만 문항의 난이도, 변별도, 문항의 내용이 같아 측정 이론에서 볼 때 동질적이며 동일하다고 추정할 수 있는 문항으로 구성된 검사를 의미한다.

ㄷ 교육에서 표준화된 검사(예 수능검사)의 신뢰도를 추정하는데 자주 사용된다.

   ⓔ 체육 분야의 실기 검사에서는 자주 사용되지 않는다.

  ⓜ 장점

   ⓐ 두 개의 검사를 동일한 집단에게 동시에 시행하므로 시험의 간격이 문제가 되지 않는다.

   ⓑ 신뢰도가 간편하게 추정되며, 기억효과, 연습효과를 감소시킬 수 있다.

  ⓗ 제한점

   ⓐ 완벽하게 동일한 동형검사를 만드는 것이 쉽지 않다.

   ⓑ 제작한 검사자의 능력에 따라 신뢰도 계수가 영향을 받는다.

   ⓒ 두 번의 검사 시행에 따른 동일한 검사환경과 동일한 검사 태도를 만들기 어렵다.

(3) 내적일관성신뢰도(단 한번의 검사로 신뢰도 추정하는 방법)

① 반분검사신뢰도

  ㉠ 한 번 시행한 검사 점수를 두 개로 나누어 두 검사 점수의 상관계수로 추정하는 신뢰도이다.

  ㉡ 재검사 신뢰도가 부적당하거나 동형검사 제작이 어려울 때 사용한다.

  ㉢ 지식 검사의 신뢰도 추정에 자주 사용된다.

  ㉣ 체육 분야의 실기 검사에는 피로와 연습의 효과를 배제하기 위해 앞쪽 시행과 뒤쪽 시행보다는 짝수 시행과 홀수 시행으로 구분하는 것이 적절하다.

  ㉤ 전체검사 신뢰도가 아니라 하나의 검사를 둘로 나눈 부분검사의 신뢰도가 되므로 전체검사 신뢰도를 다시 계산해야 된다.

  ㉥ 두 부분을 합쳤을 때의 검사 전체의 신뢰도를 계산하기 위해서 Spearman−Brown 공식을 사용해서 교정한다.

② Cronbach α계수

  ㉠ 대표적인 문항내적일관성신뢰도로 검사를 인위적으로 반분하지 않고 검사를 구성하는 문항의 분산을 이용하여 신뢰도를 추정하는 방법이다.

  ㉡ 체육 분야에서는 지필 검사나 설문지 문항의 신뢰도를 추정할 때 주로 사용된다.

  ㉢ 각 문항간 상관이 커서 문항내적 상관의 평균이 커지면 α계수가 커지게 된다.

  ㉣ 문항간 상관이 크다는 것은 1번 문항에서 높은 점수를 얻은 학생이 2번 문항, 3번 문항에서도 높은 점수를 얻는다는 것이다.

  ㉤ 피험자들이 각 문항에 일관되게 답한다는 의미가 된다.

  ㉥ Cronbach α는 둘로 나누지 않아도 되며 각 문항이 나타내는 일관성의 정도에 따라 추정된다.

  ㉦ 일반적으로 Cronbach α는 다른 신뢰도 지수보다 낮게 추정되지만, 검사도구를 신뢰도로 평가할 때 보수적으로 평가하는 것이 바람직하므로, Cronbach α를 신뢰도 지수로 사용하는 것이 문제가 되지는 않는다.

(4) 분산분석을 이용한 신뢰도 추정

① 반복 측정된 측정치의 분산성분을 이용하는 것으로 급내상관계수라고 한다.

② 체육 분야의 실기검사에서는 동일한 측정 문항을 두 번 이상 반복하여 시행하는 검사들이 많아 분산분석을 적용하여 신뢰도를 추정하는 방법이 널리 이용될 수 있다.

③ 일원분산분석(one-way ANOVA)
  ㉠ 관찰점수분산은 피험자간 평균제곱합이며, 오차점수분산은 피험자내 평균제곱합이 된다.
  ㉡ 피험자간 평균제곱합은 검사를 시행한 피험자 점수 간 평균적인 차이이다.
  ㉢ 피험자내 평균제곱합은 각 피험자들이 여러 번 시행한 점수 간 평균적인 차이이다.
  ㉣ 동일한 피험자가 여러 번 검사를 시행했을 때 나타난 점수들의 차이를 오차로 간주한다.

④ 이원분산분석
  ㉠ 관찰점수분산은 피험자간 평균제곱합이며, 오차점수분산은 상호작용 평균제곱합이 된다.
  ㉡ 상호작용 평균제곱합은 피험자와 검사시행 간 상호작용에 의해 나타나는 차이이다.
  ㉢ 이원산분석을 적용했을 경우에는 피험자와 검사시행간 상호작용을 오차로 간주한다.

(5) 객관도

① 두 명 이상의 평가자에 의해 부여된 점수의 일치 정도로 평가자간 신뢰도라고도 한다.

② 체육 분야의 실기 검사에서는 객관도가 매우 중요함에도 불구하고 현장에서는 간과되고 있는 현실이다.

③ 최근 강조되고 있는 수행평가는 교사의 주관적인 판단에 의해 평가되는 경우가 많아 객관도를 확보한 후에 수행평가를 실시해야 할 것이다.

④ 상관계수 방법
  ㉠ 둘 이상의 평가자에 의해 부여된 검사 점수 간 상관으로 객관도를 추정하는 방법이다.
  ㉡ 문제점
    ⓐ 상관계수는 이변량 통계치이므로 세 명 이상의 평가자에 의해 시행된 검사 점수의 객관도를 추정하는데 어려움이 있다.
    ⓑ 평가자의 비일관성 때문에 발생하는 오차를 포함시키지 않아 객관도를 정확하게 추정할 수 없게 된다.

⑤ 분산분석을 이용하게 되면 상기한 두 가지 문제점을 동시에 해결할 수 있다.
  ㉠ 급내상관계수를 이용하여 신뢰도를 추정하는 것과 동일하다.
  ㉡ 여러 명의 평가자에 의해 부여된 검사 점수를 분석하면 된다.

(6) 신뢰도에 영향을 미치는 요인

① 검사 시행의 간격
  ㉠ 하루에 동일한 검사를 여러 번 실시하여 신뢰도를 추정하는 것이 동일한 검사를 여러 날 동안 시행하여 신뢰도를 추정하는 것보다 높은 신뢰도를 나타낸다.

ⓛ 하루 동안 검사를 시행하였을 때 얻어진 피험자의 점수가 여러 날 동안 시행되는 검사의 신뢰도는 컨디션이 좋은 날과 나쁜 날에 따라 검사 점수가 달라지는 현상이 작용하여 하루에 검사를 시행하는 경우보다 일반적으로 낮게 나타난다.

② 피험자 집단의 동질성

    ㉠ 피험자의 능력이 큰 차이를 보여 능력의 범위기 넓은 집단에게 검사를 시행하여 얻어진 검사 점수의 신뢰도는 과대 추정될 것이다.

    ㉡ 집단이 이질적이라면 피험자내 평균제곱합이나 상호작용 평균제곱합이 일정하다면 신뢰도 계수는 커지게 된다.

③ 검사의 특성

    ㉠ 체력 요인을 측정하는 체력 검사가 운동 기능을 측정하는 운동기능 검사보다 높은 신뢰도를 나타낸다.

    ㉡ 검사를 시행하는 방법이 얼마나 간단하고, 복잡하느냐에 따라 신뢰도는 달라질 수 있다.

    ㉢ 운동기능 검사는 체력 검사보다 검사 시행 방법이 복잡하게 구성되는데, 동일한 집단에게 복잡한 검사와 단순한 검사를 시행했을 때 단순한 검사 점수의 신뢰도가 더 높게 나타날 것이다.

    ㉣ 체력검사의 경우 최소한 0.80 이상의 신뢰도가 요구된다.

    ㉤ 정확성이 요구되는 운동기능 검사의 경우 타당도가 확보된다면 0.70 이상이면 받아들일 수 있다.

④ 검사의 길이

    ㉠ 검사에 포함된 문항의 수가 많을수록 검사의 신뢰도는 커진다.

    ㉡ 한 가지 검사를 반복하여 시행하는 경우가 많은 체육의 실기 검사에서는 검사 시행 횟수를 늘릴수록 신뢰도가 높아진다.

⑤ 피험자는 검사를 받을 준비가 되어 있는가?

    ㉠ 검사를 시행하기 전 피험자는 검사 방법에 대해 충분히 이해하고 있어야 한다.

    ㉡ 생리적, 심리적으로 검사받을 준비가 되어 있는지 확인해야 한다.

04 〈 준거지향검사의 타당도와 신뢰도

(1) 준거지향검사

① 현대 사회에서는 생활체육이 강조되고 개인의 건강에 관심이 급증하면서 '나는 다른 사람보다 더 건강한가?'라는 규준지향의 관점보다는 '나의 건강은 안전한 수준인가?'라는 준거지향의 관점이 강조 되고 있다.

② 체육 분야에서 건강과 관련하여 가장 먼저 준거지향의 관점에 관심을 갖는 것은 체력 검사이다.

③ 최근 학교에서는 수업이나 교육 프로그램을 받은 후에 대부분의 학생들이 목표를 달성할 수 있도록 지도하는 숙달 학습(mastey learning)의 개념이 강조되고 있다.

④ 준거지향검사는 교육목표나 건강과 같은 절대적인 준거에 비추어 피험자를 평가하기 때문에 신뢰도보다 타당도가 더 중요하게 여겨진다.

(2) 영역 관련 타당도(매우 체계적이고 논리적인 과정)

① 준거 행동이란 검사에서 관심 사항이 되는 목표를 의미하며, 준거지향검사에서는 먼저 준거 행동이 정의되어야 한다.

② 준거 행동의 각 구성 요소가 준거지향검사의 구성 항목에 제대로 포함되어 있다면, 이 검사는 영역 관련 타당도가 확보된 것이라 할 수 있다.

③ 영역 관련 타당도에서 영역이란 바로 이러한 준거 행동을 의미하며, 검사에 포함된 항목들이 준거 행동을 대표할 수 있는 항목들로 구성되도록 준거지향검사를 구성해야 할 것이다.

(3) 결정타당도

① 준거지향검사는 영역 관련 타당도 즉, 검사가 준거 행동을 대표하는 정도가 중요하지만, 실제로는 피험자를 완수자와 미수자로 구분하는데 더 큰 관심을 갖게 된다.

② 피험자를 정확하게 분류한 비율과 관련된 것이 결정타당도로 준거지향검사에서 분류의 정확성을 의미한다.

③ 만약 사용한 준거지향검사가 학생들을 정확하게 분류하지 못한다면 이 검사는 결정타당도가 낮은 것이다.

④ Berk의 기준 설정 방법
   ㉠ 판단적 방법 : 전문가 집단의 경험과 판단을 기초로 준거 행동 설정(설정된 기준의 자의성이 문제가 된다)
   ㉡ 판단–경험적 방법 : 전문가의 판단에 주로 의존하면서 경험 자료를 참고하는 방법
   ㉢ 경험–판단적 방법 : 주로 경험자료에 의존하면서 전문가의 판단을 참고하는 방법

⑤ 경험적 방법으로 결정타당도를 추정하기

		참 상태	
		완수	미수
예측 상태	완수	진완수자	오완수자
	미수	오미수자	진미수자

   ㉠ 참 상태는 피험자의 실제 상태를 의미, 피험자의 실제 상태를 오류없이 분류할 것으로 가정된다.
   ㉡ 좌측의 예측상태는 검사를 통하여 피험자를 분류한 것으로 분류오류가 있음이 인정된다.
   ㉢ 진완수자와 진미수자의 비율이 높을수록 결정타당도가 높다고 할 수 있다.
   ㉣ 이 방법은 피험자의 참 상태를 정확하게 분류하기 어렵다는 문제점이 있다.

최근 기출문제 분석

2024. 4. 27. 시행

1 슐만(L. Shulman)의 '교사 지식 유형' 중 가르칠 교과목 내용에 관한 지식에 해당하는 것은?

① 내용 지식(content knowledge)
② 내용교수법 지식(pedagogical content knowledge)
③ 교육환경 지식(knowledge of educational contexts)
④ 학습자와 학습자 특성 지식(knowledge of learners and their characteristics)

> **TIP** 슐만의 내용지식은 교과에 관련된 지식을 가르치는 것이다.

2024. 4. 27. 시행

2 동료 평가(peer assessment)에 관한 설명으로 적절하지 않은 것은?

① 학생들의 비평 능력이 향상될 수 있다.
② 교사는 학생에게 평가의 정확한 방법을 숙지시킨다.
③ 학생은 교사에게 받은 점검표를 통해 서로 평가한다.
④ 교사와 학생 간 대화를 통해 심층적인 정보를 수집한다.

> **TIP** 동료평가는 교사가 학생에게 점검표를 제공해서 평가를 실시하는 방식으로 기준을 교사가 제시하는 형태이고 교사와 학생 간 심층적 정보 수집은 인터뷰 방법이다.

2024. 4. 27. 시행

3 〈보기〉에서 설명하는 박 코치의 '스포츠 지도 활동'에 해당하는 용어는?

> **〈보기〉**
> 박 코치는 관리시간을 줄이기 위해서 다음과 같이 지도 활동을 반복한다. 출석 점검은 수업 전에 회원들이 스스로 출석부에 표시하게 한다. 이후 건강에 이상이 있는 회원들을 파악한다. 수업 중에는 대기시간을 최소화하기 위해 모둠별로 학습 활동 구역을 미리 지정한다. 수업 후에는 일지를 회수한다.

① 성찰적 활동
② 적극적 활동
③ 상규적 활동
④ 잠재적 활동

> **TIP** 상규적 활동은 일반적이고 규정화 되어져 있는 수업습관을 의미하고 상규적 활동이 줄어드는 것은 실제학습시간(ALT-PE)이 증가하는 효과가 있다

2024. 4. 27. 시행

4 글로버(D, Glover)와 앤더슨(L. Anderson)이 인성을 강조한 수업 모형 중 〈보기〉의 ㉠, ㉡에 해당하는 것을 바르게 제시한 것은?

> **〈보기〉**
> ㉠ '서로를 위해 서로 함께 배우기'를 통해 팀원 간 긍정적 상호의존, 개인의 책임감 수준 증가, 인간관계 기술 및 팀 반성 등을 강조한 수업
> ㉡ '통합, 전이, 권한 위임, 교사와 학생의 관계'를 통해 타인의 권리와 감정 존중, 자기목표 설정 가능, 훌륭한 역할 본보기 되기 등을 강조한 수업

	㉠	㉡
①	스포츠교육 모형	협동학습 모형
②	협동학습 모형	개인적 · 사회적 책임감 지도 모형
③	협동학습 모형	스포츠교육 모형
④	개인적 · 사회적 책임감 지도 모형	협동학습 모형

TIP 정답과 같이 협동학습모형과 개인적, 사회적 책임감 지도모형의 주제이며, 보기의 스포츠교육모형은 '유능하고 박식하며 열정적인 스포츠인으로 성장하기'가 주제이다.

2024. 4. 27. 시행

5 〈보기〉의 ㉠~㉢에 들어갈 교사 행동에 관한 용어가 바르게 제시된 것은?

〈보기〉
- (㉠)은 안전한 학습 환경, 피드백 제공
- (㉡)은 학습 지도 중에 소방 연습과 전달 방송 실시
- (㉢)은 학생의 부상, 용변과 물 마시는 활동의 관리

	㉠	㉡	㉢
①	직접기여 행동	간접기여 행동	비기여 행동
②	직접기여 행동	비기여 행동	간접기여 행동
③	비기여 행동	직접기여 행동	간접기여 행동
④	간접기여 행동	비기여 행동	직접기여 행동

TIP 직접기여는 직접 가르치는 행동의 중요역할이고, 간접기여는 수업과는 연관성이 높지만 직접적으로 수업내용에는 직접기여하지 않은 행동이다. 비기여는 수업에 부정적 역할을 의미한다.

2024. 4. 27. 시행

6 〈보기〉의 ㉠~㉢에 들어갈 기본 움직임 기술을 바르게 제시한 것은?

〈보기〉	
기본 움직임	예시
(㉠)	걷기, 달리기, 뛰기, 피하기 등
(㉡)	서기, 앉기, 구부리가, 비틀기 등
(㉢)	치기, 잡기, 배팅하기 등

	㉠	㉡	㉢
①	이동 움직임	비이동 움직임	표현 움직임
②	전략적 움직임	이동 움직임	표현 움직임
③	전략적 움직임	이동 움직임	조작 움직임
④	이동 움직임	비이동 움직임	조작 움직임

TIP 이동 움직임은 공간의 움직임은 있으나 물체나 도구를 사용하지 않은 것이고 비이동 움직임은 공간과 물체도 움직이지 않는 것이다. 조작움직임은 물체조작과 도구조작으로 구분되고 ㉢의 보기는 도구조작에 해당된다.

2024. 4. 27. 시행

7 학교체육진흥법(시행 2024.3.24.) 제10조 '학교스포츠클럽 운영'의 내용에 해당하지 않은 것은?

① 학교스포츠클럽을 운영하는 경우 전담교사를 지정해야 한다.
② 전담교사에게 학교 예산의 범위에서 소정의 지도수당을 지급한다.
③ 활동 내용은 학교생활기록부에 기록하지만, 상급학교 진학자료로 활용할 수 없다.
④ 학교의 장은 학교스포츠클럽을 운영하여 학생들의 체육활동 참여 기회를 확대해야 한다.

TIP 학교의 장은 학교스포츠클럽 활동내용을 학교생활기록부에 기록하여 상급학교 진학자료로 활용할 수 있도록 하여야 한다〈학교체육진흥법 제10조 제4항〉.

Answer 1.① 2.④ 3.③ 4.② 5.② 6.④ 7.③

8 다음 중 모스턴(M. Moston) '상호학습형 교수 스타일'에 관한 설명으로 적절하지 않은 것은?

① 학습자는 교과내용을 선정한다.
② 학습자는 수행자나 관찰자의 역할을 수행한다.
③ 관찰자는 지도자가 제시한 수행 기준에 따라 피드백을 제공한다.
④ 지도자는 관찰자의 질문에 답하고, 관찰자에게 피드백을 제공한다.

> **TIP** 상호학습형 교수 스타일은 모든교과의 내용과 기준, 운영절차를 교수자가 결정하고 학습자는 주어진 과제를 수행하고 관찰자는 지속적 피드백을 제공한다.

9 〈보기〉에서 '학교체육 전문인 자질'로 ㉠~㉢에 들어갈 용어를 바르게 제시한 것은?

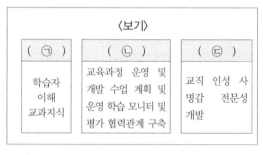

〈보기〉		
(㉠)	(㉡)	(㉢)
학습자 이해 교과지식	교육과정 운영 및 개발 수업 계획 및 운영 학습 모니터 및 평가 협력관계 구축	교직 인성 사명감 전문성 개발

	㉠	㉡	㉢
①	교수	기능	태도
②	지식	수행	태도
③	지식	기능	학습
④	교수	수행	학습

> **TIP** 지식(인지), 수행(기능), 태도(인성)의 세부요인은 학교체육 전문인의 자질에 해당된다.

10 〈보기〉에서 국민체육진흥법(시행 2024.3.15.) 제11조의 '스포츠윤리 교육 과정'에 관한 내용으로 옳은 것만을 모두 고른 것은?

> 〈보기〉
> ㉠ 도핑 방지 교육
> ㉡ 성폭력 등 폭력 예방 교육
> ㉢ 교육부장관령으로 정하는 교육
> ㉣ 스포츠 비리 및 체육계 인권침해 방지를 위한 예방 교육

① ㉠, ㉡   ② ㉡, ㉢, ㉣
③ ㉠, ㉡, ㉣   ④ ㉠, ㉡, ㉢, ㉣

> **TIP** 연수과정에는 다음의 사항으로 구성된 스포츠윤리 교육 과정이 포함되어야 한다〈국민체육진흥법 제11조 제3항〉.
> 1. 성폭력 등 폭력 예방교육
> 2. 스포츠비리 및 체육계 인권침해 방지를 위한 예방교육
> 3. 도핑 방지 교육
> 4. 그 밖에 체육의 공정성 확보와 체육인의 인권보호를 위하여 문화체육관광부령으로 정하는 교육

11 〈보기〉에서 설명하는 모스턴(M. Moston)의 교수 스타일의 '인지(사고) 과정' 단계는?

> 〈보기〉
> • 학습자가 해답을 찾고자 하는 욕구가 있는 단계이다.
> • 학습자에 대한 자극(질문)이 흥미, 욕구, 지식 수준과 적합할 때 이 단계가 발생한다.
> • 학습자에게 알고자 하는 욕구를 실행에 옮기도록 동기화 시키는 단계이다.

① 자극(stimulus)
② 반응(response)
③ 사색(mediation)
④ 인지적 불일치(dissonance)

TIP 모스턴의 인지과정 단계는 〈자극 – 인지적 불일치 – 사색 – 반응〉으로 구분되어 이루어진다고 주장했다.

2024. 4. 27. 시행

12 〈보기〉의 '수업 주도성 프로파일'에 해당하는 체육 수업 모형은?

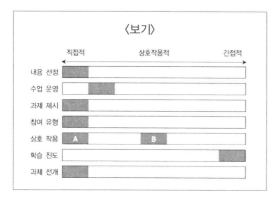

① 동료교수 모형　　② 직접교수 모형

③ 개별화지도 모형　④ 협동학습 모형

> **TIP** 내용 선정, 과제 제시, 참여 유형, 과제 전개를 교수자가 제공하고 학습진도는 학습자가 진행하며 상호작용은 교수자와 관찰자를 통해 이루어지는 동료교수모형의 프로파일이다.

2024. 4. 27. 시행

13 메츨러(M. Metzler)가 제시한 '체육학습 활동' 중 정식 게임을 단순화 하고 몇 가지 기능에 초점을 두며 진행하는 것은?

① 역할 수행 (role-playing)

② 스크리미지 (scrimmage)

③ 리드-업 게임(lead-up game)

④ 학습 센터 (learning centers)

> **TIP** 체육학습 활동 유형 중 리드-업 게임은 정식게임을 단순한 형태로 변형시킨 게임에서 주요한 요인 한두가지를 적용시켜 게임을 진행하는 것이다.

2024. 4. 27. 시행

14 스포츠강사의 자격조건에 관한 설명으로 옳은 것은?

① 「초·중등교육법」 제2조 제2호에 따른 초등학교에 스포츠강사를 배치할 수 없다.

② 「국민체육진흥법」 제2조 제6호에 따른 체육지도자 중에서 스포츠 강사를 임용할 수 있다.

③ 「학교체육진흥법」 제2조 제6항 학교에 소속되어 학교운동부를 지도·감독하는 사람을 말한다.

④ 「학교체육진흥법」 제4조 재임용 여부는 강사로서의 자질, 복무 태도, 학생의 만족도, 경기 결과에 따라 결정하여야 한다.

> **TIP** "체육지도자"란 학교·직장·지역사회 또는 체육단체 등에서 체육을 지도할 수 있도록 이 법에 따라 다음의 어느 하나에 해당하는 자격을 취득한 사람을 말한다〈국민체육진흥법 제2조 제6호〉.
> 가. 스포츠지도사
> 나. 건강운동관리사
> 다. 장애인스포츠지도사
> 라. 유소년스포츠지도사
> 마. 노인스포츠지도사

Answer 8.① 9.② 10.③ 11.④ 12.① 13.③ 14.②

15 〈보기〉에서 설명하는 시덴탑(D. Siedentop)의 교수(teaching) 기능 연습법에 해당하는 용어는?

〈보기〉

김 교사는 교수 기능의 향상을 위해 다음과 같은 절차로 연습을 했다.
- 학생 6~8명의 소집단을 대상으로 학습 목표와 평가 방법을 설명한 후, 수업을 진행한다.
- 수업에 참여한 학생들의 질문지 자료를 토대로 김 교사와 학생, 다른 관찰자들이 모여 김 교사의 교수법에 대해 '토의'를 한다.
- 객관적인 자료를 근거로 교수 기능 효과를 살핀다.

① 동료 교수 ② 축소 수업
③ 실제 교수 ④ 반성적 교수

TIP 반성적 수업은 교사에 대한 평가를 이용해 반성의 자료를 제공하는 방법이다.

16 〈보기〉에서 설명하는 체육수업 연구 방법으로 적절한 것은?

〈보기〉

- 연구의 특징은 집단적(협동적), 역동적, 연속적으로 이루어짐
- 연구의 절차는 문제 파악 – 개선계획 – 실행 – 관찰 – 반성 등으로 순환하는 과정임
- 연구의 주체는 지도자가 동료나 연구자의 도움을 받아 자신의 수업을 탐구함

① 문헌(literature) 연구
② 실험(experiment) 연구
③ 현장 개선(action) 연구
④ 근거 이론(grounded theory) 연구

TIP 현장 개선 연구는 지도자가 동료나 연구자의 도움을 받아 자신의 수업을 탐구하는 것이다.

17 〈보기〉는 시덴탑(D. Siedentop)이 제시한 '스포츠 교육 모형'의 특징을 설명한 것이다. ㉠~㉢에 들어갈 용어가 바르게 제시된 것은?

〈보기〉

- 이 모형의 주제 중에 (㉠)은 스포츠를 참여하는 태도와 관련된 정의적 영역이다.
- 시즌 중 심판으로서 역할을 할 때 학습영역 중 우선하는 것은 (㉡) 영역이다.
- 학습자 수준에 적합하게 경기방식을 (㉢)해서 참여를 유도한다.

	㉠	㉡	㉢
①	박식	정의적	고정
②	열정	인지적	변형
③	열정	정의적	변형
④	박식	인지적	고정

TIP 스포츠교육모형 주제에서 열정은 정의적 측면을 의미하며, 심판은 게임의 규칙을 이해해야 하므로 인지적 영역이다. 학습자 수준에 맞추어 경기방식을 변형하여 참여를 유도하는 것이다.

18 학습자 비과제 행동을 예방하고 과제 지향적인 수업을 유지하기 위한 교수 기능 중 쿠닌(J, Kounin)이 제시한 '동시처리(overlapping)'에 해당하는 것은?

① 수업의 흐름을 유지하면서 수업 이탈 행동 학생을 제지하는 것이다.
② 학생들의 행동을 항상 인지하고 있다는 것을 알리는 것이다.
③ 학생의 학습 활동을 중단시키고 잠시 퇴장시키는 것이다.
④ 모든 학생에게 과제에 몰입하도록 경각심을 주는 것이다.

TIP 쿠닌은 수업을 유지하면서 방해되고 수업 이탈 행동 학생들을 제지하는 것을 지향하고 동시처리에 해당된다.

2024. 4. 27. 시행

19 〈그림〉은 '국민체력 100'의 운영 체계이다. 체력인증센터가 이용자에게 제공하는 서비스가 아닌 것은?

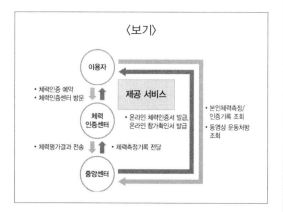

〈보기〉

① 체력측정 서비스
② 맞춤형 운동처방
③ 국민 체력 인증서 발급
④ 스포츠클럽 등록 및 운영지원

TIP 스포츠클럽 등록 및 운영지원은 국민체력100 사업의 제공서비스가 아니다.

2024. 4. 27. 시행

20 〈보기〉에서 해당하는 평가기법으로 적절한 것은?

〈보기〉

• 운동 수행을 평가하는 데 자주 사용하는 평가 방법이다.
• 운동 수행의 질적인 면을 파악하여 수준이나 숫자를 부여하는 평가 방법이다.

① 평정척도
② 사건기록법
③ 학생저널
④ 체크리스트

TIP 평정척도는 질적 가치를 양적으로 수치화 하여 기록하는 것으로 운동 수행 평가에 자주 사용된다.

2023. 4. 29. 시행

21 〈보기〉에서 설명하는 스포츠 교육 평가의 신뢰도 검사 방법은?

〈보기〉

• 동일한 검사에 대해 시간 차이를 두고 2회 측정해서 측정값을 비교해 차이가 작으면 신뢰도가 높고, 크면 신뢰도가 낮은 것으로 판단한다.
• 첫 번째와 두 번째 측정 사이의 시간 차이가 너무 길거나 짧으면 신뢰도가 낮게 나올 수 있다.

① 검사 – 재검사
② 동형 검사
③ 반분 신뢰도 검사
④ 내적 일관성 검사

TIP 동일한 검사를 동일한 집단에게 2번 실시하는 신뢰도 검사 방법이다.
※ 신뢰도 검사방법의 종류
㉠ 검사–재검사 : 동일한 검사를 동일한 집단에게 두 번 실시하여 두 검사 점수 간 상관으로 신뢰도를 추정하는 방법으로 안정성 계수라고도 한다.
㉡ 동형검사 : 두 개의 동형검사를 만들어 동일한 집단에게 두 검사를 시행하고 두 검사를 시행하고 두 검사점수 간 상관계수로 신뢰도를 추정하는 방법이다.
㉢ 반분 신뢰도 검사 : 한 번 시행한 검사 점수를 두 개로 나누어 두 검사 점수의 상관계수로 추정하는 신뢰도이다.
㉣ 내적 일관성 검사 : 문항 하나하나를 검사로 간주하여 문항간의 유사성과 일치성을 추정하는 방법이다.

Answer 15.④ 16.③ 17.② 18.① 19.④ 20.① 21.①

22 로젠샤인(B. Rosenshine)과 퍼스트(N. Furst)가 제시한 학습성취와 관련된 지도자 변인에 해당하지 않는 것은?

① 지도자의 경력　　　② 명확한 과제제시
③ 지도자의 열의　　　④ 프로그램의 다양화

> **TIP** 지도자 경력은 해당되지 않으며, 보기외에 과제지향적/능률적 지도 행동과 프로그램 내용의 적절성이 있다.

23 링크(J. Rink)가 제시한 교수 전략(teaching strategy) 중 한 명의 지도자가 수업에서 공간을 나누어 두 가지 이상의 과제를 동시에 진행하는 것은?

① 자기 교수(self teaching)
② 팀 티칭(team teaching)
③ 상호 교수(interactive teaching)
④ 스테이션 교수(station teaching)

> **TIP** ④ 스테이션 수업은 공간을 구분하여 두 가지 이상의 과제를 동시에 진행하는 방법으로 학습자의 능동적 참여가 필요하다.

24 메이거(R. Mager)가 제시한 학습 목표 설정의 요소가 아닌 것은?

① 설정된 운동수행 기준
② 운동수행에 필요한 상황과 조건
③ 학습자에게 기대되는 성취행위
④ 목표 달성이 불가능할 경우의 대처방안

> **TIP** 메이거의 학습목표 진술 요소
> ㉠ 운동수행에 필요한 상황과 조건
> ㉡ 성취행동이 평가되는 설정된 운동수행 기준
> ㉢ 학습자에게 기대되는 성취행동

25 〈보기〉의 수업 장면에서 활용한 모스턴(M. Mosston)의 교수 스타일에 관한 설명으로 적절하지 않은 것은?

〈보기〉	
신체활동	축구
학습목표	인프런트킥으로 상대방 수비수를 넘겨 동료에게 패스할 수 있다.

수업 장면
지도자 : 네 앞에 상대방 수비수가 있을 때, 수비수를 넘겨 동료에게 패스하려면 어떻게 공을 차야 할까?
학습자 : 상대방 수비수를 넘길 수 있을 정도의 높이로 공을 띄워야 해요.
지도자 : 그럼, 발의 어느 부분으로 공의 밑 부분을 차면 수비수를 넘길 수 있을까?
학습자 : 발등과 발 안쪽의 중간 지점이요. (손가락으로 엄지발가락을 가리킨다)
지도자 : 좋은 대답이야. 그럼, 우리 한 번 상대방 수비수를 넘기는 킥을 연습해볼까?

① 지도자는 논리적이며 계열적인 질문을 설계해야 한다.
② 지도자는 질문에 대한 학습자의 해답을 검토하고 확인한다.
③ 지도자는 학습자에게 예정된 해답을 즉시 알려준다.
④ 지도자는 학습자와 지속적으로 상호작용하며 의사결정을 한다.

> **TIP** 수렴발견형 스타일로 즉각적인 해답을 제시하기보다 교사는 질문을 계획하여 한 번에 학습자에게 제공하고, 학습자는 자신이 가지고 있는 지식을 활용하여 한 가지 질문에 대한 명확한 한 개의 답을 찾아내야 한다.

2023. 4. 29. 시행

26 〈보기〉는 국민체육진흥법(시행 2024.3.15.) 제18조의3 '스포츠윤리센터의 설립'에 관한 내용이다. ㉠, ㉡에 들어갈 용어가 바르게 연결된 것은?

〈보기〉
• 체육의 (㉠) 확보와 체육인의 (㉡)를 위하여 스포츠윤리센터를 설립한다.

	㉠	㉡
①	정당성	권리 강화
②	정당성	인권 보호
③	공정성	권리 강화
④	공정성	인권 보호

TIP 스포츠윤리센터의 설립〈국민체육진흥법 제18조의3 제1항〉… 체육의 공정성 확보와 체육인의 인권보호를 위하여 스포츠윤리센터를 설립한다.

2023. 4. 29. 시행

27 스포츠 교육 프로그램의 지도 원리에 관한 설명이 적절하지 않은 것은?

① 개별성의 원리 : 개인차를 고려한 다양한 수준별 지도
② 효율성의 원리 : 학습자 스스로 내용을 파악하고 문제해결
③ 적합성의 원리 : 지도자의 창의적인 지도 활동의 선정과 활용
④ 통합성의 원리 : 교수·학습 내용의 다양화와 신체활동의 총체적 체험

TIP ② 효율성을 위해서는 학습자 스스로 파악하기보다 교수자가 문제해결방법을 제시하는 것이다.

2023. 4. 29. 시행

28 직접교수모형에 관한 설명으로 적절하지 않은 것은?

① 학습 영역의 우선순위는 심동적 영역이다.
② 스키너(B. Skinner)의 조작적 조건화 이론에 근거한다.
③ 지도자 중심으로 의사결정이 이루어져 학습자의 과제참여 비율이 감소한다.
④ 수업의 단계는 전시과제 복습, 새 과제 제시, 초기과제 연습, 피드백과 교정, 독자적 연습, 본시 복습의 순으로 진행된다.

TIP 직접교수모형에서 교사는 수업 내용, 수업 운영, 학생 관리, 학생의 참여에 대한 모든 의사결정의 주도자이며, 모든 것을 교사가 주도하기 때문에 학생들에게 높은 비율의 학습 참여 기회와 피드백을 제공할 수 있다.

2023. 4. 29. 시행

29 〈보기〉에 해당하는 운동기능의 학습 전이 (transfer) 유형은?

〈보기〉
• 야구에서 배운 오버핸드 공 던지기가 핸드볼에서 오버핸드 공 던지기 기능으로 전이되는 경우이다.

① 대칭적 전이
② 과제 내 전이
③ 과제 간 전이
④ 일상으로의 전이

TIP 야구라는 과제가 핸드볼이라는 다른 과제 수행에 영향을 미치고 있다.

Answer 22.① 23.④ 24.④ 25.③ 26.④ 27.② 28.③ 29.③

30 스포츠기본법(시행 2022.6.16.) 제7조 '스포츠 정책 수립·시행의 기본원칙' 중 국가와 지방자치단체의 스포츠 정책에 관한 고려사항에 해당하지 않는 것은?

① 스포츠 활동을 존중하고 사회 전반에 확산되도록 할 것
② 스포츠 대회 참가 목적을 국위선양에 두어 지원할 것
③ 스포츠 활동 참여와 스포츠 교육의 기회가 확대되도록 할 것
④ 스포츠의 가치를 존중하고 스포츠의 역동성을 높일 수 있을 것

> **TIP** 스포츠 정책 수립·시행의 기본원칙〈스포츠기본법 제7조〉 … 국가와 지방자치단체는 스포츠에 관한 정책을 수립하고 시행할 때에는 다음 각 호의 사항을 충분히 고려하여야 한다.
> 1. 스포츠권을 보장할 것
> 2. 스포츠 활동을 존중하고 사회전반에 확산되도록 할 것
> 3. 국민과 국가의 스포츠 역량을 높이기 위한 여건을 조성하고 지원할 것
> 4. 스포츠 활동 참여와 스포츠 교육의 기회가 확대되도록 할 것
> 5. 스포츠의 가치를 존중하고 스포츠의 역동성을 높일 수 있을 것
> 6. 스포츠 활동과 관련한 안전사고를 방지할 것
> 7. 스포츠의 국제 교류·협력을 증진할 것

31 모스턴(M. Mosston)의 포괄형(inclusion) 교수 스타일에 관한 설명으로 적절하지 않은 것은?

① 지도자는 발견 역치(discovery threshold)를 넘어 창조의 단계로 학습자를 유도한다.
② 지도자는 기술 수준이 다양한 학습자들의 개인차를 수용한다.
③ 학습자가 성취 가능한 과제를 선택하고 자신의 수행을 점검한다.
④ 과제 활동 전, 중, 후 의사결정의 주체는 각각 지도자, 학습자, 학습자 순서이다.

> **TIP** ① 모스턴의 유도발견형 스타일에 대한 설명이다.
> ※ 유도발견형 스타일
> ㉠ 지도자는 논리적이며 계열적인 질문을 설계해야 함
> ㉡ 지도자는 질문(단서)에 대한 학습자의 해답(반응)을 검토하고 확인
> ㉢ 지도자와 학습자가 지속적으로 상호작용하며 의사 결정을 내림
> ㉣ 참여자는 지도자가 묻는 질문에 답하면서 한 가지 개념적 아이디어를 찾아냄

32 〈보기〉에서 설명하는 링크(J. Rink)의 학습 과제 연습 방법은?

> 〈보기〉
> • 복잡한 운동 기술의 경우, 기술의 주요 동작이나 마지막 동작을 초기 동작보다 먼저 연습하게 한다.
> • 테니스 서브 과제에서 공을 토스하는 동작을 연습하기 전에 공을 라켓에 맞추는 동작을 먼저 연습한다.

① 규칙 변형
② 역순 연쇄
③ 반응 확대
④ 운동수행의 목적 전환

> **TIP** ② 동작의 순서에 따른 연습이 아닌 최종동작부터 먼저 가르치는 방법은 역순 연쇄 방법이다.

33 〈보기〉에 해당하는 쿠닌(J. Kounin)의 교수 기능은?

〈보기〉

• 지도자가 자신의 머리 뒤에도 눈이 있다는 듯이 학습자들의 행동을 파악하는 것
• 지도자가 학습자들 간에 발생하는 사건을 인지하는 것

① 접근통제(proximity control)
② 긴장 완화(tension release)
③ 상황이해(with-it-ness)
④ 타임아웃(time-out)

TIP ③ 교수자가 수업과 관련된 모든 상황에 대해 알고 있는 것처럼 행동하는 것

※ 쿠닌의 예방적 관리 관련 교수기능

㉠ 상황 파악 : 교사가 학생들이 무엇을 하고 있는지 항상 알고 있다는 사실을 학생들에게 전달하는 것

㉡ 동시 처리 : 교사가 동시에 2가지 일을 처리

㉢ 유연한 수업 전개 : 교사가 수업 활동의 흐름을 중단하지 않고 부드럽게 이끌어 가는 것

㉣ 여세 유지 : 교사가 수업 진행을 늦추거나 학생의 학습 활동을 중단시키지 않고 계속해서 활력있는 수업을 전개

㉤ 집단 경각 : 교사가 모든 학생들을 과제에 몰두하도록 지도

㉥ 학생의 책무성 : 교사가 학생에게 수업 중 과제 수행에 대한 책임감을 부여

34 〈보기〉에서 활용된 스포츠 지도 행동의 관찰기법은?

〈보기〉

• 지도자 : 강 감독
• 수업내용 : 농구 수비전략
• 관찰자 : 김 코치
• 시간 : 19:00 ~ 19:50 피드백의 유형 표기(빈도) 비율

	피드백 유형	표기(별도)	비율
대 상	전체	∨∨∨∨∨ (5회)	50%
	소집단	∨∨∨ (3회)	30%
	개인	∨∨ (2회)	20%
성 격	긍정	∨∨∨∨∨∨∨∨ (8회)	80%
	부정	∨∨ (2회)	20%
구 체 성	일반적	∨∨∨ (3회)	30%
	구체적	∨∨∨∨∨∨∨ (7회)	70%

① 사건 기록법(event recording)
② 평정 척도법(rating scale)
③ 일화 기록법(anecdotal recording)
④ 지속시간 기록법(duration recording)

TIP ② 질적인 가치를 지닌 정보를 양적 정보로 기록
③ 수업관찰 후 교사가 서술한 상황을 작성
④ 특정 행동이 지속되어지는 시간을 기록

35 배구 수업에서 운동기능이 낮은 학습자의 참여 증진을 위한 스포츠지도 방법으로 적절하지 않은 것은?

① 네트 높이를 낮춘다.
② 소프트한 배구공을 사용한다.
③ 서비스 라인을 네트와 가깝게 위치시킨다.
④ 정식 게임(full-sided game)으로 운영한다.

> **TIP** ④ 학습자 흥미 유발을 위해 난이도 조절을 해야 하는데 정식 게임을 운영하게 되면 운동기능이 낮은 학습자는 참여 동기가 더욱 낮아지므로 변형된 게임을 진행하는 것이 옳다.

36 〈보기〉에서 메츨러(M. Metzler)의 탐구수업모형에 관한 설명으로 옳은 것을 모두 고른 것은?

〈보기〉
㉠ 모형의 주제는 '문제해결자로서의 학습자'이다.
㉡ 학습 영역의 우선순위는 심동적, 인지적, 정의적 순이다.
㉢ 지도자는 학습자가 '생각하고 움직이기'를 할 수 있도록 과제를 제시한다.
㉣ 지도자의 질문에 학습자가 바로 대답하지 못하는 경우 즉시 답을 알려준다.

① ㉠, ㉢
② ㉡, ㉢
③ ㉠, ㉡, ㉢
④ ㉠, ㉡, ㉣

> **TIP** 탐구수업모형의 학습영역 우선순위는 인지적, 심동적, 정의적 순이며, 학습자가 스스로 정답을 찾아갈 수 있도록 단서나 피드백을 제공한다.
> ※ 탐구수업모형
> ㉠ 교사의 질문이 지도 방식의 핵심
> ㉡ 학생의 사고력, 문제 해결력, 탐구력 등을 증진 시키는데 활용
> ㉢ 학생이 단원과 수업에서 배울 모든 내용은 교사가 결정
> ㉣ 학습의 우선순위는 인지적 – 심동적 – 정의적 순이다.

37 스포츠 참여자 평가에서 심동적(psychomotor) 영역에 해당하는 것은?

① 몰입
② 심폐지구력
③ 협동심
④ 경기 규칙 이해

> **TIP** 심동적 영역은 신체활동에 대한 영역이다.

38 스포츠 교육 프로그램의 구성요소에 관한 설명으로 적절하지 않은 것은?

① 평가 : 프로그램을 개선하는 데 도움을 준다.
② 내용 : 스포츠 지도의 철학, 이념 또는 비전이다.
③ 지도법 : 프로그램을 체계적으로 전달하는 방법이다.
④ 목적 및 목표 : 일반적인 목표와 구체적인 목표로 구분할 수 있다.

> **TIP** 메츨러의 교수 학습과정안 작성 요소
> ㉠ 수업 맥락의 간단한 기술 : 학습자의 특성, 시간, 장소 등 총체적인 수업 맥락에 대한 설명이 포함 되어야 함
> ㉡ 학습목표 : 학습목표를 수업 전 구체적으로 제시
> ㉢ 시간과 공간 배정 : 수업 시간, 환경 설정, 관리 방법을 고려하여 시간 추정하고 활동시간을 배정
> ㉣ 학습활동 목록 : 학습자 수행과세 순서로 학습 활동 목록 작성
> ㉤ 과제 제시와 과제 구조 : 흥미유발 질문, 이해도 점검, 난이도 선정
> ㉥ 평가 : 평가 시기나 관리 및 절차상 고려사항 제시

39 메츨러(M. Metzler)의 개별화지도모형의 주제로 적절한 것은?

① 지도자가 수업 리더 역할을 한다.

② 나는 너를, 너는 나를 가르친다.

③ 유능하고, 박식하며, 열정적인 스포츠인으로 성장한다.

④ 학습자가 가능한 한 빨리, 필요한 만큼 천천히 학습 속도를 조절한다.

> **TIP** ① 직접교수모형, ② 동료교수모형, ③ 스포츠교육모형

40 학교체육진흥법 시행령(시행 2021.4.21.) 제3조 '학교운동부지도자의 자격기준 등'에서 제시한 학교운동부지도자 재임용의 평가 내용이 아닌 것은?

① 복무 태도

② 학교운동부 운영 성과

③ 인권교육 연 1회 이상 이수 여부

④ 학생선수의 학습권 및 인권 침해 여부

> **TIP** 학교운동부지도자의 자격기준 등〈학교체육진흥법 시행령 제3조 제4항〉… 학교의 장은 학교운동부지도자를 재임용할 때에는 다음 각 호의 사항을 평가한 후 그 결과에 따라 재임용 여부를 결정해야 한다.
> 1. 직무수행 실적
> 2. 복무 태도
> 3. 학교운동부 운영 성과
> 4. 학생선수의 학습권 및 인권 침해 여부

41 스포츠기본법(시행 2022.2.11.)의 용어 정의에 관한 설명으로 옳지 않은 것은?

① '학교스포츠'란 건강과 체력 증진을 위하여 행하는 자발적이고 일상적인 스포츠 활동을 말한다.

② '스포츠산업'이란 스포츠와 관련된 재화와 서비스를 통하여 부가가치를 창출하는 산업을 말한다.

③ '장애인스포츠'란 장애인이 참여하는 스포츠 활동(생활스포츠와 전문 스포츠를 포함한다)을 말한다.

④ '전문스포츠'란 「국민체육진흥법」 제2조 제4호에 따른 선수가 행하는 스포츠 활동을 말한다.

> **TIP** "학교스포츠"란 학교(「유아교육법」 제2조 제2호에 따른 유치원, 「초·중등교육법」 제2조 및 「고등교육법」 제2조에 따른 학교를 말한다. 이하 같다)에서 이루어지는 스포츠 활동(학교과정 외의 스포츠 활동과 「국민체육진흥법」 제2조 제8호에 따른 운동경기부의 스포츠 활동을 포함한다)을 말한다.

42 〈보기〉에서 생활스포츠 프로그램의 교육목표 진술에 관한 설명으로 옳은 것만을 모두 고른 것은?

> **〈보기〉**
> ㉠ 프로그램의 목표는 추상적으로 진술한다.
> ㉡ 학습 내용과 기대되는 행동을 동시에 진술한다.
> ㉢ 스포츠 참여자에게 기대하는 행동의 변화에 따라 동사를 다르게 진술한다.
> ㉣ 해당 스포츠 활동이 끝났을 때 참여자에게 나타난 최종 행동 변화 용어로 진술한다.

① ㉠, ㉡   ② ㉢, ㉣

③ ㉠, ㉡, ㉢   ④ ㉡, ㉢, ㉣

> **TIP** ㉠ 프로그램의 목표는 추상적이 아니라 구체적으로 진술한다.

43 〈보기〉의 ㉠, ㉡에 해당하는 취약계층 생활스포츠 지원사업이 바르게 연결된 것은?

> 〈보기〉
> ㉠ 스포츠복지 사회 구현의 일환으로 저소득층 유·청소년(만5세~18세)과 장애인(만12세~23세)에게 스포츠강좌 혜택을 받을 수 있는 일정 금액의 이용권을 제공하는 사업이다.
> ㉡ 소외계층 청소년을 대상으로 다양한 체육활동 참여기회를 제공함으로써 참여 형평성을 높이고 사회 적응력을 배양하는 것을 목적으로 시행되는 사업이다.

	㉠	㉡
①	여성체육활동 지원	국민체력100
②	국민체력100	스포츠강좌이용권 지원
③	스포츠강좌이용권 지원	행복나눔스포츠교실 운영
④	행복나눔스포츠교실 운영	여성체육활동 지원

> **TIP** ㉠은 스포츠강좌이용권에 대한 설명이며 ㉡은 행복나눔스포츠교실에 대한 설명이다. 여기서 소외계층 청소년은 복지시설 거주자, 저소득층, 소년소녀가장, 편부모 등을 말한다.

44 〈보기〉의 발달특성을 가진 대상을 위한 스포츠 프로그램 구성 시 고려사항으로 적절하지 않은 것은?

> 〈보기〉
> • 신체적·정서적·사회적 발달이 뚜렷하다.
> • 개인의 요구와 흥미가 뚜렷하게 나타난다.
> • 2차 성징이 나타난다.

① 생활패턴 고려
② 개인의 요구와 흥미 고려
③ 정적운동 위주의 프로그램 구성
④ 스포츠 프로그램의 지속적 참여 고려

> **TIP** 보기의 발달특성을 가진 대상은 정적운동 위주의 프로그램 보다는 동적운동 프로그램이 적절하다.

45 〈보기〉의 교수 전략을 포함하는 체육수업모형은?

> 〈보기〉
> • 모든 팀원은 자신의 팀에 할당된 과제를 익힌 후, 교사가 되어 다른 팀에게 자신이 학습한 내용을 지도한다.
> • 각 팀원들이 서로 다른 내용을 배운 다음, 동일한 내용을 배운 사람끼리 모여 전문가 집단을 구성한다. 이들은 자신이 배운 내용을 공유하며, 원래 자신의 집단으로 돌아가 배운 것을 다른 팀원들에게 지도한다.

① 직접 교수 모형
② 개별화 지도 모형
③ 협동학습 모형
④ 전술게임 모형

> **TIP** 협동학습 모형에 대한 설명이다. 협력 학습은 서로 돕거나 함께 학습하는 것이 특징인 반면, 협동학습은 서로를 위하여 서로 함께 학습하는 것이 특징이다.

2022. 5. 7. 시행

46 메츨러(M. Metzler)의 교수 · 학습 과정안(수업계획안) 작성 시 고려해야 할 구성요소 중 〈보기〉의 설명과 관련 있는 것은?

〈보기〉

• 학생의 흥미를 유발시킬 수 있는 수업 도입
• 과제 제시에 적합한 모형과 단서 사용
• 학생에게 방향을 제시할 과제 구조 설명
• 다양한 과제의 계열성과 진도(차시별)

---

① 학습 목표
② 수업 맥락의 간단한 기술
③ 시간과 공간의 배정
④ 과제 제시와 과제 구조

> **TIP** 메츨러는 수업계획안 작성 시 고려해야 할 구성요소를 지도맥락의 간단한 기술, 학습목표, 시간과 공간의 배정, 학습활동목록, 과제 제시와 과제 구조, 평가, 학습정리 및 종료로 설명하고 있는데, 보기는 과제 제시와 과제 구조에 대한 설명이다.

2022. 5. 7. 시행

47 〈보기〉에서 안전한 학습환경 유지에 관한 설명으로 옳은 것만을 모두 고른 것은?

〈보기〉

㉠ 위험한 상황이 예측되더라도 시작한 과제는 끝까지 수행한다.
㉡ 안전한 수업운영에 필요한 절차를 분명히 전달하고 상기시켜야 한다.
㉢ 사전에 안전 문제를 예측하고 교구 · 공간 · 학생 등을 학습에 도움이 되는 방향으로 배열 또는 배치한다.
㉣ 새로운 연습과제나 게임을 시작할 때 지도자는 학생들의 활동을 주시하고 적극적으로 감독한다.

---

① ㉠, ㉡
② ㉡, ㉢
③ ㉠, ㉢, ㉣
④ ㉡, ㉢, ㉣

> **TIP** ㉠ 위험한 상황이 예측되면 과제는 즉각 중단해야 한다.

2022. 5. 7. 시행

48 헬리슨(D. Hellison)이 제시한 개인적 · 사회적 책임감 수준과 사례가 적절하지 않은 것은?

	수준	사례
①	타인의 권리와 감정 존중	타인에 대해 상호 협력적이고 다른 학생들을 돕고자 한다.
②	참여와 노력	새로운 과제에 도전하며 노력하면 성공할 수 있다고 여긴다.
③	자기 방향 설정	지도자가 없는 상황에서도 자신이 수립한 목표를 달성한다.
④	일상생활로의 전이	체육 수업을 통해 학습한 배려를 일상생활에 실천한다.

> **TIP** 타인의 권리와 감정 존중은 자제를 뜻한다. 다른 사람을 방해하지 않고 참여하거나 타인을 고려하며 안전하게 참여하고 평화로운 갈등 해결을 시도하는 단계이다. 다른 학생들을 돕는 수준은 돌봄과 배려 단계이다.

Answer 43.③ 44.③ 45.③ 46.④ 47.④ 48.①

49 〈보기〉의 ㉠, ㉡에 해당하는 평가 방법을 바르게 연결한 것은?

〈보기〉

㉠ 수업 전 학습목표에 따른 참여자 수준을 결정하고, 학습과정에서 참여자가 계속적인 오류 상황을 발생시킬 때 적절한 의사결정을 하도록 한다.

㉡ 학생들에게 자신의 높이뛰기 목표와 운동계획을 수립하게 한 다음 육상 단원이 끝나는 시점에서 종합적 목표 달성여부 확인을 위해 평가를 실시한다.

	㉠	㉡
①	진단평가	형성평가
②	진단평가	총괄평가
③	형성평가	총괄평가
④	총괄평가	형성평가

> **TIP** 수업 전 학습목표에 따른 참여자 수준을 결정에 해당되는 평가는 진단평가이며 끝나는 시점에 평가하는 방법은 총괄평가이다.

50 다음에 해당하는 평가기법에 대한 설명으로 옳지 않은 것은?

테니스 포핸드 스트로크 과정	운동수행
• 두 발이 멈춘 상태에서 스트로크를 시도하는가?	Y/N
• 몸통 회전을 충분히 활용하는가?	Y/N
• 임팩트까지 시선을 공에 고정하는가?	Y/N
• 팔로우스로우를 끝까지 유지하는가?	Y/N

① 쉽게 제작이 가능하며 사용이 편리하다.
② 운동수행과정의 질적 평가가 불가하다.
③ 어떤 사건이나 행동의 발생 여부를 신속히 확인할 때 주로 사용한다.
④ 관찰행동을 구체적으로 정의하고 그 행동의 발생 시점을 확인할 수 있다.

> **TIP** 보기에 나온 평가기법은 테니스 포핸드 스트로크 과정에 대한 질적 평가를 구체적으로 정의하고 있기에 질적 평가가 가능하다.

51 학교체육진흥법(시행 2024.3.24.)의 제10조에서 규정하고 있는 학교장의 역할에 관한 내용으로 옳지 않은 것은?

① 학생들이 신체활동 프로그램에 참여할 수 있도록 학교스포츠클럽을 운영하여 학생들의 체육활동 참여기회를 확대하여야 한다.
② 학교스포츠클럽을 운영하는 경우 전문코치를 지정하여야 한다.
③ 학교스포츠클럽 활동 내용을 학교생활기록부에 기록하여 상급학교 진학자료로 활용할 수 있도록 하여야 한다.
④ 교육부령으로 정하는 바에 따라 일정 비율 이상의 학교스포츠클럽을 해당 학교의 여학생들이 선호하는 종목으로 운영하여야 한다.

2022. 5. 7. 시행

TIP 학교스포츠클럽을 운영하는 경우 학교스포츠클럽 전담교사를 지정하여야 한다〈학교체육 진흥법 제10조 제2항〉.

2022. 5. 7. 시행

52 국민체육진흥법(시행 2024.3.15.)에서 규정하는 생활스포츠지도사의 자격으로 옳지 않은 것은?

① 체육지도자의 자격은 19세 이상인 사람에게 부여한다.

② 생활스포츠지도사는 1급, 2급으로 구분한다.

③ 2급 생활스포츠지도사는 2급 생활스포츠지도사 자격검정에 합격하고, 연수과정을 이수한 사람으로 한다.

④ 1급 생활스포츠지도사는 자격 종목의 2급 생활스포츠지도사 자격을 취득한 후 3년 이상 해당 자격 종목의 지도경력이 있는 사람으로 한다.

TIP ① 체육지도자의 자격은 18세 이상인 사람에게 부여한다〈국민체육진흥법 시행령 제8조〉.

④ 1급 생활스포츠지도사는 자격 종목의 2급 생활스포츠지도사 자격을 취득한 후 3년 이상 해당 자격 종목의 지도경력이 있는 사람으로서 동일 자격 종목에 대하여 1급 생활스포츠지도사 자격을 취득하기 위한 자격검정에 합격하고, 연수과정을 이수한 사람으로 한다〈국민체육진흥법 시행령 제9조 제5항〉.

2022. 5. 7. 시행

53 다음 ㉠~㉢에서 체육시설법 시행규칙(시행 2021.7.1.) 제22조 '체육지도자 배치기준'에 부합되는 것을 모두 고른 것은?

체육시설업의 종류	규모	배치인원
㉠ 스키장업	– 슬로프 10면 이하	1명 이상
	– 슬로프 10면 초과	2명 이상
㉡ 승마장업	– 말 20마리 이하	1명 이상
	– 말 20마리 초과	2명 이상
㉢ 수영장업	– 수영조 바닥면적이 400㎡ 이하인 실내 수영장	1명 이상
	– 수영조 바닥면적이 400㎡를 초과하는 실내 수영장	2명 이상
㉣ 골프연습장업	– 20타석 이상 50타석 이하	1명 이상
	– 50타석 초과	2명 이상
㉤ 체력단련장업	– 운동전용면적 200㎡ 이하	1명 이상
	– 운동전용면적 200㎡ 초과	2명 이상

① ㉠, ㉡, ㉢, ㉣

② ㉠, ㉡, ㉣, ㉤

③ ㉠, ㉢, ㉣, ㉤

④ ㉡, ㉢, ㉣, ㉤

TIP 우리가 자주 사용하는 체력단련장업의 지도자 배치기준은 운동전용면적 300제곱미터 이하일 때 1명 이상, 초과일 때 2명 이상이다.

Answer 49.② 50.② 51.② 52.①④ 53.①

54 〈보기〉의 ㉠, ㉡에 해당하는 단계가 바르게 연결된 것은?

〈보기〉
마튼스(R. Martens)가 제시한 전문체육 프로그램 개발 6단계는 ㉠ _____, 선수 이해, 상황 분석, 우선순위 결정 및 목표 설정, ㉡ _____, 연습계획 수립이다.

	㉠	㉡
①	스포츠에 대한 이해	공간적 맥락 고려
②	선수 발달 단계에 대한 이해	전술 선택
③	선수단(훈련) 규모 설정	체력상태의 이해
④	선수에게 필요한 기술 파악	지도 방법 선택

TIP 마튼스의 전문체육 프로그램 6단계 … 선수에게 필요한 기술 파악 – 선수 이해 – 상황분석 – 우선순위 결정 및 목표 설정 – 지도 방법 선택 – 연습계획 수립

55 링크(J. Rink)의 내용발달 단계가 순서대로 연결된 것은?

① 시작과제 – 확대과제 – 세련과제 – 적용과제
② 적용과제 – 시작과제 – 확대과제 – 세련과제
③ 세련과제 – 적용과제 – 시작과제 – 확대과제
④ 확대과제 – 세련과제 – 적용과제 – 시작과제

TIP 링크의 내용발단 단계 … 시작 – 확대 – 세련 – 적용과제

56 ㉠, ㉡에 해당하는 용어가 바르게 연결된 것은?

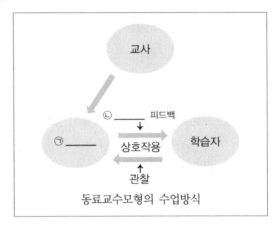

동료교수모형의 수업방식

	㉠	㉡
①	관찰자	교정적
②	개인교사	중립적
③	개인교사	교정적
④	교사	가치적

TIP 동료교수는 직접 교수의 변형된 형태로, 학생들 간의 상호작용을 제외하고 교사가 통제한다. 제한된 피드백의 문제점을 극복하기 위해 고안되었으며 개인교사로서의 역할을 담당함으로써 관찰/분석 능력이나 책임감 등이 향상된다. 연습시간의 효율성이 증가(OTR비율이 절반으로 줄지만 인지적 이해를 통해 기능 향상)한다. 그리고 학생의 인지발달향상에 도움이 된다. ㉠은 개인교사 ㉡은 교정적 피드백을 주며 학생간 상호작용을 한다.

57 그리핀(L. Griffin), 미첼(S. Mitchell), 오슬린(J. Oslin)의 이해중심게임 모형에서 변형게임 구성 시 반영해야 할 2가지 핵심 개념은?

① 전술과 난이도
② 연계성과 위계성
③ 공간의 특성과 학습자
④ 대표성과 과장성

> **TIP** Griffin, Mitchell, Oslin에 의하면 모의활동(또는 게임 형식)은 반드시 정식게임을 대표할 수 있어야 하며(대표성, representative), 전술기능 개발에 초점을 둘 수 있도록 상황이 과장되어야 한다(과장성, exaggeration).

58 〈보기〉의 ㉠, ㉡에 해당하는 젠틸(A. Gentile)의 스포츠 기술이 바르게 연결된 것은?

> 〈보기〉
> ㉠ _____은 환경의 변화나 상태에 의해 변화되는 기술을 말한다. ㉡ _____은 상대적으로 환경적 조건이 안정적이며 외부 조건이 대부분 변하지 않는 속성이 있다.

	㉠	㉡
①	개별기술	복합기술
②	개방기술	폐쇄기술
③	시작형 기술	세련형 기술
④	부분기술	전체기술

> **TIP** 축구, 농구, 배구와 같이 환경 혹은 상태가 변화하는 기술은 개방기술이며, 환경이 변하지 않는 양궁, 사격과 같은 운동은 폐쇄기술에 속한다.

59 〈보기〉와 같이 종목을 구분하는 근거로 적합한 것은?

> 〈보기〉
> • 영역형 : 농구, 축구, 하키, 풋볼
> • 네트형 : 배드민턴, 배구, 탁구
> • 필드형 : 야구, 소프트볼, 킥볼
> • 표적형 : 당구, 볼링, 골프

① 포지션의 수
② 게임전술의 전이 가능성
③ 기술(skill)의 특성
④ 선수의 수

> **TIP** 보기는 전이에 대한 근거로 볼 수 있다. 운동기술의 요소나 수행 상황이 유사할수록 학습의 전이가 정적으로 발생한다. 단, 두 과제의 운동수행 상황에서 획득하는 지각 정보의 특성이 유사하지만 움직임 특성이 다른 경우에는 부적전이가 발생한다.

Answer 54.④ 55.① 56.③ 57.④ 58.② 59.②

60 〈보기〉의 설명에 해당하는 피드백 유형은?

〈보기〉

- 모스턴(M. Mosston)이 제시한 피드백 유형이며, 사실적으로 행동을 기술한다.
- 판단이나 수정 지시를 하지 않으나, 피드백 진술의 의미를 변경할 수 있다.
- 다른 피드백 형태로 옮겨가는 특징을 가지고 있다.

---

① 교정적 피드백(corrective statements)
② 가치적 피드백(value statements)
③ 중립적 피드백(neutral statements)
④ 불분명한 피드백(ambiguous statements)

TIP 판단이나 수정 지시를 하지 않는 피드백은 중립적 피드백이다.

출제 예상 문제

1 근대 스포츠의 태동에 대한 설명으로 틀린 것은?

① 18세기 독일에서는 구츠무츠가 체조의 체계를 세웠다.
② 근대 영국에는 사냥, 양궁 등 귀족 스포츠의 전통이 이어졌다.
③ 유럽의 여러 나라에서 각 종목별로 태동하였다.
④ 독일에서는 얀이 펼친 축구 운동이 국가주의적 사회 운동으로 발전하였다.

TIP ④ 얀이 펼친 체조 운동이 국가주의적 사회운동으로 발전하였다.

2 스포츠의 역사에 대한 설명으로 틀린 것은?

① 원시시대에는 달리기, 던지기, 뜀뛰기, 기어오르기, 수영 등 가장 기초적인 신체활동이 행해졌다.
② 로마는 군사력 강화를 목적으로 강건한 신체, 전투에서의 용맹함, 민첩한 행동 등에 목표를 두었다.
③ 중세에는 로마 후기의 사치와 향락에 대한 반작용으로 체육 활동을 경시하였다.
④ 중세는 영혼을 정화하는 것을 중시하기보다, 건강과 위생을 위해 몸을 씻으며 신체활동을 강조하였다.

TIP 중세에는 건강과 위생을 위해 몸을 씻기보다는 영혼을 정화하는 것을 중시할 정도로 신체활동보다 정신과 영혼을 강조하였다.

3 학교체육 진흥법(2024. 3. 24. 시행)에서 사용하는 용어의 뜻으로 바른 것은?

① '학교체육'이란 학교에서 학생을 대상으로 이루어지는 체육활동을 말한다.
② '학교운동부'란 학교에서 운동하는 모든 학생들을 말한다.
③ '학교운동부지도자'란 학교에서 운동을 가르치는 모든 교사를 뜻한다.
④ '학교체육진흥원'이란 학교체육을 관리하는 조직을 말한다.

TIP ② "학교운동부"란 학생선수로 구성된 학교 내 운동부를 말한다.
③ "학교운동부지도자"란 학교에 소속되어 학교운동부를 지도·감독하는 사람을 말한다.
④ "학교체육진흥원"이란 학교체육 진흥을 위한 연구, 정책개발, 연수 등을 실시하는 조직을 말한다.

4 국민체육진흥법(2024. 3. 15. 시행)에서 정한 체육지도자 자격증이 아닌 것은?

① 스포츠지도사
② 건강운동관리사
③ 장애인스포츠지도사
④ 영·유아스포츠지도사

TIP 스포츠지도사, 건강운동관리사, 장애인스포츠지도사, 유소년스포츠지도사, 노인스포츠지도사

Answer 60.③ / 1.④ 2.④ 3.① 4.④

5 바람직한 체육수업을 위한 4가지 양태가 아닌 것은?

① 효율   ② 흥미
③ 반성   ④ 참여

TIP 4가지 양태 … 효율, 흥미, 반성, 교과

6 간접교수의 안내자에 대한 설명으로 옳지 않은 것은?

① 개방형 학습과제에 학생 주도의 학습과제를 많이 포함한다.
② 교사를 학생의 학습을 유도하는 촉진자로 본다.
③ 교사와 학생의 일방적인 의사소통이다.
④ 자유롭게 상호작용 한다.

TIP 교사와 학생의 일방적인 의사소통은 직접교수에 대한 설명이다.

7 직접 교수 모형을 활용한 수업의 6단계로 맞는 것은?

① 전시 과제 복습 – 새로운 과제 제시 – 초기 과제 연습 – 피드백 및 교정 – 독자적인 연습 – 정기적인 복습
② 새로운 과제 제시 – 전시 과제 복습 – 초기 과제 연습 – 피드백 및 교정 – 정기적인 복습 – 독자적인 연습
③ 전시 과제 복습 – 초기 과제 연습 – 새로운 과제 제시 – 피드백 및 교정 – 독자적인 연습 – 정기적인 연습
④ 새로운 과제 제시 – 전시 과제 복습 – 초기 과제 연습 – 피드백 및 교정 – 독자적인 연습 – 정기적인 연습

TIP 직접 교수 모형의 단계 … 전시 과제 복습 – 새로운 과제 제시 – 초기 과제 연습 – 피드백 및 교정 – – 독자적인 연습 – 정기적인 복습

8 직접 교수 모형의 기초 중 교수에 관한 가정으로 올바르지 않은 것은?

① 교사는 수업 내용과 의사결정을 학생이 하도록 돕는다.
② 가장 효율적인 수단을 통해 학생에게 전달할 수 있는 내용, 지식을 소유한 사람이다.
③ 수업 리더의 역할을 담당하고 학생의 학습을 계획하고 이행하는데 최상의 결정을 내린다.
④ 수업의 계획과 실행에 주도적인 역할을 해야 한다.

TIP 교사는 수업 내용과 의사결정의 주관자이며, 수업의 계획과 실행에 주도적인 역할을 해야 한다.

9 학교체육 수업의 방해요인으로 틀린 것은?

① 공간, 시간, 용기구 부족과 비 다양성
② 학교 밖의 수준 높고 다양한 스포츠 경험
③ 학생들의 관심이 대중매체와 컴퓨터에 집중
④ 탁트인 학습 환경

TIP ④ 체육수업의 가치에 대한 설명이다.

10 협동 학습 과제의 장점으로 틀린 것은?

① 사회에서 업무를 수행하는 방식으로 수행된다.
② 협동을 통한 학습보다 협동 그 자체에 가치를 둔다.
③ 팀원은 서로 발달 단계에 맞는 모델링 역할을 한다.
④ 학생은 혼자보다 함께 배우는 것이 좋은 이유를 알게 된다.

TIP 협동 학습 과제는 성취보다는 과정을 강조하며 '협동을 통한 학습'보다 '협동' 그 자체에 가치를 두게 되는 단점이 있다.

11 효과적인 수업을 실행하는 체육교사의 계획 측면으로 틀린 것은?

① 달성하고자 하는 목표와 방법이 뚜렷
② 수업의 전체가 교사의 명령과 지시로 진행
③ 단계적인 순서로 실패 경험 감소
④ 문제 상황 미리 예견하여 적절한 처벌, 보상 계획

TIP 수업의 전체가 교사의 명령과 지시로 진행되는 것은 일제식 수업에 대한 설명으로 효과적인 수업을 실행하기 위해서는 달성하고자 하는 목표와 방법이 뚜렷하고, 개별 학생에게 적절한 학습환경을 처방하며 단계적인 순서로 실패 경험을 감소하고, 학생 개개인에게 의미 있고, 실현성, 도전감 있는 목표를 설정해야 한다. 또 효과적인 수업관리 절차를 마련하고 문제 상황을 미리 예견하여 적절한 처벌, 보상계획을 세워야 한다.

12 반성적 수업에서 문제해결의 순환과정으로 바른 것은?

① 문제발견 – 개선계획수립 – 실행 – 재개선 계획
② 개선계획 수립 – 실행 – 재개선 계획 – 문제발견
③ 실행 – 재개선 계획 – 개선계획 수립 – 문제발견
④ 재개선 계획 – 문제발견 – 개선계획 수립 – 실행

TIP 반성적 수업 문제해결의 순환과정 … 문제발견 – 개선계획수립 – 실행 – 재개선 계획

13 Keller Skinner의 개별화 지도 모형이 학생들에게 충분한 강화를 제공할 수 있는 특징이 아닌 것은?

① 창의적이며 흥미로운 학습 자료를 바라볼 수 있는 능력
② 학습 목표를 향한 규칙적이고 실제성 있는 과정
③ 학습의 즉각적인 평가
④ 교사의 학생 전체에 대한 관심

TIP ④ 교사의 학생 개인에 대한 관심이 해당된다.

Answer 5.④ 6.③ 7.① 8.① 9.④ 10.② 11.② 12.① 13.④

14 Eileen Hilke의 협동학습의 4가지 지도목표 중 틀린 것은?

① 학생 사이에 협동적인 협력학습을 증진하는 것
② 학습 참여 기회의 비율을 높이는 것
③ 학생의 자아존중감을 개발하는 것
④ 학업성취력을 향상시키는 것

15 스포츠 교육 모형의 세 가지 주요 목적으로 틀린 것은?

① 유능한 스포츠인
② 박식한 스포츠인
③ 창의적인 스포츠인
④ 열정적인 스포츠인

16 스포츠 교육 모형의 핵심적인 특성으로만 이루어진 것은?

① 시즌, 팀소속, 훈련방법
② 시즌, 결승전 행사, 축제화
③ 공식경기, 기록 보존, 일정시설
④ 기록보존, 축제화, 연습시간

17 동료 교수 모형의 특징에 대한 설명으로 바른 것은?

① 직접교수의 변형된 형태로 학생들간의 상호작용을 제외하고 교사가 통제
② 학생이 미리 계획된 학습 과제의 계열성에 따라 자신에게 맞는 속도로 배우도록 설계
③ 교사로 하여금 수업 중 학생에게 정보를 전달하는데 소요되는 시간을 줄임
④ 교사의 허락이나 지시 없이 바로 학습 과제 목록에 있는 다음 과제로 이동

18 개인적 · 사회적 책임감 모형의 주제로 아닌 것은?

① 통합　　　　② 전이
③ 권한위임　　④ 분리

19 측정의 척도에 대한 설명으로 틀린 것은?

① 명목척도는 복잡한 분류의 목적으로 대상물을 구분하기 위해 순서를 부여하는 척도이다.
② 서열척도는 측정된 변인의 대소가 구분되는 것이다.
③ 동간척도는 측정변인 간 간격이 동일한 동간성을 가지고 있다.
④ 비율척도는 서열성, 동간성, 절대영점의 특성을 모두 가진다.

20 협동학습의 유형으로 틀린 것은?

① 2인 1조 체크방식　　② 직소 방식

③ 분담 방식　　　　　④ 자율적 협동방식

> **TIP** 협동학습의 유형 … 2인 1조 체크방식, 직소 방식, 자율적 협동방식

21 질문식 수업방식 중 회상형 질문의 예로 다른 것은?

① 드리블 할 경우에는 시선을 어디에 두어야 하는가?

② 오른손잡이 드리블의 경우 수비할 때, 어느 손이 위로 가야 하는가?

③ 커팅 기술을 쓸 경우에는 밖으로 밀어내야 하는가?

④ 왜 상대방과 골대 사이에 서 있어야 하는가?

> **TIP** ④ 수렴형 질문에 해당한다. 회상형 질문은 암기수준의 답을 요구하는 질문으로, 대부분 '예, 아니오' 수준으로 대답이 된다.

22 질문식 수업방식에서 질문의 유형이 틀린 것은?

① 회상형 질문　　　　② 해결형 질문

③ 확산형 질문　　　　④ 수렴형 질문

> **TIP** 질문의 유형에는 회상형 질문, 수렴형 질문, 확산형 질문, 가치형 질문이 있다.

23 Tillotson의 문제해결과정 5단계에 들어가지 않는 것은?

① 문제의 규명

② 최종 해답의 규명 및 정교화

③ 문제에 대한 유도 설명

④ 최종 해답에 대한 피드백

> **TIP** Tillotson의 문제해결 과정
> ㉠ 문제의 규명
> ㉡ 문제의 제시
> ㉢ 문제에 대한 유도 설명
> ㉣ 최종 해답의 규명 및 정교화
> ㉤ 분석 · 평가 · 논의를 위한 발표

24 스포츠 교육 모형의 주요 목적인 열정적인 스포츠인에 대한 설명으로 틀린 것은?

① 지역, 국가 및 국제적 수준의 스포츠 경기에 참여한다.

② 특정 스포츠에 대한 참여도가 높다.

③ 어떤 스포츠 문화이든 관계없이 다양한 스포츠 문화를 보존한다.

④ 스포츠 문화를 보호하며 증진할 수 있는 방향으로 행동하고 참여한다.

> **TIP** ② 열정적인 스포츠인과 관련이 없다.

25 스포츠 교육 모형의 핵심적인 특성의 설명이 아닌 것은?

① 시즌 – 연습 시간, 시즌 전 시간, 정규 시즌 기간, 최종 경기를 포함한 후기 시즌 기간을 포함한다.
② 축제화 – 교사는 시즌과 경기를 평가하고 피드백하는 자리가 될 수 있도록 유도한다.
③ 공식경기 – 학생은 시즌을 조직하고 운영하는 의사결정에 참여하게 된다.
④ 기록 보존 – 게임은 경기 수행에 대한 수많은 기록을 양산한다.

> **TIP** 축제화 … 교사는 시즌과 경기들이 축제 분위기 속에서 함께 축하하는 자리가 될 수 있도록 유도한다.

26 탐구 수업 모형의 특징에 대한 설명이 다른 것은?

① 가장 우선적으로 인지적 영역에서 학생의 학습이 이루어진다는 것이다.
② 유능하고, 박식하며, 열정적인 스포츠인으로 성장한다.
③ 인지적 영역과 심동적 영역 간의 상호작용은 교사가 추구하는 학생의 학습유형에 의존한다.
④ 학생은 먼저 생각을 하고 난 후에 움직임 형태로 대답을 하게 된다.

> **TIP** ② 스포츠 교육 모형의 주제에 대한 설명이다.

27 스포츠 교육 모형에 대한 놀이이론의 4가지 가정과 다른 하나는?

① 스포츠는 다소 발달된 형태의 놀이이다.
② 스포츠는 우리 문화의 중요한 부분이다.
③ 학교 교육 내용으로 반드시 가르쳐져야 한다.
④ 발달 단계와는 상관없이 이루어져야 한다.

> **TIP** ④ 발달 단계에 맞추어서 이루어져야 한다.

28 탐구 수업 모형의 학습영역 우선순위에 해당하지 않는 것은?

① 심동적 영역　　② 정의적 영역
③ 인지적 영역　　④ 사회적 영역

> **TIP** 학습영역의 우선순위 … 1순위 : 인지적 순위 / 2순위 : 심동적 영역 / 3순위 : 정의적 영역

29 전술 게임 모형에서 게임을 활용하는 근거에 대한 설명으로 바른 것은?

① 1단계는 기술 연습의 단계이다.
② 2단계는 게임에 대한 이해이다.
③ 3단계는 적절한 의사결정의 단계이다.
④ 4단계는 전술에 대한 이해이다.

> **TIP** 게임을 활용하는 근거
> ㉠ 1단계 : 게임에 대한 소개
> ㉡ 2단계 : 게임에 대한 이해
> ㉢ 3단계 : 전술에 대한 이해
> ㉣ 4단계 : 적절한 의사결정의 단계

30 전술 게임 모형의 학습이 가장 효과를 발휘하는 학생은?

① 회피적인 경향이 있는 학생
② 의지가 강한 학생
③ 능동적인 학생
④ 책임감이 강한 학생

> **TIP** 전술 게임 모형은 회피적, 경쟁적, 의존적인 경향이 있는 학생에게 가장 효과를 발휘한다.

31 전술 게임 모형에서 활용되는 4가지 주요 학습 과제가 아닌 것은?

① 기능 발달 연습 ② 모의 상황 연습
③ 변형 게임 ④ 정식 게임

··

TIP 전술 게임 모형에서 활용되는 4가지 주요 학습 과제는 기능 발달 연습, 모의 상황 연습, 게임 형식, 정식 게임을 포함한다.

32 게임 수행 평가 도구의 3가지 수행 측면으로 볼 수 없는 것은?

① 점검하기 ② 의사결정
③ 기술 수행하기 ④ 보조하기

··

TIP 수행의 3가지 측면 ··· 기술시행, 보조하기, 의사결정

33 개별화 지도 모형의 특징이 아닌 것은?

① 수업 관리, 학습 과제, 평가에 대한 정보는 개인 학습지나 수업 매체를 통해 전달된다.
② 학생은 가능한 한 개인 학습지를 읽고 그대로 이행한다.
③ 정보를 전달하는데 소요되는 시간을 줄이고, 그 시간을 학생과의 교수 상호작용에 투자하도록 한다.
④ 기본 설계 목적은 학생에게 서로를 위해 서로 함께 배우기에 둔다.

··

TIP ④ 기본 설계 목적은 학생에게 자기 주도적인 학습자가 된다.

34 〈보기〉에 설명된 모형은 어떤 것인가?

┌─────────────────────────────────┐
│ 〈보기〉 │
│ • 심동적 영역과 인지적 영역의 학습에 매우 │
│   효과적인 모형이다. │
│ • 학생은 교재를 읽거나 비디오 테이프를 봄으 │
│   로써 정보를 얻게 된다. │
└─────────────────────────────────┘

① 직접 교수 모형
② 개별화 지도 모형
③ 협동 학습 모형
④ 탐구 수업 모형

··

TIP 〈보기〉의 설명은 개별화 지도 모형에 대한 설명이다.

35 개별화 지도 모형의 학습영역 우선순위 1순위에 해당하는 것은?

① 심동적 영역
② 인지적 영역
③ 정의적 영역
④ 사회적 영역

··

TIP 학습영역 우선순위
  ㉠ 1순위: 심동적 영역
  ㉡ 2순위: 인지적 영역
  ㉢ 3순위: 정의적 영역

Answer 25.② 26.② 27.④ 28.④ 29.② 30.① 31.③ 32.① 33.④ 34.② 35.①

36 〈보기〉에 설명된 모형은 어떤 것인가?

> 〈보기〉
> • 교사는 내용 선정에 대한 완전한 통제권을 가지고 있다.
> • 교사는 모든 과제 제시를 계획하고 통제한다.
> • 거의 모든 상호 작용은 교사에 의해 시작되고 통제된다.

① 직접 교수 모형　　② 개별화 지도 모형
③ 협동 학습 모형　　④ 탐구 수업 모형

TIP 직접 교수 모형에 대한 설명이다.

37 개별화 지도 모형의 연구 타당성에 대한 설명으로 틀린 것은?

① 수업 관리 시간이 1% 적다.
② 과제 제시에 사용되는 시간이 거의 없다.
③ 학생에게 게임을 가르칠 수 있는 가능한 방법 중의 하나임을 제안한다.
④ 3배 이상의 피드백을 제공하는 것으로 보고하였다.

TIP ③ 전술 게임 모형의 연구 타당성에 해당된다.

38 협동 학습 모형의 과제 구조가 아닌 것은?

① 학생 팀 성취 분담 학습(STAD)
② 소집단 연구
③ 팀 보조 학습(TAI)
④ 직소(jigsaw)

TIP 협동 학습 모형의 과제 구조에는 ①③④ 외에 집단 연구(GI)가 포함된다.

39 동료 교수 모형의 학습 평가 중 관찰 체크리스트에 대한 설명으로 틀린 것은?

① 개인교사가 관찰할 수 있는 많은 기회를 제공한다.
② 체크리스트는 개인 교사가 심동적 영역에 해당하는 운동수행을 관찰한다.
③ 체크리스트 평가 기법은 학습자에게만 도움을 줄 수 있다.
④ 평가에 있어서 핵심은 체크리스트 항목의 수와 난이도가 개인 교사의 능력과 일치되어야 한다.

TIP 체크리스트 평가 기법은 학습자와 개인교사 모두에게 도움을 줄 수 있다.
　ⓞ 학습자: 자신의 운동수행 요소에 대한 구체적인 피드백을 받을 수 있다.
　ⓛ 개인교사: 자신이 연습할 차례가 되었을 때, 중요한 학습 단서를 기억할 수 있도록 한다.

40 다음은 어떤 시대의 스포츠인가?

> • 로마 후기의 사치와 향락에 대한 반작용으로 체육 활동을 경시하였다.
> • 기독교의 교리를 내세워 내세를 중요시하면서 현세의 금욕주의가 강조된 반면, 신체활동을 죄악으로 여겨 금기시하였다.

① 로마시대　　② 원시시대
③ 중세시대　　④ 르네상스

TIP 서문은 중세시대에 대한 설명이다.

41 측정의 척도로 적절하지 않은 것은?

① 명명척도　　　　② 서열척도
③ 동일척도　　　　④ 비율척도

TIP 동일척도가 아닌 동간척도가 해당된다.

42 다음의 척도는 무엇을 나타내고 있는가?

> 서열성, 동간성, 절대영점의 특성을 모두 가지
> 며, 가감승제가 성립한다.

① 명명척도　　　　② 서열척도
③ 동간척도　　　　④ 비율척도

TIP 서열성, 동간성, 절대영점은 모두 비율척도의 대표적 특징으로 연속변인으로 특정되는 대부분은 비율척도이다.

43 〈보기〉에서 설명하는 법은?

> 〈보기〉
> 국민체육을 진흥하여 국민의 체력을 증진하고,
> 체육활동으로 연대감을 높이며, 공정한 스포
> 츠 정신으로 체육인 인권을 보호하고, 국민의
> 행복과 자긍심을 높여 건강한 공동체의 실현
> 에 이바지함을 목적으로 한다.

① 국민체육진흥법　　② 학교체육 진흥법
③ 고등교육법　　　　④ 민법

TIP 국민체육진흥법에 대한 설명이다.

44 교수 · 학습 과정안이 교사에게 제공하는 장점으로 올바른 것은?

① 각 수업 시작 및 종료 시기를 알 수 없다.
② 수업 진행 과정을 점검할 수 있다.
③ 계획한 수업과 실제로 이루어진 수업을 비교할 수 없다.
④ 수업 모형의 설계에 따라 지도되었는가를 확인할 수 없다.

TIP 각 수업 시작 및 종료 시기가 명료해지며, 수업 진행 과정을 점검할 수 있다. 또 장 · 단기 의사결정의 시점을 알려주고, 계획안 수정에 필요한 토대가 된다. 계획한 수업과 실제로 이루어진 수업을 비교함으로써 수업의 효율성을 평가할 수 있으며, 수업 모형의 설계에 따라 지도되었는가를 확인하는데 사용될 수 있다.

45 다음의 절차에 따라 평가하는 것으로 적절한 것은?

> 1. 검사가 측정하고자 하는 운동 기능 요소들과 검사의 목적에 대한 검사 개발자의 생각을 검토한다.
> 2. 실제로 검사에서 측정되는 요소들을 기록한다.
> 3. 두 목록을 비교한다. 선택된 요소들이 검사에서 실제로 측정되고 있는가를 확인한다.
> 4. 검사의 교육적 목적을 확인한다.

① 내용타당도　　　　② 논리타당도
③ 공인타당도　　　　④ 예측타당도

TIP 논리타당도의 평가 절차에 해당한다.

46 다음 내용을 보고 괄호 안에 들어갈 적절한 내용을 고르면?

> 일관성의 정도를 나타내는 일종의 상관계수로써 검사 점수가 타당하기 위해서는 먼저 (　　) 가 확보되어야 한다. 즉, 어떤 검사를 읽은 측정치가 믿을 수 없는 자료라면, 이 검사의 타당성을 확보하기는 어렵다.

① 타당도
② 상관계수
③ 신뢰도
④ 연관성

⋯⋯⋯⋯⋯⋯⋯⋯⋯⋯⋯⋯⋯⋯⋯⋯⋯⋯⋯⋯⋯⋯⋯

TIP 신뢰도에 관한 내용으로 '신뢰도가 높다고 타당도가 반드시 높은 것은 아니다'.

47 동일한 검사를 동일한 집단에게 두 번 실시하여 두 검사 간의 상관으로 신뢰도를 추정하는 방법은?

① 동형검사신뢰도
② 재검사신뢰도
③ 내적일관성신뢰도
④ 상관계수를 이용한 신뢰도

⋯⋯⋯⋯⋯⋯⋯⋯⋯⋯⋯⋯⋯⋯⋯⋯⋯⋯⋯⋯⋯⋯⋯

TIP 재검사신뢰도는 지식검사에서는 적절하지 않고 체육 분야에서 주로 실시하는 실기 검사의 방법과 유사하다.

48 객관도에 관한 설명으로 적절하지 않은 것은?

① 두 명 이상의 평가자에 의해 부여된 점수의 일치 정도로 평가자간 신뢰도라고도 한다.
② 수행평가는 교사의 주관적인 판단에 의해 평가되는 경우가 많아 타당도를 확보한 후 실시한다.
③ 둘 이상의 평가자에 의해 부여된 검사 점수 간 상관으로 객관도를 추정하는 방법이다.
④ 분산분석을 이용하게 되면 상기한 두 가지 문제점을 동시에 해결가능하다.

⋯⋯⋯⋯⋯⋯⋯⋯⋯⋯⋯⋯⋯⋯⋯⋯⋯⋯⋯⋯⋯⋯⋯

TIP ② 타당도의 확보 후 실시보다는 객관도를 확보한 후에 실시하여야 한다.

49 평가의 신뢰도를 측정하는 방법이 아닌 것은?

① 재검사신뢰도
② 반분검사신뢰도
③ 동형검사신뢰도
④ 절반검사신뢰도

⋯⋯⋯⋯⋯⋯⋯⋯⋯⋯⋯⋯⋯⋯⋯⋯⋯⋯⋯⋯⋯⋯⋯

TIP 절반검사신뢰도는 존재하지 않는다.

50 스테이션 티칭의 특징으로 적절하지 않은 것은?

① 과제교수라고도 한다.
② 교수-학습과정에 대한 지도자의 영향력을 극대화 할 수 있다.
③ 기구가 부족한 수업상황에서 사용할 수 있다.
④ 지도자의 관점에서 볼 때 학생들 관찰이 다소 어렵다.

⋯⋯⋯⋯⋯⋯⋯⋯⋯⋯⋯⋯⋯⋯⋯⋯⋯⋯⋯⋯⋯⋯⋯

TIP 스테이션 수업은 수업공간을 구분하여 학생들 스스로 학습하는 경우가 많다. 그러므로 지도자의 영향력이 극대화되기 보다는 최소화되는 수업방식으로 볼 수 있다.

51 다음의 설명에 해당하는 평가방법은?

- 미리 정해놓은 기준과 비교하여 학습자의 성취도 수준 평가
- 개인의 목표성취 여부에 관심
- 신뢰할 수 있는 기준의 설정 어려움

① 절대평가 　　　② 상대평가
③ 형성평가 　　　④ 총괄평가

TIP 기준이 미리 정해져 있으며 기준에 성취하면 되는 평가방법으로 응시준비를 하는 체육지도사 자격증도 이러한 기준의 평가를 사용하고 있다.

53 스포츠교육학에 관한 설명으로 옳지 않은 것은?

① 학교체육, 생활체육, 전문체육을 모두 포괄한다.
② 체육교육과정, 체육수업, 체육교사교육 등을 연구영역으로 한다.
③ 체육학문화 운동으로 스포츠교육학은 1940년대에 학문적으로 체계화되었다.
④ 교육적 관점에서 모든 연령층의 신체활동을 다룬다.

TIP ③ 교수요목기 과정으로 각 교과별로 가르칠 주제를 열거하는 정도에 불과했다.

52 다음 설명에 해당하는 수업모형은?

- 학습자 스스로 학습활동에 관련된 문제를 해결한다.
- 지도자는 과제수행 방법을 설명과 시범이 아닌 질문을 통해 학습자들이 스스로 찾도록 한다.

① 전술 게임 모형
② 동료 교수 모형
③ 탐구 수업 모형
④ 협동 학습 모형

TIP 학습자 스스로의 학습활동으로 보면 함께 하는 수업모형이 아님을 짐작할 수 있다. 그리고 시범이 아닌 질문을 통해 스스로 찾는 방식은 학습자 스스로가 과제에 대한 흥미가 있음을 뜻하고 있고 보기의 내용에서는 탐구 수업 모형이 가장 적절한 수업모형의 방법이다.

54 〈보기〉의 내용을 포함하고 있는 정책은?

〈보기〉
- '언제나' 향유할 수 있는 참여 기회 제공
- '어디서나' 이용 가능한 시설 제공
- 세대와 문화를 넘어 '함께' 참여하는 생활체육

① 스포츠 7330
② 스포츠비전 2018
③ 스마일 100
④ 신체활동 7560+

TIP 스마일 100 '스포츠를 마음껏 일상적으로 100세까지' 프로젝트는, 100세 시대 도래 등의 환경 변화에 능동적으로 대처하기 위해 생애주기별 맞춤형 생활체육프로그램을 보급하고, '언제나, 어디서나, 누구나, 함께 즐기는' 생활체육 환경을 조성하기 위한 정책이다.

Answer　　46.③　47.②　48.②　49.④　50.②　51.①　52.③　53.③　54.③

55 〈보기〉에서 설명하는 교수법은?

〈보기〉
참여자는 체육지도자가 묻는 질문에 대답하면서 한 가지 개념적 아이디어를 찾아낸다.

① 지시형　　　　② 자기점검형
③ 연습형　　　　④ 유도발견형

56 생활체육 분야에서 체육지도자의 자질 및 역할로 옳지 않은 것은?

① 다양한 연령층을 대상으로 하는 프로그램을 구성하고 지도한다.
② 사회·문화적 책임감을 갖고 스포츠 활동을 지도한다.
③ 참여자가 지속적으로 스포츠 활동에 참여하도록 안내한다.
④ 운동기능을 지도하는데 필요한 이론적 지식은 갖추지 않아도 무방하다.

57 〈보기〉에서 설명하고 있는 지식은?

〈보기〉
체육지도자가 유소년에게 농구 기본 기술을 지도하는 방법에 대한 지식

① 교육과정 지식　　　② 교육환경 지식
③ 내용교수법 지식　　④ 내용 지식

58 체육지도자가 학교스포츠클럽 지도를 계획할 때 고려해야 할 요소가 아닌 것은?

① 학생의 흥미보다는 지도자 자신의 흥미 고려
② 학생의 운동 경험에 따른 자발적 참여 유도
③ 다양한 활동 시간을 고려하여 운영
④ 스포츠와 관련된 문화 체험 기회 제공

59 〈보기〉에서 박 코치가 태호에게 제시하고 있는 피드백 방식은?

〈보기〉
박 코치 : "태호야. 테니스 서브를 할 때, 베이스라인을 밟았네. 다음부터는 라인을 밟지 않도록 해라."
태　호 : "네, 그렇게 하겠습니다."

① 교정적 피드백
② 부정적 피드백
③ 긍정적 피드백
④ 가치적 피드백

60 협동 학습 모형이 추구하는 지도 목표가 아닌 것은?

① 긍정적인 팀 관계 격려
② 상호작용을 기반으로 개인의 책임감 증진
③ 팀 내 개인 간 경쟁 도모
④ 자아존중감 개발

TIP 협동 학습 모형의 지도 목표는 모든 팀원이 함께 학습 목표를 달성해야 한다(서로를 위해 서로 함께 배우기)이다.

61 〈보기〉를 통해 알 수 있는 포괄형 스타일의 특징은?

〈보기〉
• 유 코치는 높이뛰기를 지도하기 위해서 바(bar)의 높이를 110cm, 130cm, 150cm로 준비하였다.
• 참여자들은 자신의 수준에 적합한 바의 높이를 선택하였다.

① 지도자가 참여자의 출발점을 결정한다.
② 과제수행 능력에 대한 개인의 차이를 인정한다.
③ 모든 참여자가 동일한 수준의 과제를 수행한다.
④ 지도자는 참여자가 선택한 수준에 대해 가치가 담긴 피드백을 제공한다.

TIP ② 개인 차이를 인정하여 학습 참여자가 학습에 대한 흥미를 갖고 참여할 수 있도록 한다.

62 참여자들이 스포츠에서 다양한 역할을 경험하여 '유능하고 박식하며 열정적인 스포츠인'으로 성장하는 데 목적을 두고 있는 체육수업 모형은?

① 직접 교수 모형
② 스포츠 교육 모형
③ 개별화 지도 모형
④ 전술 게임 모형

TIP 스포츠 교육 모형의 6가지 특징 … 시즌, 팀소속, 공식 경기, 결승전행사, 기록보존, 축제화

63 프로그램 지도 계획에 대한 설명 중 옳지 않은 것은?

① 가능한 시설과 용구, 시간, 참여자 수 등을 고려해야 한다.
② 프로그램 목표가 명확하게 진술되어야 한다.
③ 내용의 범위와 계열성을 확인해야 한다.
④ 평가절차는 포함하지 않는다.

TIP 수업방법 및 목표와 평가 방법은 지도계획에 포함되어야 한다.

Answer 55.④ 56.④ 57.③ 58.① 59.① 60.③ 61.② 62.② 63.④

64 〈보기〉에서 김 코치가 고려하고 있는 것은?

> 〈보기〉
> 김 코치는 중학교 여학생을 대상으로 리듬체조를 지도할 때, 초보자에게는 기초기술을, 숙련자에게는 응용기술을 가르쳤다.

① 학습자의 기능수준
② 학습자의 인지적 능력
③ 학습자의 감정코칭 능력
④ 학습자의 신체 발달

TIP 기술적 차이에 대한 개인차를 구분해서 지도계획을 하고 있다.(심동적 영역)

65 상호학습형 스타일을 적용하여 배구 토스기술 지도 시 옳지 않은 것은?

① 참여자들은 2인 1조로 각각 수행자와 관찰자의 역할을 정한다.
② 관찰자와 수행자는 각자의 수준에 맞추어서 토스 연습을 한다.
③ 수행자는 토스를 연습하고 관찰자는 수행자에게 피드백을 제공한다.
④ 지도자는 관찰자에게 피드백을 제공한다.

TIP 상호학습형 스타일은 관찰자, 수행자로 구분하여 관찰자는 수행자의 모습을 지켜보며 알려주는 역할을 한다.

66 실제 스포츠활동 상황에서 참여자가 알고 있는 것과 할 수 있는 것을 평가하는 방법은?

① 형성평가
② 상대평가
③ 절대평가
④ 수행평가

TIP 체육과 수행평가의 가장 중요한 본질은 '실제성'이라고 할 수 있다. 이는 목표와 교수학습 맥락에서의 진솔하고 실제적인 것을 의미한다. 즉 평가의 원리 내에서의 실제성이라는 의미이다.

67 체육지도자의 '인지적 자질'에 해당되지 않는 것은?

① 스포츠생리학, 운동역학 등과 관련된 스포츠 과학지식이 요구된다.
② 참여자와의 상담을 위해 기본적인 상담지식을 갖추어야 한다.
③ 클럽 운영과 관련된 지식, 정책 및 법령에 대한 이해가 필요하다.
④ 스포츠맨십, 스포츠 인권 등과 같은 규범적 가치를 존중해야 한다.

TIP • 인지적 자질 : 스포츠 기술에 대한 이해
• 심동적 자질 : 스포츠기술의 수행능력
• 정의적 자질 : 스포츠맨십

68 〈보기〉에서 설명하고 있는 교수기능 연습 방법은?

> 〈보기〉
> 예비지도자가 모의 상황에서 동료 또는 소수 참여자들을 대상으로 일정한 시간 내에 구체적인 내용으로 지도기능을 연습한다.

① 실제 교수　　　② 마이크로 티칭
③ 스테이션 교수　　④ 1인 연습

··

TIP 마이크로 티칭의 형태… 제한된 범주 안에서 한 가지 구체적인 내용으로 소수의 학생들을 대상으로 한다는 의미에서 동료 교수법과 유사하나 실제 학생들을 활용한다는 측면에서 차이가 있다. 교수 기능 개선 방법으로는 동료 교수에서 보았던 교수 기능에 효과적이며 실제 학생을 활용하므로 현장 접근성이 용이하다.

69 〈보기〉에서 설명하고 있는 지도방법은?

> 〈보기〉
> • 참여자는 선호하는 학습양식과 학습매체를 사용할 수 있다.
> • 참여자는 하나의 문제에 다양한 해답을 찾을 수 있다.
> • 참여자는 해답을 찾아가는 과정에 대한 책임이 있다.

① 유도발견형　　　② 문제해결형
③ 과제형　　　　　④ 직접형

··

TIP 문제해결형은 참여자가 선택하고 책임을 가지고 문제를 해결해가는 과정을 학습하게 하는 지도방법이다.

70 체육전문인으로 성장하기 위한 방안 중 무형식적인 성장 방법이 아닌 것은?

① 세미나 참여
② 워크숍 참여
③ 클리닉 참여
④ 개인적 경험

··

TIP 직접 참여하지 않은 것에 대한 질문으로 과거 경험은 직접 참여한 것이다.

Answer　64.①　65.②　66.④　67.④　68.②　69.②　70.④

스포츠
윤리

01 스포츠와 윤리

01 《 스포츠의 윤리적 기초

(1) 도덕 · 윤리 · 선의 개념 ✓자주출제

① 도덕

  ㉠ 인간이 지켜야 할 도리 또는 바람직한 행동기준을 말한다.

  ㉡ 인간의 태도나 마음가짐, 심정 등의 주관적인 면이다.

② 윤리

  ㉠ 구성원들이 체득하고 실천하게 되는 도덕적 원칙이다.

  ㉡ 사람이 사회생활시 행해야 하는 도리이다.

  ㉢ 선과 악을 이성적으로만 탐구하는 학문적 개념이다.

  ㉣ 인간의 삶에 실질적인 측면(무엇을 하면 안되는가, 무엇을 이룰 수 있는가)이다.

③ 선

  ㉠ 긍정적 평가의 대상이 되는 가치를 가지는 모든 것을 가리키는 말이다.

  ㉡ 윤리와 도덕은 선을 표현한 것이다.

  ㉢ 선(善)과 선한 것은 구분해야 한다.

  ㉣ 사람으로서의 도리이다.

(2) 사실판단과 가치판단 ✓자주출제

① 사실판단

  ㉠ 객관적 사실의 진위 여부로 증명되는 판단이다.

  ㉡ 참과 거짓의 측정을 통하여 파악할 수 있는 것이다.

  ㉢ 유의점 : 선입견, 정보왜곡

② 가치판단

  ㉠ 주관적인 견해로 개인의 가치관이 개입된다.

  ㉡ 보편적 가치와 공공의 가치로 구분한다.

(1) 일반 윤리와 스포츠 윤리

① 일반 윤리

  ㉠ 사회 구성원의 행위와 사고의 영역에 작용한다.

  ㉡ 관습, 문화 등의 영향으로 형성된다.

  ㉢ 모두가 지켜야 하는 것에 대한 타당성에 대한 질문이다.

② 스포츠 윤리

  ㉠ 스포츠 행위의 영역에 작용된다.

  ㉡ 스포츠 규칙에 의해 규정된다.

(2) 스포츠 윤리의 목적과 특이성

① **스포츠 윤리학의 목적**(=요구지식) ✔자주출제

  ㉠ 도덕은 상대적인 것으로 적용범위에 한계, 국제사회의 스포츠 동질화의 순기능을 이용하여 스포츠를 초석으로 인류에 대한 보편적인 도덕률이 필요하다.

  ㉡ 스포츠에 따른 생활분야 위협문제에 대한 인식 및 반성(경기시설로 인한 자연훼손)이 필요하다.

② **스포츠 윤리의 특이성**(=독자성)

  ㉠ 스포츠에서 규칙위반은 경기의 일부로 인정된다.

  ㉡ 스포츠 규칙의 성실한 준수가 참여 선수의 도덕적/비도덕적 선수로의 구별기준이 되지 못한다.

(3) 스포츠 윤리와 스포츠인의 윤리

① **스포츠인** … 체육 및 스포츠 관련된 모든 사람을 지칭한다.

② 윤리강령

  ㉠ 스포츠 고유 가치에 대한 존중

  ㉡ 체육윤리위원회 운영

03 윤리 이론 ✔자주출제

결과론적 윤리체계	어떤 행위에 대해서 그 결과의 가치나 효과 등을 기준으로 하여 옳고 그름, 선하고 악함 따위를 판정함
의무론적 윤리체계	인가이 언제 어디서나 지켜야 할 행위, 즉 보편타당성의 근본 원칙에 주목함(절대론적)
목적론적 윤리체계	쾌락, 행복의 양을 늘리는 것을 윤리의 목적으로 여기고, 그 실현을 윤리적 행위라고 봄(공리주의)
동양 사상과 윤리체계	몸과 마음의 수양을 통해 건강한 삶을 추구하며 자신의 마음과 본성을 바로잡아 가는 도덕적 인격 완성으로 보는 윤리설
가치 충돌의 문제와 대안	소수 의견을 존중하고 경청하며 힘의 논리에 끌리지 않는 토론이 필요함

04 도덕 판단

(1) 가치의 개념 ✔자주출제

① 윤리학은 인간의 행위를 문제 삼는다. 길을 걷거나 물을 마시는 행위에서부터 침을 뱉거나 주먹다짐에 이르기까지 인간의 행위는 매우 다양하다. 그 중 윤리학의 대상이 되는 것은 '좋음과 나쁨', '옳음과 그름'의 판단이 작용하는 행위이다. 이처럼 '좋음과 나쁨', '옳음과 그름'을 도덕 판단이라고 한다.

② 도덕 판단이 이루어지기 위해서는 일정한 가치의 기준이 전제되어야 한다. 가치는 인간의 행위에 영향을 미치는 바람직한 것, 또는 인간의 제반 욕구를 만족시키는 대상이나 그 대상이 가지는 성질을 말한다. 가치의 추구는 개인의 욕구 충족과 깊이 관련되어 있다. 예를 들어 좋은 옷과 맛있는 음식을 입고 즐기는 것이 행복한 사람은 옷과 음식에 더 많은 가치를 부여한다. 그리고 비록 가난하여도 배우고 깨우치는 것이 즐거운 사람은 지적인 가치를 더 소중히 여길 것이다.

③ 가치는 사물을 소유하거나 그 성질을 통해 즐거움을 얻는 '물질적 가치'와 정신적 만족을 주는 '정신적 가치'로 나눌 수 있다. 물질적 가치는 일정한 척도에 의해 교환 가능하다. 예를 들어 하나의 글러브와 2자루의 배트를 교환하였다면 둘 사이의 가치는 동등하다. 물질의 교환적 가치를 보다 쉽게 만드는 것이 화폐이다. 프로 경기의 입장료는 게임의 가치를 화폐로 교환한 것이다. 따라서 물질적 가치는 도구적 가치와 불가분의 관계를 갖는다. 도구적 가치란 그 자체가 목적이 아닌 다른 목적을 위한 수단이 되는 가치를 말한다. 이에 반해 정신적 가치는 눈에 보이지 않으나 이성적이고 감성적인 욕구를 충족시킨다. 정신적 가치에는 지적인 가치, 도덕적 가치, 미적 가치 등이 있다. 스포츠에서 정신적 가치는 매우 중요하다. 스포츠를 스포츠답게 만드는 것은 주로 정신적 가치에 의해 이루어진다. 그 중 스포츠윤리학은 스포츠의 도덕적 가치를 대상으로 한다.

④ 스포츠에서 도덕적 가치는 본래적 가치의 창조와 깊이 연관되어 있다. 본래적 가치란 다른 것의 수단이 아닌 그 자체로 목적이 되는 것을 말한다. 스포츠에는 도전, 배려, 존중, 인격 등 그 자체로 목적이 되는 본래적 가치를 많이 포함하고 있다. 그리고 이러한 본래적 가치를 규범화한 것이 페어플레이와 스포츠맨십이다. ✔자주출제

(2) 사실판단과 가치판단 ✔자주출제

① 어떤 사물이나 현상에 대한 사유작용을 판단이라고 한다. 판단은 사유의 대상에 대하여 'A는 B이다.'라는 주어와 술어의 형식을 취한다. 이를 논리학에서는 명제라고 하는데, 모든 판단은 명제적 진술로 나타낼 수 있다.

② 하나의 대상, 사건, 행위에 대한 판단은 크게 사실판단과 가치판단으로 구분된다. 예를 들어 "김연아가 금메달을 땄다."와 같이 사실에 대한 진술을 사실판단이라 부른다. 이에 비해 "김연아는 좋은 선수이다."와 같은 진술은 가치판단에 해당한다. 조금 더 알기 쉽게 설명해 보자. 돈을 꾸어간 친구가 정해진 날짜에 돌려주지 않았을 때 "친구는 약속을 어겼다."라는 진술은 사실판단에 해당하고, "약속을 어기는 것은 나쁘다."라는 진술은 가치판단에 해당한다.

③ 사실판단은 실제 세계의 사건과 현상에 대한 진술이기 때문에 경험적으로 검증가능하다. "모든 물체는 낙하한다."라는 자연과학적 진술도 사실판단에 해당한다. 사실판단은 진위, 즉 참과 거짓을 가릴 수 있다. "서울올림픽이 개최된 해는 1998년이다."와 같은 사실판단은 실재적인 것에 관여하며, 정보를 담고 있다. 사실판단을 있는 것, 즉 존재에 대한 진술이라고 부르는 이유도 여기에 있다. 이에 비해 가치판단은 옳음과 그름, 좋음과 나쁨, 바람직하거나 그렇지 못한 것 등 가치에 대한 진술로 이루어진다. 가치판단은 실제 세계의 정보가 아닌 평가를 담고 있다. 예를 들어 "페어플레이는 좋은 행위이다." 혹은 "감독은 선수를 체벌하면 안 된다."처럼 가치판단은 행위나 동기의 규범적 체계에 관여한다. 규범이란 사회생활에서 하도록 권장되는 행동양식을 말한다. 따라서 가치판단은 긍정적인 유형과 부정적인 유형으로 나누어진다. '좋다', '옳다', '바르다', '선하다' 등은 긍정적 가치판단을 이루고, '나쁘다', '그르다', '악하다' 등은 부정적 가치판단을 이룬다. 이처럼 가치판단은 참과 거짓을 문제 삼는 것이 아니라 마땅히 해야 할 당위에 근거한다. 가령 유도 경기에서 상대 선수의 부상당한 발목을 공격하는 행위는 스포츠맨십을 당위로 받아들이는 선수에게는 옳지 못한 것으로 여겨질 것이며, 실제로 부상당한 부위를 공격하지 않을 것이다.

(3) 윤리적 정당화

① 윤리적 정당화란 자신의 도덕 판단에 대해 타당한 근거를 제시함으로써 타인을 설득하여 이해와 동의를 얻는 과정을 말한다. 이를 통해 윤리적으로 받아들일 수 있는 행위와 그렇지 못한 행위를 분별할 수 있다. 우리는 흔히 도핑을 나쁜 것이라고 말한다. 그러나 도핑의 비윤리적 이류를 윤리에 저촉되기 때문이라고 주장하는 것은 동어반복에 지나지 않는다. 그것이 왜 윤리적으로 나쁜지를 타당한 근거로 제시해 이해시킬 때 비로소 설득력을 갖게 된다. 따라서 윤리적 정당화는 개인의 고집이나 신념과 무관하다. 예를 들어 경기 중 적절한 반칙은 승리를 위해 반드시 필요하다는 감독의 신념은 윤리적으로 정당화될 수 있을까?

② 어떤 행위가 윤리적으로 정당화되기 위해서는 두 가지의 조건이 필요하다. 그 행위의 원리가 모든 사람에게 보편적으로 적용될 수 있어야 하고, 사회의 통상적인 규범과 일치해야 한다. 앞에서 예로 든 "유도 경기에서 상대 선수의 부상당한 부위를 공격하는 행위는 옳지 못하다"는 진술의 윤리적 정당화는 어떻게 가능한지 설명해 보자

> (가) 1. 타인의 약점을 이용하는 행위는 옳지 않다.
> 2. 부상 부위의 공격은 타인의 약점을 이용하는 행위이다.
> 3. 따라서 부상 부위의 공격을 옳지 않다.

③ 윤리적 정당화는 우선 사실 판단의 정확성에서 출발해야 한다. 정확하게 사실을 판단한 다음 그것이 도덕 원리와 논리적으로 연관성을 가지는지 확인해 나가야 한다. (가)의 논리적 정당화에는 아무런 모순이 발견되지 않는다. 그러나 다음의 예를 살펴보자.

> (나) 1. 타인의 약점을 이용하는 행위는 옳지 않다.
> 2. 부상 부위의 공격은 인격을 모독하는 행위이다.
> 3. 따라서 부상 부위의 공격을 옳지 않다.

위의 정당화 과정은 언뜻 모순이 없어 보이지만, 2의 진술이 반드시 타당하다고 볼 수 없다. 2의 사실판단은 도덕 원리와 연관성이 부족하다. 왜냐하면 부상 부위의 공격을 반드시 인격모독이라고 볼 수 없기 때문이다. 따라서 (나)의 도덕적 정당화는 설득력이 떨어진다.

④ 윤리적 정당화는 스포츠 선수들이 아무런 반성 없이 타율적으로 지켜왔던 스포츠규범을 스스로의 이성적 판단에 의해 내면화할 수 있게 만든다. 특히 스포츠에서 도덕적으로 내면의 갈등을 일으키는 여러 가치들이 서로 충돌하는 상황에서 윤리적 정당화는 보다 도덕적인 행위를 선택하게 한다.

02 경쟁과 페어플레이

01 〈 스포츠 경기의 목적

(1) agon과 arete의 차이 ✔자주출제

agon	• 비적대적인 경쟁 • 승리와 결과를 중시하는 행위 • 경쟁은 자기 중심적	상대적
arete	• 사람이나 사물이 가지고 있는 탁월성, 유능성, 기량, 화합, 뛰어남 등 • 탁월한 능력의 완성이 목적	절대적

(2) 승리와 탁월성 추구의 성취

승리 추구(agon의 특성)	탁월성 추구(arete의 특성)
• 치열한 경쟁의 결과를 판정하는 기준, 승리 추구 • 경쟁에서 승리하여 인간적 탁월성을 드러냄	• 시합에만 집중 • 탁월성을 추구하는 과정이 '자기 발견'의 계기

02 〈 스포츠와 정의

(1) 스포츠에서의 정의

① 정의는 일반적으로 올바른 것, 혹은 마땅히 따라야 할 행위나 제도의 기준을 의미한다. 스포츠에서 정의는 비교적 명쾌하게 주어진다. 스포츠 선수라면 당연히 따르고 지켜야 할 규칙 혹은 규범이 곧 정의가 된다. 이를 합법성, 합규칙성이라고 한다.

② 정의는 규칙을 잘 지키는 준법성뿐만 아니라 공정성의 의미를 동시에 가진다. 공정성이란 규칙의 적용에 있어 차별이 없는 것을 말한다. 예를 들어 권투에서 60kg의 선수와 100kg의 선수가 맞붙는다면 누가 보아도 공정하다고 볼 수 없다. 체급별 경기는 신체적 불평등을 최소화 하여 일반적 정의에 접근하려는 조치이다. 또한 심판이 한쪽에 일방적으로 유리한 판정을 내리는 것도 공정석이라는 정의의 원칙에 어긋난다.
이처럼 스포츠에 있어서 정의의 문제는 비교적 명백하다. 우리가 일반적으로 "부정한 방법으로 승리하였다."라고 할 때 부정은 정의롭지 못하다는 의미로 사용된다. 이때 부정의는 스포츠 규칙에 합치되지 않는 제반 행위를 말한다.

③ 정의롭지 못한 행위는 불법적인 것과 함께 불공정한 것을 포함한다. 이 정의롭지 못한 이유도 여기에 있다. 약물 복용은 그 효능의 유무나 강도에 관계없이 경쟁이 평등한 조건에 위배된다. 이처럼 스포츠에서의 정의는 규칙의 공정성과 평등성에 기초를 둔다. 그러나 자세히 살펴보면 스포츠에서 공정성은 매우 까다로운 문제이다. 모든 선수에게 동등한 기회를 보장해야 한다는 공정성의 원칙은 경우에 따라 실현되지 않을 수도 있다. 예를 들어 축구나 야구 등 야외에서 이루어지는 경기 종목의 경우 바람의 방향과 햇빛 등은 시시각각으로 변하기 때문에 공정하게 배분할 수 없다. 이러한 통제 불가능한 불평등은 '절차적 정의'를 통해 극복할 수 있다. 전후반의 전영교체와 공수교대, 출발 위치의 제비뽑기 등은 절차적 정의에 해당한다. 대부분의 스포츠 종목은 지속적인 룰의 개정을 통해 평등한 기회를 보장하기 위해 노력한다.

(2) 스포츠에서의 평등 : 조건과 기회 균등으로서의 정의

① 스포츠 규칙은 모든 선수에게 동등한 조건과 기회를 제공한다. 특정 선수나 팀에게 더 좋은 조건과 더 많은 기회를 제공하는 것은 일반적인 정의의 원칙에 어긋난다. 이는 근본적으로 스포츠 자체의 성립 요건에 위배된다. 스포츠에서 동등한 조건과 기회의 보장은 승리와 패배로 나누어지는 결과의 불평등을 정당하게 만든다. 승리는 규칙의 동등한 조건과 기회의 적용에 의해 보증되는 것이다. 100m 달리기의 출발선은 누구에게나 동등하게 주어져야 한다. 키가 작거나 보폭이 짧다고 해서 거리를 당겨 준다면 조건과 기회 균등으로서의 정의에 어긋난다. 그러나 스포츠에서 평등한 경쟁의 조건은 근본적으로 불가능하다는 반론도 존재한다. 선수의 타고난 체격조건과 신체능력이 공평하지 않기 때문이다. 단거리 달리기에서 동양선수의 신체조건은 중남미 혹은 흑인 선수와 비교하면 현저히 불리하다. 이처럼 스포츠는 자연적 우연성에 의한 신체적 불평등을 해소할 수 없는 것처럼 보인다. 하지만 스포츠에서 이러한 자연적 불평등은 정의의 조건과 무관하다.

② 스포츠에서의 승리와 패배는 신체의 자연적 불평등을 확인하는 절차가 아니라 탁월성의 결과이다. 만일 신체의 자연적 불평등이 해소되어 모든 선수가 동등한 신체조건에서 경쟁이 이루어지면 승리와 패배는 전적으로 우연적인 운에 의해 결정될 것이다. 특정 종목에서의 신체적 불평등은 다만 해당 종목의 탁월성에 부적합 하다는 것을 뜻할 뿐이다. 인간이 갖는 신체적 능력의 불평등은 오히려 탁월성을 개발할 계기를 마련해 주며 이를 통해 스포츠 전체의 선이 강화된다. 롤스가 "탁월성은 인간 발전의 조건이며, 따라서 그것은 모든 이의 관점에서 선이 된다."고 한 이유도 여기에 있다. 심폐지구력이 허약한 선수에게 마라톤의 탁월성을 기대할 수 없다. 스포츠는 신체적 불평등을 훈련과 노력에 의해 극복함으로써 조건과 기회의 균등이 정의로 작용하고 있음을 보여준다.

(3) 평균적 정의와 분배적 정의 ✔자주출제

스포츠에서 정의는 규칙의 공정성과 평등성에 국한되지 않는 보다 큰 외연을 갖는다. 사회에서 널리 통용되는 일반적 정의와 스포츠의 정의를 분리해서 생각할 수 없기 때문이다. 여기서 우리는 보다 확장된 스포츠의 정의를 찾을 수 있다.

정의의 문제를 최초로 논의한 아리스토텔레스는 "사람들의 승인 여부와 관계없이 어디에서나 동일한 힘을 갖는" 자연적 정의를 광의의 정의로 규정하고, 이와 별개로 협의의 정의를 '평균적 정의'와 '분배적 정의'로 나누어 설명하고 있다.

① 스포츠의 평균적 정의 ✔자주출제

㉠ 평균적 정의는 모든 사람이 동등한 권리를 가지는 절대적 평균을 말한다. 이는 '같은 것은 같게'하는 원칙으로 차별이 없게 만드는 것이다. 인간에게 스포츠에 참여할 권리는 동등하게 주어진다. 성별이나 계층, 장애의 유무에 관계없이 스포츠 참여의 기회는 평등하게 보장되어야 한다. 이처럼 평균적 정의란 천칭이 완전한 수평을 이루는 것처럼 불편부당한 균형을 의미한다.

㉡ 스포츠 경기 내에서의 평균적 정의는 규칙의 동일한 적용, 참가의 동등한 조건 등으로 경쟁에 임하는 모든 선수의 조건을 평등하게 만드는 것을 말한다. 중학생과 성인의 시합은 참가의 동등한 조건에 위배된다. 또한 구기종목에서 한 쪽의 골대가 다른 쪽에 비해 작거나 커서는 안 된다. 스포츠는 이처럼 평균적 정의를 매우 당연한 것으로 지키고 따른다.

㉢ 그러나 평균적 정의는 경우에 따라 지켜지지 않을 수도 있다. 예를 들어 홈 관중의 열광적인 응원, 홈 팀에 유리한 경기시작 시간, 고지대에서의 원정경기, 실외 경기에서의 급작스러운 기후변화, 바람과 햇빛의 유, 불리 등이 대표적인 경우로, 절차적 정의에 의해 최대한 평균적 정의에 합당하도록 만들어져야 한다.

② 절차적 정의와 평균적 정의 ✔자주출제

㉠ 실외의 기록경기는 돌발적이고 우연적인 자연의 변화에 매우 민감하다. 예를 들어 스키의 활강 경기에서의 맞바람, 때마침 내리는 폭설, 육상의 원반던지기에서의 비와 바람의 영향 등은 기록에 많은 영향을 미친다. 이처럼 통제 불가능한 외적인 요소는 경기 시작 전의 절차적 정의에 의해 해소된다. 즉 예측 불가능한 자연적 현상은 모든 선수에게 동일하게 적용된다는 가정 하에 추첨 등에 의한 절차적 정의를 확보하는 것으로 평균적 정의를 유지하게 된다.

㉡ 이러한 통제 불가능한 우연적 요소는 경기 결과의 의외성으로 이러져 승부를 더욱 흥미진진하게 만들기도 한다. 스포츠에서 승패는 때로 운에 의해 결정된다. 가령 축구에서 의도하지 않은 패스가 골로 연결되기도 하고 심지어 상대의 실수에 의해 점수를 얻는 경우도 있다. 이런 우연적 요소는 평균적 정의에 의해 통제할 수 없으며, 그 통제 불가능성으로 인해 결과의 불확정성은 더욱 높아진다.

③ 분배적 정의

㉠ 분배적 정의는 사람들 사이의 불평등을 다르게 다룸으로써 개개인에게 합당한 몫을 부여하는 것을 말한다. 이는 '다른 것은 다르게'의 원칙을 유지하는 것으로, 차별에 대한 근거를 부여하는 것이다. 열심히 일한 사람은 그렇지 않은 사람에 비해 더 많은 대가를 받아야 한다. 이처럼 분배적 정의는 능력에 따라 결과에 차등을 두어 정의를 실현한다.

ⓒ 스포츠에서 분배적 정의는 결과의 확실한 불평등과 보상으로 나타난다. 만일 패자와 승자가 동일한 보상을 받는다면 승리는 커다란 의미를 지니지 못할 것이다. 그러나 스포츠에서 이루어지는 분배는 때로 지나친 차등으로 인해 엄밀한 의미의 분배적 정의와 거리가 멀다는 비판을 받기도 한다. 승자가 모든 것을 가져가는 분배의 방식이 승리에 대한 과도한 집착과 비윤리적인 행위를 조장한다는 지적은 매우 타당해 보인다. 하지만 스포츠에서 동등한 결과의 분배는 경쟁 자체를 부정하는 일이며, 탁월성의 발휘와 거리가 멀다.

ⓒ 스포츠에서의 분배적 정의는 탁월성과 밀접한 연관을 갖는다. 즉 높은 탁월성은 많은 분배와 연결된다. 이는 경기 내에서도 그대로 적용된다. 예를 들어 다이빙, 리듬체조, 피겨스케이팅 등의 종목은 기술의 난이도에 따라 차등적으로 점수를 받는다. 경기 수행이 어려울수록 더 많은 점수를 받는 것은 '다른 것은 다르게'라는 분배적 정의에 해당한다. 또한 월드컵 경기 등에서 시행하는 시드 배정도 분배적 정의에 해당한다. 다만 이 경우 모든 참가국이 동의할 수 있는 절차적 정당성이 미리 마련되어 있어야 한다.

ⓒ 탁월성의 정도에 따라 보상을 달리하는 것이 분배적 정의라면 프로 스포츠의 연봉도 넓은 의미에서 분배적 정의라고 할 수 있다. 또한 승리한 팀의 구성원이 보상을 나누어가질 때에도 분배적 정의는 적용된다. 승리에 결정적인 기여를 한 선수와 그렇지 못한 선수의 보상은 달라질 수 있다. 이때에도 불평등의 근거가 합당해야 하며 미리 숙지되어 있어야 한다.

(4) 공정으로서의 정의 : 롤스(Rawls)의 정의론 ✔자주출제

① 모든 구성원에게 각각 합당한 몫을 나누어주는 분배적 정의는 매우 민감한 문제이다. 분배의 원칙이 정해져 있지 않으면 구성원은 각자의 몫에 만족하지 못할 것이다. 이때 정의로운 원칙은 어떻게 만들 수 있을까? 롤스는 사회의 구성원이 원칙에 합의해 나가는 절차의 공정성에서 그 해답을 찾는다. 다시 말해 합의의 절차가 공정하면 그 절차를 통해 나온 결과도 정의롭다는 것이다. 이를 '공정으로서의 정의'라고 한다.

② 롤스는 정의를 절대 불변의 그 무엇이 아니라 사회적인 합의의 대상으로 보았다. 따라서 원칙에 의거해 합의해 나가는 과정 혹은 절차가 매우 중요하다. 그러나 현실적으로 사람들은 저마다의 처지와 가치관, 경제적 수준, 재능, 계급 등이 다르기 때문에 공정한 선택을 하기 어렵다. 이런 난점을 극복하기 위해 롤스는 가상적 상황을 설정한다. 가상적 상황이란 원칙에 합의하려는 당사자들이 타인에 대한 시기심을 가지지 않고 서로에 대해 무관심한 합리성을 지닌 존재로 가정하는 것을 말한다. 이처럼 합리적 개인이 자신의 이익을 위해 합의에 임하는 순수한 가상적 상황을 '원초적 입장'이라고 말한다. 그러나 원초적 입장만으로는 정의의 원칙에 도달할 수 없다. 합의 당사자들의 지위, 계층, 능력, 유산 등 우연히 획득한 유리한 조건들이 합의에 영향을 미치기 때문이다. 롤스는 이해관계에 영향을 미치는 모든 요소를 없애기 위해 '무지의 베일'이라는 조건을 덧붙인다. 무지의 베일을 쓴 당사자들은 "천부적 자산과 능력, 지능과 체력, 기타 등등을 어떻게 타고났는지 모르며, 자신의 운수도 모르고, 그들이 속한 사회의 특수 사정, 심지어 경제적, 정치적 상황"도 모른다. 즉 어떠한 선택이 자신에게 유리하고 불리한지를 전혀 모르는 상황을 말한다.

③ 롤스는 이와 같이 자신에게 유리한 조건을 악용하지 않고 공정하게 판단할 조건을 만들면 원초적 입장의 당사자들은 다음과 같은 정의의 원칙에 도달할 것이라고 보았다.

ⓐ 각자는 다른 사람의 유사한 자유의 체계와 양립할 수 있는 평등한 기본적 자유의 가장 광범위한 체계에 대하여 평등한 권리를 가져야 한다.

ⓑ 사회적, 경제적 불평등은 다음과 같은 두 조건을 만족시키도록, 즉 모든 사람들의 이익이 도리라는 것이 합당하게 기대되고, 모든 사람들에게 개방된 직위와 직책이 결부되게끔 편성되어야 한다.

④ 여기서 롤스는 정의의 제1의 원칙으로 평등한 자유의 원칙을 내세운다. 평등한 자유의 원칙이란 타인의 자유를 침해하지 않는 한 개인의 자유에 대한 권리는 보장되어야 하며, 이는 누구에게나 동등하게 부여된 권리라는 것이다. 신체, 사상, 표현, 종교의 자유와 같은 기본권은 절대적으로 보장되어야 함을 말한다.

⑤ 제2의 원칙은 사회적·경제적 불평등은 두 가지의 조건을 만족하는 경우에만 가능하다는 것이다. 즉 불평등은 그것으로 인해 혜택을 가장 적게 받는 사람에게 최대한의 이익을 제공하는 방향으로 이루어져야 한다. 이를 '차등의 원칙'이라고 한다. 그리고 직위와 직책은 모든 사람에게 열려 있어야 한다. 다시 말해 직위와 직책에 대한 동등하고 공정한 기회가 보장된다면 개인의 능력과 노력에 의해 발생하는 사회적·경제적 불평등은 허용될 수 있다는 것이다. 이를 '기회 균등의 원칙'이라고 한다.

⑥ 롤스는 정의의 제1원칙이 언제나 제2원칙에 우선하는 서열관계에 있다고 말한다. 우선 모든 사람에게 평등한 자유의 원칙을 보장하고 소득, 기회, 권력 등과 같은 사회적·경제적 불평등이 최소 수혜자를 포함한 모든 사람들의 처지를 향상시킨다면 이러한 불평등은 허용해야 한다는 것이 롤스의 생각이었다.

⑦ 롤스의 정의론은 합리적 의사 결정에서 사회 정의의 원칙을 도출하고 사회적 약자에게 유리하게 작용할 정책 결정의 원리를 제공함으로써 사회 정의의 구현에 진일보한 사고를 보여준다. 그런데 여기서 주목할 것은 롤스가 강조한 절차적 정당성이 게임 이론을 바탕으로 하고 있다는 사실이다. 게임에 참가한 사람의 조건은 원초적 입장과 다르지 않으며, 결과의 불평등은 기회 균등의 원칙에 의해 수용할 수밖에 없다. 적어도 게임의 규칙이 합리적 의사결정에 의한 절차적 공정성을 확보하고 있다면 게임의 결과 또한 공정한 것으로 동의할 수 있다. 스포츠는 이처럼 규칙의 공정성이라는 정의의 원칙에 합당하는 매우 유의미한 사회적 장치인 것이다.

(5) 에토스로서의 스포츠 정의 ✔자주출제

① 경쟁이 있는 곳에는 필연적으로 경쟁의 결과를 이의 없이 받아들이게 만드는 판정의 기준이 마련되어야 한다. 공정성은 스포츠에서 요구되는 일차적 정의로 경쟁을 가능하게 하는 필요조건이다. 그러나 스포츠에서 공정한 경쟁은 정의를 위한 충분한 조건은 되지 못한다. 다시 말해 공정한 경쟁으로 이루어진 경기만으로 스포츠의 정의는 이루어지지 않는다. 여기서 스포츠만의 독특한 정의가 만들어지게 된다.

② 스포츠는 단지 승패의 불평등한 결과를 근거 있는 차별로 만드는 것이 아니라 가치 있는 승리를 요구한다. "경쟁자는 무자상의 정당함이 아닌 '규칙의 정신'을 따라야 하고, 품위 있게 경기에 임하려고 해야 한다."는 보다 적극적인 행위의 기준은 스포츠를 여타의 경쟁과 구별하려는 에토스에 의해 형성된다. 이러한 에토스가 곧 페어플레이와 스포츠맨십이다.

③ 페어플레이와 스포츠맨십은 경쟁자에 대한 배려를 습관적으로 몸에 익힌 감성적 능력을 말한다. 경쟁자를 배려하는 경쟁은 스포츠에서만 찾을 수 있는 탁월성이며 정의이다. 아리스토텔레스가 "탁월성 중에서 정의만이 유일하게 타인에게 좋은 것"이라고 한 이유도 여기에 있다. 따라서 스포츠에서 정의는 공정한 경쟁을 넘어 배려의 경쟁이라는 도덕적 요구를 포함한다. ✓자주출제

03 스포츠맨십과 페어플레이

(1) 투쟁적 놀이로서의 스포츠

조화		
놀이로서의 스포츠		경쟁으로서 스포츠
← 재미, 즐거움을 추구	↔	경쟁, 승리를 추구 →

놀이	경쟁과 규칙이 놀이 참가자의 재미나 즐거움을 높이는 데 이바지함
스포츠	• 규칙과 경쟁의 요소가 더욱 강조됨 • 놀이보다 강화된 경쟁성과 규칙성을 가짐

(2) 놀이의 도덕 규칙 준수와 게임 자체의 존중

① **놀이의 도덕적 규칙 준수** … 놀이는 즐거우면서도 좋은 행위를 통해 자신의 모습을 실현하며, 자발적인 규칙의 준수를 전제한다는 점에서 도덕성 발달의 수단이 되기도 한다.

② **게임 자체의 존중**
   ㉠ 게임은 경기의 규칙 안에서 신체의 탁월성을 발휘하여 경쟁에서 승리를 추구하는 행위이다.
   ㉡ 스포츠 참가자는 스포츠의 게임으로서의 속성에도 충실해야 한다.
   ㉢ 스포츠의 경쟁의 요소는 참가자의 쾌감을 높이지만, 동시에 게임의 룰에 대한 존중을 통해 공정성, 형평성 등의 가치를 배운다.

(3) 스포츠맨십 ✓자주출제
일반적이고 포괄적인 윤리규범으로 스포츠인이 마땅히 지켜야 할 준칙과 갖추어야 할 태도를 말한다.

(4) 페어플레이 ✓자주출제
구성적 규칙의 범위 내에서 행해지는 경쟁(스포츠 특성)을 말한다.

03 스포츠와 불평등

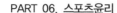

01 〈 도핑

(1) 도핑의 의미 ✔자주출제

① 도핑은 남아프리카공화국의 카피르 부족이 전투와 수렵 등을 앞두고 마시던 술의 일종인 도프에서 유래한다.

② 두려움을 없애고 용맹을 떨치기 위한 의식행위의 하나였던 도핑은 그 후 보어족을 통해 유럽으로 전파되면서 경기력을 향상시킬 목적으로 행해지는 약물 사용을 의미하게 되었다.

③ 초창기의 도핑은 주로 경마에서 이루어졌으나, 생리학의 발전과 더불어 인간의 운동능력에 직접 관여하게 되었다. 특히 양차 세계대전을 거치며 질병의 치료를 위한 의학과 약학의 연구가 활발히 이루어지면서 새로운 약물들이 스포츠 선수의 경기력 향상에 이용되기 시작했다. 오늘날의 도핑은 직접 약물을 사용하는 것뿐만 아니라 특수한 이학적 처치까지를 포함하여 불법적으로 운동수행 능력의 향상을 꾀하는 제반 행위로까지 그 의미가 확대되어 있다.

④ 국제 스포츠가 도핑에 관심을 가지게 된 계기는 약물의 부작용 때문이었다. 1960년 로마올림픽에서 덴마크의 사이클 선수가 암페타민 과다 복용으로 사망하면서 도핑이 선수 생명과 직결된다는 사실을 알게 되었다. 국제올림픽위원회는 1968년부터 반도핑 활동을 전개해 오다 날로 과학화, 지능화되어 가는 도핑에 효과적으로 대응하기 위해 1999년 전담기구 격인 세계반도핑기구를 창설하였다. 우리나라에서는 2006년 한국도핑방지위원회가 설립되어 국제적인 동조체제를 갖추고 있다.

(2) 도핑의 내용 ✔자주출제

① WADA는 매년 9월 '금지목록 국제표준'을 선정하여 선수의 건강을 해치거나 경기력 향상에 관여하는 약물과 방법 등을 공표하고 있다. 이 목록은 이듬해 1월 1일부터 적용되어 효력을 가진다.

② 금지목록은 상시 금지약물, 경기기간 중 금지약물, 특정스포츠의 금지약물로 구분된다.

③ WADA는 '금지목록 국제표준'에서 금지하고 있는 약물의 복용이나 흡입, 주사, 피부 접착, 혈액제제, 수혈, 인위적 산소섭취 뿐만 아니라 그것의 사용을 은폐하려는 행위 또는 부정거래, 그리고 그러한 행위를 시도하는 것까지 도핑방지규정 위반으로 정의하고 있다.

(3) 금지약물 및 방법 ✓자주출제

WADA에서는 어떤 약물 또는 방법이 다음 3개의 기준 중 2개의 기준에 해당하는 경우, 그 약물 또는 방법을 금지목록에 포함시킨다.

① 선수의 경기력을 향상시키거나 경기력을 향상시키는 잠재력을 가지고 있는 경우

② 선수의 건강에 실제적 또는 잠재적인 위험이 되는 경우

③ 스포츠 정신에 위배되는 경우

02 성차별 ✓자주출제

(1) 스포츠에서의 성차별의 역사

과거의 성차별	현재의 성차별
• 여성이 남성보다 생리적·사회적으로 열등하다는 의식 • 여성의 능력에 대한 편견 • 근대올림픽의 부활 이후에도 여성들의 참여는 제한적	• 여성의 스포츠 참여 기회의 불평등 • 여성 지도자의 취업 불평등 • 여성 선수의 성(性) 상품화 • 참여 종목의 차별 • 여성 선수에 대한 지원의 불평등

(2) 스포츠에서 성(性) 평등을 이루기 위한 방안

스포츠에서의 성차별 원인	스포츠에서의 성 평등 방안
• 사회적 성 역할의 고착화 • 여성의 신체조건에 대한 편견 • 여성의 신체활동에 대한 문화적, 사회적 편견 • 현대사회의 상업화 기조	• 법적 평등 보장의 제도화 • 여성의 스포츠 참여에 대한 가족과 사회의 지지 • 사회 전체의 의식 개선을 위한 지속적인 노력

(3) 성(性)전환 선수의 문제

① 성(性)전환 수술로 신체능력 또한 완전히 여성화되는 것은 아니다.

② 심각한 공정성, 형평성의 문제를 야기하고 있다.

　※ **최근의 결론** : 국제올림픽위원회(IOC)에서는 남성에서 여성으로 전환한 트랜스젠더의 경우, 수술 후 2년 간의 유예기간을 거치면 올림픽 출전을 허용한다. (염색체보다 생식기와 호르몬 상태를 더 중요한 기준으로 적용)

03 〉 인종차별 ✓자주출제

(1) 스포츠에서의 인종차별의 과거와 현재

① 스포츠에서의 인종차별의 역사

과거의 인종차별	현재의 인종차별
유색 인종과 흑인선수에 대한 참여 기회, 종목, 방법 등에 대한 차별	• 흑인의 뛰어난 경기력을 원시적인 신체조건으로 폄하 • 프로스포츠의 세계화 현상으로 다양한 인종에 대한 차별과 비하 발생

② 인종차별의 해결방안

　　㉠ 차이를 차별로 판단하지 않는 인식이 필요하다.

　　㉡ 프로스포츠의 가치인 퍼포먼스에 따른 수익 추구가 인종차별 해소 가능성을 높인다.

　　㉢ 실력으로 선수를 평가 하여야 한다.

　　㉣ 수익을 중시하는 프로스포츠의 상업화 현상이 인종차별의 해소에 긍정적인 역할을 수행한다.

(2) 다문화사회의 도래와 예상되는 갈등

① 한 국가나 한 사회 속에 다른 인종·민족·계급 등 여러 집단이 지닌 문화가 함께 존재하는 사회를 다문화사회라 한다.

② 다문화사회의 문제점과 극복방안

문제점	극복방안
• 언어, 행동방식, 정서의 차이로 인한 부조화 • 자녀양육과 교육의 문제 • 순혈주의로 인한 편견과 차별의 문제	• 다양한 경험과 문화적 관점을 지닌 사람들에 대한 상호 이해 • 인종적 고정 관념의 극복 및 다른 문화의 존중

04 〉 장애인 차별 ✓자주출제

(1) 장애인의 스포츠권

장애인도 완전한 사회참여와 평등권을 보장 및 참여 기회의 보장이 필요하다.

(2) 스포츠에서의 장애인 차별

발생원인	해결방안
• 신체적, 생리적 능력의 필요에 따른 불평등 발생 • 시설과 장비 측면에서 장애인의 스포츠 참여 제한 • 장애인 선수의 일반 대회 참가가 사실상 금지되어 있음	• 즐거움을 추구하는 놀이로서의 스포츠의 활성화 • 체육시설의 보급화 확충

04 스포츠에서 환경과 동물윤리

01 《 스포츠와 환경윤리 ✔자주출제

(1) 스포츠에서 파생되는 환경윤리적 문제들

① **스포츠와 환경의 관계** ··· 스포츠는 환경을 위협하고, 환경은 다시 스포츠를 위협한다.

② **환경을 위협하는 스포츠**
   ㉠ **스포츠 자체 행위 인한 영향**: 산악자전거, 골프, 스키 등
   ㉡ **스포츠 시설의 인프라 사업으로 인한 영향**: 편의시설 건설, 도로건설 등

③ **스포츠를 위협하는 환경**
   ㉠ 매연에서의 조깅활동
   ㉡ 해양 스포츠 참여 후 수질악화로 인한 피부염 유발

(2) 스포츠에 적용 가능한 환경윤리 이론 ✔자주출제

① **인간중심주의** ··· 환경보호의 당위성을 도구적 가치로 생각하는 견해이다.

② **자연중심주의** ··· 자연환경 그 자체로 고유한 가치가 보전되어야 한다는 견해이다.

③ **공존추구** ··· 자연과의 관계 속에서 스포츠의 도덕 가치와 행동을 판단한다.

02 《 스포츠와 동물윤리 ✔자주출제

(1) 스포츠의 종차별 문제

① 인간 이외의 종에 대한 착취와 학대, 도구화 등의 행위를 말한다.

② 동물들을 목적이 아닌 수단으로 활용하는 행위를 말한다.

③ 스포츠에 동원되는 동물들은 모두 종차별주의의 희생양이 된다.

(2) 경쟁 · 유희 · 연구의 도구로 전락한 동물의 권리

① 인간의 우월성이 종차별주의의 근거가 되지 않는다.

② 동물도 고유한 가치를 지닌 존재로 존중되어야 한다.

③ 인간 우월주의에 바탕을 둔 종차별주의는 인종차별주의나 성차별주의와 다를 바가 없다.

④ 생명으로서의 존중 및 인식의 변화가 요구된다.

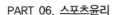

05 스포츠와 폭력

01 〉 스포츠 폭력

(1) 스포츠 고유의 공격적 특성과 폭력성

① 사람이나 사물을 정복하거나 이기기 위하여 표현되는 공격이나 분노를 촉발하는 정서 상태를 의미한다.

② 경쟁과 승리의 추구 특성상 스포츠에는 공격성이 내재되어 있다.

(2) 스포츠 폭력의 긍정적 측면과 부정적 측면

긍정적 측면	부정적 측면
• 인간의 근원적 본능을 자연스레 드러낸 표현행위 • 부정적 에너지를 스포츠 활동을 통해 해소	• 인간의 공격성을 강화할 수 있음 • 현실과의 혼동으로 폭력적 행동 가능성이 높아짐 • 공격성의 전이 우려

(3) 격투 스포츠의 윤리적 논쟁 : 이종격투기

① 출혈, 부상에 노출되기 쉽다.

② 청소년 폭력적 행동의 모방이 우려된다.

③ 강력한 규칙으로 폭력성을 조절하여 스포츠로의 안정이 필요하다.

02 〉 선수 및 관중의 폭력

(1) 선수의 폭력

① 스포츠 지도자에 의한 폭력 … 신뢰 및 악습의 반복이 우려된다.

② 선수 간 폭력 … 스포츠의 목적이 훼손된다.

③ 심판에 대한 선수와 스포츠 지도자의 폭력 … 상호존중 및 스포츠맨에게 기대되는 심성의 관념이 부정적이다.

(2) 관중의 폭력 ✓자주출제

팬들이 무리를 지어다니며 상대편 선수나 팬들을 공격하거나 경기장 근처의 기물을 파괴하는 일을 말한다.

(3) 정당한 폭력과 부당한 폭력 ✓자주출제

① 모든 스포츠는 힘을 바탕으로 한다. 근력, 순발력, 지구력 등 스포츠에서 요구되는 신체적 능력은 힘의 형태를 가진다. 스포츠가 추구하는 탁월성은 이 힘의 조직적이고 전술적인 사용과 다름없다. 그러나 스포츠는 힘의 사용으로 인해 폭력행사의 가능성을 잠재적으로 가진다. 이런 근원적 경향성으로 인해 스포츠는 통제 된 힘의 사용을 요구한다.

② 태권도의 발차기는 상대보다 강하다는 사실의 확인에서 멈추어야 한다. 또한 유도의 힘은 상대를 압도하는 순간 더 이상 행사되지 못한다. 이런 통제된 기준이 마련되지 않으면 일부 스포츠 종목은 싸움의 정교하고 세련된 기술에 불과하다. 따라서 통제된 힘의 사용은 정당한 폭력이며, 그 자체로 탁월성의 표현이 된다.

③ 스포츠에서는 이런 폭력을 '자기 목적적 폭력'이라 부른다. 자기 목적적 폭력이란 행위 그 자체가 목적이 되는 것으로 운동 형식에 의해 반복적 훈련이 가능하게 만든다. 예를 들어 태권도의 '나래차기', 유도의 '엎어치기', 권투의 '어퍼컷'은 해당 종목의 선수가 반드시 익혀야 할 운동 형식으로 탁월성을 가늠하는 척도로 작용한다. 다시 말해 권투의 '어퍼컷'은 권투 내에서만 목적을 가지는 정교한 움직임의 한 형태이다. 이때 링과 글러브를 벗어나 경기 외적인 목적을 위한 수단이 될 때 부당한 폭력이 되는 것이다.

④ 통제된 스포츠에서의 폭력은 인간이 선천적으로 폭력적이라거나 폭력의 가능성을 가지고 있다는 사실을 확인하는 문화 장치가 아니라, 힘의 적절하고 가장 합리적인 사용이 무엇인지를 보여주고 경험하는 장치이다.

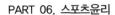

PART 06. 스포츠윤리

06 경기력 향상과 공정성

01 〈 도핑

(1) 도핑의 의미

① 스포츠 기능향상 목적 또는 경기에 승리하기 위해 일시적인 효과를 보기 위한 목적으로 약물(심장흥분제, 근육강화제) 또는 심리적인 특별한 처치(주사, 이학적 처치)를 하는 것을 도핑이라 한다.

② IOC 의무분과위원회 도핑대책위원회의 정의 … 도핑이란 어떤 특정한 경기자 또는 경기단체가 약물이나 물리적 방법 또는 다른 방법으로 경기에 대해 생체의 체력적 또는 심리적 능력을 변질시키기 위해 하는 부정행위이다.

(2) 도핑을 금지해야 하는 이유

① 심신의 건강에 문제가 야기되기 때문이다.

② 페어플레이 정신에 위배되기 때문이다.

③ 규칙을 위반하는 행위이기 때문이다.

④ 선수들에게 도핑을 강요하는 역효과가 우려되기 때문이다.

02 〈 유전자 조작 ✔자주출제

(1) 스포츠에서의 유전자 조작 현황

① 현재까지 유전자 조작에 의한 문제는 발견되지 않고 있다.

② 미래에는 도핑보다 더 심각한 문제가 될 가능성이 있다.

(2) 유전자 조작을 반대해야 하는 이유

① 비인도적 행위(특정한 목적을 위해 인간을 제조하는 것)

② 스포츠의 가치와 공정성을 훼손하는 행위

03 〈 용기구와 생체 공학 기술 활용 (✔자주출제)

(1) 스포츠와 공학 기술의 결합으로 파생되는 윤리 문제

① 능력이 아닌 용기구에 대한 의존의 강화가 우려된다.

② 스포츠에서의 경쟁이 자본의 경쟁으로 왜곡되어 공정성의 문제가 발생할 수 있다.

(2) 전신수영복을 금지해야 하는 이유

① 전신수영복의 특징
   ㉠ 근육을 압착하여 피로를 유발하는 젖산의 축적을 막는다.
   ㉡ 물의 저항을 줄이는 데 효과적이다.

② 금지해야 하는 이유 … 선수의 노력보다 과학 기술에 의존하는 일종의 '기술도핑'으로 볼 수 있기 때문이다.

07 스포츠와 인권

01 학생선수의 인권

(1) 학교운동부

발생원인	문제점
• 학기 중 상시 합숙훈련 • 엘리트 체육 위주의 승리 지상주의 • 지도자의 실적에 대한 집착	• 학습권 침해 및 학생선수 학력 저하 • 인격권의 침해(체벌, 성폭력 등) • 신체의 소외

(2) 학생선수의 생활권과 학습권 : 최저학력제도 ✔자주출제

학생선수의 학습권 보장 근거	학생선수의 학습권 보장을 위한 대안
• 교육의 본질적 목적 달성 • 다양한 직업선택의 준비 • 인간으로서의 좋은 삶을 준비 • 운동선수 이후의 삶의 준비 • 다른 사람들과의 공존의 기회를 학습	• 정규수업 이수 후 방과후 운동 • 전국대회 출전 제한 • 최저학력제 도입 • 체육 특기자 동일계 진학제도 개선

(3) 공부하는 학생 만들기 프로젝트

① 전국대회 참가횟수 제한

② 권역별 지역 대회 중심의 대회 운영

③ 주말 리그 제도 도입

④ 운동선수의 체육계열 진학 의무화

⑤ 대학 입학 시 수능최저등급적용

⑥ 학기 중 상시 합숙훈련 금지

⑦ 선수 개개인의 특성을 바탕으로 한 인격적인 지도

(4) 체육특기자의 진학과 입시제도의 문제

문제 사항	개선 방안
• 입시비리의 관행화 및 법적 처벌의 한계 • 스카우트의 불법성에 대한 현장의 인식 및 대안부재 • 학교 중심적 선발구조의 문제	• 스카우트 관행 금지를 위한 제도적 기반을 확보 • 체육특기자 입학체계 개선 • 입시비리 적발 및 처벌 구조 확립

02 스포츠지도자의 윤리(지도자에 의한 폭력이 가능한 이유)

(1) 지도자의 영향력과 결정권이 지나치게 강하기 때문이다.

(2) 폭력의 심각성에 대한 인식의 부족과 체벌이 교육이라는 잘못된 인식이 있기 때문이다.

(3) 지도자들의 불안한 지위로 성적에 매달릴 수 밖에 없는 구조를 띠기 때문이다.

(4) 지도자, 부모, 선수의 성적 지상주의가 팽배하기 때문이다.

03 스포츠와 인성교육

(1) 스포츠와 인성교육

① 스포츠에 내재된 규칙준수, 존중, 자기절제 등의 학습을 통해 인간의 도덕적, 사회적 인성을 길러준다.

② 스포츠 행위의 과정에서 인성 향상 및 올바른 인성발달에 도움이 된다.

(2) 학교체육의 인성교육적 가치

① 정서의 발달

② 인지 발달

③ 사회성 발달

④ 도덕성 발달

(3) 스포츠 인성교육의 기대효과

① 건강한 스포츠의 활용과 스포츠맨십의 함양

② 스포츠 덕목 함양(공존, 책임, 공정, 정직, 희생, 충성, 인내 등)

08 스포츠 조직과 윤리

01 〈 스포츠와 정책 윤리

(1) 정치와 스포츠의 관계
스포츠경기와 정치적 상황의 상호작용

(2) 심판의 윤리 ✅자주출제
공정성, 청렴성, 형평성

02 〈 스포츠 조직의 윤리경영

(1) 스포츠 경영자의 윤리적 의식(윤리적 리더십)
① 타인 존중
② 공정성과 정의 실천
③ 공동체 의식 지향
④ 팬과 소비자들에 대한 신뢰의 형성

(2) 윤리경영의 가치
① 사회적 책임 실천
② 윤리적 문화 확산으로 조직의 명성 제고
③ 사회공헌활동을 통한 조직의 명성 제고

(3) 스포츠 조직의 윤리 선진화 방안

① 국가 조직 및 지도층의 의지

② 시민단체와 체육 단체의 연대

③ 예산집행 및 회계의 투명성

④ 민주적 의사결정권 확립 및 단체장 선출의 공정성 강화

⑤ 체육 단체 관련 법규 및 제도의 개선

09 윤리 이론

01 공리주의

❶ 공리주의의 원리

(1) 결과의 원리

공리주의는 결과론적 윤리 체계이다. 결과론이란 어떤 행위를 함으로써 좋은 결과를 낳는다면, 혹은 모든 사람이 그 행위를 할 경우 좋은 결과를 낳는다면 그 행위는 도덕적으로 옳다는 주장이다. 즉 행위의 옳고 그름은 결과의 좋음과 나쁨에 달려있다. 결과론적 윤리 체계는 도덕적 가치를 미리 정해져 있는 것이 아니라 행위로 인해 드러난 결과의 총체적 가치에 의해 결정된다고 본다.

일반적으로 거짓말과 살인은 나쁜 행위로 간주된다. 그러나 강도에게 쫓기는 선량한 시민의 도주 방향을 거짓으로 가르쳐주거나, 무고한 시민을 학살하는 독재자의 암살은 도덕적으로 허용될 수 있다. 우리가 이런 판단을 내리는 이유는 결과의 원리를 받아들이기 때문이다.

공리주의에 따르면 평가함에 있어 고려해야 할 유일한 기준은 행위에 의해 생겨날 행복과 불행의 양이다. 도덕적으로 옳은 행위는 불행 또는 고통의 양을 최소화하고 행복 또는 쾌락을 최대화하는 일이다. 결과의 원리에 대해 벤담은 다음과 같이 말한다. 동기가 선 또는 악인 것은 오로지 그 결과에 따른 것이다. 즉, 그것은 쾌락을 산출하거나 고통을 피하는 경향 때문에 선이며, 고통을 산출하거나 쾌락을 피하는 경향 때문에 악인 것이다.

따라서 어떤 행위도 그 자체로는 악행인지 선행인지 구분할 수 없다. 선한 동기를 가졌더라도 나쁜 결과를 가져온다면 옳은 행위로 볼 수 없다. 반대로 아무리 악한 동기를 가진 행위라 하더라도 좋은 결과를 가져온다면 옳은 행위이다. 예를 들어 어느 독재자가 국민의 정치적 무관심을 유도하기 위해 프로스포츠를 보급하였더라도, 그것으로 인해 결과적으로 국민의 행복이 증대되었다면 옳은 행위가 되는 것이다. 이처럼 공리주의는 옳은 것은 좋은 것에 의존한다는 결과의 원리를 일관되게 유지한다. 공리주의를 결과론적 윤리체계라고 부르는 이유도 여기에 있다.

(2) 유용성의 원리

공리주의는 그 이름이 나타내는 바와 같이 유용성의 원리, 혹은 공리의 원리를 바탕으로 한다. 유용성의 원리란 만일 어떤 행위가 유용하다면 그 행위는 옳다는 것이다. 그런데 유용성은 언제나 구체적인 목적을 갖는다. 예를 들어 조깅이라는 행위는 그 자체로 아무런 의미를 가지지 않고 건강증진이라는 목적에 의해 유용성을 획득한다. 물론 기분전환이나 조깅동호회의 친목도모라는 다른 목적을 가질 수도 있다. 심지어 재빠른 도주의 연습을 목적으로 할 수 있다. 그러나 공리주의에서 말하는 유용성의 원리는 바람직하거나 좋은 목적, 즉 본래적 가치를 달성하는 것이다. 본래적 가치는 수단으로서가 아니라 목적 자체로서 가지는 가치를 뜻한다.

공리주의는 모든 인간 행위의 본래적 가치가 행복에 있다고 본다. 행복에 대해 밀은 "목적으로서 바랄 가치가 있는 유일한 것이며, 다른 모든 것들은 그 목적을 위한 수단으로서 가치가 있다."고 말한다. 다시 말해 공리의 원리는 본래적 가치인 행복을 보다 많이 산출하는 것이다. 벤담은 도덕 판단의 기준으로서 공리의 원리에 대해 다음과 같이 말한다.

공리의 원리란, 모든 행위를 그것이 우리의 행복을 증진시키느냐 혹은 감소시키느냐에 따라 좋다거나 혹은 나쁘다고 평가하는 원리다. 내가 모든 행위라고 말한 뜻은 그것이 한 개인의 모든 행위뿐만 아니라 정부의 모든 정책까지도 포함한다는 것을 의미한다.

공리란 어떤 대상 속의 성질로서 그것이 관련된 당사자에게 이익, 편의, 쾌락, 선, 행복을 가져다주고 손해, 고통, 악, 불행이 생기는 것을 방지하는 경향을 가지는 것을 의미한다. 여기서 말하는 행복이란 당사자가 사회 전체일 경우에는 사회의 행복을, 특정한 개인일 경우에는 그 개인의 행복을 가리킨다.

그런데 개인의 행복은 사회 전체의 행복과 별개로 존재할 수 없다. 사회가 개인의 집합체인 까닭에 사회 전체의 행복은 개인의 행복보다 우선적으로 고려되어야 한다. 여기서 '최대다수의 최대행복'이라는 도덕과 입법의 원리가 도출된다. 가령 어떤 스포츠 종목에서 새로운 룰을 제정하거나 기존의 룰을 개정하려고 할 때 공리의 원리는 매우 유용한 규범이 될 수 있다. 룰의 제정과 개정이 특정 팀이나 국가에 유리하지 않고 보다 많은 팀과 국가의 이익과 행복을 증진시켜야 한다는 공리의 원리는 채택과 거부의 매우 명확한 기준이 될 것이다.

(3) 공평성의 원리

공평성의 원리는 행복을 추구하는 모든 사람의 권리를 동등하게 보장하는 것을 말한다. 즉 한 사람의 쾌락은 다른 사람의 쾌락과 동등하게 계산되어야 한다는 것이다. 각 개인의 행복은 똑같이 중요하기 때문에 자기 자신의 행복이라고 해서 다른 사람의 행복에 비해 특별한 것으로 취급해서는 안 된다.

이처럼 공리주의자는 모든 인간을 그들의 이익을 충족하는 데 있어서 똑같은 권리를 가진 존재로 본다. 행동의 결과를 판단할 때 그 가치의 기준이 반드시 공평하고 보편적이어야 한다는 의미이다. '모든 사람은 하나로 계산되어야 하며, 그 누구도 하나 이상으로 계산되어서는 안 된다'는 공평성의 원리는 공정의 원리인 동시에 평등의 원리이기도 하다. 스포츠의 규칙은 근본적으로 공평성에 근거한다.

② 양적 공리주의와 질적 공리주의

(1) 벤담의 양적 공리주의

18세기 영국은 산업혁명으로 인해 물질적 풍요를 가져왔으나, 무절제한 자유경쟁과 빈부의 격차 등 새로운 사회적 폐해가 속출하고 있었다. 이러한 시대적 변화는 개인의 이익과 사회 전체의 이익을 조화시켜야 하는 문제를 제기하였다. 벤담의 공리주의는 법률과 정치, 그리고 사회를 개혁하려는 시도에서 출발하였다.

인간은 누구나 쾌락을 추구하고 고통을 회피한다. 벤담은 이러한 경험적 사실로부터 인간 행위의 옳고 그름이 그 행위의 결과인 고통과 쾌락의 양에 따라 결정된다는 윤리적 기준을 마련하였다. 고통의 양은 최소화할수록 좋고, 쾌락의 양은 최대화할수록 좋다. 공리의 원리는 이처럼 좋은 것이 옳은 것이라는 결과의 양적 계산에 따른다. 그러므로 도덕적으로 옳은 행위는 보다 많은 쾌락을 산출하는 것이다. 이로부터 '최대다수의 최대행복'이라는 행위의 원칙이 정립되어진다.

그런데 이 행위의 원칙이 옳고 그름의 판단 기준이 되기 위해서는 쾌락과 고통의 양을 정확히 측정할 수 있어야 한다. 여기서 벤담은 쾌락의 질적인 차이를 무시하고 오직 양적 차이에 의해 계산하는 기준을 제시하였다. 벤담의 공리주의를 양적 공리주의라고 부르는 이유도 여기에 있다.

(2) 밀의 질적 공리주의

벤담의 충실한 계승자였던 밀은 쾌락을 보다 넓은 의미로 해석하여 공리주의 이론을 발전시켰다. 밀은 인간이 추구해야 할 궁극적 목적이 쾌락이라는 벤담의 주장을 이어받으면서 그것을 오로지 양적으로 계산되는 단일한 성질로 보았던 벤담과 달리, 질적인 차이가 반드시 고려되어야 한다고 보았다. 밀에 따르면 질적으로 높은 쾌락이 질적으로 낮은 다량의 쾌락보다 더 바람직한 이유는 같은 탄소 원자로 구성되어 있는 1톤의 석탄과 1온스의 다이아몬드 중 어느 쪽을 선택할 것인지를 물으면 입증이 된다고 말한다. 하루 종일 컴퓨터 게임을 통해 얻은 쾌락과 첼로 연주를 통해 얻는 쾌락에는 질적인 차이가 있을 것이다.

이처럼 밀은 쾌락의 질적인 차이를 인정하고 낮은 수준의 쾌락과 높은 수준의 쾌락을 구분하였다. 먹고 마시는 감각적 쾌락보다 과학적 지식, 고급문화의 향유, 창조성 등의 정신적 쾌락이 더 수준 높은 쾌락이라는 것이다. 그리고 합리적인 인간이라면 누구나 질적으로 높은 쾌락을 선호할 것이라고 주장하였다. "만족한 돼지보다는 불만족한 인간이 낫고, 만족한 바보보다는 불만족한 소크라테스가 되는 것이 더 낫다."는 밀의 유명한 격언은 쾌락의 질적 차이를 강조하기 위해서였다. 그렇다면 질적으로 더 높은 쾌락은 어떻게 분별할 수 있을까. 여기에 대해 밀은 다음과 같이 설명한다.

그렇다면 쾌락에서 질적 차이란 무엇을 의미하는가? 하나의 쾌락이 다른 것보다 단순히 양적으로만 큰 것이 아니라 순전히 쾌락 자체로서 다른 쾌락보다 가치 있다는 것은 무엇을 말하는가? 이 물음에 대해 가능한 나의 대답은 오직 하나밖에 없다. 즉 두 개의 쾌락 중에서 양쪽을 모두 경험한 사람들이나 거의 모두를 경험한 사람들이 그것을 선택해야 하는 도덕적 의무감에 관계없이 결연히 선택하는 쪽이 보다 바람직한 쾌락일 것이다.

질적으로 서로 다른 두 종류의 쾌락을 모두 경험한 사람들, 즉 쾌락의 전문가들이 선호하는 쾌락이 더욱 바람직한 것이라는 밀의 생각은 양적 공리주의의 난점을 해결하려는 노력이라고 볼 수 있다. 쾌락의 질에 대한 합리적 판단은 타인의 쾌락도 함께 추구해야 한다는 이타심을 촉구한다. 밀은 높은 수준의 쾌락에는 남의 행복에 대해 느끼는 쾌락도 포함된다고 주장하였다. 쾌락을 추구하는 공리주의의 원리가 결코 인간을 이기적인 존재로 만들지 않는다고 믿었던 것이다.

③ 행위 공리주의와 규칙 공리주의

(1) 행위 공리주의 ✔자주출제

공리주의는 공리의 원리를 적용하는 대상에 따라 행위 공리주의와 규칙 공리주의로 구별된다. 행위 공리주의는 공리의 원리를 개별 행위에 직접 적용하여 그 행위의 옳고 그름을 분별한다. 즉 옳은 행위란 다른 선택 가능한 행위보다 더 큰 유용성을 갖는 것이다. 예를 들어 배구의 마지막 포인트에서 블로킹을 한 선수의 터치아웃을 심판이 보지 못해 경기에 이겼을 때 손끝에 공이 닿은 선수의 정직하지 못한 행동은 승리라는 결과의 유용성을 가져왔기 때문에 옳은 행위가 되는 것이다.

행위 공리주의에서는 어떤 상황에서 어떤 행동을 해야 최대 선을 가져올 것이라는 일반적인 지침이 무시된다. 다만 구체적인 상황에 따라 자신의 행위가 가져올 유용성에 집중하기를 요구한다. 이처럼 행위의 도덕성이 공리의 원리에 의해 직접 결정된다는 점에서 행위 공리주의는 직접 공리주의라고 부른다.

그런데 스포츠에서 행위 공리주의는 여러 가지 난점을 드러낸다. 옳고 그름의 판단이 산출된 행위의 결과에 의해 내려지는 행위 공리주의는 때때로 의도적인 파울을 합리화하는 근거가 되기도 한다. 가령 상대의 핵심 선수에게 고의적으로 부상을 입혀 자신의 팀이 승리하였을 경우 결과만 놓고 보면 부상을 입힌 선수의 행위는 옳은 것으로 간주될 위험이 있다. 이러한 예는 스포츠 상황에서 자주 발생한다. 행위 공리주의는 승리라는 유용한 결과를 위해 상황에 맞는 반칙을 바람직한 행위로 만든다. 그래서 플레처는 행위 공리주의를 '상황 윤리'로 규정한다.

(2) 규칙 공리주의

이에 비해 규칙 공리주의는 유용성의 원리를 직접적인 행위에 적용하는 것이 아니라 행위의 전제가 되는 규칙과의 일치 여부에 따라 옳고 그름을 판단한다. 이때 규칙은 그것을 따를 때 다른 규칙을 따를 경우보다 모든 사람에게 더 많은 행복과 더 적은 불행을 가져옴을 의미한다. 행위의 도덕성을 직접적인 행위가 아닌 공리의 원리에 따라 선정된 규칙이 결정한다는 점에서 규칙 공리주의는 간접 공리주의라고 부른다.

규칙 공리주의에서 도덕규칙은 긍정적 규칙과 부정적 규칙으로 제시된다. 긍정적 규칙은 모든 사람에게 어떤 종류의 행위를 반드시 행하도록 요구한다. 예를 들어 "심판의 판정에 복종하라."는 규칙은 따르고 싶지 않은 경우에도 따라야 한다. 이에 비해 부정적 규칙은 모든 사람에게 어떤 종류의 행위를 금지하는 것이다. "도핑을 해서는 안 된다."는 규칙은 하지 말아야 할 행동을 지시한다. 긍정적 규칙에서는 따라야 할 행위를 지킬 때 옳은 것이 되고, 부정적 규칙에서는 금지하는 행위를 하지 않을 때 옳은 행위가 된다.

규칙 공리주의는 행위 공리주의의 난점을 극복하게 해준다. 의도적 파울은 행위 당사자에게 당장의 좋은 결과를 가져올 수 있으나 상대 팀 혹은 해당 스포츠 전체의 이익에 도움이 되지 않는다. 즉 공리의 원리에 어긋난다. 이때 "의도적 파울을 해서는 안 된다."는 규칙이 최대 선의 척도에 있어 타당한 것이라면 의도적 파울은 정당성을 획득하지 못한다. 이처럼 규칙 공리주의는 행위의 옳음과 그름을 규칙에 의해 판단함으로써 승리라는 결과로 시합의 과정을 합리화하려는 의도를 막을 수 있다.

❹ 공리주의에 대한 비판과 현대 공리주의

(1) 공리주의에 대한 비판

① 자연주의적 오류

ㄱ 공리주의는 도덕성을 추상적인 원리나 규칙에 기대지 않고 행위의 결과로부터 도출함으로써 윤리적 선택 상황이나 의사결정 등의 문제를 해결하는 데 많은 도움을 준다. 인간이 선천적으로 악하거나 선하다는 단정에서 벗어나 쾌락을 극대화하고 고통을 극소화하려는 자연스러운 성향에서 도덕의 원리를 찾아낸 점은 공리주의의 커다란 장점이다.

ㄴ 모든 인간이 쾌락을 추구한다는 사실은 행위의 결과를 쉽게 예측하게 만들고, 보다 많은 쾌락을 도출할 수 있는 근거를 제공해 준다. 그러나 행복은 도덕적 행위에 대한 하나의 척도로 작용할 수 있으나 옳고 그름의 유일하고 궁극적인 원리로 보기 힘들다.

ㄷ 행복이 바람직하고, 행복만이 유일하게 바람직한 것이라고 주장하기 위해서는 그 근거를 제시할 수 있어야 한다. 밀은 여기에 대해 어떤 대상이 가시적임을 증명하는 유일한 방법은 실제로 그 대상을 보는 것이고, 가청적임을 증명하는 유일한 방법은 실제로 듣는 것이듯, "어떤 것이 바람직한 것이라는 사실을 나타낼 수 있는 유일한 징표도 사람들이 실제로 그것을 바라는 것 뿐" 이라는 점을 들어 개인이나 모든 사람들에게 행복이 도덕의 기준이 될 수 있음을 증명한다.

ㄹ 그러나 이러한 밀의 논증은 경험적 사실에 의거한 '사실판단'을 근거로 도덕적 당위를 다루는 '가치판단'을 도출하는 이른바 '자연주의적 오류'를 범하고 있다. 무어에 따르면 어떤 경험적 사실은 다른 사실의 근거가 될 수 있지만 도덕적 가치의 근거는 될 수 없다고 말한다. 다시 말해 '모든 사람은 쾌락을 추구한다.'는 사실로부터 '모든 사람은 쾌락을 추구해야 한다.'는 당위를 도출할 수 없다는 것이다.

ㅁ 쾌락을 추구한다는 일반적인 사실과 쾌락을 추구해야 한다는 도덕적 요청은 엄연히 다른 것이다. 이것을 존재와 당위의 차이라고 말한다. 조금 더 알기 쉽게 설명하면, '모든 선수는 승리를 추구 한다.'는 일반적인 사실로부터 '모든 선수는 승리를 추구해야한다.'는 도덕적인 당위를 이끌어 낼 수 없다는 것이다.

② 결합의 오류

ㄱ 인간이 쾌락과 행복을 추구하는 존재라는 공리주의의 생각은 개인과 사회의 관계에서도 근본적인 한계를 드러낸다. 이기적인 인간의 집합체인 사회에서 개인의 쾌락은 필연적으로 사회 전체의 쾌락과 충돌하게 된다. 공리주의는 개인의 이익과 공공의 이익이 충돌할 때 최대행복의 원리를 통해 사익의 희생을 당연

시 한다. 하지만 이 원리는 개인을 쾌락 추구의 존재로 가정한 공리주의 자체의 원리와 모순된다. 다시 말해 이기적 존재로 가정된 개인이 어떻게 그 가정에 모순되는 일, 즉 공익을 위해 자기희생을 감수할 수 있는가라는 문제를 남긴다. 이를 '결합의 오류'라고 한다.

ⓒ 결합의 오류는 '각 사람은 자기 자신의 쾌락을 추구해야 한다.'는 이기주의적 쾌락주의를 근거로 '각 사람은 사회 전체의 쾌락을 추구해야 한다.'는 보편주의적 쾌락주의를 도출할 수 없음을 말한다. 요컨대 각 사람에게 있어 자기 자신의 쾌락 추구가 선이라고 해서 각 사람에게 있어 전체의 쾌락 추구도 선이라는 결론은 성립하지 않는다.

③ 일반적 정의와의 충돌

ⓐ 공리주의가 표방하는 유용성은 때로 정의와 일치하지 않는다. 예를 들어 행복을 '+'로 불행을 '−'로 나타낼 때 어떤 '행위 1'이 A에게 +400, B에게 +300, C에게 −100, D에게 −500의 결과를 가져오고, 다른 '행위 2'가 A에게 +200, B에게 +100, C에게 −200, D에게 −200 이라는 결과가 도출된다면 공리주의는 전자의 행위를 선택하게 된다. 왜냐하면 전자의 행위에 의해 +100의 결과가 도출된 반면 후자의 행위는 −100의 결과가 나타나기 때문이다.

ⓑ 그런데 여기서 주목해야 할 것이 전자의 행위를 선택함으로써 발생하게 되는 D의 −500 이라는 결과이다. 공리의 원리에 의해 전체적인 행복은 늘어났으나 D가 입게 되는 불행은 고려의 대상이 되지 않는다. 같은 이유로 A의 사회는 인종차별이 존재하고 B의 사회는 그것이 없는 A의 사회의 사회만족도나 삶의 질이 높다면 A의 사회가 더 정의롭다고 할 수 있는가라는 문제가 남는다. 이처럼 공리주의는 결과에 의해 행위를 평가하는 까닭에 정의의 문제를 소홀히 다루는 한계를 가진다.

(2) 현대의 공리주의

① 직관적 공리주의 : 시즈위크

ⓐ 시즈위크는 공리주의에 칸트 윤리학의 기본 원리를 도입하여 공리주의의 한계를 극복하려고 하였다. 고전적 공리주의는 도덕적 판단 기준을 행위의 결과에서 찾는다. 그러나 시즈위크는 결과의 좋고 나쁨을 고려하지 않고 인간은 직관에 의해서 도덕적 행위를 할 수 있는 존재이며, 공리주의도 이런 직관주의에 토대하고 있다고 보았다. 직관주의는 상식 도덕을 의미한다.

ⓑ 상식 도덕이란 충분한 지적 교양과 진지한 도덕적 관심을 가진 사람들 합의에 의해 보증되는 도덕적 진리의 체계를 말한다. 즉 인간이면 누구나 어떤 상황에서 마땅히 해야 할 것과 해서는 안 될 것에 대한 직관을 가진다. 여기에 기초해 시즈위크는 직관주의의 순수하고 자명한 원리를 정의, 사려, 박애의 세 가지에서 도출해 낸다.

ⓒ 정의의 원리는 황금률의 원리로 '남에게 대접받고자 하는 대로 대접하라'는 형식의 다른 표현이며 공정성과 형평성의 개념에 근거한다. 사려의 원리는 자기애의 원리로 한 개인의 행복 전체를 목적으로 하는 것을 말하고, 박애의 원리는 한 개인의 선 전체가 아니라 보편적 선 전체를 목적으로 하는 것을 가리킨다. 그에 따르면 대부분의 의무의 준칙들은 '사려'와 '박애'의 원리를 포함하고 있다.

ⓔ 시즈위크는 도덕 판단의 최종 근거로서의 궁극적 선을 쾌락 혹은 행복에서 찾았다. 그런 점에서 그는 공리주의를 지지한다. 하지만 그는 행복을 개인에 한정하지 않고 보편적 행복으로 확대하였다. 인간은 오로지 사적인 행복만을 추구하지 않으며, 다른 사람의 행복을 도모하는 박애의 감정에도 가치 있는 쾌락이 따른다. 시즈위크는 이 보편적 행복을 인간 행위의 공통된 목적으로 채택함으로써 인간 행위를 체계화할 수 있다고 보았다.

② 이익동등고려의 원칙 : 싱어 ✔자주출제

ⓐ 공리주의는 기본적으로 누구나 고통을 멀리하고 쾌락을 가까이 한다는 쾌락주의에 근거한다. 만약 쾌락을 최대한 늘리고 고통을 최소한으로 줄일 수 있다면 그런 결과를 낳는 행위가 도덕적으로 옳은 것이다. 이러한 공리주의의 원리로부터 싱어는 두 가지의 새로운 도덕적 근거를 도출해낸다. 즉 어떤 존재가 인간과 동일한 고통과 행복을 느낀다면 인간과 동등한 고려의 대상이 되어야 한다는 것이다. 싱어는 이를 '이익동등고려의 원칙'라고 부른다. 다시 말해 모든 이익은 동등하고 동일하게 취급되어야 한다는 것이다.

ⓑ 또한 싱어는 쾌락의 증대와 고통의 감소가 도덕 판단의 원리라면 '고통을 느낄 수 있는 능력'이 도덕적 권리의 기준이 되어야 한다고 보았다. 전통적인 윤리학은 도덕적 권리의 기준을 이성에서 찾았다. 만일 이성이 도덕적 권리의 기준이 된다면 어린아이와 지적 장애자는 도덕적 대상이 되지 못할 것이다. 이렇게 하여 싱어는 동물의 도덕적 권리를 인정하는 '동물해방론'를 주장하게 된다. 그에 따르면 동물을 학대하거나 열등한 존재로 여기는 종차별주의는 인종차별주의나 성차별주의와 다르지 않다.

ⓒ 싱어는 전통적인 공리주의의 원리를 공평함에서 찾는다. 즉 이익을 측정할 때 자신의 이익을 다른 사람의 그것보다 더 중요하게 생각하지 않는 공평의 원리는 개인과 공동체, 국가, 인종을 넘어 동물계 일반으로 확장되어야 한다는 것이 싱어의 생각이었다. 도덕적 고려의 대상을 동물로 확대한 싱어의 현대적 공리주의는 공리주의의 지평을 확대하였다는 평을 받고 있다.

02 ❰ 의무주의

❶ 칸트의 윤리학의 기초

(1) 동기주의

의무주의 윤리학은 도덕적 선이 행위의 결과에 의해 결정된다는 공리주의의 주장과 달리, 행위의 동기가 도덕적 선을 결정한다고 본다. 행위에 따른 결과는 반드시 자신의 의지대로 이루어지지 않으며, 때로 우연에 의해 결정되기도 한다. 또한 순수한 동기에서 행한 일이 나쁜 결과를 가져오는 경우조차 있다. 그러나 결과가 아무리 나쁘더라도 동기 그 자체의 순수성은 훼손되거나 비난할 수 없다. 따라서 결과에 의해 도덕적 선이 결정된다는 공리주의의 주장은 기각되어야 하며, 모든 행위의 도덕적 기준은 결과 이전의 동기에 의해 결정되어져야 한다. 이렇게 주장하는 윤리학을 동기주의 혹은 의무주의라고 하며, 그 대표적인 사상가가 칸트이다.

(2) 자율성 ✓자주출제

칸트에 따르면 행위의 동기는 자유 혹은 자율성에서 비롯한다. 자유는 어떤 행위를 자신으로부터 시작하는 능력이다. 이는 스스로의 의지가 외적 세력에 의해 규정되지 않는 것을 의미한다. 칸트는 이러한 외적 세력에 사회, 문화, 역사적 제약뿐 아니라 인간의 타고난 경향성까지 포함시키고 있다. 경향성이란 습관화된 감각적 욕망, 혹은 거기에 이끌리는 마음을 뜻한다. 이런 까닭에 자유는 인간의 본능, 욕구, 욕망의 제약으로부터 벗어나 행동할 수 있는 능력과 일치한다. 인간은 아무리 배가 고파도 자신보다 더 굶주린 사람에게 먹을 것을 양보할 수 있다. 이런 도덕적 행위는 본능을 억제한 실천이성의 결과이다.

칸트가 인간을 윤리적 존재라고 규정하는 이유도 이성과 자율의 능력 때문이다. 칸트에 따르면 인간은 본래적인 욕구나 타인의 명령에 의존하지 않는 자율성과 마땅히 행해야 할 바를 숙고하고 실천할 수 있는 두 가지 능력에 의해 객관적인 도덕법칙을 세울 수 있는 존재이다. 그리고 이 객관적인 도덕법칙이 바로 의무이다. 즉 의무에 따라 행동하는 것은 곧 도덕법칙을 따르는 것이다.

(3) 도덕적 당위로서의 의무

칸트는 규범윤리학의 완성자로 일컬어진다. 순수한 의미의 윤리학은 칸트에 의해 완성되었다고 해도 과언이 아닐 정도로 칸트가 규범윤리학에 끼친 영향은 지대하다. 기존의 규범윤리학이 쾌락과 행복에 대한 감각적인 느낌과 경험적 판단에 기대어 온 측면이 많았다면, 칸트에 이르러 이성에 의해 도달한 도덕적 당위와 의무가 도덕법칙으로 자리 잡게 되었다. 다시 말해 인간이 반드시 행해야 할 의무의 근거를 인간의 본성이나 인간이 처한 환경이 아닌 실천이성에 의해 도출해 냄으로써 도덕적 강제의 본질적 의미를 윤리학의 중심에 놓았던 것이다.

칸트의 의무주의는 스포츠윤리학을 설명하는 데 많은 도움을 준다. 일반적으로 스포츠에서 규칙을 따르고 지키는 것은 당연한 것으로 여겨지지만 모든 선수가 규칙을 지키는 것은 아니다. 한 번의 파울도 일어나지 않는 완벽한 경기는 존재하지 않는다. 의도적이든 그렇지 않든 자신과 팀의 승리를 위해 경기 중의 파울은 언제든 일어날 수 있다. 그러나 파울 없는 경기가 불가능하다고 해서 규칙을 지켜야 하는 당위성이 효력을 상실하지는 않는다. 많은 선수가 규칙을 지키지 않더라고 규칙을 지켜야 한다는 무조건적인 의무는 당위로 주어진다. 규칙의 준수가 스포츠선수의 의무인 이상 반드시 지켜야 하는 것이다. 이것이 스포츠윤리학에 있어서의 의무주의적 관점이다. 칸트의 의무주의는 스포츠의 규칙과 규범이 왜 당위로 주어지는지, 그리고 어떤 이유로 강제적 의무인지를 밝히는 이론적 근거가 된다.

❷ 의무주의 윤리의 원리 ✓자주출제

(1) 선의지 ✓자주출제

① 선의지는 칸트 윤리학의 핵심 개념이다. 일반적으로 선의지는 '선한 의도' 혹은 '선을 행하려는 뜻'을 의미한다. 그러나 칸트가 말하는 선의지는 이런 단순한 생각이나 의도가 아니라 어떤 행위가 다만 옳다는 이유만으로 행하는 것을 말한다. 선의지는 유익한 결과나 특정한 목적의 달성과 무관한 선에 대한 순수한 동기일 뿐이다.

② 칸트에 따르면 도덕적인 사람은 어떤 행위를 함에 있어 자신의 이익이나 기쁨 때문이 아니라 오로지 옳다는 이유만으로 행한다. 이처럼 선의지는 목적을 달성하기 위한 수단으로서가 아니라 의욕 그 자체가 선인 것을 말한다. 따라서 선의지는 자신의 성향, 기호, 행복 등을 일체 고려하지 않고 의무를 수행하려는 순수 의지에서 비롯해야 한다.

③ 칸트는 심지어 친절과 자비심, 그리고 사랑도 의무 자체를 위해 행하는 선의지에 비하면 도덕적으로 순수하지 않다고 본다. 오직 의무 자체를 위해 그 의무를 수행하는 사람이 보다 도덕적으로 우월하다고 말한다. 그래서 칸트는 "이 세계에서 또는 이 세계 밖에서까지라도 아무런 제한 없이 선하다고 생각될 수 있을 것은 오직 선의지뿐이다."라고 단정한다. 이처럼 선의지는 절대적인 도덕적 가치를 갖는다. 칸트는 선의지만이 도덕적 행위의 유일한 것임을 다음과 같이 말한다.

④ 지성, 기지, 판단력, 그 밖에 정신의 재능들이라고 일컬을 수 있는 것들, 또는 용기, 결단성, 초지일관성 같은 기질상의 성질들은 의심할 여지없이 많은 의도에서 선하고 바람직스럽다. 그러나 이런 천부적인 소질도, 만약 그것을 사용하는 의지, 그리고 그것의 특유한 성질을 성격이라 부르는 의지가 선하지 않다면 극도로 약하고 해가 될 수도 있다.

⑤ 이런 까닭에 선의지가 좋은 결과를 얻지 못하는 경우조차 선의지 자체의 도덕적 가치는 훼손되지 않는다. 선의지는 그것이 초래한 결과의 좋고 나쁨과 무관하다. 만약 선의지가 결과에 의해 좌우된다면 결과를 위한 수단적 가치밖에 가지지 않을 것이기 때문이다.

⑥ 정정당당하게 경기에 임하려는 선수의 착한 의지는 경기의 결과에 상관없이 그 자체로 선한 것이다. 스포츠에서는 때로 착하기만 해서는 경기에 이길 수 없다고 말한다. 그래서 선수들에게 투쟁심이나 냉혹함을 요구하기도 한다. 이러한 기질들이 경기의 결과에 많은 영향을 미치는 것은 사실이지만, 칸트는 승리에 필요한 자질을 아무리 많이 갖춘 선수라도 그 의지가 선하지 않으면 도덕적일 수 없다고 본다.

⑦ 더 나아가 칸트는 페어플레이조차 선한 의지가 없으면 악한 것이 될 수 있다고 말한다. 다시 말해 페어플레이의 동기가 타인으로부터의 칭찬과 보상을 염두에 둔 계산된 행동이라면 도덕적이라고 볼 수 없다는 것이다. 이럴 경우 페어플레이는 다른 목적을 위한 수단이 되기 때문이다. 이처럼 선의지는 의욕 그 자체로서 선한 순수한 의지일 뿐이다. 선한 동기를 바탕으로 다만 페어플레이가 선수의 의무라는 이유만으로 실천할 때에만 완벽한 선이 되는 것이다. 따라서 선의지는 도덕적인 선수가 갖추어야 할 내적인 태도이자 도덕적 행위의 필요충분조건이다.

(2) 의무

① 칸트에게 있어서 도덕으로서의 기준은 선의지이며, 이는 절대적인 가치를 갖는다. 그렇다면 선의지는 구체적으로 어떻게 드러나는가? 여기에 대한 칸트의 대답은 명쾌하고 단호하다. 의무의 무조건적인 이행이 곧 선의지라고 말한다. 칸트의 도덕철학에서 선의지와 의무는 불가분의 관계를 갖는다.

② 일반적으로 우리가 알고 있는 의무는 반드시 하도록 강제된 행위를 지칭한다. 국방의 의무, 납세의 의무 등은 공동체의 존속을 위해 개인의 이해와 관계없이 행하도록 요구되며 법적인 구속력을 갖는다. 그러나 칸트의 의무는 이런 특정 역할이나 자위에서 오는 구체적인 사회적 의무가 아니라 도덕적 필연성을 뜻한다.

③ 의무는 원래 그리스어의 'deon'에서 유래하며 '필연적인 것'이라는 뜻을 함축하고 있다. 칸트가 말하는 의무도 이런 뜻에서 벗어나지 않는다. 인간은 누구나 자신의 이익을 추구하며 때로 두려움과 동정심 등의 자연스러운 경향성을 가진다. 의무란 이런 자연적 경향성 때문에 하기 싫은 경우에도 도덕적 요구에 따라 행해야 한다고 느끼는 마음이다. 예를 들어 큰 점수 차로 지고 있는 경기에서 선수는 의도적으로 점수를 잃거나 건성으로 플레이에 임하면서 빨리 경기가 끝나기를 바랄 수 있다. 칸트의 의무는 이러한 때조차 끝까지 최선을 다해 경기에 임하라고 말한다. 그러기 위해서는 포기하고 싶은 마음을 억누르는 능동적인 의지가 필요하다.

④ 외적인 강제는 도덕적 행위와 무관하다. 도덕적 행위는 자율적인 의지에 의해 일어나야 한다. 그래서 의무는 자유롭고 자율적인 의지의 행위이며, 외부의 강요에 의하지 않고 스스로에게 명령하는 자기 입법적인 행위가 되는 것이다. 칸트가 의무를 "도덕법칙에 대한 종중으로부터 행위 해야 할 필연성"이라고 말하는 이유도 여기에 있다. 예를 들어 '훈련은 선수의 의무이다.'라는 격률이 도덕적 필연성을 갖기 위해서는 코치나 감독의 강요가 아닌 자율적인 의지에 의해 스스로에게 명령하는 것이 되어야 한다.

⑤ 칸트는 오직 의무로부터 나온 행위만이 도덕적인 이유를 상인의 예를 통해 설명한다. 어수룩해 보이는 고객이든 어린이든 자신의 가게를 찾는 모든 사람에게 가격을 속이지 않고 언제나 정직하게 물건을 파는 상인이 있다고 하자, 그런데 만일 이 상인이 정직하게 장사를 하여 얻은 신용으로 더 많은 이익을 남기려는 동기에서 그렇게 하였다면 '합의무적 행위'이기는 하지만 '의무에서 유래한' 행위는 되지 못한다. 요컨대 의무에서 나오는 행위와 의무에 부합하는 행위는 엄연히 다르다는 것이다. 상인은 자신의 정직한 상술이 결과적으로 더 많은 이익을 가져올 것이라는 이해 타산적 동기가 아니라 정직하게 물건을 파는 것이 상인의 의무이기 때문에 그렇게 행위해야 한다. 이처럼 도덕적인 선은 오로지 의무에 대한 동기에서 나오는 행위이어야만 한다.

(3) 보편성 : 도덕법칙 ✔자주출제

① 칸트의 의무주의 윤리에서 또 하나 중요한 원리는 보편성이다. 칸트는 인간의 의지가 무조건 따라야 할 도덕적 원칙은 보편적이어야 한다고 강조한다. 여기서 보편성은 자신이 어떤 행위를 할 때 그것이 모든 사람에 의해 똑같이 행하여지더라도 올바른가를 묻는 것이다.

② 스포츠 선수는 누구나 자신의 입장에서 생각하고 행동하려는 경향이 있다. 상대방의 파울에 분노하면서 자신의 반칙행위는 정당한 것으로 생각하기 쉽다. 이런 경향성은 타인을 자신과 동등하게 대우하지 않은 데서 비롯한다. 보편성이란 다른 선수나 팀을 자기와 같은 가치를 지닌 존재로 여긴다는 뜻이다.

③ 예를 들어 '우리 팀이 실점의 위기에 처해 있을 경우 고의적인 파울을 해도 좋은가?'라는 물음에 대해 생각해 보자. 다른 방법으로는 도저히 그 위기를 넘기지 못할 것이라는 판단이 들면 그렇게 하고 싶은 유혹을 느낄지 모른다. 그러나 자신이 고의적인 파울을 당하는 경우를 생각해 보면 그것이 보편적으로 통용되기 어렵다는 점은 금방 드러난다. 즉 모든 선수가 상황과 필요에 따라 의도적 파울을 하기를 바라는가를 되물어 봄으로써 그것이 보편적으로 통용될 수 있을지를 알 수 있게 된다. 이처럼 칸트는 어떤 행위가 보편적으로 받아들일 수 있는 준칙에 의할 때 도덕적 행위가 된다고 보았다.

④ 보편성이란 결국 다른 사람을 자기와 동등한 존재로 대우하라는 주문이다. 이는 곧 모든 인간이 절대적 가치를 가진 인격체인 까닭에 결코 수단이 아니라 목적으로 대우해야 함을 의미한다. 스포츠 경기에 있어서 타인은 결코 승리를 위한 수단적 존재가 아니다. 만일 모든 사람이 각자의 승리를 위해 타인을 수단으로 삼는다면 스포츠는 전재의 상태로 전락하고 만다. 스포츠의 경쟁은 타인을 무참히 짓밟고 올라서는 정복이 아니라 타일을 자신과 동일한 목적을 가진 존엄한 존재로 대우하는 인간의 보편적 이성을 바탕으로 한다. 타인이 없는 경쟁은 이미 경쟁이 아니기 때문이다.

⑤ 인간을 목적으로 대하라는 도덕적 명령은 인간의 합리성을 존중하라는 의미를 내포하고 있다. 자신을 제외한 모든 인간은 자신과 동일한 이성을 가진 존재이다. 따라서 인간은 자신이 목적인 것처럼 다른 사람도 결코 수단으로 대우하지 않고 목적으로 존중해야 한다. 그래서 칸트는 "너 자신의 인격에서나 다른 모든 사람의 인격에서 인간을 항상 동시에 목적으로 대하고, 결코 한낱 수단으로 대하지 않도록 그렇게 행위하라."고 말한다.

❸ 도덕법칙과 정언명령

(1) 준칙

① 인간은 어떤 행위를 하기 전에 반드시 행위의 이유를 먼저 마련해 놓는다. 예를 들어 구걸하고 있는 거지를 보고 어떤 사람은 "괜한 동정은 자립심만 해칠 뿐이다. 거지의 자립은 국가의 책임이지 나의 동정심의 대상이 아니다."라는 생각으로 못 본 채 지나갈 수도 있고, "내가 돕지 않으면 오늘 저 거지는 한 끼의 밥도 못 먹을지 모른다."고 생각한 사람은 기꺼이 지갑을 열 것이다. 이처럼 준칙은 행위를 가능하게 하는 의지를 말한다.

② 스포츠에서도 선수의 행위는 준칙에 의해 이루어진다. 언뜻 무의식적이고 반복적으로 보이는 행위에서조차 운동선수는 각자의 준칙에 따라 움직인다. 예를 들어 축구 경기에서 서로 몸싸움을 하며 부딪쳐 상대 선수가 쓰러져 있을 때 어떤 선수는 "몸싸움은 정당한 플레이로 경기의 일부분이다"라는 준칙으로 자신의 다음 플레이에 집중할 수 있고, 또 다른 선수는 "나의 행동이 지나쳤으니 사과하고 일으켜 세워주자"라는 준칙에서 상대선수에게 손을 내밀 수도 있다. 전자의 행위는 규칙을 위반하지 않은 이상 도덕적으로 옳지 못한

것으로 단정 지을 수 없다. 그러나 자신이 상대선수가 되었을 경우에는 불편한 감정을 느낄지 모른다. 이와 같이 행위의 준칙을 시켜 봄으로써 자신의 행위를 도덕적으로 성찰하고 반성할 수 있다.

③ 칸트는 행위의 준칙이 보편타당성을 지닐 때 비로소 도덕법칙이 될 수 있다고 본다. 모든 선수가 동일한 상황에서 자신과 똑같은 행동을 하기 바라는 것이 준칙의 보편화 가능성이다. 칸트에게 있어서 도덕법칙은 곧 준칙의 보편화 가능성과 다름이 없다. 그래서 칸트는 "네 의지의 준칙이 언제나 동시에 보편적 입법의 원리가 될 수 있도록 행위 하라."라는 정언명령을 제시하는 것이다. 이 명령은 행위자에게 보편적 입법자가 될 것을 주문한다. 즉 모든 사람들이 반드시 따르고 지켜야 할 법을 만드는 사람인 것처럼 행동하라는 뜻이다. 바꾸어 말하면 정언명령의 절차를 통해 보편화될 수 있는 준칙만이 도덕적일 수 있다. 이처럼 무조건적이고 절대적으로 따라야 하는 도덕법칙을 정언명령이라고 한다. 도덕성의 본질은 우리가 느끼는 도덕적 강제, 즉 반드시 행하라는 명령에 있다.

(2) 정언명령과 가언명령 ✔자주출제

① 일반적으로 도덕적 명령은 가언명령과 정언명령의 두 가지 형식으로 나누어진다. 가언명령은 조건이 붙는 명령으로, "만약 A를 원하면, B를 해야 한다."는 형식을 취한다. 여기서 조건 A는 명령 B의 전제이자 목표 혹은 목적이 된다. 예를 들어 "승리를 원한다면 열심히 훈련하라"는 명령이 여기에 해당한다. 이때 '훈련하라'는 명령은 승리를 위한 수단이며, 그 목적은 승리에 있다. 즉 명령 자체가 조건적으로 주어지는 것이다. 이처럼 가언명령은 어떤 행동이 다른 것의 수단으로서만 바람직하다. 그런데 만약 도덕의 원리가 가언명령으로 구성되어 있다면 그것은 단지 우리가 가진 욕구들을 어떻게 효과적으로 달성할 것인지를 가르치는 전략적 지침이 되고 만다. 따라서 도덕의 원리는 가언명령으로 주어질 수 없다.

② 이에 반해 정언명령은 조건 없는 명령으로, "너는 반드시 이것을 행하여야 한다."는 형식을 취한다. 즉 명령의 전제가 되는 어떤 다른 목적도 가지지 않는, 그 자체가 목적인 명령이다. 예를 들어 "운동선수는 페어플레이를 해야 한다.", 혹은 "정정당당하게 경기에 임하라." 등의 명령이 여기에 해당한다. 페어플레이는 조건적으로 주어지지 않는다. 그것은 승리나 명예, 혹은 정신적, 물질적 행복을 위해 필요한 수단이 될 수 없고 다만 모든 선수에게 명령으로 주어진다.

③ 칸트는 오직 정언명령만이 도덕적인 명령이 될 수 있다고 주장한다. 그 자체로 절대적이며 다른 어떤 동기도 포함하지 않는 채 명령을 내리는 실천법칙이 곧 정언명령이다. 그래서 정언명령은 그 자체로 하나의 도덕법칙이면서, 동시에 모든 도덕법칙을 가능하게 하는 순수 실천이성의 선험적 원칙이 되는 것이다.

④ 가언명령과 정언명령을 보다 알기 쉽게 설명해 보자. 거짓말은 도덕적으로 올바르지 못한 행위이다. 이때 가언명령은 "혼나기 싫으면 거짓말을 하지 말라"고 명령하는 것이다. 즉 '거짓말을 하지 말라'는 명령 앞에 조건이 붙어 있다. 그런데 조건은 상황에 따라 수시로 바뀔 수 있다. '칭찬받고 싶으면', '화해하고 싶으면', '친구를 읽기 싫으면' 등 가변적인 조건이 따라붙는 가언명령은 명령을 조건의 수단으로 만들어 버린다. 다른 말로 하면 거짓말은 조건과 상황에 따라 얼마든지 해도 되는 행위가 되는 것이다. 따라서 이런 명령은 도덕적 명령으로 볼 수 없다는 것이 칸트의 주장이다.

⑤ 이에 반해 정언명령은 "너는 언제나 거짓말을 하지 말라"로 주어진다. 즉 명령 앞에 아무런 조건이 붙지 않는다. 거짓말은 다만 그것이 나쁘다는 이유만으로 무조건적으로 하지 말아야 할 명령으로 주어질 때 도덕적이다

⑥ 이렇게 해서 칸트는 그 유명한 두 가지의 정언명령을 제시한다.

ㄱ 제1정식 : 네 의지의 준칙이 언제나 동시에 보편적 입법의 원리가 될 수 있도록 행위하라.

ㄴ 제2정식 : 인간을 항상 동시에 목적으로 대하고, 결코 한낱 수단으로 대하지 않도록 그렇게 행위하라.

ㄷ 제1정식은 행동을 하기 이전의 준칙이 보편적인 법이 되어도 좋은 그러한 것이어야 한다는 뜻이다. 그리고 제2정식에서 칸트는 존재만으로도 절대적 가치를 지니는 인간이 도덕 법칙의 근거이며, 이런 까닭에 인간은 수단이 아니라 그 자체가 목적으로 존재한다고 주장한다. 모든 도덕법칙은 이 두 가지의 정식으로부터 연역되어진다.

⑦ 칸트의 정언명령은 구체적인 행동규범을 나열하지 않는다. '남에게 친절해야', '도둑질을 하지 말라.' 등 일상생활 속에서 우리가 반드시 지켜야 할 행동규범을 제시하는 것이 아니라, 다만 어떤 행동이 최종적으로 기대야 할 이성적 근거 혹은 법칙을 말하고 있을 뿐이다.

(3) 칸트의 도덕철학과 스포츠 규범

① 의무로서의 페어플레이

ㄱ 칸트에 의하면 도덕적 행위는 원리에 따르는 행위이다. 원리에 따른다는 것은 순간적인 욕구나 욕망에 기초하지 않고 실천이성에 그 근거를 둔다. 스포츠에서 이런 원리는 페어플레이에서 찾아야 한다. 페어플레이가 스포츠 행위의 도덕적 원리인 이유는 모든 선수가 어떻게 행위 해야 하는지를 고려하여 그것을 자신의 동기로 삼을 수 있기 때문이다.

ㄴ 하지만 모든 선수들이 동기로 삼을 수 있는 것은 페어플레이가 아니라 승리의 추구가 아닌가라는 반론이 가능하다. 이기고자 하는 동기야말로 스포츠의 근본원리라는 주장은 언뜻 타당해 보인다. 그러나 승리의 추구는 경쟁의 원리이지 도덕적 원리로 볼 수 없다. 경쟁 그 자체는 아무런 도덕적인 근거를 가지지 않는다. 누가 더 빨리 달리는가를 경쟁하여 승리자를 가리는 것이 정당하기 위해서는 경쟁의 공정성이 먼저 마련되어야 한다. 이때 공정성이라는 도덕적 원리가 작동하게 되며, 우리는 이것을 페어플레이라고 부른다. 따라서 페어플레이는 스포츠의 도덕적 원리라고 부를 수 있는 것이다.

ㄷ 원리는 어떤 유형의 행위를 명령한다. 다시 말해 해야 할 행동과 하지 말아야 할 행동을 명령하는 것이 원리이다. "상대를 기만하지 말라.", "정정당당하게 게임에 임하라." 등 페어플레이는 구체적인 명령의 형태로 선수에게 주어진다. 만일 페어플레이가 선수들에게 권장할만한 행동요령을 뜻하는 것이라면 도덕 원리로 부적합할 것이다. 페어플레이를 권장할만한 미덕으로 해석하면 스포츠에서 일어나는 폭력과 도핑 등 비도덕적인 행위를 제재할 아무런 근거를 가지지 못한다. 요컨대 스포츠 선수에게 있어서 페어플레이는 행위의 원리이며 의무가 되는 것이다. 칸트는 의무로부터 행위 하는 것은 그것이 원리이고 법칙이기 때문에 무조건 따르고 지켜야 한다고 말한다. 스포츠에서 페어플레이는 승리라는 예상된, 혹은 기대되는 결과에 의하지 않고 이성적 존재로서의 선수라면 누구나 법칙으로 받아들여야 할 도덕적 원리이다.

② 정언명령과 페어플레이

ㄱ 스포츠의 전 과정은 승리라는 결과에 수렴된다. 물론 퍼포먼스 자체가 주는 즐거움, 혹은 몰입의 순간에 얻어지는 쾌감과 행복 등 스포츠에는 승리 이외의 많은 결과들이 존재한다. 그러나 이러한 느낌과 경지는 이성에 의해 조절되는 것이 아니라 순간적으로 찾아오는 감정인 까닭에 정언적이라고 보기는 어렵다.

ㄴ 스포츠가 가언적인 이유는 행위의 최종적인 결과가 동기로 작용하는 데서도 찾을 수 있다. 예컨대 챔피언이 되는 것, 올림픽에서의 우승, 높은 타율과 득점 등의 결과는 또 다른 이익을 가져다주고, 이런 이익과 개인적인 행복은 스포츠를 수단으로 만든다. 이렇게 본다면 보상이 기대되는 모든 스포츠 행위는 가언적이다. 보상은 반드시 물질적인 것만을 뜻하지 않는다. 가령 뛰어난 스포츠 선수가 자신의 최종 목적을 '명예'라고 선언하더라도 마찬가지이다. 왜냐하면 명예라는 소중한 감정도 스포츠 행위 그 자체와 분리된 외재적 목적이기 때문에 승리로 인해 얻어진 이익과 질적으로 동일하다.

ㄷ 또한 스포츠에서 승리를 원하는 사람은 열심히 훈련하라고 말한다. 이때 훈련은 승리를 위한 수단이 된다. 그러나 도덕적 당위는 이처럼 가언적으로 주어지지 않는다. 스포츠인의 의무는 그들이 원하는 결과와 관계없이 선해야 한다. 스포츠에 있어서 도덕법칙은 "승리를 원한다면 열심히 훈련하라.", "위대한 선수가 되기 위해서는 스포츠맨십에 충실하다." 등과 같이 조건적으로 주어지는 것이 아니라, 어떠한 경우에도 "반드시 행하라."라는 명령의 형태로 존재해야 한다.

ㄹ 스포츠에서 이처럼 반드시 따르고 지켜야 할 정언명령은 '페어플레이'에서 찾을 수 있다. 페어플레이는 조건적으로 주어지지 않는다. 만일 페어플레이가 조건적이라면 미리 결과나 보상을 생각한 것이 되고, 이런 경우 페어플레이는 가언적인 것이 되기 때문이다. 페어플레이는 결과에 아무런 영향을 끼치지 않는다. 오히려 반칙을 일삼는 선수나 팀이 승리를 할 가능성이 현실적으로 훨씬 더 높다. 그럼에도 불구하고 모든 선수는 반드시 페어플레이를 해야 한다. 스포츠에서 페어플레이는 선수의 도덕법칙이며, 거기에 대한 순수한 존경심으로 이루어지는 유일한 행위이다.

03 덕 윤리

❶ 덕 윤리의 특징 ✔자주출제

(1) 기존의 윤리학에 대한 비판

① 공리주의와 의무주의 윤리학에서 우리는 보편적인 도덕의 원리가 어떻게 가능한지를 확인할 수 있었다. 근대의 윤리학은 올바른 행위란 무엇인가 그리고 그러한 행위는 어떤 도덕적 원리와 규칙에 따라야 하는가를 찾는 노력이었다. 그리하여 최대다수의 최대행복을 증진시키는 공리의 원리가 탄생하였고, 의무에 따르는 행위만이 도덕적 행동이라는 칸트의 도덕철학을 얻게 되었다. 그러나 근대 윤리학이 제시한 보편적 원리는

인간의 다양한 도덕적 문제에 언제나 명쾌한 해답을 제시해 준 것은 아니었다.

② 인간의 행위는 '정언명령'과 '유용성의 원리'로 설명되지 않는 복잡한 여러 요소들에 의해 영향을 받는다. 때
　론 개인의 욕구와 감정, 인간관계 등이 의무, 책임, 유용성과 같은 추상적인 원리보다 훨씬 강력한 행위의
　동기가 되기도 한다. 칸트에게 있어 도덕적 행위는 행위자 스스로 법칙을 부과하고 그 법칙을 준수하는 것
　이었지만 현실 속에서의 인간은 이런 보편적인 법칙보다 감정과 이해타산, 그리고 공동체의 가치관에 따라
　움직이는 경우가 훨씬 더 많다.

③ 덕 윤리는 이러한 문제의식에서 시작되었다. 최대다수의 최대행복은 개인에게 어떤 의미가 있는가? 의무에
　충실한 행위는 행복을 가져오는가? 이런 질문들을 통해 덕 윤리는 실제적인 삶과 동떨어진 추상적인 도덕
　원리를 비판한다. 윤리학에서 중요한 것은 행위의 도덕적 원리가 아니라 인격에 대한 판단이며, 도덕적 행
　위의 실천이다. 기존의 도덕철학은 이런 매우 구체적이고 본질적인 부분을 설명하지 않은 채 오로지 행위
　의 도덕적 원리에만 집착해 왔다.

④ 덕 윤리는 무엇보다 근대 윤리학이 도덕적 원리나 규칙에 따라 행위의 옳고 그름을 문제 삼을 뿐 정작 행
　위자의 존재를 간과하는 근본 한계를 가진다고 지적한다. 즉 덕 윤리는 "무엇이 올바른 행위인가?"를 묻기
　전에 "어떤 행위를 하는 인간이 되어야 하는가?"에 주목한다. 윤리학의 주된 관심은 누구나 존경할만한 사
　람의 인격적 특성이 무엇인지를 알고 실생활 속에서 그것을 실천하는 일이 되어야 한다. 다시 말해 행위자
　의 내면적 품성 혹은 덕성이 도덕의 원리나 규칙보다 더 중요하며, 도덕이란 결국 습관적 행위를 통해 개
　인의 덕성을 개발하는 데에 있다고 본 것이다.

(2) 행위에서 행위자로

① 공리주의와 의무주의는 인간이 갖는 욕망과 정서가 도덕적 삶에 영향을 주어서는 안 된다고 말한다.

② 감정과 욕망은 합리적 도덕 행위와 거리가 먼 것이다. 그러나 도덕적 행위는 인간의 감정 및 욕망과 밀접
　한 연관을 갖는다. 도덕이란 합리성을 통해 시시비비를 가리는 이성적 활동이 아니라 올바르지 못한 욕망
　을 자제하고, 올바른 감정과 태도를 실천하는 일에 더 가깝다. 일상생활에서 매우 중요한 덕목인 배려와 공
　감은 합리적이고 이성적이라기보다 감성과 정서의 작용이다.

③ 우리는 이런 구체적인 감정을 잘 표현하고 실천하는 사람을 도덕적 인간으로 존경한다. 다시 말해 도덕이
　란 행위의 도덕적 근거를 따져 묻는 것이 아니라 행위자의 감성과 미덕, 덕성, 품성의 표현과 다름없다. 예
　를 들어 의무주의 윤리학에서는 동기를 도덕적 선의 기준으로 제시한다. 또한 이 동기조차 구체적인 인간
　관계에서 파악하지 않고 도덕 법칙에 종속시킨다. 그러나 입원한 친구를 찾아가 안부를 묻는 병문안은 친
　구로서의 의무라는 이유에서 행하는 것이 아니라 친구를 걱정하는 직접적인 관심에서 비롯된 일이다. 이런
　행위자의 관심은 동기와 의무에 앞선다.

④ 공리주의와 의무주의 윤리학은 도덕의 본질을 일상생활 속에서 드물게 발생하는 문제적 상황에 처했을 때 어떻게 도덕적 행위를 선택하고 결정할 것인가의 문제로 오해하게 만든다. 그러나 도덕적 행위는 문제적 상황의 해결 뿐 아니라 일상의 제반 영역에서 매순간 맞이하는 태도와 감정, 정서의 표현이다. 삶의 전 과정에서 합리적인 도덕적 판단을 요구하는 불확실한 순간은 그렇게 많지 않다. 오히려 오랜 기간 실천을 통해 형성된 품성과 미덕이 도덕적인 삶에 가깝다. 따라서 도덕적 경험을 풍부하게 만드는 덕의 함양, 혹은 덕의 교육이 더 현실적인 윤리학의 과제이다. 이처럼 덕윤리학은 도덕적 행위와 의미를 행위자에 기초해 해석하고 판단하려는 시도이다.

(3) 덕의 함양 : 스포츠윤리의 확대

① 행위의 문제보다 개인의 인성을 강조하는 덕 윤리는 스포츠윤리를 설명하는 매우 유용한 담론이 될 수 있다. 우리는 일반적으로 스포츠윤리를 규칙의 준수와 동일시하는 경우가 많다. 스포츠윤리에 저촉되는 행위는 무엇이며, 그것이 왜 비윤리적인지를 따져 묻는다. 폭력, 도핑, 승부조작, 의도적 파울 등 스포츠의 가치를 훼손하는 행위의 비도덕적 근거를 제시하고 근절 방법에 대해 논의하는 것이 스포츠윤리학의 본령이라고 생각하는 경향이 있다. 그러나 덕 윤리는 이런 행위의 비정당성에 초점을 맞추는 것이 아니라 그 행위의 주체, 즉 선수의 내면적 품성을 문제 삼는다.

② 스포츠는 단순히 승리의 쟁취를 위한 경쟁적 신체 활동에 머무르지 않는다. 그 속에는 인간이 일반적으로 갖추어야 할 도덕적 내용을 동시에 포함하고 있다. 용기, 절제, 인내, 도전, 배려, 협동, 예의, 겸손 등은 스포츠에서 배울 수 있는 중요한 도덕적 덕목들이다. 이러한 덕목은 선수로서 뿐만 아니라 성숙한 인격체로서 갖추어야 할 자질이기도 하다. 따라서 스포츠에의 참여는 덕성의 함양에 좋은 기회이며, 인격체의 완성에 도움을 주게 된다.

③ 스포츠에서 일어나는 비윤리적 행위도 궁극적으로는 행위자의 올바르지 못한 품성에서 비롯한다. 이런 까닭에 스포츠윤리는 행위의 시시비비를 따지기 전에 행위자의 덕성을 계발하고 인격수양에 이르는 길을 제시해야 한다. 스포츠를 통해 보다 나은 인격체를 지향하는 것은 덕 윤리의 큰 장점이자 스포츠윤리의 궁극적 가능성이기도 하다.

❷ 덕 윤리학의 전개

(1) 덕 윤리의 부활

① 덕 윤리학은 근대의 규범윤리학을 비판하면서 20세기에 새롭게 등장한 윤리 이론이지만 덕 윤리 자체의 기원은 고대 그리스까지 소급된다. 그러나 앤스콤이 1958년 '근대 도덕철학'이라는 논문을 발표하기 전까지 인간의 덕성에 대한 도덕 담론은 고전적인 가르침 정도로 생각되었다. 도덕적 행위가 행위자의 덕성과 불가분의 관계를 가진다는 앤스콤의 주장 이후 오랫동안 잊고 있었던 덕 윤리가 부활하기 시작했다. 앤스콤은 그때의 도덕

철학이 '입법자 없는 법'이라는 모순적인 개념에 의지함으로써 잘못된 길로 나아갔다고 주장하면서 윤리학의 방향을 보다 알기 쉬운 쪽으로 바꾸려고 노력하였다.

② 앤스콤은 근대를 지배했던 도덕철학적 입장이 인간의 행위를 '반드시 해야 한다.'는 당위적 표현에 가두거나, 심지어 그러한 표현을 아무런 반성 없이 사용함으로써 서로 다른 해답을 제시하였다고 거세게 비판한다. 예를 들어 칸드에게 있어 거짓말은 무조건 하지 말아야 할 것이지만 공리주의자에게 거짓말은 결과의 유용성에 따라 허용되어지기도 한다. 이처럼 절대적 기준이 없는 근대의 도덕법칙은 인간의 행위만을 가르칠 뿐 실천적이고 현실적인 도덕 문제의 해답이 되지 못하였다. 앤스콤은 이런 한계를 극복할 대안으로 아리스토텔레스의 덕 윤리의 부활을 제시한다. 덕이란 습관적 행위를 통해 드러나는 내면적 품성을 말하는데, 아리스토텔레스는 이러한 개인의 성품을 도덕의 본질로 보았다.

③ 인간의 행위는 미리 마련된 도덕법칙에 따라 그것에 어긋나면 악한 것이 아니라, 덕을 가지지 못할 때 언제든 악해질 수 있다. 따라서 도덕적 행위는 훌륭한 성품을 갖기 위한 좋은 습관과 훈련, 그리고 도덕적 감수성을 갖추는 노력에서 비롯한다. 덕 윤리는 도덕법칙, 규칙, 원리 대신 유덕한 개인들, 특히 그들을 유덕하다고 규정짓게 하는 내적 특성, 성향, 동기에 주목한다. 입법자 없는 법, 행위자 없는 행위는 근대윤리학이 놓치고 있는 한계이며, 덕 윤리는 그 한계의 자리에 인간으로서 갖추어야 할 덕성과 바람직한 인간관계를 채움으로써 새로운 윤리를 제시하고 있다. 앤스콤의 주창 이래 덕윤리는 매킨타이어, 샌델 등에 의해 현대의 새로운 윤리학으로 주목받고 있다.

(2) 아리스토텔레스의 덕 윤리

① 20세기에 등장한 덕 윤리는 고대 그리스의 아리스토텔레스 철학에 크게 빚지고 있다. 따라서 아리스토텔레스가 주장한 도덕철학의 내용이 무엇인지 먼저 살펴보아야 한다.

② 아리스토텔레스의 윤리학은 매우 현실적이고 구체적인 문제에서 출발한다. '니코마코스 윤리학'에서 그는 먼저 인간이 살아가는 목적이 무엇인지를 묻는다. 여기에 대해 아리스토텔레스는 '선'이라고 답한다. 선이란 "모든 기술과 탐구, 모든 행동의 추구가 목표로 삼는"바로 그것이다. 그런데 인간이 추구하는 선은 사람과 상황에 따라 다르다. 이때 선 가운데 최고의 선이 무엇인지 물을 수 있다.

③ 아리스토텔레스는 인간이 살아가면서 추구하는 것 가운데 가장 좋은 것, 즉 최고선이라고 말한다. 행복이 최고선인 이유는 언제나 목적 그 자체로 추구될 뿐 다른 것의 수단이 될 수 없기 때문이다.

④ 아리스토텔레스는 행복이 무엇인지를 알기 위해서는 인간의 고유한 일과 기능을 먼저 알아야 한다고 보았다. 조각가는 조각의 기능을 잘 수행해야 하고, 운동선수는 자신의 기량을 잘 발휘해야 한다. 조각과 운동 기능이 뛰어날 때 우리는 '좋은 조각가' 혹은 '좋은 운동선수'라고 말한다. 이처럼 좋은 것은 일차적으로 '잘 하는 것' 즉 기능의 뛰어남과 연관되어 있다.

⑤ 그렇다면 인간 그 자체의 고유한 기능은 무엇일까? 아리스토텔레스는 인간이 갖는 기능을, 생명의 기능, 감각 및 운동의 기능, 이성적 활동의 기능으로 나눈다. 그 중 생명의 기능과 감각 및 운동의 기능은 다른

동물도 구비하고 있지만, 이성적 활동은 인간만이 지니는 특별한 기능이다. 따라서 인간의 기능을 수행한다는 것은 이성적 활동을 훌륭하게 수행한다는 것과 다름없다.

⑥ 그런데 여기서 아리스토텔레스는 인간에게 있어서 이성적 활동은 그 활동에 맞는 행위의 규범을 갖추고 수행할 때 보다 잘 이루어진다고 말한다. 이 행위의 규범이 곧 덕을 가리킨다. 따라서 인간에게 있어서 선이란 덕과 일치하는 정신 활동을 말한다. 결국 인간이 추구하는 행복은 자신의 고유한 일을 탁월하게 수행하면서 그것이 덕과 일치할 때 이루어지는 것이다.

⑦ 그러나 덕은 물건을 구매하듯 하루아침에 갖추어지지 않는다. 마땅히 따르고 지켜야 할 규범으로서의 덕은 오랜 시간에 걸친 습관의 결과로 생겨난다. 아리스토텔레스는 덕의 본성을 철저히 정신적인 것에서 찾는다. 정신으로서의 덕은 다시 '지적인 덕'과 '도덕적인 덕'으로 나누어진다. 지적인 덕은 말 그대로 사고, 이해, 분석, 지혜 등을 가리키며 유전과 교육의 결합에 의해 생긴다. 이에 반해 도덕적인 덕은 절제, 용기, 너그러움 등을 가리키며 실천함으로써 비로소 알게 되는 것으로 모방과 습관을 통해 얻어진다.

⑧ 도덕적인 덕은 본성의 산물이 아니다. 옳은 행위는 저절로 생기는 것이 아니라 그 행위를 실천할 때 자신의 것이 된다. 절제, 관용, 인내, 용기, 관후, 정의 등 모든 덕성은 실천 이후에 알게 된다. 이처럼 실천을 통해 얻어진 도덕적인 덕은 일정한 성격적인 상태인 헥시스에 이르게 된다. 헥시스는 특정한 조건이나 상황에서 한결같은 방식으로 느끼고 행동하는 도덕적 품성을 말한다.

⑨ 이처럼 덕은 훈련과 실천이 매우 중요하기 때문에 반드시 교육을 필요로 하게 된다. 인간의 도덕적 품성은 자신이 속한 공동체의 도덕적인 모범을 본받으려는 노력을 통해 길러지는 것이다. 아리스토텔레스는 유덕한 사람이 되기 위한 구체적인 노력을 중용을 통해 제시한다. 중용이란 지나침과 모자람이 없는 상태를 가리킨다. 아리스토텔레스에 따르면 "과도와 부족은 악덕의 특징이며, 중용은 덕의 특징"이라고 한다. 그리고 덕은 언제나 중간을 목표로 삼는 성질을 가져야 한다고 말한다. 다시 말해 양극단의 한쪽에 있는 모자람의 악덕과 다른 한쪽에 있는 지나침의 악덕 사이에 도덕적 덕이 있다는 것이다. 예를 들어 용기는 비겁과 만용 사이의 덕이다.

⑩ 그렇다고 하여 아리스토텔레스가 말하는 중용은 산술적인 중간점을 의미하지 않는다. 모든 사람에게 동일하게 적용되는 것이 아니라 개인에 따라 그 기준은 달라진다. 어린아이의 적절한 식사량과 운동선수의 그것이 다르듯 중용의 실천을 주어진 상황에 맞는 이성적 판단에 따라야 한다. 결국 아리스토텔레스가 말하는 덕이란 "중용에서 성립하는 행위 선택의 성품"이며, 이러한 성품은 추상적인 도덕성에 비해 훨씬 현실적이고 구체적인 윤리적 행위를 가능하게 만든다.

⑪ 덕이 습관적인 행위에서 나타나는 내면적 특성이라면 자신에게 불리할 때나 혹은 심판의 눈을 피해 비신사적인 행위를 일삼는 선수는 정직의 미덕을 가졌다고 볼 수 없다. 정직한 선수는 언제나 일관되게 정직하며 그러한 덕은 내면의 품성에서 유래한다. 스포츠윤리학에서 도핑의 비도덕적 근거를 찾는 일은 그다지 어렵지 않다. 그러나 도덕적인 선수를 길러내고, 스포츠를 통해 유덕한 사람으로 만드는 것은 쉬운 일이 아니다. 아리스토텔레스의 덕 윤리는 스포츠를 통해 행복에 이르는 길을 제시한다. 스포츠는 개인의 내면과 품성의 함양과 유지에 도움이 되어야 한다. 훌륭한 품성을 가진 스포츠인은 그렇지 못한 사람보다 더 행복하기 때문이다.

(3) 매킨타이어의 덕 윤리

① 매킨타이어의 덕 윤리는 근대 이후의 도덕이 심각한 위기 상황에 빠져 있다는 진단에서 시작한다. 근대의 공리주의와 의무주의가 합리적 이성을 바탕으로 한 것이라면 동일한 도덕적 현상에 대해 서로 상반되는 주장을 펼치는 것은 이해하기 힘들다. 매킨타이어에 따르면 이러한 도덕적 불일치는 각각의 도덕적 입장이 전혀 다른 가치 평가적 개념을 사용하기 때문이라고 본다. 따라서 노덕에 관한 합리적 정낭화를 제시하고 자 한 근대윤리학의 기획은 실패하였으며, 이를 해결하기 위해서는 과거의 도덕적 전통을 복원해야 한다고 주장하였다.

② 도덕이 인간의 선을 구현하는 것이라면 덕을 도외시한 채 선을 언급할 수 없다는 것이 매킨타이어의 생각이었다. 여기서 매킨타이어는 덕의 실천을 강조한 아리스토텔레스의 윤리학에서 도덕의 복원 가능성을 발견한다. 덕의 윤리학은 "합리적 동물로서의 인간의 본질, 그리고 인간의 목적에 대한 해명"을 전제로 한다. 그리고 다양한 덕들을 향유하게 하고 악덕을 금지하는 전통적인 덕 윤리는 "참된 본성을 실현하여 진정한 목적에 도달하는 방법을 가르쳐 준다"고 말한다.

③ 매킨타이어 도덕철학의 출발점은 자기 욕망에 갇힌 인간들이 어떻게 타인의 요구에 맞추어 행동하는가에 있었다. 이것을 그는 도덕의 본질로 보았다. 도덕의 본질은 타인의 관심과 일치할 수 있는 덕목들의 발견과 실천에 있다. 다시 말해 인간의 윤리적 삶은 현실의 이해관계를 벗어날 수 없으며, 나아가 모든 개인의 삶은 공동체를 통해 구현된 가치와 연관되지 않고서는 어떠한 유의미한 가치도 이끌어낼 수 없다.

④ 매킨타이어에 있어 도덕이란 공동체의 가치를 내면화 하는 것이다. 인간은 누구나 "자신의 도덕적 정체성을 가족, 이웃, 도시, 부족과 같은 공동체의 구성원 자격 속에서 또는 이 구성원 자격을 통해" 발견한다. 그런 의미에서 인간은 도덕에 있어서도 역사적 존재이다. 모든 도덕적 실천들은 여러 세대를 통해 계승되어 온 역사의 결과이며, 개인은 그 전통의 담지자이다.

⑤ 매킨타이어는 도덕에 있어 인간은 생각보다 합리적이거나 이성적이지 않다고 본다. 인간이 갖는 합리성은 시대와 장소에 따라 다양하게 존재한다. 특히 매킨타이어는 서구의 합리성만이 유일하게 옳다고 생각하는 것은 계몽주의적 이상에 불과하다고 주장한다.

⑥ 다양한 공동체의 정신적 토양들을 인정한 후 거기서 강조하는 덕성과 품성을 습관화하면서 적응해 나가는 것이 도덕적 인간의 형성에 더욱 바람직한 것이다. 이런 까닭에 매킨타이어는 도덕에 있어 습관의 측면을 매우 중요하게 생각한다. 그가 아리스토텔레스의 윤리학, 즉 덕에 주목한 이유도 여기에 있다. 덕이란 구체적인 상황에서 도덕적으로 일관되게 행할 수 있는 인격체의 특성이다. 인간으로서 지녀야 할 올바름 품성을 습관적 행동을 통해 몸으로 익히며 인격을 완성해 가는 배움의 자세는 외부의 유혹에 굴하지 않고 자신의 내면에 충실할 수 있다는 점에서 많은 도덕적 이점을 가진다.

❸ 덕 윤리와 스포츠

(1) 매킨타이어의 덕 윤리와 스포츠

① 매킨타이어가 설명하고 있는 실천의 개념은 스포츠윤리학에 많은 시사점을 던진다. 그에 따르면 실천은 단순히 인간의 개별적인 행위가 아니라 그 활동에 내재되어 있는 선을 실현하는 것을 말한다. 이를 위해 매킨타이어는 내재적 선과 외면적 선을 구별한다. 내재적 선은 탁월하고자 하는 경쟁의 결과를 말하고, 외면적 선은 한 사람의 소유로 인해 다른 사람의 소유가 줄어드는 것을 말한다. 예를 들어 축구 경기에 있어 내재적 선은 승리 혹은 뛰어난 축구 기술이고 외면적 선은 권력과 명예, 그리고 금전적 이득 등 경기 외적인 것을 말한다.

② 내재적 선은 그것의 성취가 실천에 참여하는 전체 공동체에 대한 선이라는 특징을 갖는다. 전설적인 축구 선수의 플레이와 역사적인 명승부는 축구라는 공동체 전체의 선으로서의 가치를 가진다. 이에 반해 권력, 명예, 금전 등은 축구경기를 통하지 않고도 얻어지는 것이기 때문에 외면적 선이 되는 것이다. 매킨타이어가 말하는 내재적 선은 다른 참여자들과의 관계 속에서 이루어지는 실천에 자신을 예속시킴으로써만 성취될 수 있는 선을 말한다.

③ 매킨타이어에 있어 스포츠의 실천은 선수로서의 태도, 선택, 선호체계, 취향들을 특정 스포츠의 공동체가 오랜 시간에 걸쳐 축적해 온 척도에 예속시키는 것을 의미한다. 여기에는 "탁월성의 척도와 규칙의 준수뿐만 아니라 선들의 성취도 포함된다."는 스포츠맨십에 대한 정의도 포함된다. 스포츠맨십은 특정 스포츠의 공동체가 축적해 온 내재적 선의 관습과 전통을 따르고 지키는 것을 말한다.

④ 따라서 스포츠맨십의 실천은 덕의 실천이 되는 것이다. 이 점에 대해 매킨타이어는 다음과 같이 말하고 있다. 덕은 하나의 습득한 인간의 성질로서, 그것의 소유와 실천이 우리로 하여금 어떤 실천에 내재하고 있는 선들을 성취할 수 있도록 해주며 또 그것의 결여는 결과적으로 그러한 선들의 성취를 방해하는 그러한 성질이다.

⑤ 결국 스포츠맨십이란 덕을 습득한 선수의 내면적 성질이라고 할 수 있다. 따라서 매킨타이어의 실천은 스포츠가 하나의 도덕적 행위라는 사실을 환기시킨다.

(2) 덕 윤리와 무도 스포츠

① 인간이 갖추어야 할 올바른 마음이나 품성의 습관화를 강조한 덕 윤리는 우리의 전통적인 도덕관념과 매우 유사하다. 인, 의, 예, 지, 신이라는 유교의 덕목을 각각 사랑, 정의, 예절, 분별, 신뢰로 대체해 보면 도덕에 대한 이해에 있어 아리스토텔레스의 덕 윤리와 유교의 도덕은 일맥상통한다. 특히 덕 윤리와 동양의 도덕은 실천의 중요성을 강조하는 점에서 보편적인 도덕의 모습을 엿보게 한다. 도덕이란 결국 바람직한 행위가 몸을 통해 드러나는 것이다. 동양의 도덕이 수양 혹은 수행을 강조한 이유도 여기에 있다.

② 우리의 전통 도덕은 자신의 몸을 수양하여 닦음으로써 남을 이롭게 하는 실천에 바탕을 둔다. 인간이 갖추어야 할 도덕적 덕목은 신체와 불가분의 관계를 가진다. 덕의 윤리는 머리로 이해된 것에 머무르지 않고 습관을 통해 행위로 드러날 때 완성된다. 따라서 인격의 도야는 먼저 신체적 수행에서 비롯한다. 이처럼 도덕적 이상이 인간의 신체적 수행을 통해 이루어진다는 동양의 도덕관념을 극명하게 보여주는 것이 무도이다.

③ 무도는 싸움의 기법을 몸으로 연마하는 과정을 통해 올바른 길에 이르는 것을 말한다. 이때 신체적 수행은 기술의 축적에 머무르지 않고 완전한 인격체를 지향한다. 무예의 일차적인 목적은 신체적 공방의 효율성에 있으며, 동양의 무예는 이런 격투기법의 체계이다. 따라서 싸움의 기술을 통한 인격체의 완성은 양립할 수 없는 모순된 개념이다. 싸움이란 상대와의 갈등과 대결을 힘으로 표출하는 까닭에 아무런 윤리적 정당성을 가지지 못한다. 그럼에도 불구하고 무도가 인격체의 완성을 지향하는 이유는 모든 싸움의 본질이 자신의 마음에 있다고 보기 때문이다. 그래서 무도에 있어서 싸움은 궁극적으로 사진에게 향하게 된다. 여기서 무도와 덕 윤리의 공통점은 더욱 두드러진다.

④ 무도와 덕 윤리는 신체적 행위에 주목하는 것이 아니라 행위자에 주목한다. 스포츠에서 뛰어난 기량은 행위의 결과이다. 무도에서의 행위도 일차적으로는 무예의 숙련에 있지만, 그것이 궁극적으로 지향하는 것은 행위가 아니라 행위자 자신이다. 다시 말해 무예 연마의 목적이 자신의 내부 혹은 내면으로 향하게 된다. 밖으로 드러나는 동작은 상대에 대한 효율적인 공격과 방어이지만 그 목적을 정신에 둠으로써 무도는 인격체의 완성이라는 도덕적 가치를 획득하게 되는 것이다.

최근 기출문제 분석

2024. 4. 27. 시행

1 〈보기〉에서 설명하는 법령은?

〈보기〉

이 법은 국민 모두가 스포츠 및 신체활동에 자유롭고 평등하게 참여하여 건강하고 행복한 삶을 영위할 수 있도록 스포츠의 가치가 교육, 문화, 환경, 인권, 복지, 정치, 경제, 여가 등 우리 사회 영역 전반에 확산될 수 있게 국가와 지방자치단체가 그 역할을 다하며, 개인이 스포츠 활동에서 차별받지 아니하고, 스포츠의 다양성, 자율성과 민주성의 원리가 조화롭게 실현되도록 하는 것을 기본 이념으로 한다.

① 스포츠클럽법
② 스포츠기본법
③ 국민체육진흥법
④ 학교체육진흥법

TIP 스포츠기본법은 보기의 내용이고 [국민체육진흥법]은 국민체육을 진흥하여 국민체력을 증진하고 체육활등을 통한 국민의 행복을 목적으로 한다.

2024. 4. 27. 시행

2 스포츠에서 여성에 대한 차별이 발생하거나 심화되는 원인으로 볼 수 없는 것은?

① 생물학적 환원주의
② 남녀의 운동 능력 차이
③ 남성 문화에 기반한 근대스포츠
④ 여성 참정권

TIP 여성의 참정권은 차별이 감소되는 대표적 현상이다.

2024. 4. 27. 시행

3 〈보기〉에서 스포츠에서 발생하는 폭력의 유형과 특징으로 옳은 것만을 모두 고른 것은?

〈보기〉

㉠ 직접적 폭력은 가시적, 파괴적이다.
㉡ 직접적 폭력은 상해를 입히려는 의도가 있는 행위이다.
㉢ 구조적 폭력은 비가시적이며 장기간 이루어진다.
㉣ 구조적 폭력은 의도가 노골적이지 않지만 관습처럼 반복된다.
㉤ 문화적 폭력은 언어, 행동양식 등의 상징적 행위를 통해 가해진다.
㉥ 문화적 폭력은 위해를 '옳은 것'이라 정당화하여 '문제가 되지 않게' 만들기도 한다.

① ㉠, ㉢, ㉤
② ㉠, ㉢, ㉣, ㉥
③ ㉠, ㉡, ㉢, ㉣, ㉤
④ ㉠, ㉡, ㉢, ㉣, ㉤, ㉥

TIP 스포츠 폭력의 유형은 직접적 폭력, 구조적 폭력, 문화적 폭력으로 구분된다.

Answer 1.② 2.④ 3.④

4 〈보기〉에서 ㈎의 문제를 해결하기 위해 생명중심주의 입장에서 ㈏를 제시한 학자는?

〈보기〉

㈎

스포츠에서 환경문제가 발생하는 근본 원인은 스포츠의 사회 문화적 가치와 환경 혹은 자연의 보전 가치 사이의 충돌이다.

㈏

- 불침해의 의무 : 다른 생명체에 해를 끼쳐서는 안 된다.
- 불간섭의 의무 : 생태계에 간섭해서는 안 된다.
- 신뢰의 의무 : 낚시나 덫처럼 동물을 기만하는 행위를 해서는 안 된다.
- 보상적 정의의 의무 : 부득이하게 해를 끼친 경우 피해를 보상해야 한다.

① 테일러(P. Taylor)
② 베르크(A. Berque)
③ 콜버그(L. Kohlberg)
④ 패스모어(J. Passmore)

> **TIP** 테일러는 생명이 반드시 살아있어야 하는 것이 중요하다고 했으며, 생명이 있는 모든 것(인간, 동물, 식물 포함)인 유기체에 대한 선에 대해서도 관심을 가져야 한다고 했다.

5 〈보기〉의 ㉠~㉢에 들어갈 용어로 바르게 묶인 것은?

〈보기〉

- (㉠) : 생물학적, 형태학적 특징에 따라 분류된 인간 집단
- (㉡) : 특정 종목에 유리하거나 불리한 인종이 실제로 존재 한다는 사고 방식
- (㉢) : 선수의 능력 차이를 특정 인종의 우월이나 열등으로 과장하여 차등을 조장하는 것

	㉠	㉡	㉢
①	인종	인종주의	인종 차별
②	인종	인종 차별	젠더화 과정
③	젠더	인종주의	인종 차별
④	젠더	인종 차별	젠더화 과정

> **TIP** ㉠의 인종, ㉡의 인종주의, ㉢의 인종차별이 〈보기〉의 내용이 정의를 나타내고 있다.

6 〈보기〉의 축구 경기 비디오 판독 (VAR)에서 심판 B의 판정 견해를 지지하는 윤리 이론에 가장 부합하는 것은?

〈보기〉

심판 A : 상대 선수가 부상을 입었지만 퇴장은 가혹하다.

심판 B : 그 선수가 충돌을 피할 수 있는 시간은 충분했다. 그러나 그는 피하려 하지 않았다. 따라서 퇴장의 처벌은 당연하다.

① 최대다수의 최대행복
② 의무주의
③ 쾌락주의
④ 좋음은 옳음의 근거

> **TIP** 옳고 그른 행동에 대해 판단할 수 있는 기준이 행위를 조정할 수 있는 동기라는 의무론적 윤리이론의 견해이다.

7 〈보기〉에 담긴 윤리적 규범과 관련이 없는 것은?

> 〈보기〉
>
> 나는 운동선수로서 경기의 규칙을 숙지하고 준수하여 공정하게 시합을 한다.

① 페어플레이(fair play)
② 스포츠딜레마(sport dilemma)
③ 스포츠에토스(sport ethos)
④ 스포츠퍼슨십(sportpersonship)

> **TIP** 스포츠퍼슨십은 페어플레이를 위해 스포츠인이 준수해야할 태도이고 스포츠에토스는 보편적 도덕성을 의미하고 있다.

8 〈보기〉의 사례로 나타나는 품성으로 스포츠인에게 권장하지 않는 것은?

> 〈보기〉
>
> • 경기 규칙의 위반은 옳지 않음을 알면서도 불공정한 파울을 행하기도 한다.
> • 도핑이 그릇된 일이라는 점을 알고 있지만, 기록갱신과 승리를 위해 도핑을 강행한다.

① 테크네(techne)
② 아크라시아(akrasia)
③ 에피스테메(episteme)
④ 프로네시스(phronesis)

> **TIP** 아크라시아는 스스로 통제하지 못하고 욕망이 지배하는 행동으로써 스포츠인에게는 권장되지 않는 대표적 행동이다.

9 〈보기〉의 내용과 가장 밀접한 것은?

> 〈보기〉
>
> • 정정당당하게 경기에 임하라.
> • 어떠한 경우에도 최선을 다해라.
> • 운동선수는 페어플레이를 해야 한다.

① 모방욕구
② 가언명령
③ 정언명령
④ 배려윤리

> **TIP** 칸트가 제시한 도덕법칙으로 결과에 상관없이 선(善)을 절대적이고 의무적으로 행해야 하는 법칙이라는 것이다.

10 〈보기〉의 내용에 해당하는 윤리적 태도는?

> 〈보기〉
>
> 나는 경기에 참여할 때마다, 나의 행동 하나하나가 가능한 많은 사람이 만족하는데 기여할 수 있도록 노력한다.

① 행위 공리주의
② 규칙 공리주의
③ 제도적 공리주의
④ 직관적 공리주의

> **TIP** 개인 행동이 많은 사람을 위해 기여해야 하는 것은 행위 공리주의의 대표적 사례이다.

Answer 4.① 5.① 6.② 7.② 8.② 9.③ 10.①

11 〈보기〉의 설명에 해당하는 스포츠에서의 정의(justice)는?

〈보기〉

정의는 공정과 준법을 요구한다. 모든 선수에게 동등한 기회를 보장해야 한다는 공정의 원칙은 지켜지지 않을 때가 있다. 스포츠에서는 완전한 통제가 어려운 불평등을 줄이기 위해 공수 교대, 전후반 진영 교체, 홈·원정 경기, 출발 위치 제비뽑기 등을 한다.

① 자연적 정의
② 평균적 정의
③ 분배적 정의
④ 절차적 정의

TIP 모든 선수에게 동등한 기회를 보장하기 위해 분배의 원칙을 합의해 나가는 과정에서 공정성을 강조하고 있는 절차적 정의에 대한 설명이다.

12 〈보기〉의 ㉠~㉢에 해당하는 용어가 바르게 제시된 것은?

〈보기〉

공자의 사상은 (㉠)(으)로 설명할 수 있다. (㉡)은/는 마음이 중심을 잡아 한쪽으로 치우치지 않는 상태를 의미하고, (㉢)은/는 나와 타인의 마음이 서로 다르지 않다는 뜻으로 배려와 관용을 나타낸다. 공자는 (㉢)에 대해 "내가 원하지 않은 일을 남에게 하지 말라(己所不欲 勿施於人)"는 정언명령으로 규정한다. 이는 스포츠맨십과 상통한다.

	㉠	㉡	㉢
①	충효(忠孝)	충(忠)	효(孝)
②	정의(正義)	정(正)	의(義)
③	정명(正名)	정(正)	명(名)
④	충서(忠恕)	충(忠)	서(恕)

TIP 공자의 충서는 자신 스스로가 타인이 알아주지 않아도 온정성을 기울이게 되면 타인에게까지 이르게 된다는 의미이다. '충'은 스스로가 중심을 잡는 것이고 '서는 타인에게 자연스럽게 전달되어지는 것이다.

13 〈보기〉의 주장과 가장 밀접한 관련이 있는 것은?

〈보기〉

스포츠 경기에서 승자의 만족도는 '1'이고, 패자의 만족도는 '0'이라고 말하는 사람이 있다, 그러나 스포츠 경기에서 양자의 만족도 합은 '0'에 가까울 수 있고, '2'에 가까울 수도 있다. 승자와 패자의 만족도가 각각 '1'에 가까울 수 있기 때문이다.

① 칸트
② 정언명령
③ 공정시합
④ 공리주의

TIP 승자와 패자에 대한 단순 구분이 아닌 스포츠 경기에 대한 패자의 관점에서도 1에 가까울 수 있는 것을 의미하고 있어 공리주의적 관점과 칸트의 의무론적 윤리, 공정경쟁을 의미하는 정언명령 등 해석이 모두 가능하여 출제오류 문제로 전체 정답 처리되었다.

2024. 4. 27. 시행

14 〈보기〉의 설명에 해당하는 반칙의 유형은?

〈보기〉

• 동기, 목표가 뚜렷하다.
• 스포츠의 본질적인 성격을 부정하는 의미로 해석할 수 있다.
• 실격, 몰수패, 출전 정지, 영구 제명 등의 처벌이 따른다.

---

① 의도적 구성 반칙
② 비의도적 구성 반칙
③ 의도적 규제 반칙
④ 비의도적 규제 반칙

> **TIP** 동기와 목표가 뚜렷하고 본질을 부정하기 때문에 의도적인 구성반칙이다.

2024. 4. 27. 시행

15 〈보기〉의 대화에서 '윤성'의 윤리적 관점은?

〈보기〉

진서 : 나 어젯밤에 투우 중계방송 봤는데, 스페인에서 엄청 인기더라구! 그런데 동물을 인간 오락의 대상으로 삼는 것은 윤리적으로 허용될 수 없는 거 아니야?

윤성 : 난 다르게 생각해! 스포츠 활동은 인간의 이상을 추구하기 위한 것이고, 그 이상의 실현을 위해 동물은 수단으로 활용될 수 있는 거 아닐까? 승마의 경우 인간과 말이 훈련을 통해 기량을 향상시키고 결국 사람 간의 경쟁에 동물을 도구로 활용한다고 볼 수 있잖아.

---

① 동물해방론 ② 동물권리론
③ 종차별주의 ④ 종평등주의

> **TIP** 윤성의 경우 스포츠 현장에서 동물에 대한 도구화를 주장하면서 동물의 종차별주의를 인정하고 있다.

2024. 4. 27. 시행

16 〈보기〉의 사례에서 나타나는 윤리적 태도와 가장 밀접한 관련이 있는 것은?

〈보기〉

선수는 윤리적 갈등을 겪을 때면, 우리 사회에서 오랫동안 본보기가 되어온 위인들을 떠올린다. 그리고 그 위인들처럼 행동 하려고 노력한다.

---

① 멕킨타이어(A. MacIntyre)
② 의무주의(deontology)
③ 쾌락주의(hedonism)
④ 메타윤리(metaethics)

> **TIP** 멕킨타이어는 '덕윤리를 중시하고 내적 품성의 도덕성을 강조하였다.

2024. 4. 27. 시행

17 스포츠윤리의 특징으로 적절하지 않은 것은?

① 스포츠 경쟁의 윤리적 기준이다.
② 올바른 스포츠 경기의 방향이 된다.
③ 보편적 윤리로는 다룰 수 없는 독자성이 있다.
④ 스포츠인의 행위, 실천의 기준이다.

> **TIP** 스포츠윤리는 일반 윤리학에서 강조하고 있는 원리와 덕목의 고찰이 포함되어져 있어 독자성이 있다고 판단할 수 없다

Answer 11.④ 12.④ 13.①②③④ 14.① 15.③ 16.① 17.③

18 〈보기〉에서 학생운동선수의 학습권 보호와 관련된 것으로 옳은 것만 모두 고른 것은?

〈보기〉
㉠ 최저 학력 제도
㉡ 리그 승강 제도
㉢ 주말 리그 제도
㉣ 학사 관리 지원 제도

① ㉠, ㉡, ㉢
② ㉠, ㉡, ㉣
③ ㉠, ㉢, ㉣
④ ㉡, ㉢, ㉣

> **TIP** 리그 승강 제도는 수준별로 리그를 구분해서 경기를 진행하는 것으로 학습권과는 무관하다.

19 〈보기〉의 주장에 나타난 윤리적 관점은?

〈보기〉
스포츠 행위의 도덕적 가치는 사회에 따라, 또는 사람에 따라 다를 수 있다. 물론 도덕적 준거가 없는 것은 아니다.

① 윤리적 절대주의
② 윤리적 회의주의
③ 윤리적 상대주의
④ 윤리적 객관주의

> **TIP** 스포츠 행위에 대해 절대적 기준을 제시하는 것이 아니라 스포츠 상황의 기준에서 상대성이 있는 것을 설명하고 있다.

20 〈보기〉의 대화에서 논란이 되고 있는 도핑의 종류는?

〈보기〉
지원 : 스포츠 뉴스 봤어? 케냐의 마라톤 선수 킵초게가 1시간 59분 40초의 기록을 세웠대!
사영 : 우와! 2시간의 벽이 드디어 깨졌네요! 인간의 한계는 끝이 없나요?
성현 : 그런데 이번 기록은 특수 제작된 신발을 신고 달렸으니 킵초게 선수의 능력만으로 달성했다고 볼 수 없는 거 아니야? 스포츠에 과학기술의 도입은 필요하지만, 이러다가 스포츠에서 탁월성의 근거가 인간에서 기술로 넘어가는 거 아니야?
혜름 : 맞아! 수영의 전신 수영복, 야구의 압축 배트가 금지된 사례도 있잖아!

① 약물도핑(drug doping)
② 기술도핑(technology doping)
③ 브레인도핑(brain doping)
④ 유전자도핑(gene doping)

> **TIP** 기술도핑은 장비나 도구가 경기력에 영향을 주어 공정성을 침해하는 것이다.

21 스포츠맨십(sportsmanship) 행위가 아닌 것은?

① 패자에게 승리의 우월성 과시
② 악의없는 순수한 경쟁
③ 패배에 대한 겸허한 수용
④ 승자에 대한 아낌없는 박수

> **TIP** 스포츠맨십은 스포츠인이 마땅히 지켜야 할 준칙과 갖추어야 할 태도를 말한다.(일반적이고 포괄적인 윤리규범)

2023. 4. 29. 시행

22 〈보기〉에서 스포츠에 관한 결과론적 윤리관에 해당하는 것으로만 고른 것은?

> 〈보기〉
> ㉠ 경기에서 지더라도 경기규칙은 반드시 준수해야 한다.
> ㉡ 개인의 최우수선수상 수상보다 팀의 우승이 더 중요하다.
> ㉢ 운동선수는 훈련과정보다 경기에서 승리하는 것이 더 중요하다.
> ㉣ 스포츠 경기는 페어플레이를 중시하기 때문에 승리를 위한 불공정한 행위를 해서는 안된다.

① ㉠, ㉡   ② ㉠, ㉣
③ ㉡, ㉢   ④ ㉢, ㉣

TIP ㉠, ㉣은 결과보다 과정을 중시한다.
※ 윤리체계
• 결과론적 윤리체계 : 어떤 행위에 대해서 그 결과의 가치나 효과 등을 기준으로 하여 옳고 그름, 선하고 약함 따위를 판정함
• 의무론적 윤리체계 : 인간이 언제 어디서나 지켜야 할 행위, 즉 보편타당성의 근본 원칙에 주목함(절대론적)
• 목적론적 윤리체계 : 쾌락, 행복의 양을 늘리는 것을 윤리의 목적으로 여기고, 그 실현을 윤리적 행위로 봄(공리주의)
• 덕윤리 : 도덕적 행위와 의미를 행위자에 기초해 해석하고 판단하려는 시도로 행위자가 도덕적 의무를 준수했는지가 판단기준이다.

2023. 4. 29. 시행

23 스포츠에서 나타나는 인종차별에 관한 설명으로 적절하지 않은 것은?

① 경기실적 향상을 위해 우수한 외국 선수를 귀화시키기도 한다.
② 개인의 운동기량을 인종 전체로 일반화시켜 편견과 차별이 심화되기도 한다.
③ 스포츠미디어는 인종에 대한 편견과 차별을 재생산하기도 한다.
④ 일부 관중들은 노골적으로 특정 인종을 비하하는 모욕 행위를 표출하기도 한다.

TIP 인종차별적 관점에서만 본다면 긍정적 변화라 볼 수 있으나 스포츠맨십에 의한 기준에서는 긍정적 해석이라 보기 어렵다.

2023. 4. 29. 시행

24 스포츠윤리 이론 중 덕윤리의 특징으로 적절하지 않은 것은?

① 스포츠 상황에서의 행위의 정당성보다 개인의 인성을 강조한다.
② 비윤리적 행위는 궁극적으로 스포츠인의 올바르지 못한 품성에서 비롯된다.
③ '어떠한 행위를 하는 선수가 되어야 하는가'보다 '무엇이 올바른 행위인지'를 판단하는 데 더 주목한다.
④ 스포츠인의 미덕을 드러내는 행동은 옳은 것이며, 악덕을 드러내는 행동은 그릇된 것으로 간주한다.

TIP 덕윤리는 도덕적 행위와 의미를 행위자에 기초해 해석하고 판단하려는 시도로 행위자가 도덕적 의무를 준수했는지가 판단기준이다.

Answer 18.③ 19.③ 20.② 21.① 22.③ 23.① 24.③

25 〈보기〉에서 스포츠윤리의 역할로 적절한 것으로만 고른 것은?

〈보기〉

㉠ 스포츠 상황에서 행동의 옳고 그름을 판단할 수 있는 원리 탐구
㉡ 스포츠 현상을 사실적으로 기술하는 방법 탐구
㉢ 스포츠 현상의 미학적 탐구
㉣ 윤리적 원리와 도덕적 덕목에 기초하여 스포츠인에게 요구되는 행위 탐구

① ㉠, ㉡   ② ㉠, ㉣
③ ㉡, ㉢   ④ ㉡, ㉣

> **TIP** 스포츠윤리는 스포츠 상황에 대한 옳고 그름과 윤리적 원리와 도덕적 덕목을 요구하는 행위의 탐구이다.

26 〈보기〉의 괄호 안에 공통으로 들어갈 용어는?

〈보기〉

• 칸트(I. Kant)에게 도덕성의 기준은 (   )이다.
• 칸트에 의하면, 페어플레이도 (   )이/가 없으면 도덕적이라 볼 수 없다.
• (   )은/는 도덕적인 선수가 갖추어야 할 내적인 태도이자 도덕적 행위의 필요충분 조건이다.

① 행복   ② 선의지
③ 가언명령   ④ 실천

> **TIP** 선의지는 칸트 윤리학의 핵심 개념으로 일반적으로 '선한 의도' 혹은 '선을 행하려는 뜻'을 의미한다. 그러나 칸트가 말하는 선의지는 단순한 생각이나 의도가 아니라 어떤 행위가 다만 옳다는 이유만으로 행하는 것을 말한다. 칸트는 선의지만이 도덕적 행위의 유일한 것이라고 말했다.

27 〈보기〉에서 스포츠 선수의 유전자 도핑을 반대해야 하는 이유로 적절한 것을 모두 고른 것은?

〈보기〉

㉠ 선수의 신체를 실험 대상화하여 기계나 물질로 이해하도록 만들기 때문
㉡ 유전자조작 인간과 자연적 인간 사이에 갈등을 초래하기 때문
㉢ 생명체로서 인간의 본질을 훼손하고 존엄성을 부정하기 때문
㉣ 선수를 우생학적 개량의 대상으로 만들기 때문

① ㉠, ㉢
② ㉡, ㉢
③ ㉠, ㉡, ㉣
④ ㉠, ㉡, ㉢, ㉣

> **TIP** 유전자 도핑은 이외에도 공정성을 훼손하고 선수의 생명에도 부정적 영향을 미친다.

28 〈보기〉의 괄호 안에 들어갈 정의(justice)의 유형은?

〈보기〉

운동선수의 신체는 훈련으로 만들어지기도 하지만 유전적 요인으로 결정되는 경우가 많다. 농구와 배구선수의 키는 타고난 우연성에 해당한다. 일반적으로 스포츠 경기에서는 이러한 불평등 문제에 (   ) 정의를 적용하지 않는다. 왜냐하면 스포츠는 전적으로 개인의 자발적인 선택의 문제이기 때문이다.

① 자연적   ② 절차적
③ 분배적   ④ 평균적

2023. 4. 29. 시행

29 〈보기〉에서 A선수의 판단 근거가 되는 윤리이론의 난점에 관한 설명으로 적절한 것은?

〈보기〉
농구경기 4쿼터 종료 3분 전, 감독에게 의도적 파울을 지시받은 A선수는 의도적 파울이 팀 승리에 기여할 수 있지만, 상대 선수에게 위협을 가하거나 자칫 부상을 입힐 수 있기 때문에 도덕적으로 옳지 않다고 판단했다.

① 사회 전체의 이익을 고려하지 않는 경우가 발생한다.
② 상식적이고 보편적인 도덕직관과 충돌하는 판단을 내릴 수 있다.
③ 행위의 결과를 즉각 산출하기 어려울 경우에 명료한 지침을 제시하지 못할 수 있다.
④ 도덕을 수단적으로 인식한다는 점에서 근본적인 도덕개념들과 양립하기 어렵다.

TIP 의무론적 윤리체계의 한계점이며, ②와 ④는 결과론적 한계점, ③은 덕윤리적 관점의 한계점이다.

2023. 4. 29. 시행

30 〈보기〉의 괄호 안에 공통으로 들어갈 용어는?

〈보기〉
예진 : 스포츠에는 규칙으로 통제된 ( )이 존재해. 대표적으로 복싱과 태권도와 같은 투기종목은 최소한의 안전장치가 마련되고, 그 속에서 힘의 우열이 가려지는 것이지. 따라서 스포츠 내에서 폭력은 용인된 폭력과 그렇지 않은 폭력으로 구분할 수 있어!
승현 : 아니, 내 생각은 달라! 스포츠 내에서의 폭력과 일상 생활에서의 폭력은 본질적으로 동일하지. 그래서 ( )은 존재할 수 없어.

① 합법적 폭력
② 부당한 폭력
③ 비목적적 폭력
④ 반사회적 폭력

TIP 규칙에 의해 통제된 합법적 폭력에 대한 설명이며, 〈보기〉는 스포츠 경기화 되어진 폭력에 대한 윤리적 논쟁 시점이다.

Answer   25.② 26.② 27.④ 28.④ 29.① 30.①

31 〈보기〉에서 국제수영연맹(FINA)이 기술도핑을 금지한 이유는?

> **〈보기〉**
>
> 2008년 베이징올림픽 수영종목에서는 25개의 세계신기록이 쏟아져 나왔다. 주목할만한 것이 23개의 세계신기록이 소위 최첨단 수영복이라 불리는 엘지알 레이서(LZR Racer)를 착용한 선수들에 의해 수립되었다는 것이다. 그러나 이 같은 수영복을 하나의 기술도핑으로 간주한 국제수영연맹은 2010년부터 최첨단 수영복의 착용을 금지하였다.

① 효율성 추구
② 유희성 추구
③ 공정성 추구
④ 도전성 추구

> **TIP** 기술도핑으로 인한 공정성 훼손으로 정당한 경쟁이라 인정할 수 없다.

32 〈보기〉에서 나타난 현준과 수연의 공정시합에 관한 관점이 바르게 연결된 것은?

> **〈보기〉**
>
> 현준 : 승부조작은 경쟁적 스포츠의 본래적 가치를 훼손시키는 행위지만, 경기규칙을 위반하지 않았다면 윤리적으로 문제없는 것이 아닌가?
>
> 수연 : 나는 경기규칙을 위반하지 않았다 하더라도, 스포츠의 역사적·사회적 보편성과 정당성 속에서 형성되고 공유된 에토스(shared ethos)에 충실해야 한다고 생각해! 그래서 스포츠의 가치를 근본적으로 훼손시키는 승부조작은 추구해서도, 용인되어서도 절대 안돼! 현준 수연

	현준	수연
①	물질만능주의	인간중심주의
②	형식주의	비형식주의
③	비형식주의	형식주의
④	인간중심주의	물질만능주의

> **TIP** 현준은 규칙위반을 하지 않은 것을 강조했으며, 수연은 도덕적 요소를 강조하고 있다.
>
> ※ 규칙에 대한 관점
> ㉠ 형식주의 : 경기규칙에 명시되어 있는 것만을 규칙으로 보는 견해
> ㉡ 비형식주의 : 규칙뿐만 아니라 관습이라고 하는 윤리적인 면도 규칙에 포함시키려는 견해

33 〈보기〉의 ㉠, ㉡과 관련된 맹자(孟子)의 사상이 바르게 연결된 것은?

> **〈보기〉**
>
> ㉠ 농구 경기에서 자신과 부딪쳐서 부상을 당해 병원으로 이송되는 상대 선수를 걱정해 주는 마음
> ㉡ 배구 경기에서 자신의 손에 맞고 터치 아웃된 공을 심판이 보지 못해서 자기 팀이 득점을 했을 때 스스로 부끄러워하는 마음

	㉠	㉡
①	수오지심(羞惡之心)	측은지심(惻隱之心)
②	측은지심(惻隱之心)	수오지심(羞惡之心)
③	사양지심(辭讓之心)	시비지심(是非之心)
④	측은지심(惻隱之心)	사양지심(辭讓之心)

> **TIP** • 측은지심 : 남을 불쌍히 여김
> • 수오지심 : 옳지 못함을 부끄러워함
> • 사양지심 : 겸손하여 남에게 사양함
> • 시비지심 : 옳고 그름을 가릴 줄 앎

34 장애인의 스포츠 참여를 지원하는 방법으로 적절하지 않은 것은?

① 장애인이 접근 가능한 장소의 확보
② 활동에 필요한 장비 및 기구의 안정적 지원
③ 비장애인과의 통합수업보다 분리수업 지향
④ 일회성 체험이 아닌 지속적인 클럽활동 보장

> **TIP** 장애인 차별 금지 4가지 요건은 분리 및 제한, 배제, 거부이다.
> ※ 장애차별 없는 스포츠의 조건
> ⓐ 기회제공
> ⓑ 재정지원
> ⓒ 계속적인 활동
> ⓓ 선택의 기회
> ⓔ 다양한 사람과의 만남

35 스포츠의 지속 가능한 발전에 관한 설명으로 적절하지 않은 것은?

① 새로운 스포츠 시설의 개발 금지
② 스포츠 시설의 개발과 자연환경의 공존
③ 건강한 인간과 건강한 자연환경의 공존
④ 스포츠만의 환경 운동이 아닌 국가적, 국제적 협력과 공조

> **TIP** 지속가능한 발전 … 미래 세대가 그들 스스로의 필요를 총족시킬수 있도록 하는 능력을 저해하지 않으면서 현재 세대의 필요를 충족시키는 발전 또는 자원의 이용, 투자의 방향, 기술의 발전 그리고 제도의 변화가 서로 조화를 이루며 현재와 미래세대의 필요와 욕구를 증진시키는 변화의 과정으로 환경의 존중과 개발의 의미를 동시에 포함하며 자연환경 보전에 노력하면서 현 세대의 스포츠 욕구와 미래세대의 스포츠 참여를 동시에 충족

36 스포츠에서 나타나는 성차별의 원인이 아닌 것은?

① 사회적 성 역할의 고착화
② 차이를 차별로 정당화하는 논리
③ 신체구조와 운동능력에 대한 편견
④ 여성성을 해치는 스포츠에의 여성 참가 옹호

> **TIP** 여성들의 참가를 옹호하고 있어 성차별 극복 사례이다.
> ※ 스포츠에서의 성차별 원인
> ⓐ 사회적 성 역할의 고착화
> ⓑ 여성의 신체조건에 대한 편견
> ⓒ 여성의 신체활동에 대한 문화적, 사회적 편견
> ⓓ 현대사회의 상업화 기조

37 〈그림〉은 스포츠윤리규범의 구조이다. ㉠~㉢에 해당하는 용어가 바르게 연결된 것은?

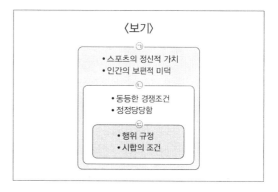

	㉠	㉡	㉢
①	규칙준수	스포츠맨십	페어플레이
②	스포츠맨십	페어플레이	규칙준수
③	페어플레이	규칙준수	스포츠맨십
④	스포츠맨십	규칙준수	페어플레이

> **TIP** • 스포츠맨십 : 스포츠인이 마땅히 지켜야 할 일반적이고 보편적인 준칙과 태도
> • 페어플레이 : 스포츠인이 지켜야 할 정정당당한 행위
> • 규칙준수 : 행위적 규정과 조건을 지키는 것

38 국민체육진흥법(2024. 3. 15. 시행) 제18조의3 '스포츠윤리센터의 설립'에 관한 사항으로 옳지 않은 것은?

① 스포츠윤리센터는 문화체육관광부장관이 감독한다.
② 스포츠윤리센터의 정관에 기재할 사항은 국무총리령으로 정한다.
③ 스포츠윤리센터가 아닌 자는 스포츠윤리센터 또는 이와 비슷한 명칭을 사용하지 못한다.
④ 스포츠윤리센터의 장은 문화체육관광부 장관의 승인을 받아 관계 행정 기관 소속 임직원의 파견 또는 지원을 요청할 수 있다.

TIP ② 국민체육진흥법 제18조의3 제4항 … 스포츠윤리센터의 운영, 이사회의 구성 및 권한, 임원의 선임, 감독 등 스포츠윤리센터의 정관에 기재할 사항은 대통령령으로 정한다.
① 국민체육진흥법 제18조의3 제7항 … 스포츠윤리센터는 문화체육관광부장관이 감독한다. 이 경우 문화체육관광부장관은 스포츠윤리센터가 사업을 독립적으로 수행할 수 있도록 필요한 시책을 강구하고 보장하여야 한다.
③ 국민체육진흥법 제18조의3 제6항 … 스포츠윤리센터가 아닌 자는 스포츠윤리센터 또는 이와 비슷한 명칭을 사용하지 못한다.
④ 국민체육진흥법 제18조의3 제5항 … 스포츠윤리센터의 장은 업무 수행에 필요하다고 인정될 때에는 문화체육관광부장관의 승인을 받아 관계 행정기관 소속 공무원이나 관계 기관·단체 소속 임직원의 스포츠윤리센터 파견 또는 지원을 요청할 수 있다.

39 〈보기〉에서 국제육상경기연맹(IFFA)이 출전금지를 판단한 이유는?

> 〈보기〉
> 2011년 대구세계육상선수권대회에서 남아프리카공화국의 의족 스프린터 피스토리우스(O. Pistorius)는 비장애인육상경기에 참가 신청을 했으나, 국제육상경기연맹은 경기에 사용되는 의족의 탄성이 피스토리우스에게 유리하다는 이유로 출전을 허용하지 않았다고 한다.

① 인종적 불공정
② 성(性)적 불공정
③ 기술적 불공정
④ 계급적 불공정

TIP 신체가 아닌 기구나 장비에 의존하여 기술도핑이 우려되는 불공정 때문이다.

40 스포츠에서 심판윤리에 관한 설명으로 옳지 않은 것은?

① 심판의 사회윤리는 협회나 종목단체의 도덕성과 밀접한 관련이 있다.
② 심판은 공정하고 엄격한 도덕적 원칙을 적용해야 한다.
③ 심판의 개인윤리는 청렴성, 투명성 등의 인격적 도덕성을 의미한다.
④ 심판은 '이익동등 고려의 원칙에 따라 전력이 약한 팀에게 유리한 판정을 할 수 있다.

TIP 심판은 공정성, 청렴성, 독립성, 협동성 등을 바탕으로 한 심판의 윤리에 따라 소신있는 판정 수행을 해야 한다.

41 '도덕적 선(善)'의 의미를 내포한 것은?

① 축구 경기에서 득점과 연결되는 '좋은' 패스
② 피겨스케이팅 경기에서 고난도의 '좋은' 연기
③ 농구 경기에서 상대 속공을 차단하는 수비수의 '좋은' 반칙
④ 경기에 패배했음에도 불구하고 상대팀에게 박수를 보내는 '좋은' 매너

> **TIP** • 긍정적 평가의 대상이 되는 가치를 가지는 모든 것을 가리키는 말이다.
> • 윤리와 도덕은 선을 표현한 것이다.
> • 선(善)과 선한 것은 구분해야 한다.
> • 사람으로서의 도리이다.

42 〈보기〉에서 가치판단에 해당하는 것만을 모두 고른 것은?

> 〈보기〉
> ㉠ 체조경기에서 선수들의 연기는 아름답다.
> ㉡ 건강을 위해서는 고지방 음식을 피해야 한다.
> ㉢ 시합이 끝난 후 상대방에게 인사를 하는 것은 옳은 행위이다.
> ㉣ 이상화는 2010년 밴쿠버동계올림픽경기대회에서 금메달을 획득하였다.

① ㉠, ㉢
② ㉡, ㉢
③ ㉠, ㉡, ㉢
④ ㉠, ㉡, ㉢, ㉣

> **TIP** ㉠㉡㉢ 가치판단 : 주관적 견해, 개인의 가치관이 개입
> ㉣ 사실판단 : 객관적 사실의 진위 여부로 증명

43 아곤(agon)과 아레테(arete)에 관한 설명으로 옳지 않은 것은?

① 아곤은 경쟁과 승리를 추구한다.
② 아곤은 타인과의 비교를 전제하지 않는다.
③ 아레테는 아곤보다 더 포괄적인 개념이다.
④ 아레테는 신체적·도덕적 탁월성을 추구한다.

> **TIP** 아곤(agon) : 비적대적인 경쟁, 승리와 결과를 중시하는 행위, 경쟁은 자기 중심적
> 아레테(arete) : 사람이나 사물이 가지고 있는 탁월성, 유능성, 기량, 화합, 뛰어남 등, 탁월한 능력의 완성이 목적

44 〈보기〉에서 ㉠, ㉡에 들어갈 용어가 바르게 연결된 것은?

> 〈보기〉
> 롤스(J. Rawls)는 (㉠)이 인간 발전의 조건이며, 모든 이의 관점에서 선이 된다고 하였다. 스포츠는 신체적 (㉡)을 훈련과 노력으로 극복하며, 기회의 균등이 정의로 작용하고 있음을 보여준다. 즉 인간이 갖는 신체적 능력의 (㉡)은 오히려 (㉠)을 개발할 기회를 마련해주며, 이를 통해 스포츠 전체의 선(善)이 강화된다.

	㉠	㉡
①	탁월성	평등
②	규범성	조건
③	탁월성	불평등
④	규범성	불평등

> **TIP** 롤스의 정의론은 합리적 의사결정에서 사회정의의 원칙을 도출하고 사회적 약자에게 유리하게 작용할 정책결정의 원리를 제공함으로써 사회정의의 구현에 진일보한 사고를 보여준다.

Answer 38.② 39.③ 40.④ 41.④ 42.①②③ 43.② 44.③

45 〈보기〉에서 설명하는 윤리 이론으로 적절한 것은?

2022. 5. 7. 시행

〈보기〉
• 모든 스포츠인의 권리는 동등하게 보장되어야 한다.
• 스포츠 규칙 제정은 공평성과 평등의 원칙에 근거해야 한다.
• 선수의 행동이 좋은 결과를 얻었다면 도덕적으로 옳은 것이다.

① 공리주의
② 의무주의
③ 덕윤리
④ 배려윤리

TIP 공리주의 : 결과의 원리, 유용성의 원리, 공평성의 원리

46 스포츠 경기에 적용되는 과학기술에 관한 설명으로 옳지 않은 것은?

2022. 5. 7. 시행

① 유전자 치료를 통한 스포츠 수행력의 향상은 일종의 도핑에 해당한다.
② 야구의 압축배트, 최첨단 전신수영복 등은 경기의 공정성 확보에 기여한다.
③ 도핑 시스템은 선수의 불공정한 행위를 감시하고 적발하는 데 도움이 된다.
④ 태권도의 전자호구, 축구의 비디오 보조 심판(VAR : Video Assistant Referees)은 기록의 객관성과 신뢰성을 높인다.

TIP 경기의 불공정성을 초래한다.

47 〈보기〉에서 ㉠, ㉡에 들어갈 용어가 바르게 연결된 것은?

2022. 5. 7. 시행

〈보기〉
독일의 철학자 (㉠)는 인간의 행위에 대한 탐구를 통해 성공적인 삶을 실현하는 사회적 조건으로 (㉡)을 들고 있다. 인간은 누구나 타인에게 (㉡)을 받고 싶은 욕구가 있다. 스포츠에서 승리에 대한 욕구는 가장 원초적인 (㉡)투쟁이라고 할 수 있다.

	㉠	㉡
①	호네트(A. Honneth)	인정
②	호네트(A. Honneth)	보상
③	아렌트(H. Arendt)	인정
④	아렌트(H. Arendt)	보상

TIP 호네트는 "사회적 인정"의 전제에 대해 상호적이라고 주장하였다.

48 체육의 공정성 확보와 체육인의 인권보호를 위해 설립된 스포츠윤리 센터의 역할로 적절하지 않은 것은?

2022. 5. 7. 시행

① 스포츠비리 및 체육계 인권침해에 대한 실태조사
② 스포츠비리 및 체육계 인권침해 방지를 위한 예방교육
③ 신고자 및 가해자에 대한 치료와 상담, 법률지원, 임시보호 연계
④ 체육계 인권침해 및 스포츠비리 등에 대한 신고 접수와 조사

TIP 신고자와 피해자 중심으로, 가해자는 해당되지 않는다.

49 〈보기〉에서 의무론적 도덕 추론에 해당하는 것만을 모두 고른 것은?

> 〈보기〉
> ㉠ 의무론적 도덕 추론은 가언적 도덕 추론이라고도 한다.
> ㉡ 스포츠지도자, 선수 등의 행위 주체에 초점을 맞추고 있다.
> ㉢ 행위의 결과에 상관없이 절대적인 도덕규칙에 따라 판단을 내린다.
> ㉣ 선의지는 도덕적인 선수가 갖추어야 할 내적인 태도이자 도덕적 행위의 필요충분조건이다.
> ㉤ 정정당당하게 경기에 임하려는 선수의 착한 의지는 경기결과에 상관없이 그 자체로 선한 것이다.

① ㉠, ㉡, ㉢　　　② ㉠, ㉢, ㉣
③ ㉡, ㉣, ㉤　　　④ ㉢, ㉣, ㉤

> TIP 윤리적 원칙이 구체적 행위의 결과이며 독립적이다. 보편타당성을 기준으로 결정되며, 선한 행위를 하는 것이 의무이다.

50 〈보기〉의 설명과 관계있는 자연중심주의 사상가는?

> 〈보기〉
> • 생태윤리에 대한 규칙: 불침해, 불간섭, 신뢰, 보상적 정의
> • 스포츠에 의한 환경오염 발생 시 스포츠 폐지 권고
> • 인간의 욕구를 위해 동물의 생존권을 유린하는 스포츠 금지

① 베르크(A. Berque)
② 테일러(P. Taylor)
③ 슈바이처(A. Schweitzer)
④ 하이젠베르크(W. Heisenberg)

> TIP 테일러는 생명중심주의 사상가로, 생명이 있는 모든 것들은 목적이 있다고 보았다.

51 〈보기〉의 내용과 관련 있는 용어는?

> 〈보기〉
> • 상대 존중, 최선, 공정성 등을 포함
> • 경쟁이 갖는 잠재적 부도덕성의 제어
> • 스포츠 참가자가 마땅히 따라야 할 준칙과 태도
> • 스포츠의 긍정적 가치를 유지하려는 도덕적 기제

① 테크네(techne)
② 젠틀맨십(gentlemanship)
③ 스포츠맨십(sportsmanship)
④ 리더십(leadership)

> TIP 스포츠맨십은 긍정적 가치로 모든 스포츠 참여자들에게 권장되는 정신이다.

Answer　45.① 46.② 47.① 48.③ 49.③④ 50.② 51.③

52 〈보기〉의 ㉠~㉢에 해당하는 정의의 유형이 바르게 연결된 것은?

〈보기〉

㉠ 유소년 축구 생활체육지도자 A는 남녀학생 구분없이 경기에 참여하도록 했다. 또한 장애 학생에게도 비장애 학생과 동일한 참여 시간을 보장했다.

㉡ 테니스 경기에서는 공정한 경기를 위해 코트를 바꿔가며 게임을 하도록 규칙을 적용한다.

㉢ B지역 체육회는 당해 연도에 소속 선수의 경기실적에 따라 연봉을 차등 지급하기로 결정했다.

	㉠	㉡	㉢
①	평균적	절차적	분배적
②	평균적	분배적	절차적
③	절차적	평균적	분배적
④	분배적	절차적	평균적

TIP ㉠ 평균적 정의는 모든 사람이 동등한 권리를 가지는 절대적 평균을 말한다.

㉡ 예측 불가능한 자연적 현상은 모든 선수에게 동일하게 적용된다는 가정 하에 추첨 등에 의한 절차적 정의를 확보하는 것으로 평균적 정의를 유지하게 된다.

㉢ 분배적 정의는 사람들 사이의 불평등을 다르게 다룸으로써 개개인에게 합당한 몫을 부여하는 것을 말한다.

53 셸러(M. Scheler)의 가치 서열 기준과 이를 스포츠에 적용한 사례로 연결이 적절하지 않은 것은?

① 지속성 – 도핑으로 메달을 획득하는 것보다 지속적으로 훈련을 하여 경기에 참여하는 것이 가치가 더 높다.

② 만족의 깊이 – 자신의 실수를 인정하여 패배하는 것이 속임수를 쓰고 승리하여 메달을 획득하는 것보다 가치가 더 높다.

③ 근거성 – 올림픽 경기에서 메달 획득으로 병역 혜택을 받는 것보다 올림픽 정신을 토대로 세계적인 선수들과 정정당당하게 겨루는 것이 가치가 더 높다.

④ 분할 향유 가능성 – 상위 팀이 상금(몫)을 독점하는 것보다는 적더라도 보다 많은 팀이 상금(몫)을 받도록 하는 것이 가치가 더 높다.

TIP 셸러은 가치에도 서열이 존재한다고 하였다.
첫째, 지속적 가치가 변화 가치보다 높다.
둘째, 많은 사람이 분할하지 않고 그대로 향유 가능한 가치가 높다.
셋째, 다른 가치에 덜 의존해야 높은 가치이다.
넷째, 만족의 정도가 클수록 높은 가치이다.
다섯째, 상대적이지 않은 독립적 가치가 더 높은 가치이다.

54 〈보기〉의 ㉠에 해당하는 레스트(J. Rest)의 도덕성 구성요소는?

〈보기〉

(㉠)은/는 스포츠 현장에서 발생하는 특정 상황 속에 내포된 도덕적 이슈들을 감지하고 그 상황에서 어떠한 행동을 할 수 있으며 그 행동들이 관련된 사람들에게 어떤 영향을 미칠 수 있는가를 상상하는 것을 말한다.

① 도덕적 감수성(moral sensitivity)
② 도덕적 판단력(moral judgement)
③ 도덕적 동기화(moral motivation)
④ 도덕적 품성화(moral character)

TIP ① 도덕적 감수성(민감성) : 특정 상황 속에서 도덕적 이슈를 자각하고 자신의 행동이 타인에게 미칠 영향을 상상해 보는 요소
② 도덕적 판단 : 문제 해결을 위한 경로들이 정당하고 정의로운지 판단하는 요소
③ 도덕적 동기화 : 도덕적 가치를 다른 가치보다 우선시 하는 요소
④ 도덕적 품성(실행력) : 도덕적 행동 표출을 위해 굴복하지 않고 실행에 옮기는 요소

55 〈보기〉에서 설명하는 사건과 거리가 먼 것은?

〈보기〉

• 1964년 리마에서 개최된 페루·아르헨티나의 축구 경기에서 경기장 내 폭력으로 300여 명 사망
• 1969년 온두라스와 엘살바도르의 축구 전쟁
• 1985년 벨기에 헤이젤 경기장에서 열린 리버풀과 유벤투스의 경기에서 응원단이 충돌하여 39명 사망

① 경기 중 관중의 폭력
② 아파르트헤이트(Apartheid)
③ 위협적 응원문화
④ 훌리거니즘(hooliganism)

TIP 아파르트헤이트는 인종차별주의에 대한 사건으로, 백인우월주의에 근거한 정책이다.

56 〈보기〉의 설명과 관련 있는 제도는?

〈보기〉

학생선수가 일정 수준의 학력기준에 도달하지 못한 경우에는 별도의 기초학력보장 프로그램을 운영한다. 학교의 장은 필요한 경우 학생선수의 경기대회 출전을 제한할 수 있다.

① 최저학력제
② 체육특기자 제도
③ 운동부의 인권보장제
④ 학생선수의 생활권 보장제도

TIP 학생선수들의 최저학력 함양을 위한 제도로써 학습권 보장을 통한 인권보호 개념이다.

Answer 52.① 53.④ 54.① 55.② 56.①

57 폭력을 설명한 학자의 개념과 그에 대한 설명이 바르게 연결된 것은?

① 푸코(M. Foucault)의 '분노' – 스포츠 현장에서 인간 내면의 분노로 시작된 폭력은 전용되고 악순환을 반복하는 경향이 있다.

② 아리스토텔레스(Aristotle)의 '규율과 권력' – 스포츠계에서 위계적 권력 관계는 폭력으로 변질되어 표출된다.

③ 홉스(T. Hobbes)의 '악의 평범성' – 폭력이 관행화 된 스포츠계에서는 폭력에 대한 죄책감이 없어진다.

④ 지라르(R. Girard)의 '모방적 경쟁' – 자신이 닮고자 하는 운동선수를 모방하게 되듯이 인간 폭력의 원인을 공격 본능이 아닌 모방적 경쟁 관계에서 찾는다.

> **TIP** ① 푸코 : 폭력에 대해 회피하는 것이 아니라, 한계를 알기 위해 미리 폭력적 수단을 철저히 통찰
> ② 아리스토텔레스 : 싸움의 기법을 몸으로 연마하는 과정을 통해 올바른 길(道)에 이르는 것
> ③ 홉스–폭력론 : 인간의 폭력적 속성을 자연 상태와 욕망의 체계에서 발견, 만인의 만인에 대한 투쟁

58 〈보기〉의 ㉠~㉢에 해당하는 용어로 바르게 연결된 것은?

> **〈보기〉**
> 스포츠 조직에서 (㉠)은/는 기업의 가치경영을 넘어 정성적 규범기준까지 확장된 스포츠 사회·윤리적 가치체계를 의미한다. 이러한 체계가 실효성 있게 작동되기 위해서는 경영자의 윤리적 (㉡)와 경영의 (㉢) 확보가 선행되어야 한다.

	㉠	㉡	㉢
①	기업윤리	공동체	투명성
②	윤리경영	실천의지	투명성
③	기업윤리	실천의지	공정성
④	윤리경영	공동체	공정성

> **TIP** 스포츠 조직의 윤리경영은 의식적, 가치적, 선진화 방안으로 더욱 강화되고 있다.

59 〈보기〉의 대화에서 나타나는 스포츠 차별은?

> **〈보기〉**
> 영은 : 저 백인 선수는 성공하기 위해서 얼마나 많은 노력과 땀을 흘렸을까.
> 상현 : 자기를 희생하면서도 끝없는 자기관리와 투지의 결과일 거야.
> 영은 : 그에 비해 저 흑인 선수가 구사하는 기술은 누구도 가르칠 수 없는 묘기이지.
> 상현 : 아마도 타고나지 않으면 할 수 없는 거지. 천부적인 재능이야.

① 성차별
② 스포츠 종목 차별
③ 인종차별
④ 장애차별

> **TIP** 선수들에 대한 인종적 차별을 이야기하고 있다.

60 〈보기〉에서 스포츠 인권에 대한 내용을 모두 고른 것은?

〈보기〉

㉠ 모든 사람은 평등하게 스포츠와 신체활동에 참여할 권리를 가진다.

㉡ 국가 차원에서 체계적인 스포츠 인권 정책을 마련해야 한다.

㉢ 스포츠의 종목이나 대상에 따라 권리가 상대적으로 보장되어야 한다.

㉣ 국가는 장애인이 스포츠 활동 참여의 권리를 동등하게 보장받도록 노력해야 한다.

① ㉠, ㉢
② ㉠, ㉣
③ ㉠, ㉡, ㉢
④ ㉠, ㉡, ㉣

TIP ㉢ 스포츠 인권은 상대적으로 보장되는 것이 아니라 평등하게 보장되어야 한다.

출제 예상 문제

1 다음 중 도덕의 개념이 아닌 것은?

① 마땅히 행해야 할 도리이다.
② 학문적이며, 이성만에 의해 선악을 탐구하려 하는 것을 말한다.
③ 어떤 자연스런 행동에 대한 규제 또는 명령이다.
④ 인간이 지켜야 할 도리이다.

TIP ② 윤리에 대한 설명이다.

2 윤리에 대한 설명으로 틀린 것은?

① 사람이 살면서 마땅히 해야 할 도리를 말한다.
② 사람이 사회생활 시 행해야 할 도리를 말한다.
③ 주관적인 면(인간의 태도, 마음가짐, 심정 등)이 강하다.
④ 학문적이며, 이성만에 의해 선악을 탐구하려 하는 것이다.

TIP 윤리는 실질적인 면(인간이 무엇을 해서는 안되는가, 무엇을 이루는가)이 강하다.

3 선에 대한 개념이 아닌 것은?

① 사람이 사람으로서의 도리를 하는 것이다.
② 선과 선한 것은 구별되지 않는다.
③ 진리가 인식의 참 가치라면, 선은 실천 행위의 참 가치이다.
④ '악'은 '선'의 반(反) 가치로서 '진'에 대한 '위'나 '미'에 대한 '추'와 같다.

TIP 선과 선한 것은 구별되어야 한다.

4 사실판단의 유의점으로 볼 수 없는 것은?

① 감각기관의 한계
② 선입견
③ 정보왜곡
④ 가치관

TIP 사실판단의 유의점 … 감각기관의 한계, 선입견, 정보왜곡, 베이컨의 종족 우성(모든 것을 인간 중심으로 보는 것)

5 스포츠 윤리의 독자성에 대한 설명으로 바른 것은?

① 스포츠 도덕은 스포츠 규칙의 자발적 준수를 의미한다.
② 스포츠의 구성적 조건 규칙 준수와 선수의 조건은 다르다.
③ 스포츠에서는 규칙의 자발적 준수가 도덕적 선수와 비도덕적 선수의 구별기준이 된다.
④ 스포츠에서 규칙위반은 경기의 일부로 받아들이지 않는다.

TIP 스포츠의 구성적 조건에서 규칙 준수는 선수의 조건이며, 스포츠에서는 규칙의 자발적 준수가 도덕적 선수와 비도덕적 선수의 구별 기준이 아니다. 또 스포츠에서 규칙위반은 경기의 일부로 받아들여진다.

6 다음 중 체육인이 아닌 사람은?

① 운동선수
② 체육행정가
③ 학교체육교사
④ 운전기사

TIP 체육인은 체육 및 스포츠와 관련된 모든 사람을 가리킨다.

7 스포츠 규칙의 형식적 구성 요소가 아닌 것은?

① 시간   ② 목적

③ 용구   ④ 심판

TIP 형식적 측면 ⋯ 시간, 공간, 용구, 게임전개, 심판 등

8 윤리이론 중 다음은 어떤 견해에 대한 설명인가?

> • 윤리적 원칙이 구체적 행위의 결과이며 독립적이다.
> • 선천적으로 보편타당성을 가지고 결정된다.
> • 선한 행위를 하는 것이 의무라고 생각되는 입장을 말한다.

① 문화적 상대주의 견해

② 의무론적 견해

③ 목적론적 견해

④ 메타윤리학적 견해

TIP 위 설명은 의무론적 견해에 대한 설명이다.

9 윤리이론 중 다음은 어떤 견해에 대한 설명인가?

> • 윤리적 용어의 의미의 상호관계를 탐구하는 의미론적 입장이다.
> • 정서주의, 일상언어학파 등이 있다.
> • 논리실증주의 배경이 된다.

① 문화적 상대주의 견해

② 의무론적 견해

③ 목적론적 견해

④ 메타윤리학적 견해

TIP 서문의 설명은 메타윤리학적 견해에 대한 설명이다.

10 다음 중 Agon이 아닌 것은?

① 경쟁   ② 승리

③ 결과 중시   ④ 노력

TIP 노력은 arete에 해당한다.
　※ agon ⋯ 승리를 강조하는 의미, 경쟁을 뜻하기도 한다.

11 승리추구에 대한 설명으로 바른 것은?

① 경쟁이 치열하다면 승리는 명백하게 중요한 기준이 된다.

② 승리가 성공의 증거, 패배가 실패의 증거가 된다.

③ 미적 관점의 좋은 플레이라도 경쟁적 상황에서는 흥미 없는 플레이가 될 수 없다.

④ 경쟁적 스포츠는 인간적 탁월성의 형태가 아니다.

TIP 승리가 성공의 증거, 패배가 실패의 증거는 아니다. 미적 관점의 좋은 플레이라도 경쟁적 상황에서는 흥미 없는 플레이가 될 수 있으며, 경쟁적 스포츠는 인간적 탁월성의 형태이다.

Answer   1.②   2.③   3.②   4.④   5.①   6.④   7.②   8.②   9.④   10.④   11.①

12 놀이의 특성으로 틀린 것은?

① 놀이는 활동자체가 목적
② 즉흥적 놀이와 규칙 있는 놀이로 구분
③ 사전에 규칙이 부여된 놀이가 게임
④ 게임에는 경쟁적인 것만 있음

TIP 게임에는 경쟁적인 것과 비경쟁적인 것이 있다.

13 스포츠 규칙 구조의 4가지 요소가 아닌 것은?

① 조리적 행위규범
② 행정법적 행위규범
③ 정의의 실현
④ 스포츠의 존립에 관한 전체적인 견지에서 주관적으로 정한 기술적이며, 형식적인 명령

TIP ③ 스포츠 규범에서 기본적 규칙의 기능에 대한 설명이다.

14 구성적 규칙의 범위 내에서 행해지는 경쟁을 일컫는 말은?

① 페어플레이　　　② 매너게임
③ 스포츠 윤리　　　④ 경쟁적 스포츠

TIP 구성적 규칙의 범위 내에서 행해지는 경쟁을 페어플레이라고 한다.

15 스포츠에서 성 평등을 위한 방안이 될 수 없는 것은?

① 법적 평등의 보장 제도화
② 여성운동의 비활성화
③ 여성의 가족과 사회의 중요성
④ 어떠한 상황이던지 공정한 기회를 제공

TIP 여성운동의 활성화, 여성스포츠 인구 참여이 증가, 선수 스스로 신체적, 지적, 정서적 그리고 사회적 능력을 향상시키도록 노력해야 한다.

16 스포츠에서의 인종차별 극복방안으로 바른 것은?

① 차이를 차별로 판단한다.
② 프로스포츠의 가치인 퍼포먼스에 따른 수익이 인종차별 해소 경향을 낮춘다.
③ 프로스포츠는 실력의 세계로 평가해야 한다.
④ 수익 우선주의가 인종차별에 부정적 영향을 미친다.

TIP 차이를 차별로 판단하지 않아야 하며, 프로스포츠의 가치인 퍼포먼스에 따른 수익이 인종차별 해소 경향을 높인다. 또한 수익 우선주의가 인종차별에 긍정적 영향을 미친다.

17 스포츠가 야기하는 환경오염이 아닌 것은?

① 스포츠 행위 자체로 유발되는 환경오염으로 산악자전거, 클라이밍 등이 있다.
② 스포츠 직·간접 참여를 위한 교통수단의 자연오염이 있다.
③ 스포츠 시설측면의 환경오염이 있다.
④ 자연 스포츠의 감소가 해당된다.

TIP 자연 스포츠의 증가가 환경오염을 야기시킨다.

18 폭력 근절이 되지 않는 이유는?

① 선수 간의 폭력 세습으로 폭력의 피해자가 가해자로 전이
② 지도자, 선수, 기관 등에서 폭력 문제의 개선을 인식
③ 사후 폭력대처에 적극적 및 폭력 사실 인지 후에도 개선하려는 노력
④ 지도자의 신분이 안정된 상태에서 지도자의 여러 요소를 가지고 지도자를 평가

TIP 지도자, 선수, 기관 등 폭력 문제의 개선을 인식하면서도, 사후 폭력 대처에 소극적이며, 폭력 사실 인지 후에도 묵인하는 이해관계자의 이중적인 태도, 지도자의 신분이 불안정된 상태에서 대회 및 성과만을 가지고 지도자를 평가함으로써 선수 체벌의 빌미를 제공한다. 또 학교, 가정, 사회, 정부 등 여러 요소가 결합된 복합적인 문제가 있다.

19 스포츠 공격성에 대한 설명으로 바르지 않은 것은?

① 공격성은 '걸어오다', '시작하다' 또는 달리기의 출발, 돌진의 의미이다.
② 사람이나 사물을 정복하거나 이기기 위하여 물리적 또는 언어적으로 표현되는 행동이나 분노를 촉발하는 정서 상태를 말한다.
③ 사람이나 목표물을 향해 심리적 혹은 신체적인 해를 입히는 행동이다.
④ 공격성은 특정 인물만 가지고 있다.

TIP 공격성은 누구나 가지고 있다.

20 다음은 무엇에 대해 설명하는 것인가?

> 어떤 특정한 경기자 또는 경기단체가 약물이나 물리적 방법 또는 다른 방법으로 경기에 대해 생체의 체력적 또는 심리적 능력을 변질시키기 위해 하는 부정행위

① 페어플레이　　　　② 룰
③ 도핑　　　　　　　④ 공정성

TIP 도핑에 대한 설명이다.

21 도핑의 문제점이 아닌 것은?

① 선수의 건강을 손상한다.
② 페어플레이 정신에 반한다.
③ 룰을 위한하는 행위이다.
④ 윤리적 행위이다.

TIP 도핑은 비윤리적인 행위이다.

22 다음은 어떤 문제를 설명하는 것인가?

> • 도핑보다 더 무섭고 위험한 문제
> • 미래에 닥칠 문제

① 페어플레이　　　　② 유전자 조작
③ 도핑　　　　　　　④ 공정성

TIP 서문은 유전자 조작에 대한 설명이다.

Answer　12.④　13.③　14.①　15.②　16.③　17.④　18.①　19.④　20.③　21.④　22.②

23 미래의 올림픽에 대한 예측이 아닌 것은?

① 형제와 같은 유전적 소질을 타고난 운동선수 들이 경쟁하는 상황이 발생할 것이다.
② 형평성을 고려한 핸디캡이 부여될 것이다.
③ 체급별 경쟁이 나타날 것이다.
④ 유전적 소질이 없는 선수에게 유전자 강화를 불허하는 상황이 나타날 것이다.

TIP 유전적 소질이 없는 선수에게 유전자 강화를 허용하는 상황이 나타날 것이다.

24 학생선수의 문제에 대한 내용이 바르게 연결된 것은?

① 학생선수 학력 저하 – 학습권 침해
② 학기 중 상시 합숙 훈련 근절 – 엘리트 체육 과 생활체육의 딜레마
③ 엘리트 체육과 생활체육의 딜레마 – 운동선수 의 체육계열 진학 의무화
④ 전국대회 참가 횟수 제한 – 학습 환경 제공

TIP 학생선수의 문제로는 학생선수의 학력 저하, 학습권 침해, 중학생애 선수 75%, 고등학교 선수 97%가 학업성적 하위 20%, 학업능력 고양을 위한 장기적 배려 부재, 엘리트 체육과 생활체육의 딜레마, 학기 중 상시 합숙 훈련 등이 있다.

25 공부하는 학생선수를 위한 대책 제도가 아닌 것은?

① 주말리그 제도
② 지역제 리그제도
③ 학생선수 학습권 보장제
④ 학기 중 상시 합숙훈련

TIP 학기 중 상시 합숙훈련은 근절하도록 노력하여야 한다.

26 스포츠 인성교육의 기대효과가 아닌 것은?

① 건강한 스포츠의 활용
② 유전자 조작
③ 스포츠맨십 함양
④ 스포츠 덕목의 함양

TIP 유전자 조작은 스포츠 인성교육의 기대효과와는 상관이 없다.

27 학교체육의 인성교육적 가치로 볼 수 없는 것은?

① 정서의 발달　　　② 인지 발달
③ 신체적 발달　　　④ 도덕성 발달

TIP 학교체육 인성교육적 가치에는 정서의 발달, 인지 발달, 사회성 발달, 도덕성 발달이 있다.

28 다음은 인성교육의 방법 중 어떤 접근을 말하는 것인가?

> 인간의 이성적 능력과 도덕성을 가장 중요한 요소로 강조

① 인지주의적 접근　　② 도덕교육적 접근
③ 통합적 접근　　　④ 심리적 접근

TIP 서문은 인지주의적 접근에 대한 설명이다.

29 다음 중 스포츠 조직의 불공정 행위가 아닌 것은?

① 승리지상주의
② 맹목적 이익추구
③ 승부조작
④ 투명하고 공정한 판정

TIP 스포츠 조직의 불공정 행위에는 승리지상주의, 맹목적 이익추구, 승부조작, 학연지연에 따른 편파판정이 있다.

30 스포츠경영자의 윤리에 대한 설명으로 틀린 것은?

① 윤리경영이란 조직경영 및 활동에 있어 윤리를 최우선 가치로 생각한다.
② 투명하고 공정하며 합리적인 업무수행을 추구하는 경영정신이다.
③ 조직의 윤리를 기업이 갖추어야 할 필요는 없다.
④ 경영자가 가져야 할 덕목이다.

TIP ③ 조직의 윤리는 기업이 갖추어야 할 경쟁력이다.

31 현대 스포츠에서 발생하는 문제의 윤리적 원인에 대한 해결방안으로 바른 것은?

① 승리를 최우선 목적으로 설정
② 권위주의 기반의 상하 교육체계
③ 스포츠 경기를 위한 전술 훈련
④ 인간성 회복과 감성의 스포츠 교육

TIP ①②③ 윤리적 원인 제공에 대한 내용들을 나타내고 있다.

32 스포츠에서 형식적 공정 유지를 위해 가장 필요한 것은?

① 승리　　　　② 기술
③ 행운　　　　④ 규칙

TIP 규칙은 스포츠의 가장 대표적인 특징으로 규칙이 미비하면 스포츠가 아닌 놀이나 게임으로 취급된다.

33 가치판단적 진술이 아닌 것은?

① 추신수는 정직한 선수이다.
② 페어플레이는 좋은 행위이다.
③ 감독은 선수를 체벌해서는 안 된다.
④ 김연아는 올림픽경기에서 금메달을 땄다.

TIP 가치판단은 참과 거짓을 문제 삼는 것이 아니라 마땅히 해야 하는 당위에 근거한다.

34 스포츠윤리의 독자성에 대한 설명으로 옳지 않은 것은?

① 스포츠의 문제해결과 관련하여 법의 필요성을 강조한다.
② 경쟁의 도덕적 조건과 가치 있는 승리의 의미를 밝힌다.
③ 비도덕적 행위의 유형과 공정성의 조건을 제시한다.
④ 스포츠를 통한 도덕적 자질과 인격의 함양을 추구한다.

TIP 법의 필요성보다는 스포츠맨십을 강조한 정의적 영역의 발전을 강조하고 있다.

Answer　23.④　24.①　25.④　26.②　27.③　28.①　29.④　30.③　31.④　32.④　33.④　34.①

35 스포츠의 가장 포괄적인 도덕규범으로 볼 수 있는 것은?

① 규칙의 준수　　② 스포츠맨십
③ 아마추어리즘　　④ 상대선수의 존중

TIP 스포츠맨십은 모든 영역을 포함해주는 스포츠경기방식에 대한 전체적 가치추구 방향이다.

36 운동선수가 갖추어야 할 덕목으로서 탁월성 또는 덕으로 번역될 수 있는 용어는?

① 에토스(ethos)　　② 아곤(agon)
③ 아레테(arete)　　④ 로고스(logos)

TIP 아레테는 사람과 사물의 고유한 기능이 가장 좋은 상태에 이른 것을 말한다. 운동선수의 아레테는 운동을 잘하는 것이 된다.

37 〈보기〉에서 주장하는 이론적 입장은?

> 〈보기〉
> 남성은 여성에 비해 선천적으로 우월한 신체 능력을 갖고 태어나기 때문에 신체 능력에 크게 의존하는 스포츠에서 남녀차별은 불가피하다.

① 자유주의적 페미니즘
② 생물학적 환원주의
③ 사회주의적 페미니즘
④ 여성 보호주의

TIP ② 남녀의 신체적 차이에 대해 인정을 하고 있다.

38 스포츠에서 성차별을 극복하기 위한 방안으로 볼 수 없는 것은?

① 전통적인 여성상에서 탈피하려는 노력
② 인기 종목 위주의 스포츠보도
③ 남성 선수와의 연봉 불균형 개선
④ 능력에 대한 공정한 평가

TIP ② 성차별이 아닌 경기종목별 차별로 볼 수 있다.

39 〈보기〉의 사례에서 투수가 선택한 윤리체계는?

> 〈보기〉
> 야구경기 중 코치가 빈볼(머리를 겨누어 던지는 투구)을 지시했지만, 투수는 이것이 도덕원칙에 어긋난다고 생각하여 정상적으로 투구했다.

① 의무론　　　　② 결과론
③ 인간중심주의　④ 공리주의

TIP 의무론 … 의무의 무조건적인 이행이 곧 선의라고 말하는 것을 말하며 절대적 가치를 갖는 것이다. 투수가 빈볼을 하지 않은 이유는 빈볼 자체가 선하지 못한 행동이기 때문이다

40 장애인의 스포츠 활동 참여를 어렵게 만드는 요인이 아닌 것은?

① 장애인의 접근이 어려운 지역사회 스포츠시설
② 장애인에 대한 이해와 교수방법이 부족한 지도자
③ 동료참여자들의 편견과 부정적 시선
④ 장애인스포츠 관련 법 규정의 부재

TIP 장애인의 스포츠 활동 참여를 어렵게 만드는 것은 스포츠 활동에서의 법적 부재보다는 정서적, 현실적 참여에 대한 불편함 때문이다.

41 형식적 공정에 위배되는 선수의 행위는?

① 실수로 파울을 범한 상대선수를 화난 표정을 지으며 노려보는 행위

② 이기고 있는 팀이 시합종료까지 시간을 끌기 위해 공을 돌리는 행위

③ 경기력 향상을 위해 금지약물을 은밀하게 복용하는 행위

④ 자신의 이익을 위해 심판의 오심을 알고도 묵인하는 행위

TIP 금지약물 복용은 공정성에 대한 위반이다.

42 스포츠 활동과정에서 다른 생명체를 해치는 행위는 테일러(P. Taylor)가 제시한 인간의 4가지 의무 중 어떤 조항에 위배되는가?

① 신뢰의 의무

② 불간섭의 의무

③ 불침해의 의무

④ 보상적 정의의 의무

TIP 다른 생명체에 대한 침해 현상으로 보아 불침해 의무를 위반한 것이다.

43 지속가능한 스포츠발전을 위한 노력으로 옳지 않은 것은?

① 스포츠행사에서 쓰레기를 줄이기 위한 각종 대책의 마련

② 생태계에 미치는 영향을 최소화한 레저시설의 건립

③ 에너지소비의 최소화를 통한 스포츠시설의 효율적 운영

④ 오염되지 않은 자연환경을 스포츠 공간으로 활용

TIP 자연환경 파괴는 스포츠발전을 위해 지양되어야 하는 대표적 사례이다.

44 경기장에서 발생하는 관중폭력에 대한 설명으로 옳지 않은 것은?

① 신체 접촉이 많은 종목일수록 증가하는 경향이 있다.

② 개별성과 책임성이 강한 개인화된 구성원에 의해 일어난다.

③ 경기 성격, 라이벌 의식, 배타적 응원문화 등이 원인이다.

④ 선수폭력에 동조하는 관중에 의해 발생하는 경향이 있다.

TIP ② 폭력이 일어나지 않을 수 있는 성격과 상황에 대한 내용이다.

Answer　35.② 36.③ 37.② 38.② 39.① 40.④ 41.③ 42.③ 43.④ 44.②

45 〈보기〉에 해당하는 도핑 금지 이유는?

> 〈보기〉
> 청소년 선수들은 유명 선수의 도핑을 모방할
> 가능성이 크며, 그렇게 될 경우 약물오남용이
> 사회석으로 크게 확산될 위험성이 있다.

① 부정적 역할모형
② 자연성의 훼손
③ 타자 피해의 발생
④ 건강상의 부작용

TIP 과도한 훈련 및 약물복용은 부정적 역할모형으로 작용
한다.
도핑은 부정적 역할모형으로서 약물오남용을 사회적으
로 확산시키고 젊은 선수들에게 나쁜 선례를 남기기 때
문에 금지되어야 하나 강제적으로 제재하지는 못한다.

46 스포츠경기에서 오심이나 편파 판정을 최소화하여
공정성을 향상시켜 주는 공학기술은?

① 안전을 위한 기술
② 건강을 위한 기술
③ 감시를 위한 기술
④ 수행증가를 위한 기술

TIP ③ 공정한 판결을 위해 언론매체에 따른 기술이 더욱
발전하고 있다.

47 마라톤경기 중 넘어진 경쟁자를 부축해주는 선수
의 마음은?

① 수오지심(羞惡之心)
② 사양지심(辭讓之心)
③ 시비지심(是非之心)
④ 측은지심(惻隱之心)

TIP 불쌍히 여기는 마음이 없으면 사람이 아니고, 부끄러운
마음이 없으면 사람이 아니며, 사양하는 마음이 없으면
사람이 아니고, 옳고 그름을 아는 마음이 없으면 사람
이 아니다.
① 자기의 옳지 못함을 부끄러워하고, 남의 옳지 못함
을 미워하는 마음
② 겸손하여 남에게 사양할 줄 아는 마음
③ 옳음과 그름을 가릴 줄 아는 마음
④ 남을 불쌍하게 여기는 타고난 착한 마음

48 선수체벌 금지 이유로 적절하지 않은 것은?

① 인권을 침해하는 행위이기 때문에
② 경기력 향상에 효과가 없기 때문에
③ 과도한 스트레스의 원인이 되기 때문에
④ 수동적 태도를 길러주기 때문에

TIP 경기력에 영향을 끼친다면 선수체벌이 당연시 되는 현
상이 나타나게 된다.

49 효과적인 도핑 금지 방안이 아닌 것은?

① 윤리 교육　　　② 신약 개발
③ 검사 강화　　　④ 강한 처벌

....

TIP 새로운 약물은 새로운 도핑방법이 될 수 있다.

50 문화체육관광부가 지목하고 있는 '스포츠 4대 악'에 해당되지 않는 것은?

① 조직 사유화
② 승부조작
③ 스포츠도박
④ (성)폭력

....

TIP 스포츠도박은 일정 금액 안에서 합법화되어 실시되고 있다.

Answer 45.① 46.③ 47.④ 48.② 49.② 50.③

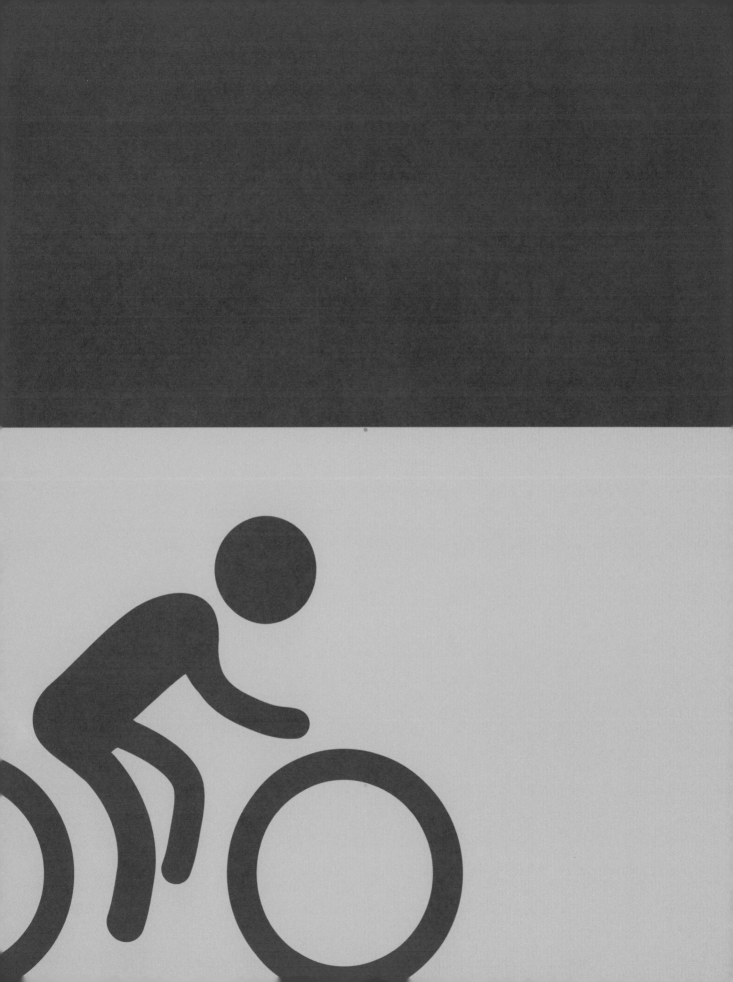

PART

07

한국
체육사

01 체육사의 의미

01 ⟨ 체육사와 역사의 이해

(1) 체육사의 이해

① 체육학은 인간의 움직임을 대상으로 하는 학문이다.

② 체육학의 여러 하위 영역 중에서 체육사는 체육사적 사실이 과거에 어떻게 행해졌고 당시인들의 사상과 어떠한 관계를 맺고 있었으며, 여러 가지 요건과 어떻게 연관되어 있었던가를 밝혀 앞으로의 미래를 예언하는 것이 아니라 현명하게 통찰하는데 그 의의를 가지는 분야이다.

(2) 역사의 이해

① 역사란 무엇인가?
  ㉠ 지나간 사실과 과거의 사건이다.
  ㉡ 과거의 역사적 사실을 적은 기록으로서의 사료이다.
  ㉢ 위 2가지를 연구하는 학문이다.
  ㉣ 인문학의 한 분야이며 과학과 문학의 2차원적 과정을 통해서 결론이 제시되는 학문이다.

② 역사연구의 이유
  ㉠ 우리 행위의 귀감(거울)을 과거에서 찾으려는 실용적 태도에서 연유한다.
  ㉡ 역사는 예언적 성격을 띨 수 없다는 한계를 가진다.
  ㉢ 문학으로서의 역사연구와 대리경험으로서의 역사연구, 전문적인 훈련으로서의 역사연구로 설명할 수 있다.

③ 역사연구의 여러 뜻
  ㉠ 역사연구는 과거 사실에 대해 정확하게 설명하고 해석하는 비판적 탐구 과정이다.
  ㉡ 역사연구의 개념에는 시대구분, 일반화, 개별성, 인간성, 주관성, 인과관계 그리고 사관 등이 있다.
  ㉢ 시대구분은 사실이 아니라 하나의 필요한 가설 혹은 사상의 도구에 불과한 것이다.
  ㉣ 한국체육사에서 갑오경장(1894)을 기점으로 전통체육과 근대체육으로 나누는 것이 일반화이다. ✔자주출제
  ㉤ 일반화는 역사과정의 일반성 또는 사건 전 과정에 내제한 의미나 의의를 발견하려는 시도로 사료를 분석, 비판, 종합하여 역사세계의 실상을 이해하여 해석하는 것을 목적으로 한다.
  ㉥ 역사에는 자연과학의 구성 원리인 보편성과 구분된 보편타당성의 원리가 있으며, 그 원리에 따라 규범으로서의 가치가 성립한다.

ⓢ 객관성이 과학적 인식의 가장 중요한 조건임에도 불구하고 역사인식에 있어서는 주관성의 계기가 쉽게 포함되는 것이 특징이다.

ⓞ 역사적 인과관계는 결과에 대한 원인의 논리적 설명일 뿐 필연은 아니다.

ⓩ 사관이란 역사에 관한 견해, 해석, 관념, 사상 등의 의미로서 역사적 시간에 대한 강한 자극, 즉 사회와 문화의 발견을 시간적 전후 관계에 따라 인식할 때 성립한다. 사관에는 목적론적 사관, 역사법칙으로서의 사관, 사학이론으로서의 사관(분석적 역사철학)이 있다. ✔자주출제

02 〈 체육사 연구의 방법과 내용

(1) 역사연구의 단계

① 역사적인 문제에 대한 선택을 한다.

② 대상 자료에 대한 분류와 비판을 한다.

③ 해당 자료에 대한 상태와 사건을 설명하는 가설을 구성한다.

④ 새로운 사실의 발견, 풀이 및 서술하는 내용으로 진행된다.

⑤ 이것들은 반드시 분류되거나 순서적으로 연속되는 것이 아니라 순서는 바뀔 수 있다.

(2) 체육사 연구의 세부영역

① 통사적 · 세계사적 연구영역

② 시대적 · 지역적 연구영역

③ 개별적 · 특수적 연구영역

(3) 체육 일반사의 영역 분류(나영일)

① **지성사적인 측면**⋯ 올림픽즘과 아마추어리즘의 정의, 체육 관련 용어 개념 및 학설 등을 포함하는 체육사 상사 영역을 제시하였다.

② **사회경제사적인 측면**⋯ 정치와 체육, 도시와 지역사회 스포츠, 인종문제, 기술혁신과 스포츠, 산업혁명과 스포츠, 체육제도사 등을 제시하였다.

③ **문화사적인 측면**⋯ 체육교육 혹은 스포츠와 교육, 종교와 체육, 운동클럽 및 상류계층의 스포츠 활동 등을 제시하였다.

④ **과학사적인 측면**⋯ 특정 스포츠 기술의 발달사와 시설, 용구사 등을 제시하였다.

O2 선사 · 삼국시대

01 〈 선사 및 부족국가 시대의 체육

❶ 선사시대의 생활과 신체문화

(1) 선사시대에는 달리기, 던지기, 뜀뛰기, 기어오르기, 흉내내기, 수렵, 무용과 같은 체육활동이 행해졌다.

(2) 수렵은 이 시대의 중요한 식물획득의 수단이자 스포츠였다. 활, 창, 돌도끼 등의 도구를 사용하는 방법은 하나의 기술로 인정되었으며, 이것은 먹을 것을 얻는 생산 기술인 동시에 적으로부터 자신과 부족의 몸을 지키는 전투술이었다.

❷ 부족국가 시대의 생활과 신체문화

(1) 유사시에 모든 백성이 싸움에 나서야 했다. 따라서 이 때의 무사 수련 활동은 곧 체육의 일면이라고 할 수 있다.

(2) 부족국가 시대의 체육은 제천행사와 성인식을 통해 엿볼 수 있다.

(3) 제천행사 ✔자주출제
① 부족국가 사회는 농경 사회로 파종과 수확을 할 때에는 모든 사람들이 하늘에 제사를 지내는 제천행사가 벌어졌다.
② 대표적인 제천행사는 고구려의 동맹(10월), 부여의 영고(12월), 동예의 무천(10월), 신라의 가배(8월), 삼한의 단오(5월)와 상달(10월) 등이 있었다.

(4) 성인식 ✔자주출제
정신적, 육체적인 고통을 참고 이겨야만 사회의 일원으로 인정하는 성인식은 부족국가 사회에는 어디든지 있는 하나의 의식이었다.

(5) 궁술과 유희 ✓자주출제

① 당시 지배층들은 무예를 통하여 유희적 생활을 하였고, 무술 연마를 겸하고 기사로서의 사냥 등을 즐겼다.

② 삼국시대의 무예적 유희였던 석전, 수박, 각저 등이 이 시대부터 전통으로 행해졌다.

③ 윷놀이는 가장 오래된 놀이로 부족 국가시대 부여의 사출도라는 관직에서 유래되었으며 돈, 견, 양, 우, 마 등 동물의 크기와 속도에 연관되어 있었다.

02 〈 삼국 및 통일신라 시대의 체육

① 삼국시대의 사회와 교육

(1) 삼국시대의 사회

① 삼국시대는 유교와 불교가 도입되어 전통적인 무속신앙과 낭가사상이 조화를 이루면서 정치와 교육문화 전반에 큰 영향을 주었으며, 윤리의식의 발달과 아울러 정치제도도 발달하였다.

② 고구려는 중국의 문화를 수용, 정리하여 백제와 신라에 전달하였다.

③ 백제는 상업으로 경제적 번영을 누리면서 중국 귀족 문화를 수용·확산시켰다.

④ 불교가 삼국시대에 전래되어 사회, 문화, 교육에 큰 영향을 미쳤던 것으로 확인되고 있다.

(2) 삼국시대의 교육

① 고구려
   ㉠ 태학
      ⓐ 국가의 관리 양성을 목적으로 주로 귀족 자제의 교육을 담당하는 기관이다.
      ⓑ 최초의 관학이며, 고등교육기관의 효시이다.
   ㉡ 경당
      ⓐ 평민들의 교육기관이다.
      ⓑ 사립 초등교육기관이다.

② 백제 … 모시박사, 의박사, 역박사, 오경박사 등 일종의 교육 담당관 직책인 박사제도가 있었다.

③ 신라

   ⊙ 화랑도

      ⓐ 교육적 기능도 지니고 있기 때문에 청소년 교육단체로 볼 수도 있다.

      ⓑ 청소년들에게 집단 활동을 통해서 도덕적 품성을 함양하고, 신체적 단련을 통해 수련을 하여 사물에 대한 판단력을 키우고 선악에 대한 가치판단을 할 수 있는 인간을 양성하는데 기여했다.

   ⊙ 국학[신문왕 2년(682) 예부] : 관리의 양성에 목적을 둔 귀족자제의 교육기관이었다.

❷ 삼국시대의 무예

(1) 기마술

① 기사(騎射)란 말을 타고 달리며 활을 쏘는 것으로 훗날 조선 시대 무과시험 과목이 되었다.

② 삼국시대부터 중요한 무예 교육의 한 영역이었던 것으로 보인다.

(2) 궁술 ✔자주출제

① 고구려의 경당에서는 궁술을 가르쳤다.

② 백제에서도 기사를 중요하게 취급하였으며, 궁술은 백성이나 임금이 갖추어야 할 중요한 자질의 하나로 취급되었다.

③ 신라에서는 궁전법, 독서삼품과(원성왕 4년)로 인재를 등용하였다.

(3) 입산수행과 편력

① 입산수행은 화랑도의 심신수련 활동으로 독특한 신체적 교육 방식의 하나였다.

② 편력

   ⊙ 산속에서의 신체적 고행을 통해서 신체와 정신의 강화는 물론 영적인 힘을 체득하고자 했던 수련활동이었던 것으로 보고 있다.

   ⊙ 화랑도의 교육과정에 편성되었던 일종의 야외교육 활동이었는데, 명산대천을 두루 돌아다니며 야외활동을 하는 과정에서 시와 음악을 비롯하여 각종 신체적 수련활동에도 참여하였다.

(4) 화랑도 체육 ✔자주출제

① "세속오계(사군이충, 사친이효, 교우이신, 임전무퇴, 살생유택)"를 바탕으로 보국충성 할 수 있는 문무를 겸비한 인재를 양성하는 기능도 지니고 있었다.

② 군사적 측면에서의 교육 목적

    ㉠ 화랑제도를 통해 신라는 용감한 병사의 육성은 물론 실천적 인간을 육성하고자 하였다.

    ㉡ 반민반관의 성격을 띤 단체이다.

    ㉢ 평소에 사회 지도적 인물이 될 청년들의 수양 단체와 같은 성격을 띠고 있었다.

    ㉣ 유사시에는 전사로서 활동할 수 있는 청년의 육성기관 역할도 하였기 때문에 화랑도 체육의 목적에는 전사의 육성 개념도 내포되어 있었다.

③ 교육적 측면에서의 교육 목적

    ㉠ 심신의 단련을 통하여 도덕적 인간을 육성하고자 하였다.

    ㉡ 화랑의 낭도들은 엄격한 규율을 지키며 자연을 벗 삼아 풍류를 즐기고 정신 수양을 하는 한편, 무예와 각종 신체적인 활동을 통하여 덕을 쌓고 심신을 수련하였다.

    ㉢ 세속오계는 화랑도 교육의 핵심방향이었던 것으로 보고 있다. ✅자주출제

        ⓐ 유교적 덕목 : 사군이충, 사친이효, 교우이신

        ⓑ 불교적 덕목(불국토 사상 내제) : 임전무퇴, 살생유택

        ⓒ 심신의 조화적 발달을 추구한 교육적 활동이었던 것으로 추정된다.

(5) 화랑도 체육의 역사적 의미 ✅자주출제

① 고대 사회에서 체계적인 체육의 유형이 존재했다는 점이다.

② 심신 일체론적 사상을 바탕으로 전인 교육을 지향한 체육의 체계가 있었다는 점이다.

③ 신라 화랑도는 체육활동을 통해 역동적인 국민성 함양을 추구했으며, 그러한 문화는 계승되어 우리민족의 정신적 양식이 되었다.

❸ 삼국시대의 민속 스포츠와 오락 ✅자주출제

(1) 수렵(사냥)

① 고대사회에서 공통적으로 나타나는 생존활동이자 스포츠였다.

② 정치, 군사적 시위의 성격을 지닌 왕, 선무행사 수렵, 기사 훈련의 성격을 지닌 군사적 수렵, 레저스포츠로서의 수렵 등 다양했다.

③ 방응도 동서고금을 통해 보이는 사냥의 한 종류였다.

(2) 축국

① 가죽주머니에 겨를 넣거나 공기를 불어넣어 만든 공을 발로 차고 노는 게임이었다.

② 신라에서는 농주라 불리기도 했고, 기구라는 이름으로도 불렸다.

③ 삼국시대의 축국은 주로 상류층에서 즐기던 일종의 민속적 레저 스포츠였다.

(3) 석전(돌싸움)

집단 간에 돌팔매질을 하던 놀이 성격의 석전과 전투 훈련으로서의 석전이 있었던 것으로 보고 있다.

(4) 각저(씨름)

① 두 사람이 서로 맞잡고 힘과 기를 겨루는 경기로 서양에서는 레슬링이 있었다.

② 동양 여러 나라도 이와 유사한 신체활동이 성행했는데, 삼국시대에도 레슬링 유형의 신체활동이 있었던 것으로 추정되고 있다.

(5) 투호

① 화살 같은 막대기를 일정한 거리에 있는 항아리 안에 던져 넣는 게임으로 여성들도 많이 참여하였다.

② 여가 시간에 행해지던 단순한 놀이 성격도 있었으나 인격 수양이나 예절 교육과도 관련이 있었다.

③ 오락적 성격이 짙은 유희의 일종이었지만 성인이 참여하여 예를 닦는데 이용되기도 하였다.

(6) 기타

① 위기 ⋯ 바둑과 유사하다.

② 농주(죽방울 받기) ⋯ 두 손으로 공 또는 방울을 여러 개 공중으로 던지고 받으며 노는 놀이. 흔히 공놀리기 또는 죽방울이라고 불렀다.

③ 죽마 ⋯ 대나무를 가랑이에 넣고 말처럼 끌고 다니던 놀이를 말한다.

④ 악삭(쌍륙) ⋯ 주사위놀이와 유사하다.

⑤ 격구 ⋯ 하키와 유사하다.

⑥ 축판희, 판무, 도판희 ⋯ 널뛰기를 이르는 말이다.

❹ 삼국시대의 체육 사상

(1) 신체미의 숭배 사상

① 고대 국가에서도 신체의 미는 물론 신체적 탁월성을 매우 중시하였다.

② 신라는 신체 그 자체에 높은 가치를 부여했고, 신체의 미도 매우 중시하였다.

③ 화랑이 귀족의 자제로서 외모가 수려한 자들을 선발했다는 사실에서도 드러난다.

(2) 심신 일체론적 체육관

① 화랑 체육은 심신 일체적 신체관을 바탕으로 하고 있었으며, 신체활동을 통한 수련 자체를 덕의 함양 수단으로 생각하였다.

② 화랑도들이 신체적인 활동을 매개로 추구한 이상은 광명사상의 구현과 심신의 조화를 이룬 인간상의 구현으로 파악된다.

③ 화랑 체육이 심신 일체적 신체관을 바탕으로 이루고 있었다는 것은 궁술과 편력을 통해서도 알 수 있다.

④ 궁술의 훈련은 화랑의 교육에서 중시되었던 덕, 예, 도의 함양 수단이 되었으며, 궁도의 실력을 평가하여 그 결과로 인재를 등용하는 "궁전법"을 두었다.

(3) 국가주의적 체육 사상

① 화랑도는 국가가 위기를 맞았을 때 국가를 위해 자신을 던질 수 있는 지혜롭고, 용감한 인재 양성의 산실이었다.

② 화랑도들에게도 군사적 성격의 훈련이 요구될 수밖에 없었고, 화랑의 교육과 훈련에 국가주의 사상이 내재되지 않을 수 없었다.

(4) 불국토 사상

① 다른 민족의 청소년 집단이나 전사 조직과 마찬가지로 가무조합의 일면도 지니고 있었는데 그것은 화랑도의 편력 활동을 통해서 잘 나타난다.

② 편력은 국토를 신성하고 존엄하게 생각하며, 목숨을 걸어서라도 국토를 지켜내야 한다는 불국토 사상과도 연계되어 있었다.

03 고려·조선 시대

01 고려 시대의 체육

❶ 고려 시대의 사회와 교육

(1) 고려 시대의 사회

① 건국

　㉠ 왕건(918)은 태봉을 세웠던 궁예를 몰아내고 고려를 건국한 뒤 신라(935), 후백제(936)를 멸하여 통일 국가를 세웠다.

　㉡ 고려(918~1392)는 호족들이 연합하여 구성한 사회였으며, 사회 계급은 상류층인 호족, 군인 계급인 중류층, 평민이었던 하류층, 천민과 노예 등으로 이루어져 있었다.

② 문화

　㉠ 고려 호족들은 중국의 관료 제도를 받아들였으며, 사상적인 측면에서도 불교와 유교를 동시에 수용하였다.

　㉡ 불교는 수신(修身)의 도(道)였고, 유교는 치국(治國)의 도(道)였다.

(2) 고려 시대의 교육

① 관학

　㉠ 중앙

　　ⓐ 국자감 : 7재(七齋)라는 전문 강좌를 두었으며, 6학 4계급으로 되어 있었다.

　　ⓑ 학당 : 순수한 유학 교육 기관으로서 서민을 위한 교육기관이었다.

　㉡ 지방(향학)

② 사학

　㉠ 12도

　　ⓐ 해동공자 최충이 72세로 관직을 은회한 이후 9재를 짓고 학당을 설립하였다.

　　ⓑ 이후에 이 학원을 최공도라고 하였다.

　㉡ 서당

　　ⓐ 목종 6년(1003) 왕의 교서에 천인의 자제들이 책보를 끼고 스승을 따라 배운다는 기록이 있었다.

ⓑ 인종 2년(1124)에 송나라 사신 서긍이 쓴 〈고려도경〉에 민간 자제의 미혼자가 무리로 모 스승에게 경(經)을 배운다는 기록도 있다.

③ 과거제도

    ㉠ **제술업** : 시(詩), 부(賦), 송(頌), 책(策), 론(論) 등 문예(문장)를 시험하는 것

    ㉡ **명경업** : 유교경전을 읽고 그 뜻이 통하는지를 시험하는 것

    ㉢ **잡업** : 해당 기술 기능에 관한 학문적 자질을 시험하는 것

    ㉣ 유교를 치국의 도로 삼은 고려 시대 내내 무과는 설치되지 않다가 고려 말 공양왕 때 무과를 설치했으나 실효를 거두지는 못하였다.

② 고려 시대의 무예

(1) 국학 및 향학의 무예체육 ✅자주출제

① 국학의 7재 중 무학을 공부하는 강예재가 있었는데, 이는 무학을 통해 장수(將帥)를 육성한 것으로 보인다.

② 무인의 인재 선발에서 수박희의 능력은 인재 선발의 기준이 되기도 하였다.

(2) 무신정권과 무예의 발달 ✅자주출제

① 문치주의에 입각한 귀족정치는 무신의 사회, 경제적 열세를 초래하였다.

② 12세기 중엽, 무인들의 등장은 무예의 발달을 더욱 촉진하는 계기가 되었으나, 무인들은 천시되었다.

③ 무인정권이 들어선 것도 뿌리 깊은 숭문천무 사상 때문이었는데, 무인들의 반란을 일으킨 직접적인 계기는 수박희 행사였다. 그 이후 무인들이 집권하여 약 100년 간 정치적 영향력을 행사하여, 무예는 더욱 발달하였다.

(3) 무예 체육 ✅자주출제

① 수박

    ㉠ 고구려 시대부터 성행하였던 것으로 맨손과 발을 이용한 격투기로 보인다.

    ㉡ 고려 시대 무인들에게 적극 권장되었으며, 명종 때에는 수박을 겨루게 하여 승자에게 벼슬을 주어, 수박이 출세를 위한 방법이 되기도 하였다.

② 궁술

    ㉠ 삼국시대부터 행해졌으며, 국가에서도 병사나 관료들에게 궁술을 익히도록 하였다.

    ㉡ 신라 시대 궁술에 의해 인재를 뽑던 전통도 고려 시대로 전승되었으며, 궁술의 장려와 인재 등용 정책은 문무를 겸비한 인재 양성과 무관하지 않았다.

③ 마술

    ㉠ 말을 타고 여러 가지 자세나 기예를 보여주는 것으로, 6예의 어에 속했던 승마 능력은 군자의 중요한 덕목 중에 하나였다.

    ㉡ 중국의 영향을 받아 마상재, 격구 등과 연계되어 발달되었다.

③ 고려 시대의 민속 스포츠와 오락

(1) 귀족 사회의 민속 스포츠와 오락 ✅자주출제

① 격구

    ㉠ 격구가 성행하게 된 배경

        ⓐ 군사훈련의 수단이었기 때문이다.

        ⓑ 귀족들의 오락 및 여가활동이었기 때문이다.

    ㉡ 격구가 대중화 양상을 보이면서 점차 사치스러운 모습으로 변했으며, 최씨 무인 집권기에는 격구의 사치성이 극에 달할 정도로 격구의 폐단도 만만치 않았다.

② 방응

    ㉠ 삼국시대부터 성행하던 것으로 사나운 매를 길러 꿩이나 기타 조류를 사냥하는 수렵활동이었다.

    ㉡ 고려 시대 방응은 사냥과 연계되어 궁술과 같은 무예의 훈련, 체력 및 용맹성을 기르기 위한 수단이기도 하였으나 주로 왕이나 귀족들의 유희이자 스포츠였다.

③ 투호 … 고려 시대 투호는 왕실과 귀족 사회에서도 매우 성행하였다.

(2) 서민 사회의 민속 스포츠와 오락 ✅자주출제

① 씨름 … 고려사 충혜왕조에 "충혜왕이 용사를 거느리고 각력희를 관람하였다."라는 기록이 있는 것으로 보아 씨름도 유희나 무예의 일종으로 발달된 것으로 보고 있다.

② 추천

    ㉠ 주로 단오절에 가장 많이 행하여졌으며, 여성의 유희나 스포츠로서 각광을 받았던 것으로 보고 있다.

    ㉡ 〈고려사열전〉 최충헌조의 내용을 보아 귀족들도 즐겼으며, 서민들의 민속 유희로도 널리 성행했던 것으로 보인다.

③ 석전

    ㉠ 국속(國俗)으로의 석전은 나라의 풍속으로의 석전으로, 단오일이나 명절에 행하던 민속놀이의 성격을 지닌 활동이었다.

    ㉡ 무(武)로서의 석전으로, 군사훈련의 성격을 지녔다는 것이다.

    ㉢ 관중 스포츠로서의 석전으로, 왕이나 양반들에게 구경거리를 제공하는 성격을 지녔다는 것이다.

④ 연날리기
　　㉠ 〈동국세시기〉에 의하며 "최영 장군이 탐라를 토벌하려 할 때 비로서 생겨 나라의 풍속으로 지금에 이르기까지 행하여지고 있다는 것이다."
　　㉡ 〈삼국사기〉에는 김유신 장군이 연을 사용한 기록이 담겨 있다.
　　㉢ 삼국시대부터 있었던 연날리기도 군사적 목적이나 놀이의 성격을 띠고 고려 시대로 전승되었던 것으로 보인다.

02 조선 시대의 체육

① 조선 시대의 사회와 교육

(1) 조선 시대의 사회 - 유교적 관료국가

① 정치, 경제, 사회, 문화, 교육 등 모든 분야에 있어서 유교를 근간으로 하는 체제를 구축하였다.

② 주자가례(朱子家禮)는 국민생활의 기본적인 규범의식이 되었고, 삼강오륜(三綱五倫)은 지고한 도덕률이 되었으며, 신분제도는 사, 농, 공, 상이라는 엄격한 틀로 분화되어 있었고, 유학(성리학)이 발달되었다.

③ 두 차례의 왜란(임진, 정유)과 두 차례의 호란(정묘, 병자)으로 침략과 파괴를 당하면서 조선은 밀려오는 외세를 막지 못하였다.

④ 임진왜란 이후 청나라 고증학의 영향, 서양문물의 전래, 일부 지식인들의 반성으로 실학운동이 일어났고, 그것은 개화 사상으로 연계되어 교육 근대화의 초석이 되었지만, 청 · 노 · 일의 세력 속에 표류하면서 근대적인 사회로의 전환이 늦어졌고, 체육 및 스포츠 문화의 발달이 지연되는 결과를 낳아 민족의 역동성도 약화되었다.

(2) 조선 시대의 교육

① 관학
　㉠ 중앙
　　ⓐ 성균관 : 고려 말 국자감의 명칭을 조선 시대에 바꾸어 사용하게 되었다.
　　ⓑ 4학 : 고려 말의 5부 학당이 이어진 것으로 세종 때 북부학당이 폐지됨에 따라 4학으로 정착되었다.
　㉡ 지방(향교) : 향교는 조선 시대 들어 크게 발전하였으며, 양반이나 향리 자제들이 주로 입학하였다.

ⓒ 기술 교육기관

    ⓐ 잡학 : 역학, 율학, 의학, 천문학, 명과학, 산학 등을 담당하였다.

    ⓑ 무학교육 : 병조에서 담당하고 훈련원에서 주관하였고, 무예연습과 강습이 주된 내용이었으며, 무인 관료를 양성한다는 측면에서 일반 잡학과는 성격이 달랐다.

② 사학(삶을 위한 교육이기보다는 앎을 위한 교육)

    ㉠ 서원 : 교육의 목적은 선현존숭이었으며, 선현을 제사하고 학통을 따라 학문을 연마하였으나 현실적으로 는 과거를 준비하였다.

    ㉡ 서당 : 교육내용은 천자문과 사서오경의 강독, 문장 공부인 제술, 실용적인 글쓰기 연습인 습자 등이었다.

③ 과거제도

    ㉠ 문관 채용시험

        ⓐ 소과(생진과)

          • 생원과 : 사서, 오경으로 시험하였다.

          • 진사과 : 시, 부, 표, 책 등 문장으로 시험하였다.

        ⓑ 대과(문과)

    ㉡ 무관 채용시험 ✅자주출제

        ⓐ 소과, 대과 구분이 없는 단일과로서 초시(230명), 복시(28명), 전시(28명, 갑 3명, 을 5명, 병 20명)의 3단계 시험이 있었다.

        ⓑ 무과급제를 위해서는 무예 익히기(각종 유형의 궁술과 기사, 기창, 격구, 조총)와 강서 탐독(경서, 병서 등)이 요구되었다.

        ⓒ 초시의 경우 중앙은 훈련원에서 치르고, 지방은 각도의 병사에서 치루었다.

        ⓓ 복시와 전시는 병조와 훈련원에서 관장했으며, 합격자를 선달이라고 하였다.

        ⓔ 무과를 관장하는 주체는 국가였고, 그 관리 책임은 훈련원이나 병조에 있었으며, 엄격한 절차에 따라 무관 채용시험이 실시되었다.

        ⓕ 전시의 경우 감적관(궁술에 표적에 맞았는지 여부를 감독), 칭천관(화살의 무게를 측정), 출마관(말의 출발을 담당), 누수관(흐르는 물로 시간을 측정), 급책관(책을 배포), 출방관(합격자를 발표) 등 19가지의 직책으로 세분화되어 있었다.

    ㉢ 기술관(잡과) 채용시험

        ⓐ 역과, 의과, 음양과, 율과 등 4과가 있었다.

        ⓑ 기술 교육은 잡학이라 하여 천시되었으며, 중인의 자제들이 이를 세습적으로 배워 응시하는 것이 보통이었다.

❷ 조선 시대의 무예

(1) 무예 교육

① 훈련원과 사정의 교육

ㄱ 훈련원 ✓자주출제

ⓐ 무인 양성과 관련된 공식적인 교육기관이다.

ⓑ 군사의 무재를 시험하고 무예를 연습하였으며, 병서 강습을 하기도 하였다.

ⓒ 병요, 무경칠서, 통감, 박의진법, 병장설 등을 습득시키고 활쏘기, 승마 등을 연습시켰다.

ㄴ 사정 ✓자주출제

ⓐ 전국적인 무사 양성 기능을 대신한 곳이다.

ⓑ 무사들이 평상시에 무과 준비를 하고 훈련을 하는 교육기관의 역할을 대신하였다.

② 무예 교육

ㄱ 학교기관과 같은 곳에서 체계적으로 실시되지 못하고 개인적으로 실시되었다.

ㄴ 무사 교육은 궁마나 병서를 익히기 쉬운 환경에서 성장한 사람들에게 유리했으며, 무예 수련이나 병서 공부는 주로 부자지간의 전수로 이루어지는 일이 많았으며, 체계적이라기보다는 비체계적인 경향이 강했고, 즉흥적인 성격을 띠고 있었다.

③ 무예 서적 ✓자주출제

ㄱ 〈무예도보통지〉는 정조의 명에 의해 규장각의 이덕무, 박제가와 장용영의 초관이었던 백동수, 장용영의 무사들과 함께 무예의 내용을 일일이 검토하여 만든 것이다. ✓자주출제

ⓐ '무예(武藝)'는 무(武)에 관한 기예를 뜻한다.

ⓑ '도보(圖譜)'는 어떠한 사물을 실물 그림을 통하여 설명하고, 계통에 따라 분류한 것을 의미한다.

ⓒ '통지(通志)'는 모든 것을 망라한 종합서를 뜻한다.

ⓓ 1598년(선조 31) 한교가 편찬한 6가지 무예로 구성된 〈무예제보〉와 1759년(영조 35)에 사도세자가 주도하여 편찬한 18가지 무예로 구성된 〈무예신보〉를 모체로 한, 중, 일 삼국의 서적 145종을 참고하여 1790년(정조 14)에 완성된 종합 무예서이다.

ㄴ 서유구의 〈임원경제지〉에는 과학적인 활쏘기 방법이 상세히 소개되어 있다.

(2) 체육 성격의 무예와 건강법

① 궁술 ✅자주출제

㉠ 조선 시대의 궁술은 체육 및 무예 교육으로서의 궁술과 스포츠로서의 궁술로 분류할 수 있다.

ⓐ 체육 및 무예 교육으로서의 궁술 : 교육활동의 한 영역으로 가치를 인정받아왔으며, 육예의 하나로 활쏘기를 통한 인간 형성을 지향하는 유교적 교육의 한 방식으로 인식되었다.

> 육예는 예(禮)·악(樂)·사(射)·어(御)·서(書)·수(數) 등 6종류의 기술이다. 예는 예용(禮容), 악은 음악, 사는 궁술(弓術), 어(御)는 마술(馬術), 서는 서도(書道), 수는 수학(數學)이다.

ⓑ 스포츠 성격의 궁술(편사) : 5인 이상으로 구성된 각 단체의 궁수들이 소속된 사정이나 마을을 대표하여 출전하는 경기이다. 전쟁기술로서가 아닌 일종의 게임으로 승부를 겨루는 편사는 궁도경기였으며 변사로 불리기도 하였다.

㉡ 궁술은 화살의 종류와 실시 방법에 목전, 철전, 유엽전, 편전, 관혁, 기사 등으로 나뉘며, 이중 유엽전이 가장 많이 실시되었다.

② 격구

㉠ 격구의 방법에 대해서는 〈무예도보통지〉에 자세히 나온다.

㉡ 조선 시대의 격구는 단순한 오락이 아니었으며, 국방력 강화 차원에서 하나의 무예로서 장려된 활동이었으며, 체육의 성격을 지닌 무예 활동 중 하나였다.

③ 체력시험

㉠ 무과시험보다 한 단계 아래인 일반 무사 선발 과목에는 활쏘기와 주(走), 역(力) 등이 있었다.

㉡ 주와 역은 현재의 체력장제도와 유사한 종목으로 주는 일정한 시간 동안 멀리 달리는 능력이고 역은 무거운 물건을 들고 멀리 달리는 능력을 시험하는 과목으로 측정방법도 비교적 과학적이었다.

④ 도인체조와 이황의 활인심방 ✅자주출제

㉠ 도인은 정신통일, 목 돌리기, 마찰, 침 삼키기, 다리의 굴신 동작으로 구성된 치료보다는 예방을 위한 보건체조의 기능을 지닌 움직임 체계였다.

㉡ 조선의 대 유학자인 퇴계 이황은 도가 계열의 의서인 〈활인심방〉을 구하여 도인을 실시하였다.

㉢ 중국의 주권(1378~1448)이 저술한 〈활인심방〉을 퇴계 선생의 건강 상태가 좋지 않았던 장년기에 제자였던 의생으로부터 〈활인심방〉을 입수하고, 퇴계 선생이 직접 모사하여 후세에 전하였을 것으로 추정하고 있다.

㉣ 도인이란 용어는 〈고려사〉 제132권 신돈전에 잘 나타난다. 그리고 조선 시대 허준의 〈동의보감〉에도 도인법에 대한 기록이 담겨있다.

❸ 조선 시대의 민속 스포츠와 오락

(1) 귀족 사회의 민속 스포츠

① 활쏘기
- ㉠ 조선 시대 상류층 양반들은 활쏘기를 즐겼다.
- ㉡ 조선 시대의 사정은 일종의 궁도클럽과 같은 기능을 지니고 있었다.
- ㉢ 궁술은 무예로서도 중요했지만 양반사회에서 돈이나 음식을 걸고 내기를 하는 등 우열을 가리는 게임의 단계로 발전된 민속 스포츠였다.

② 봉희
- ㉠ 조선 시대 성행했던 골프와 유사한 유희의 한 종류로, 공중에서 공을 쳐서 구멍에 넣던 놀이였다.
- ㉡ 격구와 다른 점은 말을 타지 않고 그냥 평지에서 공을 치는 것이었다.

③ 방응
- ㉠ 고려 시대와 비슷한 형태로 매를 훈련시켜서 꿩이나 토끼 종류의 사냥감을 잡는 것이었다.
- ㉡ 매와 함께 산과 들판을 뛰어다니다 보면 운동도 되고 호연지기도 자연히 길러졌다.
- ㉢ 조선 시대에는 매의 사육과 사냥을 담당하는 '응방'이라는 전문부서가 있었다.
- ㉣ 응패는 매사냥을 허가하는 증명서 역할을 하였다. 일반 양반들에게는 목패, 대군이나 종친들은 목패에 칠을 한 녹패, 내응방에 해당하는 사람들에게는 붉은 주패가 교부되었다.

④ 투호
- ㉠ 조선 시대의 투호는 궁중 오락으로 매우 성행하였으며, 교육적 성격도 지니고 있었다.
  - ⓐ 성종 : 투호가 단순한 놀이가 아니라 치심(治心)에 중요한 것이다.
  - ⓑ 퇴계 이황 : 투호를 부드러움과 엄함, 오만하지 않음, 승부의 초연함, 남자로서의 태도, 군자 등 모든 덕목이 갖추어지니 경쟁의 요소를 지닌 것으로 인식하였다.
- ㉡ 퇴계 이황의 투호에 대한 인식
  - ⓐ 덕(德)으로서의 스포츠 : 본질적 가치를 덕성의 함양으로 보고 제자들에게 투호를 실시하게 하여 도덕교육을 실시코자 하였다.
  - ⓑ 경(敬)으로서의 스포츠 : 화, 엄, 격식과 규범, 주인과 손님이 오만하지 않고 승부에 승복하는 마음이 고루 교차되는 경기였는데, 퇴계 이황은 투호를 통해 경(敬)을 수련하고자 하였다.

(2) 민중 사회의 민속 스포츠 ✔자주출제

① 장치기 … 오늘날의 필드하키와 비슷한 유형의 경기이며, 편을 갈라 공, 나무토막 등을 긴 막대기로 쳐서 상대편 문안에 넣는 경기였던 것으로 보고 있다.

② 석전 … 변전 또는 돌싸움이라고도 하는데 돌이나 몽둥이를 들고 싸우는 집단적 민속놀이이며 일제 강점기 직전까지 계승되었다.

③ **씨름** ··· 삼국시대부터 현재까지 행하여지고 있는 대표적인 민속 스포츠이며, 조선 시대 문헌(조선왕조실록, 완당집, 경도잡지, 동국세시기)과 김홍도의 씨름그림이나 유숙의 대쾌도 그리고 기산의 풍속도 등에서 씨름의 모습을 찾아 볼 수 있다.

④ **추천** ··· 조선 시대 양반층에서 그네를 멀리하였으나 민간에서는 여전히 성행하여 단오절만 아니라 평상시에도 그네를 즐겼으며, 〈열양세시기〉에 의하면 단옷날에 남녀가 그네를 뛰는 것은 서울이나 시골이나 마찬가지였다고 한다. 추천대회는 1970년대까지 농촌에 남아 있었다.

⑤ **기타** ··· 제기차기(축지구), 연날리기, 팽이치기, 썰매, 널뛰기(초판희, 도판희), 줄넘기(도색희), 줄다리기(인색희) 등 다양한 신체문화가 있었다.

❹ 조선 시대의 체육 사상

(1) 숭문천무와 문무겸전의 대립

① 성리학의 발달과 유교적 특성으로 인하여 문존무비의 숭문천무 사상이 만연하였다.

② 조선의 성리학은 음양사상과 결합되어 변질됨으로써 숭문천무 사상이 만연했고, 그러한 결과로 무예나 활동적인 신체문화가 활성화되지 못함으로써 민족의 기질과 역동성을 약화시키는 결과를 낳았다.

③ 예외적으로 문무겸비를 강조한 조선 시대의 위대한 왕은 정조대왕(무예도보통지 편찬)으로, 무예를 진정으로 거듭나게 하는 계기를 만들었다.

(2) 심신수련으로서의 활쏘기

① 궁술 훈련은 덕(德)을 닦는 교육의 수단으로 취급되었다.

② 활쏘기는 조선 시대의 왕부터 일반 무사들에 이르기까지, 무관에서 문관과 일반 양민에 이르기까지 가장 기본적인 신체활동으로서 예의작법이었고, 놀이였으며, 심신단련의 수단이었다.

③ 유교 국가였던 조선 시대에 활쏘기는 단순한 무술이나 무예의 차원을 넘어 분명한 철학을 바탕으로 성장한 교육적 신체활동이었다.

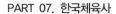 한국 근·현대체육사

01 〈 개화기의 체육

① 개화기의 사회와 교육

(1) 개화기의 사회

① 1876년 문호를 개방하고, 일본과 강화도 조약을 체결한 이후 미국을 비롯한 유럽 여러 나라와 통상 수호 조약을 체결하게 되면서 열강들의 각축장으로 변하였다.

② 조선 말기 사회는 반봉건적 근대화 정서와 반제국주의적 민족주의 정서가 동시에 분출하여 위정척사운동, 동학운동, 갑오개혁, 을미사변, 의병운동 등과 같은 정치, 사회적 격변이 숨가쁘게 전개되었지만 결국 1910년 일본의 식민지로 전락하게 되었다.

(2) 개화기의 교육

① 교육기관 설립

　㉠ 근대 관립 교육기관의 설립 : 조선이 서구열강 및 일본과 통상조약을 체결한 이후 가장 시급한 것은 통역관의 양성이었고, 그러한 배경으로 세워진 학교가 동문학, 통변학교, 육영공원 등이었다.

　㉡ 근대 민간 교육기관의 설립 : 일본의 제국주의적 팽창으로 인해 위기의식을 가졌던 국민들은 교육의 중요성을 인식하게 되었고, 많은 지식인들은 각종 민간 사립학교를 설립하였다. 1883년 최초의 근대적 학교 원산학사가 설립되었고, 기타 흥화학교(1898), 낙영의숙(1895), 중교의숙(1896) 등과 같은 학교들도 설립되었다.

　㉢ 선교단체 교육기관의 설립 : 개항 이후 기독교의 복음을 전하기 위해 입국한 선교단체들은 기독교의 확장 수단으로 교육과 의료활동을 선택하였다. 광혜원, 배재학당, 이화학당, 경신학당, 정신학교 등 1910년 2월까지 전국에 796개의 의료 및 교육기관이 설립되었다.

② 교육개혁 ✔자주출제

　㉠ 개항 이후 새로운 학제의 도입과 학교 설립에 관한 법령이 공포되었다.

　㉡ 고종은 1895년 2월 근대적 국가를 세움에 있어서 교육을 국가중흥에 기본적인 수단으로 생각하고 '교육입국조서'를 하달하였다.

ⓒ 종래 유교 중심의 교육을 지양하고 덕양, 체양, 지양 즉 삼양에 힘쓰고 허명과 실용을 분별하여 실용적인 교육을 강화하도록 하였다.

❷ 개화기의 체육

(1) 근대 체육의 태동기(제1기 : 1876 ~ 1884) ✅자주출제

① 근대 체육의 도입은 근대적인 학교를 통해 본격화되었다.

② 최초의 근대 학교인 원산학사에서는 설립 초기 문사양성을 위한 문예반(50명)과 무사양성을 위한 무예반(200명)을 두었다.

③ 무예반에서는 병서와 사격 과목이 편성되어 있었으며, 별군관도시절목에는 유엽전, 편전, 기추 등이 시험과목으로 선정되어 있었다.

(2) 근대 체육의 수용기(제2기 : 1885 ~ 1904) ✅자주출제

① 1889년대부터 개신교 선교사들에 의해 배재학당(1885), 이화학당(1886), 경신학당(1886) 등과 같은 미션 스쿨이 설립되었다.

　ⓐ 미션 스쿨은 한국의 교육 전반에 큰 영향을 미쳤으며, 미션 스쿨에 서구 스포츠가 도입된 것은 1890년경이었다.

　ⓑ 1889년, 배재학당의 학칙에 체육이 정규 교과목으로 명시되지는 않았으나 과외활동을 통해 야구, 축구, 정구(테니스), 농구와 같은 서구 스포츠가 실시되었다.

　ⓒ 언더우드 학당(경신)에서는 '오락'이라는 명칭 하에 30분의 체조시간이 배정되었으며, 1891년부터 체조가 정식 교과목에 편성되어 매일 첫째 시간에 30분씩 지도되었다.

　ⓓ 이화학당에 체조가 교과목으로 편성된 것은 1890년이었으며, 1892년부터 정기적으로 실시되었다.

　ⓔ 1896년의 학과목은 영어, 성경, 언문(읽기, 쓰기, 작문, 편지쓰기), 생리학, 성학, 오르간, 반절, 한문, 수학, 지리, 역사, 과학, 체조, 가사 등이었다.

② 1895년에는 관립 외국어학교가 설립되었으며, 1903년에는 황성 YMCA가 조직됨으로써 서구 스포츠가 본격적으로 유입되기 시작하였다.

　ⓐ 관·공립학교에서도 근대적인 교육과 체육이 실시되기 시작하였으며, 1895년 공포된 〈교육조서〉에는 체육의 중요성을 강조한 내용이 담겼고, 그 이후 체육(체조라는 명칭)은 소학교 및 고등과에 정식 교과목으로 채택되었다.

　ⓑ 1895년 소학교의 소학교규칙대강이 발표되었다.

　ⓒ 외국어 학교에서도 스포츠를 도입했다. - 최초의 운동회가 실시된 곳도 외국어학교였다(영어학교의 화류회).

(3) 근대 체육의 정립기(제3기 : 1905 ~ 1910) ✅자주출제

① 1905년 을사조약이 체결되었으며, 1906년 2월 일제는 통감부를 통해 식민지 교육정책을 입안하면서 대한제국의 교육제도를 대대적으로 개편하였다.
- ㉠ 보통학교의 수업 연한은 6년이었으며, 1906년 8월에 발효된 보통학교 교육시행령 1조, 소학교령 교육목적에는 신체발달, 도덕교육, 생활에 필요한 지식과 기예교육이 강조되어져 있었다.
- ㉡ 그리고 6조에는 국어, 한문, 일어를 비롯하여 '체조'를 정식 교과목으로 명시되어 있고, 10항에 체조의 성격과 목적을 규정하였다.
- ㉢ 1906년과 1909년에 공포된 52조를 통해 중학교를 고등학교로 명칭이 변경되었고, '체조'가 교과목으로 규정되고, 체육 목표를 다음과 같이 제시하였다. "체조는 신체를 강건히 하며, 정신을 쾌활케 하고 겸하여 규율을 수(守)하며 협동을 상(尙)하는 관습을 양(養)하기를 위주로 하여 보통학교 체조와 병식체조를 적당히 교수함을 요함."

② 체육수업은 본과 4년간 매 주당 3시간 보통체조와 병식체조로 편성되었고, 예과 및 보습과 과정도 매주 3시간 보통체조와 병식체조를 편성하였다.
- ㉠ 1906년 사범학교령이 공포된 이후 관립 한성사범학교의 교육과정 속에는 예와 본과에 모두 체조가 편성되어 있었다.
- ㉡ 1905년 한일합병 이후 생겨난 많은 사립학교에서도 교육은 국권회복운동의 수단으로 인식되면서 민족정신의 고취와 체력단련을 위해 체육을 실시하였다.
- ㉢ 시대적 상황으로 인해 학교 체육은 교련의 성격을 띠고 발달되었다. 대성학교는 체조가 군대식으로 실시되었으며, 운동회는 애국계몽운동의 성격을 띠었고 오산학교는 체육을 매우 강조하였으나 군사 훈련의 성격을 띠고 발달되었다.
- ㉣ 체육이 중요한 교과목으로서 자리를 잡은 것은 사실이었으나 민족주의적, 국방체육의 성격을 띠고 발달되었던 것이다.

❸ 개화기의 스포츠

(1) 학교 스포츠의 발달

① **최초의 운동회** … 우리나라 최초의 운동회는 1896년 5월 삼선평에서 열린 영어학교의 화류회로 육상 경기 위주로 실시되었다. 그 후 이것이 학급 학교 연합 운동회로 발전하여 민족 단결의 장이 되자 1909년 12월 27일에 학교에 돈이 없다는 이유로 일제에 의해 중지 명령이 내려졌다. ✅자주출제

② **개화기 학교 운동회의 특색** ✅자주출제
- ㉠ 운동회는 주민과 향촌의 축제 성격을 갖고 공동체 의식을 강화시키는 역할을 하였다.
- ㉡ 운동회는 민족주의 운동의 성격을 갖고 애국심을 고취시키는 역할을 하였다.
- ㉢ 스포츠 사회화 운동의 성격을 갖고 사회체육의 발달을 촉진하는 역할을 하였다.

(2) 근대 스포츠의 도입과 보급 ✅자주출제

경기	도입일시	최초경기
체조	1895.04.16	한성사범학교 설치령에 체조교과가 정식으로 채택
육상	1896.05.02	영어학교 교사 허치슨의 지도에 의한 화류회에서 경기 열림
검도	1896	경무청에서 검도를 경찰교습과목으로 채택
수영	1898.05.14	무관학교 학생들에게 휴가 시 수영연습을 명함
씨름	1899.04.30	학부주최 관·사립학교 운동회에서 경기종목으로 채택
사격	1904.09.24	육군연성학교에서 사격을 교과목으로 채택
야구	1905	미국인 선교사 질레트가 황성기독교청년회원들에게 지도
축구	1905	외국어학교의 외국인 교사들의 지도로 학생들이 축구를 함
사이클	1906.04.22	육군참위 권원식과 일본인 요시카와가 훈련원에서 경기 개최
유도	1906	일본인 내전양평에 의해 전래
농구	1907	황성기독교청년회 초대총무 질레트가 회원들에게 보급
빙상	1908.02.01	평양 대동강에서 일본인들이 빙상운동회 개최
정구	1908.04.18	탁지부(현 재무부) 일반관리의 운동회 때 경기종목으로 채택
승마	1909.06.13	근위기병대 군사들이 훈련원에서 기병경마회를 거행

(3) 체육단체의 결성 ✅자주출제

① **대한체육구락부** … 1906년 김기정 등이 결성한 우리나라 최초의 근대적인 체육단체이다. 설립목적은 국가 위기 극복을 위한 체육의 강화이다.

② **황성기독교청년회운동부** … 1903년 10월에 발족되었고 1906년 4월 11일에 황성기독교청년회운동부를 결성하였다. 개화기 결성된 체육단체 중 가장 왕성한 활동을 펼친 단체이며 복음전파, 애국정신 고취, 청년의 체질강화, 근대스포츠의 도입에 설립목적이 있다.

③ **대한국민체육회** … 1907년 10월 병식체조의 개척자로서 우리나라 근대 체육의 선구자였던 노백린 등이 창립하였다. 노백린은 덕육 및 지육에 치우친 교육의 문제점과 병식체조 중심의 학교 체육을 비판하며, 체육의 올바른 이념 정립과 체육 관련 정책의 개혁을 목표로 체육단체를 이끌었다.

④ **대동체육구락부** … 1908년 권서연, 조상호 등이 결성한 사회체육단체이며 사회 진화론적 자강론에 입각하여 체육의 가치를 국가의 부강과 존폐의 근간이 되는 것으로 인식하고 체육학의 연구와 강건한 체력의 육성을 부르짖으며, 체육 계몽운동을 통한 강력한 국가 건설을 지향하였다.

(4) 개화기 체육의 역사적 의미

① 체육의 개념 및 가치에 대한 근대적 각성이 이루어진 점

② 교육체계 속의 체육의 위상이 정립되었다는 점

③ 근대적인 체육 및 스포츠 문화가 창출되었다는 점

❹ 개화기의 체육사상

(1) 유교주의와 체육

① 숭문천무와 문존무비 등 유교주의 시대의 편향적인 사고체계는 조선조 500년 동안 우리 민족의 역동적인 기질을 약화시키는 결과를 낳았다.

② 서구식 운동경기나 스포츠 활동이 소개될 당시 일화들은 유교주의 사고가 신체문화의 발달을 저해한 초국 경적인 이데올로기였음을 보여준다.

③ 구한말 테니스가 처음 도입되었을 때 순종은 "저렇게 힘든 일을 손수하다니 참으로 딱하오, 하인에게나 시킬 일이지." 하고 혀를 찼다라고 한다.

④ 유교사상에 젖은 왕이나 양반들은 체육 스포츠를 평민들이나 할 육체적인 놀이 정도로 인식하고 있었음을 알 수 있다.

⑤ 여성들의 체육 활동 참여는 당시 유교주의자들에게는 하나의 충격이었던 것으로 보인다.

⑥ 이화학당에 체조가 실시되었을 무렵, 양반들이 이화학당 여학생들을 며느릿감에서 소외시킨 것은 체조과목 이 육체를 부덕하게 만든다고 간주하였기 때문이었다고 한다.

⑦ 유교는 많은 장점을 지닌 깊은 철학이었음에도 불구하고, 부분적으로 왜곡되어 개화기 체육, 스포츠의 도입과 확산에 역기능적인 역할을 한 이데올로기였다.

(2) 사회 진화론적 민족주의

① 개화기 한국 사회에서 일종의 체육진흥운동이 일어난 것은 큰 변화였고, 그 변화의 바탕에는 사회진화론, 즉 다원주의적인 민족주의 사상이 깔려 있었고, 민족주의 운동과 연결되어 있었다.

② 국권상실의 위기감을 느끼는 상황에서 강자만이 살아남을 수 있다는 인식은 강건한 청소년의 육성이 필요하다는 자각을 낳았고, 그러한 맥락에서 체육은 적절한 선택이 되었던 것이다.

③ 19세기 말과 20세기 초에 확산되기 시작한 체육과 스포츠는 국권상실이라는 민족의 위기를 맞음으로써 진화론적 인식을 바탕으로 민족주의적 이데올로기를 잉태하게 되었던 것이다. 따라서 한국 근대 체육 발달의 이데올로기는 사회 진화론적 민족주의였다고 규정할 수 있다.

(3) 체육사상가

① 이기(1848~1909) … 한성사범학교의 교관이 되어 후진양성에 주력하였다. '대한자강회'를 조직하여 민중계몽에 헌신하였던 그는 지육, 덕육, 체육 중에서 체육이 가장 중요하다고 강조하였다.

② 박은식(1859~1925) … 문(文)위주로 되어 있는 우리나라 전통교육의 폐단을 지적하고 그 대안으로 선진 외국의 체조교육을 제시하였다.

③ 문일평(1888~1939) … 체육을 국가의 운명을 결정하는 중요한 교육 영역으로 인식하였다. 1908년 5월 태극학보 제2호에 실린 "체육론"은 그의 체육 사상을 잘 보여주고 있으며, 체육발전을 위해 다음과 같은 다섯 가지 제언을 남겼다.

첫째, 체육학교를 특설하고 체육교사를 양성할 사

둘째, 과목에 체조, 승마, 등을 (치)할 사

셋째, 평단보필이 (차)에 대하여 특히 주의할 사

넷째, 학교, 가정에서 특히 주의할 사

다섯째, 체육에 관한 학술을 정구키 위하여 품행단정하고 신체 강장한 청년을 해외에 파견할 사

④ 이기동(1885) … 육군 무관학교를 졸업하고 휘문의숙의 체육교사를 역임하였다. 그는 특히 체조의 이론과 학교 체육 운영에 대하여 많은 관심을 가졌으며, 당시 일본의 학자들과 교류하면서 체조의 이론적 발전과 보급에 많은 활약을 하였다. 1909년 7월 보통학교 체조과 교원용으로 〈신체조교수서〉를 출판하고, 체조연구회를 조직하였다. 조원희와 학교 동창생이며 1920년 조선체육회 창립총회 발기인 70여 명 중의 한 사람으로 활약하였다.

⑤ 이종만 … 체육을 국가의 운명을 좌우하는 중요한 교육―문화영역이라고 인식하고 "체육의 국가에 대한 효력"을 세 가지로 밝히고 있다.

첫째, 국민의 완전한 정신은 반드시 건강한 신체의 작용으로부터 나오는 것이므로 체육을 통해 용맹스런 국민을 육성할 수 있다.

둘째, 체육은 국민의 단결력을 형성시켜주므로 체육을 통해 국민의 내부적인 단합을 이끌어낼 수 있다.

셋째, 체육은 20세기 국제 경쟁 시대에 국가자강, 즉 강력한 국가 건설의 기초가 된다.

⑥ 이종태 … 우리나라 근대 교육기관이었던 관립 외국어학교 교장, 한국 근대 교육의 선구자였다. 그는 체육과 교육의 중요성을 일찍이 인식한 인물이었다.

⑦ 노백린 … 1898년 11월 외국 유학생으로 선발되어 일본 육사에 관비생으로 입교하였다. 그는 강한 혈기와 씩씩한 기질로 일본인 동료들을 압도하였다고 한다. 조국 국방의 선도자가 되겠다는 의식을 가지고 1899년에 귀국하여 24세의 청년 장교로서 무관학교 교관이 된 그는 체육은 덕, 지, 이교와 병행하여 국민교육에 불가결한 요소라는 주장을 폈다. 구한말의 체육회(대한체육구락부) 발기를 추진하기도 한 근대 체육의 선각자였다. ✔자주출제

⑧ **조원희** … 우리나라 근대 체조를 학교체조로 발전시킨 체조지도자이며 휘문의숙 체육교사를 겸임하고 뒤에는 학감을 역임하였다. 〈신편체조법〉을 발간하였고 형식적인 병식체조가 신체 발육기에 있는 어린이에게 육체적으로나 정신적으로 유익하지 못함을 지적하면서, 어린이에게는 즐겁고 흥미있고 부드러운 체조법이 필요함을 강조하였다. 이전의 형식적이고 딱딱한 방법에서 탈피하여 몸의 균형을 꾀하고 교정적 효과까지 노린 〈신편체조법〉은 당시 많은 학교에서 채택되었다. ✔자주출제

02 〈 일제강점기의 체육

❶ 일제강점기의 사회와 교육

(1) 일제강점기의 사회

① 일본은 을사조약(1905)을 통해 조선을 보호령으로 만들었고, 1910년 8월 29일 조선을 강제 병합하여 식민 통치하게 되었다.

② 일제 강점기는 우리 민족이 주권을 잃고 국가 활동이 단절되어버린 비극의 시대, 독립을 쟁취하기 위해 싸운 투쟁의 시대라 할 수 있다.

(2) 일제강점기의 교육

① **제1차 조선교육령** … 조선의 우민화 교육에 착수하였다.

② **제2차 조선교육령** … 우리 민족의 불만을 다스리기 위해서 각 학교의 편제와 수업 연한을 일본과 유사하게 조정하였고 대학교육의 기회를 제공하는 방침이 명시되어 있었다.

③ **제3차 조선교육령** … 종래의 보통학교, 고등보통학교, 여자고등보통학교를 각각 소학교, 중학교, 고등여학교로 개칭하였고 황국식민화를 위해 일본어, 일본사, 수신, 체육 등과 같은 교과목의 비중을 높였다.

④ **제4차 조선교육령** … 학교의 수업 연한을 1년 단축하고 교육목적을 "황국신민의 양성"에서 "국가 유용 인물의 양성"으로 바꾼다는 것이었다. 하지만 이런 모든 것은 학교 교육을 통해 전쟁인력을 확보하려는 술책에 불과했다. ✔자주출제

② 일제강점기의 체육 ✔자주출제

일제강점기 시대 체육의 기본 성격	• 학교체육의 자주성 박탈 • 민족주의적 운동경기의 탄압으로 그 면모를 알 수 있다. • 일제의 운동경기의 주도권·장악권이 노골적으로 이루어지자 민족주의적 성격을 띤 YMCA를 통한 순수체육을 지향하려는 움직임과 궁술과 씨름 등의 민족전통경기가 부활하면서 대응하였다.

(1) 조선교육령 공포기의 체육(1910 ~ 1914)

① **교육의 목적** … 조선인을 충량한 일본 신민으로 육성하는 것이었다.

② **특징**

   ㉠ 근대적인 체육의 목적으로 개념이 설정되었으나 잠재적 의도는 체육의 자주성 박탈, 우민화 교육이었다.

   ㉡ 학교 체조 → 보통체조로 변화시켰다.

   ㉢ 유희, 수영, 스케이팅 등을 새롭게 추가하였다.

   ㉣ 학교체육총독부 학무국 주관 : 병식체조가 서전체조(스웨덴체조)로 대치, 각종 유희(놀이)가 도입되었다.

   ㉤ 총독부 : 체조교원을 일본 군인으로 충당하는 등 민족주의적 체육활동을 통제하였다.

(2) 체조교수요목의 제정과 개정기의 체육(1914 ~ 1927)

① 체조, 교련, 유희로 구분하였다.

② 병식체조를 교련으로 이관 분리하여 민족주의적 체육을 말살하였다.

③ 유희 … 경쟁적 유희, 발표 동작위주로 한 유희 등으로 구분하였다.

④ 과외활동 시간, 일상생활 속에서 실시할 종목 … 야구, 수영, 테니스 등 종목을 권장하였다.

⑤ 체조교육의 교수 방법, 목적 개념 등을 구체적으로 제시 … 단체운동의 지도, 신체 및 정신의 도야, 운동의 생활화, 위생 등을 제시하였다.

⑥ 학교교육체계에 체육을 필수로 선정하였다.

⑦ 교과서 … 조선총독부에 의해 소학교, 보통학교 체조교수서(1916) 개발, 교수요목의 개정에 따라 소학교, 보통학교 신편체조교수서(1927)를 편찬하였다.

(3) 체조교수요목 개편기의 체육(1927 ~ 1941)

① 유희 및 스포츠 중심 체육 … 내용을 체조 중심에서 유희·스포츠 중심으로 변경하였다.

② 학교대항 각종 운동경기대회 성행

   ㉠ '연고전'의 효시 : 연희전문학교와 보성전문학교 간 경기를 들 수 있다.

ⓒ 육상, 축구, 야구, 농구 등과 같은 종목의 대교경기가 활성화되었다.

ⓒ 학교 경기는 사회체육으로 이어져 민족의식을 고취시켰다.

③ 국제무대 진출

(4) 체육통제기의 체육(1941 ~ 1945)

① 사회적 특징

ⓐ 일본은 1937년 중일전쟁을 일으켜 한반도를 일제의 대륙 침략의 기지화로 삼았다.

ⓑ 1941년 태평양전쟁을 일으켰다.

ⓒ 민속말살정책을 실시하였다.

② 특징

ⓐ 전시 동원 체제에 맞는 학제를 개편하였다.

ⓑ **체육 군사육성** : 체조과는 체련과로 변경하였다.

ⓒ 각종 체육 경기를 완전 통제하였다.

❸ 일제강점기의 스포츠

(1) 근대 스포츠의 도입과 발달

① 근대 스포츠의 도입

ⓐ 권투

ⓑ 탁구

ⓒ 배구

ⓓ 역도

ⓔ 골프

ⓕ 연식정구와 테니스

ⓖ 레슬링

② 스포츠의 발달

ⓐ 1910년대부터 가장 활성화된 스포츠 : 야구, 정구, 자전거(사이클링) 등

ⓑ 1915년 6월 13일 최초의 조선야구대회가 개최되었다.

ⓒ 1919년 '조선체육회'를 통해 우리나라의 체육 활동을 통괄하였다.

(2) 민족주의적 체육 활동

① YMCA의 스포츠 교육 운동

㉠ 한국 체육의 발달과 YMCA ✅자주출제

ⓐ 한국 YMCA는 1903년 '황성기독교청년회'라는 이름으로 창설되었다.

ⓑ 초대 체육부장은 영국 성공회 신부 터너(A.B. Tuner), 총무는 질레트(P.L. Gillet)이었다.

ⓒ 서구식 스포츠와 한국 전통 스포츠 보급, 대규모의 운동경기대회를 개최하였다.

일제강점기 시대 YMCA의 영향	• 1908년부터 일본이 한국인이 주도하는 운동경기대회를 탄압하기 시작한 이래 한국 스포츠가 매우 위축된 상황에서 YMCA는 19세기 말부터 일어나기 시작한 한국 스포츠 붐(boom)의 맥을 이어주었다. • 야구, 농구, 배구 등과 같은 서구 스포츠를 한국에 도입했을 뿐만 아니라 이미 도입된 스포츠의 활성화에 기여했다. • YMCA의 조직망을 통해 스포츠를 전국으로 확산시키는 데 기여했다. • 한국에 많은 스포츠 지도자를 배출했다. • 체육·스포츠에 대한 올바른 인식을 심어주었다.

㉡ YMCA 체육 활동과 민족주의 운동 ✅자주출제

ⓐ 스포츠의 대중화 위한 기초

ⓑ 한국 스포츠사적 의미 : 체육과 스포츠의 가치에 관한 계몽

ⓒ 복음주의, 강건한 기독교주의 사상

ⓓ '황성기독교청년회' : 민족주의(Nationalism) 의미 내포

ⓔ 서구 스포츠의 보급

ⓕ 한국 민속 스포츠인 그네뛰기, 국궁, 씨름 등의 부활

ⓖ 운동경기대회에서의 일본인 제압

② 체육 단체의 결성과 청년회 활동

㉠ 조선체육회 ✅자주출제

ⓐ 1920년 현 대한체육회의 전신인 '조선체육회' 창립

ⓑ 일본 '조선체육협회'에 대응

ⓒ 제1회 전조선야구대회 개최

ⓓ 1938년 조선체육협회에 통합

㉡ 관서체육회 ✅자주출제

ⓐ 1924년 평양에서 설립

ⓑ 1934년 총독부의 축구 통제령 반대투쟁

ⓒ 조만식(曺晩植)을 회장으로 1924년 3월 창립되어 평양의 동아일보사 지국 안에 본부를 두었다. 회원수는 1백여 명이었다. 체육회의 운영은 회원의 의무금(義務金)과 일시금 10원(圓), 특별회원의 찬조금으로 충당하였으나, 경영상 최대의 재원을 전 조선축구대회에서 마련하고, 기타 약간은 여러 가지 연중사업의 입장료 수입에서 얻었다. 관서체육회는 한 지방의 체육회의 수준을 넘어선, 당시

경성의 조선체육회와 함께 조선체육의 쌍벽을 이루는 단체였다. 관서체육회는 지금까지 조선체육계 발전의 공헌에서 한 걸음 더 나아가 연 1회에 걸쳐 기술과 성품 및 행동 등 기타 각 방면에 걸쳐 모범이 될 만한 선수를 선발하여 표창하였다.

  ⓒ 청년회의 체육활동 : 1920년대 전국적으로 조직된 수많은 청년단체들은 운동부를 두고 있었으며, 반일 민족운동단체의 성격을 띠고 있었다. 전국에 생겨난 청년회는 운동부를 두고 지역 체육발전을 주도하면서 체육의 발전과 민족의식의 고양에 힘썼다.

③ 민족전통경기의 부활과 보전 운동

  ㉠ 국궁

    ⓐ 1910년대 성계구락부

    ⓑ 1916년 '조선궁술연합대회' 개최

  ㉡ 씨름

    ⓐ 민족적, 민중적 성격

    ⓑ 1927년 YMCA주최, 동아일보사 후원 제1회 전조선씨름대회

④ 운동경기를 통한 저항과 제압

  ㉠ 1920년대부터 1930년대 중반까지 각종 운동경기가 본격적으로 확산되었다.

  ㉡ 1936년 제11회 베를린 올림픽 : 손기정 금메달과 남승룡 동메달 ✔자주출제

(3) 체육 · 스포츠의 탄압

① 체육의 교련화, 연합운동회의 탄압

  ㉠ 1943년 학교체육을 군사교육체계로 전환하였다.

  ㉡ 사립학교 연합 운동회 탄압 : 3 · 1운동을 계기로 점차 완화, 일제 말기 다시 강화되었다.

② 체육 단체의 해산과 통합

  ㉠ 조선체육회(대한체육회의 전신)의 창립과 해산

    ⓐ 1920년 7월 13일 창립되었다.

    ⓑ 일제 강점기 우리나라 사회 스포츠 운동을 주도하였다.

    ⓒ 일본은 1938년 조선체육회를 해산시키고 조선체육협회로 통합시켰다.

  ㉡ 무도계의 일본인 단체 흡수 통합 : 1938년 조선인 단체였던 조선무도관, 조선연무관, 조선강무관, 조선중 앙기독교청년회 유도부 등을 동경강도관 조선지부로 흡수 통합하였다.

  ㉢ 조선학생체육총연맹의 흡수 통합

    ⓐ 1937년 조선 내의 전문학교, 대학 스포츠 단체 일원화의 목적으로 결성하였다.

    ⓑ 조선체육협회는 1941년 조선학생체육총연맹을 조선체육협회로 통합하였다.

③ 일장기 말소 의거와 일제의 탄압
  ㉠ 손기정의 우승
  ㉡ 베를린 마라톤 제패와 민족의식

❹ 일제강점기의 체육 사상

(1) 민족주의 체육 사상

① 민족주의 체육 활동의 특징
  ㉠ 3·1운동 후 일본 : 문화제국주의 정책으로 각종 사회단체가 설립되었다.
  ㉡ 1920년 '조선체육회'를 비롯한 각종 체육 단체를 결성하였다.
  ㉢ 다양한 운동경기대회를 개최하였다.
  ㉣ 체육·스포츠 활동을 통해 민족정신의 고취와 민족 문화의 창달, 독립을 위한 기반 구축의지를 발현하였다.

② 일제강점기 민족주의적 체육·스포츠 운동의 특성
  ㉠ 전국적으로 조직된 청년회가 중심이 되어 일제의 탄압(조선체육회 해산 등)에 대한 저항 문화운동의 일부로 체육 활동을 장려하였다.
  ㉡ 일제가 학교체육의 장을 군사훈련장화하려는 움직임에 대응하여 YMCA와 같은 단체를 중심으로 순수 체육을 지향하려는 움직임을 보였다.
  ㉢ 민족의 전통 경기를 부활하고 보급하려는 움직임을 보였다.

(2) 민족주의적 체육 활동의 결실

① 근대 스포츠의 보급과 확산 … YMCA와 같은 청년 단체 등으로 야구, 축구, 배구, 농구, 육상, 체조, 권투, 유도 등과 같은 근대 스포츠를 보급하였다.

② 민속 스포츠의 계승 발달 … 민족주의 의식을 토대로 활쏘기, 씨름 등이 부활·보급되어 우리 전통 스포츠가 확산되었다.

③ 민중 스포츠의 발달 … 1930년대부터 민족주의 체육 활동은 보건체육의 민중화 운동으로 전개되었다.

④ 한국 체육의 민족주의적 경향 강화 … 체육이 일제의 탄압에 저항하는 수단으로 이용됨으로써 한국 체육은 일제강점기 이후 강한 민족주의적 경향을 띠고 발달하였다.

03 〈 광복 이후의 체육

❶ 광복 이후의 사회와 교육

(1) 광복 이후의 사회

① 8 · 15광복과 6 · 25동란, 미군정기를 거치며 1948년 대한민국 정부가 수립되었고, 서구식 자유민주주의를 표방하며 선진 민주국가를 건설하는데 박차를 가해왔다.

② 1960년 4 · 19의거와 1961년 5 · 16 군사정변을 거쳐 제3공화국이 수립되었다.

③ 1970년대 후반부터 본격화된 민주화 운동은 많은 굴절 속에 1990년 문민정부의 출현을 가져왔고, 그 이후 민주화가 급속히 진척되고 정치, 경제, 사회, 교육, 문화 등 여러 영역에서 발전을 거듭하여 2010년대에는 선진국 진입을 바라보게 되었다.

(2) 광복 이후의 교육

① 미군정기의 교육(1945.9.7. ~ 1948.8.15.)
   ㉠ **교육기회균등** : 듀이(Dewey)를 비롯한 서양 교육학자들의 새로운 학설들이 소개되고, 모든 국민이 신앙, 성별 등에 관계없이 각자의 능력에 따라 교육을 받을 수 있는 "교육기회균등"을 위한 제도적 개편이 단행되었다.
   ㉡ **교육이념** : 홍인인간이 교육이념으로 채택되었으며, 6-3-3-4학제의 단선형 학제와 의무교육제도가 채택되었다.

② 대한민국의 교육
   ㉠ 1948년 7월 17일에 공포된 헌법 제16조는 "모든 국민은 균등하게 교육을 받을 권리가 있으며, 적어도 초등교육은 의무적이며, 무상으로 실시한다."고 규정하고 있다.
   ㉡ 1949년 교육법이 통과되어 홍익인간을 교육이념으로 정하는 등 변화가 시작되었다.

❷ 광복 이후의 체육

(1) 미 군정기와 교수요목시대의 체육

① 체육의 편제와 목적
   ㉠ **편제** : 체육은 주당 2 ~ 3시간 배당되었다. 1946년 8월 이후 체육 교과목의 명칭은 "체육, 보건"이었으며, 초급중학교는 주당 5시간, 고급중학교는 주당 3 ~ 5시간의 체육시간을 교육과정에 편성하였다.

ⓛ 목적 : 신체를 단련하고 정신을 연마하여 강건불요의 심신을 육성하며, 조국애와 근로정신을 강조하여 국방력의 증강에 기여함에 있었다.

② 체육교원의 충원과 양성

   ㉠ 일본 체육대학 출신 168명과 동경 사범출신 몇 명에 지나지 않았다.

   ㉡ 1948년까지 체육교사들은 교과서도 없이 체육수업을 진행하였다.

   ㉢ 이화여자대학교(1945), 서울대학교(1946)를 비롯한 각 대학에 체육학과를 인가하고, 조선대학교와 신흥대학에 2년제 체육학과를 설치하여 체육지도자를 양성하도록 하였다.

(2) 교육과정시대의 체육

① 학교체육의 발달

   ㉠ 학교체육진흥 기초

      ⓐ 1954년 문교부령 제235호 : 체육시간 증가

      ⓑ 1955년 신체검사 규정

      ⓒ 1958년 체력검사 규정

   ㉡ 5 · 16군사정변 이후 박정희 정권

      ⓐ 국민학교부터 대학교까지 체육을 필수교과로 지정

      ⓑ 1962년 국민체육진흥법 제정 · 공포

② 체육 목표의 변천

   ㉠ 제1차 교육과정(1954 ~ 1965)

      ⓐ 체육의 명칭 : 초등학교 보건, 중 · 고등학교 체육

      ⓑ 교과 중심 교육과정

      ⓒ 진보주의 교육 사상이 도입 : 경험과 생활 중심 교육 강조

   ㉡ 제2차 교육과정(1963 ~ 1973)

      ⓐ 체육 명칭 : '보건 · 체육'에서 '체육'으로 통일

      ⓑ 경험중심 교육과정 : 여가 활동을 중시하는 개념 내포

   ㉢ 제3차 교육과정(1973 ~ 1981)

      ⓐ 학문중심 교육과정

      ⓑ 국민교육헌장 이념 실현

      ⓒ '순환운동'과 '질서운동'을 새롭게 내용으로 채택

   ㉣ 제4차 교육과정(1981 ~ 1987)

      ⓐ 인간중심 교육과정

      ⓑ 통합교육과정 교과서 개발

ⓜ 제5차 교육과정(1987 ~ 1992)

    ⓐ 통합교육과정 개발

    ⓑ 교육과정 운영의 자율성 중시

ⓗ 제6차 교육과정(1992 ~ 1997)

    ⓐ 교육과정의 분권화 실시를 통한 통합교육과정 지향

    ⓑ 탐구중심, 자유, 자주성 등 중시

ⓢ 제7차 교육과정(1997 ~)

    ⓐ 체육의 목적 제시

    ⓑ 1 ~ 10학년(초등1 ~ 고1)까지의 국민공통교육과정, 11 ~ 12학년(고2 ~ 3) 심화과정으로 편성

③ 학교체육제도 ✔자주출제

   ㉠ 학교체육의 기반조성

    ⓐ 박정희 정권이 등장한 이후 학교체육의 발전을 강화할 수 있는 각종 제도와 규정 정비

    ⓑ 학교보건법, 학교신체검사법, 체력장제도, 학교체육시설설비기준령 등

   ㉡ 입시제도의 개선과 체력검사

    ⓐ 1970년과 1971년에 걸쳐 전국 중·고등학생 대상 체력장제도 실시

    ⓑ 등급별 점수는 고등학교 입학전형(1972)과 대학교 입학전형(1973)에 점수로 반영

    ⓒ 1980학년도 입시부터 상대평가에서 절대평가로 개선

④ 체육의 학문적 발전

   ㉠ 1953년 한국체육학회 창립

   ㉡ 1970년대 활발한 학술활동 시작

❸ 광복 이후의 스포츠

주요 이슈	• 1945년 조선체육회가 재창립 • 1947년에는 IOC 가입 • 1948년 제14회 런던 올림픽 참가 • 박정희 정권 직후부터 약 18년 동안 국가주도의 체육진흥정책

(1) 체육 및 스포츠 진흥운동의 전개 양상

① 1960년대부터 시작된 한국의 국민체육진흥운동은 큰 성과를 거두게 되면서 1980년대 후반부터 세계적으로 주목을 끌게 되었다.

② 20세기 후반 한국 스포츠 운동의 발달 유형은 엘리트 스포츠를 중심으로 스포츠 문화가 확산된 이후에 대중 사회에도 스포츠가 확산되는 경우에 해당되었다. 엘리트 스포츠를 지향한 것이었으며, 강한 국가주의적 경향을 띤 스포츠 내셔널리즘 정책의 결과였다.

(2) 학교 스포츠의 발달

① 교기육성제도 … 전국의 초·중·고등학교는 지리적 환경이나 사회적 상황에 적합한 하나의 스포츠 종목을 채택하고, 그 분야의 우수선수를 발굴, 육성하도록 한 국가 스포츠 정책이었다. 하지만 이 제도는 학교 스포츠 진흥 운동에 지대한 역할을 했으나 과열 경쟁으로 선수들의 학습권을 앗아가는 등 파행적인 운영으로 많은 문제섬을 야기하기도 하였다.

② 소년체전 … 스포츠를 통해 강인하고, 건전한 청소년을 육성하고 우수선수를 조기발굴하였다. 스포츠 내셔널리즘을 추구하였고 박정희 정권 출범 이후부터 문교부와 대한체육회가 공동으로 추진하였다. 이것은 학교 스포츠 진흥 운동의 출발점이 되었다. 슬로건은 "몸도 튼튼, 마음도 튼튼, 나라도 튼튼" 이었다.

각종 국내 경기 대회	㉠ 전국 체육 대회 : 1920년 조선체육회가 결성되어 제1회 전조선야구대회를 개최한 것에서 비롯되었으며, 국내에는 열리는 체육대회 중 가장 역사가 깊고 규모가 큰 종합경기대회로 해마다 열리고 있다.
	㉡ 전국동계체육대회 : 1920년 2월 8일 한강에서 열린 전조선 스케이팅경기대회가 동계체육대회의 효시이며, 해방 후인 1949년 제29회 대회부터 전국체육대회동계대회로 개칭되어 오늘날까지 열리고 있는 동계스포츠경기대회이다.

(3) 사회스포츠의 발달

① 미 군정기의 스포츠

  ㉠ 조선체육회의 발달 : 1945년 9월 5일 조선체육동지회가 결성되었다. 조선체육동지회는 11월 26일 YMCA에서 제1차 평의원 회의를 열어 대한체육회의 전신인 조선체육회를 재건하고, 제711대 회장으로 여운형을 선출하였다.

  ㉡ 경기단체의 설립

    ⓐ 1945년 조선 육상경기연맹과 조선 축구협회가 창립되었고, 그 외 조선 농구협회, 조선 정구협회 등이 잇따라 창립되었다.

    ⓑ 1946년 조선 배구협회, 조선 씨름협회, 조선 스키협회, 조선 궁도협회, 조선 수영경기연맹, 조선 연식야구연맹, 조선 아마추어레슬링연맹, 조선 자전거경기연맹 등이 창립되었다.

    ⓒ 1947년 이후부터 1948년 대한민국 정부수립 이전까지 조선 아이스하키협회, 조선 필드하키협회, 조선 검도회, 조선 펜싱연맹 등이 설립되었다.

  ㉢ 전국체전

    ⓐ 1947년 10월 27일 조선 체육동지회 주최의 종합경기대회가 경성운동장에서 개최되었다. ✔자주출제

    ⓑ 이 대회는 일제의 탄압으로 중단되었던 제18회 전조선 종합경기대회를 부활시킨 것으로 육상, 축구 등 10개 종목에 걸쳐 경기대회를 개최하게 되었다.

    ⓒ 후일 이 대회를 제26회 전국체육대회로 추인하게 되었다.

    ⓓ 1920년 경성대회를 자연히 제1회 전국체전으로 취급하여 오늘날까지 통산 횟수가 이어지게 되었다.

   ⓔ 국제대회

     ⓐ 제28회 전국체육대회가 서울 운동장에서 열렸다.

     ⓑ 1947년 경성대회를 자연히 제1회 전국체전으로 취급하여 오늘날까지 통산 횟수가 이어지게 되었다.

② 이승만 정권기의 스포츠

  ㉠ 제1공화국의 성립

  ㉡ 스포츠의 발달

     ⓐ 1948년 제14회 런던 하계올림픽에 우리 국호를 사용하여 처음으로 출전하였다. ✔자주출제

     ⓑ 1948년 '대한체육회'를 설립하였다. ✔자주출제

     ⓒ 1950년 제54회 보스턴 마라톤대회에서 1, 2, 3위를 휩쓰는 쾌거를 이룩하였다.

     ⓓ 스포츠는 학교를 중심으로 발달되어 극소수의 선수들이 국제대회에 참여하는 수준이었다.

③ 박정희 정권기의 스포츠 ✔자주출제

  ㉠ 제2, 3, 4공화국의 성립

  ㉡ 스포츠의 발달

     ⓐ 1960년대부터 사회체육의 기반 조성

     ⓑ 1961년 군사정부의 재건국민운동 : '체력은 국력' 슬로건 채택

     ⓒ '국민재건체조' 제정(1961. 7. 10.)

     ⓓ 국민체육진흥법공포(법률1146호, 1962. 9. 17.)

     ⓔ 1966년 태릉 선수촌 완공

     ⓕ 1977년 국립 한국체육대학의 설립

     ⓖ 1970년 대한체육회 산하 사회체육위원회 설치

     ⓗ 1976년 사회체육진흥 5개년 계획 발표

  ㉢ 1970년대부터 한국 스포츠의 발전 기반이 조성되었는데, 가장 두드러진 변화는 직장체육의 활성화였다.

④ 전두환, 노태우 정권기의 스포츠 ✔자주출제

  ㉠ 제5 · 6공화국의 성립 : 제5공화국의 전두환 정권(1981. 3. ~ 1988. 2.)과 제6공화국의 노태우 정권(1988. 2. ~ 1993. 2.)

     ⓐ 박정희 정책 기조 계승

     ⓑ 노태우 : 전두환 정부의 체육부장관 역임

     ⓒ 서울 올림픽 개최

  ㉡ 스포츠의 발달

     ⓐ 1960년대 초반 박정희 정권에 의해 본격적으로 전개된 한국의 스포츠 운동은 1980년대 5 · 6공화국 시대에 결실을 이루었다.

     ⓑ 사회 스포츠 진흥 운동이 '엘리트 스포츠' 중심에서 '대중 스포츠' 중심으로 전환되었다.

     ⓒ 아시안게임과 올림픽게임 유치와 개최 : 한국 엘리트 스포츠 운동의 발달을 촉진시켰다.

     ⓓ 스포츠 진흥운동 : 우수선수의 조기 발굴, 스포츠과학연구소(현 스포츠정책과학원)의 기능 강화 등

     ⓔ '스포츠 포 올 무브먼트(Sport for All Movement)', '생활체육' 확산

ⓒ 프로 스포츠 장려

　　　　ⓐ 1980년대부터 프로야구(1982), 프로축구(1983), 프로씨름(1983) 시대 개막

　　　　ⓑ 관중 스포츠시대

　　　　ⓒ 노태우 정권(1988. 2. ~ 1993. 2.) : '호돌이 계획'[국민생활체육진흥 3개년 종합계획(1990)] ✅자주출제

(4) 각종 스포츠의 발달 ✅자주출제

① 육상 및 체조

　ⓐ 육상

　　ⓐ 1945년 대한육상경기연맹의 전신인 조선육상경기연맹 창립

　　ⓑ 1946년 제1회 육상선수권대회 개최

　　ⓒ 1947년 4월 17일 제51회 보스턴마라톤대회 : 서윤복 우승

　　ⓓ 1950년 4월 1일 제54회 보스턴마라톤대회 : 함기용, 송길윤, 최윤칠 선수 1, 2, 3위

　　ⓔ 1992년 제25회 바르셀로나올림픽 : 황영조 금메달

　ⓑ 체조

　　ⓐ 1945년 9월 체조연맹과 기계체조연맹을 통합하여 체조협회가 창립되었다.

　　ⓑ 1946년 국민보건체조 제정, 보급과 동시에 제1회 종합선수권대회가 개최되었다.

② 전통 스포츠

　ⓐ 태권도

　　ⓐ 1961년 대한태수도협회를 창립하였다.

　　ⓑ 1972년 국내 최초의 태권도상설체육관 중앙국기원(11. 30, 강남구 역삼동)을 건립하였다.

　　ⓒ 1988년 올림픽 시범종목, 2000년 시드니올림픽 정식종목으로 채택되었다. ✅자주출제

　ⓑ 씨름

　　ⓐ 1972년 제1회 KBS배 전국장사씨름대회가 개최되었다.

　　ⓑ 1982년 씨름협회가 주최한 천하장사씨름대회가 개최되었다.

③ 대중 팀 스포츠

　ⓐ 축구

　　ⓐ 1948년 대한축구협회, FIFA(국제축구연맹) 가입, 1954년 AFC(아시아축구연맹) 정식 회원국이 되었다.

　　ⓑ 1980년대 프로축구가 시작되었다.

　　ⓒ 1986년 멕시코 월드컵부터 2006년 독일 월드컵까지 6회 연속 본선 진출을 이룩하였다.

　ⓑ 야구

　　ⓐ 1946년 조선야구협회를 창설하였다.

　　ⓑ 1960년대와 1970년대 고교야구를 중심으로 발전하였다.

　　ⓒ 1981년 프로야구, 한국프로야구위원회(KPBC)가 출범하였다.

　　ⓓ 2008 베이징 올림픽에서 금메달을 획득하였다.

ⓒ 농구
 ⓐ 1925년 9월 대한바스켓볼협회가 창립되었다.
 ⓑ 1945년 말 조선농구협회 창립, 제1회 농구선수권대회(1946 3. 20)와 전국남녀종합선수권대회를 개
  최하였다.
ⓔ 배구
ⓜ 핸드볼
ⓗ 필드하키

④ 대중 레저 스포츠
 ㉠ 배드민턴
  ⓐ 배드민턴 경기는 광복 이후 소개되었다.
  ⓑ 제43회 전국체육대회부터 정식종목으로 채택되었다.
  ⓒ 1980년대부터 생활체육을 통해 국민 대중 레저 스포츠로 급성장하였다.
 ㉡ 골프
  ⓐ 1950년대부터 일부 상류층을 중심으로 확산되었다.
  ⓑ 1990년대 말부터 골프 대중화가 이루어졌다.
  ⓒ 1998년 박세리가 'US오픈골프' 메이저대회에서 우승하였다.
 ㉢ 테니스
  ⓐ 1971년 장충테니스코트가 완공되었다.
  ⓑ 1970년대 후반부터 경제성장과 함께 중산계급 스포츠로 대중화되었다.
 ㉣ 탁구
  ⓐ 계층을 불문한 대중 오락 스포츠로 급부상하였다.
  ⓑ **남북교류** : 1991년 스포츠 사상 처음으로 남북 단일팀을 구성하여 제41회 세계탁구선수권대회(일본
   지바) 여자 단체전 우승을 이룩하였다. ✔자주출제
 ㉤ 스키 : 1980년대까지 일부 부유층 스포츠로 발달하였다.
 ㉥ 등산
 ㉦ 수영
  ⓐ 1948년 런던 올림픽에 첫 출전하였다.
  ⓑ 2008년 베이징 올림픽에서 박태환이 첫 메달을 획득하였다.

⑤ 격투 스포츠 및 기타

　㉠ 레슬링

　　ⓐ 1946년 제1회 전국레슬링선수권대회가 개최되었다.

　　ⓑ 1976년 제21회 몬트리올 올림픽에서 양정모가 자유형 첫 올림픽 금메달을 획득하였다. ✔자주출제

　㉡ 복싱 : 광복 이후 올림픽 최초의 메달 획득 종목이 되었다.

　㉢ 유도

　㉣ 펜싱

　㉤ 빙상

　㉥ 양궁

　　ⓐ 1922년 조선궁술연구회가 창립되었다.

　　ⓑ 1984년부터 2004년까지 여자 선수들은 20년간 올림픽 개인전 6연패와 단체전 5연패 달성, 남자부
도 2000년과 2004년 올림픽 단체전 2연패를 달성하였다.

　㉦ 역도

　㉧ 사이클

(5) 스포츠 문화의 발달 배경과 특성

① 스포츠 문화의 정치·사회적 배경

　㉠ 1960년대와 1970년대에 걸쳐 펼쳐진 박정희 정권의 스포츠 진흥 정책의 결과

　㉡ 경제적 성장으로 인한 사회적 변화의 산물

　㉢ 정치권력의 영향

> 📢TIP 1980년대 전두환·노태우 정권 … 1980년대 전두환·노태우 정권은 스포츠 내셔널리즘을 통해 국민에게 국가주의 의식을 고양함으로써 국민의 일체감을 조성하여 정권의 지지기반을 확보하려고 하였다. 그로 인해 스포츠를 탈정치화의 수단으로 이용하려 한다는 비판과 논란이 일어났다. 1980년대 올림픽의 유치나 프로스포츠 구단의 발족 등은 탈정치화의 수단이라는 견해가 지배적이었다.

② 한국 스포츠 문화의 발달 특성

　㉠ 스포츠 문화의 급진적 발달

　　ⓐ 1945년 이후부터 대한체육회를 중심으로 스포츠 보급과 진흥운동 전개, 박정희 정권이 등장한
1960년대부터 급속한 진전을 이루었다.

　　ⓑ 1980년대 후반 스포츠 문화가 대중적으로 확산되었다.

　㉡ 엘리트 스포츠의 발전을 토대로 한 대중 스포츠의 발달이 나타나기 시작했다.

4 광복 이후의 체육 사상

(1) 건민주의

① 박정희 정권에서 추진한 체육 및 스포츠 진흥운동의 바탕에는 건민사상이 담겨져 있었다.

② 강인한 정신력과 굳센 체력을 지닌 강건한 국민성의 함양을 강조하였다.

③ 범국민적인 체육 및 스포츠 진흥운동을 통해 건전하고 강인한 국민성을 함양하라는 "건민주의"사상에 토대를 두었다.

④ "건민"이란 사전적으로 "건전한 국민"을 뜻한다.

⑤ "건민사상"은 부강한 국가를 건설하기 위해서는 우선적으로 건전한 국민성을 길러야 한다는 신념체계를 의미한다.

⑥ 20세기 후반 한국이 체육과 스포츠 진흥운동의 사상적 토대가 된 것은 건민사상으로 본다.

(2) 국가주의와 엘리트주의

① 개화기부터 우리나라의 체육과 스포츠 문화는 국가주의 또는 민족주의라는 이데올로기를 잉태하고 있으며, 그러한 운동의 결과 엘리트주의 스포츠 정책으로 이어지게 되었다.

② 박정희 정권의 체육과 스포츠 진흥정책이 국가주의적 이데올로기를 토대로 하고 있었으며, 체육진흥 운동을 하나의 민족주의 운동으로 생각했고 엘리트 선수들을 마치 민족의 자존심과 탁월성, 기상을 상징하는 전사로 생각하였다.

③ 박정희 정권의 국가주의적, 민족주의적 체육진흥운동은 엘리트 스포츠의 육성으로 이어지게 되었다.

④ 박정희 정권에서 비롯된 체육 및 스포츠 진흥정책의 기조나 사상적 흐름은 5, 6공화국으로 계속 이어졌으며, 엘리트 선수의 육성을 위한 정책은 더욱 뚜렷하게 시행되었다.

최근 기출문제 분석

2024. 4. 27. 시행

1 〈보기〉에서 한국체육사에 관한 설명으로 옳은 것만을 모두 고른 것은?

〈보기〉
㉠ 한국 체육과 스포츠의 시대별 양상을 연구한다.
㉡ 한국 체육과 스포츠를 역사학적 방법으로 연구한다.
㉢ 한국 체육과 스포츠에 관한 역사 기술은 사실 확인보다 가치 평가가 우선한다.
㉣ 한국 체육과 스포츠의 과거를 살펴보고, 이를 통해 현재를 직시하고 미래를 조망한다.

① ㉠, ㉡, ㉢   ② ㉠, ㉡, ㉣
③ ㉠, ㉢, ㉣   ④ ㉡, ㉢, ㉣

TIP 한국 체육과 스포츠에 관한 역사 기술은 가치 평가보다 사실 확인이 우선한다.

2024. 4. 27. 시행

2 〈보기〉에서 신체활동이 행해진 제천의식과 부족국가가 바르게 연결된 것만을 모두 고른 것은?

〈보기〉
㉠ 무천 – 신라
㉡ 가배 – 동예
㉢ 영고 – 부여
㉣ 동맹 – 고구려

① ㉠, ㉡
② ㉢, ㉣
③ ㉠, ㉡, ㉣
④ ㉡, ㉢, ㉣

TIP 대표적인 제천행사는 고구려의 동맹(10월), 부여의 영고(12월), 동예의 무천(10월), 신라의 가배(8월), 삼한의 단오(5월)와 상달(10월) 등이 있었다.

2024. 4. 27. 시행

3 〈보기〉에 해당하는 부족국가시대 신체활동의 목적은?

〈보기〉
중국 역사 자료인 「위지·동이전 (魏志·東W傳」에 따르면, "나이 어리고 씩씩한 청년들의 등가죽을 뚫고 굵은 줄로 그곳을 꿰었다. 그리고 한 장(一丈) 남짓의 나무를 그곳에 매달고 온종일 소리를 지르며 일을 하는데도 아프다고 하지 않고, 착실하게 일을 한다. 이를 큰 사람이라 부른다."

① 주술의식
② 농경의식
③ 성년의식
④ 제천의식

TIP 정신적, 육체적인 고통을 참고 이겨야만 사회의 일원으로 인정하는 성년의식은 부족 국가 사회에는 어디든지 있는 하나의 의식이다.

4 〈보기〉에서 삼국시대의 무예에 관한 설명으로 옳은 것만을 모두 고른 것은?

〈보기〉

㉠ 신라 : 궁전법(弓箭法)을 통해 인재를 등용하였다.

㉡ 고구려 : 경당(扁堂)에서 활쏘기 교육이 이루어졌다.

㉢ 백제 : 훈련원(訓鍊院)에서 무예 시험과 훈련이 행해졌다.

① ㉠, ㉡   ② ㉠, ㉢
③ ㉡, ㉢   ④ ㉠, ㉡, ㉢

TIP 훈련원은 무인 양성과 관련된 공식적인 교육 기관이다. 군사의 무재를 시험하고 무예를 연습하였으며, 병서 강습을 하기도 하였다. 병요, 무경칠서, 통감, 박의진법, 병장설 등을 습득시키고 활쏘기, 승마 등을 연습시켰다.

5 고려시대 최고 교육기관과 무학(武學) 교육이 바르게 연결된 것은?

① 성균관(成均館) – 대빙재(待將齋)
② 성균관(成均館) – 강예재(講藝齋)
③ 국자감(國子監) – 대빙재(待將齋)
④ 국자감(國子監) – 강예재(講藝齋)

TIP 강예재는 고려 국자감의 칠재의 하나로 예종 4년(1109)에 무신을 양성하기 위하여 세운 것으로 강예재(講藝齋)라고도 불렀다.

6 고려시대의 신체활동에 관한 설명으로 옳지 않은 것은?

① 기격구(騎擊寇) : 서민층이 유희로 즐겼다.
② 궁술(弓術) : 국난을 대비하여 장려되었다.
③ 마술(馬術) : 무인의 덕목 중 하나로 장려되었다.
④ 수박(手搏) : 무관이나 무예 인재의 선발에 활용되었다.

TIP 격구, 반응, 투호는 고려시대 귀족 사회의 민속 스포츠였다. 서민층의 민속 스포츠는 대표적으로 씨름, 추천, 석전, 연날리기 등이 있다.

7 조선시대 서민층이 주로 행했던 민속놀이와 설명으로 옳지 않은 것은?

① 추천(鞦韆) : 단오절이나 한가위에 즐겼다.
② 각저(角저), 각력(角力) : 마을 간의 겨룸이 있었는데, 풍년 기원의 의미도 있었다.
③ 종정도(從政圖), 승경도(勝景圖) : 관직 체계의 이해와 출세 동기 부여의 뜻이 담겨 있었다.
④ 삭전(索戰), 갈전(葛戰) : 농경사회의 대표적인 민속놀이로서 농사의 풍흉(豊凶)을 점치는 의미도 있었다.

TIP 승경도는 관직도표로서, 말판에 관직명을 적어놓고 윤목을 던져 나온 숫자에 따라 하위직부터 차례로 승진하여 고위직으로 먼저 오르는 사람이 이기는 놀이이다. 서민층의 놀이는 아니고 주로 양반집 아이들이 즐기던 놀이이다.

Answer 1.② 2.② 3.③ 4.① 5.④ 6.① 7.③

2024. 4. 27. 시행

8 석전(石戰)의 성격에 관한 설명으로 옳지 않은 것은?

① 관료 선발에 활용되었다.
② 명절에 종종 행해지던 민속놀이였다.
③ 전쟁에 대비한 군사훈련에 활용되었다.
④ 실전 부대인 석투군(石投軍)과 관련이 있었다.

> **TIP** 석전은 놀이의 성격과 전투 훈련으로서의 성격을 지니고 있었다.

2024. 4. 27. 시행

9 조선시대의 무예서에 관한 설명으로 옳지 않은 것은?

① 「무예도보통지(武藝圖譜通志)」 : 정조의 명에 따라 24기의 무예가 수록, 간행되었다.
② 「무예신보(武藝新譜)」 : 사도세자의 주도 하에 18기의 무예가 수록, 간행되었다.
③ 「권보(拳譜)」 : 광해군의 명에 따라 「무예제보」에 수록되지 않은 4기의 무예가 수록, 간행되었다.
④ 「무예제보(武藝諸譜)」 : 선조의 명에 따라 전란 중에 긴급하게 필요 했던 단병기 6기가 수록, 간행되었다.

> **TIP** 조선시대 무예서 권보는 선조의 명에 따라 편찬되었다.

2024. 4. 27. 시행

10 〈보기〉에서 조선시대의 궁술에 관한 설명으로 옳은 것만을 모두 고른 것은?

> 〈보기〉
> ㉠ 군사훈련의 수단이었다.
> ㉡ 무과(武科) 시험의 필수 과목이었다.
> ㉢ 심신 수련을 위한 학사사상(學射思想)이 강조되었다.
> ㉣ 불국토사상(佛國土思想)을 토대로 훈련이 이루어졌다.

① ㉠, ㉡
② ㉢, ㉣
③ ㉠, ㉡, ㉢
④ ㉡, ㉢, ㉣

> **TIP** 불국토사상은 삼국시대 화랑도이다.

2024. 4. 27. 시행

11 고종(高宗)의 교육입국조서(敎育立國書)에서 삼양(三養)이 표기된 순서는?

① 덕양(德養), 체양(體養), 지양(智養)
② 덕양(德養), 지양(智養), 체양(體養)
③ 체양(體養), 지양(智養), 덕양(德養)
④ 체양(體養), 덕양(德養), 지양(智養)

> **TIP** 교육입국조서는 종래 유교 중심의 교육을 지양하고 덕양, 체양, 지양 즉 삼양에 힘쓰고 허명과 실용을 분별하여 실용적인 교육을 강화하도록 하였다.

12 〈보기〉에서 설명하는 개화기의 기독교계 학교는?

〈보기〉
- 헐벗(H.B. Hulbert)이 도수체조를 지도하였다.
- 1885년 아펜젤러(H.G. Appenzeller)가 설립하였다.
- 과외활동으로 야구, 축구, 농구 등의 스포츠를 실시하였다.
---

① 경신학당
② 이화학당
③ 숭실학교
④ 배재학당

TIP 아펜젤러가 설립한 배재학당은 학칙에 체육이 정규 교과목으로 명시되지는 않았으나 과외활동을 통해 야구, 축구, 정구(테니스), 농구와 같은 서구 스포츠가 실시되었다.

13 개화기 학교 운동회에 관한 설명으로 옳지 않은 것은?

① 민족의식을 고취하는 역할을 하였다.
② 초기에는 구기 종목이 주로 이루어졌다.
③ 사회체육 발달의 촉진제 역할을 하였다.
④ 근대스포츠의 도입과 확산에 기여하였다.

TIP 우리나라 최초의 운동회는 1896년 5월 삼선평에서 열린 영어학교의 화류회로 육상 경기 위주로 실시되었다. 그 후 이것이 학급 학교 연합 운동회로 발전하여 민족 단결의 장이 되자 1909년 12월 27일에 학교에 돈이 없다는 이유로 일제에 의해 중지 명령이 내려졌다.
개화기 학교 운동회의 특색은 운동회는 주민과 향촌의 축제 성격을 갖고 공동체 의식을 강화시키는 역할을 하였고 운동회는 민족주의 운동의 성격을 갖고 애국심을 고취시키는 역할을 하였다. 또한 스포츠 사회화 운동의 성격을 갖고 사회체육의 발달을 촉진하는 역할을 하였다.

14 다음 중 개화기에 설립된 체육단체가 아닌 것은?

① 대한체육구락부
② 조선체육진흥회
③ 대동체육구락부
④ 황성기독교청년회운동부

TIP 조선체육진흥회가 아닌 대한국민체육회(1907)가 개화기에 설립되었으며 조선체육진흥회는 1942년 일제가 결성하였다. 즉 개화기가 아닌 일제강점기때 생긴 단체이다.

15 〈보기〉의 활동을 주도한 체육사상가는?

〈보기〉
- 체조 강습회 개최
- 체육 활동의 저변 확대를 위해 대한국민체육회 창립
- 체육 활동을 통한 애국심 고취를 위해 광무학당 설립
---

① 서재필
② 문일평
③ 김종상
④ 노백린

TIP 1907년 10월 병식체조의 개척자로서 우리나라 근대 체육의 선구자였던 노백린 등이 창립하였다. 노백린은 덕육 및 지육에 치우친 교육의 문제점과 병식체조 중심의 학교체육을 비판하며, 체육의 올바른 이념 정립과 체육 관련 정책의 개혁을 목표로 대한국민체육회를 창립하고 이끌었다.

Answer 8.① 9.③ 10.③ 11.① 12.④ 13.② 14.② 15.④

16 일제강점기의 체육사적 사실에 관한 설명으로 옳지 않은 것은?

① 원산학사가 설립되었다.

② 체조교수서가 편찬되었다.

③ 학교에서 체조가 필수 과목이 되었다.

④ 황국신민체조가 학교체육에 포함되었다.

> **TIP** 1883년 최초의 근대적 학교 원산학사의 설립은 개화기 시기이다.

17 〈보기〉에서 일제강점기의 조선체육회에 관한 설명으로 옳은 것만을 모두 고른 것은?

> **〈보기〉**
> ㉠ '전조선축구대회'를 창설 하였다.
> ㉡ 조선체육협회에 강제로 흡수되었다.
> ㉢ 국내 운동가, 일본 유학 출신자 등이 설립하였다.
> ㉣ 종합체육대회 성격의 전조선종합경기대회를 개최하였다.

① ㉠, ㉡

② ㉢, ㉣

③ ㉡, ㉢, ㉣

④ ㉠, ㉡, ㉢, ㉣

> **TIP** 조선체육회(대한체육회의 전신)는 1920년 7월 13일 창립되었다. 일제 강점기 우리나라 사회 스포츠 운동을 주도하였고 일본은 1938년 조선체육회를 해산시키고 조선체육협회로 통합시켰다. 보기의 설명은 모두 옳은 내용들이다.

18 〈보기〉의 괄호 안에 들어갈 일제강점기의 체육사상가는?

> **〈보기〉**
> (   )은/는 '체육 조선의 건설'이라는 글에서 사회를 강하게 하는 것은 구성원의 힘을 강하게 하는 것이며, 그 방법은 교육이며, 여러 교육의 기초는 체육이라고 강조하였다.

① 박은식

② 조원희

③ 여운형

④ 이기

> **TIP** 여운형은 한반도의 독립유공자, 통일 운동가이며 체육인이었다. 3·1운동의 기획자로 일제강점기 시절 영향력 있는 입지를 가진 혁명가이자 정치인이다. 보기는 1935년 조선중앙일보에 기재된 체육 조선의 건설에 대한 설명이다.

19 대한민국 정부의 체육정책 담당 부처의 변천 순서가 옳은 것은?

① 체육부 → 문화체육관광부 → 문화체육부

② 체육부 → 문화체육부 → 문화체육관광부

③ 문화체육부 → 체육부 → 문화체육관광부

④ 문화체육부 → 문화체육관광부 → 체육부

> **TIP** 1948년 공보처를 설치했고 공보실로 개편(1955), 1961년 공보국과 방송관리국을 통합하여 공보부를 설치하였다. 그 후로 출판, 저작권 기타 문화, 예술관한 사무를 이어갔으며 1982년 문교부로부터 체육에 관한 사무를 이관받아 체육부를 설치하였다. 1990년 체육청소년부로 개편되었고 1993년 문화부와 체육청소년부를 통합하여 문화체육부를 설치하였다. 2008년 문화관광부와 국정홍보처를 통합하여 문화체육관광부를 설치하였다.

자료를 의미한다.

> **TIP** 체육사에서 사관은 역사를 바라보는 관점을 의미하는데 ④는 사료 (史料)를 의미한다. 사료는 과거를 연구하는 데 사용되는 역사적 자료이다.

2024. 4. 27. 시행

20 〈보기〉는 국제대회에서 한국 여자 대표팀이 거둔 성과를 나타낸 것이다. 〈보기〉의 ㉠~㉢에 들어갈 종목이 바르게 제시된 것은?

〈보기〉

- (㉠) : 1973년 사라예보 세계선수권대회에서 단체전 우승 달성
- (㉡) : 1976년 몬트리올 올림픽대회에서 구기 종목 사상 최초의 동메달 획득
- (㉢) : 1988년 서울 올림픽대회에서 당시 최강국을 이기고 금메달 획득

	㉠	㉡	㉢
①	배구	핸드볼	농구
②	배구	농구	핸드볼
③	탁구	핸드볼	배구
④	탁구	배구	핸드볼

> **TIP** 1973년 보스니아 사라예보에서 열린 여자탁구선수권대회에서 중국과 결승전에서 만나 우승을 달성했으며 1976년 몬트리올 올림픽대회에서 여자 배구가 최초로 구기 동메달을 획득하였다. 서울에서 열린 1988년 올림픽에 핸드볼은 남자팀은 은메달, 여자팀은 금메달을 획득했는데 당시 여자 핸드볼 최강팀인 노르웨이를 이겨서 주목을 받았다.

2023. 4. 29. 시행

21 체육사 연구에서 사관(史觀)에 관한 설명으로 적절하지 않은 것은?

① 유물사관, 관념사관, 진보사관, 순환사관 등이 있다.
② 체육 역사에 대한 견해, 해석, 관념, 사상 등을 의미한다.
③ 체육 역사가의 관점으로 다양한 과거의 역사적 사실을 해석한다.
④ 과거 체육과 관련된 사실을 담고 있는 역사

2023. 4. 29. 시행

22 〈보기〉의 ㉠~㉢에 들어갈 용어가 바르게 연결된 것은? (단, 시대구분은 나현성의 방식을 따름)

〈보기〉

- (㉠) 이전은 무예를 중심으로 한 무사 체육 등의 (㉡) 체육을 강조하였다.
- (㉠) 이후는 「교육입국조서(教育立國詔書)」를 통한 학교 교육에 기반을 둔 (㉢) 체육을 강조하였다.

	㉠	㉡	㉢
①	갑오경장(1894)	전통	근대
②	갑오경장(1894)	근대	전통
③	을사늑약(1905)	전통	근대
④	을사늑약(1905)	근대	전통

> **TIP** 한국체육사에서 갑오경장(1894)을 기점으로 전통체육과 근대체육으로 나누는 것이 일반화이다. 갑오경장은 1894년 7월부터 1896년 2월까지 약 19개월 동안 3차에 걸쳐 정치·경제·사회 등 여러 방면에서 진행된 근대화 개혁이다.

Answer 16.① 17.④ 18.③ 19.② 20.④ 21.④ 22.①

23 〈보기〉에서 설명하는 민속놀이는?

〈보기〉
- 사희(柶戲)라고도 불리었다.
- 부여의 사출도(四出道)라는 관직명에서 유래되었다.
- 남녀노소 누구나 즐길 수 있으며, 장소에 크게 구애받지 않은 놀이였다.

① 바둑   ② 장기
③ 윷놀이   ④ 주사위

TIP ③ 정월 초하루부터 대보름까지 즐기며, 4개의 윷가락을 던지고 그 결과에 따라 말[馬]을 사용하여 승부를 겨루는 민속놀이다. 한자어로는 '사희(柶戲)'라고 한다. 2인이 대국(對局)하여 각각 4말을 가지고 29밭이 있는 윷판을 쓰는데, 말 길은 원근(遠近)과 지속(遲速)의 방법으로 승부를 가리는 것이다. 인원수가 많을 때에는 두 패 또는 세 패로 편을 나누어서 논다. 우리 나라 설날놀이의 하나로 정월 초하루에서부터 대보름날까지 하는 것이 관례로 되어 있다. 남녀노소 누구나 즐길 수 있고, 장소에 크게 구애받지 않는 유서 깊고 전통 있는 놀이이다.

24 화랑도에 관한 설명으로 옳지 않은 것은?

① 진흥왕 때에 조직이 체계화되었다.
② 세속오계는 도의교육(道義教育)의 핵심이었다.
③ 신체미 숭배 사상, 국가주의 사상, 불국토 사상이 중시되었다.
④ 서민층만을 대상으로 한 청소년단체로서 문무겸전(文武兼全)을 추구 하였다.

TIP 화랑도는 원시 사회의 청소년 집단에서 기원하였다. 이 조직은 귀족 자제 중에서 선발된 화랑을 지도자로 삼고, 귀족은 물론 평민까지 망라한 많은 낭도가 그를 따랐다. 여러 계층이 같은 조직 속에서 일체감을 가지고 활동함으로써 계층 간의 대립과 갈등을 조절, 완화하는 구실도 하였다.

25 〈보기〉에서 설명하는 신체활동은?

〈보기〉
- 가죽 주머니로 공을 만들어 발로 차는 놀이였다.
- 한 명, 두 명, 열 명 등 다양한 형식으로 실시되었다.
- 〈삼국사기(三國史記)〉와 〈삼국유사(三國遺事)〉에 따르면 김유신과 김춘추가 이 신체활동을 하였다.

① 석전(石戰)
② 축국(蹴鞠)
③ 각저(角抵)
④ 도판희(跳板戲)

TIP ② 축국은 가죽주머니에 겨를 넣거나 공기를 불어넣어 만든 공을 발로 차고 노는 게임이었다. 신라에서는 농주라 불리기도 했고, 기구라는 이름으로도 나온다. 삼국시대의 축국은 주로 상류층에서 즐기던 일종의 민속적 레저 스포츠였다.

26 〈보기〉에서 민속놀이와 주요 활동 계층이 바르게 연결된 것으로만 묶인 것은?

〈보기〉
㉠ 풍연(風鳶) - 귀족
㉡ 격구(擊毬) - 서민
㉢ 방응(放鷹) - 귀족
㉣ 추천(鞦韆) - 서민

① ㉠, ㉡   ② ㉢, ㉣
③ ㉠, ㉣   ④ ㉡, ㉢

TIP 서민 놀이였던 연은 옛날 기록에 보통 지연(紙鳶) 또는 풍연(風鳶)으로 나오는데, 지연이 가장 널리 쓰인 용어이다. 격구는 말을 타고 공채로 공을 쳐 승부를 내는 경기였으며, 고려시대에는 군사 훈련의 수단이었고 귀족들의 오락 및 여가 활동이었다.

27 고려시대 수박(手搏)에 관한 설명으로 옳지 않은 것은?

① 관람형 무예 경기로 성행되었다.
② 응방도감(鷹坊都監)에서 관장하였다.
③ 무인 선발의 기준과 수단이 되었다.
④ 무예 수련과 군사훈련 등의 목적으로 활용되었다.

> **TIP** 고려사에 따르면, 의종이 보현원(普賢院)에서 무신들에게 오병(五兵)의 수박희를 하게 했다는 기록이 있다. 응방은 고려·조선시대에 매(鷹)의 사육과 사냥을 맡은 관서이다.

28 〈보기〉에서 조선시대의 훈련원에 관한 설명으로 옳은 것을 모두 고른 것은?

> 〈보기〉
> ㉠ 성리학 교육을 담당하였다.
> ㉡ 활쏘기, 마상무예 등의 훈련을 실시하였다.
> ㉢ 무인 양성과 관련된 공식적인 교육기관이었다.
> ㉣ 〈무경칠서(武經七書)〉, 〈병장설(兵將說)〉 등의 병서 습득을 장려하였다.

① ㉠, ㉡
② ㉢, ㉣
③ ㉡, ㉢, ㉣
④ ㉠, ㉡, ㉢, ㉣

> **TIP** 성리학의 이념으로 설립된 조선시대 교육기관은 서원이다.

29 〈보기〉에서 설명하는 조선시대의 무예서는?

> 〈보기〉
> • 24종류의 무예가 기록되어 있다.
> • 정조의 명령하에 국가사업으로 간행되었다.
> • 한국, 중국, 일본의 관련 문헌 145권이 참조되었다.

① 무예제보(武藝諸譜)
② 무예신보(武藝新譜)
③ 무예도보통지(武藝圖譜通志)
④ 무예제보번역속집(武藝諸譜翻譯續集)

> **TIP** ③ 〈무예도보통지〉는 정조의 명에 의해 규장각의 이덕무, 박제가와 장용영의 초관이었던 백동수기 장용영의 무사들과 함께 무예의 내용을 일일이 검토하여 만든 것이다. '무예(武藝)'는 무(武)에 관한 기예를 뜻한다. '도보(圖譜)'는 어떠한 사물을 실물 그림을 통하여 설명하고, 계통에 따라 분류한 것을 의미한다. '통지(通志)'는 모든 것을 망라한 종합서를 뜻한다.
> 선조 31년(1598) 한교가 편찬한 6가지 무예로 구성된 〈무예제보〉와 영조 35년(1759)에 사도세자가 주도하여 편찬한 18가지 무예로 구성된 〈무예신보〉를 모체로 한, 중, 일 삼국의 서적 145종을 참고하여 1790년에 완성된 종합 무예서이다.

30 조선시대 궁술(弓術)에 관한 설명으로 옳지 않은 것은?

① 육예(六藝) 중 어(御)에 해당하였다.
② 무관 선발을 위한 무과 시험의 한 과목이었다.
③ 대사례(大射禮), 향사례(鄕射禮) 등으로 행해졌다.
④ 왕, 무관, 유학자 등 다양한 계층에서 실시하였다.

> **TIP** 예, 악, 사, 어, 서, 수는 여섯 종류의 기술로 선비가 익혀야 할 기예(예), 음악(악), 궁술(사), 마술(어), 글씨(서), 수(수학)를 의미한다. 육예 중에 궁술은 사에 해당된다.

31 〈보기〉에서 설명하는 개화기 민족사립학교는?

> 〈보기〉
> • 1907년에 이승훈이 설립하였다.
> • 대운동회를 매년 1회 실시하였다.
> • 체육은 주로 군사훈련의 성격을 띠었다.

① 오산학교
② 대성학교
③ 원산학사
④ 숭실학교

> **TIP** ① 오산학교(五山學校)는 1907년 12월 남강(南崗) 이승훈(李昇薰)이 민족운동의 인재와 국민교육의 사표(師表)를 양성할 목적으로 평안북도 정주에 세운 학교이다.

32 개화기의 체육사적 사실에 관한 설명으로 옳은 것은?

① 동래무예학교는 문예반 50명, 무예반 200명을 선발하였다.
② 개화기 최초의 운동회는 일본인 학교에서 주관한 화류회(花柳會)였다.
③ 양반들이 주도하여 배재학당, 이화학당, 경신학당 등 미션스쿨을 설립하였다.
④ 고종은 「교육입국조서(教育立國詔書)」를 반포하고, 덕양, 체양, 지양을 강조하였다.

> **TIP** ① 원산학사에 대한 설명이다.
> ② 일본인 학교가 아니라 1896년 5월 2일에 영어학교(英語學校)에서 평양의 삼선평(三仙坪)으로 소풍을 가서 영국인 교사 허치슨(Hutchison)의 지도 아래 화류회(花柳會)라는 운동회를 열었던 것이 시초이다.
> ③ 미션스쿨은 선교사들이 주도하여 설립하였다.

33 일제강점기 체육에 관한 사실로 옳지 않은 것은?

① 박승필은 1912년에 유각권구락부를 설립해 권투를 지도하였다.
② 조선체육협회는 1920년에 동아일보사 후원으로 설립되었다.
③ 서상천은 1926년에 일본체육회 체조학교를 졸업하고, 역도를 소개 하였다.
④ 손기정은 1936년에 베를린올림픽경기대회 마라톤 종목에서 우승 하였다.

> **TIP** ② 조선 강제병합 이후, 일제는 조선내 근대 스포츠를 보급하고 이를 관리하고자 하였는데, 이는 재조선 일본인들이 만든 체육단체를 중심으로 이루어졌다. 그중 1918년 조선에 있는 정구단이 모여 만들어진 "경성정구회"와 1919년 1월 만들어진 "경성야구협회"가, 1919년 2월 18일 통합하여 근대스포츠 단체를 만들었으니, 이것이 조선체육협회이다.
> ③ 서상천은 1923년에 일본 체조학교를 졸업하였다.

34 개화기의 체육단체에 관한 설명으로 옳은 것은?

① 청강체육부 : 탁지부 관리들이 친목 도모를 위해 1902년에 조직하였고, 최초로 연식정구를 도입하였다.

② 회동구락부 : 최성희, 신완식 등이 1910년에 조직하였고, 정례적으로 축구 시합을 하였다.

③ 무도기계체육부 : 우리나라 최초 기계체조 단체로서 이희두와 윤치오가 1908년에 조직하였다.

④ 대동체육구락부 : 체조 교사인 조원희, 김성집, 이기동 등이 주축이 되어 보성중학교에서 1909년에 조직하였고, 병식체조를 강조하였다.

TIP ① 회동구락부에 대한 설명이고 회동구락부는 1908년 2월에 탁지부의 조선인 고위 관료와 일본인 간에 조직된 사교 단체이다.
② 청강구락부에 대한 설명이다. 청강구락부는 청강구락부는 중동학교 재학생인 최성희, 신완식 등이 1910년 2월에 만든 단체이다.
④ 대동체육구락부는 1908년 8월 국민체육진흥을 목적으로 조직된 체육단체이며 보기 4번의 내용은 체조연구회에 대한 설명이다.

35 〈보기〉에서 설명하는 단체는?

〈보기〉
• 외국인 선교사가 근대스포츠인 야구, 농구, 배구를 도입하였다.
• 1916년에 실내체육관을 준공하여, 다양한 실내스포츠를 활성화 하였다.

① 황성기독교청년회
② 대한체육구락부
③ 조선체육회
④ 조선체육협회

TIP ① 황성기독교청년회는 오늘날 서울기독교청년회의 전신으로 헐버트 등 미국 선교사를 비롯하여 5개국 출신의 37명이 창립 회원으로 참여하여 1903년에 결성되었다. 종교 단체로 출발하였으나 계몽운동가들의 참여로, 대한제국기에 청년들의 교육과 사회 활동에 기여하였다. 한일합방 이후 1913년에 일본 YMCA 산하가 되어 활동을 마감하였다.

36 〈보기〉에서 박정희 정부 때 실시한 체력장 제도에 관한 설명으로 옳은 것을 모두 고른 것은?

〈보기〉
㉠ 1971년부터 실시되었다.
㉡ 1973년부터는 대학입시에 체력장 평가가 포함되었다.
㉢ 국제체력검사표준회위원회에서 정한 기준과 종목을 대상으로 하였다.
㉣ 시행 종목에는 100m 달리기, 제자리멀리뛰기, 팔굽혀 매달리기(여자), 턱걸이(남자), 윗몸일으키기, 던지기가 있었다.

① ㉠, ㉡
② ㉢, ㉣
③ ㉠, ㉡, ㉢
④ ㉠, ㉡, ㉢, ㉣

TIP 1966년 서울에서 개최된 전국체육대회에서 박정희 대통령은 "강인한 체력은 바로 국력이다"라는 치사를 통해 '체력은 국력'이라는 말이 전국민에게 홍보됐다. 박정희 정부는 1971년 당시 문교부에서 초등학교 5학년부터 고등학교 3학년까지 전학년을 대상으로 체력장을 시행을 시작했고 이것은 1972년 상급학교 진학시험에 반영되기 시작했다. 초기 체력장의 내용은 유럽의 측정종목을 그대로 받아들였다.

Answer 30.① 31.① 32.④ 33.②③ 34.③ 35.① 36.④

37 〈보기〉에서 설명하는 스포츠 경기 종목은?

〈보기〉

• 1988년 제24회 서울올림픽경기대회에서 시범 종목으로 채택되었다.
• 2000년 제27회 시드니올림픽경기대회에서 정식 종목으로 채택되었다.
• 2007년에 정부는 이 종목을 진흥하기 위한 법률을 제정하였다.

① 유도
② 복싱
③ 태권도
④ 레슬링

TIP ③ 태권도는 1988년 하계 올림픽에서 시범 종목으로 채택되었고, 2000년 하계 올림픽부터 정식 종목으로 채택되었다.

38 1948년 제5회 동계올림픽경기대회에 관한 설명으로 옳지 않은 것은?

① 개최지는 스위스 생모리츠였다.
② 제2차세계대전을 일으킨 독일과 일본도 출전하였다.
③ 광복 이후 최초로 태극기를 단 선수단이 파견되었다.
④ 이효창, 문동성, 이종국 선수는 스피드스케이팅 종목에 출전하였다.

TIP ③ 독일과 일본은 제2차 세계 대전을 이유로 참가가 거부되었고 칠레, 덴마크, 아이슬란드, 대한민국(대회 당시에는 미군정 조선), 레바논 5개국이 처음으로 동계 올림픽에 참가했다. 대한민국은 원래 일장기를 달고 출전하다가 최초로 태극기를 달고 대한민국 유니폼을 입고 출전하였다.
④ 이효창은 원래는 감독으로 참가했으나, 문동성의 부상으로 대신 참가했다.

39 대한민국에서 개최된 하계아시아경기대회가 아닌 것은?

① 1986년 제10회 서울아시아경기대회
② 2002년 제14회 부산아시아경기대회
③ 2014년 제17회 인천아시아경기대회
④ 2018년 제18회 평창아시아경기대회

TIP ④ 2018년 아시안 게임은 아시아 올림픽 평의회의 주관으로 2018년 8월 18일부터 9월 2일까지 인도네시아의 자카르타와 팔렘방에서 열렸던 제18회 하계 아시안 게임이다.

40 1991년에 남한과 북한이 단일팀으로 탁구 종목에 참가한 국제경기 대회는?

① 제41회 지바세계선수권대회
② 제27회 시드니올림픽경기대회
③ 제28회 아테네올림픽경기대회
④ 제6회 포르투갈세계청소년선수권대회

TIP ① 일본 지바에서 열리는 세계탁구선수권대회를 두 달 여를 앞둔 1991년 2월 12일, 판문점 평화의 집에서 열린 남북 체육 회담에서 남북 단일팀 구성이 확정됐다. 1990년 베이징 아시안게임에서 공동응원을 펼친데 이어 분단 이후 최초로 남북 단일팀 출전에 합의한 것이다. 탁구 단일팀의 명칭은 '코리아(Korea)', 선수단은 남북 각각 31명씩, 62명으로 구성됐다.

41 체육사에 관한 설명으로 옳지 않은 것은?

① 연구대상은 시간, 인간, 공간 등이 고려된다.
② 체육과 스포츠를 역사적 방법으로 연구하는 학문이다.
③ 연구내용은 스포츠문화사, 전통스포츠사 등을 포함한다.
④ 체육과 스포츠의 도덕적 가치판단에 대한 근거를 탐구한다.

TIP 스포츠 윤리에서 탐구한다.

42 〈보기〉에서 체육사 연구의 사료(史料)에 관한 설명으로 옳은 것만을 모두 고른 것은?

> **〈보기〉**
> ㉠ 기록 사료는 문헌 사료와 구전 사료가 있다.
> ㉡ 물적 사료는 물질적 유산인 유물과 유적이 있다.
> ㉢ 기록 사료 중 민요, 전설, 시가, 회고담 등은 문헌 사료이다.
> ㉣ 전통적인 분류 방식에 따르면, 물적 사료와 기록 사료로 구분된다.

① ㉠, ㉡

② ㉡, ㉢

③ ㉠, ㉡, ㉣

④ ㉡, ㉢, ㉣

TIP 민요, 전설, 시가, 회고담은 구전 사료이다.

43 부족국가와 삼국시대의 신체활동이 포함된 제천의식에 관한 설명으로 옳지 않은 것은?

① 신라 – 가배

② 부여 – 동맹

③ 동예 – 무천

④ 마한 – 10월제

TIP 부여는 영고이다. 동맹은 고구려의 제천행사이다.

44 고려시대의 무학(武學) 전문 강좌인 강예재(講藝齋)가 개설된 교육기관은?

① 국자감(國子監)

② 성균관(成均館)

③ 응방도감(鷹坊都監)

④ 오부학당(五部學堂)

TIP 국자감은 고려 최고의 종합교육기관으로, 무학을 통해 장수를 육성하는 강예재를 개설하였다.

45 〈보기〉에서 화랑도에 관한 설명으로 옳은 것만을 모두 고른 것은?

> **〈보기〉**
> ㉠ 법흥왕 때에 종래 화랑도 제도를 개편하여 체계화되었다.
> ㉡ 한국의 전통사상과 세속오계(世俗五戒)를 근간으로 두었다.
> ㉢ 국선도(國仙徒), 풍류도(風流徒), 원화도(源花徒)라고도 불리었다.
> ㉣ 편력(遍歷), 입산수행(入山修行), 주행천하(周行天下) 등의 활동을 했다.

① ㉠, ㉡

② ㉡, ㉢

③ ㉠, ㉡, ㉣

④ ㉡, ㉢, ㉣

TIP 진흥왕때 화랑도의 제도를 개편하여 체계화하였다.

46 〈보기〉의 ㉠에 해당하는 용어는?

> **〈보기〉**
> 「구당서(舊唐書)」에 따르면, "고구려의 풍속은 책 읽기를 좋아하며, 허름한 서민의 집에 이르기까지 거리에 큰 집을 지어 이를 (㉠)이라고 하고, 미혼의 자제들이 여기에서 밤낮으로 독서하고 활쏘기를 익힌다."라고 되어 있다.

① 태학

② 경당

③ 향교

④ 학당

TIP 경당 … 고구려의 대표적 사립초등교육기관이다. 일반 평민의 교육기관으로, 문무겸비가 목적이다.

Answer 37.③ 38.②④ 39.④ 40.① 41.④ 42.③ 43.② 44.① 45.④ 46.②

47 〈보기〉에서 고려시대 무예의 특징으로 옳은 것만을 모두 고른 것은?

〈보기〉
㉠ 격구(擊毬)는 군사훈련의 수단이었다.
㉡ 수박희(手搏戲)는 무인 인재 선발의 중요한 방법이었다.
㉢ 마술(馬術)은 육예(六藝) 중 어(御)에 속하며, 군자의 중요한 덕목 중 하나였다.
㉣ 궁술(弓術)은 문인과 무인의 심신 수양과 인격도야의 방법으로 중시되었다.

① ㉠
② ㉡, ㉢
③ ㉡, ㉢, ㉣
④ ㉠, ㉡, ㉢, ㉣

TIP 격구는 귀족사회의 체육활동으로 유희적 의미가 컸지만 성행 배경은 군사훈련 수단이었다.

48 조선시대 무과제도에 관한 설명으로 옳지 않은 것은?

① 초시, 복시, 전시 3단계로 실시되었다.
② 무과는 강서와 무예 시험으로 구성되었다.
③ 증광시, 별시, 정시는 비정규적으로 실시되었다.
④ 선발 정원은 제한이 없었으며, 누구나 응시할 수 있었다.

TIP 조선시대의 과거제도로 신분에 따라 응시가 제한되었다.

49 〈보기〉에 해당하는 신체활동은?

〈보기〉
• 군사훈련의 성격을 지니고 실시된 무예 활동
• 조선시대 왕이나 양반 또는 대중에게 볼거리 제공
• 나라의 풍속으로 단오절이나 명절에 행해졌던 활동
• 승부를 결정 짓는 놀이로서 신체적 탁월성을 추구하는 경쟁적 활동

① 투호(投壺)
② 저포(樗蒲)
③ 석전(石戰)
④ 위기(圍碁)

TIP 석전은 국속으로서 민속놀이로 보는 성격과, 군사훈련 및 왕이나 양반들의 관중 스포츠 및 경기로서의 승부를 결정하는 게임의 성격을 띠고 있다.

50 〈보기〉에서 조선시대 체육사상에 관한 설명으로 옳은 것만을 모두 고른 것은?

〈보기〉
㉠ 유교의 영향으로 숭문천무(崇文賤武) 사상이 만연했다.
㉡ 심신 수련으로 활쏘기가 중시되었고, 학사사상(學射思想)이 강조 되었다.
㉢ 활쏘기를 통해서 문무겸전(文武兼全) 혹은 문무겸일(文武兼一)에 도달하고자 했다.
㉣ 국토 순례를 통해 조선에 대한 애국심을 가지게 하는 불국토사상(佛國土思想)이 중시되었다.

① ㉠, ㉡
② ㉡, ㉢
③ ㉠, ㉡, ㉢
④ ㉡, ㉢, ㉣

TIP ㉣ 신라의 화랑도 사상에 대한 설명이다.

51 일제강점기에 설립된 체육 단체가 아닌 것은?

① 대한국민체육회(大韓國民體育會)

② 관서체육회(關西體育會)

③ 조선체육협회(朝鮮體育協會)

④ 조선체육회(朝鮮體育會)

> **TIP** 대한국민체육회는 조선시대 말기에 노백린의 발기로 조직된 단체이다.

52 〈보기〉의 ㉠, ㉡에 해당하는 여성 스포츠인이 바르게 연결된 것은?

〈보기〉

• 박봉식은 1948년 런던올림픽경기대회에 출전한 첫 여성 원반던지기 선수

• (㉠)은/는 1967년 세계여자농구선수권대회에 출전해 최우수 선수로 선정

• (㉡)은/는 2010년 밴쿠버동계올림픽경기대회에 출전해 피겨스케이팅 금메달 획득

	㉠	㉡
①	박신자	김연아
②	김옥자	김연아
③	박신자	김옥자
④	김옥자	박신자

> **TIP** ㉠ 박신자 : 대한민국 여자 농구의 전설(센터)
> ㉡ 김연아 : 대한민국 최초로 피겨스케이팅 국제대회 수상

53 〈보기〉의 ㉠, ㉡에 해당하는 개최지가 바르게 연결된 것은?

〈보기〉

우리나라는 1986년 서울아시아경기대회, 2002년 (㉠) 아시아경기대회, 2014년 (㉡)아시아경기대회를 성공적으로 개최했다.

	㉠	㉡		㉠	㉡
①	인천	부산	②	부산	인천
③	평창	충북	④	충북	평창

> **TIP** ㉠ 2002 부산 : 44개국 9,767명 참가(대한민국 종합 2위)
> ㉡ 2014 인천 : 45개국 13,000여명 참가(대한민국 종합 2위)

54 〈보기〉에 해당하는 인물은?

〈보기〉

• 제6회, 제7회 아시아경기대회에서 수영 종목 400M, 1,500M 2관왕 2연패

• 2008년 독도 33바퀴 회영(回泳)

• 2020년 스포츠영웅으로 선정되어 2021년 국립묘지에 안장

---

① 조오련 　　　② 민관식

③ 김일 　　　　④ 김성집

> **TIP** 우리나라 최초로 수영종목의 국제경기 수상

55 개화기에 도입된 근대스포츠 종목으로 옳지 않은 것은?

① 농구   ② 역도
③ 야구   ④ 육상

> **TIP** 일제 강점기인 1926년, 일본체육회의 서상천에 의해 국내에 소개되었다.

56 광복 이전 조선체육회에 관한 설명으로 옳지 않은 것은?

① 조선체육협회보다 먼저 창립되었다.
② 조선의 체육을 지도, 장려하는 것이 목적이었다.
③ 첫 사업인 제1회 전조선야구대회는 전국체육대회의 효시이다.
④ 고려구락부를 모태로 하였고, 조선체육협회에 강제 통합되었다.

> **TIP** 조선체육회는 일본인들에 의해 조직되었던 "조선체육협회"에 대응하기 위해 만들어진 단체이다.

57 〈보기〉에서 설명하는 올림픽경기대회는?

> 〈보기〉
> • 우리 민족이 일장기를 달고 출전한 대회
> • 마라톤의 손기정이 금메달, 남승룡이 동메달을 획득한 대회

① 1924년 제8회 파리올림픽경기대회
② 1928년 제9회 암스테르담올림픽경기대회
③ 1932년 제10회 로스앤젤레스올림픽경기대회
④ 1936년 제11회 베를린올림픽경기대회

> **TIP** 대한민국 최초의 올림픽 메달을 획득한 대회로, 국내에서는 일장기 말소 사건이 발생하였다.

58 2002년 제17회 월드컵축구대회에 관한 설명으로 옳지 않은 것은?

① 한국은 4강에 진출했다.
② 한국과 일본이 공동으로 개최했다.
③ 한국과 북한이 단일팀을 구성하여 출전했다.
④ 한국의 길거리 응원은 온 국민 문화축제의 장이었다.

> **TIP** 북한과의 단일팀은 구성하지 않았다.

59 〈보기〉의 ㉠, ㉡에 들어갈 알맞은 용어로 바르게 연결된 것은?

> 〈보기〉
> • (㉠)경기대회는 우리나라 여성이 최초로 금메달을 획득한 대회로, 서향순이 양궁 개인전에서 금메달을 획득했다.
> • (㉡)경기대회는 우리나라가 광복 후 최초로 마라톤에서 금메달을 획득한 대회로, 황영조가 마라톤에서 금메달을 획득했다.

	㉠	㉡
①	1984년 로스앤젤레스올림픽	1988년 서울올림픽
②	1984년 로스앤젤레스올림픽	1992년 바르셀로나올림픽
③	1988년 서울올림픽	1988년 서울올림픽
④	1988년 서울올림픽	1992년 바르셀로나올림픽

> **TIP** 업적에 대한 사실기록으로 해설은 생략한다.

60 〈보기〉의 설명과 관련 있는 정권은?

〈보기〉

- 호돌이 계획 시행
- 국민생활체육회(구 국민생활체육협의회) 창설
- 1988년 서울올림픽경기대회의 성공적인 개최
- 제41회 지바 세계탁구선수권대회 남북단일팀 출전

---

① 박정희 정권   ② 전두환 정권

③ 노태우 정권   ④ 김영삼 정권

TIP 1988년 서울 올림픽 이후 국민생활체육회 창설을 통해 생활체육활성화에 기여하였다.

출제 예상 문제

1 역사에 대한 설명으로 바르지 않은 것은?

① 지나간 사실과 과거의 사건
② 인문학의 한 분야
③ 과거를 통한 미래의 예언적 성격
④ 과학과 문학의 2차원적 과정을 통하여 결론을 제시

> **TIP** 역사는 예언적 성격을 띨 수 없다는 한계를 가지고 있다. 인문학의 한 분야이며 과학과 문학의 2차원적 과정을 통해서 결론이 제시되는 학문이다.

2 역사연구의 단계에 대한 설명으로 바르지 않은 것은?

① 과거의 분류는 일어난 순서적으로 연속되는 것이기에 순서는 지켜야 한다.
② 역사연구는 역사적인 문제에 대한 선택과정이다.
③ 새로운 사실의 발견, 풀이 및 서술하는 내용으로 진행된다.
④ 역사 대상 자료에 대하여 상태와 사건을 설명하는 가설을 구성한다.

> **TIP** 역사연구의 단계는 역사적인 문제에 대한 선택, 대상 자료에 대한 분류와 비판, 해당 자료에 대한 상태와 사건을 설명하는 가설의 구성, 새로운 사실의 발견, 풀이 및 서술하는 내용으로 진행된다. 이것들은 반드시 분류되거나 순서적으로 연속되는 것이 아니라 순서는 바뀔 수 있다.

3 한국체육사는 무슨 사건을 기점으로 전통체육과 근대체육으로 분류하는가?

① 강화도 조약(1876)
② 갑신정변(1884)
③ 을미사변(1895)
④ 갑오경장(1895)

> **TIP** 한국체육사에서 갑오경장(1895)을 기점으로 전통체육과 근대체육으로 나누는 것이 일반적이다.

4 체육사에 대한 설명으로 바르지 않은 것은?

① 체육학의 여러 하위 영역이다.
② 체육사적 과거 사실이 현대인들의 사상과 어떠한 관계를 맺고 있는지 파악한다.
③ 과거 사실이 여러 사건들과 어떻게 연관되어 있었던가를 밝힌다.
④ 미래를 예언하는 것이 아니라 현명하게 통찰하는 데 의의를 가진다.

> **TIP** 체육사는 과거의 사실이 현대인들이 아닌 그 당시인들의 사상과 어떠한 관계를 맺고 있는지 밝히는 연구 분야이다.

5 선사시대의 생활과 신체문화에 대한 설명으로 바르지 않은 것은?

① 달리기, 던지기, 뜀뛰기, 기어오르기 같은 신체활동이 행해졌다.
② 수렵은 중요한 식물획득의 수단이자 스포츠였다.
③ 도구의 사용은 먹을 것을 얻는 생산 기술인 동시에 몸을 지키는 전투술이었다.
④ 부족국가 시대보다 하늘에 제사를 지내는 행사가 발달하였다.

> **TIP** 선사시대에도 제사는 있었지만 하늘에 제사를 지내는 것은 부족국가 시대가 더욱 발달하였다.

6 대표적인 제천행사의 연결이 잘못된 것은?

① 고구려 – 단오   ② 부여 – 영고
③ 동예 – 무천   ④ 신라 – 가배

> **TIP** 고구려는 동맹(10월), 삼한이 단오(5월)와 상달(10월)이다.

7 가장 오래된 놀이로 부족국가 시대의 부여의 사출도라는 관직에서 유래되었던 놀이는?

① 수박   ② 석전
③ 윷놀이   ④ 널뛰기

> **TIP** 윷놀이는 가장 오래된 놀이로 부족국가 시대 부여의 사출도라는 관직에서 유래되었으며 돈, 견, 양, 우, 마 등 동물의 크기와 속도에 연관되어 있었다.

8 삼국시대의 사회에 대한 설명으로 바르지 않은 것은?

① 삼국시대는 유교보다는 불교가 도입되어 전통적인 무속신앙과 낭가사상이 조화를 이루었다.
② 고구려는 중국의 문화를 수용, 정리하여 백제와 신라에 전달하였다.
③ 백제는 상업으로 경제적 번영을 누리면서 중국 귀족 문화를 수용, 확산시켰다.
④ 불교가 삼국시대에 전래되어 사회, 문화, 교육에 큰 영향을 미쳤다.

> **TIP** 삼국시대는 유교와 불교가 도입되어 전통적인 무속신앙과 낭가사상이 조화를 이루면서 정치와 교육문화 전반에 큰 영향을 주었다.

9 화랑도의 체육에 대한 설명으로 가장 올바른 것은?

① 문보다는 무를 중시하였다.
② 보국충성 할 수 있는 인재를 양성하였다.
③ 화랑도는 국가주도적 성격을 띤 단체이다.
④ 성인의 육성기관으로 심신이원론적 사상에 기반하였다.

> **TIP** 화랑도는 "세속오계(사군이충, 사친이효, 교우이신, 임전무퇴, 살생유택)"를 바탕으로 보국충성 할 수 있는 문무 겸비의 인재의 양성 기능도 지니고 있었다. 국가주도적이 아닌 반민반관의 성격을 띠고 있었으며 심신일원론적 사상에 기반하였다.

Answer   1.③ 2.① 3.④ 4.② 5.④ 6.① 7.③ 8.① 9.②

10 삼국시대의 민속 스포츠에 대한 내용으로 올바르지 않은 것은?

① 수렵은 고대사회에서 공통적으로 나타나는 생존활동이자 스포츠였다.

② 축국은 가죽주머니에 겨를 넣거나 공기를 불어넣어 만든 공을 발로 차고 노는 게임이었다.

③ 신라에서는 축국을 악삭(쌍륙)이라고 하였다.

④ 투호는 오락적 성격이 짙은 유희였으나 성인이 참여하여 예를 닦는데 이용되기도 하였다.

TIP 신라에서는 축국을 농주라 부르기도 했으며, 악삭(쌍륙)은 주사위 놀이를 뜻한다.

11 삼국시대의 체육사상에 대한 설명으로 바른 것은?

① 고대국가에서는 신체의 미보다는 신체적 탁월성을 중시하였다.

② 화랑 체육은 신체활동을 통한 수련 자체를 덕의 함양 수단으로 생각하였다.

③ 화랑도들에게는 군사적 훈련은 없었고 교육적 훈련이 있었다.

④ 고구려는 신체 그 자체에 높은 가치를 부여하고 신체의 미도 매우 중시하였다.

TIP 고대국가는 신체의 미와 신체적 탁월성을 중시하였고 신라는 신체 그 자체에 높은 가치를 부여하고 신체의 미도 매우 중시하였다. 또한 화랑도들은 군사적 성격의 훈련이 요구될 수밖에 없었고 화랑의 교육과 훈련에 국가주의 사상이 내재되어 있었다.

12 고려 시대의 교육기관이 아닌 것은?

① 국자감   ② 학당

③ 4학   ④ 서당

TIP 국자감과 학당은 관학이며 사학의 12도와 서당은 사학이었다. 4학은 조선 시대 교육기관이다.

13 고려 시대 무예에 대한 설명으로 바르지 않은 것은?

① 국학의 7재 중 무학을 공부하는 여택재가 있었다.

② 무인의 인재 선발에는 수박희의 능력으로 인재 선발 기준이 되기도 하였다.

③ 문치주의에 입각한 귀족정치는 무신의 사회, 경제적 열세를 초래하였다.

④ 무인 정권이 들어선 것은 뿌리 깊은 숭문천무 사상 때문이었다.

TIP 7재는 고려 예종 때 국학에 설치한 7종의 전문 강좌를 뜻한다. 1109년(예종 4), 국학을 진흥하기 위해 최충의 9재를 모방하여 국학 안에 설치한 것으로서, 주역을 공부하는 여택재(麗澤齋)와 상서를 공부하는 대빙재(待聘齋), 모시(毛詩)를 공부하는 경덕재(經德齋), 주례를 공부하는 구인재(求仁齋), 춘추를 공부하는 양정재(養正齋)와 무학(武學)을 공부하는 강예재(講藝齋)를 말한다. 1재에서 6재까지는 유학재, 7재는 무학재로 되어 있었다.

14 고려 시대 귀족 사회의 스포츠 및 오락이 아닌 것은?

① 격구   ② 방응

③ 석전   ④ 투호

TIP 석전은 서민 사회의 민속 스포츠 및 오락이었다.

15 고려 시대에 귀족과 서민이 즐겼던 스포츠는 무엇인가?

① 방응   ② 씨름

③ 추천   ④ 연날리기

TIP ③ 조선 시대에는 서민들이 즐겼으나 〈고려사〉열전 최충헌 조의 내용으로 보아 고려 시대에는 서민과 귀족들도 즐겼다.

16 조선 시대의 사회에 대한 설명으로 바르지 않은 것은?

① 정치, 경제, 사회, 문화 모든 분야가 유교를 근간으로 구축되었다.

② 신분제도는 사, 농, 공, 상이라는 엄격한 틀로 분화되어 있었다.

③ 두 차례의 왜란과 호란으로 조선은 외세를 막았다.

④ 체육 및 스포츠 문화의 발달이 지연되었다.

TIP 두 차례의 왜란(임진, 정유)과 두 차례의 호란(정묘, 병자)으로 침략과 파괴를 당하면서 조선은 밀려오는 외세를 막지 못하였다.

17 조선 시대 무관 채용시험에 대한 설명으로 바르지 않은 것은?

① 초시의 경우 중앙은 훈련원에서 치렀고 지방은 각도의 병사에서 치렀다.

② 복시와 전시는 병조와 훈련원에서 관장하였다.

③ 무관시험의 병폐는 엄격한 절차가 존재하지 못하였고 인재를 등용하였다.

④ 전시의 경우 감적관, 칭천관, 출마관, 누수관 등 직책이 세분화되어 있었다.

TIP 무과를 관장하는 주체는 국가였고, 그 관리 책임은 훈련원이나 병조에 있었으며, 엄격한 절차에 따라 무관 채용시험이 실시되었다.

18 조선 시대 무예교육에 대한 설명으로 바르지 않은 것은?

① 학교기관과 같은 곳에서 체계적으로 실시되지 못하였다.

② 부자지간의 전수로 이루어지는 일이 많았다.

③ 무사 교육은 궁마나 병서를 익히기 쉬운 환경에서 성장한 사람이 유리했다.

④ 무예는 익혔으나 병서 공부가 어려웠다.

TIP 무예 수련이나 병서 공부는 주로 부자지간의 전수로 이루어지는 일이 많았으며, 체계적이라기 보다는 비체계적인 경향이 강했고, 즉흥적인 성격을 띠고 있었다.

19 조선 시대 과학적인 활쏘기 방법이 상세히 소개되었던 서유구의 책은 무엇인가?

① 무예도보통지   ② 임원경제지

③ 무예제보   ④ 무예신보

TIP 임원경제지는 조선 후기에 농업정책과 자급자족의 경제론을 편 실학적 농촌경제 정책서인데 과학적인 활쏘기 방법이 상세히 소개되어 있다.

----

20 궁술에서 화살의 종류와 실시 방법으로 가장 많이 실시되었던 것은?

① 목전　　　　　　② 유엽전
③ 칠전　　　　　　④ 편전

TIP 유엽전이 가장 많이 실시되었다.
　① 나무로 만든 화살
　③ 육량전, 아장, 장전으로 분류
　④ 길이가 짧고 사정거리가 1,000보에 이르고 착력이 강하며 화살촉이 예리하여 철갑을 뚫음

21 조선 시대 체력시험에 대한 설명으로 바르지 않은 것은?

① 무과시험의 실기시험이었다.
② 활쏘기와 주(走), 역(力) 등이 있었다.
③ 주와 역은 현재의 체력장제도와 유사한 종목이다.
④ 주는 일정한 시간 동안 멀리 달리는 능력이다.

TIP 체력시험은 무과시험보다 한 단계 아래인 일반 무사 선발시험이었다.

22 조선 시대 도인체조에 대한 설명으로 바르지 않은 것은?

① 도인은 정신통일, 목 돌리기 등으로 구성된 예방보다는 치료를 위한 보건체조이다.
② 조선의 대 유학자인 퇴계 이황은 도가 계열인 활인심방을 구하여 도인을 실시하였다.
③ 중국의 주권(1378 ~ 1448)이 저술한 활인심방을 퇴계 선생이 후세에 전하였다.
④ 조선 시대 허준의 동의보감에도 도입법에 대한 기록이 담겨 있다.

TIP 도인은 정신통일, 목 돌리기, 마찰, 침 삼키기, 다리의 굴신 동작으로 구성된 치료보다는 예방을 위한 보건체조의 기능을 지닌 움직임 체계였다.

23 조선 시대 성행했던 골프와 유사한 유희의 한 종류로 평지에서 공을 치는 스포츠는 무엇인가?

① 격구　　　　　　② 방응
③ 봉희　　　　　　④ 투호

TIP 봉희는 조선 시대 성행했던 골프와 유사한 유희의 한 종류로, 공중에서 공을 쳐서 구멍에 넣던 놀이였다. 격구와 다른 점은 말을 타지 않고 그냥 평지에서 공을 치는 것이었다.

24 조선 시대 투호에 대한 설명으로 바르지 않은 것은?

① 조선 시대 투호는 궁중 오락으로 성행하였다.
② 퇴계 이황은 모든 덕목이 갖추어진 경쟁의 요소를 지녔다고 보았다.
③ 퇴계 이황은 투호를 덕(德)으로, 경(敬)으로서의 스포츠라 하였다.
④ 덕(德)은 승부에 승복하는 마음, 경(敬)은 도덕교육을 배우고자 하였다.

TIP 퇴계 이황은 투호를 덕(德)으로서의 스포츠로 본질적 가치를 덕성의 함양으로 보고 제자들에게 투호를 실시하게 하여 도덕교육을 실시코자 하였고 경(敬)으로서의 스포츠로 화, 엄, 격식과 규범을 실시하였다. 투호는 주인과 손님이 오만하지 않고 승부에 승복하는 마음이 고루 교차되는 경기였는데, 퇴계 이황은 투호를 통해 경(敬)을 수련하고자 하였다.

25 삼국시대부터 현재까지 행하여졌고 조선왕조실록, 완당집, 동국세시기에 실린 스포츠는 무엇인가?

① 장치기
② 추천
③ 썰매
④ 씨름

TIP 씨름은 삼국시대부터 현재까지 행하여지고 있는 대표적인 민속 스포츠이며, 조선 시대 문헌(조선왕조실록, 완당집, 경도잡지, 동국세시기)과 김홍도의 씨름그림이나 유숙의 대쾌도 그리고 기산의 풍속도 등에서 씨름의 모습을 찾아 볼 수 있다.

26 조선 시대의 체육 사상에 대한 설명으로 바르지 않은 것은?

① 성리학의 발달과 유교적 특성으로 문존무비, 숭문천무 사상이 만연했다.
② 조선 시대는 무예나 활동적인 신체문화가 활성화되지 못하였다.
③ 문무겸비를 강조한 조선 시대의 위대한 왕은 영조 대왕이다.
④ 활쏘기는 단순한 무술이나 무예의 차원을 넘어 분명한 철학을 바탕으로 성장한 교육적 신체활동이었다.

TIP 문무겸비를 강조한 조선 시대의 위대한 왕은 정조 대왕(무예도보통지 편찬케 함)으로 무예를 진정으로 거듭나게 하는 계기를 만들었다.

27 개화기의 동문학, 통변학교, 육영공원의 설립 주체는 어디인가?

① 관립
② 사립
③ 민간
④ 선교단체

TIP 조선은 서구열강 및 일본과 통상조약을 체결한 이후 가장 시급한 것이 통역관의 양성이었고, 그러한 배경으로 세워진 학교가 동문학, 통변학교, 육영공원 등이었다.

28 개화기의 교육조서에 대한 설명으로 바르지 않은 것은?

① 1895년 2월 고종에 의해 발표되었다.
② 종래의 유교 중심의 교육을 지양하였다.
③ 전인교육보다는 체양과 지양에 힘을 썼다.
④ 허명과 실용을 분별하여 실용적인 교육을 강화하였다.

TIP 종래 유교 중심의 교육을 지양하고 덕양, 체양, 지양 즉 삼양에 힘쓰고 허명과 실용을 분별하여 실용적인 교육을 강화하도록 하였다.

29 근대 스포츠의 도입이 빠른 시기로 바르게 나열된 것은?

① 승마 - 정구 - 농구 - 유도
② 체조 - 육상 - 수영 - 축구
③ 육상 - 축구 - 야구 - 수영
④ 유도 - 체조 - 육상 - 야구

TIP 체조는 1895년, 육상은 1896년, 수영은 1898년, 축구는 1905년에 도입되었다.

30 전국체전 통상 횟수 1회로 칭하는 대회는?

① 전조선 정구대회
② 전조선 야구대회
③ 전조선 육상대회
④ 전조선 태권도대회

TIP 조선체육회는 창립 첫해인 1920년 가을 첫 행사로 전조선 야구대회를 열었다. 전조선 야구대회는 현재의 전국체전(제96회, 2015년 기준) 통상 횟수 1회 대회이다.

Answer 20.② 21.① 22.① 23.③ 24.④ 25.④ 26.③ 27.① 28.③ 29.② 30.②

31 아래의 내용이 설명하는 체육 단체는?

> 1907년 10월 병식체조의 개척자로서 우리나라 근대 체육의 선구자였던 노백린 등이 창립하였다. 노백린은 덕육 및 지육에 치우친 교육의 문제점과 병식체조 중심의 학교체육을 비판하며, 체육의 올바른 이념 정립과 체육 관련 정책의 개혁을 목표로 체육 단체를 이끌었다.

① 대한체육구락부
② 황성기독교청년회운동부
③ 대한국민체육회
④ 대동체육구락부

TIP 대한국민체육회에 대한 설명이다.

32 일제강점기 체육의 기본 성격에 대한 설명으로 바르지 않은 것은?

① 학교체육의 자주성 박탈
② 민족주의적 운동경기의 탄압
③ 순수체육보다는 군사체육 지향
④ 민족전통경기를 부활하면서 대응

TIP 일제의 운동경기의 주도권·장악권이 노골적으로 이루어지자 민족주의적 성격은 YMCA를 통한 순수체육을 지향하려는 움직임과 궁술과 씨름 등의 민족전통경기를 부활하면서 대응하였다.

33 일제강점기 시대 YMCA의 영향에 대한 설명으로 바르지 않은 것은?

① YMCA는 19세기 말부터 일어나기 시작한 한국 스포츠 붐(boom)의 맥을 이어주었다.
② 야구, 농구, 배구 등과 같은 서구 스포츠를 한국에 도입하고 활성화에 기여하였다.
③ YMCA의 조직망을 통해 스포츠를 전국으로 확산시키는 데 기여했다.

④ 서구 스포츠가 유입되어 민족 전통 스포츠는 외면받았던 단점이 있다.

TIP 일제강점기 시대 YMCA를 통하여 근대 스포츠의 보급과 확산에 영향을 받았으나, 민족 전통 스포츠와는 관련성이 없다.

34 1925년에 결성된 이 단체는 무엇인가?

> 조만식(曺晩植)을 회장으로 1924년 3월 창립되어 평양의 동아일보사 지국 안에 본부를 두었다. 회원수는 1백여 명이었다. 이 단체는 한 지방의 체육회의 수준을 넘어선, 당시 경성의 조선체육회와 함께 조선체육의 쌍벽을 이루는 단체였다.

① 조선체육협회   ② 관서체육회
③ 황성기독교청년회   ④ 대한체육구락부

TIP 서문은 관서체육회에 대한 설명이다.

35 광복 이후, 1950년대의 교육에 대한 설명으로 바르지 않은 것은?

① 홍익인간이 교육 이념으로 채택되었다.
② 6-3-3-4 학제의 단선형 학제가 채택되었다.
③ 누구나 교육을 받는 교육기회균등을 위한 제도적 개편이 단행되었다.
④ 초등·중등 의무교육제도가 채택되었다.

TIP 우리나라의 의무교육은 1950년 6월부터 시작되었으나 법률로 정한 것은 1948년 〈헌법〉, 1949년 〈교육법〉, 그리고 1952년 〈교육법시행령〉의 제정·공포로 확립되었다. 처음에는 의무교육연한이 4, 5년이었으나 그 뒤 6년으로 연장되었다. 중등 의무교육제도는 1998년의 〈교육기본법〉에서 보다 구체적으로 "모든 국민은 의무교육을 받을 권리가 있으며, 의무교육은 6년의 초등교육 및 3년의 중등교육으로 한다."라고 명시하였다.

36 체육 목표의 변천 중 '보건·체육'에서 '체육'으로 통일된 교육과정은 몇 차인가?

① 제2차 교육과정
② 제3차 교육과정
③ 제4차 교육과정
④ 제5차 교육과정

TIP 제2차 교육과정(1963~1973)에 대한 설명이다.

37 우리 국호를 사용하여 공식 최초로 출전한 올림픽은 몇 회인가?

① 1936년 – 제11회 독일 베를린
② 1948년 – 제14회 영국 런던
③ 1956년 – 제16회 오스트레일리아 멜버른
④ 1960년 – 제17회 이탈리아 로마

TIP 이승만 정권기에 우리 선수들은 런던 올림픽에 최초로 출전하였다.

38 국가주의와 엘리트주의를 강조하고 건민사상을 강조한 역대 대통령은?

① 이승만
② 윤보선
③ 박정희
④ 전두환

TIP 5대~9대(1963~1979) 재임하였던 박정희 대통령은 건민사상을 강조하였고 박정희 정권의 국가주의적, 민족주의적 체육진흥운동은 엘리트 스포츠의 육성으로 이어졌다.

39 다음은 어떤 정책에 대한 설명인가?

전국의 초·중·고등학교는 지리적 환경이나 사회적 상황에 적합한 하나의 스포츠 종목을 채택하고, 그 분야의 우수선수를 발굴, 육성하도록 한 국가 스포츠 정책이었다. 하지만 이 제도는 학교 스포츠 진흥운동에 지대한 역할을 했으나 과열 경쟁으로 선수들의 학습권을 앗아가는 등 파행적인 운영으로 많은 문제점을 야기하기도 하였다.

① 교기육성제도
② 엘리트 체육진흥제도
③ 학교신체검사법제도
④ 체력장제도

TIP 박정희 정권의 교기육성제도에 대한 설명이다.

40 한국체육사 연구가 본격적으로 이루어진 시기는 언제인가?

① 고려 시대
② 조선 시대
③ 일제 강점기
④ 광복 이후

TIP 1948년 정부수립 이후 대한민국정부는 체육을 통해 국민의 건강을 도모하고 국가와 사회발전에 선도적으로 기여하기 위해 건민사상을 바탕으로 다양한 체육활동을 이끌어 냈으며 국민체육진흥법을 제정하였다. 또한 광복 이후 한국체육사의 연구가 본격적으로 이루어졌다.

41 체육사의 올바른 이해에 대한 설명으로 바르지 않은 것은?

① 신체활동의 여러 현상을 문화사 또는 교육사의 측면으로 살펴본다.

② 체육의 역사적 변화를 이해함으로써 교훈을 얻는다.

③ 각 나라의 역사와 문화를 살펴보는 것이 중요하다.

④ 과거를 통해서 파악한 현재 체육으로 미래 체육을 예언한다.

> **TIP** 체육사는 미래를 예언하는 것이 아니라 현명하게 통찰하는데 그 의의를 가진다.

42 체육사의 시대구분에 대한 설명으로 가장 올바른 것은?

① 기존의 구분 방식을 그대로 따라야 한다.

② 역사가들의 임의적 수단이자 도구이다.

③ 역사 이해를 단절시키는 위험이 있다.

④ 지역과 주제에 따라서 변경할 수 없다.

> **TIP** 체육사의 시대 구분 자체는 역사가의 관점에 의해 설정된다. 역사가의 사관과 밀접한 관계가 있으며 시대별 사상이나 흐름을 제시하는 것도 역사가의 해석과 판단에 영향을 받아서 나타난다. 시대 구분은 특정한 영역의 역사적 내용, 구조, 사상, 이념 등에 중심을 두고 있어서 실제로는 이러한 관점으로 파악하는 역사가의 주관적인 해석에 많은 영향을 받지만 주관성 역사 이해에 도움이 된다는 측면에서 그 필요성이 부각된다.

43 삼국시대 여자놀이의 하나로 축판희, 도판희(跳板戲) 등으로 불리어진 놀이는?

① 숨바꼭질　　　　② 널뛰기
③ 술래잡기　　　　④ 그네뛰기

> **TIP** 널뛰기는 삼국시대 때 축판희(蹴板戲), 판무(板舞), 도판희(蹈板戲)라 불리었다.

44 부족국가 시대 신체문화의 모습이 아닌 것은?

① 제천행사　　　　② 성인식
③ 체육대회　　　　④ 궁술

> **TIP** 부족국가 시대의 신체문화는 제천행사, 성인식, 궁술과 유희였다.

45 다음 중 활인심방을 필사(筆寫)하여 자신의 건강을 다스린 사람은?

① 이이　　　　　　② 이황
③ 유성룡　　　　　④ 이순신

> **TIP** 조선의 대 유학자인 퇴계 이황은 도가 계열의 의서인 〈활인심방〉을 구하여 도인을 실시하였다.

46 조선 시대 활쏘기 대회인 편사(便射)에 참가하는 궁수의 숫자는?

① 5인 이상　　　　② 4인 이상
③ 3인 이상　　　　④ 2인 이상

> **TIP** 편사는 5인 이상으로 구성된 각 단체의 궁수들이 소속된 사정이나 마을을 대표하여 출전하는 경기이다. 전쟁 기술로서가 아닌 일종의 게임으로 승부를 겨루는 편사는 궁도경기였으며 변사로 불리기도 하였다.

47 조선 시대의 육예(六藝) 중 신체활동과 관련된 것은?

① 서(書)　　　　② 예(禮)
③ 사(射)　　　　④ 수(數)

> **TIP** 육예는 예(禮)·악(樂)·사(射)·어(御)·서(書)·수(數) 등 6종류의 기술이다. 예는 예용(禮容), 악은 음악, 사는 궁술(弓術), 어(御)는 마술(馬術), 서는 서도(書道), 수는 수학(數學)이다.

48 조선 시대의 「무예도보통지」에 대한 설명으로 맞지 않은 것은?

① 한국, 중국, 일본의 서적 145종을 참고한 종합무예서이다.
② 영조의 지시로 이덕무, 박제가, 백동수 등에 의해 간행되었다.
③ 「무예도보통지」에서 무예(武藝)란 무(武)에 관한 기예를 뜻한다.
④ 「무예도보통지」에는 총 24가지의 무예가 실려 있다.

> **TIP** 〈무예도보통지〉는 정조의 명에 의해 규장각의 이덕무, 박제가와 장용영의 초관이었던 백동수, 장용영의 무사들과 함께 무예의 내용을 일일이 검토하여 만든 것이다.

49 고려의 유희 활동 중 귀족들의 사치로 인하여 대중스포츠가 되지 못한 것은?

① 격구(擊毬)　　　② 방응(放鷹)
③ 추천(鞦韆)　　　④ 수렵(狩獵)

> **TIP** 격구는 귀족들의 오락 및 여가 활동이었고 격구가 대중화 양상을 보이면서 점차 사치스러운 모습으로 변했으며, 최씨 무인 집권기에는 격구의 사치성이 극에 달할 정도로 격구의 폐단도 만만치 않았다.

50 조선 시대 민속 스포츠의 특징 중 가장 올바르지 않은 것은?

① 고려 시대 귀족들의 놀이가 대중화되었다.
② 새로운 놀이들이 출현하였다.
③ 일부는 연중행사로 정착되었다.
④ 외국의 근대스포츠가 도입되었다.

> **TIP** 외국의 근대스포츠는 개화기부터 도입되었다.

51 1980년대에 출범한 프로스포츠 종목이 아닌 것은?

① 프로야구　　　② 프로축구
③ 프로씨름　　　④ 프로농구

> **TIP** 프로야구는 1982년, 프로축구는 1980년, 프로씨름은 1983년, 프로농구는 1996년이다.

52 다음의 한국 근·현대체육사 내용 중에서 바르지 않은 것은?

① 1962년 – 국민체육진흥법 공포
② 1982년 – 체육부 신설
③ 1989년 – 국민체육진흥공단 설립
④ 2012년 – 문화관광부에서 문화체육관광부로 개편

> **TIP** 1990년 1월 문화공보부가 문화부와 공보처로 분리 개편됨에 따라 문화부가 되었고 1993년 3월 문화부와 체육청소년부가 통합되어 문화체육부로 되었다. 1998년 2월 문화체육부를 문화관광부로 개칭하고 공보처를 폐지하여 일부 기능을 흡수하였다. 이후 2008년 2월에 문화관광부가 정보통신부 일부 및 국정홍보처와 통합함으로써 문화체육관광부로 새롭게 변경되어 지금에 이르고 있다.

Answer　41.④　42.②　43.②　44.③　45.②　46.①　47.③　48.②　49.①　50.④　51.④　52.④

53 개화기에 도입되지 않은 스포츠 종목은?

① 야구
② 축구
③ 테니스
④ 배드민턴

TIP 배드민턴은 1945년 YMCA를 통해서 한국에 들어왔다.

54 일제강점기 체육에서 나타난 민족주의 성격을 바르게 설명하지 않은 것은?

① 일본단체의 주관대회에 한국인이 참가하였다.
② 조선체육회 등과 같은 체육단체들이 결성되었다.
③ 학교체육에서 군사훈련보다는 순수체육을 지향하였다.
④ 전통스포츠에는 관심을 두지 않았다.

TIP 일제의 운동경기의 주도권 장악권이 노골적으로 이루어지자 민족주의적 성격은 YMCA를 통한 순수체육을 지향하려는 움직임과 궁술과 씨름 등 민족전통경기의 부활 등으로 드러났다.

55 일제강점기의 시기별 학교체육의 내용으로 알맞지 않은 것은?

① 조선교육령공포기(1911 ~ 1914) – 일본군 체조교원을 채용하여 민족주의 체육을 규제하였다.
② 학교체조교수요목의 제정과 개정기(1914 ~ 1927) – 군국주의를 바탕으로 군사훈련을 강요하였다.
③ 학교체조교수요목 개편기(1927 ~ 1941) – 체조 중심에서 유희와 스포츠 중심으로 변화하였다.
④ 체육통제기(1941 ~ 1945) – 체조과를 체련과(體鍊科)로 변경하고 체육을 점차 교련화하였다.

TIP 체조교수요목의 제정과 개정기에는 병식체조를 교련으로 이관 분리하여 민족주의적 체육을 발살하였다.

56 신라 화랑도의 세속오계(世俗五戒)에 해당하는 것은?

① 부자유친(父子有親)
② 사군이충(事君以忠)
③ 장유유서(長幼有序)
④ 붕우유신(朋友有信)

TIP 세속오계(世俗五戒)
㉠ 事君以忠(사군이충) : 임금을 섬김에 충성으로써 함
㉡ 事親以孝(사친이효) : 어버이를 섬김에 효도로써 함
㉢ 交友以信(교우이신) : 벗을 사귐에 신의로써 사귐
㉣ 臨戰無退(임전무퇴) : 싸움에 임하여 물러섬이 없음
㉤ 殺生有擇(살생유택) : 산 것을 죽일 때는 가려서 죽일 것

57 다음의 설명에 알맞은 체육시설은?

> 1964년 동경올림픽에 대비한 '우수선수강화훈련단'이 결성되어 국가대표 선수들의 훈련이 이루어졌고, 동경올림픽 이후 대한체육회는 우수선수의 지속적인 강화훈련을 위해 서울 공릉동에 건물을 짓고 1966년 준공식을 갖게 되었다.

① 동숭동합숙소
② 태릉선수촌
③ 진천선수촌
④ 태백선수촌

TIP 태릉선수촌에 대한 설명이다.

58 정부가 체육정책의 운영에 있어 법적근거를 마련하기 위해 최초로 제정한 체육 관련 법은?

① 학교체육 진흥법
② 국민체육진흥법
③ 스포츠산업 진흥법
④ 전통무예진흥법

① 2012. 1. 26. 제정
③ 2007. 4. 6. 제정
④ 2008. 3. 28. 제정

59 각 차수별 교육과정에서 체육목표의 내용으로 가장 알맞은 것은?

① 제1차 교육과정은 순환운동, 질서운동을 체육의 내용으로 새롭게 채택하였다.
② 제2차 교육과정부터 '보건·체육'에서 '체육'으로 교과목 명칭을 통일하였다.
③ 제3차 교육과정은 생활 경험을 중요시하여 여가 활동을 강조하였다.
④ 제4차 교육과정부터 초등학교에서는 놀이를 벗어난 '운동'이라는 용어를 사용하였다.

60 1990년대 남북한 단일팀 구성에서 합의한 내용이 아닌 것은?

① 선수단의 단복은 남과 북을 구별한다.
② 선수단의 단가는 1920년대 '아리랑'으로 한다.
③ 선수단의 호칭은 한글로 '코리아'와 영문으로는 'KOREA'이다.
④ 선수단의 단기는 '흰색 바탕에 하늘색 한반도 지도'를 넣는다.

61 〈보기〉의 괄호 안에 들어갈 용어는?

> 〈보기〉
> 삼국시대에는 오늘날 체육의 한 유형인 각종 무예 교육이 시행되었다. 고구려의 대표적인 무예는 (㉠)과 궁술이다. 평민층 교육기관인 경당의 주된 교육내용은 경서암송과 (㉡)이다.

① ㉠ 기마술, ㉡ 궁술
② ㉠ 기창, ㉡ 수박
③ ㉠ 기창, ㉡ 축국
④ ㉠ 기마술, ㉡ 방응

62 임진왜란 이후 조선에서 무예를 체계화하고 발전 시키기 위해 편찬된 무예서적이 아닌 것은?

① 기효신서   ② 무예제보

③ 무예신보   ④ 무예도보통지

TIP 무예도보통지는 최초의 그림으로 된 책이며 무예를 체계화시킨 대표서적이다.

※ 기효신서 … 중국 명나라 장군 척계광이 지은 병서이다.

63 〈보기〉의 괄호 안에 들어갈 용어는?

> 〈보기〉
> 신라 화랑은 야외활동을 통해서 호연지기를 함양하고, (㉠)에 대한 신성함과 존엄성을 교육받았다. 이를 (㉡)이라고 한다.

① ㉠ 편력, ㉡ 신체미 숭배 사상

② ㉠ 풍류, ㉡ 심신일체론 사상

③ ㉠ 국선, ㉡ 세속오계 사상

④ ㉠ 국토, ㉡ 불국토 사상

TIP 신라 화랑의 불국토 사상 … 자비가 충만하여 모든 사람들이 행복을 누리는 불교의 이상 국가를 뜻한다.

64 고려 시대의 대표적인 국립교육기관으로 7재에 강예재를 두어 무예를 실시하였던 기관은?

① 국자감   ② 서당

③ 서원   ④ 성균관

TIP ② 서당 – 민간사설교육

③ 서원 – 조선 시대 민간교육기관

④ 성균관 – 조선 시대 중등교육기관

65 조선 시대의 활쏘기에 대한 설명으로 옳지 않은 것은?

① 군사훈련의 수단으로 활용되었다.

② 심신수련의 중요한 교육활동으로 인식되었다.

③ 유·불·선 사상을 토대로 한 행동양식이었다.

④ 무과 시험에서 인재를 선발하는 실기과목이었다.

TIP 조선 시대의 사상이므로 불교사상이 맞지 않는다. 불교는 고려 시대의 사상적 종교이다.

66 개화기 체육교육에 대한 설명으로 옳지 않은 것은?

① 원산학사에서는 교육과정에 전통무예를 포함하였다.

② 1895년 교육입국조서에서 덕양, 지양, 체양을 기본으로 삼았다.

③ 배재학당, 이화학당 등의 신식학교에서는 체조를 교육과정에 포함하였다.

④ 〈전시학도체육훈련〉 지침을 두어 전력 증강에 목표를 두었다.

TIP 개화기(1876~1910)의 수많은 시련과 격동 속에서도 우리 민족은 교육입국의 의지를 갖고 근대화를 위한 노력을 지속했다. 체·지·덕의 소위 삼육론이 대두되는 가운데 전통적인 교육에도 변화가 일어났다. 각종 서구 문물을 받아들이게 되었고, 그러한 변화는 체육과 스포츠 문화의 발달에도 영향을 미치게 되었다.

67 개화기 선교사에 의해 조직되어 국내에 야구, 농구 등을 보급한 체육단체는?

① 황성기독교청년회   ② 대동체육구락부

③ 희동구락부   ④ 체조연구회

TIP 황성기독교청년회(1906. 04. 11)는 근대스포츠의 보급 및 복음전파, 애국정신 고취, 청년의 체질 강화에 목적이 있었다.

68 조선체육회에 대한 설명으로 옳은 것은?

① 1925년 제1회 전조선신궁대회를 개최하였다.
② 조선신문사의 적극적인 후원에 힘입어 설립되었다.
③ 일본체육단체에 대한 대응으로 1920년 조선인 중심으로 창립되었다.
④ 경성정구회와 경성야구협회를 통합하여 조직한 단체이다.

TIP 조선체육회

ⓘ 1920년 7월 13일 현 대한체육의 전신인 조선체육회가 창립되었다.
ⓛ 창립 이래 한국 현대 올림픽 운동과 체육·스포츠 발전을 주도했던 조선체육회는 민족주의 사상을 토대로 일본인들이 조직했던 "조선체육협회"에 대응할 수 있는 단체가 필요하다는 생각에서 창립한 단체이다.
ⓒ 첫 사업으로 1920년 11월 제1회 전조선야구대회를 개최했으며, 그 대회가 오늘날 전국체전 통산 횟수의 기점이 되었다.

69 광복 이후 우리나라에 나타난 체육 사상이나 운동으로 옳지 않은 것은?

① 엘리트스포츠 육성을 통한 스포츠민족주의
② 체육진흥운동을 통해 강건한 국민성을 함양하는 건민체육사상
③ 서양체육사상과 전통체육사상이 융합된 양토체육사상
④ 국민 모두의 생활체육을 강조한 대중스포츠운동

TIP 미군정기부터 시작된 민족체육의 재건운동은 박정희 정권(1961~1979)이 등장한 이후부터 정부의 지원을 바탕으로 본격적으로 전개되었다. 학교 스포츠 진흥운동을 토대로 시작된 체육진흥운동은 제4공화국(1972. 10~1979. 10)시대에 절정에 달했으며, 박정희 정권에서 펼쳤던 각종 체육진흥운동정책은 제5공화국(1981. 3~1988. 2)의 전두환 정권과 제6공화국(1988. 2~1993. 2) 노태우 정권으로 계승되어졌다. 전두환 정권은 1981년 9월 30일 제24회 서울 올림픽게임의 유치에 성공했고, 제10회 아시안 게임을 성공적으로 개최하였다. 그리고 노태우 정권은 1988년 서울 올림픽을 성공적으로 개최한 이후 국민 생활체육의 시대를 열었다.

70 1936년 베를린올림픽대회 참가와 관련하여 옳은 것은?

① 함기용, 송길윤, 최윤칠 선수가 마라톤에서 모두 입상하였다.
② 최초로 코리아(KOREA)라는 국가 명칭을 사용하였다.
③ 김성집 선수가 역도에서 동메달을 획득하였다.
④ 동아일보 이길용 기자에 의해 일장기말살사건이 발생하였다.

TIP 1936년 제11회 베를린올림픽대회에서 손기정과 남승룡 선수는 각각 금메달과 동메달을 차지하며 민족적 긍지를 한껏 드높였다. 이와 같은 일제하 스포츠 활동은 다분히 민족주의 운동의 성격을 지니고 있었으며, 우리 국민의 울분을 해소하는 장이기도 하였다
일장기 말살사건은 올림픽 마라톤 우승자 손기정 선수의 가슴에 달린 일장기를 지운 사진을 신문지상에 게재한 사건으로 현진건, 신낙균, 이상범, 이길용 등이 구금되고 동아일보는 무기정간을 당하였다.

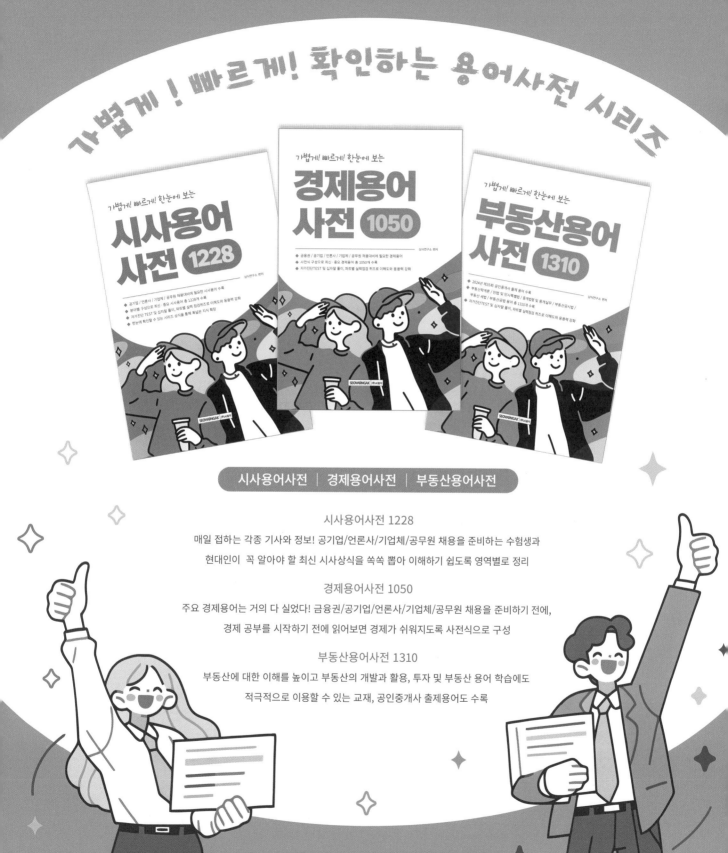

시사용어사전 1228

매일 접하는 각종 기사와 정보! 공기업/언론사/기업체/공무원 채용을 준비하는 수험생과

현대인이 꼭 알아야 할 최신 시사상식을 쏙쏙 뽑아 이해하기 쉽도록 영역별로 정리

경제용어사전 1050

주요 경제용어는 거의 다 실었다! 금융권/공기업/언론사/기업체/공무원 채용을 준비하기 전에,

경제 공부를 시작하기 전에 읽어보면 경제가 쉬워지도록 사전식으로 구성

부동산용어사전 1310

부동산에 대한 이해를 높이고 부동산의 개발과 활용, 투자 및 부동산 용어 학습에도

적극적으로 이용할 수 있는 교재, 공인중개사 출제용어도 수록

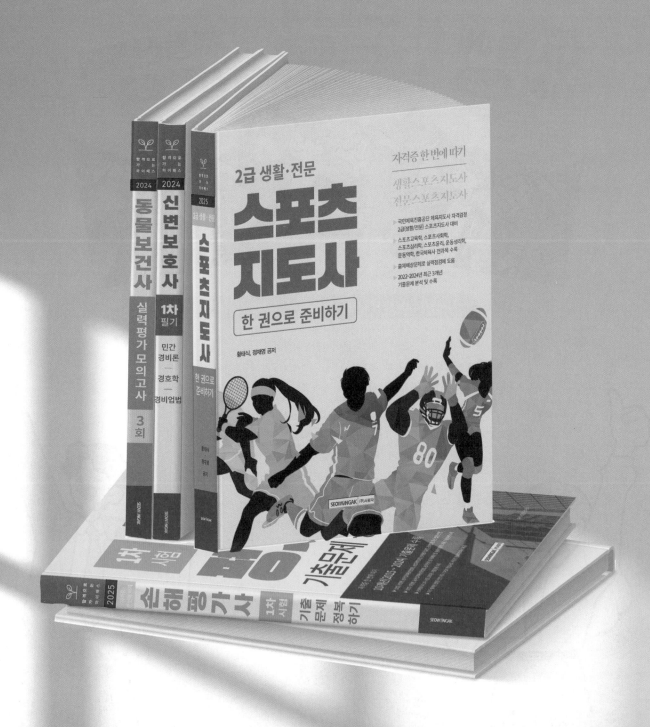

자격증

한번에 따기 위한 서원각 교재

한 권에 준비하기 시리즈 / 기출문제 정복하기 시리즈를 통해 자격증 준비하자!